定本 育儿百科

[日] 松田道雄·著

王少丽·主译

成焕吉　曹锦丹　张新东
王小英　郭　华　陈　灵 ·译

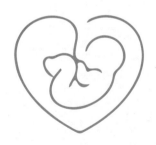

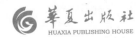

华夏出版社
HUAXIA PUBLISHING HOUSE

《定本·育儿百科》发行之际

《育儿百科》从 1967 年初版发行以来，已拥有了 150 万的读者。中国、泰国、韩国也都有了译本。作为作者，我感到十分荣幸。

为了使本书内容在飞速发展的医学领域不至于落后，我先后购读了英、美、北欧、荷兰、加拿大、澳大利亚的儿科杂志和医学周刊杂志 20 余种，每天用一个上午的时间读书已成了我的日程，读书所体会到的新内容就利用每年改版的机会加上去。

新加的部分不仅仅是医学知识，也有针对读者在边读《育儿百科》边育儿中遇到的问题来信咨询我所做的解答，同时也把所提到的这些问题用比较通俗易懂的方式订正过来。经过 30 多年与读者的书信来往及不断订正，使得近年来提出问题的信件几乎没有了，更多的是母亲们的感谢信和书迷们的来信。这些来信，使我对本书的内容更加坚信不疑。

订正最多的是"孩子的疾病"一章，也是关系到治疗的部分。这里写到的疾病的原因和自然经过，作为儿科医师的常识已经肯定下来。现在医师不得不看很多非特定疾病，无暇向患者家人介绍疾病常识。

以前我曾想，如果有一天我不在世了，就把"孩子的疾病"一章删掉，只发行主文。可是，我收到了好多来信说"我把母亲养育我时读的《育儿百科》，当成养育我自己孩子的重要宝物来读"。因此，我不得不考虑书的生命之长久性。

《育儿百科》的生命之长，并不因为它是我个人的作品，而是因为它是与众多母亲共同写出的作品。

我不在世了就绝版此书的想法,恐怕也是我个人不负责任的想法吧。现在我决定,只把随着医学的发展容易变更的部分(新药名、疾病的死亡率)删掉,定稿后再版续刊。

松田道雄
1998年春

最新版出版之际

　　20 年前把《育儿百科》献给世人时,列举了两个目的。一个是站在孩子的立场上考虑育儿的事情,另一个是帮助在核心家庭时代的母亲从传统的育儿模式中摆脱出来。

　　在此再版之际,更加感到这两个目的明显地凸显出来。

　　高速成长的经济诞生了新商务,育儿也变成了新市场,新制品的洪水阻碍着孩子的自然成长。跨进育儿领域的新商务,正以比其他任何医疗名称都迅猛之势,把未经岁月检验的"新药"和"检查"强行塞给人们。

　　医疗是盈利,是研究,全然不顾及孩子和父母的烦恼,不能言语的孩子的人权危机,莫此为甚。

　　母亲在育儿方面看上去不像以前那么孤立无援了。媒介产业的兴盛带来了信息的过剩。但是,信息的发送者,在大男子主义的今天,究竟能够减轻多少母亲的负担呢? 既然媒介也是商品,卖方的立场当然就应优先考虑母亲。

　　对于育儿来讲最需要的应该是什么呢? 问及此问题的人没有比现在更多的了。《最新·育儿百科》,将针对这一时代的要求给予回答。

　　在再版之际,多蒙装帧方面的福田繁雄先生、照相制版方面的八潮西保育园、驹草幼儿园的各位同仁、摄影方面的关户勇先生,以及本文所采用照片的松村久美女士、岩尾克治先生等单位和个人的关照,在集体保育方面的改订,承蒙关西保育问题研究会的同仁高齐由美子女士、川原佐公先生的指导。另外,岩波书店的田沼祥子女士、高林宽子女士、竹田久美子女士、津田健子女士也给予了大力的支持。

　　在此,一并表示衷心的感谢。

松田道雄

1987年7月

新版发行之际

《育儿百科》初版发行至今已经13年了,想不到会有这么多朋友喜欢这本书,非常感谢。

本来育儿是一种风俗,只要我们的生活方式改变了,育儿方法也不能不随之改变。核心家庭愈来愈多,育儿方法已经很难再靠代代相传的方式维持下去。

《育儿百科》之所以能被大家喜欢,大概也正是因为它能够适应育儿传承将要中断的情况吧。只要育儿与生活方式相关,就不能不将医学与社会联系起来加以审视。数千年的育儿经验总结,也是为了不至于在新的背景下迷失前人踩踏出来的蹊径。孩子的母亲们能将希望的目光投向一个上了年纪的普通儿科医师,对我来说无比荣幸。

这13年来,《育儿百科》又有了新的实用方法。因医疗制度不完善,日本的医生们不得不在异乎寻常的繁忙中诊疗,无暇向病人解释病情。因此,《育儿百科》担负了替医生向病人说明情况这一新的角色。如果在理解了病情的基础上接受治疗的人增加了,以病人无知为前提的医疗就会渐渐消失吧。这种愿望比起初版时,变得更加强烈了。

每年再版之际,都部分订正了所注意到的问题。但是因为纸型坏了,这次必须彻底改变版本。因此,把原来不能搞的大规模的修订付诸实施了。《育儿百科》常常被作为礼物送给新婚夫妇,所以,新增加了"婴儿诞生之前"这一妊娠期注意事项的部分。

在新版付梓之际，向在装帧和摄影等方面给予多方关照和支持的福田繁雄先生、"宝宝孩子之家"和"北须磨保育中心"及岩波电影的关户勇先生、岩尾克治先生，岩波书店的田沼祥子女士、饭山律子女士、竹田久美子女士、中川由美女士等单位及个人，再次表示衷心感谢。

松田道雄
1980年夏

《定本·育儿百科》释名

　　《育儿百科》由日本著名儿科专家松田道雄先生所著,初版发行于1967年,其后松田先生坚持每天涉猎最新科学知识,并经常与孩子们的父母交流育儿经验,将新的内容于再版重印时加入,年年修改,不断完善。30年来大规模修订了3次,第一次修订于1980年,名为《新版·育儿百科》;第二次修订于1987年,名为《最新版·育儿百科》;第三次修订于1999年,名为《定本·育儿百科》。《定本·育儿百科》也是松田先生的最后一版"育儿百科"。

　　本次翻译的是松田先生的最新原著——《定本·育儿百科》的译本。译者均为留日学者,7人中有5位博士、2位硕士。

　　全书站在孩子的立场上考虑育儿问题,指导当今核心家庭的父母科学育儿。尊重孩子的个性,培养孩子的创造性,培育健壮的孩子,使他们身心健康,茁壮成长。

　　本书以孩子的年龄为单元划分部分,各部分相互独立,内容包括这个年龄段的孩子、喂养方法、环境、异常情况、集体保育等,详细解答了育儿时遇到的各种问题,细致入微,全面周到,父母只需阅读孩子同年龄段的部分即可,使用方便,实用性强。

　　最后一部分为"小儿疾病",语言简洁,知识性强,供孩子患病时参考。

　　本书是松田先生与几代母亲的育儿经验结晶,源自东方文化,吸收现代科学知识,最适合于东方家庭。它经过30年来不断修订再版,深得年轻父母的信赖,畅销数百万册,成为东方家庭育儿宝典,育儿必备的实用百科全书。

松田先生在《定本·育儿百科》修订完成之后,即与世长辞了,在此,我们谨向这位将毕生心血贡献给育儿事业的老人,致以崇高的敬意,感谢他送给新世纪孩子们的贵重礼物——《定本·育儿百科》。

本书的读法

1. 不用 1 次把全部内容都读完。孩子 1 个月时,读 1 个月龄的部分,孩子 1 岁时,读 1 岁的部分。

2. 通过读"这个月龄的婴儿""这个年龄的孩子"等内容,能事先了解孩子这个时期成长的梗概、个性的表现方法。

3. 在"喂养方法""环境"栏中,与您孩子的月龄、年龄相关的内容要全部读。为了补充家庭教育,要认真阅读"集体保育"一栏。

4. 如果孩子有什么异常情况发生,请先读与孩子月龄、年龄相符合的"异常情况"栏。很多时候在母亲看来是"异常",可对孩子来说往往是个性的表现。在"异常情况"中找不到的内容,到"孩子的疾病"部分查阅。

5. 在"孩子的疾病"部分,除"麻疹""水痘""腮腺炎""风疹"等传染病以外,还收载了一些不常见的疾病。另外,根据本书的结构,把常发生在小学生中的"头痛""肥胖症"也列入了"孩子的疾病"部分。

6. "孩子的疾病"部分,要在请医生看过、孩子的病名定下来之后读。因为医生很忙,不能在诊室里与母亲详细谈病情,为了补充这一点,写了这部分。本部分是以请医生看病为前提,故省略了药量、手术方法等内容,但是记载了有关怎样发现疾病的内容。当应用错误的方法作出错误的病名诊断时,要从开始予以纠正。此外还谈到了患重病时是住院治疗,还是在家里治疗的问题。在疾病的治疗上,着重写了医生的意见分歧,这是为了当请了两位以上的医生诊治,意见有分歧时也不必不安。本书也尽量涉及到了遗传问题,供生下一个孩子时参考。

7.保育园和幼儿园的保育工作者,根据自己所保育的孩子年龄,读了适合这些孩子的"这个月的婴儿""这个年龄的孩子"的内容后,再读一下"集体保育"栏,然后再读"喂养方法"和"环境"栏,最后不要忘记读"防止事故"栏。

8.在保育园、幼儿园里孩子发生了异常情况时,可以在符合这个孩子年龄的"异常情况"栏中寻找到答案,不要一开始就去查阅"孩子的疾病"部分。保育园的保育人员必须读"猝死"这一节。

9.保健人员在进行育儿指导前,应先阅读符合这个孩子年龄段的"这个月的孩子""喂养方法",以掌握孩子的个性。

10.无论是母亲还是保育人员,都要事先记住"181.肠套叠""226.幼儿急疹""280.秋季腹泻"等疾病的内容。

目　录

出生到生后1周

小儿疾病

育儿百科

婴儿诞生之前

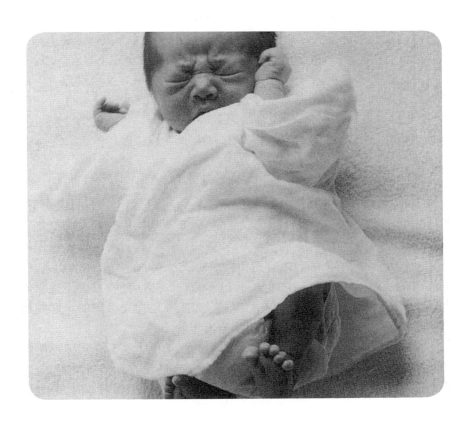

1. 能当好妈妈吗?

大多数人结了婚就想当妈妈。因工作或经济等原因,有时也要将做妈妈的时间推迟,但最好选择在 30 岁之前生育。30 岁之后生育的孩子先天愚型的发病率高。另外,抚养孩子也需要体力,所以生育比较适合于 20 ~ 30 岁的女性。

有的人因缺乏养育孩子的自信心而放弃生育。这是一种错误的观念。世界上没有一个人,在孩子出生前就对养育孩子有信心,就像没下过水的人,不可能对游泳有信心一样。有关育儿的知识,并不需要全面地掌握。育儿过程中所出现的问题与小儿的月龄有关,有一定的规律性。1个月以内婴儿的母亲只需知道 1 个月以内婴儿的相关知识就足够了。到了 4 个月,把发生于 1 个月以内新生儿的疾病的知识全忘了也没关系。

有人认为自己尚未成熟,不具备养育婴儿的资格。这种观点也不敢苟同。人不能完全成熟,等达到了接近成熟时,也就不能养育孩子了。但是,做父母养育孩子,是人生走向成熟的一个机会。从孩子的角度来说,过于自信的父母并不是好的父母,只有与孩子一起探求人生,与孩子一起共同成长的父母才是好的父母。

也可能存在因患病而不想当父母的人。但目前医学发展日新月异,与过去的观点不同,并不只是完全健康的人才能做母亲。慢性肾炎患者,如尿中只有蛋白质,大部分都可以正常生产(见 14. 有病妇女的妊娠)。糖尿病也是过去认为不宜生产的疾病之一,现在认为只要能使血糖保持正常,母子即可安然无恙。患有遗传性疾病或家族中有类似疾病的人,也可能对是否做母亲犹豫不决,但不必过于悲观,尽管有病,只要不拖累他人,能正常地生活,比起"无"来,"生"的选择应是优先考虑的。摆脱疾病的困扰,享受做母亲的快乐,可以丰富人生。

有的人想做母亲,但有时却难以怀孕。医学上将婚后 2 年而不能怀孕的情况,称为不孕症。想要孩子,但过了 1 年还没有怀孕迹象时,应考虑上医院就诊。不孕的原因不只是与女方有关,所以,如就诊时,应夫妇同时进行。尽管原因在男方的还没达到一半的程度,但也为数不少。

　　很多情况女方不孕的原因查不出来,这时应注意检查双方性生活是否顺利,排卵及黄体功能是否正常,输卵管是否通畅,宫颈黏液是否阻碍精子的通过及激素是否平衡等。以上均无异常而不怀孕者,应考虑男方存在异常,或存在精神方面的原因。由于不能怀孕而收养孩子后不久便怀孕的病例并不罕见。

　　应避免未经仔细检查,而盲目使用促排卵药的做法。促排卵药有时可引起多胎的发生。

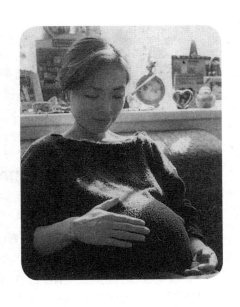

　　男性不孕症的原因,多与精子的功能不良或精子的数目过少有关。此时可进行治疗,以使精子的数目增加,再进行人工授精。性无能大部分与精神因素有关,女方如能宽容体贴,早晚能治愈。但必须要考虑的问题是,经仔细检查,证实一方的确存在问题,这对家庭生活未必有利。想要孩子的愿望越强,有缺陷的一方精神负担就越重。为保守秘密,也需做很多的事情。如不清楚原因在哪一方身上,将此作为共同的命运,两人可以不拘泥于孩子的事情,而一起探索人生之路。

2.常发生的失误

　　已婚女性如果发现身体状态与以前不同,首先应考虑到是否怀孕了。因半个月左右前来过月经,就认为没有怀孕,是一种错误的观点。有时在停经前即可出现妊娠反应。

　　因胃痛到内科就诊,拍了好几张胃部 X 线片,或接受了 X 线透视,过了 4 周还不来月经,才知道是怀孕,这样的例子不计其数。对胎儿来说,除非无法用其他检查方法替代,是不能与X线接触的,这是世人皆知的医学常识。因为妊娠早期接触X线可引起胎儿畸形,婴儿出生以后,还有可能发生白血病或其他恶性肿瘤。接受多大剂量的X线可能引起胎儿畸形或后天获得性恶性肿瘤,这一点只限于动物实验。对于人类来说,所有的结论均为推测。胎儿拍1次X线片所接受的剂量,随拍片的条件不同而有差异。即使做了200次胸部拍片,胎内所受到的线量与在自然条件下所接触到的宇宙射线的放射能相差无几,所以不必担心。

受X线损伤的程度与胎儿的月龄有关。如过了15周,则一般不发生损伤。2~8周是危险时期,但接受的量达到多少时需做人工流产,说法不一,需医生来判断。

需要避免的不仅仅是X线检查。上市出售的新药所注明的致畸性(服用后引起胎儿畸形的不良反应)的有无,也只限于动物试验。对人类是否有致畸性,需经多年应用,在全国各地查看畸形儿与药物的销售量是否成比例增多,否则无从知晓。尽管人们不太喜欢使用新药,但因医生认为新药保险系数高,且药商热心推荐,所以使用新药的机会很多。正因为如此,确定自己已经怀孕的人,应少去医院。

从月经开始那天到其后第14天这段时间可以说自己没有怀孕,但已婚妇女为安全起见,最好不要肯定自己没有怀孕。

3.什么样的药有危险

很早以前人们就知道强力泻药可导致流产。怀孕时经常出现便秘,但决不能随意使用在此之前从未用过的泻药。

反应停曾在社会上轰动一时,现该药已经停止出售。对孕妇以外的病人安全的药物,使用说明书上应注明"孕妇慎用",在诊所中使用。如不仔细阅读说明书,或没有确认月经的日期,这类药物就会在有怀孕可能的妇女的处方中出现。病人拿到处方后如果到药店买药,有经验的药剂师也许能够检查出来。但有时医生并不把处方交给病人,也不把药名告诉病人,所以,病人并不知道拿的是什么药。因此,为安全起见,病人应详细了解治疗的相关内容。为达到这个目的,医生应将药物的名称告诉病人。患了感冒,出现了咽痛、鼻塞、咳嗽,确定为上感时,最好不去医院就诊。因为对感冒病毒来说,尚无特效药物,另外也不知道医生会给你用什么药。怀孕时最好不要使用阿司匹林。临分娩前服用该药,出生的小儿容易发生出血。

为预防感冒发展成为肺炎,防止发生化脓感染,而常常会使用一些抗生素类药物,因四环素族类药物可使孩子出生后牙齿变黄,所以应避免使用。某些抗组胺类药物在说明书中标有孕妇不宜使用的字样,所以为保险起见,最好不要服用从药店购买的感冒药。

具有致畸可能性的药物中,反应停、卵泡合成激素、抗癌药中的有丝分裂拮抗剂等已为人们所熟悉。反应停现已被停止生产,使用抗癌药的妇女可能不会怀孕(也有白血病父亲使用抗癌药后,母亲怀孕生出了正常婴儿的报道)。卵泡合成激素常被用于预防流产,现已证实无效,一般已不使用,但目前还有的国家仍存在使用该药的现象。据报道此药可引起婴儿性器官畸形。

到目前为止,尚未发明对防止流产确实有效的药物。在出现了要流产的征兆时,如医生让服用卵泡合成激素,应坚决予以拒绝。

可能引起胎儿畸形的药物还有抗惊厥药(常用于癫痫患者)、华法林(常用于心脏瓣膜置换术后的病人)、乙醇、用于躁狂症的锂盐、手术室内应用的挥发性麻醉药等。应用抗惊厥药可引起唇裂(兔唇)及先天性心脏病,华法林可导致鼻骨畸形。乙醇可引起发育迟缓、小头畸形、先天性心脏病、关节畸形等。

手术室内麻醉药发生危险的对象主要是作为手术室工作人员的女医生和女护士,与在那里做手术的患者关系不大。

近来逐渐明确乙醇的量与畸形发病率的关系。每天的饮酒量按纯乙醇计算,如超过 60 克,则 5 人中会有 1 人导致畸形儿,25～60 克时 10 人中有 1 人,25 克以下时也不一定绝对安全。在怀孕的不同时期饮酒所产生的影响也不相同,越接近怀孕时影响越大。每晚必喝 1 瓶啤酒或 1 杯白酒才能得到满足的人应避孕,或只在月经开始后 10 天内喝酒。

除此之外,可能引起畸形的药物有麦角二乙胺(为产生幻觉而服用)、黄体酮类的合成剂(也含在避孕药中)及叶酸拮抗剂(甲氨蝶呤)。

4.遗传性疾病

众所周知代谢性疾病(如 639. 苯丙酮尿症)、血液病(如 558. 血友病)、肌肉疾病(如 554. 肌萎缩症)等是可以遗传的。

夫妇双方没有上述疾病,但某一方父母的兄弟姐妹患有类似疾病时,也会担心自己的孩子是否会得这类病,产生悲观情绪,而从一开始就决定不要孩子,这是不正确的。决定是否要孩子前应进行遗传咨询。如果相关疾病的诊断尚不明确,则无法考虑。收集病人的详细资料,并绘制家族系谱,调查有无患该病的成员。应尽可能追溯 2 代至 3 代以前的家族史,并带着病历和家谱前去咨询。

女性为致病基因携带者(外表健康,但在其染色体中含有致病基因),而疾病在下一代中出现者并不少见。即使母亲是致病基因携带者,其女儿并非一定是致病基因携带者,血友病、进行性假肥大性肌营养不良、苯丙酮尿症、半乳糖血症等病致病基因携带者已能检测。如不是携带者,则无需担心遗传性疾病出现的问题。

此外,夫妇双方均正常,但生的孩子带有畸形,那么下一个孩子也仍有可能带有畸形。这种情况畸形出现的概率有的已经明确,如脊椎裂为6%,唇裂为 4%,腭裂为 3%,髋关节脱位为 14%。也可采用羊水诊断法检查胎儿的细胞,但这在妊娠 16 周前是不可能的,而 5 个月时做人工流产是很危险的,那么能否早期做出诊断呢?取胎盘胎儿的绒毛,应用绒毛诊断法,在妊娠 9 ~ 11 周即可进行。但这两种方法均可损伤胎盘,有引起流产的危险,所以有人发明了检查透过胎盘进入母体中的胎儿红细胞来进行诊断的方法。

导致疾病的基因如存在于特定染色体的一个位点上,可采集胎儿的血液或肝细胞,应用分子生物学技术,进行 DNA 分析来诊断。通过胎儿诊断可明确的疾病有先天愚型、脊椎裂、苯丙酮尿症、血友病、胎儿成红细胞增多症及感染性疾病（风疹、单纯疱疹、巨细胞病毒感染）等。

　　要不要把带有残疾的孩子生出来，应由承担抚养孩子、兄弟姐妹们的未来及家庭生存责任的父母来决定，无责任或能力的第三方不应干预。

5.蜜月膀胱炎

　　结婚后，新郎新娘外出新婚旅行已成为现代的一种时尚。旅行回来时，不少新娘患上膀胱炎，所以有了蜜月膀胱炎这个病名，表现为总有尿意，可又排不出多少尿，有时还伴有尿痛。一般不发热，但下腹部多有不适。这是由大肠杆菌等从外部侵入膀胱所致。如用药治疗可在数天内治愈，但最好是采取预防措施。

　　与局部接触的物品应清洁。性生活后要马上将膀胱排空。擦拭局部的纸必须干净。也可准备一些痔疮病人擦拭局部用的消毒棉之类的用品。旅行中应注意按时排尿，不要让尿在膀胱中长时间滞留。另外，大量饮水也有益处。

　　如去泌尿科就诊，喜欢搞科研的医生或喜欢照相的医生，可能让做尿路造影、拍 X 线片，应慎重考虑。如做 2 次肾盂拍片，很容易就会超过安全量。

6.妊娠前保健

　　应进一步加强妊娠前保健。健康妇女结婚后上医院的目的之一常是检查一下有没有怀孕。确定怀孕后，产科医生给来诊者化验血、尿，此时有的可查出异常。但难以确定这种异常是最近发生的，还是以前就有的。

　　从血中测到风疹病毒抗体，但不知道此抗体是新近感染后产生的，还是小时候感染后就有的。去产科就诊时大多在妊娠 3～7 周（2 个月）间。如果是在妊娠之后感染上风疹的话，可能已经对胎儿产生了影响。如果在怀孕前已经有了风疹抗体，对胎儿则毫无影响。这是因为有免疫力的母亲不会再次被风疹病毒感染。知道怀孕了才去做检查已为时过晚。所以,决定结婚了,就应该提前将在产科孕妇所要做的检查做了,把怀孕前的资料收集备好。如查出疾病,事先要把能治好的病医好。

小时候没得过风疹或水痘的妇女,如果知道在怀孕期间患这些病能引起胎儿畸形时,则会产生接种疫苗以预防感染的想法。生身母亲说的小时候没得过风疹或水痘,有时也不准确。这是因为即使感染了风疹或水痘病毒,某些病例也可不出现临床症状。

接种疫苗前应先化验血液,查看有无风疹或水痘病毒抗体。接种疫苗前1个月到接种后2个月期间,应采取避孕措施。

弓形虫抗体在怀孕前检查阳性,说明已经有了免疫力;怀孕的同时才发现者,是否在怀孕后不久感染的无从得知。弓形虫在第1次感染时可引起畸形,如为孕前感染则没有影响。在怀孕同时发现抗体阳性时,应在1~2周后做第2次检查,抗体效价呈4倍以上升高,可确定为新近感染,应做人工流产。怀孕前检查弓形虫抗体如呈阴性,应避免接触猫(特别是猫仔)。

另外,最好提前检查乙型肝炎病毒抗原、梅毒反应(注意假阳性率为20%~40%,见624.梅毒)、麻疹病毒抗体的效价。乙型肝炎病毒抗原(HBsAg)阳性时,应做进一步检查。由于这种情况并不容易恢复,可能有的医生主张正常怀孕,只是在分娩时应用乙肝免疫球蛋白和灭活的乙肝疫苗,以防止新生婴儿被感染。

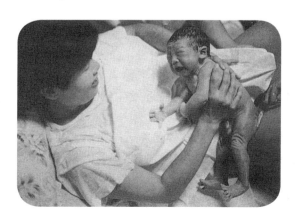

妊娠前,应检查治疗疾病(癫痫、高血压病)所使用的药物,治疗所查出的疾病(高血压病、贫血),调整营养失衡,忌

烟、酒等。有的国家实行新婚夫妻一起到产科进行孕前检查。最重要的是婚前患有糖尿病使用胰岛素的病人,应在结婚之前严格控制血糖。怀孕后使血糖保持在正常范围为时已晚,必须将血糖水平控制在良好的状态下怀孕。

初产妇会产生各种各样的不安。为解除这种不安,可采用许多方法(苏联式无痛分娩、拉马士法)来告诉产妇"生小孩并不可怕"。这是一种精神疗法,不安解除后,可使分娩必需以外的肌肉放松。当然不按上述方法进行,也不一定出现难产。

7.何时就诊

观察胎儿发育情况及确定治疗方法时,应以胎龄为基准。在产科将最后一次月经开始的那天定为胎龄第 1 天,以周计算。胎儿在宫内的天数大多为 280 天,所以满 40 周时出生。预产期计算为正常最后一次月经日加 10,月份数减 3。如孕妇最后一次月经开始的日期是 8 月 2 日,她的预产期就为来年的 5 月 12 日。旧式的计算方法将停经的那个月定为第 1 个月,因满 280 天时降生,所以第 10 个月小孩出生。

怀孕后绒毛膜促性腺激素水平升高,这在排卵后 8~9 天可得到证实,但产科一般在排卵后 4~5 周(第 2 次月经应来之时)才能准确测得该激素。

通常月经比较规律,每 28 天来 1 次,但过了 2 周仍不见月经来潮,则应去医院就诊。月经周期不规律者,如超过最长周期的天数后仍不见月经来潮,也有怀孕的可能。因为妊娠周数及预产期的计算都以月经开始的日子为起点,所以有可能怀孕的人应将每月来月经的日期记好。

结婚前服用避孕药而婚后停用者,应知道中断避孕药时可出现停经现象。由于这种情况是可以自愈的,所以不必担心。

有时在产科尚不能确定怀孕,而先出现妊娠反应表现者并不少见(见 10. 妊娠反应)。但也有根本感觉不到妊娠的人。这样的人如两次不来月经,则必须到医院检查。

有时也有怀孕后仍来月经的情况。这时如有妊娠反应的表现，就应到医院就诊。另外，如果出现乳头周围变黑、乳房发胀或出现尿频，则怀孕的可能性较大。市面上销售的诊断试剂能更早、更确切地诊断怀孕。

一直坚持早晨在床上测基础体温的人，过了2周的高体温期后，仍不转为低体温期，就应考虑是否怀孕了。

如想象力过强，认定自己怀孕了，也可能出现停经现象。此时比起想要孩子的心情，考虑怀了孕会很麻烦的心情可能更多一些。

去哪里就医呢？现在绝大多数人已经不在家里生孩子，所以，去将来要住院生孩子的医院检查已是常识性的知识了。入院后采用标准护理，如无人伺候单独一人时，最好选择离家近一点的地方为好。回故乡在娘家生孩子时也同样，随着孕期增加，孕妇不愿意总去医院，所以，过远的场所并不理想。未患过肾炎或无糖尿病的孕妇，可不必去综合医院。

第1次检查时，化验尿是必查项目，但由于紧张，孕妇可产生尿意。候诊时如去卫生间排了尿，那么医生检查后，只好再等尿化验，所以在去卫生间时最好先咨询一下护士。

确诊怀孕后，应到市镇乡村政府（城市的保健所）领取母婴保健手册。保健手册中有一栏需要记录妊娠的整个过程，所以应尽早取来。回到故乡生孩子时，该手册对以后接诊的医生将起到很大的作用。保健手册还将记录整个分娩的全过程，所以对儿科医生也有参考价值。母婴保健手册还记录小孩满6岁以前的发育及预防接种等情况。

8. 日常生活

怀孕后没有必要马上改变自己的生活方式。本来妊娠就是一个生理过程，如身体健康，一个人完全能很好地照料自己。

饮食方面，像过去那样用萝卜咸菜和茶水泡饭来应付了事的做法已经不存在了。一般认为中等水平家庭的人，只要不以快餐面当主食，营养上就不会出现问题。以前的妇女营养不好，在怀孕后常需多吃。现在看来如果想吃多少就吃多少，则可引起肥胖，有时还出现难产。

成年女性通常每日摄入的营养大约为 1800 千卡（1 千卡 =4.184 千焦），在怀孕的前几个月想每日摄入 1950 千卡比较困难。按照"食品成分表"，要求进食 70 克猪肉、15 克葱，实际上孕妇不一定将这类食物每日按量摄入，这无关紧要。与以前一样摄入普通食物，热量可达 1800 千卡，所以只需增加 150 千卡就可以了，这相当于增加 300 毫升牛奶的量。如不喜欢喝牛奶，可选择热量相近的其他食物，如鱼、肉或奶酪等来补充。

妊娠后期，一般每日需要摄入 2150 千卡的热量。在以前饮食的基础上，增加 100 毫升牛奶和一个半鸡蛋即可得到满足。即使主观上不想增加饮食，但由于腹中的胎儿需要摄取营养，所以易出现饥饿感，进食明显较以前增多。一个人能很好地适应身体所需就是这个道理。

怀孕过程中，孕妇的体重一般可增加 10～16 千克。体重是衡量营养摄入是否正常的重要指标。如无体重计，应配备 1 台。妊娠反应较重时，体重因不能进食而不增加。在妊娠反应结束后，体重一般每周增加 350 克左右，28 周后每周增加 300 克。孕妇应将体重增加的情况在就诊时向产科医生汇报。如突然增加 500 克或 600 克，应马上去检查，而不能等到定期就诊日。为防止铁缺乏，可食用鱼干、肝脏、贝类、蛋黄，补钙可食用牛奶、奶酪、鱼干、鱼松及煮小鱼等。含 2500 国际单位／片的复合维生素，可服 3 片。超过 1 万国际单位，则有引起畸形的危险。叶酸摄入量低于0.4 毫克时，有可能引起胎儿脊柱裂。菠菜中叶酸的含量丰富。

妊娠后，应停止预防肥胖的节食疗法。咖喱饭、多味辣椒、大蒜等保持原来的服用量，不宜超量食用。能否饮用咖啡的问题一直处于争论之中，现在多数研究认为孕妇不宜饮用咖啡。孕妇常吃花生米，是导致小儿花生过敏症增多的原因之一。

家庭主妇仍可继续做原来的家务。虽说怀孕了，也不必担心搬运装满水的罐子之类的东西。的确，流产多发生在妊娠 4～11 周，但这不能说是由于过度运动而导致的。流产有流产产生的内在原因。尽管剧烈运动可成为流产的诱因，但如果没有流产的内在原因，则适当的运动是允许的。由于流产的内在原因不易被发现，所以医生认为所有的初产妇从安全角度出发应避免剧烈运动。

我们提倡出去散步或购物。到了 36 周,孕妇活动过少反而可引起产期滞后。活动量不应根据距离而应根据疲劳感来调节。

孕妇坐车的时候,必须系好安全带。只从肩部斜着系一条安全带是非常危险的。在英国一般系两条安全带,一条系在胎儿的上部,一条系在胎儿的下部,禁止系于胎儿的部位,大腿上也应系上安全带,以固定骨盆。安全带的下面不要垫毛巾。

旅行时除距离之外,更要注意的是所受振动的情况。从大城市回故乡生孩子的人逐渐增多了,并且已证实乘坐快速列车或飞机,即使孕期到了 32 周,也可安全旅行很长距离。如乘坐自家小汽车,缓慢行驶,多休息几次,在安全性方面可能要优于换乘站较多的长途列车。但不宜乘坐夏天无冷气、冬天无暖风的汽车。

休息时间应灵活掌握。怀孕初期一般每天 1 次,每次休息 1 小时。妊娠反应重者要多休息一些时间。妊娠后期应每天休息 2 次,每次 1 小时。妊娠反应不重的人,可在休息的时候,给孩子织些袜子之类的东西。总之,感觉到累了就要休息。

洗澡时可用普通的浴盆,最好每日一洗。一般认为临近预产期时,采用淋浴为好,但是,如果孕妇先洗,也没有必要限制用澡盆。

经常骑车的人,对自己的活动能力有信心,也可以骑自行车去购物,但一定注意不要摔倒。也可以常开车,只是不要长时间地行驶在凹凸不平的路上。

随着孕期的增加,身体的重心发生变化,像以前一样上台阶就有掉下来的危险。因此,妊娠后期不要穿高跟鞋。衣着方面,应时刻想着腹中有 1 个孩子,不要穿过紧的衣服。何时穿孕妇服主要取决于腹部隆起的程度。腹带的使用不是为了盖住隆起的腹部,而是起到支撑胎儿的作用。以前的观点是小生大养。为达到这个目的而把腹部裹紧,这不好。系腹带并不舒服,但裹上几层对腹中胎儿就有一种安全感。外出的时候,不必改变腰间松紧带的位置。腹带并不是必不可少的东西,腹部隆起不明显、比较稳定的话,不一定非得系上腹带。

性生活只要不影响腹中胎儿,也可正常进行,但不注意卫生可引起膀胱炎。妊娠 33 周后性生活刺激有引起早产的危险,所以曾有过流产史的孕妇要多加注意。

9.乳头内陷

有些人乳头未能向外突出,担心婴儿出生后不能很好地吮吸乳头。尽管乳头内陷,但只要婴儿的嘴够大,可连乳房一起吸。无论如何也吮吸不了者,可先挤出乳汁后再喂婴儿。尽管这样,在妊娠期应尽可能使乳头突出。简便的方法是用左手按压乳头的周围,使乳头向外突出,用右手拇指和食指向外牵拉乳头,然后轻轻按摩乳头,每日 3 次,每次 3～4 分钟。妊娠 4～11 周时,刺激乳房可引起流产,应在 18 周以后进行相关操作。

更有效的方法是让孩子的父亲模仿婴儿吮吸乳头。也许如此热心的父亲不太多,但也是有的。市面上销售的用塑料制的圈形的胸罩及玻璃制的乳头吸引器,也可以应用。经上述方法乳头仍不能外突者,有时在婴儿吮吸后可向外突出。

10.妊娠反应

怀孕后 5 周左右(有时可能更早)开始出现妊娠反应。清晨或晚上出现恶心、呕吐,而且什么也吐不出来。对以前常吃的东西,仅闻其味,也可能出现恶心。食欲变得很差,不知不觉流口水,体重也下降,不少孕妇出现各种各样的头痛。她们不知这种情况是否会持续到分娩,常会产生不安情绪。但妊娠反应并不会引起胎儿死亡,一般 16 周后消失,也不至于因此而营养不良生出小的婴儿。

尽管不停地呕吐,也不要禁食,可采取少量多餐。可用冰激凌、果子露、冷果汁等补充营养,同时应注意补足水分。早晨起床时如感觉不舒服,可在床上吃些饼干等。什么也吃不下去时,可含吃冰块使胃凉爽些。

有称之为妊娠反应时的食谱,但很少有人请他人制订专门食谱。去外面吃饭是在妊娠反应时的一种饮食方法,但要避免闻到其他人食物的气味,就只能去那些好一点的餐厅。

如果确定是妊娠反应,最好不要去看医生。千万不要忘记反应停曾是控制妊娠反应的新药。如果去就诊,医生就有可能给你开一些新药。

11.小小的变化

所谓小小的变化是指虽有痛苦不适感、心烦等,但并不影响继续妊娠。

站立时头晕目眩　即从怀孕初期开始,时常出现起立时头晕、目眩之感。孕妇虽然站起来时会感到头晕目眩,但坐下后症状就消失了,有时还可出现呕吐、出冷汗,像要失去意识的感觉。此时无需使用特殊的药物治疗,可自然恢复。随着孕期增加,腹部增大,仰卧睡眠时可引起脑缺血。这是因为增大的子宫压迫大静脉,影响了血液向心脏回流,采用侧卧睡眠即可缓解。

带下　怀孕早期开始常可见到白带。用消毒棉擦拭的时候,如果养成注意观察的习惯,则不容易漏掉出血的情况。只要不出现黄绿色脓样物,清洁局部就可以了。

便秘　在整个妊娠期都很常见,其原因与活动少有关,所以不能懒惰,应常去外面散步。也可吃些新鲜的水果、蔬菜,喝点乳酸饮料等。使用泻剂前,为安全起见,应先咨询产科医生。有时还可出现与便秘相关的痔疮,此时应先治疗便秘,而不要去痔疮专科就诊。因为痔疮不影响分娩,而且在婴儿出生后肯定会自行痊愈,所以产科医生不主张手术治疗。将痔疮突出部分还纳回肛门,涂上痔疮外用药即可。

失眠　是妊娠初期多见的症状。这主要是由于体内发生了未曾经历过的大变化,适应之后即可自愈。睡眠持续不好也不必担心,对胎儿不会有任何影响。最好不要使用安眠药,尤其是新上市的安眠药,绝对不要使用。

鼻血 也不少见。取坐位让出血部位高出心脏的位置,紧紧地捏住两侧鼻翼即可止住,不必去耳鼻喉科就诊,可将新鲜果汁当药服用。

牙龈肿胀 常常发生牙龈肿胀,使用牙刷时出现出血。这种情况不需给予特殊治疗。有时唾液分泌过多则比较麻烦,往往同时伴有恶心。因害怕呕吐而不吃东西,造成唾液过剩,有时并无恶心,仅唾液不断分泌出来,无需处理,可自行恢复。

静脉瘤 所谓静脉瘤是指由于血液循环不良,静脉明显突出,形成瘤样扩张。这是因为增大的子宫压迫大静脉,静脉壁的肌层受激素的作用变松弛所致,分娩后可缓解。静脉瘤常出现的部位有足背、小腿、大腿的内侧及会阴部等。少站立,睡觉时可用毛巾或被子垫在下面,使脚抬高,伸腿后从下往上进行按摩。这种情况也不宜使用血管收缩药。

水肿 40%的孕妇在妊娠后期出现水肿。这可能是由于增大的子宫使血液回流受阻所致。站立时下肢出现浮肿,手指用力按压胫骨前部可出现凹陷,并持续一会儿,清晨起床时浮肿消退。如浮肿在清晨也出现,难以脱下戒指时,应称量体重。如体重在 1 周内增加 500 克以上,则属异常浮肿,应马上就医。轻度浮肿,可不必处置。浮肿可能会导致神经受压,有时会引起大腿外侧发麻、指尖刺痛,或感觉丧失。

胃部不适感 胃部不适并不少见。一般认为这是由于腹腔内压力增高,胃酸经松弛的贲门返流至食管所致。少量服用碳酸氢钠可缓解。

腰痛、腓肠肌痉挛(腿肚子抽筋) 多发生在妊娠后期,与走路时为了承受增大的子宫,胸部须向前挺而导致腰部肌肉疲劳有关。腓肠肌痉挛也与肌肉负荷过重有关。出现上述症状时,必须减少站立的时间。

皮肤有色素沉着 乳头周围因皮肤色素沉着而变黑,面部、会阴部也可出现色素沉着。从下腹部向肋骨方向出现数条褐色条纹,称妊娠纹。初期由于血管显现而呈紫色,以后变白,产后几乎全部消退。有的人根本不出现妊娠纹。

回到故乡在第 1 次就诊的医院验血时有时会发现贫血。一般情况下,血红蛋白低于 110 克 / 升时诊断为贫血,在妊娠晚期不少孕妇的血红蛋白可低至 104 克 / 升。红细胞也可低于 4×10^{12} / 升,但经验丰富的产科医生可能并不将其作为病理情况来处理。

12.大的异常

所谓大的异常是指那些不允许继续妊娠,或有时可能威胁母亲生命的情况。怀孕前期所有大的异常都伴有出血,所以时时刻刻都必须注意出血症状。此时可出现流产、宫外孕、葡萄胎等。

流产 多在妊娠 4～11 周发生。流产从医生的角度看是一种疾病,但从整个人类来说是为了保护人种,避免将不正常的受精卵孕育至出生的自然调节的生理过程。这是因为在检查自然流产物中受精卵的染色体时发现有异常者相当多。这种自我防御性的自然流产占受精卵的 15% 左右。时间稍许错后,量比平时多的月经可能就是自然流产。所以无论采取什么措施也保不住的流产,就是不正常的妊娠。即使没有流产,也不可能生存,或在宫内死亡,或生后不久死亡。

怀孕 4～11 周时,如果出现突然出血(量不等),下腹部出现异常感觉(疼痛、发胀),应首先想到流产。此时如宫口已开,则流产难以避免,出血也很多。宫口尚未开放者,如安静休息,则有可能避免流产(并非全部)。以前曾用女性合成激素来治疗流产,但因其可引起婴儿生殖器官畸形、女孩阴道癌、男孩精子数量不足等,目前已很少应用(但庸医仍有应用的)。

孕妇出现出血时怎么办?如同时伴有下腹部疼痛,应马上去产科就诊。即使仅有出血而不伴有疼痛,如做超声波检查能很快查明原因,也应尽早就诊。在知道自己怀孕的时候,应事先向医生了解出现出血症状时应去哪里就诊。如胎儿已经死亡,子宫内膜的一部分出现坏死时,流出物呈褐色。此时安静休息也无济于事。阴道流出物呈新鲜血色者,可能与胎盘部分剥脱有关,此时应绝对安静休息,等待出血停止。

宫外孕 其发生率只有 0.2%～0.3%,但由于难以诊断,对孕妇来说危险性较高。确诊妊娠而属宫外孕者较少。宫外孕多发生在那些认为自己未怀孕的妇女中,表现为突然剧烈的下腹部疼痛,很快扩展至全腹,伴有恶心、呕吐、面色苍白、突然晕倒,或早或晚出现阴道流血。

受精卵在子宫外着床后,6~10周时破裂,即第1次停经未加注意的话,在第2次月经应来的日子之前破裂。如果本人未意识到怀孕,可能会到内科去就诊。因输卵管破裂可导致腹腔大量出血,需尽早开腹止血。如犹豫不决,则将错失手术良机。应记住已婚妇女随时可能发生这种情况,如剧烈腹痛后出现阴道出血,马上用救护车送到妇产科就诊,否则将危及生命。

当然因月经未来而去就诊,诊断为正常妊娠者并非没有宫外孕的可能。现在所有产科都用超声波检查胎儿,宫外孕不易漏诊,而过去只有在出现腹痛和出血时才能被诊断。宫外孕在曾做过终止妊娠手术的妇女中容易发生,如过了10周,则可排除宫外孕的可能。

葡萄胎 是指后期变为胎盘的绒毛细胞发生变化,形成大量葡萄状物的一种疾病,胎儿已经死亡。与普通妊娠不同,腹部突然变大。这种细胞如残留于子宫内,以后可发生恶变,转移至身体的其他部位,可危及生命,所以诊断后应马上吸引从子宫内清除。虽然妊娠反应严重,也会出现蛋白尿、高血压,但不去就医则很难诊断。一般多因子宫出血而去就诊,值得庆幸的是初产妇罕见。出血多发生在8~19周,出血量也大。妊娠后期大的异常导致子宫大量出血者多见。

前置胎盘 发生率为0.6%~0.9%。正常情况下受精卵应在子宫的后方着床,但如在入口附近着床,胎盘的一部分或大部分可到达子宫口。28周以后,或在分娩开始时胎盘剥脱,出血。这种情况没有疼痛等任何表现,突然出现大量出血。过去为危险的情况,现在由于广泛开展了超声波检查,使其能够得到早期诊断,所以在自己家里发生出血的情况已经消失。妊娠后期在医生指定的就诊日时,必须前去就诊。如确诊为前置胎盘,应入院择期进行剖宫手术。初产妇少见。

胎盘早期剥离 即胎盘早剥,也是妊娠28周以后出血的原因之一。多发生于35岁以上、多次生产的妇女。医生也不清楚胎盘何时出现剥脱。大部分因妊娠中毒症(怀孕后血压增高、出现尿蛋白、重度浮肿)所致,所以观察血压、尿及浮肿情况,可早期发现、早期预防。每周定期测量体重,如发现体重增加过快,说明出现了浮肿。体重在怀孕后期一般每周增加300克左右,如增加500克以上应马上前去就诊。如果医生事先知道血压稍高的话,也许会让家属查一查是否有蛋白尿。由于妊娠中毒症得到了早期诊断和及时治疗,现在基本上见不到从前那样的以全身抽搐、意识丧失为表现的子痫。

妊娠中毒症需住院治疗,如血压有一定程度的升高,尿中蛋白质增加,一般医生多劝其入院。治疗不见好转时,在36周以后可考虑人工催产,但在此之前则难以判断。如果已发生胎盘早剥,则不能继续妊娠。

胎盘早剥时,常出现纤维蛋白原降低,不容易止血,导致手术难以进行。由于需要新鲜血液,所以一旦诊断了妊娠中毒症,应准备好血源。

正常位置的胎盘早剥与前置胎盘时的不同,它先出现剧烈疼痛,后出现出血,也有不向外流血的情况。因出血而表现为面色苍白、出冷汗、腹肌紧张。近来,在自己家中出现这种情况者基本上见不到了。

13.妊娠期传染病

怀孕初期患风疹时,可引起婴儿眼、耳及心脏等方面的畸形,所以孕妇们都害怕病毒引起的传染病。但并不是所有的病毒都可引起畸形,且危险期大多在18周之前,这是胎儿器官形成的关键阶段,此时病毒侵入将引起畸形。

大多数人在小儿时期患过麻疹,而产生了免疫力。一般认为在1岁3个月以后接种麻疹活疫苗者,成年时仍具有免疫力。在此之前接种者,为了以防万一,最好在怀孕前检查一下血液中是否存在麻疹抗体。有时,兄弟姐妹都患过麻疹,而自己未得。这可能是在生后4~5个月时,家中其他孩子患了麻疹,自己也患上了轻微的麻疹。从母体中获得的抗体在体内的量比较适中,引起了无症状的轻微感染,但产生了免疫力。因为没有症状,所以母亲和孩子都认为自己未曾患过麻疹。这样的人在怀孕初期,即使与麻疹患儿接触,也不会被传染上。对麻疹无免疫力的孕妇,如果在怀孕初期患上麻疹,病毒可使胎儿产生严重畸形,多数可导致流产。

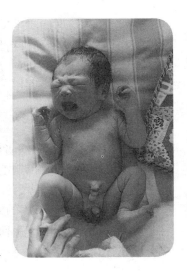

据报道怀孕 20 周以内患水痘者,2% 的婴儿可产生畸形。没得过水痘的孕妇在接触水痘患儿后,应马上注射丙种球蛋白。分娩前后孕妇患水痘者,也可使出生婴儿患上严重的水痘。

流感或感冒流行后未报道有大量畸形儿出现,所以可能关系不大。感冒流行时处于妊娠初期的孕妇曾多次咨询这类问题,但这些孕妇所生婴儿均未出现畸形。

患腮腺炎的孕妇出现流产的报道并不是没有,但多数人认为腮腺炎不会引起胎儿畸形。

孕妇在做血液化验时,有时可查到乙型肝炎病毒抗原(HBsAg),诊断为乙型肝炎病毒抗原携带者。此时应检查肝功能,以确定有无肝炎。如有肝炎,也许有的医生主张终止妊娠,也有的医生认为应根据肝炎的不同程度来确定能否继续妊娠。肝炎尽管不会引起胎儿畸形,但能将肝炎病毒传给婴儿。虽然孕妇肝功能正常,如已明确血中 HBe 抗原阳性,应接种乙型肝炎疫苗,以防止所生婴儿成为肝炎病毒抗原的携带者。

梅毒螺旋体尽管不是病毒,在妊娠期也可侵入胎儿体内。确诊妊娠时血液检查梅毒反应阴性,也不能保证以后不再感染。绝大多数感染与性接触有关,如丈夫行为不端,妻子妊娠期可能受感染。一般无自觉症状,感染 2~3 周后血清反应呈阳性。阳性者应马上治疗。治疗可预防先天性梅毒的发生。应记住梅毒检查中,血清反应存在"生物学性假阳性",否则将引起家庭矛盾。可用 TPHA(螺旋体红细胞凝集法)或 FTA(荧光抗体法)确认。

正常情况下,淋病时生殖器出现化脓表现,但也有无症状者。孕妇应在妊娠初期及临分娩前进行细菌培养,阳性孕妇应及时治疗,出生婴儿应用抗生素滴眼以防止失明。产道如有疱疹,可行剖宫产,以预防感染。丈夫应行为端正。

14.有病妇女的妊娠

过去医生不赞成患病者怀孕,是因为当时没有内科医生和产科医生的协作组共同工作至婴儿出生。现在多数孕妇在综合医院生产,医生协作组易于组成,所以患病的妇女生产的情况增多起来。

事先就知道自己有病的人,结婚前应先进行详细检查,以了解所患疾病的情况,怀了孕再检查就有些晚了。

慢性肾炎患者怀孕后检查时,如出现血压升高,则难以确定此高血压是发生在怀孕之前,还是与妊娠有关,这给预后的判断增加了困难。

小儿时期患了肾炎,此后尿中出现少量蛋白,血压不高,怀孕后血压也不升高,可能与正常人一样完成妊娠过程。当然应监测肾脏功能,确认肾脏生理功能正常。怀孕早期开始血压升高者,易发生流产或胎盘早剥等,所以需要进行严密的监控。妊娠后期应让她住院观察。以前有宁可失去母亲,也想要孩子的人,但也可能母子谁也保不住。

肾脏病恶化,正做透析治疗的病人应劝其不要怀孕。肾移植成功者中顺利分娩者也不少。但由于应用免疫抑制剂,导致胎儿畸形的可能性较大,所以为安全起见,此时不宜妊娠。

患糖尿病的妇女如想生育,必须在血糖正常状态下怀孕。无论是应用单纯饮食疗法者,还是从小剂量开始注射胰岛素控制者,都必须准确检测血糖浓度,并得到医生的确认。有时可根据情况住院治疗使血糖维持正常。在这种状态下怀孕后,也要使血糖保持在正常范围。坚持在家里天天注射胰岛素,验尿,监测血糖,准确称量体重。如能定期到医院测量血压,查眼底,20周以后用超声波检查胎儿状况,则可能生出正常的婴儿。由于过去没有现代糖尿病的管理技术,所以认为糖尿病患者不宜妊娠。

　　孕妇如出现妊娠中毒症或羊水过多,多有胎盘异常。如血糖控制不严时,为适应孕妇体内高血糖的环境,胎儿分泌大量的胰岛素,变成巨大儿,肩部过大,出现难产。28周后最好住院,36周后只要婴儿能在体外正常生长,即应行剖宫产手术让其早些出世。母亲低血糖时,出生婴儿也可能发生低血糖。

　　怀孕前没有糖尿病,怀孕后也有可能血糖升高。查空腹血糖和餐后血糖,如发现血糖升高,应按妊娠糖尿病处理,马上用饮食疗法进行治疗,如效果不佳可应用胰岛素。大多数在分娩的同时可自愈。

　　糖尿病的病史已经很长,尿中出现蛋白质或有视网膜异常者,怀孕、分娩难度较大。

　　一说起心脏病,过去多指风湿所致的心脏瓣膜病,现已基本消失。取而代之的先天性心脏病现在多能生存到妊娠的年龄。由于心脏外科的发展,相当严重的先天性心脏病也能治愈。心脏病手术后,在妊娠前(更确切地说已决定结婚的时候)妇女应去为她做手术的医生那里就诊。心脏功能不健全时,容易引起流产或早产,所生婴儿易成为高危儿。能否承受妊娠和分娩,应由心脏病专科医生来决定。

　　曾被建议手术,而因某种原因未手术者,在想要孩子前则必须进行手术。心脏病的专家也应从现在的单纯治疗小儿的角度向治疗母子方面扩展。

　　怀孕后血液循环的状态很快发生变化,所以,如不在怀孕前检查,则很难正常评估心脏状态。有心脏病的人要想生育,应尽早结婚。年龄越小,耐受力越强。即使这样在怀孕的后期,也必须住院。在家时,也应使体重增加减到最低限度,出现呼吸困难时必须马上住院。

　　尿中查到细菌,但无自觉症状者称无症状性细菌尿。这类病人应在怀孕后马上治疗,还是到出现尿路感染(肾盂肾炎或膀胱炎)时治疗呢?在医学界意见尚不统一。这是因为未治疗者也有不少孕妇可不进展为肾盂肾炎,并顺利分娩。既往已知有细菌尿者,为防止复发,最好在怀孕前先给予治疗。以前未患过尿路感染的人,在怀孕16周以后,发生膀胱炎者并不罕见。该疾病本身并不对胎儿产生太大影响,但必须注意所使用的药物产生的影响。

妊娠过程中患结核病时也要应用异烟肼、利福平及乙胺丁醇来治疗。禁用链霉素和吡嗪酰胺。

患哮喘时不应该对生孩子失去信心。妊娠时许多人哮喘发作减少,症状减轻。但并非总是如此,所以应同时求助于内科医生和产科医生。不要使用口服的肾上腺皮质激素,可采用吸入疗法。

夫妇一方患有癫痫也不应该成为避孕的理由。这类夫妇所生婴儿患癫痫的概率为 30 对中有 1 个孩子。因怀孕而使癫痫恶化者约占 1/4 左右。抗癫痫药引起畸形的可能性与药物的种类有关。由于不清楚是与癫痫的遗传基因相关,还是与药物有关,所以统计数字各不相同。妊娠时药物在血中浓度降低,所以应每个月做 1 次血液药物浓度监测,血药浓度降低时,应增加用药量,不应因怀孕而停用药物。妊娠时癫痫容易发作的原因似与药量减少有关,婴儿出生后应恢复原来的用量。丙戊酸钠以外的抗癫痫药物或多或少可出现在母乳中,如果婴儿产生异常现象(嗜睡),可适当减少药物用量。

由于检测甲状腺功能技术的发展,使得药物用量得到很好的控制,目前患巴塞多病(甲状腺功能亢进)的孕妇在坚持用药的过程中可顺利分娩。甲状腺刺激物(抗体)即使通过胎盘进入到胎儿体内,在妊娠中期以前,胎儿的甲状腺对其也不发生反应;中期以后,有时可出现甲状腺功能亢进,但如果母亲的用药量适合,对胎儿也起作用。出生数日后,婴儿可发生甲状腺功能亢进,此时可用药物治疗。产后母亲所服用的药物可出现在母乳中,但常用量对婴儿无影响。

苯丙酮尿症患者,应在婴儿期就开始应用饮食疗法,并要坚持 10 年以上。现已知恢复正常饮食的妇女怀孕后,可对胎儿的脑或心脏产生影响,引起畸形。知道怀孕了,才改用低苯丙氨酸的饮食为时晚矣,应在结婚后就马上进行食疗。因母乳中含有大量的苯丙酮酸,所以孩子出生后不应采用母乳喂养(见 639. 苯丙酮尿症)。

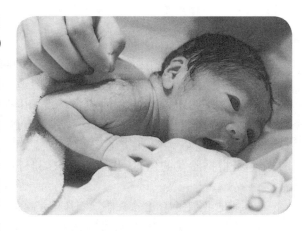

产科中的高血压是指收缩压（俗称高压）在 140 毫米汞柱（18.7 千帕）以上，舒张压（低压）90 毫米汞柱（12 千帕）以上时的情况。部分人怀孕前血压不高，但在怀孕后出现血压升高，多发生在妊娠 24 周左右。妊娠高血压者如果尿中没有出现蛋白质，不恶心，可在家中治疗。血压很高，但可用降压药使其恢复正常者，同样也可在家中治疗。治疗中最重要的是安静休息。大部分的产科医生都将采用减少食物中的热量、限制盐的摄入等措施。安静休息，改变饮食后血压恢复正常者，可不服用降压药。使用降压药后血压仍高，尿中时常出现蛋白质时，为预防胎盘剥脱、早产或胎儿发育迟缓，应住院治疗。

近来由于多普勒超声的应用，使得胎盘血流的检查成为可能，在妊娠 20 周左右可预测可能要发生的妊娠高血压。另外，应用同一装置，结合高血压、蛋白尿，可预测子痫的发生，同时可观察胎儿的生长情况，适时进行剖宫产手术以挽救母子。

妊娠高血压一般在分娩后 10 天左右可恢复正常。血压轻度升高，高压在 160 毫米汞柱（21.3 千帕）以下，低压在 110 毫米汞柱（14.7 千帕）以下，一般对分娩影响不大，部分医生不主张使用降压药物。

抑郁症患者应将产后计划（做家庭主妇还是边工作边做家务）、丈夫的支持程度等告诉一直给自己看病的医生，并让其帮助决定一下何时妊娠为好。另外，因产后容易病情加重，应继续治疗。

15. 超声波检查

超声波检查的应用,使得产科医生能够很好地了解孕妇身体内部的情况,与过去相比,就好像是从失败的境地中被解救出来一样。超声波检查不仅仅用于观察胎儿的成长情况,以前难以判断的双胞胎现在用超声波就很容易做出诊断。一些夫妻了解自己的胎儿有大的畸形后,选择了终止妊娠。胎儿在子宫内变换位置,转为横位或站位,此时医生可根据胎儿的位置,让孕妇采取侧卧位,1~2周后即可恢复到正常的位置。

33周时可测量胎儿的头围、腹围及大腿的长度,可判断发育是否正常。比较头部与腹部的大小,可得知有无脑积水或是否为无脑儿。如发现泌尿系统有大的异常,可在胎儿时期采取措施预防感染。

了解胎儿与羊水的相对量,对分娩的处置具有重要的参考价值。产科医生如了解了胎盘的位置、大小及成熟度,则在临产时就不必慌张,也能很好地处置。孕妇如果事先知道自己怀了双胞胎,就可及早地准备应对措施。

16. 妊娠期禁忌

对腹中胎儿来说,怀孕前3个月孕妇使用药物是最危险的,因为这是胎儿身体结构形成的时期。如作用于成人神经的药物可使胎儿正在形成的神经系统发生紊乱。

许多人在妊娠的早期因不知道自己已怀孕,而服用了药物。有妊娠可能的妇女不要去看医生,因为眩晕、头痛、肩部僵硬等症状并不危及生命,且很少与怀孕有关,所以医生有时未详细询问妊娠的有关情况,开出了针对眩晕、头痛及肩部僵硬的药物。大部分抗共济失调剂、镇静剂及肌肉松弛剂等的说明书中均写着"对孕妇的安全性尚未确定,只能在确定了利大于弊时才可应用"。从孕妇角度看,比起缓解头痛或肩部僵硬来,避免生出1个畸形儿更为重要,但医生可能认为解除痛苦更好。因为看完病后没有不开药的医生,所以除非得了可能危及生命的重病,有怀孕可能性的妇女最好不要随便吃药。

当然,经检查确认怀孕的妇女必须忌烟、戒酒,曾有流产史者更应严格控制。"我一直在喝啤酒"之类的姐妹们的话最好不要相信。

33 周过后,预产期前 6 周应避免性生活。性生活刺激可造成早期破水或早产,也有可能将细菌带入产道。母亲龋齿中的细菌可进入婴儿的口中定居,日后使孩子发生龋齿,所以应早期治疗。

17.回乡分娩

从乡镇到大城市相爱、结婚的青年男女逐渐增多。因为只有两个人,妻子生孩子照顾起来很不方便,所以常常是妻子回到娘家,在娘家附近的医院产科住院分娩。分娩可以说是妊娠的最后一道程序,所以自始至终让一位产科医生完成整个过程是最理想不过的了。但话虽是这样说,如果在妊娠初期就诊的医院住院分娩,尽管住院时能得到标准的护理,照顾得很好,但产妇同孩子一起回到家后无人伺候。当然,如果丈夫能请假,会干些家务活,两个人一道去度过困难期是最理想的了。因为经历了这种辛苦的丈夫,就可以切身体会到做父亲的责任感。如果丈夫工作脱不开身时,最好请妻子的母亲来帮忙。因农村的妇女都很忙,抽不出身时就只好回乡分娩了,但妊娠过程中多少有点异常的人应尽可能在原来就诊的医院分娩。实在没人帮忙,为安全起见,应在 16 ~ 23 周左右回到故乡。此时最重要的是,一直就诊的医院与娘家附近医院间的联络问题。妻子的母亲应先到附近医院的产科说明情况,取得该院的同意,然后将医院的名字通知孕妇,孕妇再到一直就诊的医生那里去拿详细描述妊娠过程的材料。认为拿到大城市医院的介绍证明,回到故乡哪个医院都能接受,这是错误的。

实际上,30 周左右回乡者最多。回乡时间不能单单根据自己的情况来决定,还必须与自己的主治医师商量共同决定。

回乡时大多乘坐飞机,这主要是因为速度快而舒适,不像列车那样颠簸。在换乘车站上下楼梯较多时,不如坐自家车方便,但要注意车速及转弯,途中多休息几次。丈夫在这样的旅途中,会更加强烈地体会到要做父亲的感觉。

回到故乡后妻子分娩住院时,丈夫必须处于一种随时能联络上的状态。因分娩时如出现异常,有的手术必须经过丈夫同意才能做,所以,如联络不上将非常麻烦。目前,比较流行丈夫也进产房,握握产妇的手,等等。不能在场的丈夫会感到内疚。但更应该感到内疚的是医院,妻子越想让丈夫在身边,医院就越使其"孤立无援"。

18.什么时候住院好?

到了36周,孕妇因每周都要去医院检查,所以什么时候住院,应该从医生那里得知。但有时会因医生很忙,而问不清楚。

常有在阵发性疼痛之前先破水的情况,像尿失禁的感觉。此时应做好住院的准备。医生可能要在检查胎儿的大小、子宫口张开的程度、有无生产经历后将孕妇收入院,或让其用抗生素,边预防感染边等待入院。

分娩开始时会出现阵发性疼痛。分娩2周前可时常发生子宫收缩,但这只是一种腹部发胀的感觉,算不上什么疼痛。胎儿接近子宫的出口,使产道扩张时,分娩才算开始。由于胎儿最终到达宫口时,对胃或心脏的压迫减轻,孕妇可稍有一种舒适的感觉,与此同时,由于膀胱受压,可变得尿频。孕妇因骨盆骨缝松开,步态变得不稳,这时阴道中常出现含血流出物,多已破水。此后腹胀的感觉规律性出现,逐渐变为痛感,间隔时间越来越短,短至10分钟左右时,分娩即将开始,此时必须入院。但也不必过于着急,初产妇可能还需要等10小时左右。大部分初产妇一出现腹痛就会急匆匆地来到医院,被告知"还早呢",只好回家等待。

19.预产期到了还不生怎么办?

确诊怀孕时,医生会告诉你几月几日是你的预产期,但这终归只是推测,并不一定那一天准生。产期一般在预产期前 3 周到预产期后 2 周,所以预产期过了还不生也不要着急,尤其是初产妇产期常常错后。预产期过了 2 周还没有出生的迹象,如果产科医生认为正常,则可能仍需等待。通过化验孕妇的尿液证实胎盘功能正常,胎儿发育很成熟时,也可静脉点滴垂体后叶素,使子宫肌肉收缩,促发腹部阵发性疼痛。

近年来,由于产科医院人力不足,许多医院为了使通常发生在夜里的分娩改在白天进行,在确认胎儿已完全成熟的前提下,会采用上述方法进行"计划分娩"。因为这是用人工的手段使子宫收缩,所以有使胎儿头部压迫过度,使子宫(以前做过人工流产而留下伤痕)破裂的危险性,因此要想采用这种方法,必须有监测子宫收缩程度及胎心状况的设备。英国格拉斯哥一家医院报道说,"计划分娩"开始后 10 年间,出生前后婴儿的死亡率下降了 10%。所以似乎没有理由认为"计划分娩"因属非自然分娩而让人讨厌,但这也必须基于胎儿十分成熟的情况下才能进行。

如果产妇年轻,且妊娠过程无异常,那么无论是"计划分娩",还是自然分娩,都会顺利的。

20. 有工作的孕妇的分娩

对乘公共汽车通勤的孕妇来说,最担心的是过劳所致的流产或异常分娩。过去的农村家庭主妇们已证实强体力劳动并不引起流产,分娩前与往常一样干农活的妇女不计其数。

另外,乘坐电车或公共汽车通勤者所生的孩子身体也非常健壮,这被现在的工作女性所证实。每年数以万计的妇女边工作边生孩子,边工作边抚养孩子,但这绝非轻松的事情。强忍着初期的妊娠反应,与大家一起在职工食堂吃饭,是一件很痛苦的事情。从外表能看出怀孕后,孕妇护着胎儿干活的样子,在同事或上司看来可能会显得慢慢腾腾,或明或暗地劝其休假回家。

这些妇女经受住了上述种种困难,生下了孩子。她们乘坐 1 个多小时摇晃的电车,挤在满员的车厢里,站肿了脚,回家的路上拿着买来的菜,就这样证明了正常的劳动并不会引起流产。

当然,她们到家后要比以往睡得早些,星期日休息一整天,吃些稍稍合口的饭菜,消除一下疲劳感。另外,丈夫们在工作之余也要干些力所能及的事情来帮助妻子。

妊娠 4~11 周发生的流产与内因有关,也可以说从医学角度能证明外出劳动不会引起流产是这些夫妇共同努力、互相关心的结果。他们,作为守护孩子的双亲,并没有放弃自己的权力,以自由市民身份,要求雇主按《劳动基本法》办事,并取得了成功。日本《劳动基本法》第 65 条规定:预产期前 6 周(多胎妊娠者为前 10 周)内的女性,如提出休假,不允许雇主继续让其工作。不允许雇主让产后 8 周内的女子上班工作……妊娠妇女如果提出申请调换较轻的工种,雇主必须给予解决。

尽管这样,也并不是所有的孕妇都能继续工作。其原因各不相同,有的是妊娠反应过重,不能出门;有的是胎儿大了,身体变得笨重而不能工作。此时是继续工作还是休假,须由夫妇两人商量决定。决定继续工作时,还应考虑产后婴儿怎么办的问题。如果正与孕妇的母亲在一起生活,而且其身体健康,那是最好不过的。

工作的妇女如果决定生孩子,能否找到托儿所也是关键性的问题,应尽早到相关机构说明情况,打好招呼。

21.父亲的作用

在过去的大家庭时代,生孩子只是女人们的事情。生过孩子的婆婆会指导儿媳妇如何做。媳妇干不动活时,老人会代替媳妇做些家务。现在大部分的家庭变成了核心家庭。以前由大家庭完成的生育任务如何在核心家庭中顺利进行,是核心家庭喜欢公民自由的新婚夫妇所要面对的时代课题。

由于出现了妊娠反应,女性不能像以往一样做家务时,只能由以后将成为父亲的人来帮忙,有流产可能性时还必须去住院。这个时候,男性也必须学会做些简单的家务。开始的时候,洗衣服、晾衣服会觉得很难为情,但在核心家庭中都在这样做,所以周围的人根本不这么认为。

妊娠后感觉疲劳的人应早些就寝。丈夫不回家就不能睡觉的家庭,孕妇则比较为难,丈夫生活不规律,而"妊娠需规律地生活"就难以保证。到了 32 周夜里丈夫不在身边,心里则会感到不安,尤其是孕妇决定不放弃工作生孩子的时候,没有丈夫的帮助,则一切将难以正常进行。有些托儿所还不接受尚未分娩者的入所申请,此时孕妇又不方便活动,所以入所的相关手续就应由丈夫来承担。如果孕妇的血型为 O 型或 Rh 阴性时,应事先化验丈夫的血型。

最后,要提出的重要的事情是希望吸烟者应利用当爸爸的时机把烟戒掉。如果能在外面的庭院吸烟,烟进不到室内可另当别论。一般三居室的住房,父母吸烟,孩子可成为被动吸烟者。丹麦的一项研究显示,父亲吸烟的家庭所生的婴儿体重低于平均值。英国的一项调查也表明父亲吸烟的家庭,孩子易患支气管炎、肺炎或支气管哮喘等病,尤其是 1 岁以下的小儿则更为明显。

此外,还请阅读下列栏目:"5.蜜月膀胱炎""8.日常生活""9.乳头内陷""12.大的异常""13.妊娠期传染病""16.妊娠期禁忌""20.有工作的孕妇的分娩"。

22.要孩子还是不要孩子

育儿书中出现节制生育的内容也许有人会感到有点奇怪,但本书的宗旨是使育儿变得轻松愉快,所以相关内容也不能不涉及。

养育孩子需要体力,所以父母越年轻则越轻松。现在大部分夫妇两人都有工作,结婚后女方停止工作则多有困难,所以常采取避孕措施,将妊娠期推后。在此期间,也许是因为对工作的热情减弱,或是感到自己的年龄大了就想要孩子,因此怀孕、生孩子;但年龄一大,怀孕、分娩就与年轻时不一样了。抚养孩子需要体力,不少母亲后悔没有早要孩子,许多丈夫也因不能给予更多的帮助而感到内疚。所以,一旦结了婚,两个人必须对要与不要孩子这个大的原则性问题做出决定。如决定要孩子,应尽早怀孕,这样将会万事轻松。

如果决定不要孩子,则应采取有效的措施避孕。以前在可能怀孕期间禁欲,除此之外的时间顺其自然。荻野式或基础体温法对避孕有一定的效果,但并不绝对可靠。目前发达国家最常用的是口服避孕药法,服用促卵泡素和黄体酮的合剂,估计现有 2 亿女性采用这种方法避孕。过去的口服避孕药法有些不良反应,现在由于大幅度降低了激素的含量,使用小剂量的避孕药不良反应几乎达到了没有的程度。小剂量避孕药在很多国家可在市面买到,但日本仍在讨论之中,尚未得到认可。服用方法可能各不相同,一般是月经第 1 天开始每日 1 片,连服 21 天,停服 7 天。停服期间是来月经的时间。不要忘了每天都要服药。前 1 天忘了服药,第 2天应服 2 片。连续 2 天忘了服药,则要停用避孕药,改用避孕套避孕。停用避孕药数日后阴道开始流血(消退出血)。消退出血第 5 天起,重新开始服用药物。

避孕药物可使血脂升高,所以 35 岁以上有高脂血症者不能使用。因对吸烟者可产生不良反应,所以不要吸烟。以前人们所恐惧的血栓形成、乳腺癌等不良反应,在使用小剂量的避孕药时已不必担心。外科手术时,至少前 1 个月应停止用避孕药片。哺乳不受影响。在服药期间,35 岁以上的人应定期检查血压、肝功能、血脂。

此外比较常用的避孕方法为 IUD 法(子宫内放置金属环或索)。未生过孩子的妇女因子宫口狭窄,有时放不进去。由于金属的刺激,出血量较多,所以月经量大者不宜使用。采用这种避孕措施者,受精卵尽管不能在子宫内着床,但可在子宫以外的部位着床,引起宫外孕,所以应了解宫外孕的表现(见 12. 大的异常)。不良反应为容易感染,感染时一般表现为高热、下腹部疼痛、大量出血。如出现上述症状,应马上去医院就诊。有时避孕环或索可自然脱出,所以应定期检查环、索是否仍在子宫内。

避孕套在日本被广泛使用,只要用法正确,避孕成功率极高。失败的原因主要与未同时使用避孕胶冻、避孕套破裂、开始没用中途才用等有关。

婴儿期的准备工作

23.婴儿的房间与环境

婴儿从产院抱回来后,完全可以生活在父母原来居住的房间里。房间室温不一定要求十分严格,热了少盖点,冷了把被子暖一暖就可以了。有的书中写道对婴儿来说室温为 20℃ 最好,湿度为 50% 最适合。这根本用不着在意,全国上下可能根本就不存在常年生活在总是保持室温 20℃、湿度 50% 房间的婴儿。"人生的乐趣就是因为有了春夏秋冬",婴儿也应该得到这样的乐趣。

如今的人们已变得娇弱起来,一个火盆已满足不了人们过冬的需要。现在使用火炉过冬已是平常的事了。所以,除早产儿外,不必为婴儿特殊准备房间,比较难过的是夏天。

使用燃气或燃油炉时,应特别注意换气。使用电炉时,由于可使灰尘燃烧,也不应使房间密闭。刚出生的婴儿对噪声很不敏感。为防止被传染上疾病,如有两个条件相同的房间,婴儿卧室最好不要让外人进入。有老鼠的地方,要消灭老鼠,同时屋内不要放能被老鼠食用的东西,也应避免让猫进到孩子的房间。

家中婴儿有哥哥姐姐的,应确认一下大孩子是否已经接种完了百日咳疫苗。如未接种完,应尽早接种。1~2 个月的婴儿如患了百日咳,可危及生命。婴儿百日咳通常是由家中大的孩子传染而来的。

24.婴儿床

房间面积较小的家庭也应安装上婴儿床,尤其住在公共住宅区,只有一室一厨的家庭更是必要。这是因为婴儿所需的安全区只存在于婴儿床的范围内。

现在的婴儿床,边框可上下移动,这种床还可起到防止大一些的婴儿坠床的作用。房间小,婴儿哪儿都爬,很危险。所以婴儿床起到了一

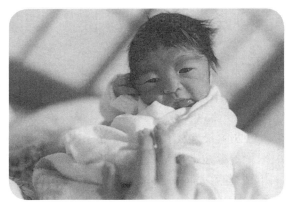

种保护屏障作用。为保证安全,围栏要有一定的高度。床上铺上 3 ~ 4 层被,婴儿站在上面,围栏的上缘必须高出婴儿的肩膀。另外栏杆的间隔以能通过成人拳头为宜,宽了婴儿探头时可夹住头部,窄了可夹住大一点婴儿的脚,摔倒时可引起挫伤。为防止头部撞伤,最好采用木制围栏。床矮可提高防止坠床的安全系数,但换尿布时母亲必须弯腰进行,比较累人。

可从租赁业主处借个婴儿床,但必须在消毒后才能使用。戴上手套,用稀释至 2% 左右的煤酚皂液充分浸泡过的毛巾,把床彻底擦净。然后用干净热水泡过的毛巾擦干,把味去掉。

以前有的床带有红、白、绿色的圆球,像算盘珠一样挂在床边。家长可能会认为用这种床可以教孩子识数,商家也许想利用家长的这种错觉来向对教育热心的母亲出售。这种颜色的涂料里如果含有铅,被能站起来的孩子咬破食入,可发生铅中毒。租赁的铁床涂料中也含有铅,曾发生过婴儿食入这种涂料而中毒的事件。发生铅中毒时,婴儿可出现贫血。

有的床用绳网代替了围栏。孩子稍稍长大后,如绳网变松,好动的婴儿可能把颈部夹在网与床垫之间发生窒息。所以买床的时候必须考虑到孩子大了怎么办、床旧了怎么办的问题。

应将床与墙壁靠紧或隔开 50 厘米以上,曾发生过从孩子床上掉下来夹在床与墙之间窒息的事故。为避免坠床伤害头部等危险,床下可铺上粗毛地毯。家很宽敞,孩子长到能爬的时候,如能安排单独一间安全的房间,就不再需要婴儿床了。

25.婴儿的寝具与枕头

特意给婴儿制作被褥,好像是很早以前开始的风俗习惯。香月牛山的《小儿必用记》一书中提倡出生后 10 天内的婴儿,要在母亲或乳母怀中睡觉。此后母亲在床上拍着婴儿睡,并必须睡在孩子的旁边。为防止母亲或乳母在哺乳时睡着使婴儿窒息,书中教授了许多方法。但总的来讲,3 个月以内在旁边陪睡非常危险,必须避免。

与孩子一起睡觉所能使用的被褥当然是成人用的被褥。《小儿必用记》中要求使用棉布制的被褥。从这里可以想到日本的婴儿,从文禄年间引进棉布以来,就开始睡在棉被里了。以后,婴儿也仍使用棉质被褥。这是因为棉质被褥透气性好,日晒晾干后柔软蓬松,可吸掉婴儿的汗液,具有化纤等无法比拟的优点。在祝贺婴儿出生聚会之时,如果婴儿没有新做的被褥,会让人感到不够完美,所以日本人从明治时代以来就有了为婴儿制作新被褥的风俗。实际上,完全可以将大人用的被褥叠成一半给婴儿用。新做的被褥如果过于蓬松,身体可陷在其中,使腰背弯曲难以入睡。为防止出现这种现象,可在下面铺上棉布缝制的床垫。如果被褥下只铺上毛毯,可使纤维飞起,所以人们并不喜欢。褥子旧一点没关系,但被子最好是新做的,而且要轻。

婴儿枕头并非绝对必要,因为婴儿可能经常溢奶或打嗝儿吐奶,弄湿枕头。可用毛巾折叠当枕头用。婴儿用的枕头要低,所以用与不用可在孩子出生后决定。先用毛巾折成枕头试一试,孩子觉得舒适就可以不用枕头。

26.婴儿的衣服和尿布

原则上,婴儿穿的衣服应冬暖夏凉,穿着舒适,不影响生理功能(皮肤排汗、手脚运动)。所以应让孩子穿轻快、宽松、透气性好的衣服,但要能维持住体温。

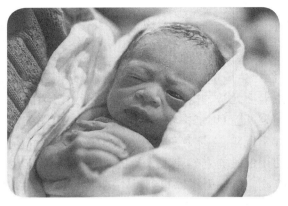

大商店的儿童柜台有各色各样的婴儿服装，但应尽可能选择简单、袖口宽的衣服。袖口过小，给婴儿穿起来很不方便。内衣不必准备太多，因为婴儿生长较快，很快就穿不了了。与肌肤接触的衣料应采用柔软的纯棉无色制品，内侧最好不露出针脚。随着婴儿月龄的增加，衣服变小，这时可再买大小合适的衣服。婴儿的衣服最好是买成品衣，这样比较简单，另外自家制作的衣服也并没有什么特别好的地方。

大商场的儿童用品柜台里，有许多并非必需的产品贴着外国名摆在那里。买东西时，最好和抚养过孩子的朋友一起去，问一问用没用过这种产品后再买。由于不断有许多并非必需的新产品上市，如果朋友说没用过这种东西，就不要买。

婴儿并不需要连指手套（婴儿用手套）和袜子，不要买让婴儿舔弄的玩具。喜欢做针线活又有时间的人，可到儿童商店去看一看，学一学，自己能做的东西可自己来做。有时也可使用其他孩子用过的东西，所以没有必要把各种东西买得很齐。

尿布种类繁多，可让你眼花缭乱，但如果你了解了它的使用原理，可不必为各式各样的类型所困扰。尿布的作用是防止排泄物弄脏衣服，不仅要求吸收性好，而且还不能影响婴儿腿部的活动。这也可以起到预防髋关节脱位的作用（见 44. 尿布的裹法）。过去像日本和服内裙似的将婴儿双腿裹住的方法，易引起关节脱臼。

婴儿的双腿与髋部相连，在髋关节处股骨头和与其对应的关节窝相接触，通过活动，来促进关节的形成。因此，尿布应只系于髋部。当然，男孩应前面加厚,女孩应后面加厚。有特别以这种形状包装的尿布包,现在商店里出售的婴儿尿布包均是以此为目的设计制作的。这种尿布按过去的观点看,好像容易从两侧渗漏似的,但 3 个月以内婴儿的尿布并不是以防水为主要目的,它只是起到一个固定作用。与以前的尿布一样,不漏水的尿布包可用于 3 个月以上的婴儿。

知道了尿布的原理,可买些棉质布料,自己做成圈形的尿布,或者买方形的现成的尿布来用。最好不用老式细圈形的尿布或可缠住腿的宽尿布。另外,也不能为避免婴儿腿部活动,在三角形的尿布上用粗的安全别针扣紧。

应准备 25 ~ 30 组尿布。多备些尿布,可在婴儿排尿次数多,母亲因故不能洗尿布或烘干条件不好时用。产妇有病时可使用租赁尿布。

婴儿浴箱现已上市,但不买为好。公共住宅楼一般都设有浴室。过去大多数家庭都在浴池洗澡,所以人们认为婴儿必须用澡盆洗澡。

在室内往婴儿浴箱里加热水时,可发生危险。如果有长辈帮忙,可以用婴儿浴箱,但只有年轻夫妇的家庭则非常麻烦。西方人不用澡盆洗澡,而使用小型燃油热水器,而日本婴儿大多不用。

27.奶瓶(附婴儿出生需准备的物品)

众所周知,母乳喂养是婴儿最好的喂养方法(见 33. 提倡母乳喂养),所以准备奶瓶听起来觉得有点奇怪。但是,婴儿有时需要喂水或果汁等,所以也应备有奶瓶。奶瓶是一种消耗品,可以购买约 200 毫升装的玻璃制品。玻璃制品脏了容易发现,而且用热水消毒时不变形。为了清洗方便,应买口大的奶瓶。结实耐用的仍属塑料奶瓶,但很难让人对它感兴趣。原因是使用过程中瓶壁变乌,脏了看不出来。有 240 毫升和 300 毫升规格的奶瓶,用这样的奶瓶喂养的孩子,容易发生肥胖症。婴儿一天的奶量应尽可能控制在 1000 毫升以内。婴儿大了以后,能自己拿着奶瓶喝奶、自己放下奶瓶的时候,塑料奶瓶要比玻璃奶瓶更安全。能走能跑的小孩两手拿着玩具,嘴里还可含着奶瓶。这种事情的出现应完全归功于塑料奶瓶的发明。

奶瓶上的奶嘴多为硅胶制品,厂家已开好奶嘴口。奶嘴口分为大、中、小号,可根据婴儿的月龄选择使用。硅胶奶嘴过硬,婴儿不适应时,可换用普通橡胶奶嘴。这种奶嘴被认为任何月龄的孩子都能用,但新生儿用起来并不方便。但不管怎样,能用与否可试试看。

要保管好奶瓶和奶嘴的说明书及其外包装,不要轻易扔掉这些东西。婴儿出生后,如果还需要时,孩子的父亲可拿着这些再去购买。

要买的东西不仅是奶瓶,因为有时可能发生早产,所以进入妊娠32周时,婴儿的用品应买齐。

附:婴儿出生需准备的物品

寝具

褥子(棉花制作的小硬褥) 1条

床垫(棉花缝制的褥状物) 2条

床单(棉布) 2~3条

毛巾被 2条

被子(轻而不滑) 1条

被罩(棉布制作) 2条

毛毯 1条

毛毯罩(为防止毯毛飞扬必须准备) 2条

枕头(可有可无) 1个

电脚炉(寒冷时用) 1个

衣服及其他

半袖贴身衬衣(带系带的针织品) 3~5件

长内衣(带系带的针织品) 3~5件

婴儿上衣(袖口宽大) 2~3件

棉斗篷(夏季出生婴儿不用) 1件

尿布（轮形或方形） 23~30 条

尿布包（毛织品） 5 套

纸尿裤（俗称"尿不湿"备用）

浴巾（厚的可代替毛巾被） 2 条

纱布手帕 10~12 条

毛巾 2~3 条

奶瓶 2 个

奶嘴 2~3 个

出生到生后1周

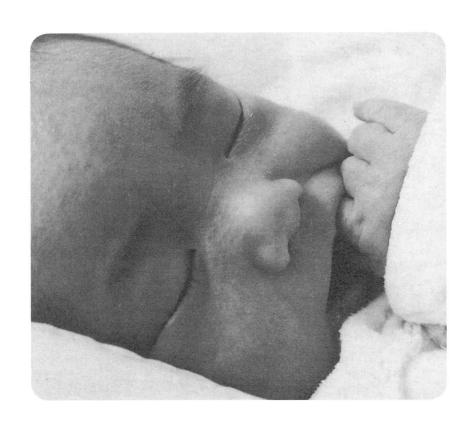

28.对做了爸爸的人说几句

婴儿抱了回来,您就正式当上了爸爸。对您,孩子的父亲,先说几句。您知道每年有 200 位母亲杀死自己的亲生孩子吗？她们被简单地说成是患了"育儿神经官能症",其实是核心家庭时代的牺牲者。养育孩子是一项繁重的劳动,再加上家务活也必须由一个人来承担,所以这段时间是女性一生中最辛苦的时期,尤其是初产妇,每天总是面对没经历过的事情。以往大家庭时期,老人们可给予帮助,现在只有靠年轻的母亲自己来承担所有的事情。孩子的爸爸如不帮忙,母亲一人则难以承受。杀害自己亲生骨肉的母亲,大多数有一个不能协助自己抚养孩子的丈夫。

"男女有别,我在外工作,你在家养孩子"有时是行不通的。婴儿的情况各不相同,有的很安静,有的一到晚上就哭个不停,让人不知所措。有的孩子身体一直很好,而有的孩子患了湿疹后缠绵难愈,很恼人。夜啼和湿疹都与遗传有关,与育儿水平的高低无关。在这方面,不能说做父亲的一点责任都没有。头及颜面湿疹和夜啼,肯定会好起来的。某个时期,如果孩子的父亲能扶持一下自己的妻子,即可避免许多杀子事件。

母亲在育儿时遇到了困难,做爸爸的必须要帮忙。除了因生孩子给自己带来了麻烦而将孩子"处理"了的母亲,因患"育儿神经官能症"而母子一起自杀的母亲,作为人类还算是诚实的。这是因为孩子爸爸根本不帮忙,母亲认为自己一人承受不了育儿的重负。对这类母亲,从早到晚不在孩子身边的父亲反而会提出一些有益的建议,因为他能更客观地进行判断。

也许有人认为抚养孩子就是女人的事情,根本不看这类书。如果婴儿不发生什么事儿,可能没关系。但是,如果婴儿出现了什么异常情况,还是希望您能读一读这本书,并一起思考思考。当孩子的妈妈不知所措时,希望丈夫能说一声"别急,别急"。

作为作者,本人就是以这种心情写了这本书。

有的孩子养起来很累人,有的孩子就省心些,每个孩子可能都不一样。不应该拿省心孩子的母亲作为例子,来责备养育累人的孩子的妻子。抚养孩子是很辛苦的事情,您也必须参与,献出您的一份爱心,没生孩子时的那种大男子主义不能再继续下去了。养育累人小孩子时忌讳说的话是"你不会养育孩子"。

作为婴儿出生的纪念,我们希望吸烟的爸爸把烟戒掉。

第一周的婴儿

29.出生当天的婴儿

婴儿出生时体重如超过 2500 克,就可以认为度过了人生的第一关。体重低于 2500 克时,诊断为低体重婴儿或未成熟儿,需采取相应的措施(见 50. 未成熟儿)。健康婴儿的标志是:肌肤红润,富有弹性;哭声响亮,手脚活动自如。

人们常常担心婴儿什么时候开始排尿,正常应在 24 小时内排尿。健康的孩子也有在 48 小时后排尿的。用白色尿布时,看见砖红色尿液可能会大吃一惊,这是由于尿中含有尿酸盐,可不必担心。24 小时内出现第 1 次排便,大便呈墨绿色或黑色稠糊状,称为胎便。胎便是由肠道分泌物经蛋白分解酶作用转化而成,因含有胆汁而呈绿色。

刚出生的婴儿,尽管有时也哭一哭,但几乎始终处于睡眠状态。头大多呈椭圆形,通过产道时因受压可出现头皮肿胀(产瘤),有如橡胶感,初产妇或高龄产妇所生的婴儿头扁得更加明显。这种现象可自愈,不必考虑如何用枕头等来矫正,此时最好不用枕头。触摸头部时,在顶部发现柔软无骨区域,会感到很惊讶,其实这就是囟门,是头骨间的缝隙,有利于胎头在通过产道时改变形状。囟门大小不一,具有个体差异,生后到 2 个月左右变大,但不必担心,9 ~ 18 个月左右闭合。其闭合时间也存在个体差异。未成熟儿囟门较大,闭合也晚。

脸好像有些浮肿,特别是眼睑浮肿者多见。可能还会注意到婴儿出现眼眵,这是护士为了防止出现淋球菌或衣原体性结膜炎而用硝酸银或抗生素点眼引起的反应。也不必担心女孩的鼻梁低,随着年龄的增长会自然高起来的。

脐带的结扎处由于出生时盖上了看不见,揭开纱布时看见青黑色的脐带残端时,父母会感到很可怕。男婴会有阴囊水肿,但可自然消失。女婴刚出生时,小阴唇比大阴唇大,看上去好像长了什么东西,这也会自然恢复正常。

婴儿的体位和胎儿在子宫中的体位相同,头位出生的孩子,头向前屈,下颌靠胸,背部弯曲,肘部屈曲,握拳向内,呈"O"型腿,腰膝关节屈曲,脚背屈,足底向前露出。

许多在寒冷季节出生的婴儿,出现手脚末端发青,但这与心脏功能无关。查看后背时,在腰部可看见青色的胎记,称母斑或胎斑,随着年龄的增长,会逐渐消失。颈前、眼睑和鼻翼等处,可见形状不规则米粒至黄豆大小的红痣,1 岁左右也会自行消退。鼻部皮下可出现数个小的斑点,此系扩张的汗腺,也可自行消退(痱子)。

热了不出汗,也不流口水,与分泌腺尚未发育完全有关。眼睛尚不能看见东西,但可听见大的声响,强力关门时,婴儿会一惊。婴儿出生时体温与产妇相同,以后可下降 1℃~3℃,在 8 小时后体温降至 36.8℃~37.2℃,呼吸频率每分钟 35~50 次,脉搏每分钟 120~160 次。

目前,有些产院因为工作比较忙,会将婴儿放在新生儿室,与母亲分开。但刚出生的孩子应尽可能与母亲安排在一起,这样有助于增加母子间的感情联络。母子同室并非只是为了让母亲安心,据报道产后婴儿远离母亲者,受母亲虐待者较多。

30. 从出生到生后1周

婴儿出生时头部严重变形,颜面浮肿,但在 1 周内会变得越来越可爱。营养充足的婴儿几乎整天都在安睡,有时会睁开眼睛,但还看不见东西。一切平安无事,但第 1 次做父母的人,会觉得发生了各种各样的"事件"。这些"事件"的大部分均为生理性的,任何孩子都可能出现,根本没有必要治疗。现将这些"事件"列举如下。

一般在出生后第 3 天可发生新生儿黄疸,皮肤出现黄染。胎儿在子宫内处于乏氧的状态,所以血中红细胞数较多。生后环境中的氧气增多,不再需要的过多的红细胞在体内破坏。红细胞破坏时产生的胆红素,属于一种色素,须经肝脏处理后排出体外,但新生儿肝脏功能尚未发育成熟,而使胆红素聚集于血中,引起黄疸。此黄疸不需特殊处置,1 周左右可自行消退。半数左右的婴儿可根本不出现黄疸。

生后 4 天到 2 周脐带脱落,可以不涂任何东西。过去常在脐带脱落后涂一次没食子酸铋粉。但由于该粉长时间残留于脐部,产生刺激,影响脐部的干燥,现很少使用。出生时皮肤很红的婴儿,过 1~2 周,就会像人们在海水浴后皮肤灼伤一样,表面掉下一层很薄的皮,这也不必做任何处置。

生后第 3~4 天,黑色的黏便消失,开始排出消化母乳或牛奶后的大便,看见这种大便即可知道肠道是通畅的。

有时手出现细微抖动,手脚突然回缩,这种现象可在半年之内消失。

生后第 4~7 天,不少婴儿乳头部位发生肿胀,按压时无痛苦表情,有时还可出现泌乳,男婴也可出现这种现象。这是婴儿从母乳中摄取了

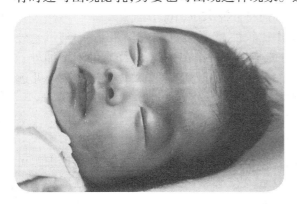

促使母乳分泌的各种激素所致,2~3 周可消失,但有时 6 个月后仍遗留有结节,但最终会消退。部分婴儿在乳头与腋窝间出现米粒大小的副乳,可不必担忧。女婴阴道中可能出现乳状流出物,有时

还含有血液。乳头部位出现肿胀、流出物等现象,与在子宫中从母体获得的激素突然中断有关,均可自行痊愈。

第 3~5 天,由于摄水量不足,可出现发热(38℃),过去称其为新生儿一过性发热。自从实行生后 12 小时内授乳以来,这种情况明显减少。如果出现体温升高,只补给水分即可退热。偶尔可在婴儿的牙龈上发现白色珍珠状物,像长了牙似的,大人可能会大吃一惊。此现象有时可持续 3~4 个月后自然消退。同样的东西也可出现在上腭。

婴儿的个性首先表现在哭闹的方式上。从在产院时开始,爱哭与不爱哭的孩子就可以区别开来。爱哭的孩子肚子稍稍饿了就哭,听到声音睁开眼睛就哭,尿布湿了就哭,哭声大而有力。相反,也有几乎不哭的孩子,肚子要不是很饿他们就不哭。

其次,婴儿的个性还表现在大小便的排泄上。有的孩子排尿间隔长,排尿次数固定,而有的孩子 1 天排尿 10~15 次,间隔时间也不固定。有的婴儿每日大便 10~15 次,而有的孩子每天只排 1 次便。大便的性状也各不相同。同样都是母乳喂养,有的孩子的大便发黏呈金黄色,而另一些孩子的大便呈绿色且含许多白色颗粒及黏液。用牛奶喂养的婴儿,有的大便发白,有的发黄。单就大便而言,不能说这种大便好,那种大便不好。如果孩子生长发育正常,不用在意二便的色泽或性状。

其三,婴儿的个性也表现在吃奶的方式上。有的孩子吃 3~4 分钟,就累了不吃了,轻轻碰一下面颊或动一动口中的乳头,再吃 2~3 分钟,就这样,仅一侧乳房就能吃上 20 多分钟;而有的孩子一个劲地吃,不到 10 分钟就可以把一侧乳房吸干,再吸另一侧乳房,吃着吃着就睡着了。

生后第 1 周这段时间,同一个孩子其吃奶的方式并不固定,多数婴儿每天吃 7~8 次,而有的孩子只吃 5 次。有时吃得好,有时吃得不好。并非每次吃得都一样。吃完奶后,有的孩子将吃多的那部分吐出来,而有些孩子根本就不吐。

生后第 1 周内的婴儿体温多在 36.7℃左右,上下午温差不超过 0.1℃,环境温度过热,也可使体温升高。脉搏多为 120~160 次 / 分,呼吸为每分钟 40 次左右,呈腹式呼吸。

医院多采用美国式的睡法,即婴儿出生后立刻让其俯卧着睡。这是产院为了监护方便,将婴儿与母亲分开,集中在新生儿室所采用的一种方法。婴儿出生后不久常出现吐奶,取俯卧位头向侧面,则无吸入的危险。

尽管在产院是俯卧睡眠,但回到家中,最好还是采取传统的做法,即让孩子仰卧睡觉。常吐奶的孩子,可用毛巾垫在婴儿的后背让其侧卧。因孩子常发生吐奶而取俯卧位时,容易发生孩子把自己的头埋到吐湿的被子里的危险。为了不使被子被弄湿而铺上塑料布的做法则更加危险。荷兰、新西兰在全国范围内开展了不许让婴儿俯卧睡眠的活动,使婴儿猝死的发生率下降了一半。

猝死发生的原因并非全部与窒息有关,与俯卧睡眠也有一定的关系。以前提倡婴儿俯卧睡眠的美国,目前也推荐侧卧睡眠(详见 607. 猝死)。

喂养方法

31.产后第一天的母亲

为人类增添一个新的生命,是多么让人激动的事情呀! 亲身体验了这种事情的母亲,必须先好好休息,安静地睡上 12 个小时。

近来,医学及心理学给产后 3 天内的母亲又增添了一些新的任务。首先是初乳喂养的问题。产后 2 ~ 3 天的初乳与其后的母乳相比,色泽稍浅,但含有许多非常重要的成分。喂养初乳可增强婴儿抗感染的能力。

无论如何,初乳必须喂养。不必考虑母亲出不出奶,婴儿能不能吃奶,婴儿出生 30 分钟后,开始喂奶。其后,根据乳房发胀的程度及婴儿吃奶的欲望决定喂奶的次数。不能因为婴儿不吃奶而只喂糖水,3 天内不能因为不泌乳而换用牛奶喂养。应改变将刚出生的婴儿与母亲分开放到新生儿室的做法,大力提倡母婴同室,以利于母亲哺乳。

32.喂初乳的意义

初乳与其后的母乳相比,蛋白质含量高,而脂肪和糖的含量少。从营养学角度看,初乳并不一定有多么大的优点,但对婴儿来说必不可少。

初乳中所含的分泌型免疫球蛋白A(sIgA),可增强婴儿呼吸道和胃肠道细胞的抵抗力。另外,初乳中还含有各种各样的细胞,可直接或间接杀灭细菌。初乳中的乳铁蛋白也具有杀菌能力。分泌型IgA不仅具有杀菌功效,还具有防止异种蛋白从肠道吸收的免疫作用,因而能起到预防牛奶过敏症的作用。初乳喂养的婴儿,与一开始就采用牛奶喂养的婴儿不同,结肠内大肠杆菌少,而对身体有益的双歧杆菌占多数。

泌乳不好的母亲,以后需要加用牛奶或换成牛奶喂养,但都有初乳。所以,至少应坚持哺乳1周。初乳的分泌与营养供给无关,每天最多分泌10~40毫升。即使以后采用人工喂养,初乳的供给也必不可少。

33.提倡母乳喂养

用自己的乳汁喂养婴儿的母亲越来越少,这曾是许多发达国家共有的现象。以后由于儿科医生不断宣传母乳的优点,随着有知识母亲的增多,在发达国家母乳喂养者也开始逐渐增多。

(1)母乳的营养价值最高

将母乳和牛奶放在密闭容器中测量热卡,两者相差无几,但进入婴儿的体内以后,两者并不相同。母乳中的蛋白质比牛奶中的蛋白质易于同化,婴儿只有到了3个月后才能很好地利用牛奶中的蛋白质,所以至少前3个月应采用母乳喂养。母乳和牛奶均含有铁,母乳中的铁50%可被吸收,但牛奶中铁的吸收则不足一半。

在婴儿吃奶的过程中,母乳成分会发生一些变化。授乳的后期脂肪成分增多,奶味也发生变化,婴儿得到满足后停止吸乳,使婴儿不至于过食。事实证明,牛奶喂养的婴儿容易发胖。母乳的分泌有一个自然的限度,但如果用奶瓶喂奶,有时所给的量得不到满足,婴儿哭闹还想要的话,会不自觉地增加奶量,容易使婴儿变成肥胖儿。肥胖儿并不等于健康婴儿。肥胖时脂肪过度积聚,为向不必要的脂肪供给营养,肥胖儿的心脏必须增加工作量。心脏是体内的重要器官,一生都在不停地工作。如此重要的器官在婴儿时期就超负荷地运转,是非常不利的。人们对奶粉进行了许多的改良,但无论如何改良,牛奶是喂养仔牛的天然食品,对人类来讲,人乳才是人类的最佳食品。与单纯母乳喂养的孩子相比,牛奶喂养的小孩易患特异性皮炎,痰多易喘的也较多。

(2)母乳不仅仅具有营养价值

喂奶不仅是为了给婴儿提供营养,而且是连接母亲和婴儿的纽带。胸前抱着婴儿哺乳,母亲在最近的距离看着婴儿的面孔,抚摸着婴儿的肌肤。婴儿高兴时呈何表情,不高兴时表情又是如何,身体状况良好时是什么样子,母亲从孩子吃奶的情形即可得知。命运是全人类选择性地赋予的,婴儿有享受最适合于自己的乳汁的特权,不要让孩子失去这种特权。受乳快乐,授乳愉快,这是生物所特有的。人类的这种快乐是生物及其相关的生命所不能抗拒的。

(3)母乳喂养方便、安全

无论在深夜、在车里,只要母亲露出胸部就可给婴儿喂奶,根本不必带着奶粉罐,烧水,用奶瓶冲奶粉。另外,如采用人工喂养,为防止病毒或细菌污染,牛奶和奶瓶必须严格消毒,而母乳是已"消毒"好后分泌出来的。母乳非但不含有细菌,反而含有针对从外入侵的病毒的抗体,使婴儿在 6 个月前免患麻疹、风疹或幼儿急疹等疾病。另外,由于从母体获得的抗体能有效地防止病毒所引起的炎症反应,所以少见像哮喘病一类的疾病,胸部听到喘鸣者也少见。

(4)母乳喂养对母亲有益

母乳喂养的母亲,产后恢复快。婴儿的吮吸可刺激子宫的回缩。非母乳喂养的母亲,容易在短时间内又怀孕。母乳喂养的母亲至少 10 周(长者可达 6 个月)内不排卵,使下次的妊娠滞后。服用含黄体酮的避孕药可使乳汁分泌停止。远期观察,母乳喂养的母亲与非母乳喂养的母亲相比,乳腺癌的发生率要低。

尽管有以上优点,有的人还是因为怕影响乳房的外形而不想采用母乳喂养,但乳房下垂与母乳喂养无关。有的母亲用自己的奶养育了好几个孩子,乳房仍保持良好的弹力,而有的母亲尽管没给孩子喂过自己的奶,乳房却成了无力悬垂型。乳房变不变形与乳房本身的性质有关。妊娠末期至哺乳期,如果乳房不是变得很大,以后就不会变形。起初胸围就很大,妊娠末期进一步变大的母亲,即使不给婴儿喂母乳,乳房在重力的作用下,皮肤也会被拉长。给婴儿授乳的母亲,在妊娠末期及哺乳期,用胸罩从下向上好好支撑乳房,即可防止明显的变形。

（5）开始时间最为重要

如果询问一下从开始就没有奶的母亲,可发现多数都是在医院时开始就没有奶。母乳喂养率的下降与在产院分娩的产妇增多并非无关。产院的护士与过去在家接产的助产士不一样,并不非常热心地推荐母乳喂养。这与产科医院的管理体制有关。所有产院的护士都不够用,如果把刚出生的孩子放在产妇的身边,母亲因不放心而三番五次叫护士来看,护士根本忙不过来。所以,医院通常把婴儿从母亲身边移开,集中放在一个房间里。这样,护士按点喂奶、换尿布,做起来就很方便。另外,虽然最初 2~3 天,护士每 3 小时将母亲们集中到喂奶室给婴儿喂奶。但产后 1 周内,母乳并不像想象的来得那么多,所以不能充分地满足哭闹要奶的婴儿,结果哺乳后还哭的孩子仍不少。如果在家里,把婴儿放在身边,来奶的时间和婴儿醒来的时间一致,就可不受时间限制而随时给婴儿喂奶。在产院,母亲每 3 小时到喂奶室喂奶,其后婴儿由于吃得不够哭闹时,不足的部分在新生儿室用牛奶(编注:现常用配方奶粉)补充。对护士来说,这比产妇一来奶就去喂奶室喂奶更容易些。产院的定时喂牛奶并不是抱着婴儿喂,而是采用用枕头把奶瓶支好,使奶嘴正好放到婴儿口中的"适量给奶"方式。这是一种只顾营养的授乳方法。将这种非人类的喂奶方法误解为常规方法的母亲,回到家后也许仍会采用这种"适量给奶"法。

产妇在医院时,听到"你的奶不够""小孩体重不增加,加点牛奶吧"等劝告时,不要轻易放弃母乳喂养。第 1 周并不是真正的泌乳期。母亲希望出奶时就把孩子带来,但可能以"变得不规律"而被拒绝,这时也不应放弃,而应当把奶挤出并保存好。挤奶效果不好时,可用吸乳器收集母乳,并在下次授乳的时候喂给婴儿。即使别人说"你的奶少,还是人工喂养吧",母亲仍要定期挤奶,将乳腺管打开,以便回到家后继续母乳喂养。有些医院将多余的母乳用配备的吸乳器吸出,保存备用,这是个好办法。

（6）充分保证母亲的营养

怀孕前,有的人为了防止发胖而服用减肥食品,但在哺乳期应采用普通食谱。如果母亲营养不足,即使母乳分泌很多,但浓度会很低。怀孕期服用复合维生素的习惯,在哺乳期应当继续坚持。母亲摄入脂肪少时,母乳中脂肪含量也低。

母乳中含有丰富的钙质,有利于婴儿骨骼的发育。单纯母乳喂养 6 个月左右,母亲骨钙含量可下降 5%,所以应补充钙剂。骨质变软者,到老年时可导致骨质疏松,容易发生骨折。

（7）有工作的母亲怎样授乳?

婴儿父母双职工的家庭,产妇休完产假,为继续工作,必须把孩子托付给别人。近来有些母亲认为反正一上班就喂不了自己的奶,还不如一开始就采用人工喂养,这是不正确的想法。儿科医生普遍认为,至少 3 个月以内应采用母乳喂养。生后前 3 个月,婴儿消化牛奶中的蛋白质的能力尚未发育完善,而且母乳喂养的孩子不容易患感染性疾病。基于以上情况,作为儿科医生,我认为在产假期间,应让婴儿十二分地享受与母亲在一起的时光。另外,不能因为要出去工作,而完全采用人工喂养。工作期间早晚可以喂奶,在单位可将乳汁挤到无菌的母乳袋中,放到冰箱保存,带回家后再喂给婴儿。

（8）哪些情况不能母乳喂养?

母亲为成人 T 细胞白血病病原体 HTLV–I 携带者时,不能采用母乳喂养。这是因为存在于母乳淋巴细胞内的病毒进入婴儿体内，婴儿以后有发生白血病的可能。患艾滋病的母亲所生的婴儿有的在宫内没被感染，为防止经母乳传播，应禁喂母乳。

一些母亲将硅胶放入乳房内做了隆胸手术，近来报道婴儿吃了这类母亲的乳汁后，有发生食管疾病的现象，所以，这类母亲也应禁止授乳。母亲为乙型肝炎患者，血中 HBsAg 阳性时，婴儿应在产后马上接种疫苗，并停止母乳喂养。

患心脏病、慢性肾炎、糖尿病的母亲，只要能承受分娩，就可以授乳。母亲患感冒发高烧时，如感精力不足可暂停授乳 1 ~ 2 天，如能坚持也可继续授乳，但喂奶时应戴口罩。

（9）母乳中所含有的物质

母亲所服用的药物，大多可在母乳中少量出现，并被摄入婴儿体内，但短时间内并不会产生大的影响。婴儿出生后 1 个月内，母亲不能服用磺胺类制剂。四环素类药物可使牙齿黄染，所以也不要应用。母亲使用链霉素有可能造成婴儿听神经损伤，对婴儿不利。青霉素可使某些婴儿致敏，以后再次使用青霉素时出现过敏反应。

值得注意的是，母亲必须长期持续使用药物时，如抗癫痫药或抑制甲状腺功能亢进的药物，应定期检测婴儿血中的药物浓度，确定有无危险性。避孕药不仅可抑制小儿性腺，还可影响母乳的分泌。暂时不要应用远期副作用不明的新药。目前感冒尚无特效药物，所以如果明确患的是感冒，不去医院就诊可能会更安全。

饮酒后乙醇肯定会出现在母乳中，但喝点啤酒如能使心情平稳，乳汁分泌增多，可不必刻意限制。大量饮用咖啡可使婴儿难以入睡，少量饮用则无关紧要。母亲必须戒烟。烟的成分虽然不从乳汁中排出，但婴儿会被动吸入，有可能成为猝死的原因。

母亲吃草莓、西红柿、葱头、卷心菜等使婴儿发生腹泻之说，是不正确的。不过，有报道说哺乳期母亲食用花生米，小孩以后可患花生过敏症。

34.母乳喂养方法

（1）应尽早开始喂奶

经常会有人问,婴儿出生后多长时间开始母乳喂养? 母婴刚刚度过一个艰辛的历程,都很疲劳,应稍作休息,休息时间长短各不相同。恢复快的孩子仅过 2 小时,就哭着要奶,此时如母亲身体状况允许,应开始喂奶。但某些婴儿过了 12 小时才想要奶,此时开始喂奶也不是不可以。人生漫长,开始何必太急。

重要的是不能着急。着急可使母乳分泌减少,乳头皲裂。乳头皲裂时疼痛,会使母乳喂养不能继续。

乳汁分泌好与不好不容易判断,外观乳房大者并不一定泌乳就好。初产妇第 1 周大部分都是"母乳不足",此期婴儿体重有所下降。用精密的体重计称量母亲哺乳前后体重,可计算出泌乳量。产后第 1 周每次泌乳量多在 50 毫升左右,2 周后每次可分泌 70 ~ 80 毫升。

（2）促进乳汁分泌的方法

促进乳房泌乳的最好方法是让婴儿用力吸奶。所有的母亲都不是一开始就能分泌很多的乳汁,多是在婴儿吸奶的过程中,泌乳量逐渐增多。婴儿吸吮能力很弱时(未成熟儿),可让别的孩子或对育儿热心的爸爸吸吮刺激乳房,这也是促进乳汁分泌的方法之一。

产后第三四天,乳房明显发胀变硬,这是泌乳的前兆。这个时期乳房中某些部位可形成硬结,但这不是乳腺炎。此时可让按摩师做乳房按摩,同时用温度适宜的湿毛巾热敷,每次 2 ~ 3 分钟。然后,避开硬结,从其周围向乳头方向轻揉 5 ~ 10 分钟。按摩时主要用拇指和食指指腹按压乳房,手法要像制作肉丸一样。力度要适当,不能让产妇产生疼痛的感觉,因为疼痛可抑制乳汁分泌。按摩师给产妇按摩可使其元气恢复,情绪稳定,泌乳增加。对产妇来说,足够的睡眠是非常重要的。这个时期乳汁分泌不多也不必担心。

（3）喂奶时间不必固定

多数产院的护士会告诉要回家的母亲每 3 小时喂 1 次奶，但不要认为喂奶时间不规则将使婴儿长大后变成没出息的人。因为母亲每次分泌的乳汁量并非总是一样的，而且哺乳初期婴儿吃奶的方式也不是固定不变，所以，每次进入婴儿胃中的乳汁量并不相同。其次，婴儿因饥饿而哭闹的时间也不相同，有时为 1 小时，有时为 3 小时，这是很自然的事情。生后 1 个月内，白天不妨 2 小时喂 1 次奶。在人们不懂得用牛奶喂养的时代，我们祖先就是每 2 小时给婴儿喂 1 次奶，故很早以前出版的育儿书中记载，婴儿 2 个月前应每 2 小时给 1 次奶。

如果母亲的奶量逐渐增多，婴儿的胃中也能存食了，1 个月后婴儿吃奶的时间自然而然会延长到 3 个小时 1 次。当然夜里也应该喂奶，生后 1 个月内，婴儿至少要醒两次来吃奶，此时一定要满足其要求。

（4）婴儿一哭就喂奶好吗？

喂奶次数及间隔时间不固定，不等于婴儿一哭就给他喂奶。如因尿布湿了不舒服而啼哭时，只要换了尿布，孩子可能就不哭了。此外，有特别爱哭的小孩，就是肚子不饿也哭。这样的孩子只要抱一抱即可使哭闹停止。这可能会养成要人抱的毛病（见 100. 养成抱的毛病），但如果没有其他方法使其哭闹停止的话，与其让婴儿哭着，还不如抱起来为好。

除上述两种情况外，生后 1 周左右的婴儿如果哭闹，一般只能考虑是肚子饿了。此时婴儿一哭就给喂奶，而不必担心喂多了，因为母乳的量不可能使婴儿过食。如果母乳的量的确很多，小孩儿也就不会老是哭闹不安。如果母乳很充足，婴儿一哭就给喂奶，实际上是很自然的事情。吃奶的时间和量应让婴儿自己来决定。婴儿肚子饿了就会睁开眼睛哭叫，肚子饱了又会安静入睡。这比起那种不管婴儿睡得多么香甜，只要到了 3 个小时就一定要把婴儿抱起来弄醒喂奶的"规律性哺乳"要好得多。如果母乳充足，婴儿的胃能存住食，生后 1 周的孩子也可以每天只喂 5 次奶。

婴儿一哭就给喂奶，在母乳不十分充足时，存在两个问题。其一，如果每隔 1 小时或 1.5 小时喂 1 次奶的话，母亲不能好好休息。母亲心神

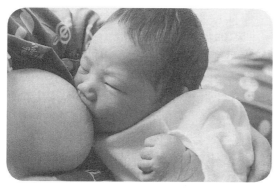

不定、忙忙碌碌,会导致乳汁分泌减少。奶量不足,婴儿吃的奶就少,肚子饿得快,就会引起啼哭,这样就形成了恶性循环。其二,过度频繁地让婴儿吃奶(每日 10 次以上),可使乳头皲裂,最终因疼痛而导致授乳不能继续。

母乳的确不足的母亲大多因为上述两种情况而改喂牛奶。但也有母乳充足的母亲在生产后两周内不得不停止给婴儿喂奶的情况。这主要出现在乳头出现小的裂口时。这时不要婴儿一哭就喂奶,可先喂 30 ~ 50 毫升加糖的温开水(100 毫升水加 5 克糖),让婴儿多坚持一会儿。这样可使两次喂奶的间隔时间达到 2 个小时以上。

间隔超过两个小时后喂 1 次奶,如果婴儿每隔 20 分钟或 30 分钟就哭 1 次,即使抱起来也哭闹不止,并且总是这样,甚至夜里也哭个不停,几乎不怎么睡觉,这也许是真正的母乳量不足。但在生后两周内,母乳稍缺一点也无关紧要。母亲可在生后第 15 天称一称婴儿体重,只要比出生时增加了 200 克就可以算作泌乳正常。如果此时的体重与婴儿刚出生时相同,则应加用牛奶(并不是换成牛奶)。

啼哭是婴儿唯一的表达思想的方式。婴儿啼哭时,尽早做出应答可使其获得一种安全感,这是不使婴儿长时间哭闹的办法之一。无论婴儿怎么哭都置之不理的话,啼哭就会变成愤怒的表现。有报道说,如果让婴儿啼哭 1 分半钟以上不加理睬,则其哭闹的时间可延长 10 倍。

(5)母乳喂养方法

母亲应采用最舒服的体位抱着婴儿。剖宫产或会阴侧切者卧位时舒适,此时可躺着给婴儿喂奶。不管采用什么体位,母亲喂奶都应看着婴儿的表情。初次给婴儿喂奶的母亲共同的特点是,为了便于婴儿含住乳头,只将乳头塞进婴儿嘴里。用母乳喂养过两三个孩子的母亲却大都不这样做,她们不仅把乳头塞进婴儿嘴里,连乳头下面的乳晕部也都塞入嘴中,把婴儿的嘴塞得满满的。从两侧观察,好像婴儿不是在用舌头吸吮,而是用两颊在吸吮。所以要想把婴儿的嘴塞满,母亲不能只把乳头塞入嘴里,同时还必须用手指夹住乳房的前部,在婴儿张嘴时,把乳房深深地放入婴儿口中。因为母亲要用手指夹住乳房,所以喂奶前应将手洗净。既可用酒精棉球消毒,也可用热毛巾将手擦干净。这个时期母亲一般不能入浴,所以也可用毛巾擦洗乳房。到了能洗澡的时候,乳房也就不用每次都消毒了,而且不要用酒精或消毒剂浸湿的脱脂棉用力擦洗,不然容易使乳头受伤皲裂。

一般母亲可盘腿坐着或坐在椅子上给婴儿喂奶。在婴儿 3 个月前采用过去的卧位哺乳方式是不安全的。这是因为婴儿吸吮母亲乳房时,母亲会感到很舒适,一旦迷迷糊糊睡着了的话,乳房就有可能堵住婴儿的鼻或嘴,造成婴儿窒息。婴儿 4 个月以后,才会出现抵抗动作,而使母亲醒来。

无论采用什么姿势喂奶,在喂完奶后都要把婴儿抱起来,上身直立,用手掌轻拍背部,使之打嗝。婴儿在吃奶的同时,也将空气一同吞入。这些空气在胃中大量积存,婴儿在躺下时,有可能将好不容易吃进去的奶,在打嗝时又吐了出来。因此,在吃完奶后,要把婴儿的上身立起来,使之打嗝,把空气排出来。实际上,吞进了空气,又不打嗝,且又平安无事的婴儿也不少。将身体直立 2 分钟以上,如不打嗝,可将婴儿放下。

两侧乳房的奶都喂还是只喂一侧,由母亲的奶量来决定。如果一侧的奶就能使婴儿吃饱,那么喂一侧奶就可以了。在生后两周内,应尽量让婴儿吃两侧,这样可以防止乳头皲裂。以往没有受过刺激的乳头,如果连续让婴儿吸吮 10 分钟以上,就很容易发生皲裂。在乳头未完全适应之前,吸吮时间最好不要超过 15 分钟。

婴儿在开始的 10 分钟里就可以吸进奶量的大半,所以,在这个时候停止授乳,婴儿也并不一定吃不饱。两周以后就可以让婴儿吸吮 10 分钟以上了,但两侧的喂奶时间不要超过 30 分钟。

35.乳头皲裂

即使非常注意,母亲柔嫩的乳头也可出现"吸伤"或"咬伤"的现象。因为该部位比较敏感,所以婴儿吸吮时疼痛剧烈,难以忍受,为此而停止母乳喂养者大有人在。有奶但只因乳头皲裂而改用牛奶喂养的确可惜。多数情况下,乳头皲裂出现在一侧,这时如能很好地处理,完全可以继续给婴儿喂奶。例如,每侧乳房喂 10 分钟,先吸 3～4 分钟有皲裂的一侧(此时也不要让婴儿单吸吮乳头,而要让婴儿张大口吸到乳头的周围),然后让婴儿吸吮 10 分钟健侧乳房,最后,再让婴儿吸 4～5 分钟患侧乳房。如果健侧乳房能使婴儿吃饱,则可停吸 1～2 天伤侧乳房。皲裂的乳头经休息后可自然治愈,所以不要因为有了裂口而换喂牛奶。

破损部位不宜用酒精消毒,尽可能让其暴露,这样皮肤表面的伤口更易恢复。最好不要使用药膏,但可用脱脂棉蘸点低浓度的消毒水,轻轻擦一下伤口。应选用使胸部通风良好的衣服。应用上述措施仍不见好转时,可买一个橡胶制的乳头保护器,此保护器上带有乳头状物,可使乳头免受刺激。没有这种东西时,可先将乳汁挤出,装入奶瓶中再喂给婴儿。以上措施尽管有些麻烦,但比起停用母乳要强得多。

由于疼痛,出奶困难,导致母乳不足时,在不得已的情况下,也可用牛奶取代皲裂侧的奶量。此时所使用的奶瓶的橡胶奶嘴口要小。口大时虽吸起来比较容易,但有可能导致以后婴儿拒绝吃母乳。

母亲如不注意身体卫生,裂口容易发生感染。所以,在能洗澡之前,每日都应该用热毛巾擦洗上身。

36.是不是母乳不足?

对母亲来说,有的人分泌奶多,有的人分泌奶少。对婴儿来说,有的孩子能吃,有的孩子不太能吃。如果母亲出奶好,孩子能吃,则不必担心。但如果母亲出奶不好,或婴儿很快入睡不吃时常使人感到担忧。在产院住院,好几位母亲同住在一个房间时,常会担心自己是不是奶水不足。到了喂奶时间,当护士把婴儿抱到母亲的面前时,邻床的母亲露出了大的乳房,让自己的婴儿尽情地吸吮,而自己的乳房小,孩子吃得也很少。此时,千万不能认为自己的乳房出不来奶了,因为生后 1 周内尚不能确定是否母乳不足。

乳房出奶多少有一定的个体差异。许多母亲第 1 周根本没有奶,第 2 周开始突然乳量增加,足以满足婴儿生长需要,尤其是初产妇常常是这种情况。对婴儿来说也存在个体差异,有的在开始时怎么也吸不好乳头,有的由于奶出得少,吸到最后吸累了。

以往认为生后 1 周时,婴儿的体重应恢复到出生时的体重,但现在许多婴儿到了第 10 天才恢复到出生时的体重。所以,过了 1 周婴儿没有恢复到出生时的体重,也不能确定是母乳不足。

总之,头半个月应坚持用母乳喂养。这个时期,即使因母乳不足导致婴儿体重下降,母乳充足以后也可以很快得到补偿,根本不必担心是否会引起脑发育迟缓等问题。

出奶不好时,最好是将婴儿床放在母亲的床边,以便婴儿要吃奶而哭闹时马上就能喂。让婴儿吸乳是促进母乳分泌的最佳刺激,所以次数越多越好。不必担心哺乳时间不定会导致将来生活不规律的问题。目前最重要的问题是促进母乳分泌。出奶好、奶量足了,喂奶时间自然而然就规律了。

喂奶次数没有限制,但为防止乳头皲裂,应两侧乳房交替喂奶,一侧时间不要过长,即不超过 15 分钟。

37. 母乳不足时的补救措施

虽然在生后第 1 周不想涉及加用牛奶的话题,但实际生活中,有的母亲先天性乳腺发育不良,妊娠时乳房不增大,产后乳房不胀,两侧乳房大小不一,此时乳汁分泌不好。另外,30 岁以上初产妇,无论如何努力,也存在乳汁分泌不足的情况。

当婴儿体重不仅不增、1 周后反而下降 200 克以上、整夜哭闹时,不得已必须加用牛奶,但应注意加用的方法。如要加用牛奶,最好一次全部用牛奶来喂养,不要每次喂完母乳再加点牛奶补充。这是因为:第一,五六个月以前在用母乳和牛奶的混合喂养中,大多数母亲都是在每天的两三次母乳喂养中轮流加牛奶的。第二,当母亲下决心要用自己的奶喂养孩子时,就会有责任感,从而耐心地去喂。如果抱着只要奶水不多,不足的部分可以用牛奶补充的想法,那么母乳很快就会干涸。第三,婴儿也是想早点吃上后面容易吸的牛奶,因而就不热心地吸母乳了。由于婴儿对吸母乳不热心,对乳房的刺激不足,结果母乳的分泌变得越来越差。

母乳和牛奶交替喂养时,应注意不要使奶瓶奶嘴口太大。如果婴儿感到牛奶吃起来很容易,以后可能就不吃出奶费劲的母乳了。

总之,出发点应立足于母乳喂 1 次就要喂饱。当然在母乳不足时,喂 1 次奶只能坚持 2 个小时或 2.5 小时也没关系。下次喂牛奶时可以稍微多喂一些,婴儿也可以睡上 3 个小时左右。喂奶间隔并不一定非要相同,随着母乳分泌量逐渐增多,多数喂奶的间隔会自然而然趋于一致。

在深夜和清晨尽可能用母乳喂养。由于这种方法对母亲负担小,所以在实际生活中多数都采用这种方式。这样母亲不用夜里起来配奶,也不用在寒冷的早晨起来烧水,深夜用母乳喂养方便,不仅对母子,就连父亲的睡眠也很少受影响。若母乳越来越少,每天只够喂 1 次时,母亲也应把仅有的 1 次放在深夜里。

随着婴儿一天天长大,与营养相比孩子更需要母亲的爱抚,所以应将爱、营养和催眠结合起来让婴儿充分享受。西方人因要保证夫妻单独同室,与婴儿分室,所以主张要尽早停止深夜授乳。

有的母亲虽想用母乳喂养,无奈泌乳不如意,连 1 次量都达不到,而采用吃鲤鱼、请按摩师按摩乳房、上医院就医等多种措施。在此过程中,母亲的情绪会变得不稳定。在这种情况下,为了母亲精神方面的健康,应放弃母乳喂养,没有必要用牺牲精神安宁、家庭平静来保证母乳喂养。

前面讲述了许多母乳喂养的优点,但并不是说没有母乳就不能抚养孩子。虽然对未成熟儿来说母乳是绝对必要的,但对成熟儿来说,经 3 ~ 4 天的初乳喂养后，用牛奶也足以养育。只是，授乳的目的不只在于营养，所以在喂牛奶的时候也要将婴儿抱起，看着婴儿吃奶。像在产院那样，让婴儿躺着，把牛奶瓶送到婴儿嘴里的喂养方法并不理想。

38. 什么样的奶好？

当母乳不足准备加牛奶时，母亲首先考虑的是选择哪种奶粉好的问题。现在，产院里都有厂家委托赠送的奶粉，多数继续使用这种奶粉，也许在母亲中可能会产生"这种奶粉好不好？"的疑问。但各种厂家生产的奶粉因有严格的质量控制标准，成分都差不多。精于计算的父亲，看到两种奶粉，一种是 100 克奶粉中含维生素 A 2000 单位，另一种是 100 克中含 1500 单位，可能就会买含量高的那种。实际上，用奶粉喂养时，奶粉中维生素的含量超过人体正常需要量的 1 倍以上，所以可以任选 1 种。

3 个月以前，婴儿不能充分吸收牛奶中的蛋白质，所以，吃得过多就会成为负担。应按奶粉罐上标明的调配方法进行，并记住标明的奶量。不管婴儿多么能吃，每天总的奶量应限制在 1000 毫升以内。即使是 3 个月以上的婴儿，如果每天喂 5 次奶，每次的奶量也不要超过 200 毫升。

奶粉罐中的小匙有的是 4 克的，也有的是 2.6 克的，不太一样，所以应按罐上说明调配。不过，有的婴儿不喜欢吃浓奶，此时可将奶粉配得稀一点。1 个月的婴儿如果能吃，1 次可吃到 150 毫升或 160 毫升，但应尽可能限制在 140 毫升左右。到了 3 个月时，母亲的顾虑就少了，这时，不知不觉就会多喂。

用牛奶喂养的小孩肥胖儿较多，婴儿平均体重逐年上升，与营养过剩有关。因为奶粉的生产厂家是参照增加体重的用量调整配乳的，所以，营养过剩的问题越来越突出。

为预防成年后心血管疾病或高血压病的发生，母亲应从婴儿期开始采取措施防止肥胖的发生。生来食欲好的孩子，如果只给他喜欢吃的牛奶，身高体重会增加得很快，但可导致病态的"巨人症"，造成内脏负担过重，这种情况时有发生（见 138. 厌食牛奶）。

39.喂鲜牛奶不行吗?

盛产鲜牛奶的地方,也许会有人问能否用鲜牛奶喂养婴儿。与婴儿不同,仔牛很快就会长成大牛。这是由于牛奶中的蛋白质和钙的含量为母乳的3倍。从量上看,牛奶中蛋白质的含量的确很高,但从质的角度看,许多蛋白质对人类没有用,而必需的蛋白质反而不足。对5个月以内的婴儿来说,过多的异种蛋白质难以吸收,过多的钙也可引起小儿肾脏负担加重。将牛奶稀释3倍,使其中蛋白质和钙的含量接近母乳中的含量时,糖分会变得不足,所以此时必须加糖。

每次如此加工,非常费事费时间,过去的人工喂养就是这样进行的。这种喂养方法不仅费事,而且细菌污染的机会也多,许多婴儿因此患腹泻而死亡。所以婴儿在5个月以前不宜用鲜牛奶喂养。炼乳也一样,婴儿期不应使用。

40.奶粉的调配方法

调配奶粉时最关键的问题是不能污染。由于奶粉在出厂时进行了严格的灭菌处理,所以奶粉中不含细菌。将奶粉溶开、制成乳汁喂给婴儿这段时间,保证不被细菌或病毒污染是家长的一种责任。那么,细菌能通过什么途径混入牛乳中呢? 最常见的途径是母亲本身是细菌携带者,母亲的手上有细菌,在调配奶粉过程中将细菌混到了乳汁中。另外,苍蝇或蟑螂等害虫也可能落到开盖儿的奶粉罐里,或进入到奶瓶中,或爬到奶瓶的橡胶奶嘴上,把细菌带进来。还有,水池中用的抹布常带有少量的食物,是苍蝇和蟑螂最喜欢的场所。苍蝇或蟑螂在那里爬一会儿,就会将细菌留在那里,再用这块抹布擦奶瓶或奶嘴时就可导致细菌污染。

要想把用奶粉配制的乳汁干干净净地喂给婴儿,就必须将上述的细菌进入途径切断。母亲应在配乳前用香皂和自来水洗好手,用干净的毛巾把洗好的手擦干(用过的旧毛巾洗好并在阳光下晒干也很干净,配几次奶就准备几条）。奶瓶和橡胶奶嘴可用开水消毒，不要用抹布擦干。

　　所谓严格的开水消毒是指将奶瓶、奶嘴、奶瓶夹装入蒸锅中，加热煮沸 10 分钟后灭火。蒸锅中的内容物充分冷却后，先取出瓶夹，用此夹把奶瓶塞好后取出。配奶时先往奶瓶中加入按规定量一半的热水，再用奶粉罐中带的小匙量好奶粉加进去。然后再从蒸锅中夹出奶嘴，盖上奶瓶，充分摇匀溶解奶粉。奶粉溶得差不多时，取下奶嘴，将热水加到规定的量。待冷却至接近体温时，喂给婴儿。有的奶粉罐中标着要求用 50℃左右的热水冲奶粉，但 50℃的温度很难掌握，用温度计测量又不卫生，所以可以简单地用热水冲开。用热水冲奶粉也许达不到厂家所希望的成分含量，但并不影响它的营养作用。总之，安全是最重要的。（编注：现在市售恒温壶可解决控制水温的问题。）

　　如果觉得配 1 次奶消毒 1 次比较麻烦，可准备 6～7 个奶瓶和奶嘴一起消毒，然后 1 次取出 1 组使用。但现实中采用这种方法者不多，10 位母亲中或许只有 1 位。大部分人在最初 1 周都认真地用蒸锅等器具进行消毒，但过去养过孩子的人会说"算了算了，太费事了"，自己也觉得越简单越好，所以只是洗洗奶瓶和奶嘴，用前再用热水烫烫。如果家里没有腹泻病人，这样做也是可以的。用药物消毒的方法，不可取。

　　用完奶瓶后应马上将残留的乳汁倒掉，用自来水洗几次，口朝下立起备用。橡胶奶嘴用完后也应马上冲洗干净。吃剩的乳汁长时间留在瓶里可使细菌繁殖，此时应非常细致地清洗奶瓶，去除里面的细菌。为方便清洗，最好选用广口奶瓶。广口奶瓶不仅清洗方便，而且在用匙加奶粉时也很便利。

　　如能严格消毒，可配制 1 天的奶量，装到 6～7 个奶瓶中，放入冰箱待用。每次取出 1 瓶用微波炉或盛热水的容器加温即可。用微波炉加热时，奶瓶表面与乳汁中心所受的热是不同的。用自己的面颊感觉奶瓶温度正好，而中心部却热得烫人的情况也时常发生。夏天，由于常打开冰箱，有时达不到冷藏的目的。总之，想点办法，越简单越好，简化后，夜里起来配奶也就不觉得麻烦了。

41.喂牛奶的方法

　　饲养和育儿有什么区别呢？饲养以喂胖为目的,而育儿则是以爱为目的。育儿也需要营养,但这种营养的给予是为了造就能够接受母爱的肉体。母亲喂给婴儿牛奶,首先不是作为营养,而是作为母爱给婴儿的。一提起育儿就认为是增加体重、培养"健康优良儿",这种想法甚至在产科医院也未得到消除,实在是让人感到遗憾。

　　现在,许多医院不仅"造就"了比以前更多的人工喂养儿,还"创立"了没有爱抚的喂养方法。这只要看一眼新生儿室的情景就能一目了然了。在一排排床上,没枕枕头侧卧着的婴儿,从斜放在眼前枕头上的奶瓶中吸吮着牛奶。这种无人式的授乳法也许是为护士人手不够的产科医院发明的吧。透过新生儿室的窗口看见这种授乳方法的母亲回到家后,也许会采取同样的方式。这种喂牛奶的方法,只能使婴儿体重增加,简直就是饲养。

　　当然产科医院的新生儿室总有一位护士来回巡视,所以不会出现大的事故。但是回到家里的母亲,如果也采用这种无人式的授乳法,就可能在婴儿吃奶的时候因有邻居来访、接电话或厨房锅开了等事情而粗心

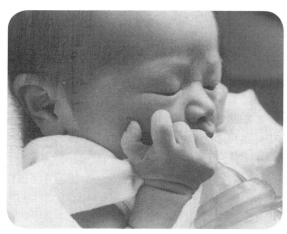

地离开婴儿。碰巧此时婴儿脸朝上吐了奶,牛奶就会呛入气管内。无人式授乳法不可取不仅仅是因为存在这种危险,还因为婴儿将母乳当作母爱来接受。因母乳不足而采用人工喂养的母亲,尽管用牛奶取代了母乳,但并不意味着同时放弃了对自己孩子爱抚的权力。

在给婴儿喂牛奶时,母亲一定要亲手抱起婴儿。怎么坐都可以,只要坐得舒服就行。当母亲的肌肉放松时,婴儿会感觉到母体的柔软。让婴儿全身在吃奶的过程中都能感受到母亲的爱抚。在整个过程中母亲是起主要作用的,奶瓶只不过是一个小小的道具而已。但是,不能让这个小小的道具变成影响赋予母爱的一种障碍。卧式喂奶,牛奶可进入咽后部的耳咽管中,容易引起中耳炎。为防止出现这种情况,喂奶时也应使婴儿的上身接近直立。

母乳喂养也一样,母亲看着电视给婴儿喂奶,因观察不到婴儿的表情,所以对婴儿不利。把奶瓶斜放在枕头上采用无人式喂奶法后去看书的人,不了解只有自己才是世界上最高水平的观察者这个事实。

橡胶奶嘴不能太硬,其长度也应根据婴儿的喜好来选择。1 次适合并不等于总是适合。发现不好用就应该换掉。如果橡胶奶嘴口太大,牛奶出得过多,可呛着婴儿,而口太小则婴儿吃起来太费劲,弱小的婴儿容易在吃奶的途中累得不吃了。对于健壮的婴儿来说,让其在吃奶时费点劲有好处,所以在开始时应购买口小点的奶嘴。小奶嘴口的标准是指将奶瓶倒过来时,每秒钟滴 1 滴左右(水平位时不滴出)。

出生 1 周至 15 天的婴儿一般每次吃 70 ~ 100 毫升牛奶,此量在10 ~ 20 分钟吃完较为适宜。但 1 周左右的婴儿也有吃一点就不吃了的,就算动动奶嘴或者捅捅脸颊也不继续吃。也有休息 2 ~ 3 分钟后重新开始吃奶的。但 1 次喂奶的时间应控制在 30 分钟以内。

无论采取什么办法就是不吃奶的婴儿,可将奶瓶奶嘴口变大,但不能过大,如同往嘴里倒奶一样。如果不吃,就停下,等下次孩子饿了哭着要奶吃时再喂。如果在上次吃奶后 30 分钟以内啼哭时,可将上次吃剩并在冰箱贮存的牛奶加温后喂给婴儿。超过 30 分钟的牛奶就不要再用了。

生后 10 天左右的婴儿每次的吃奶量不尽相同,但每次都吃不了 50毫升者,应去请教医生。生后 15 天左右的婴儿一般每 3 个小时吃 1 次奶,每日吃 7 次,每次 100 毫升左右。有的婴儿每次能吃 120 毫升,而每天吃 6 次。不过,也有食量小的婴儿,每次勉强能吃 70 毫升,且每天也只吃 6 次。食量大的婴儿有的 1 次吃 120 毫升还不够,但 15 天左右的婴儿最好不要超过此量。当婴儿啼哭要奶吃时,可喂些加糖的温开水(100 毫升水中加 5 克白糖)。

另外,用奶瓶喂奶时,为避免空气吞入,应使奶嘴处始终充满牛奶。即使这样空气也会被婴儿吞入,所以在喂完奶后,不要让婴儿马上睡觉,要让婴儿立起来,抚摸或轻拍后背,把随牛奶一起吞下去的空气通过打嗝排出体外。

42.在家分娩后的授乳

近些年,一般的家庭都到产科医院分娩。因为现在在街区很难找到开业的助产士。在美国,妇女解放运动者们主张在自家分娩。正常分娩(现可以预测)并不是一种疾病,不必去由男人控制的医院。

目前,日本农村仍有在家里分娩的情况。如属正常分娩,家庭条件又允许,在家分娩是完全可以的。对于母亲来说,在家分娩时每天可与熟悉的人相处,心情比较舒畅,而在产院必须面对大量的陌生人。

前来帮助分娩的医生或助产士可能会教产妇给婴儿喂奶的相关事情。按照这些在本地区从事了多年产科医生或助产士工作的人的指示去做,是不会出什么差错的。经验越丰富,对婴儿越有利。他们会指导你不必急急忙忙给婴儿喂奶,应让婴儿好好睡一觉,在此期间产妇体力也会得到恢复。12 小时后婴儿啼哭想吃东西时,可喂些母乳。初乳有增加婴儿免疫力的作用。

生后 1 周内,母乳不会分泌得很多,初产妇每次的出奶量多在10 ~ 50 毫升。如因母乳不足婴儿哭闹不安时,可每隔 2 小时或 3 小时喂10 毫升或 20 毫升的糖水(100 毫升水中加 5 克白糖)。

怎么想办法母乳也分泌不出来,或因其他情况从一开始就不能给母乳的,则只好采用牛奶喂养。与母乳喂养相同,最初的 12 小时可以什么也不用喂,让婴儿充分休息,12 小时后如果婴儿想吃,可每隔 2 小时或 3 小时喂 10 ~ 20 毫升的糖水。24 小时后开始喂牛奶。可按罐上说明进行调配,每次喂 10 ~ 20 毫升。开始喂的前 12 小时,每 3 小时喂 1 次,其后 24 小时可稍加点量,每次喂 20 ~ 30 毫升。如能每隔 4 个小时喂 1 次的话,可每 4 小时喂 1 次,当然每隔 3 小时喂 1 次也无妨。奶量每日每次比前一日增加 10 ~ 20 毫升,1 周后每次量达 70 ~ 90 毫升就可以了。食量小者,每次只能吃 60 毫升左右的奶。

刚出生的婴儿对细菌的抵抗力很弱,所以无论是奶粉还是糖水,都必须严格消毒。在调配奶粉时,不管发生什么情况也不能用脏手去摸橡胶奶嘴,或者大人为试凉热而先吸吮一下奶嘴。

43. 产后母亲的身体

母亲在妊娠分娩时身体会发生很大的变化。婴儿出生后母亲的身体逐渐恢复到原来的状态,这个过程大约需要 6 周的时间。

产后,母体变化最大的子宫很快回缩,第 10 天在腹部就触摸不到了,常在 5 ~ 6 周后恢复到以前的状态。

40 天以后母体开始排卵,但来月经的时间各不相同。非母乳喂养的母亲,大部分在 6 ~ 12 周时开始出现月经,而母乳喂养的母亲波动较大,有 6 周出现的,也有两年不出现的。产后 40 天开始,因有卵子排出,所以此时尽管没有出现月经,也有怀孕的可能性。

产妇生产后 1 周可以出院,此时阴道分泌物由粉红色逐渐向黄白色转变,多在 3 ~ 6 周后消失。因为分泌物肯定能消失,所以即使持续时间稍长也不需要去医院看病。如果去了医院,医生可能就会给你"治疗",另外,带着孩子或把孩子托给别人照顾等都非常麻烦。阴道分泌物消失后就可以入浴了,但性生活还应暂时避免。

什么时候能开始做普通家务与产妇的身体状况有关。第 2 次或第 3 次顺产的母亲,出院后马上就可以开始做家务,但初产妇出院后多处于睡睡醒醒的状态。初产妇如系顺产,正常恢复,身体不感疲倦者,可在第 3 周开始干些简单的家务。能干什么应根据自己身体的感觉来决定。产后应做做保健操,但并不是不做产期保健操等身体就不能复原。

　　产褥热系由细菌所致,以前常常可以见到。自从有了能控制细菌的抗生素以后,这种病逐渐消失了。现在可以说顺产出院的产妇1个月内几乎没有什么可怕的疾病了。但如果出现发高烧、大出血,则应当去看医生。如发热的原因是乳腺炎,医生会给你开些抗生素。高热伴有排尿痛、排尿次数增多,可能与既往所患细菌尿的细菌活动有关。用干净的杯子接尿,如变得混浊即可确定。

　　以前曾患抑郁症的人产后也可复发,出现乏力等与以前相似的症状时可服用抗抑郁症药物。无抑郁症病史的人,产后也可出现情绪低落、乏力。此时周围的人不应认为产妇懒惰。

　　产后不必考虑为产妇建立特殊的营养食谱。母乳喂养的母亲容易饿,什么都能吃。非母乳喂养的母亲由于生产时出了一定量的血,从补血的角度应吃些肉、鱼、肝、鸡蛋、海带等食品。

　　近年来,从大城市回到家乡分娩的人逐渐增多,大部分产妇在产后1个月或1个半月后回城。

环　境

44.尿布的裹法

　　人们由于认识到婴儿从出生到生后3个月有可能发生后天性髋关节脱位,因此开始重视尿布的裹法。髋关节脱位有的属先天性畸形,婴儿出生时髋关节就处于脱臼的位置,但生后因两腿被抻直固定而引起的脱臼也不少见。婴儿在母体内时双腿呈"O"形,出生后呈两腿外展,双膝屈曲的自然姿势。处于这种体位时,股骨头正容纳在关节臼内,通过腿部的活动使关节进一步发育成熟,保证在以后站立行走时也不脱位。但如强行将膝关节拉直,双腿并拢,将导致腿部肌肉紧张,使股骨头错位。错位后引起臼窝发育不良,出现髋关节脱位。所以,裹尿布时应保持这种自然姿态,使髋关节及膝关节能自由活动。三角形的尿布可基本保证这种自然姿势,但如果系得过紧也会影响腿部的自由活动。对婴儿来说,把双腿抻直绑在一起固定住是非常不利的。

为了不让尿或大便把衣服弄脏,把尿或大便的排泄口及其周围包住,这无可非议,但要保证不影响腿部的活动,也只好让二便漏出一些。以预防脱臼为目的的尿布及尿布套与以前的密闭式或三角形尿布比较,弄脏衣服的可能性多一些,但将洗脏衣服与治好髋关节脱位相比,前者要简单得多。使用尿布套不是为了防水,而是为了固定尿布。

有时已经把成品的尿布买了回来,但有些多嘴的老人看到这些容易外漏的尿布,还会劝你用那种旧式的尿布,这时应多加说明和解释。

新生儿用的尿布套所带的说明书中有使用方法,可按说明使用,将脐部露出就可以了。

在医院时,如使用不影响腿部活动的尿布,容易使被子移动,再重新盖上则比较麻烦,所以常使用三角形的尿布来限制活动。

在气温高的季节,为了防止尿布疹的发生,可延长不裹尿布的时间。最好不要在每次量身高的时候,将两腿并拢,向下抻拉。

也有因尿布使用不当而得病的。为女婴擦粘在臀部的大便时,如果用尿布的一部分从后面向前面擦,就会使大便里的大肠杆菌粘在阴部,细菌从尿道进入膀胱会引起膀胱炎。这种情况并不常见,而且只发生在女孩身上。但为避免发生这种情况,擦肛门时,最好用湿的消毒脱脂棉从前向后擦。

婴儿垫尿布的地方经常发生糜烂,即使很注意换尿布也可能发生。如果已经发生糜烂的话,应尽量勤换尿布,不要总裹着湿尿布,也不要用老式的防水尿布套。

洗尿布时,如不把肥皂洗净,残留的肥皂成分可刺激皮肤,所以要用热水把肥皂彻底清洗干净。当婴儿糜烂处的皮肤要脱落时,为了防止细菌侵入,尿布应充分日晒消毒。在没有太阳的日子,可用熨斗熨干消毒。不要使用掩盖残留物的漂白剂或可使吸水性变弱的柔软剂清洗尿布。

现在纸尿裤使用得越来越普遍。如婴儿对生产纸张时所使用的化学物质不过敏,也不发生皮肤糜烂,纸尿裤完全可以使用。每天洗净晾干30组尿布的确不是件小事,有些人精力不足,不能胜任时也只好应用纸尿裤。纸尿裤的使用与家庭状况及资源保护思想等有关,其他人无权干涉。但棉布制的尿布容易适应凸凹不平的身体,更适合婴儿肌肤。有人认为给婴儿垫上纸尿裤,可不弄脏尿布而便于洗涤,但这个时期大便的处理还不至于达到困难的程度。通常粘在棉织品尿布套上的大便,用温水再打点洗浴用的固体肥皂,很容易洗掉。

冬季室内温度较低时,换尿布前可将尿布用电脚炉加加温,这样可减少婴儿体温的下降。一般家庭都准备 25～30 组尿布,但也有不够用的婴儿。这与婴儿的个性有关。

45.先天性髋关节脱位

这种病毫无痛感,只能靠母亲细心观察才能发现。将婴儿置于仰卧位,暴露下半身,膝关节屈曲,握住其大腿,向下向外按压,使双腿外展。如两侧对称顺利外展则无异常,如一侧与另一侧比有抵抗感、不能充分外展时,应去医院就诊。这种病以前称为先天性髋关节脱位,现在日本称其为先天性髋关节发育异常。以往认为这种病只是由股骨头从其关节窝中脱出造成的,现已弄清其发病分为不同阶段,有的处于关节窝发育不良阶段,有的处于脱臼阶段。

另外,本病不只限于先天性的,也存在后天性的,发生于生后至 3 个月这段时间里。所以如何防止本病的发生,已引起人们广泛的重视。100人中就有 1 人可发生脱臼。预防的方法很简单,只要将婴儿在 3 个月以前保持"O"型腿的体位,即可防止本病的发生。

婴儿在母体内时呈膝关节屈曲,髋关节外展的体位。刚出生时如不施加外力,仍会保持相同的体位。当给予其不自然的外力时,不利于髋关节的发育。人们普遍认为,婴儿长大成人后直立行走时,两腿笔直,才算漂亮。给婴儿穿上衣服时,如看到婴儿腿呈"O"型,向两侧叉开,可能会不自主地要把小孩双腿并拢,硬性捆直,这种做法对婴儿发育很不利。顺其自然,让婴儿呈现"O"型腿的姿势,可使附着于腿部的肌肉充分松弛。如强行将婴儿膝关节拉直双腿并拢,可使肌肉紧张,股骨头向外错位。股骨头如不在关节窝内,可使关节窝的骨质发育不良,关节臼变浅。在此基础上,加上点外力就可能会发生脱臼。如查出股骨头与其关节窝没有很好地对位,医生将根据不同情况,或是指导一下尿布的裹法,或是应用帕弗利克法进行相应治疗。通常,在应用帕弗利克法 1 周后,医生要检查婴儿的腿能否自由活动。如活动受限,则要调整一下皮带。婴儿腿部的活动便于股骨头与关节窝相接触,促进关节的形成。如 1 个月后,股骨头仍未能很好地进入关节窝内,则需住院进行牵引,使其良好复位。帕弗利克法如应用得当,从外表即可看出股骨头是否进到关节窝内,没有必要总拍 X 线片。有经验的医生能查出关节不稳定,但 X 线检查则不能诊断。由于用超声波能发现关节脱位,所以这种检查正在取代传统的 X 线检查。帕弗利克法的疗程一般为 2～3 个月。经各种各样的疗法,关节脱位仍不能恢复时,应进行关节造影,以决定手术的方法。手术的时期取决于治疗开始的年龄及脱臼的程度。

由于超声波检查的广泛应用,现已知生后 2 周内髋关节呈"不稳定"状态,但可自然治愈。所以超声波检查应在 2～4 周时进行。如检查过早,有可能进行不必要的治疗。另外,超声波检查比较适合于追踪观察。骨质尚未形成时,X 线片上显示不出来,这时超声波可以查出,能更早地发现异常,何况多数人都不愿意接受 X 线的照射。

髋关节脱位多见于女孩,约为男孩的 6 倍。家族中有髋关节脱位、足位分娩、畸形足及剖宫产的小孩儿容易发生本病。

46. 给婴儿洗澡

初产妇在生后 15 天时给婴儿洗澡的情况可能不多。因为婴儿生后 1 周内是在产院度过的,是由工作人员给洗澡的。在故乡家里分娩后,洗澡是老母亲的工作。在这期间,年轻母亲看着这些有经验的人如何给婴儿洗澡,很快就学会了。为了防止婴儿从手中滑落,可将婴儿用浴巾裹上后再放进浴盆里。为了不让水灌进耳朵里,可用拇指和中指从后面把耳郭像盖盖儿似地按在耳孔上。在柔软的纱布上擦上香皂从头开始逐渐向下擦洗,最后轻轻地擦洗两腿根部。虽然每次都要洗头,但最好隔3~4天打1次香皂。应注意不要让香皂水流进婴儿眼睛里。

父母给婴儿洗澡时,最重要的是注意不要烫着孩子。耳朵里灌进点水或眼睛里流进点香皂水对婴儿来说,不是什么大不了的事情。但烫伤有时可给婴儿留下终生的伤痕,甚至可能会出现生命危险。

这里先介绍一下为防止烫伤,年轻父母在家里给孩子洗澡时所要注意的问题。如果家里的浴室有洗澡盆,在那里给婴儿洗澡比较安全。母亲洗不了澡的话,父亲可以与孩子同时入浴,但父亲应先在洗澡盆用香皂把身体洗干净后,再将婴儿抱入浴盆。父亲给孩子洗澡时,母亲可准备好要换穿的衣服,拿着浴巾去接孩子。

大部分人不赞成在家里用婴儿浴盆给婴儿洗澡。这是因为现在许多年轻夫妇居住的公寓不具备用盆给婴儿安全洗澡的条件。给婴儿浴盆加热水时,必须有一个装运热水的过程。假如在狭窄的房间里找到了一块放置浴盆的地方,那么怎样把热水运到那里呢? 洗澡时水变凉了,需再加点热水,那么热水放在什么地方? 可以说危险无处不在。

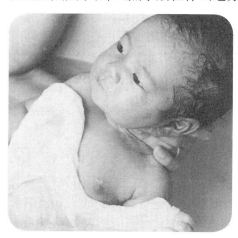

用普通浴盆给婴儿洗澡时,应将水温稍调低一些(38 ℃左右),但有些婴儿对热非常有耐受力。应注意避免让水进到婴儿眼睛里,而且绝对不能冲洗口腔内侧。海绵不容易晾干,而易成为霉菌或细菌隐藏的场所,所以不宜使用海绵洗澡。

婴儿的后背只有在洗澡时才能看得见,所以母亲通过给婴儿洗澡可了解婴儿身体的全貌。如果出现什么异常,也会及时发现。

　　称体重可在洗澡后进行。母亲用浴巾裹着婴儿一起站到体重计上读数,给婴儿换完衣服后,母亲拿着浴巾再上 1 次体重计,两者之差即为婴儿的体重。

　　洗澡的次数取决于气温和排泄物的多少。两天大便 1 次的婴儿并不一定非要每天洗澡,但每天大便 5 ~ 6 次,经常吐奶弄脏头部的婴儿,需天天洗澡才能防止皮肤糜烂。有的孩子喜欢洗澡,进到澡盆后显得非常舒服,甚至睡着了;而有的孩子则讨厌洗澡,在澡盆里大哭大闹。这也与婴儿的个性有关。

　　何时给婴儿洗澡? 要等父亲回来一起给婴儿洗澡,那就得等到晚上。要避免喂奶后马上洗澡,两件事至少要间隔 1 小时。与平时比较,婴儿吃奶量明显减少的日子不要洗澡。在炎热季节洗澡后应喂 20 ~ 30 毫升的糖水或果汁(果汁的调配方法见"98. 果汁的喂法")。

47.春夏秋冬

　　从产院把婴儿抱回来在房间里睡觉时,如为气候宜人的春秋季节,应尽可能将窗户打开,使外面的空气进入室内。早春晚秋时节,觉得有点凉时,应注意避免凉风直接吹到婴儿身上。婴儿一般都是盖着被子睡觉的,所以风接触到的部位只有面部。不能因过于担心着凉,而把孩子关在不透风的像盒子一样的房间里。

　　夏天产院开着空调,回到家后,父母可能考虑家里是否也要开空调。但如果匆匆忙忙安上空调,空调温度的调节与育儿的事情碰到一起,事儿就会多起来。所以如果想要安空调,应在婴儿出生前 1 年安装,熟悉如何调节,否则难以适应。匆忙安上空调,容易使室内温度变得过凉。室温应保持在低于外界温度 4℃ ~ 5℃,但一般不要低于 25℃。开空调时换气的问题容易被遗忘,应予以注意。

　　有的地方并不需要安装空调。白天盖上一条毛巾被,晚上凉了盖上一条薄的棉被就可以了。白天很热的时候,可用扇子轻轻扇一扇。另外,将电风扇放远一些,头向下,调到适当的风力也是可以的。

苍蝇或蚊虫对婴儿来说是很讨厌的,通常安上金属丝织成的纱窗就可以了。不宜用蚊香,因为要熏到使蚊虫坠落的程度,必须使房间密闭,即使蚊香成分对人体无害,对室内空气的交换也是不利的。

炎热的季节,最好不要用冰箱保存调配好的牛奶。夏天取冷饮时要反复打开冰箱门,使冰箱内的温度难以保持在10℃以下。奶粉应在喂前配制,配制者应注意把手洗净,用热水消毒奶嘴和奶瓶。

在寒冷的冬天,没有必要把婴儿的房间弄得很热,15℃左右就可以了。这是因为出生1周的婴儿除吃奶和换尿布以外都是在被子里包着的,被子里可以放1个电脚炉取暖。

当婴儿睡在母亲的身边时,在寒冷的地区应具备取暖的设备。用燃气炉或煤油炉时,需要安装排气装置。没有排气装置时,应每隔1小时(密闭严的房间每隔30分钟)开1次窗换气。炉子不能整夜打开取暖。现在由于建筑材料保温性能的改进,即使在日本的北方地区札幌,除了最冷的那1周外,用电脚炉也完全可以应付。

煤油或煤气在燃烧后都会产生水分,使室内的湿度增加。所以没有必要把水壶放在炉子上面、用烧水产热汽的方法增加房间的湿度。用炉子增加室内温度时,温度不要过高,最好不超过20℃。烧煤炉可发生一氧化碳中毒,故不宜使用。

寒冷的季节即使采取了保暖措施,但房间温度仍达不到15℃时,则需在婴儿的被子里放上电脚炉。早产儿如没有特殊情况,一只电脚炉也就足够了。电脚炉与婴儿脚直接接触时,也可能使婴儿脚烫伤。不要以为婴儿感觉热了就会哭,这种想法是错误的。成人能耐受的热度,对婴儿来说就可能导致烫伤。所以电脚炉必须放在离婴儿脚30厘米以外的地方。使用送风式的电暖气时,如把婴儿放在直接与暖风接触的地方,也可能发生烫伤。电褥子已得到广泛使用,但对婴儿并不一定安全,调温错误或恒温装置发生故障时,温度可升得过高,导致婴儿产生脱水症状。

在婴儿出生前,不管什么样的家庭,燃气或燃油炉上可能都放着水壶。但婴儿出生后,如与婴儿一起生活,就必须改变这种做法。否则,水壶在大人匆忙之际被衣服挂倒或被能活动的婴儿碰倒,由于热水量较多,可造成致命的烫伤。

48. 兄弟姐妹

家中又有了 1 个孩子,这是件大事,这在某种程度上侵犯了作为家庭孩子而存在的哥哥或姐姐的既得权。这种侵害对孩子们来说是以孩子的方式作为精神创伤来接受的。

父母由于忙于生孩子和接待来贺喜的客人,往往会忽略孩子们的这种精神创伤,这是孩子们的不幸。父母非常高兴,所以想当然地认为哥哥姐姐们也一定会高兴。但事实上,他们多半心情并不愉快。

在自己家中生产时,母亲完全与孩子们隔开。孩子们好不容易看见母亲,想去接近时,还会受到斥责,根本不让进到母亲的房间。一直和母亲睡在一起的孩子,被告知他们已经是姐姐或哥哥了,以后必须自己睡了。终于等到母亲生完了孩子,进到母亲的房间,但看到的是母亲抱着脸通红、还没看惯的婴儿在喂奶。母亲在产院住院生产时也是这样。不管家中的孩子怎么哭,母亲在 1 周内是不会回来的。虽然爸爸睡在身旁,但总觉得情形与原来不一样。好不容易把妈妈等了回来,可母亲光顾着跟邻居们或前来帮忙的阿姨们说话,完全把自己丢在一边,无视其他孩子们的存在。这样,其他的孩子当然会憎恨刚出生的婴儿了。因为是兄弟姐妹,关系理应亲密,但这只是大人们的想法。1 个 2 岁的孩子用塑料袋使50 天的婴儿窒息的事件就是例子。所以,母亲从产院回来后,首先应慰劳一下一直在家里等待着自己的孩子们。如果有 3 岁以下的孩子,尽可能不要在他的面前给婴儿喂奶,过几天以后,孩子们的心情平静了,再在他面前给婴儿喂奶。

有的孩子嫉妒心很强,有的则并不很强,后者不管父母对婴儿多么好,对婴儿也不产生敌意。当母亲从产院回来时,可给留在家里的大孩子一个非常漂亮的玩具,使其注意力集中在玩具上,这也是解决这类问题的一种方法。

虽然都希望婴儿和哥哥姐姐们关系亲密些,但当把婴儿从产院抱回来时,大的孩子患了病就麻烦了。大的孩子出现咳嗽或流鼻涕时,就不能与婴儿睡同一房间了。

有时,大的孩子患了传染病,这就出现如何与婴儿隔离的问题。如果是麻疹、风疹、水痘或腮腺炎,即使把他仍留在婴儿的身边也无关紧要。因为如果母亲以前已经得过这些病,抗体已通过脐带传给了婴儿,所以不会发病。但百日咳可传染给婴儿。百日咳患者即使得到了很好的治疗,带菌状态也可能会持续1个月左右。所以这样的孩子应与婴儿隔离1个月左右。1个月以内的新生儿如患了百日咳,病情会非常重,也很痛苦,要注意避免。大的孩子如果患上了所谓链球菌感染,因为可传染给婴儿,最好也不要让他们与婴儿接触。如确诊为链球菌感染,在热退后的两周内应非常注意,大的孩子应服用抗生素。

哮喘或中毒并不传染,所以不必担心(但要积极治疗)。荨麻疹也不传染,但脓疱疮是可以传染的。

49.近邻

当母亲生了1个胖娃娃从产院回来后,邻居们都要来贺喜。对第1次当父母的人,他们会介绍各种各样的经验。有的人会天天来帮忙给婴儿洗澡,如果这个人真的很有经验,则应接受其盛情。有的人会借给你婴儿用的体重计,但不要神经质地每天都给孩子量体重,应隔5天、在洗澡时量1次体重就可以。

婴儿床可借着用(其消毒法请参阅"24.婴儿床"),最好不要借用婴儿车,因为婴儿车的耐久性只能勉强满足1个婴儿,破损后容易发生事故。

母乳分泌不足时,千万不要听从"快换成牛奶吧"这句劝告。这样的劝告人也许会告诉你人工喂养比较简单,而且,又可喂出大胖孩子。但在生后刚刚1周时就认为不会出奶而放弃母乳喂养,未免为时过早。

在有些农村或古老的乡镇里,婴儿生后第 7 天时,亲属们都要来贺喜。他们一定会轮流抱起孩子,说婴儿长得像谁等,这种做法不利于婴儿的健康。因为来的客人中,有的可能患上了感冒,这个人要是咳嗽的话,容易使婴儿也患上感冒。如果是未成熟儿,这可能成为肺炎的诱因。口腔内有疱疹(痛性水疱)的人,会将病毒传给婴儿,有引起严重疾病的危险。如果父母患上了这种病,则应戴上口罩,使用过的餐具应消毒。

异常情况

50.未成熟儿(出生时低体重儿)

世界卫生组织(WHO)将出生时体重不足 2500 克(不含 2500 克)的婴儿称低体重儿,孕期不足 37 周的婴儿称未成熟儿。低体重儿可细分为体重不足 1500 克的极小未成熟儿和体重不足 1000 克的超未成熟儿。

全世界未成熟儿的死亡率日本最低,其原因与未成熟儿母亲母乳喂养增多有关。众所周知,母乳是婴儿的最佳食品,但对未成熟儿来说,实行起来还需要时间。

为给未成熟儿实施母乳喂养,众多的医护工作者做了大量的工作。尤其是日本冈山医院建立了世界上一流的未成熟儿相关设施,被联合国儿童基金会(UNICEF)认定为爱婴医院第一号人物的山内逸郎先生功不可没。山内先生是第一位将产院的婴儿转到儿科的人。以前,婴儿在生后数日内都住在产院。大部分的产院由于护理人员不足,生后即将母婴分开,把婴儿集中在新生儿室,再按规定的时间,把婴儿抱到母亲身边喂奶。如果母乳不足,则马上换用牛奶。由于奶粉的生产厂家免费供应产院奶粉,所以换用牛奶喂养非常容易。婴儿出院时,厂家也会将罐装奶粉作为礼品赠送给母亲。在产院未成熟儿出生后如放到保温箱里,自然而然地要换用牛奶喂养。未成熟儿由于要较长时间住在医院,母亲先回到家里,所以喂母乳的机会很少,甚至没有,等到婴儿出院到家时,母乳已分泌不出来了。这样未成熟儿很难享受到母乳喂养。儿科医生面对产院转来的未成熟儿,也只能考虑喂什么成分的牛奶有利。

建立未成熟儿专门设施的山内先生,最早开始对未成熟儿进行母乳喂养。由于败血症或化脓性脑膜炎很少发生,未成熟儿的死亡率大幅度下降。山内先生非常注意院内感染的控制,配备了世界一流的医疗设备,挽救了许多生命力很弱的婴儿,因而得到了人们的尊重。但母亲们更应感谢山内先生的是,为她们解决了在婴儿回家之前能继续泌乳的方法。

放在保温箱内的婴儿应继续喂给母乳。母乳一挤就出,可用手挤,也可用吸乳器(形如注射器)吸。每天可挤或吸数次,放在特制的冷藏袋里用冰箱保存,然后送到未成熟儿所在的地方。如不能及时运送,可保留5～6天。如果路途较远,可用冷藏车托运。

此时应注意的是,要避免母乳被细菌污染。挤乳的手每次都要打上香皂,用自来水冲洗至少30秒。水龙头换上不用手而用肘关闭的开关。不能先把消毒剂倒到洗面池后再洗手。酒精棉可损伤皮肤。母乳袋是无菌的,所以不要触摸其内侧。山内先生已证实母乳放入冰箱后,可使混在其中的细菌减少。

通过以上措施,住在山内先生那里的未成熟儿全部实施了母乳喂养。母乳是未成熟儿的最好营养品。有未成熟儿专用的奶粉,但如果单用奶粉,容易发生胃肠道坏死(局灶性细胞坏死)。应用奶粉的同时,加用母乳(包括库存母乳)可使胃肠道坏死发生率下降。

采用母乳喂养后,许多极小未成熟儿得以成活,后遗症也减少。超未成熟儿尽管可以获救,但后遗症并未减少。今后的医学应对如何避免未成熟儿的出生方面加强研究。

未成熟儿出生后可与足月出生的婴儿一样接受预防接种。三联疫苗或脊髓灰质炎疫苗可在生后3个月开始接种。因为早生1个月,而认为应在生后4个月开始接种,这是不正确的。疫苗的剂量也不必减少。现已知,未成熟儿与足月儿一样可产生相同量的抗体。

51. 双胞胎

双胞胎在婴儿出生之前确诊并不容易。现在应用超声波检查可无损伤性地诊断,但如果想不到有双胎的可能,也许就不检查了。做了很长时间产科医生的人,有时也只能在双胞胎出生后才确诊。所以父母对双胞胎的出生大都会感到很突然。

双胞胎的照料在开始时确实很麻烦。但两个孩子互相认识之后,就会成为玩友而形影不离,与其他家庭的独生子比更加快乐,且能更早学会协作。对父母来说,虽然照顾孩子很费工夫,但是能得到来自孩子的双份欢乐。大多数双胞胎的母亲认为两个孩子一起抚养感觉很好。

双胞胎出生时体重低于 2.5 千克者较多,所以在产院一般将其作为未成熟儿来处理。如果放入保温箱中护理,则需要将母亲的奶挤出喂养。

当双胞胎体重超过 2.5 千克可以出院时,如母乳分泌较多,应继续用母乳喂养。最理想的是两个孩子都能采用母乳喂养,但当难以实现时,则两者均采用混合喂养。当两个孩子体重相差很大,1 个达 2.8 千克,另 1 个只有 2.4 千克时,自然要对体弱的 1 个喂母乳。小的虽然体重轻,但身体好时,体重马上就能赶上,赶上后即可同时给予混合喂养。混合喂养没有把握的话,可以开始用人工喂养。

由于也可以认为双胞胎是一种未成熟儿,所以在最初 3 个月内比普通婴儿长得要慢些。喂奶粉时,达不到奶粉瓶上所标明的量也不必担心。

双胞胎并不常见,所以来看望的人很多,但由于机体抵抗力弱,容易发生感染,所以在 3 个月内最好不与客人相见。

为照看好双胞胎,父母一定要将家庭生活安排好。尤其是头 3 个月,在母亲未完全适应之前,父亲的协助是非常必要的。如果母亲真的病倒了,那可就毫无办法了,所以要大力进行相关设施的投资。洗尿布是要消耗母亲的体力的,所以应下决心买一台带干燥功能的洗衣机,或者委托给洗尿布的阿婆,或与尿布出租公司联系。为使母亲在疲劳时能随时舒适地休息,如空间允许,应准备 1 张睡椅。吃惯了妻子做的可口饭菜的丈夫也应忍耐一些,吃些快餐食品等。无论投资多大,双胞胎的抚养可是一项不亏本的"买卖"。

从双胞胎将来的发展来讲,不能把双胞胎当作让人观赏的展品。社会上的人们对双胞胎,尤其是难以区别的单卵双胞胎很感兴趣。成为"展品"的双胞胎,为了进一步显示其相似性,往往被打扮得一模一样。两个孩子无论多么相像,都具有各自独立的人格。作为一个人,其独立人格不被人承认是很不幸的事情,孩子会因此而自尊心严重受损。把两个孩子培养成一种人格,是对人格独立性的一种侵犯。

双胞胎要想成为独立的人,必须与世俗抗争。为此,父母也好,孩子也好,都必须认识到两个人是不同的、独立的人。从孩子能判断衣服不同时开始(约 1 岁以后),应给他们穿不同的衣服,并明确各件衣服的归属。

52. 头皮血肿

生后第 2 天或第 3 天,有时会发现在婴儿头顶偏左或偏右有个肿包,触摸时有暄乎乎的感觉,按压也不会使婴儿哭闹,似无痛感,二三天后也没有什么变化。医生会告诉你这是头皮血肿,不要管它,会自然好的。出院时也可以是软乎乎的,仍无消退迹象。如果仔细触摸就会感觉到肿包的周围骨质隆起,肿包的下方好像根本没有头骨。这是颅骨的骨膜下出血,与出生时受产道的压迫,使颅骨重叠,部分血管破裂有关。这种出血并不是持续不断地发生,不用管它自己就会慢慢地吸收而自然痊愈,隆起的部分也会恢复正常。一般在 1～2 个月时就看不出来了,但也有半年后也不完全消失的。不过,肯定是会好的。

禁止用注射器把里面的血抽出来。因为不动它,它就会在无菌状态下慢慢吸收,用注射器抽吸常常可将细菌带进去而引起化脓感染。头皮血肿是颅骨外侧的异常,与脑部的后遗症无关。

53. 吐奶

生后 1～2 天,有的婴儿把开始吃进去的奶吐出。此时,如果尚未排出胎便,可使人担心是否肠道的某处发生了梗阻。但如果排出了胎便,腹部也无异常肿胀,婴儿一般状态良好,可耐心等待。

婴儿吃母乳或牛奶就吐,而喂白糖水不吐的时候较多。如果这样,可少吃 1~2 次母乳或牛奶,单喂白糖水。这样一般就不吐奶了,从第 3 天开始就能好好吃奶了。其原因至今尚不明了。

婴儿连续呕吐混有黄绿色胆汁的奶,逐渐出现腹胀,并伴有高热时,应请医生看病。看病前,不要将呕吐物全部洗掉,应留着给医生看一看。

54.呕吐物中带血

生后第 2 天或第 3 天,有时可发现婴儿吐出的乳汁中混有鲜红色的血液,同时大便发黑,形如煮熟的紫菜(血液经过肠道就变成这种颜色)。这种情况称为新生儿出血病或新生儿黑粪症。化验婴儿脐带血,有时可发现与血液凝固有关的维生素 K 明显减少。现在由于每个新生儿都预防性口服或注射了维生素 K,该病已明显减少。没进行预防而出血的婴儿,只要用上维生素 K,数日即可治愈。

与此相似的是,不是婴儿自身出血,而是由于吞下了母亲的血以后又吐了出来(称假性黑粪症),或是在产道中吞进了血,或是由于母亲的乳头皲裂出血,与奶一起被婴儿吸吮至胃肠内,这种情况并非一种病态。如果是乳头出血,让婴儿停吸 1 天出血侧的乳房,上述现象即可消失。

开始时,如果弄不清呕吐物中带血属于哪种情况,可进行检验以鉴别是母亲血还是婴儿的血。做了这项检查,就很容易鉴别。

新生儿出血病多发生在生后 2~3 天,而因母亲乳头皲裂出血所致者多发生在出生 10 天以后。

55.唇裂与腭裂

当母亲看到所生的婴儿上唇裂开,肯定会大吃一惊。再仔细观察,发现不仅是上唇,连口腔内的部分上腭也有裂口时,母亲几乎就会绝望。此时,孩子的父亲应沉得住气,耐心安慰母亲。如为单纯唇裂,术后可几乎不留瘢痕。腭裂在刚开始吃奶时可能费点劲,大多可恢复正常。应记住这两种病仅靠 1 次手术是解决不了问题的,需进行多次才能完成。

为解决婴儿吃奶的问题,以往唇裂的手术在早期进行,但为减少瘢痕,现多数在婴儿稍稍长大(约生后 3 个月、体重超过 5 千克)后做手术。术后 3 个月缝针处组织变硬,但可自然恢复。另外,唇裂痕迹术后呈红色,持续 1 年左右自然消失。有时根据情况在 4～5 岁时可进行修补手术。如果需同时进行鼻部整形,可在 10 岁后进行。这是由于随着年龄的增长,鼻部也会高起来。

腭裂的手术时间尚不统一。有的医生主张在 1 岁半时进行,而有的医生认为应在 2 岁以后进行。早做手术有利于婴儿吃奶,可防止发生发音异常,但手术时会损伤牙龈、长大后有上腭变歪的缺点。晚做手术,则不容易纠正与上颌配合的发音。现多主张手术时间不应晚于 3 岁。

腭裂的形状或程度各不相同,应根据具体情况确定手术时间。这取决于每个医生的临床经验。唇裂和腭裂的矫正手术效果与医生的技术有很大关系,应尽可能到专门做这种手术的医院去手术。

唇裂或腭裂时,由于在口腔内形成不了负压,所以婴儿吃不好奶或难以摄入流食。吃不好奶时容易呛着气管,而发生异常。

有腭裂的婴儿容易患慢性中耳炎。这是由于残留在口腔内的奶容易从咽部进入耳部所致。如果乳汁中混有细菌,即可发生感染。如果婴儿似某处有疼痛而哭闹不安,夜里难以入睡,或突然发热,体温超过 38℃时,应到耳鼻喉科就诊。外耳道口出现脓液或异常分泌物时,说明发生了中耳炎鼓膜穿孔,此时必须到耳鼻喉科接受治疗。如不及时治疗,则可影响听力及语言能力。

乳汁误吸入气管到达肺部可导致肺炎(见 622. 肺炎)。婴儿表现为高热、剧烈咳嗽,重者根本不想吃奶。此时必须马上去医院就诊,及早采取措施进行治疗。总之,未曾咳嗽的婴儿出现了咳嗽,应立即请教医生。

有唇裂或腭裂的婴儿,如用普通的奶嘴,因不能很好地形成负压而吸不好奶。现在,市场上有专为这类患儿设计的大的奶嘴,能尽量把整个口腔填满,但多数用不好。必要时可使用玻璃吸管,管式吸管比较简单,但由于影响口、舌的运动,使用时不容易掌握。喂奶时如用胶布将唇裂的裂口封住,吸得会好些。应尽早训练用杯子喝奶。不要急于用代乳食品,可在适应用杯子喝奶之后给代乳品。

腭裂矫正手术如在孩子能说话后进行,则必须进行正确的发音训练,以纠正以前的异常发音。这种训练不能操之过急,不应使孩子产生精神负担,大多可恢复正常。有的孩子在 7 岁以后进行牙齿矫正,青春期进行追加成形术后,可使其外形明显改善,患儿可从自卑感中解脱出来。

家族中除该患儿之外,再无其他唇裂或腭裂的小孩,下 1 个孩子出现唇裂或腭裂的概率较低(约 2 %)。

唇裂或腭裂病因尚不明了。动物实验发现,妊娠时如有维生素 A、核黄素或叶酸缺乏可导致腭裂。腭裂的小孩可伴有心脏畸形,所以应注意检查心脏。

56.痣

痣有许多种,生后即可发现。胎斑呈青紫色,见于臀部周围,10 岁前消退。颜色稍深的其他部位的胎斑(颜面、四肢)大多也可消退。

黑色素痣系黑色素细胞聚集而成,大小不一,大的可占据背部的一半,不能自行消退。不少白人巨大黑色素痣在 5 岁前可转变为皮肤癌。皮肤白的小孩最好不要进行日光浴。癌变时痣迅速变大或色泽变深,所以,应仔细观察。外表可见的痣多数人想去除,但目前的技术还达不到不留瘢痕的水平。因为手术水平在不断进步,所以应等待小孩儿长大,让他自己做决定。施加外力可成为癌变的刺激,所以经常受摩擦的部位(与衣领接触的颈部、系腰带的腰部)的黑色素痣,有的医生主张早期手术去除。

红色的痣系血管扩张所致。颈部、颅顶、前额、眼睑等部位的血管痣大多呈暗红色,形状不规则,有如云絮状,不突出于皮表,指压褪色。颜面及颈部的血管痣大约在 1 年左右消退,但脚部的血管痣不能完全消失。

表面呈杨梅状、凸凹不平、颜色鲜艳的血管痣,是毛细血管瘤(又称杨梅状血管瘤)。出生时这种血管痣很小,不易发现,多在 1~2 个月时被发现,而且很快变大。小的有如豆粒大小,大的有如樱桃状,也有占据颜面一半的,但表面凸凹不平的这种血管瘤,早的从 5~6 个月,晚者 1 年左右开始颜色逐渐变浅,5~10 岁前消失。这种血管瘤只要有变小的趋势,大多可放心,一般不必进行手术或放射线照射。

上眼睑的血管瘤有时可使眼睛不能睁开,此时应马上手术切除。如持续 1 周以上,可使婴儿变成弱视。

葡萄酒样血管痣呈葡萄酒样色泽,不突出于皮表,表面光滑,形如地图状,不能自行消退。现正开发激光切除方法。目前正在探讨这种手术几岁时进行最好,以后也许在婴儿期就可以进行了。但在此之前,除照相之外,最好不要化妆掩盖。葡萄酒样血管痣占据一侧前额或上眼睑时,称为斯特奇 – 韦伯综合征。如脑内也有血管瘤时,可出现各种各样的症状,此时应去小儿神经科就诊。

由于痣每天都可看见,所以人们都想早些把它去掉。但手术切除留有瘢痕,而皮肤科医生对不留瘢痕的激光疗法观点尚不一致。

57.耳部畸形

婴儿出生后有时可发现其耳部有畸形。此时,最要紧的是检查一下外耳道是否存在,如两侧外耳道均不通,则听不到声音。若不尽早治疗,恢复听力,可变成听力障碍,智力落后。发现这种情况后应马上去耳鼻喉科就诊。目前,手术时间在逐渐提前,1 岁左右时可做一侧。仅一侧外耳道关闭,而另一侧有听力时,可在上小学后做手术。耳朵外形不正常的婴儿,也应尽早到耳鼻喉科就医。耳朵竖立或折向前方或上部折向下方时,可用创伤膏矫形、固定,或者经常牵拉至正常位置,均可恢复正常。如果上述情况是在婴儿出生后 1 周内发生的,一般会在其 1 个月时恢复。

耳郭上长出的小副耳,如果没有软骨,可由医生用线勒掉。患了小耳症或无耳症,也不要急于手术。

58.父亲要做的事

以前,母亲分娩,父亲不去上班是不可理解的。现在,时代不同了,应该改变这种观念。在家族中,不论是分娩还是育儿都是只由女性来做。可是在只有年轻夫妻两人的家庭中,如果一方不能动,另一方就必须帮忙了。丈夫把要分娩的妻子送到医院后,就要做家庭"主夫"了,于是才开始真正理解作为主妇在日常生活中需要的体力和精力。

在美国,很提倡妻子分娩时丈夫陪在身边的做法。可是在日本,不论是男性还是女性,大概都不会马上去效仿。这就像在橄榄球比赛中如果有哪个选手被罚,男性们就会围成圆形阵容,不让观众看到这个选手的表情一样。在日本,没有女性在分娩室中哭、叫的习惯。明治初期,应邀到东京医科大学的德国医生博尔茨曾为此深深感动。因为不只女性很坚强,男性也是在另一个地方同样地坚持。

母子回到新生儿室之后,父亲不要认为母子出院前就无事可做了,而应该经常到医院看望妻子,这不但是对妻子的一种安慰,同时也可以从妻子那里得知其出院回家之后应如何安排。家务事不论大小,如果不问妻子,丈夫们多数都不知道应该怎样做。如果已经有了 1 个孩子,父亲就要比以前多亲近他,这可以减少小的孩子回来之后对他的冲击。

在现在的家庭,给婴儿洗澡基本都是父亲的工作,因为在婴儿 1 个月内母亲大多还不能频繁洗澡(见 46. 给婴儿洗澡)。

在产后 12 个月,有的母亲情绪不稳定,如因母乳不足、婴儿不愿意吃奶、完全人工喂养等造成精神负担,这时,父亲的安慰和鼓励就是最好的治疗。特别是如果婴儿有一些缺陷时,父亲更应该和母亲一起面对,这是唯一能救助的办法,父亲会因此变得更坚强,还应该树立自己的孩子一定会健康的自信。

1周到半个月

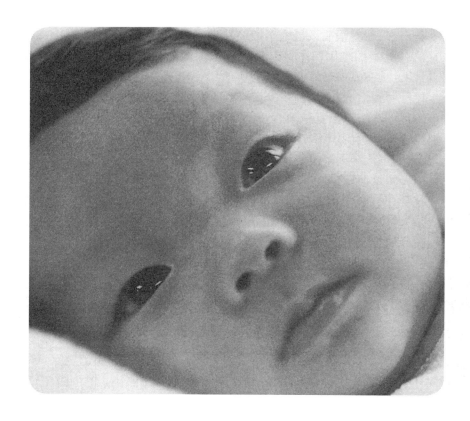

这周的婴儿

59. 从1周到半个月

因为分娩都是在医院进行的,所以婴儿要在医院度过 1 周,因此,母亲是在婴儿出生 1 周之后才真正担负起照顾婴儿的责任的。母亲的身体还没有完全恢复,因此,实际上,多数是由奶奶来照顾婴儿,助产士会来帮助给婴儿洗澡并指导喂奶等事情。母亲会看到奶奶或助产士照顾孩子的情形,如果与在电视或者杂志上看到的不同,也不要过分在意。照顾婴儿每个人有自己的做法,不要认为不是固定的做法就不可以。

这一时期的婴儿睡眠的时间要比醒着的时间长得多,但也没有必须睡多长时间的规定。

排尿的次数,也是每天五六次到 10 多次不等,母亲一般都不会担心,但当他们初次看到婴儿的大便后,多数就会担心了。大便次数多时,就会认为是不是消化不良了。这一时期极少患这种疾病。既有 1 天只排 1次大便的婴儿,也有每当排尿、换尿布时都会排便的婴儿。这些情况在母乳喂养时比较多见,排便次数越多,便就越不成形,渗到尿布中,可以看到黏液或粒状物,发出酸味,多呈绿色。对于婴儿,这些都属于正常的。

出生后 1 周,从医院回来时婴儿的体重(很遗憾,因为医院很忙,在出院时,多数都不会给婴儿量体重)与出生时的体重相比一般没有多大变化,这可以说是一种生理性的现象,也可以说是不太喝奶的婴儿的自然结果。出生 1 周后婴儿的体重就会明显增加,这是因为婴儿的体内开始"革命",显示出真正开始成长的态势。可是,不论婴

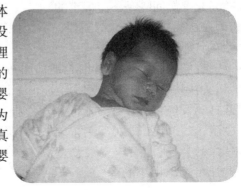

儿的态势如何强,如果母乳分泌不足的话,婴儿的体重也不会增加。从 1 周到 2 周婴儿的体重不增加,是因为母亲乳房分泌功能不旺盛,乳汁分泌不足所致。如果换成牛奶,体重就会不断增加。这时,母亲就会思考:抚养婴儿并不只是为了使其体重增加,对婴儿来说,没有比母乳更理想的营养,应该先使母乳喂养得以实现。所以,即使体重不怎么增加,也要努力用母乳喂养。

在医院时,因为护士很忙,没有时间等待分泌不足的乳房胀起来,就先喂给婴儿牛奶。在婴儿出生 4 周内,无论如何都在坚持母乳喂养的母亲不用说,就是已经用牛奶喂养的母亲也会有一半出现母乳分泌增多的情况,所以应该努力使母乳增多。即使是婴儿体重的增加没有达到每天 35 克的标准,只要婴儿没有哭闹,就应该继续努力进行母乳喂养。可是,不论母亲意志如何坚定,婴儿的体重 1 周只增加 100 克的话,不多少加一些牛奶就说不过去了,如果婴儿再哭得厉害,还会出现脐疝。

相反,有的母亲乳房胀得很满,但婴儿却吃得很少。婴儿吃五六分钟,接着就不好好吃了,或者是睡着了。于是,一会儿就饿了,过 30 分钟,就开始哭闹起来,这样的婴儿,喂奶的时间及间隔都不好确定,这也是一种个性,母亲不要着急。有的时候,喂奶的间隔时间会很长,虽然婴儿吃得很少,把睡着的婴儿摇醒喂奶的做法也是不提倡的,因为婴儿如果饿了的话,肯定会哭的。牛奶喂养的婴儿是隔 3 小时左右喂 1 次奶,母乳喂养的婴儿喂奶间隔是不能确定的。

睡眠、排泄、食欲都与婴儿的个性有关。在这一时期,婴儿个性也开始在其他方面展现。

有的家长虽然非常细心地换尿布,婴儿还是会出现臀部变红;有的婴儿,在脐带的断端脱落后脐部不是干燥的,而是有渗出且发红;还有经常打嗝及经常"吭哧、吭哧"用力使脸色发红的婴儿;还有吃母乳或牛奶之后,二三分钟或 20 分钟左右之后,像喷水一样吐出来,然后,就像没事一样的婴儿;还有喝奶很急,经常呛的婴儿;还有眉毛上出现浮皮,脸颊上开始长出小小的像粉刺一样的小疙瘩的婴儿;还有的婴儿,在这一时期开始出现鼻塞。

上述个性出现的时候,不要马上考虑为疾病,可以认为:正常的婴儿,这一时期是不会患病的,当然没有治疗的必要。另外,不提倡每天给婴儿量体温,每天抱几次婴儿贴贴脸颊,自然会感受到婴儿的体温。

这一时期还会发现,"足位"分娩的婴儿,在颈部的左侧或右侧,可以触到质硬的、活动的肿物,而且婴儿躺着的时候,颈部总是朝向一侧(见92. 斜颈)。

出院回家之后,婴儿有时会出现少量的眼眵,一侧较重,另一侧较轻或几乎没有,睫毛没有被粘上,白眼球也没有变红。仔细观察,就会发现,靠近外眼角的部位,睫毛粘在眼球上,这就是轻度的倒睫,用消毒棉球擦拭就可以了(见 160. 出眼眵)。

不论是男婴还是女婴,有时都会出现乳房肿胀,中间有肿块,一按就会流出白色的乳汁,在 2 个月内会自然消退,所以不要去碰。

喂养方法

60. 写给用母乳喂养的母亲

从出生后 1 周到 15 天,婴儿吃奶的力量逐渐加大,所以,这一时期应该注意的是不要损伤乳头。

母乳分泌很旺盛时,婴儿只需一侧的乳房就能吃饱,所以另一侧乳房就可以休息 1 次,相应地也就减少了 1 次损伤乳头的机会。可是,母乳分泌不旺盛时,婴儿为了吃饱,就会吸吮很长时间。如果乳量很足的话,婴儿 5 ~ 6 分钟就会吃得差不多了,剩下的 7 ~ 8 分钟就会像玩一样吸吮乳头,不会很用劲吸很长时间。如果是乳量不足,婴儿就会很用力地吸吮10 ~ 15 分钟,因此容易弄痛乳头,而且每次吃奶都会两侧乳房换着吃,所以有可能损伤某一侧乳头。

乳头损伤之后是很痛的,到不能忍受时,就只能吃另一侧乳房了。这样一来,对母亲的健康是很不利的,如果伤口总能保持清洁还可以;可是如果化脓,进而侵入乳腺,就会引起乳腺炎。如果乳房出现了疼痛、发热,母亲就必须去就医了,于是,就要停止喂母乳,改喂牛奶。一直坚持用母乳喂养的母亲不得不停掉母乳的原因多在于此。

因此,在这一时期,保护好乳头是使母乳喂养持续下去的前提条件。为了使乳头经常保持清洁,婴儿吃奶时应该用干净的毛巾隔开母亲的内衣(每天需要 5 ~ 6 条)。吃奶前,可以用消毒棉擦拭乳头,但如果用力大,就会弄伤乳头,所以在乳头很干净的情况下,就不要擦了。在把乳头放到婴儿口中时,要尽量放得深一些,以避免婴儿只吸吮乳头,还要避免一侧乳房连续吸吮 15 分钟以上,从婴儿口中拉出乳头时也不要过于用力。

无论怎样想办法,母乳都不足时,可以用牛奶来代替(见 37. 母乳不足时的补救措施)。这时,不提倡在每次吃母乳之后加牛奶的理由之一就是为了不使乳头过于劳累。母乳和牛奶交替喂养,就会使乳头在喂牛奶时得到 1 次休息,因此应当予以提倡。

在半个月到 1 个月期间,一直分泌不足的母乳一般不会突然增多。在产科医院住院时,因乳房不分泌乳汁而改喂牛奶的母亲,出院回家之后,如果开始给婴儿喂母乳,母乳会逐渐增多,到满月时,有的会完全改为母乳喂养。所以,半个月时就不再尝试母乳喂养还为时过早。

只用母乳喂养时,有的婴儿 1 次只吃一侧的乳房不够,还需吃另一侧的乳房,但又不能全部吃净,只吃一半就够了。在这种情况下,许多母亲就会询问:剩下的一半,是挤出来扔掉好,还是留着好。剩下的乳汁在乳房中绝对不会变质,不留着乳汁而挤出来的人,是认为乳房空了之后才能刺激乳汁的分泌,目的是使乳汁分泌得更好,因此,答案就简单了。可以做一下尝试:如果把喝剩的乳汁挤出来(见 61. 挤母乳的方法)之后,下次母乳分泌得很充足,就可以在每次喝奶之后把剩余的乳汁挤出来。可是,如果喝剩的乳汁不论挤出与否,都不会影响下次乳汁的分泌,就没有挤出的必要了。不过,乳汁分泌得好的乳房,如果不将剩余乳汁挤出来扔掉的话,夜里就可能发胀而痛。

　　授乳的间隔时间没必要太死板,隔 2 个小时好还是 3 个小时好,当然还是隔 3 个小时省事些。但是现在的目标是继续用母乳喂养,没有必要坚持不到 3 个小时就不喂母乳。何况母乳的分泌也不固定,在分泌多的时候,婴儿吃得很饱,间隔的时间就长,而分泌少的时候,婴儿一会儿就饿了。因此可以让婴儿自己来掌握吃奶的量,这样就会出现有时隔 2 小时喂 1 次,有时隔 4 小时喂 1 次的情况。

　　每次在授乳前后都用精密的体重计来测定母乳的量,这在婴儿 10 天左右时是没有必要的。必须要测定母乳量的母亲,是无论如何母乳分泌也不太足的人。因为即使测定了,乳汁的分泌也不会有所增多,所以告诉母亲现在测定是 50 克,以前是 65 克,也只能是使她着急而已。总之,继续用母乳喂养,等待着可能分泌更多的乳汁是最好的办法,也可以临时补充一点牛奶,坚持 1 个月看一看。

　　相反,也有由于母乳分泌过多呛着婴儿而难以吃奶的,这时母亲就要边让婴儿吃奶,边挤另一侧乳房,奶挤出后乳汁量减少,婴儿就容易吃了。

61. 挤母乳的方法

　　只要母亲的乳房稍稍习惯了,就能用手像婴儿吃奶一样把奶挤出来。以前在大学附属医院的病房里雇有奶母,她在喂完自己的孩子后,还要每天为患消化不良的婴儿挤出 1000 毫升以上的奶。虽然为挤出母乳制造了各种各样的吸奶器,但都不如用手挤好。挤母乳时,首先要用香皂把两手洗干净,跪坐或者坐在椅子上都可以,挤左侧乳房时用右手,挤右侧乳房时用左手。冬天里要把手彻底温暖后再挤。

　　挤母乳时不是挤乳头,而是要挤位于乳头后面 10 多个存奶的乳腺管,它们排列在乳房周围的乳晕下。当把其内容物挤出来后,从乳腺中泌出的乳汁就又会集中在挤空了的乳腺管中。用拇指和其余的 4 个手指夹住乳头下的乳晕部,使手指平贴在乳房上,朝着胸部轻轻推,然后用拇指和其他 4 个手指勒紧乳房往前挤,就好像是从一个大面团上揪下一块小面团一样。如果用吸奶器就不能这样操作。

如果出生的婴儿是未成熟儿而被放在保育器中,其母亲也可以自己把奶挤出来给婴儿吃,即使母亲先出院了,也可以把奶挤到器皿中放进冰箱里冷藏起来(可保存 5～6 天),送到产院给婴儿吃。如果母乳能持续分泌,那么婴儿出院后就可以用母乳喂养。

62. 吃别人的奶

吃别人的奶是日本很早以前就有的习俗。对于不能提供母乳的婴儿,在没有牛奶的时代,作为代乳品的只有用米粉做的稠米汤,这种既不含蛋白质也不含维生素的喂养,不能使孩子健康成长。人们知道了吃母亲以外人的奶可以很好地养育婴儿以后,就形成了吃别人奶的习俗。结果出现了家庭富裕的人雇佣奶母的现象。通过授乳可以感染艾滋病,所以现在已禁止吃别人的奶了。

以前曾有过把产院中乳汁分泌好的母亲的奶的剩余部分装到器皿中,喂给未成熟婴儿的做法,现在也已经停止了。因为在进行杀死艾滋病病毒的低温杀菌的同时,会使消化母乳中脂肪的酶的活性降低,易引起婴儿腹泻。

不过有特殊情况时最好允许吃别人的奶。如未成熟的婴儿出院时母乳已经没有了,这时如果母亲的姐妹有授乳能力,而且就住在附近,那么吃她们的奶就比喝牛奶好。至少要坚持让婴儿吃 3 个月,婴儿之间月龄不同也没有关系。不方便时也可以把奶挤到器皿中,带给孩子吃。

其孩子在 1～2 个月时死亡的母亲,虽然乳汁分泌得还很充足,也不能让孩子吃她的奶,因为在 1～2 个月死亡的婴儿,有患先天性梅毒的可能。

63. 写给人工喂养的母亲

当母乳分泌得不充足而开始加牛奶时,曾用力吮吸但因母乳量少而吃不饱的婴儿,就会贪婪地吃起来。如果采取在吃完母乳后用牛奶补充不足部分的方法, 婴儿就会逐渐不吃产量很少的母乳了 (见 37. 母乳不足时的补救措施)。

　　是母乳和牛奶交替喂? 还是只喂牛奶? 不管哪种方法, 婴儿吃的牛奶量都是逐渐增多, 近半个月的时候, 有的婴儿就会出现奶粉罐上标明的用量已经不能满足的情况。出生时体重在 3.5 千克以上, 过 10 天达到近 4 千克的婴儿当中, 如果达到使婴儿满足的喂奶量的话, 有的可以吃到 150 毫升; 但是, 在半个月以内, 喂奶量还是不超过 120 毫升为好, 这样就不会过胖。如果不是食量大的婴儿, 在 1 周到半个月期间, 喂 100 毫升牛奶, 他也只能喝 70 毫升。虽然是足月, 但出生时体重不足 2.5 千克的婴儿, 这种情况比较多见。

　　在只用牛奶喂养的情况下, 间隔 3 小时, 每天喂 7 次是比较方便的, 但这只是相对于大人来说。在这一时期的婴儿当中, 有的婴儿并不一定能等到间隔 3 小时, 间隔变短、吃奶次数增加是可以的, 但最好间隔不要少于 2 小时。

　　在早产儿或者因为医院的安排而稍微提前出生的婴儿当中, 有的需要每次喂奶 50 毫升以下, 每天喂 9 次。可是, 如果是出生时体重在 3 千克以上的婴儿, 出生后半个月, 无论如何 1 次吃奶量都不到 50 毫升, 1 天吃奶总计不到 300 毫升, 就有些不正常了。他们可能是心脏有问题, 或者是属于食量过小的婴儿。

　　婴儿吃得少, 母亲就会着急, 但也不要勉强去喂婴儿, 试着换奶粉也是没有意义的, 还不如试着把奶粉调淡为好, 奶粉过浓并不好。

　　因为橡胶奶嘴的口过小, 婴儿喝奶费力, 有的就会在吃奶的中途停下来。橡胶的硬度、奶嘴的圆度等有时会成为母乳与牛奶交替喂养的婴儿不愿喝牛奶的原因。所以, 尽量换一个与母亲乳头相近的奶嘴是使婴儿愿意喝牛奶的一种方法。给看起来很讨厌生橡胶气味的婴儿换一个硅胶奶嘴也是个好方法。这样的奶嘴, 一旦被婴儿喜欢, 喂奶就轻松了, 而且如果养成了习惯, 就应该继续用。这种奶嘴没有橡胶奶嘴易老化的问题 (见 41. 喂牛奶的方法)。

64.是否有必要加维生素

婴儿在母体中时就已吸收了多种维生素并且储存起来直至出生,所以,一般认为,出生后 2 个月,即使不给婴儿补充维生素,这种储存也能维持婴儿体内的需要。不过,最近通过研究了解到,如果母亲偏食,其体内就会缺少某一种维生素,这种情况下出生的婴儿如果不补充维生素,就会发生维生素缺乏症。所以,如果母亲在妊娠中没有服用多种维生素制剂,婴儿的维生素储存就可能不足。为了不引起维生素缺乏,从预防的角度来说,早期就应该给婴儿补充维生素。另外,对于早产儿,因为从母体内吸收的维生素少,所以也必须从早期开始补充维生素。

总的来说,不论是正常产儿、早产儿,还是母乳喂养儿、人工喂养儿,出生 15 天后,每天补充 1 次复合维生素是比较安全的。具体情况如下：

佝偻病是一种骨骼发育不良的疾病,众所周知,它是因为维生素 D 不足而引起的。如果接触紫外线,人体的皮肤就能合成维生素 D。但婴儿在 1 个月左右时一般是不晒太阳的,所以接触不到紫外线,因此,出生 3 周后,应该每天补充 400 单位维生素 D。特别是早产儿,如果出生时体重在 2 千克左右,其在母体内吸收的维生素就会很少,更应该从出生后 2 周开始补充维生素。

坏血病是一种身体各处出血,腿一碰就痛得跳起来,并大声哭闹的疾病。它是因为在新鲜的水果中含有的维生素 C 不足而引起的疾病。在母乳喂养时,如果母亲不是完全不吃水果,就不会引起维生素 C 缺乏。在把奶粉冲成牛奶时,因为需要用热水,就会破坏一部分维生素 C,有时为了严格消毒,不得不用热水,所以,从出生后 2 ~ 3 周应该每天补充 25 毫克维生素 C（相当于 50 毫升橘子汁）。

维生素 A 不足时,眼角膜就会干涩,严重时可引起失明。维生素 A 耐热,即使是消过毒的牛奶,也不会被破坏。母乳中维生素 A 含量也很多（100 毫升中含 200 ~ 500 国际单位）,所以,不补充维生素 A 也可以。或者每天预防性地给予 1500 ~ 2000 国际单位就足够了。

维生素 B_1 不足会引起"脚气症"已广为人知,婴儿每天需要 0.5 毫克的维生素 B_1。如果母亲不喜欢麦片、面条、面包等面食,而只吃精白米,或者以方便食品为主食,不吃副食,婴儿就会出现"脚气症"。所以,进行母乳喂养时,喜欢吃米饭的母亲不吃面包等面食是不行的。因为母亲食物中的维生素 B_1 的量无法确定,所以预防性地每天给予 0.5 毫克维生素 B_1 是比较安全的。

为了防止各种维生素不足情况的发生,上述做法是必要的。对很小的婴儿来说,鱼肝油刺激性强,果汁容易引起腹泻,所以应该补充复合维生素液,1 天中的任何时候都可以,用吸管给婴儿喂 1 次。在复合维生素液中,除了含有维生素 A、B_1、C、D 外,还含有其他各种人体每天所需要的维生素,所以预防性地使用是非常合适的。不过,维生素 D 或维生素 A 摄取过量是有害的,因此,复合维生素液不能喂过量(见 631. 维生素过剩)。

近来,在特殊调制的奶粉中加入了各种维生素,如果 1 天使用 100 克这种奶粉,就正好能补充合适的维生素量。但是月龄小的婴儿每天食用奶粉不到 100 克,所以仍需补充复合维生素。

婴儿再大一些时,因为经常晒太阳,喝奶的量也增加了,也可以喝果汁了,所以就没有必要补充复合维生素了。

65.婴儿洗浴后

婴儿洗浴后,擦粉或者涂油几乎成了一种习惯。可是,对没有出现红肿、糜烂的婴儿来说,还是什么也不涂为好。

在臀部或者大腿根等处稍有发红时,可以擦痱子粉(成分多为滑石粉,还有氧化锌),沾在手上搓一下,涂上薄薄的一层;不要涂得太多,聚集成块不好,不然在用尿布擦掉它时,容易损伤皮肤。

注意,不要在肚脐部涂粉。也不要把粉直接涂在胸部或颈部,因为有时烟状的粉会被婴儿吸入口中。母亲可以先在手掌中把粉搓匀,然后再涂到婴儿的颈部、耳后和胸部等地方。

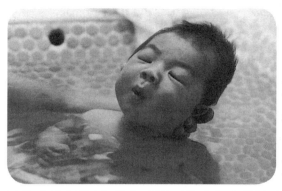

我们的祖先不用小儿润肤油,并不是因为没有,而是因为在像日本这样湿度大的国家里,人们必须靠皮肤帮助呼吸。我们的祖先从经验中知道,如果毛孔被油堵塞,就会因为不能呼吸而感到不舒服。西欧国家也不把小儿润肤油作为涂料使用,他们洗澡不像我们这样认真。他们有时用涂润肤油代替洗澡。在日本,对洗澡成为心脏负担的早产儿,也是用橄榄油擦身体代替洗澡。婴儿好不容易因为洗澡而感到了清爽,再去擦小儿润肤油就没有意义了。

66.关于体重增加

出生后2周的婴儿体重多少为好?这样的问题是毫无意义的。出生时的正常体重有一个很大的范围,不能说4千克的孩子就结实,3千克的孩子就弱。结实的孩子,出生时体重的差别也是很大的。而且,在每天的喝奶量方面,健康的婴儿也是各不相同的,因此,婴儿在出生后2周应该有标准体重的想法是不对的,这是战前征兵时根据个人的看法把人分成甲乙丙丁等级的思想。

出生后1周内不太喜欢喝奶的婴儿,出院时的体重与出生时相比并没有太大变化。从出生的时候就开始吃奶,而且母乳很充足的婴儿,出院时的体重有时能增加150克以上。

因为乳汁分泌不足或是婴儿食量小,即使过了半个月,和出生时相比,婴儿体重也没有太大变化。尽管如此,如果母乳分泌逐渐旺盛了,即使体重增加达不到母子手册体重曲线要求的程度,也是不加牛奶为好。

母乳分泌非常旺盛时,在1周内,体重每天会增加30~40克;牛奶喂养时，可以以此为标准作参考。若体重平均每天增加 50 克以上时，就要考虑是否喂得过多了。半个月时量体重，如果比出院时还少，婴儿半夜经常哭闹，就要加牛奶了。

有时不论母乳分泌如何充足，婴儿只吃完一侧乳房之后就很满足地睡去，这时，可以考虑这是食量小的孩子。体重的增加也是每天 20 克左右，这样的婴儿即使试着加牛奶，体重也不会增加。不太愿意喝奶，是婴儿的一种健康状态。因为母乳不足每天体重只增加 20 克的婴儿，与因为食量小每天体重只增加 20 克的婴儿很容易区别。两只乳房都吃净之后，因为还想吃，所以就像在诉说没吃够一样地哭闹，到晚上要醒好几次，这种婴儿就属于母乳不足的婴儿；而食量小的婴儿与此相反，是相当安静的。

喝牛奶的婴儿当中也有食量小的。即使只喂 70～80 毫升也非常安静的婴儿是食量小的婴儿，想再喂多一些，他（她）也不会再吃，体重当然也不会增加。

67. 抱婴儿好吗？

出生后 1 周到半个月的婴儿只要吃饱了，就会睡得很好。安静的孩子，只有在尿布湿了的时候哭，所以除喂奶以外，就不用抱了。可是，婴儿醒了之后，或是喂完奶之后，或是换完尿布之后还是抱一抱好。因为头部还不能立起来，所以抱的时候应该支撑着枕部。在气候好的时候，只要避开强光的照射，接触一下外界的空气也可以。

抱一抱婴儿好，是因为在眼睛还看不清楚的时候，婴儿通过抱能够感觉到亲人的温暖。婴儿整天一个姿势躺着，当然不如被抱着的时候心情好。想抱孙子的祖父母在身边的情况下，可以让他们多抱一些时间。

有人会认为也许会养成抱的习惯，之所以非常讨厌养成抱的习惯，是因为大人都想在婴儿躺着的时候做一些事情。因为被抱着是这一时期婴儿的一种快乐，所以要给予婴儿这种快乐。不要认为因为抱了，不抱时就成了爱哭的孩子。被抱着是一种快乐，同时，疲劳的时候入睡也是一种快乐。经常有人因为怕经常抱而养成抱的习惯而不抱婴儿，实际上养成抱的习惯的婴儿都是从一开始就特别爱哭的孩子（见 100. 养成抱的毛病）。

68.未成熟儿出院以后

在集中治疗室的婴儿危险的症状消失后，逐渐健康起来，在体重开始增加，吃奶也很好时，就可以回家了。这样的婴儿在很多地方都与一般的婴儿不同，吃奶不多，体温调节差，对感染的抵抗力低。因此，在家庭中，需要特殊的抚养、护理。

最重要的是预防感染。想办法准备一个婴儿专用的房间，除照顾的人（母亲、祖母）之外，其他人不要进入。曾经发生过因为父亲无意中进入房间，打了一个喷嚏，其体内的病毒（父亲未发病）被婴儿吸入，而引起婴儿肺炎的事情。对早产儿，更应该绝对禁止外来客人的看望，有兄弟姐妹时，也应该禁止入内。

出入房间照顾婴儿的人，最好穿只在房间内使用的白色罩衣。因为如果被传染了感冒，婴儿就会有致命的危险。所以照顾孩子的人要经常戴口罩（药店卖的比自己做的好），而且要每天更换 1 次；喂母乳或冲奶粉（即牛奶）前，还要用香皂把手洗干净。

室温在夏天和温暖的季节，不用调节（不需要空调）。冬天，则必须用暖气。室温应保持在 20℃～25℃，18℃以下就冷了，这时可以在婴儿的被子中放电脚炉（为了不引起烫伤，放在离脚远的地方）。被子中的温度以 30℃～32℃，湿度以 50%～55% 为宜。用石油或煤气炉取暖时，应该按房间的大小选择炉子，而且要常换气。

婴儿的服装以棉质的为宜，冬天的服装以绒布质地的为好，羊毛质地的不好。新衣服要洗 1 次之后再穿。

如果婴儿入院时母亲的奶挤了出来，出院之后就要喂给婴儿。没有母乳时，能够吃别的母亲的奶也好（见 62. 吃别人的奶）。如果实在没有母乳时，就要给早产儿喂牛奶，可以像在产院时那样冲淡一些。一般医生都会告诉我们，与其喂浓牛奶，不如增加喂奶的量。冲奶粉时，要严格消毒（见 40. 奶粉的调配方法）。

一般来说，早产儿出生后 2 周，每天每千克体重需要热量 110～150 千卡、水分 150 毫升；蛋白质的需要量是每天每千克体重 2.25～5 克。母乳 100 毫升中含有蛋白质 1.1 克，同化率较高。

正常产婴儿从母体摄取的铁可以用到出生后 4～5 个月，早产儿到出生后 2 个月就用完了，所以要从出生后 6 周或者再早些就开始补充（见 101. 给未成熟儿补充铁剂）。儿科医生对出生后就开始补充铁剂都有顾虑，这是因为他们知道血液中的铁处于饱和状态后，母乳中的铁传递蛋白等的杀菌力就会下降。通常铁剂至少要持续服用半年。

复合维生素液从出生后 2 周到 2 周岁都需要补充，每日 1 次，用吸管喂。把早产儿用的奶粉换成普通奶粉的时间，一般根据早产儿的成熟度及出生后的发育情况而定。

喝奶量与婴儿的体重及性别有关。大致来说，1 千克体重每天需要喝奶 150～180 毫升，2.5 千克体重的婴儿每天喝奶 350～450 毫升是正常的，如果每天 7 次，间隔 3 小时很勉强的话，就可以改为每天 8～9 次。

出生后 2 周以内体重不足的婴儿，回家之后，继续正常喝奶的话，体重就可以追上普通的孩子。需要 1 个多月体重才达到 2.5 千克的婴儿，回家之后，必须细心喂养。出生后马上就哭的婴儿和出生后处于假死状态的婴儿相比，当然是后者更应该用心喂养。

早产儿的洗澡次数以尽量减少为好，因为洗浴会使通过吃奶好不容易得到的热量丧失。特别是在寒冷季节，更应该控制洗浴次数。不过，如果婴儿体重超过 3 千克，1 次喝奶达到 100 毫升以上的话，就可以和普通婴儿一样洗澡了。如果好不容易才达到 1 次能喝 50 毫升，那么还是不洗澡比较安全。

早产儿与普通婴儿相比，黄疸持续的时间比较长，即使到了 1 个月，黄疸还没有消退的情况并不少见，但并不需要特殊的治疗。

产院医生让早产儿出院，是因为其已经达到了在家庭中可以进行照顾的条件，所以母亲不必提心吊胆。不过如果出现了下面的情况，就必须与医生联络。婴儿体温降低时，平常 36℃ 左右的体温，降到 35℃ 以下时，就必须意了,要马上与早产儿中心的医生进行联络。在此之前,要使婴儿的被褥变暖。如果是因为拿走电脚炉导致的体温下降,就应该尽快再用上,如果加热过快,体温也会上升过快,所以不要加热过快。

冬天,为了不使婴儿的手凉,给婴儿戴手套是不安全的。婴儿的手指从松弛的手套网孔中伸出,妨碍了血液循环。曾经有过报道,只一晚的时间,婴儿的手指就腐烂了,而父母虽然知道婴儿哭闹,却不知是什么原因。

婴儿体温过高时(比如 38℃),首先应该想到是不是过于保暖了;呼吸非常急促时,也要通知医生,特别是出现咳嗽或者从口中吹出气泡时,更应该马上通知医生;脸色像蜡像一样变白,哭声变弱时,也必须找医生咨询。特别是吃奶量急剧减少时,更应该引起注意。

婴儿腹部突然发胀时,必须想到这是一种危险信号。婴儿抽搐时,也要通知医生。

发生上述异常时,在冬天的夜里,如果医院很远,用没有暖风的车带婴儿去医院是很危险的,因为在中途,有可能更冷,请医院携带保育器械出诊是最好的办法。

对早产儿什么时候结束特殊的照顾为好呢?通常,体重达到 3 千克,每次喝奶量持续达到 100 毫升以上(或者体重平均每天增加 30 克以上)时,就可以"解除警戒"。一般情况下会是在出生后半个月,然后就可以继续按照本书中月龄的顺序继续喂养。

出生时体重在 1.5 千克以下的婴儿,在 3 个月时,有一半左右出现脐疝,但不用担心,1 年后就会自行痊愈。

异常情况

69.乳头凹陷

如果询问为什么人工喂养,有的母亲就会回答是因为自己乳头凹陷。乳头凹陷就不能喂奶是一种错误的想法,虽然奶是从乳头流出来的,但婴儿吸吮的时候并不是只吸乳头,而是把周围的乳晕一起吸入口中。

如果乳头凹陷导致吸吮困难,多是在婴儿嘴很小不能吸住乳晕的时期。婴儿逐渐长大,嘴变大时,即使母亲乳头凹陷,婴儿也会吸住周围的乳晕,所以不会影响喂奶。如果确实不能吸住乳头时,就可以试一下药店出售的乳头保护器,它会起一定的作用。

在婴儿嘴很小的时期,应该想办法持续喂母乳,以后才能进行正常的母乳喂养。这个时期一般是从出生到 1 个月,把母乳挤出来喂婴儿就可以了(见 61. 挤母乳的方法)。

婴儿一天天长大,要让他每天练习吸吮乳房。可用拇指和中指夹住乳晕部分、展平、放入婴儿口中。乳房胀满时,乳晕下的腺体充盈、变硬,就不容易夹住了,这时可以挤出一部分奶,使腺体变空、乳晕变软,然后再放入婴儿口中。

如果乳头凹陷是在妊娠时期发现的,母亲一般会想各种办法把它拉出来,可是如果怎么拉也拉不出来时,母亲就会很着急。

如果母亲受到产科医院助产士的指责"为什么不事先想办法拉出来呢? 这样的乳头是没办法吸的!",母亲就会失去母乳喂养的信心。即使婴儿出生时母亲乳头仍凹陷,也不要悲观,母亲的奶,不吸是流不出来的,并不是奶不流出来,而是还没有到流出来的时候。

70. 患乳腺炎时

乳房胀、硬、一碰就痛,一般都会认为是得了乳腺炎。在婴儿半个月以内,母亲得乳腺炎的非常少,多数都是奶积聚过多,而变成了硬块。由化脓菌引起乳腺的炎症为真正的乳腺炎,它发生在婴儿出生 4～5 周之后。

因奶积聚而出现硬块的乳房,只要婴儿用力去吸,就会自然好转。如果有"揉奶"的人就更好了,因为她能把这种硬块揉开。但是,"揉奶"不是一种职业,乳房胀痛时,不容易找到能揉开的人。

乳房硬、痛时,首先需请外科医生鉴别一下,是化脓性乳腺炎还是奶积聚过多。在找不到合适的外科医生的偏僻的地方,只好让外行来诊断了。奶积聚得过多时,不会发热,在肿胀乳房一侧的腋下触摸一下,触不到活动的淋巴结,乳房的皮肤也不变红。这时,需要忍受一下疼痛,像挤奶一样(见 61. 挤母乳的方法)缓慢地按摩乳房,奶流出之后就好了。每天按摩 2 ~ 3 次。如果很痛,用热毛巾湿敷一下就好了,用胸罩从下方托住也可以减轻疼痛。奶积聚得过多一般都是二三天的时间,所以要想办法忍耐一下,坚持喂奶就会好转。

由化脓菌引起乳腺炎时,母亲情绪通常不佳,一触乳房,不仅会感到疼痛,而且还会发冷或者发热 38℃以上,还有乳房皮肤发红,患侧淋巴结肿大、变硬、有触痛。去就医时,医生会用抗生素予以治疗。这种情况下,4 ~ 5 天内患侧乳房不能哺乳,服用抗生素后,婴儿仍可以吃母亲的奶。不过,连用 10 天以上四环素时,婴儿将来的牙齿会变黄,所以母亲在拿药时,必须咨询一下是否含有四环素。

因为乳腺炎手术母亲必须住院时,婴儿也要一起入院。如果医院不允许,医院离家很近时,可以把婴儿抱到医院喂奶。

71. 脐部出血

脐带残端在第四五天脱落后,干燥了一段时间的脐部,又逐渐开始有渗出,有时贴在脐部的纱布会渗出血来。从脐带残端脱落,到脐部完全变干燥所需要的时间有长有短,长者可达 1 个月左右。

经常能见到在脐部的凹陷处出现粉色的、豆状的圆形肉块,这是脐肉芽肿,并不是特别可怕的东西,一定会治愈。脐带残端脱落到完全长好还需要一段时间,与接产时处置的好坏没有关系,虽然经常保持清洁,也可能出现肉芽肿。

对脐部进行处置时,擦干消毒后再用消毒纱布覆盖就可以了。对男孩子,要注意不要因为尿而弄湿脐部,上边的尿布要铺厚一些。

含有滑石粉的痱子粉之类的东西也引发肉芽肿,所以要注意不要把这些东西涂在脐部。对肉芽肿,医生一般都习惯采用涂硝酸银、用盐水洗的治疗方法,但这并不是说别无他法。洗浴后,用消毒棉轻轻地擦一下,再用消毒纱布覆盖也可治愈。为了治疗这种疾病,每天带着出生还不到半个月的婴儿,去有很多门诊患者候诊的外科医院是不明智的。外科候诊室是很多带着化脓菌的患者聚集的地方,所以有可能传染给婴儿,而引起各种疾病。

72. 黄疸不消退

普通婴儿黄疸都是在出生后 3～4 天出现,1 周左右消退。出生半个月后,还有很明显的黄疸时,母亲就会很担心了,会认为是不是胆管堵塞了,或是肝脏有问题了,而到儿科医生那里诊治。可是,生理性的新生儿黄疸,也有很多持续 1 个半月左右才消退的情况。虽说半个月时黄疸还没有消退,也不会就得了书上写的很严重的疾病,还是再等一段时间为好。只要婴儿很健康地吃奶、很大声地哭、不发热、大便没有变白,就没有马上去就医的必要。即使是去就医,医生也会说再等一段时间。

黄疸在只用母乳喂养的婴儿中比较多见,出现得比较晚,一般是在 1 周后或 2 周开始时出现,然后黄疸逐渐明显,血液中胆红素的量也很多,只要不是早产儿,就极少引起大脑的异常。停喂母乳二三天改为牛奶就会变轻,但这只是医生的想法,对婴儿来说没有什么好处。如果坚持母乳喂养,有的婴儿黄疸持续 3 个月也未引起其他障碍,除黄疸以外无其他症状,他们健康地吃奶,体重也正常地增加。

73. 吸气时喉部发出声音

出生后 1 周左右,有时会发现婴儿吸气时,喉部会发出"咝、咝"的声音。总是在吸气时发出这种声音,母亲就会着急了,担心也许是喉部被什么东西阻塞了。但又不总是这样,多是在婴儿哭闹时发出很大的声音,安静之后,就不明显了。哭声不哑,吃奶也很好,也不发热,去就医,医生会说没有什么异常。这是因为喉部生来软弱,吸气时,喉头的一部分变形、狭窄而发出的声音。过一段时间,软的部分逐渐变强时,这种声音就会自然消失。既有 6 个月时自愈的,也有需要更长时间的,不过到过生日时都会自愈,而且平时并不出现,只在哭闹严重时出现吸气的声音。

这是一种完全无害的情况,不需要特殊治疗。经常接触外界空气、晒太阳,就会使骨及软骨变结实,所以虽说是吸气时喉部发出声音,也不要把婴儿关在房间里。医生也许只会给出一个单纯性先天性喉头狭窄这样一种病名复杂难记的诊断。

74.婴儿口腔中的白色小斑点

观察出生 1 周左右的婴儿哭闹时,会偶然发现其口腔内侧颊部、齿龈等地方沾有像奶渣一样的白色东西。与奶渣不同的是,喂温水也冲不掉。其实,这是一种霉菌(念珠菌)附着在口腔上。可以说,妊娠的母亲中有 20% 在产道有霉菌生存,在分娩的时候,会传染给婴儿。

这种情况健康的婴儿也常有发生,所以不用担心。以前认为是鹅口疮,发生在营养不良的婴儿,但营养正常的婴儿也可出现。健康的婴儿不用处置,半个月或者 1 个月会自愈。如果这种霉菌是在婴儿使用抗生素的情况下出现的,就应该马上告诉医生,因为这属于抗生素的一种不良反应。对橡胶奶嘴、奶瓶的消毒必须严格,以防再感染。

如果是早产儿,喝奶量逐渐减少,且口腔中出现了白色念珠菌时,就必须向医生咨询了。因为比口腔中霉菌感染更严重的是婴儿不喝奶。

75.父亲要做的事

在日本,没有丈夫在厨房做家务和给婴儿换尿布的习俗,就像没有产后的妻子一个人在家做家务、照顾孩子的习惯一样,而是奶奶照顾婴儿,请人帮忙做家务。产妇在身体恢复以前,只管给孩子喂奶就可以了。可是,随着社会的发展,多数的家庭都变成了核心家庭,身体还没有复原的妻子必须一边做家务一边照顾婴儿。作为孩子的父亲,对这种新情况,必须从丈夫的角度进行处理。

　　家务及育儿,丈夫需要参与多少,一般由妻子的体力和婴儿的个性来决定。不到 25 岁的产妇比过了 30 岁的产妇体力恢复得快;喜欢运动的产妇比不做运动的产妇有力气;睡一会儿就能恢复体力的产妇即使晚上醒来多次,也不会妨碍第 2 天的家务;可是平时睡眠不好,晚上再起来,第 2 天身体的状况就会不佳的产妇,一边照顾婴儿,一边做家务的话,就会是相当重的负担了。还有晚上 1 次也不醒的婴儿和晚上醒多次、尿布湿多次的婴儿,虽说是都要抚养,对产妇来说,需要消耗的体力是无法相比的。附近同时分娩的夫人如何、丈夫的姐妹如何,都不能作为榜样。就像每个人都有个性一样,每一对夫妇和他的婴儿也有与别的家庭不同的个性。能够提供与自己家庭相适应的劳动的只有小家庭中的父亲。时代要求父亲参加家务及育儿劳动,男性不参加这类事情,是源于旧时代的习俗。

　　白天的工作会使父亲疲劳,不过,如果产妇是家庭主妇,只需要父亲 1 个月的帮助就会很快恢复体力,不会总需要父亲的帮忙。但是,在夫妻都工作的家庭,家务及育儿一直都会需要父亲的参与,这是夫妻都工作的小家庭的特殊情况。

　　产妇如果是家庭主妇,只要其体力恢复了,在做家务及育儿时,很快就会不需要父亲帮忙了。日本的多数男性,对厨房及洗涤等的家务,不如女性做得好,有的妻子,对丈夫的帮忙,反而感觉到是一种负担。

　　24 小时都在观察婴儿的妻子的观察力,比每天只观察 2 ~ 3 小时的丈夫的观察力当然要强得多。

　　不过,即使是丈夫的帮忙很笨拙,妻子也应该高兴地接受。如果认为怕自己被说照顾孩子失职,而不接受的话,丈夫以后就不会再协助了。

　　过 1 个月之后,对婴儿的观察就不一样了,这时,父亲应该承认母亲的实力。有男性比女性优秀偏见的父亲,往往对婴儿的观察力很差。出差回来的父亲注意到婴儿的咳嗽,就会说应该马上去就医,而从半个月前就观察到婴儿嗓子"呦、呦"叫的母亲就不会惊慌。

　　下面是现在父亲必须注意的问题:

只要有母乳,从 1 周到半个月的婴儿就不会发生问题,重要的是母乳不足时,应不应该加牛奶的问题。希望父亲认真读一下 "36. 是不是母乳不足?" 和 "60. 写给用母乳喂养的母亲",并进行综合考虑。量体重虽然是一件重要的事,但也不必过分神经质,最好不要买医生用的准确测量的体重计,因为这会使母亲神经质。

生产后的母亲,有的过了 1 周还不能动,这时父亲要尽量帮忙做家务。特别是要把婴儿的洗浴当作父亲的工作。如果一般是在洗浴后给婴儿量体重,父亲就必须按时回家。

早产儿体重达到 2.5 千克出院回家时,更需要父亲的帮忙。因为母亲不能外出,所以在婴儿患病时,就必须由父亲带着去看病。父亲从外边回来,在家门口要换上家里穿的衣服,戴上睡帽,把头发放在里面,然后把手洗干净,再去看婴儿。当然,不戴口罩是不行的。

再重申一遍,不要吸烟。不只是因为父亲中年后,可能会因吸烟诱发心肌梗死或癌症而死亡,造成家庭不幸,还因为被动吸烟的母亲患肺癌的概率很高,婴儿哮喘的发生率也很高。

半个月到 1 个月

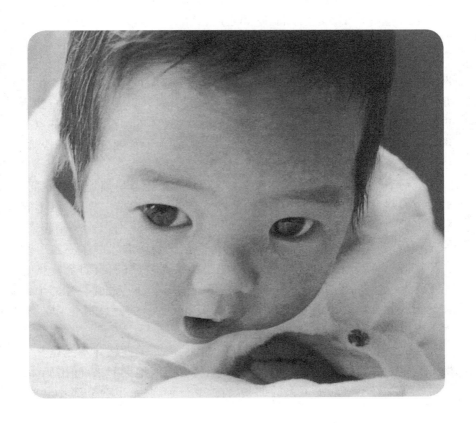

这个月的婴儿

76.从半个月到1个月

这段时间婴儿的个体差异进一步明显了。有的婴儿非常安静,有时安静得让人感觉不到他的存在。这样的婴儿睡眠时间长,只有在十分饥饿时才醒来。因为肚子空了,所以咕嘟咕嘟地吃奶,如果吃的是母乳,就能把两只乳房都吃干净;如果吃的是牛奶,能吃 120 毫升。排尿、换尿布之后,会情绪很好地醒一会儿,不知不觉之间又睡着了。夜里 2 点及清晨 5 点各醒 1 次,换尿布、吃奶之后,又能马上入睡。大便也是每日 1 次。

有位夫人说:"这样的婴儿一个人就可以照顾。"当她看到其他有个性的婴儿时,一般就会提醒说:"是不是哪儿不舒服了?"总之,安静的婴儿毕竟是少数,大多数婴儿是不会这样平和的,对外界刺激敏感、自我表现能力强的个性使他们表现得非常吵闹,成为爱哭的婴儿。稍有一点儿声音,就会睁开眼睛。尿布湿了,就会"哇、哇"地大声哭闹表示不快,即使是换完尿布,也会因为饿了而哭个不停。

喂母乳 5~7 分钟之后,空腹感一消失,他就会不耐烦地停止吃奶,如果继续勉强地让他吃,就会像让他做不合心意的事情一样,把好不容易吃下去的奶"呼"地一下全吐出来。过 10 分钟左右,他又会哭闹起来,像是在诉说:"我饿了。"再喂个五六分钟,他又会接着入睡。不过有时会连续睡上 4 小时。这样的婴儿,喂奶是不会有规律的,有时会每日吃奶 12~13 次。特别是在母乳分泌不充足的情况下,两方面(婴儿的个性和母亲的着急程度)加到一起,使婴儿每天生活的目的就只剩下了吃奶。因为难以忍受这种情况,许多母亲只好停止喂母乳。

换成牛奶之后,情况多少有所改善,可是,婴儿的性格并不能完全变得平和。如果奶瓶的牛奶流出不畅,婴儿又会生气地哭起来,吐出奶嘴,不再吃奶。好不容易喝下去的那些奶在 20 分钟之后,也会全部吐出来。

这种情况在男孩比较多见。因为吐出牛奶的量有多有少，所以到达下次饥饿的时间也有长有短，既有 1.5 小时的，也有 2 个小时的。因此喂奶时间也就变得没有规律了。人们之所以把上述情况称为个性，是因为即使喂药，也不能使情况得到改善，只有随着时间的推移，才能自然好转。

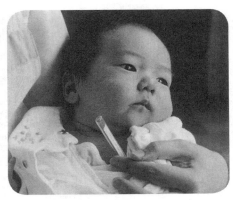

个性还表现在食欲方面。如果用母乳喂养，不容易弄清楚食欲的问题。但是如果只用牛奶喂养，因为每次吃奶的量很清楚，所以母亲能够观察到婴儿的食欲。婴儿吃了很多牛奶，母亲非但不在意，而且还很高兴，因为她们认为食欲好就表示健康。其实，食欲过好也未必就好。刚刚 1 个月的婴儿，如果每次吃奶 180 毫升，那就是吃过量了。不过，令母亲们担心的是食量小的婴儿。即使按奶粉包装盒上说明的量把奶粉配成牛奶喂给婴儿，婴儿也会剩 20～30 毫升。这种婴儿似乎不太容易出现饥饿感，即使到了晚上，也会一直酣睡，不会中途醒来。白天，虽然饿了，也不会突然大声哭闹。母亲开始会认为这样的婴儿喂养得很好，但是如果听说附近同时出生的婴儿 1 次能吃 180 毫升牛奶，而且亲眼看见那婴儿有自家婴儿的 2 倍那样胖时，往往都会失去平静，会认为自己的孩子是因为哪里不舒服才吃得少的。

更令人不解的是，有这样的母亲，看到食量小的婴儿的体重曲线还不到母子手册要求曲线的 50%，就想办法让孩子多吃奶，还给孩子注射蛋白质同化激素之类的东西。其实，用激素来改善食量小婴儿的体质，既不能成功也没有意义。因为注射不仅给婴儿带来了疼痛，也没有效果，母亲会更加着急，而且还有令人讨厌的不良反应。

在这一阶段，排泄的个性也更加明显。排尿方面，不管次数怎样多，因为都渗到尿布里了，所以母亲都不太在意。排便因为用肉眼能看得到,所以次数增加,出现绿色或白色粒状物,或黏液便,母亲会认为是腹泻了。这个时期排泄的另一个个性是以便秘形式表现出来的。在成人,如果问他每日排便几次的话,有1/3的人会说他是属于便秘型的,但没有人进行过这样的调查,因为即使是便秘,也算不上不健康。每日便1次,还是2~3日便1次,都属于个人的个性,人从出生到生后1个月这种个性已经表现出来了。出生后半个月时表现出来的个性,到1个月时进一步以"完善"的姿态表现出来,母亲有时却会为此感到苦恼。

有的婴儿脸颊上长了粉刺状的东西,脸颊全部变红、发硬,有时流出黄色的液体;有的婴儿眉毛出现皮屑,前额到头顶长出油痂;有的婴儿耳根后变红、糜烂。如果去看医生,会说是得了湿疹(特异性皮炎)。

有的婴儿总用力使脸色发红,这样的婴儿有一部分会出现脐疝,好哭闹的孩子也是这样。鼻子容易堵塞的婴儿在这一时期将更加严重,发展下去,有时候会达到不能吃奶的程度。

经常吐母乳或牛奶的孩子当中,男孩比较多见。这个月龄,吐奶就像喷水一样,有的孩子体重也不增加了。如果去医院,会被诊断为"幽门痉挛"。可是,上述情况,并不属于疾病,而是婴儿的个性到这一阶段的表现,所以不用担心,不必处理,只当作是婴儿的一种"变化"即可。不过,如果母亲只注意婴儿令人困惑的个性,而忘记了婴儿的成长是不行的。

婴儿的视力还不是很好,但是到出生近1个月时,如果情绪很好就会露出笑容。手脚的活动也越来越多了,在炎热的季节,婴儿会用脚踢开毛巾被,小手也经常去抓脸,所以如果不经常剪指甲,婴儿的脸就会被抓伤。

最重要的是要记住婴儿情绪好的时候的表现。不管大便次数增加也好、绿便也好、未消化便也好,还是吐奶、体重的增加不如想象的那么多也好,只要是婴儿表现出心情好就无所谓。在世界上,能记住婴儿情绪好时的表现的只有母亲,如果母亲能够感觉到某种表现与心情好时的表现不同,那一定是婴儿哪里感觉不舒服了。母亲从孩子出生后就开始对他进行照顾,所以应该比到医院一次只给孩子检查5~6分钟的医生更清楚婴儿的健康状况,因此,母亲不经常观察孩子的健康情况是不行的。婴儿逐渐长大了,母亲也从生育和为人母的兴奋状态中平静下来。因而,婴儿如果很结实,即便是养育过程中有一些失误也会很好地成长,并且育儿并不需要多么高深的知识,稍微懒惰一点也没有什么不可以的。这正是母亲已经有了育儿经验的表现,也可以说开始具备了做母亲的资格。

喂养方法

77.用母乳喂养时

在出生后半个月时还不太多的母乳,过半个月后,乳房就开始胀大。证实母乳流出量的多少的最确切的方法,是用体重计在哺乳前后称量体重看其差的大小。家庭用的小型体重计,只要最小刻度达到 50 克就能够测量。用这种测量方法,能大致测出母乳的流出情况。每隔 5 天在洗浴时和 5 天前相比,婴儿体重增加了 150 克以上,说明母乳较充足;如果增加 100 克以下说明母乳不充足。不过,在婴儿当中有吃很多奶还不够和吃一点就够了的两种孩子,想吃很多的婴儿,虽然是 5 天增加 150 克,如果把两侧的乳房都吃空之后,会因为还想吃而哭起来;相反,如果是食量小的婴儿,虽然 5 天只增加 100 克,在哺乳的时候,吃到一定程度即使还有乳汁流出也不会再吃了。

即使有体重计,每隔 5 天就给婴儿量体重的勤快母亲也是比较少的(那也是可以的。育儿太勤快的母亲过于注重细节,有时会对大局判断失误)。不能因为吃母乳之后没吃饱而哭闹,就认为母乳不足了而给婴儿加牛奶,如果在每次喂母乳后加牛奶,婴儿就会不再很好地吃母乳,到 1 个月左右时,就会只喝牛奶了。

如果家里有体重计,还是每 5 天当 1 次勤快的母亲为好。之所以这样说,是因为母乳喂养,便的次数多,"腹泻便"的婴儿也多。如果体重每 5 日增加 150 克以上,就可以放心地认为不是病理性腹泻。另外还有经常吐奶的母乳喂养的孩子,家长会担心这样吐下去不行,只要体重每5日增加150克以上,就可以认为是吃多了,吐出来更好,也就可以放心了。在母乳喂养的情况下,婴儿吃得很好,母乳也充足,有时婴儿体重5日间可增加200克以上,这是因为母乳的特殊性,持续下去也不会有问题。

牛奶喂养无论如何都有些麻烦。如果出生后15日到1个月就断母乳的话还为时过早。如果婴儿吃奶后还哭,就应该每隔5日量1次体重了。如果增加超过150克,就可以认为奶量已经够了。如果哭闹是因为婴儿的情绪,就可以再试着喂一些糖水或补一些母乳。

另外,喂母乳15分钟左右后就放开乳头睡着的婴儿,也不能因为看起来很满足就断定奶量够了,还是称1次体重为好。如果过了5日体重增加刚到100克,就可以大致估计自己的孩子是个小食量的婴儿了。

78. 母乳不足时

出生后过3周,婴儿的食欲会急剧增加,以前都是每3小时喂奶1次,现在吃奶刚过2小时就开始哭了。遇到这种情况不要马上加牛奶,可以先试着增加喂奶的次数,因为婴儿的吸吮能刺激母乳的分泌。如果哺乳的间隔缩短到不足2小时,就应该测体重了。在5天的时间里,体重只增加100克的话,就是母乳不足了。如果体重增加在100~150克之间,再尽量喂一些母乳也可以,但婴儿经常哭闹,半夜要醒好几次,家里其他人都睡不好觉,就应该加牛奶。加牛奶的方法详见37~41。母乳严重不足时(5天只增加了不到100克),每天可以喂3~4次母乳、3次牛奶。

有时,婴儿5天体重增加不到100克,是因为母乳不足,但是给加牛奶,他们也往往不愿意喝。这时,与其勉强让婴儿喝牛奶,不如让他等着吃母乳。不管怎样,只要体重增加,就不会造成营养失调。而且,母乳还会再分泌。另外,如果婴儿真的饿了也会喝牛奶。

如果母乳的量可以使婴儿体重增加的速度达到每5天100~150克的话,就可以用每天母乳4~5次、牛乳2次的方法开始喂养了。1次喂牛奶100~120毫升,这样做下去,过5天量体重,如果增加了150克以上,就可以这样继续坚持下去。

　　虽说是母乳不足,也不应该着急,因为越着急母乳分泌得越少。总之,为使家庭和睦加牛奶也可以。如果家庭和睦,过一段时间很多产妇就会出现母乳增加,达到不加牛奶也可以的程度。

79.只用牛奶喂养时

　　婴儿在半个月时就完全改为牛奶喂养是不可取的,因为一般母乳都是在婴儿出生 1 个月后才增多,所以不要着急,先将就一下,加点牛奶。但也有少数母亲无论如何也不能分泌乳汁。如果婴儿总是哭到半夜也不睡,也不要因为信仰母乳喂养而感到内疚。换成牛奶喂养,婴儿吃得很香,睡眠也前所未有的香甜而且时间长,不腹泻,一切都很好。这样一来,多数母亲就会认为如果再早点加牛奶就更好了。再看到婴儿的体重也在不断增加,就更坚定地认为不多喂牛奶是不行的。

　　这里有一个问题,喂了 100 ~ 120 毫升牛奶,接下去还想加量,这样,婴儿就会在出生后不到 1 个月的时间里,每次喝奶 120 毫升还不够。120毫升奶全部喝完之后,还在"吱、吱"地吸空奶瓶。看到这种情况,认为喝牛奶越多越好的母亲就会轻易地把奶量增加到 130 ~ 140 毫升。与母乳不同,牛奶量的增加是很容易的事。

　　在此之前喝 120 毫升牛奶的婴儿,喂到 140 毫升,也能吃干净。而且,既不吐奶,第 2 天也不腹泻。一测体重,平均每天增加 40 克以上,因此,母亲就更加自信了,会认为婴儿喝空了奶瓶还在吸,即使再加 20 毫升也不要紧。这种自信,不久就变成了喂养牛奶过多,喂养出讨厌牛奶或巨型的婴儿。半个月到 1 个月的婴儿,只用牛奶喂养时,1 次喂 100 ~ 120毫升比较合适。如果奶瓶已经空了还在"吱、吱"地吸,再给 20 毫升左右的淡糖水就可以了。

　　喂奶次数定为每天 6 ~ 7 次,两次喂奶时间间隔 3 小时,爱哭的婴儿有时不能等 3 小时。不过,即使分成多次喂奶,总量也以不超标为好。这一时期没有半夜不喂奶的婴儿,每夜喂 1 次比较好。

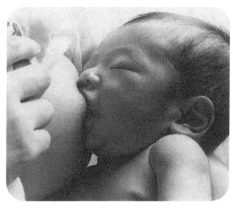

牛奶配制以不太浓为佳。配100～120毫升牛奶,所用奶粉量以不超过奶粉包装盒上的说明为宜。复合维生素也应该从半个月开始添加。

如果只用牛奶喂养的话,因为能够掌握每次的喂奶量,所以比用母乳喂养更容易发现食量小的婴儿。很多婴儿一般每次只能喝70～80毫升牛奶,有时能喝100毫升,但一般每日只有1次这种情况。

但是,在母亲当中,有的忘了人有食量大小之分。奶粉包装盒上写的是半个月到1个月的婴儿每次吃奶120毫升。如果吃得少,就会认为是没吃到量,为了让婴儿把剩下的牛奶喝掉,又是拍脸颊又是左右摇晃奶嘴来强行喂奶,这是没有意义的。

无论如何,每次只喝70毫升奶的孩子,体重增加也不快。5天只增加120克,这时,婴儿就会被认为是不是生病了。这样的婴儿,不太哭,晚上也睡得很好,一般很早就开始在夜间加1次牛奶。从喂养难易来说,可以说是一个容易喂养的婴儿。可是,在母亲看来,会认为这是一个比较弱的孩子,而不认为这种情况是婴儿的一个个性。

环　境

80.防止事故

刚1个月的婴儿,还不会主动去做什么,一般都是在安静地睡觉。万一发生了事故,也全部都是周围大人的责任。之所以这样说,是因为如果大人注意的话,这些事故都是可以避免的。

　　事故发生最多的是烫伤。大的烫伤几乎都是在给婴儿车中的婴儿做洗澡准备时，端来热水，滑了一跤，热水淋到婴儿身上所致。最好不使用热水袋，因为开关不严或出现破损常可烫伤婴儿的身体。

　　如果不把婴儿放在离开电脚炉适当距离的地方，即使认为调到了适宜的温度，在不知不觉中，电脚炉也会接触到婴儿的脚（以脚跟为多），造成烫伤，伤处红肿。如果认为婴儿感到热的话就会哭那就错了，因为即使是达不到婴儿哭的那种热度，接触时间长了也会烫伤。在婴儿睡眠中使用换气暖风机也是很危险的。

　　烫伤如果只是变红，不用处置就会痊愈。如果有水肿，敷以消毒纱布轻轻包扎，基本上可以消肿。不能涂油或软膏，如果出现破损，必须去医院处置。如果烫伤严重，不要随便处置，应该马上叫急救车送往医院（烫伤的处置详见"266. 婴儿的烫伤"）。

　　其次，经常发生的是一氧化碳中毒（见 651. 急救）。在安铝合金窗的狭窄的房间内，不要整晚都点煤气炉或石油炉。可是，不论怎样注意通风，父亲在室内吸烟也是不行的。

　　用母乳喂奶的母亲，不能躺着喂奶。因为如果躺着喂奶，还没有适应抚养婴儿的母亲，会因为疲劳在不知不觉中睡着，乳房的压迫，会使婴儿窒息。如果是大一些的婴儿，会因为痛苦而反抗，但是只有 1~2 个月的婴儿还没有力气反抗。

　　虽然婴儿经常吐奶，也不能把塑料包装袋铺在其枕头下。因为风一吹，塑料袋就会盖在婴儿脸上，婴儿还不会把它移开，因而会导致窒息。在婴儿枕边放干洗店装衣物用的塑料袋也同样是危险的。

　　经常吐奶的婴儿，如果在其吃过奶熟睡后母亲去买东西，应注意吐出的奶块容易堵塞到气管，所以经常吐奶的孩子一个人在家时，应该让他侧身睡。

　　把 2~3 岁的哥哥姐姐和婴儿一起留在房间里是很危险的，因为出于对比自己晚出生的孩子的嫉妒，小哥哥或小姐姐有时会做出危险的事。猫或者老鼠会咬伤婴儿，所以在晚上猫经常出没的地方不能开窗。婴儿的面颊和下巴上如果粘上了牛奶就会招来一些动物,所以应该把脸和手都洗干净,曾经发生过猫趴在婴儿脸上使婴儿窒息的事情。

81.邻居

婴儿出生后1个月,有时会被抱到家门口。附近的女性们大多都会来看看婴儿,而且会打听"奶多吗?""牛奶是怎么喂的?"等问题。由于不想让其他的母亲重复自己做过的不必要的事,她们传授了很多经验。虽然其出发点是好的,但是也不能忘记婴儿是有个性的,对婴儿A来说好的事情对婴儿B未必就好;还有一方面就是,对自己的婴儿,自己比其他人更了解,应该具有这方面的自信心。这一时期的婴儿吃奶很多,能够很精神、很大声地哭。体重也相应地增加,如果是这样的话,一般不会得病。只有母亲最了解婴儿抚养的情况,如果有自己的婴儿很健康的自信,就不会相信不了解婴儿状况的他人的关于婴儿有病的说法。

"因为持续腹泻,到医院一看是消化不良,打了针才好的。""因为治疗了脐带糜烂,所以没有化脓。""吐奶没有管他,成了习惯,打了1个月针才好。"上述的劝告不要一味听从。婴儿在生后1个月内,应该尽量不去医院看病。本来没有病,却因为去医院,在候诊室里被传染上了病,就太得不偿失了。

如果只听邻居的忠告,自己没有主见,就会把正常的生理现象当成病态,在听他人说话时,应该在心里说:个人有个人的做法。

82.室外空气浴

不要把1个月的婴儿带到人多的地方,是因为有被传染疾病的危险。但如果因为怕被传染疾病而丝毫不接触外边的空气也有些过分。

出生后3周,就应该开始接触外边的空气了。如果是夏天,还应该尽量打开门窗,使空气自由流通。即使是春秋天,只要气温在18℃以上,风不大时,也应该打开门窗。冬天,在日照充足的时候,也应该每1小时打开窗户通风 1 次。

　　婴儿快长到 1 个月时,只要不冷、无风,就可以包上棉斗篷,抱到阳台上,使面颊及手足的皮肤接触到外面的空气得到锻炼;让婴儿呼吸到比室内温度低的空气,锻炼呼吸道黏膜。上述锻炼每日 1 次,1 次 5 分钟左右为宜。室外温度 10℃ 以下时,就不要出去了。再有,日光直射且很强时,就不要做日光浴了。

异常情况

83. 婴儿吐奶

　　出生 15 天后,男孩子经常吐奶,开始的时候,认为是吃多了,吃完奶 20 分钟左右,"呼"地吐出来。吃奶后马上吐出来时,吐出来的呈牛奶状;吃奶 20 分钟之后吐出来的就是呈豆腐脑状的东西了。吃的奶变成了豆腐脑样物,是因胃酸的作用,奶在胃里停留时间过长所致。

　　如果一边吃奶一边从嘴角流出来,可不必担心。如果很多奶像喷水一样 "呼" 地涌出来,就应该想到可能是不正常了。如果认为是喂奶的方法不对,使婴儿吃进了空气,就应在喝奶之后,把婴儿立起来、拍背、让婴儿打嗝。尽管如此,婴儿还是吐奶,开始是每天 1～2 次,吐奶次数逐渐增多,有的孩子甚至每次吃奶都吐。可是,如果仔细观察,就会发现,经过一定时间,吐出的奶虽然变成了豆腐脑样,但没有奶以外的东西(例如黄色的胆汁、血液、带有大便味的东西)。婴儿不论吐奶前后,都没有痛苦及情绪不佳,不过总是吐奶,而且不论怎样注意都吐。

　　如果去医院就诊,就会被说成是 "幽门痉挛"。由于写的是一些看不懂的字和没有听说过的病,母亲就慌了,就会打听是什么病,多数会回答都是胃的出口痉挛,严重的话,必须手术。

　　母亲急着回家和父亲商量,看起来这么健康,却得了可怕的病,就会叹息命运的悲惨。可是不用担心,健康的男婴都会吐奶。不要被幽门痉挛这个名词吓住。每个人吐的时候,幽门如果不痉挛性地收缩都是吐不出来的。幽门痉挛这一词语,只是把吐奶这件事说得比较难懂而已。

健康的孩子胃肠蠕动活跃,所以也易吐奶,无论想什么办法,吐奶都不容易止住。1~2个月是吐奶最严重的时期,到3个月时就很轻了,到4个月时就不会出现了。不论怎样都能自愈,所以不能将其称作疾病。吐奶多数是在婴儿出生后半个月发生,偶尔也有出生后2个月时发生的。

必须做手术的不是幽门痉挛,而是幽门狭窄。幸运的是,这种欧洲人的遗传病在其他地方非常少,而且比一般的吐奶发生得晚(3~5周)。幽门狭窄的时候,婴儿基本吃不进奶,所以非常瘦。因为胃的出口基本被堵塞,所以胃痛苦地蠕动,从消瘦的腹壁能看到胃像虫子一样蠕动,这是它的特征。通常,可以不考虑这种疾病。对经常吐奶的婴儿没有特殊的处理方法,不论母乳喂养还是人工喂养都会发生,但可以试着减少每次的喂奶量,并且因为饿得快,相应地增加喂奶次数。

吐奶最严重的时间有1周左右,所以在这一时期孩子会消瘦一些。虽然进奶困难,如果能进食糖水或果汁,也是可以的,因为能够预防脱水。如果能从口进食水分,就不要通过注射补充,这样的孩子,一刺激就兴奋,吐奶就会更严重了。

喂奶之后,要将婴儿上身直立,让他打嗝。吃奶10~15分钟,婴儿睡着时,母亲最好陪在婴儿身边。吃奶后20~30分钟吐奶时,为了防止奶块进入气管发生窒息,婴儿独自熟睡时,要使其身体侧卧,这样是比较安全的。

以前,婴儿一吐奶就会被看作是"脚气病",以前的医生有的会诊断为"婴儿脚气病"。可是,"脚气病"是母亲维生素不足时发生的疾病,人工喂养的婴儿是不会发生的。所以,说用牛奶喂养的婴儿得了"脚气病",是不能让人信服的。另外,母亲如果不仅吃精白米,也吃面包和面条,还有包括维生素 B_1 在内的复合维生素,就可以不考虑婴儿"脚气病"。此种情况,若注射维生素 B_1,则对婴儿不利。

有的书上写着,婴儿吐奶还必须考虑到肠套叠、脑膜炎,但是这些都是疾病,婴儿会很痛苦地哭闹,而不会像这样没有什么不适的感觉。

84.婴儿的"消化不良"

只用母乳喂养的婴儿,长到快1个月时,会因为"消化不良"反复去医院,这是一种错误的做法;对婴儿来说,没有比这更麻烦的事情了。因为母乳喂养是最好的,所以有的母亲即使是很勉强但也坚持用母乳喂养,这样的母亲,是理想主义者。因为摄入的是理想的营养,所以认为婴儿的大便也应该是理想的。母亲认为理想中的大便是金黄色的、质地均匀的有形便,这是一种偏见。没有比母乳喂养的婴儿的大便更难看的东西了,颜色不一定是黄色,绿色的是非常多的,质地均匀的是少数,常常是混有发白的块状物或者是白色的粒状物。不仅如此,有时还混有拉丝状的黏液;没有形状,像蛋花汤样的"腹泻便"也不少见,只要一看到这样的大便,儿科医生就会推测出这个婴儿是用母乳喂养的。

对婴儿的大便具有想象力的母亲,除了看到现实的"腹泻"会吃惊以外,还会认为婴儿的"腹泻"是一种病。在开始的时候,生后2周左右大便是每天2~3次,突然间每日达到7~8次。这多是因为开始的时候母乳很少,后来母乳增多了。吃的量增多了,排的量也增多了。测一下婴儿体重马上就可以明白,肯定会急剧增加。

如果用母乳喂养过多个婴儿的老奶奶在身边,就会说这是很平常的事。但现在的家庭多数只有夫妻两人,于是自然就会向邻居的夫人请教。而正巧遇到的这位夫人没有母乳喂养的经验,只了解牛奶喂养的孩子,就会说:"那是消化不良,一定是的。"牛奶喂养的孩子,大便偏白且干燥,所以是有形的,不是"腹泻便"。认为大便是有形的邻居的夫人,第1次看到母乳喂养的婴儿的大便认为是腹泻也是不无道理的。而且,牛奶喂养的婴儿大便的次数每日也只有2~3次;可是,母乳喂养的婴儿每日7~8次并不少见。因为大便中混有黏液,次数也多,所以母亲会认为一定是消化不良,于是就带婴儿去就医,与医生说每天排便7~8次,而且混有黏液。如果是注重观察婴儿的医生,就会说,还是让我看一下大便吧。因为母亲所谓的"消化不良便",儿科医生是不能相信的。

为什么呢?因为母乳是无菌的,所以不应该引起消化不良。实际上,即使做了半个世纪的儿科医生,也没有发现半个月到1个月的婴儿出现需要治疗的腹泻。母亲带着沾在尿布上的大便到医院去,儿科医生看过便会说这是母乳喂养的正常情况,不用担心。如果这位医生有足够的时间的话,就会给婴儿量体重,如果与出生时相比增加了相应的量,就会说,不要紧的。不过,如果遇到不太注重观察婴儿的医生,就不会去观察婴儿的大便。

未婚的年轻医生,在家里没有看过母乳喂养的婴儿的便,即使是已婚的男医生,如果没有给婴儿换过尿布,也不会像母亲那样了解婴儿大便的情况。如果遇到这样的医生,听到母亲的诉说,就会说,"那么,就给你开消化不良的药吧",于是,递过消化剂;还会说大便为绿色,有发生"婴儿脚气病"的危险,就又给注射维生素 B_1。

如果母亲相信医生说的"这不是病"的话,问题就解决了。婴儿仍然持续每日排"消化不良便"多次,体重增加,健康依旧,继续正常地生活着。

如果母亲不相信这不是病,仍然希望是"理想便",到其他医生那里去就医会怎么样呢?如果这一位医生又是一位不看大便,只听母亲诉说,就按"消化不良"给予"治疗"的医生,母亲就会不断找这位医生看病。可是,因为原本是生理性的"腹泻",不论怎样吃药,注射维生素 B_1,都不会变成"理想便"。直到婴儿再大一点,母乳不足了,加牛奶之后,才变成"好便"为止,母亲都会定期到医院去。等不到这个时候的母亲,还会换医生"治疗"母乳喂养的"消化不良"。

请母亲不要忘了我们是在抚养婴儿,而不是在抚养大便。婴儿喂养得好坏只需量一下体重就可以知道。作为母亲,要区分医生,只要看他是否观察婴儿的大便,每次就医是否给婴儿量体重就可以知道。希望母亲记住婴儿情绪好时的表现,就是因为在这种时候能起到作用。如果婴儿情绪很好、很健康的话,就不要考虑"消化不良"之类的疾病了。

85.婴儿的便秘

一直是每日排 2 ~ 3 次大便的婴儿,一过半个月,就变成了每日 1 次。到快 1 个月时,又变成了每日不到 1 次。持续下去,又变成 2 日 1 次或者 3 日 1 次。这时,母亲开始担心了。

牛奶喂养的婴儿每次喂奶的量是很清楚的,每次喂奶 100 毫升,每天喂六七次的婴儿是不应该感到饥饿的。母乳喂养的婴儿,因为每次喂奶的量不很清楚,所以可以试着考虑一下是否因母乳不足引起便秘。这可以通过观察体重的增加情况来简单判定。如果从便秘以后,在此之前每 5 天增加 150 克的体重,现在却变成了增加不到 100 克,就可以考虑为母乳不足。

令母亲苦恼的并不是母乳不足引起的便秘,而是已经喝了足够的母乳或牛奶,体重也正常增加,却不是每天排便,这样的婴儿母亲就会带他去就医。这里必须考虑的是便秘到底是否有害。完全排不出便是可怕的事,肠的某一部位阻塞或便异常积聚阻塞肠道是非常严重的。可是,母亲说是便秘而带来的婴儿并不是不排便,而是还在排便,只不过间隔时间长而已,等二三天自然会排便,只不过母亲等不到那个时候就来就医了。什么地方也没有孩子必须每天都排便的规定。"积聚的便有毒,在体内循环造成危害。"这是关于"泻药"的广告的语句,对婴儿来说,并没有被证实。

在婴儿时期,2 天只排 1 次便的孩子,按这种规律逐渐长大,到上学时也不改变,而且非常健康;如果看到其兄弟也是这种类型,就会明白这是其家族的特性。每日排便五六次是个性,3 日只排便 1 次也属于个性。

2 ~ 3 天只排 1 次便,排便时不吃力,也没有因为大便硬而损伤肛门,如果婴儿健康,体重也正常增加的话,就没有理由把这种便秘称为疾病了。如果母亲认可医生解释的 2 天排 1 次便不算是疾病的话,一半的便秘就都不是病了。

有的便秘属于个性,所以不要太在意,这种时候,如果母亲是便秘有害论的顽固信仰者,因为吃药、打针都不见效,就会更加着急了。不管是睡觉还是醒来,只考虑排便的问题,这并不是婴儿得了病,而是母亲患了"便秘恐惧症"。

关于婴儿便秘,可以考虑一下治疗方法。每当排便的时候,婴儿都会"吭哧、吭哧"地用力,如果排出的硬便损伤了肛门,造成了出血(肛门裂伤即使不治疗,如果便变软了的话,也会自然痊愈),应马上考虑治疗方法。

在母乳喂养的情况下,首先喂糖水,以在洗澡后为佳。如果糖水不起作用,就把麦芽汁(药店有售)2~3 克放入 20 毫升温水中溶解,喂给婴儿。如果还不见效,就把果汁稀释 2 倍,喂 20 毫升左右。如果是牛奶喂养,就可以在牛奶中试着加入 2~3 克麦芽汁,开始的时候,加 1 次,如果不见效,可以加 2~3 次。如果还是无效,就可以每日加果汁二三次。

这样做仍然没有反应时,可以换用刺激肠道出口的方法,最安全的是灌肠,最好使用小儿用灌肠剂。如果没有这种灌肠剂,使用成人用灌肠剂也没关系。灌肠的要领是使婴儿仰卧,打开尿布露出下半身,左手抓住婴儿的双足部,充分上提,将灌肠器的头部轻轻旋转插入肛门,在插入 2 厘米左右后,注入灌肠液,然后拔出灌肠器,同时用脱脂棉堵住肛门,然后,放下两脚,铺好尿布等待,不到二三分钟,便就会排出来。如果过了 10 分钟便还没有排出来,可以再灌 1 次。

有的人经常用纸捻通便,不过,因为纸捻不容易做成无菌的,所以如果肠道的入口处有伤的话,就会引起化脓,因此,不提倡这样做。当然使

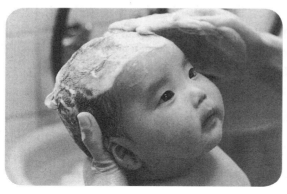

用消毒棉棒也可以。多数人会担心灌肠会不会成为习惯?目前还没有因为出生后 1 个月左右每天灌肠而终生需要灌肠的人。

不过,作为一种个性2 天排 1 次便的人,不论灌肠与否,这种情况都会

持续一生。出生后 1 个月左右的便秘,到 3~4 个月,就像被遗忘了一样治愈了,这种情况很常见。到能够吃蔬菜、水果之后,就更不会便秘了。

给婴儿用泻药是不好的,因为有时可能引起肠套叠。可以试着做婴儿体操,每天按摩腹部 3 次左右。

从出生后就没有正常地排便,腹部胀得很大的孩子,必须去就医,但这种情况几十万人中才可能出现 1 个人(见 636. 先天性巨结肠)。

86. 婴儿鼻塞

半个月左右的婴儿鼻子经常堵塞。既没有到外边去,也没有接触感冒的人,却还是鼻塞。有时积存了鼻垢,但即使小心地取出来,鼻子还是不通气,而且还逐渐加重,到 3~4 周左右,达到了不能吃奶的程度。如果去就医,就会被说是感冒,并且给开一些药;如果去耳鼻喉科,就又会给鼻子上药。可是,怎么做都不会见效。如果再去就医说还没有治好,这次医生就会说:那就打针吧。即使请医生给打了针,还是没有变化。鼻塞的婴儿,多数在眉毛上沾有浮皮,脸上长出粉刺状的东西。

在相同的抚育条件下,既有出现鼻塞的婴儿,也有正常的婴儿,如果了解到鼻塞的婴儿的父亲在婴儿时期也有过鼻塞,就会明白鼻塞属于一种特异性体质。

确实有因为鼻塞而吃奶困难的情况。但是,不会达到完全不能吃奶的程度。虽然费些力气,但是还能吃奶。真正痛苦的时期,只不过有 1 周左右的时间,所以不要着急。从季节来说,冬季比较多见。在出现异常干燥气候的日子里,在炉前或暖气前挂上湿毛巾,会减轻空气的干燥程度。房间过热也与鼻塞有关。

天气好的时候,经常让婴儿接触室外空气,会使鼻腔通畅。因为怕感冒而关在房里,或把室温调热都不好。成人用的通鼻药,不要给婴儿用。

有的人用消毒棉签蘸上橄榄油放到婴儿鼻腔中,使婴儿打喷嚏排出鼻垢的方法,但如果是因为黏膜肿胀引起的鼻塞就不起作用了。奶奶们常常用口对着婴儿的鼻孔吸出分泌物,确实能防止鼻孔处的阻塞。一般情况下还是尽量让婴儿吸入室外空气,等待自然痊愈为好。出生 1 个月之后,鼻塞就会变得很轻,不久,就会痊愈。

87.头形不正

　　婴儿到 1 个月左右,放到床上躺着时,会发现婴儿的脸只朝向一个方向。仔细观察,头的左右不一样圆,只朝向右边的孩子右侧头部变平;只朝向左边的孩子左侧头部变平,在不知不觉之间,婴儿的头已经压扁变形了。善良的母亲会被批评说:"只让孩子向一侧躺着睡,所以下边的那一侧变平了。"其实这是不确切的。

　　婴儿的头在出生 1 个月左右时,生长速度比人生的任何时期都快,头围可扩大 3 厘米。头骨的急剧生长,不一定会左右对称。左右不同,并不是因为外界压迫,而是因为内部的力量所致。左右不对称,发展到一定程度,婴儿的头部就会一侧扁平。这以后,即使想让朝右的孩子向左躺也是很困难的,过 2 个月时,婴儿能够自由活动头部了,纠正起来就更难了。所以,要想使婴儿头部左右对称,出生后 1 个月内,就应该经常观察婴儿头部,如果稍有不平,就马上把这一侧垫起来,使这一侧不承受重力。但实际做起来是很难的。

　　有的婴儿无论如何注意头部,都会出现左右不同。对头部的形状不要太费心思,哪一个婴儿头部都多少有些偏斜,即使是相当偏斜的头在过周岁生日时,也会变得不明显了。

　　婴儿的头部不偏,却只朝向一个方向,这种时候,就应该考虑斜颈了(见 92. 斜颈)。

88.黄疸还没消退

　　一般情况下,应在 1 周或者 10 天左右消失的黄疸,到半个月时还没有消退,甚至过了 3 周,还仍然存在时,母亲和周围的人就开始担心了。打开书一看,黄疸不消退的情况下,有患好多种疾病的可能(见 578. 新生儿肝炎和先天性胆道闭锁）。可是只要黄疸开始逐渐出现变淡的倾向,婴儿也很健康地吃奶,大便没有变白,就可以等一段时间。足月正常产的健康婴儿,即使是黄疸期延长,一般也都属于生理性黄疸的持续。

特别是婴儿是母乳喂养时,黄疸期延长就更可以理解了。这是因为母乳中有影响调节肝脏胆汁色素的物质。这时,如果把母乳换成牛奶,能使黄疸的消退加快。但是,一般来说母亲都会认为与其停掉好不容易分泌的母乳,莫不如一边喂虾汤一边继续喂母乳为好。

出生时体重在2.5千克以下的婴儿,黄疸到1个月时仍不消退的并不少见。

89.面颊的疙瘩和臀部的糜烂

出生后10~15天,多数婴儿在脸的上半部分的某一部位会长出小疙瘩。眉毛上沾有浮皮样的东西,前额的发际上长出2~3个小粉刺样的东西,或者是脸颊上长出3~4个小红疙瘩,一晒太阳,就急剧增多,使母亲非常吃惊。这种脸上的疙瘩,在人工喂养时比较多见。但母乳喂养的孩子也时有发生,这就是湿疹。

表现形式多样是湿疹的特征。有时,在手指、脚趾等地方或足底部出现直径1毫米左右的丘疹（突出皮肤的粒状物）,有时是小的水疱。发现之后,神经质的母亲就会反复查找家庭医学方面的书,在新生儿的疾病一栏,会看到先天性梅毒的孩子,足底或手掌会出现水疱,还有鼻塞症状。于是母亲就会成为"梅毒神经症"。在领取母子手册时,即使是梅毒检查阴性,也会不安。其后,不知不觉中会开始担心是不是接触了患者碰过的东西而传染的。可是,丈夫出身于品行端正的家庭,从血液检查阴性的妊娠中也可以看出不应该产生先天性梅毒。还有,现在已经没有在足底或手掌长出大水疱这样严重的梅毒了。

这一时期的湿疹可以不处理。想用药者,用含有少量肾上腺皮质激素的药膏每天涂1次,好了之后马上停用。含有氟的肾上腺皮质激素效果更好,但不良反应也大,所以涂3~4天,好转之后,再马上换以前的药。

湿疹也叫特异性皮炎,所谓的特异性,是一种先天的容易过敏的体质,属于一种遗传,检查一下就会发现,血液中免疫球蛋白 E（IgE）增多,湿疹婴儿的血液当中 IgE 也增多。

有时,婴儿天生对牛奶、鸡蛋、鱼等过敏,所以发生湿疹。只用母乳喂养时,母亲可以试着不喝牛奶、不吃鸡蛋,如果把每天 200 毫升的牛奶完全停掉,湿疹减轻的话,母亲就应该在婴儿 3 个月之内不喝牛奶。

脸上出现湿疹的孩子,容易发生尿布疹,所以尿布必须是棉布的,旧的棉布比新的棉布要好。大便中的酶和尿中的氨容易引起炎症,所以要治疗尿布疹,首先要保持婴儿臀部的干燥。虽然广告中说纸尿裤吸水,但总是湿的话,也会引起尿布疹。

对二便多的孩子要认真换尿布,即使是晚上,至少也应换 1 次尿布。如果是用的塑料尿布垫,应该换掉,透气不好是不行的。如果有吹风机,换尿布时,洗干净之后,应该吹 2 分钟风。夏天的话,应尽量少用尿布。为了防止发霉,洗尿布前要用热水泡一下,用肥皂洗 2 遍。要充分洗涤,不要残留异味。

夏季,每天给婴儿洗浴 2 次,使臀部保持干净。由婴儿使用的肥皂引起的湿疹非常少,每当使用时就加重的情况另当别论。不要认为肥皂对湿疹不好,使用肥皂湿疹并没有加重,就可以继续使用。水管里的水加入了杀菌的氯,所以有过这样的报道:不使用自来水,而用自己家挖的井水,湿疹就会好转。室温过热的话,湿疹就会痒,冬季使用电脚炉时,应注意不要过热。

90. 脐疝

快满 1 个月时,有的婴儿会发生脐疝。这是增加腹压之后,一部分肠管从腹壁的窗户——肚脐突出来的缘故。其内容物是肠管,按压时会发出"咕噜、咕噜"的声音,这是肠管中的气体和消化物混合在一起而发出的声音。这是因为婴儿用力或者哭泣使腹压增加所致,所以发生脐疝的婴儿都是那些经常用力使脸变红的孩子和脾气急躁经常哭的孩子以及母乳不足而经常哭的孩子。

　　腹壁的"窗户"关闭不严以早产儿多见,所以脐疝的发生率以早产儿为高。气肚脐只要范围不是很大(直径 5 厘米以下),就能够自然还纳,多在婴儿 2～3 个月时痊愈,也有的需要 1 年的时间。因为脐疝不用处置也没有危险,而且能够自然痊愈,所以不用手术。即使有的脐疝 1 年之后还没有痊愈,到上学之前也会自愈。脐疝一般不会造成"嵌顿"。

　　脐疝是完全不处置好,还是从上面用胶布或者带子固定为好? 目前,还没有明确的结论。不仅如此,在长期的按压中,有时表面的皮肤会化脓,这样就会留下瘢痕,即便是去美容整形,也不容易恢复正常。

　　肚脐不用管它也可以,可是婴儿却不能不管。原本是由于腹压增加而出现了脐疝,所以必须要消除致病的原因,婴儿"吭哧、吭哧"地使劲,不随着时间的推移是不会好的,所以这是没有办法的事。而对稍不如意就哭,性格急躁的婴儿应该尽量多抱一抱。

　　大便很硬,排便的时候很费劲的话,就给婴儿喂一些麦芽汁或者果汁,使大便变软。想用母乳喂养,但母乳不足,想了很多办法,实在不得已时可以加牛奶,那样的话婴儿就不会哭了。

　　如果腹压增加的情况得到控制,肚脐就不会突出了,脐疝也就自然痊愈了。晒太阳少的话,婴儿就会得佝偻病,得佝偻病之后,肌肉的收缩变弱,也容易引起脐疝。所以冬天出生的婴儿,过 1 个月之后应该经常接触室外的空气和阳光。

91.阴囊水肿

　　男孩子出生的时候很正常,过半个月或者 1 个月时,母亲发现一侧的"睾丸"肿大,表面皮肤的颜色没有变化,没有触痛。稍微大一点之后,1个月或者 1 个半月时,多数能达到另一侧睾丸的 2 倍或者 3 倍。到医院就医会被诊断为阴囊水肿,并且说明是睾丸中积存了水液。如果是疝气,按摩使肠管返回腹腔,睾丸会恢复正常大小。如果是阴囊水肿,即使是按压睾丸也不会变小。阴囊水肿时,医生用手电照阴囊,我们会看到光线能够透过，因为只是睾丸外侧积存了水，所以睾丸本身并没有问题。

阴囊水肿是常见疾病，不处置的话，婴儿 2～3 个月时就会自然吸收，不留痕迹。即使是吸收得很慢，也没有超过 1 年的情况。

最不提倡的是用针抽出其中的水，当然，既然能够自然痊愈，用注射针抽吸也会治愈。不过，在半个月到 1 个月期间即使把水抽出来了，也会再积存。在反复抽吸的过程中，如果因为消毒不善，导致化脓就麻烦了。即使是没发生化脓，出血使睾丸发生粘连，粘连之后，万一需要手术治疗，不但手术很困难，而且容易损伤睾丸。

如果等了 1 年，水肿却怎么也不消退，那时再考虑手术也不迟。可是如果睾丸和腹腔间的通道是敞开的，一按睾丸，其中的水分很快地流向腹腔，这种情况以早手术为好。

在阴囊水肿的同时，有时会发生同侧的腹股沟疝，如果腹股沟疝无论如何也不能还纳时，就要手术治疗，同时也可以治疗阴囊水肿。

阴囊水肿和疝同时存在时，一定不要用针刺，因为容易损伤肠管。出生 1 年以后出现的阴囊水肿不能自然痊愈，如果等了半年还没有好转，就要考虑手术。阴囊水肿以单侧多见，但也有两侧同时发生的情况。

92. 斜颈

足位分娩的婴儿，在出生后第 2 周，有时会在颈部的右侧或者左侧触及一圆铝币大小的质硬的筋疙瘩，一般不是偶然发现的，多数是发现婴儿面部总是朝向右侧，而勉强让他向左侧转时，手一触到颈部就发现了筋疙瘩。这个筋疙瘩是怎么形成的，还不太清楚。因为在足位分娩的婴儿中比较多见，所以以前认为是在分娩的时候，颈部的肌肉（胸锁乳突肌）发生了出血，所以，也曾经命名为"胸锁乳突肌血肿"，其实似乎不是那样。

婴儿在子宫内时，采取了不正确的姿势，妨碍了血液循环，形成了"筋疙瘩"。因此，也造成了足位分娩。如果去就医的话，有的医生会说按摩好，也有的医生会说不处理也行。现在，认为任其自然发展为好的人越来越多，因为现已证明不按摩反而好得更快。

　　颈部筋疙瘩从发现到 1 周就变大了,所以母亲往往会认为这样下去会恶化。不过,一过 4 周,就开始逐渐变小。1 年之后,就基本消失了。如果开始的筋疙瘩很大,有时 1 年也不能消退,就要考虑手术了。不手术任其发展,脸或者头部就会左右不对称,不过,这种情况非常少见。

　　斜颈的婴儿脸只向一侧(有筋疙瘩的对侧)转,所以有一侧头部睡偏的可能,因此,要使脸部转向天花板,就要把毛巾或薄被垫在一侧。颈部能挺直,会自由转动的话,有筋疙瘩的一侧就会发出"咯啦、咯啦"的响声,或者出现发红的现象。要尽量使婴儿用自己的力量转动颈部,像以前那样用外力勉强转动的方法不太好。如果医生用旧的方法进行按摩,就不要找这位医生看病了。

1个月到2个月

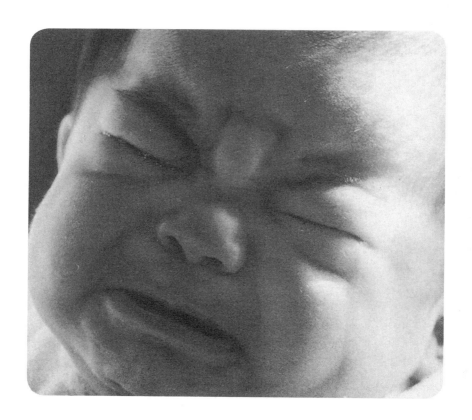

这个月的婴儿

93. 从1个月到2个月

婴儿过了 30 天, 就可以看出眼睛能稍微看到点东西的样子, 表情变得丰富了。醒着的时间变长了, 情绪好的时间增多了, 露出笑容的时候也日益增多, 手脚的活动也增多, 握着拳的小手会自己往嘴边送。

婴儿在出生后 2 个月, 眼睛开始看得更清楚了, 别人一逗, 他就会笑, 握着的拳头放在口中"唑、唑"地吸吮。因为眼睛能看见了, 奶奶送来的礼物——吊着的圆球, 在旋转时能够高兴地看很长时间。有时能发出"啊、啊"的声音, 还有的时候能发出笑声。脚踢被子的力量也逐渐增强, 如果是在温暖的季节会在喝牛奶或吃母乳的时候流汗。

婴儿在睡着的时候, 一般多数是只朝着一个方向, 再仔细观察一下, 头部看起来像一个平行四边形, 一侧被压扁了。但他并不是只向亮的方向转头。这是因为颅骨的发育速度增快, 左侧和右侧的生长速度稍有区别而引起的一种暂时现象, 到过周岁生日时, 头就会变圆。因为头部经常左右摇动, 所以头后部的头发变得很少。对于不太爱哭的婴儿, 出生后半个月到 1 个月, 吃完奶后就睡, 醒后稍有哭闹, 再吃奶之后, 又马上变得安静了。到这一时期后, 只要乳量充足, 就会很安静, 因为情绪好, 静静地微笑的时间也增加了, 所以, 会不断被称赞为"好孩子"。

不过, 有许多不合理个性的婴儿也在成长, 容易醒的婴儿因为胃肠发育好了, 所以睡眠时间变长了, 不过也有到了晚上 11 点、半夜 2 点、5 点醒来哭闹, 不喂奶就不安静的婴儿。稍不顺心就大声哭闹的婴儿, 因为逐渐长大, 力量增加了, 哭声更高了, 疲劳的时间变少了, 所以哭闹的时间也变长了。哭闹太厉害的孩子, 除了抱着没有别的办法(见 100. 养成抱的毛病)。其中, 还有白天睡觉晚上哭闹的昼夜颠倒的婴儿。

吃奶方面的个性更加明显。牛奶喂养的婴儿, 吃得多的, 喂 150 毫升

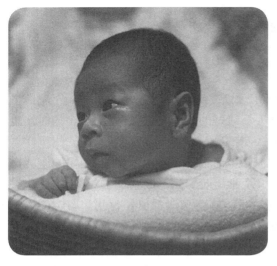

会不够,喝完之后还会哭,如果继续增加牛奶量的话,到 2 个月时,就会达到不喝 180 毫升就不够的程度。这样下去,结果会怎样,到下个月就明白了。对于不太喜欢喝牛奶的婴儿,还有只勉强能喝 100 毫升的婴儿,因为奶粉外包装盒上写着每次喝 120 毫升,所以母亲拼命想办法让婴儿喝到这个量,而婴儿却在抵抗。需要明白的是,食量小的婴儿喝奶量无论如何也达不到 100 毫升以上,对他们来说,这是一种生理现象。对于 1~2 个月的婴儿,每天喂 7 次奶属于正常。

这种吃奶的个性,从体重增加的情况可以反映出来。每次喝 200 毫升奶的孩子,1 日体重增加 40~50 克。每次只喝 100 毫升奶的孩子,1 日体重只增加 25 克。对于母乳喂养的婴儿,因为母亲的乳房每次的乳量是不一样的,所以即使是婴儿全部吃净,到下次感到饿的时间的长短也不一样。两次喂奶的间隔是 2 小时,或是 4~5 小时都是不足为奇的。

只用牛奶喂养的婴儿,在 2 个月末时,基本上以每天喂 6 次奶为宜。能喝 7 次奶的孩子,如果是 1 次喝奶 150 毫升左右的话,也是控制在 6 次为好。母乳喂养的婴儿,即使是喝过了量也不会出问题,可以随意哺乳,所以很省心。如果是男孩,有的会频繁吐奶。这样的孩子喂奶时间一般不好确定。这个年龄的婴儿,除盛夏以外,在母乳和牛奶之外,没有必要加水。母乳或牛奶的水分就够了。

在排泄方面,大便、小便的次数都比上个月减少。到这个月龄每日排 10 次以上大便的婴儿减少到 5～6 次。不过上个月母乳分泌不足的母亲,因这个月分泌急剧增加,导致婴儿排便次数增加也是正常的。母乳喂养的婴儿比牛奶喂养的婴儿排便的次数多,性质为"腹泻便",这点与上个月是相同的。由于排便的次数减少,上个月显示便秘倾向的婴儿,这个月就明显加重了。持续 2 天不排便的情况并不少见(见 85. 婴儿的便秘)。

在排尿方面,多数情况是喂奶前换尿布时发现湿了,到下次喂奶之前又会发现湿了而需要换尿布。有的孩子排尿后尿布一湿,就会通过哭声来通知大人。

这一时期的婴儿,有的张开口时能看到其舌后部被一层很白的舌苔覆盖。这种现象会自然恢复正常,所以没有治疗的必要。

到快 2 个月时,婴儿"吭哧、吭哧"使劲的时间比较少了。这一时期的气肚脐,像以前说的那样多在经常哭闹和便秘的孩子中出现。

婴儿的湿疹成为神经质母亲苦恼的原因,一涂上药就好,停药之后就复发,脸上、头上有时长满了油腻的痂皮,不过,最终是能够治愈的。所以,母亲不要钻牛角尖(见 109. 湿疹)。

一到 2 个月,发育比较快的婴儿,颈部已经很有劲了,如果让其俯卧,头能够稍微抬起来一些。

在这一时期,为婴儿换尿布时,有的婴儿膝关节会发出一种声音,这不是脱臼,声音能够自然消失,所以不用就医。对于女孩子要特别注意,为了不发生髋关节脱位,换尿布时应该尽量把两腿放在稍弯曲的位置,不要把两腿伸直缠紧,衣服应尽量穿得舒服些。

喂养方法

94. 用母乳喂养时

如果母乳很充足,从 1 个月到 2 个月这一时期,将会非常平和。喂奶的次数将和婴儿的个性相适应而逐渐确定。晚上不需要喂奶的婴儿在这一时期只是个例。食量小的婴儿白天即使过了 3 小时也不饿,晚上不喂奶也可以,这样的孩子晚上排便的次数也少。与此相反,把两个满满的乳房都吃净的婴儿,排便的次数多,而且多数都是"腹泻便",并且经常把喝多了的奶吐出来。喝奶很多却便秘的婴儿,在母乳喂养的情况下也经常出现(见 85. 婴儿的便秘)。

过了 1 个月,婴儿吸奶的力量就变得非常大,所以经常弄伤乳头,如果细菌从伤口侵入就容易引起乳腺炎,所以要注意每侧乳头不要连续吸吮 15 分钟以上(见 35. 乳头皲裂)。喂奶前母亲要把手洗干净,乳房要保持清洁,不要弄脏乳头。

用体重计每 5 天在同一时间测量体重,5 天内增加了 150 ~ 200 克是最好的。如果 5 天内只增加了不到 100 克,婴儿就不会沉默了,不仅晚上醒来的次数增多,而且吃奶的间隔会缩短,表现出不满的样子。这样的话就要加 1 ~ 2 次牛奶,首先,在母乳分泌最少的时候(一般的母亲是在傍晚 4 ~ 6 点之间)试加 1 次牛奶。不要在吃过母乳之后马上加牛奶。因婴儿一般都能喝 120 毫升,所以应 1 次喂牛奶 100 ~ 120 毫升。这样加 1 次牛奶之后,休息了 1 次的乳房下次就会分泌得很充足。如果婴儿半夜哭闹的情况减少了,就可以继续这样做。

只加 1 次牛奶,婴儿半夜哭闹,晚上母乳分泌仍不足的话,应在晚上 10 点或者 11 点,停止喂母乳,再加 1 次牛奶。一般在半夜不喂牛奶,因为比较麻烦,麻烦的事还是不做为好,何况在冲牛奶的时候还需要消毒。另外,父亲在冲牛奶的时候会因为婴儿哭个不停而很着急,所以在深夜婴儿一哭马上就喂母乳是最好的。

加牛奶 1 次还是 2 次,或者更多次,可以量一下体重看看。如果以前每 5 天体重增加 100 克,加 1 次牛奶之后能增加 150 克左右,就说明加 1 次就够了。不过,虽然开始每 5 天只增加 100 克,婴儿却一点也没有哭闹的表现,这种婴儿就是前面提到的食量小的婴儿。这种婴儿喂牛奶只能喝 100 毫升,因为食量很小,所以不会因为饿而哭闹,因而没必要勉强加牛奶,即使是加了他也不会喝。要把食量小看成是一种个性,不要急躁。

不仅是食量小的婴儿,只用母乳喂养的母亲,看到婴儿精力充沛,像"这个月的婴儿"栏中所写的那样发育,就要坚信这个孩子是结实的。

　　1 个月到 2 个月的婴儿,在母乳喂养的婴儿当中,没有真正的疾病,虽然便是"腹泻便",次数也是 7 ~ 8 次,吐奶、有湿疹,只要健康地很好地吃奶而且经常微笑就不用担心。被所谓的"症状"所左右,带着健康的婴儿去就医是不可取的。

　　另一方面,在只用母乳喂养时,应该记住的是母乳分泌有的时候会减少,这时就必须加牛奶,加牛奶的话,就必须用奶瓶和橡胶奶嘴。可是,只用母乳喂养的婴儿,一过 2 个月,就会讨厌橡胶奶嘴,而不去吸吮它。出生后 1 个月时,婴儿还没有开始讨厌橡胶奶嘴,所以,作为万一母乳不足时的准备,从 1 个月的时候开始,每天训练婴儿吮吸二三次带橡胶奶嘴的奶瓶。可以在洗澡后把温水放在奶瓶里喂给婴儿,或者在两次母乳之间用奶瓶盛 20 毫升果汁喂给婴儿。

95.用牛奶喂养时

　　如果完全没有母乳或者不能喂母乳,就必须实行人工喂养。不要相信不用母乳就不能抚养婴儿,即使是人工喂养只要遵守"40.奶粉的调配方法",就不会因细菌污染引起腹泻。"人工喂养"比母乳喂养死亡率高,是因为人工喂养中有很多早产儿,但是医学的进步正在使二者死亡率的差距减小。

　　出生 1 个月的婴儿用牛奶喂养时,最重要的是不要喂过量,以免增加婴儿消化器官的负担。

　　牛奶不足时婴儿会哭闹,告诉我们他饿了。可是牛奶喂多了,婴儿却不会发牢骚。食量大的婴儿即使是已经喝了足够的牛奶,也会"咂、咂"地吸空奶瓶,表现出还要喝的样子。如果认为这样吸是牛奶量不够而逐渐增加牛奶,就会在不知不觉中喂多了。

　　大致的标准是：出生时体重在 3 ~ 3.5 千克的婴儿,到 1 个月时每天喝奶 700 毫升左右。1 个月到 2 个月期间,喝 800 毫升左右正好,如果是分 7 次喂,每次喂 120 毫升,如果分 6 次喂,每次喂 140 毫升。不过,这只是一个标准,因为经常哭闹的婴儿,会吃得更多,而经常安静地睡觉的婴儿却吃得很少。食量小的婴儿不吃到标准量也可以,食量大的婴儿可以吃到 150 ~ 180 毫升,但是最好不要喂 150 毫升以上。喝了 150 毫升还是哭闹时,就在 30 毫升左右的温水中加入一些白糖喂给婴儿。

在奶粉的外包装盒上有的写着比这更多的用量,如果按那样大的量去喂,就会超过婴儿能够消化的能力。如果在奶粉中加入白糖喂婴儿,婴儿就会过胖。

用牛奶喂养的婴儿在这一时期,即使是每天排便 4 ~ 5 次,只要健康就不要担心。另外,不是每天排便的婴儿,可以在牛奶中加入 2 ~ 3 克麦芽糖试一试,只要能每天排便就可以了。但是即使是没达到这种程度,只要婴儿很健康地成长,也就不必担心(见 85. 婴儿的便秘)。

在这一时期,一般都把复合维生素加在奶粉中。因为平常简单的消毒方法要使用热水,用热水会破坏一部分维生素 C,所以要选用复合维生素或果汁来补充维生素 C。

96.防止婴儿过胖

婴儿从出生到满 1 周岁,每千克体重 1 天需要热量 115 ~ 105 千卡。这个数字是个平均值,实际上,抚育得很健康的婴儿摄取的热量是有一定幅度的,到半岁的时候是 95 ~ 145 千卡;从半岁到 1 岁是 80 ~ 130 千卡,不过,不要以为这些是多么严格的数据,因为即使热量稍有不足,婴儿也会很好地生长。

开始的 4 个月有 1/3 的热量用于生长,以后因为运动量增加了,只有 1/10 的热量用于生长。如果每千克体重给予 120 千卡以上的热量,婴儿就会过胖。细心的母亲会从奶粉的热量和婴儿的体重中,算出婴儿应该摄入的热量。但不方便的是,在奶粉的外包装盒上写的用法用量当中,并没有标明 1 勺是多少克奶粉,需要先称量一下 1 勺奶粉相当于多少克,然后才能计算出具体用量。100 克奶粉产生的热量,因生产厂家不同而稍有区别,注意一下就可以了。因此,只要知道了每天奶粉的总用量,就能计算出每天摄入了多少热量。把总的热量除以现在婴儿的体重就会知道1千克体重每天摄入了多少热量,如果达到了120千卡以上,婴儿就会过胖。通常如果按照大多数奶粉生产厂家的说明喂婴儿的话,1~2个月的婴儿,1千克体重摄入的热量就会超过120千卡。如果觉得婴儿过胖,最好要计算一下热量,奶粉量过多的话就要比标示的量少给一些。

出生时体重就轻的婴儿,为了赶上正常的婴儿,有时所摄取的热量会超过120千卡。当赶上正常孩子以后,可保持在100千卡左右。如果每天每千克体重所摄取的热量在80千卡以下,就稍有些不足。但这个量对食量小的婴儿来说,并不少见。不过,即使不这样计算,只要遵守本书的各个不同月龄所写的注意事项,就可以预防肥胖。所以不喜欢计算的母亲也不必担心,只要每隔5天准时称量体重,如果每次都比前1次增加200克以上,就说明孩子正在发胖。

97.从何时开始让孩子喝果汁？

没有明确的规定要求婴儿从几个月开始必须喝果汁,如果是母乳喂养,由于母乳中含有维生素C,所以即使不加果汁婴儿也不会营养不良。如果婴儿是人工喂养,只要给他按照要求服用市面上销售的复合维生素液,也不会缺乏维生素C。另外,即使不加复合维生素,由于奶粉中含有维生素C,虽然用热水冲时会多少受到些破坏,也不会像以前那样出现坏血病(见64.是否有必要加维生素)。所以,如果给婴儿加了复合维生素,就没有必要给婴儿加果汁了。

尽管如此,还是给婴儿加果汁为好。因为即使2个月左右的婴儿,如果用果汁代水给他,他也会甜甜地喝,喝没了还持续吸着空瓶。婴儿的味觉感到果汁好喝,果汁可以作为维生素的补充,而且无害,所以还是要给婴儿喝。婴儿这个时期的乐趣主要是通过味觉来感受,因此要给他好吃的食物,让他体验人生的乐趣。人工喂养的孩子如果加果汁,许多婴儿的硬便也会轻松地排出来。也有的婴儿以前隔日排便,加果汁后变成每天排便了。由此可见,便硬和便秘的婴儿要尽早加果汁。不过也有的婴儿即使加了果汁,大便也一点也没有变软,便秘也没有得到缓解。也有的婴儿加了苹果汁后,相反地大便的间隔时间变得更长了。还有的婴儿无论如何就是不喜欢喝果汁(就像有的大人不喜欢吃水果一样)。总之,如果不试一试就不会清楚孩子属于哪一种。最好是根据孩子的喜好来调整浓度,使婴儿能持续喝,以使他的大便通畅。

由于担心母乳喂养的婴儿给果汁后排便的次数会更多,因而多数给果汁的时间都不太早。但是,从训练婴儿吮吸奶瓶的橡胶奶嘴和让婴儿喝到香甜的果汁的意义上来讲,最好在婴儿 2 个月前一点一点地加果汁。加果汁后,婴儿的大便会稍微带点绿色,这没有关系。

给婴儿喝果汁,最好在他口渴的时候,如洗澡后、散步回来后等时间。当然即使只喂母乳,不给果汁喝,也不会发生婴儿尿液过浓的现象。

98. 果汁的喂法

给婴儿喝果汁,并不是为了给他加维生素 C,主要是为了让他喝香甜的饮料,所以没有必要计算哪种果汁含维生素 C 多。每个季节最盛产的水果,就能做最好吃、最便宜、最新鲜的水果汁。春天可用橘子、苹果、草莓,夏天可用西红柿、西瓜、桃,秋天可用葡萄、梨,冬天可用苹果、橘子。柠檬四季皆有,可以通用。

如果婴儿喜欢喝,罐装的天然果汁也可以喂,但是那种虽然以果汁命名,却以糖水和人工色素为原料的饮品不能给孩子喝。

制作果汁时最重要的是要注意清洁卫生。医学意义上的清洁卫生,就是不要让细菌侵入。为了预防细菌的侵入,要把使用的器具用开水消毒。当然,也可以使用榨汁器。现在的水果由于喷洒农药,所以榨汁前要削掉果皮。榨出的果汁不能直接装到奶瓶中,因为果肉会堵塞奶嘴的孔,所以要过滤。

书上常写过滤要用纱布,但纱布的消毒很麻烦。先用香皂洗干净,在太阳光下晒干,折起来一块一块地叠放着装到消毒锅中。当然,每次可以多消毒一些,这样可以避免每天都做这项工作。

担心自己消毒不彻底,而没有信心自制果汁的人,可以喂婴儿罐装的天然果汁,这样在母亲的精神卫生方面有益处。

给婴儿饮用原汁还是稀释果汁,可灵活处理。满月后的婴儿可加1倍的凉开水。如果婴儿不加糖也喝,最好就不加。不太喜欢喝时,也可以少加些糖。一般每次可给20~30毫升果汁。为解决便秘的问题,给婴儿喝稀释的果汁无效时,可以改喂原汁,也可以增加量。如果婴儿特别喜欢喝,对大便又没有任何影响的话,每天也可以喂2次,量也可以逐渐增加。但是,在这个月龄1次的量不能超过50毫升。

99.锻炼婴儿

说到婴儿的锻炼,一般最先想到的是日光浴,可是,1~2个月的婴儿还不能进行日光浴。在做日光浴之前,必须做室外空气浴,使皮肤得到一定程度的锻炼。

日本以前的育儿方法,使母亲在无意中给婴儿做了室外空气浴。穿着衣服的婴儿,每当换尿布时,衣服都会打开到胸部,在没有暖气的日式房间中自然就接触了冷空气。不过现在的婴儿都穿着上下分开的服装,房间中冷的时候也会用暖气取暖,换尿布时,就不会感受到温度差的刺激。

现在的婴儿和以前的婴儿相比,接受无意识的室外空气浴的机会已经很少了。因此,母亲应该有意识地给婴儿做室外空气浴,也可以利用换尿布的机会做室内空气浴。婴儿吃奶1小时以后,情绪很好时可以做简单的腿部体操1~2分钟,屈曲膝关节,伸曲腿部,一边唱着"屈伸"的歌一边做。不要勉强地去拉膝关节,以防髋关节脱臼,婴儿可以体验到锻炼的乐趣。在2个月末的时候,每天做两次这样的体操也没关系,详细情况请参照集体保育的婴儿体操(见127.婴儿体操的做法)。

除了做室内空气浴外,还可以抱孩子到室外,即使是严寒季节,只要风不大,就可以每天出去1次,让婴儿吸入外界空气。在背阴的地方气温在18℃~20℃以上时,把孩子抱到户外,开始时可以停留2~3分钟,每天总计要达到 30 分钟以上。在有日照的地方应该给孩子戴上帽子,以防受到太阳的直接照射。抱孩子上街时,不要到人多的地方去。在儿童公园,注意不要让球碰到孩子。

100. 养成抱的毛病

婴儿的哭闹有很多理由,因为饿而哭闹是最多的,也有因为尿、便湿了感觉不舒服而哭闹的,还有因为肠腔中积存了气体感到不适而哭闹的。喂奶之后还没过多长时间就哭闹的话,母亲就要检查一下尿布是否湿了。如果尿布没有湿,婴儿还在哭,母亲就会不知道怎么办了。其实不要着急,既不是因为饿了,也不是尿布湿了而哭闹的婴儿,是想找人抱了。如果任其哭闹而不管,婴儿就会"哭成习惯",那样的话过了 3 个月后还会经常哭闹。有人担心一哭就抱的话,就会养成要抱的习惯,那就放不下了。上年纪的人经常会忠告说"抱成习惯以后就不好办了"。在公寓中,一家三口生活时,抱着婴儿就没法做家务,一想到这一点,婴儿哭闹也不抱,就那么放着不管,确实有哭 4 ~ 5 分钟后就不哭了的孩子。另外,也有稍微抱一会儿就不哭了,2 ~ 3 分钟之后就睡着了,放下也不再哭了的孩子。这也许是因为一抱婴儿,其肠腔中的气体改变了位置,感觉好一些的缘故。还有的婴儿哭时抱到外边转一圈,情绪就会变好,再放下时,也会心情愉快不再哭闹。

因为抱,婴儿心情变好,生活变得平和的话,就应该在他不哭时,每天当中也抱几次。另外,被抱着,婴儿身体变得自由一些,这也属于这一时期婴儿的一种运动。有抱成习惯不好的思想,除了喂奶之外,绝对不抱婴儿的做法是错误的。哭是婴儿唯一的交流手段,如果忽视了这一手段,婴儿就会因为得不到回应而生气地哭闹。

被抱着对婴儿来说是愉快的事,所以,婴儿一被抱着就高兴。可是,不是所有的婴儿都希望被抱着,抱不一定就养成毛病。可是,也有无论如何都希望被抱着的婴儿,一放下就像被烫着一样哭起来,即使抱起来也不马上停止哭泣,边摇边到处走,才好不容易停止哭泣,刚认为好一点了,一放下就又开始哭泣。这是天生爱哭的孩子,对这样的孩子不想养成抱的习惯,任他哭闹不管,有时会形成疝气。哭得厉害,邻居也会来抗议,就不得不抱他了。经常哭的孩子和不大哭的孩子都是天生的。

感受性强的孩子,对其他孩子感受不到的刺激也会感到不快。还有表现欲强的孩子,会把自己的不快,用大声哭泣表现出来。不哭的孩子,怎么抱也不会养成毛病。爱哭的孩子不得不抱,所以抱的习惯并不是随便养成的。可见,不抱就哭个不停的孩子并不是育儿上的失败,不要怕养成抱的毛病,而忘了让婴儿接触室外空气。

有的母亲认为,因休假回娘家而使婴儿养成了抱的习惯。事实上那是因为被抱出去的婴儿感受到了室外空气浴的乐趣,而开始寻求快乐人生了。只在家里躺着,对母亲来说很轻松,可对婴儿来说就不愉快了。

101. 给未成熟儿补充铁剂

无论哪一个婴儿都是从母体吸收了铁剂后出生的,铁是制造运输氧气的血红蛋白必不可少的成分,缺铁就会造成血红蛋白不足,引起贫血。早产的婴儿出生时从母体吸收的铁剂量少,一过 6 周常出现贫血。因此,早产的婴儿,出生 1 个月后必须开始补铁。早产儿用的奶粉中加入了铁,也可以用来补铁。而只用母乳喂养的婴儿,就要到医生那里去开铁剂。

严格来说,应该通过婴儿的血液检查来决定补铁量,可是婴儿一旦开始喝牛奶以外的东西,计算铁的摄取量就困难了。为安全起见,出生后 1 年内都要补铁,断奶之后可以通过食物补铁(见 214. 早产儿的断奶)。

环　境

102. 防止事故

以前 1~2 个月的婴儿都呆在家里,所以可以说不会发生户外事故。

可是现在有汽车的人增多了,开车带着婴儿外出的情况也多了。因此,1~2个月的婴儿有时也会发生交通事故。颈部还不能挺直的婴儿,最好不要开车带着,在不得不开车带着时,如果不能很好地支撑头部,急刹车或被追尾时就危险了。为了不碰到头部,要用帽子充分保护头部。另外,抱着孩子的人必须系好安全带,不要坐在副驾驶席上。

发生在家里的事故当中,从床上坠落是最多的,婴儿脚的力量变强了,因为踢被的反作用力就会导致坠床(见133.防止事故)。婴儿1个人在床上时,一定要做个围栏,一旦坠落床下,为了不导致受伤要铺长毛绒地毯。婴儿床放在窗边时,不要用别针别窗帘,风一吹,窗帘摆动,别针有时会掉下来,恰巧落入正在哭着的婴儿的口中,被婴儿咽下后,会刺伤气管(或食管)。这类事情曾经发生过,应引以为戒。

婴儿用自己的指甲抓伤脸部(不会造成一生的伤痕)的情况,在这一时期也增多了,所以要经常给婴儿剪指甲。剪指甲时要使用婴儿用的尖端圆形的剪子,V字型的指甲刀也可以,但是理发用的剪子是不行的。

其他事故的预防,请再读一遍"80.防止事故"。

103.婴儿的旅行

随着回故乡分娩的人数的增多,1~2个月的婴儿的旅行也增多了。母亲多通过交通工具从农村的娘家回到城市的自己家,这种旅行多乘飞机,而且母亲已经习惯了。如果是乘飞机,人工喂养的婴儿在途中喂1次牛奶就可以了。飞机上有冲牛奶用的热水,随着婴儿乘客的增多,飞机上还准备了婴儿用的床。

父亲驾驶私人汽车,母亲不能抱着婴儿坐在副驾驶席上,而应该坐在后排座位上,并且系好安全带。婴儿睡觉时也要用安全带固定好。在小汽车中,用冷气或者暖风时,要常常停车换气,父亲必须做到在车内不吸烟。夏天在没有冷气的车里,如果母亲必须抱着婴儿的话,最多开30分钟,就要把婴儿放在凉爽的地方躺一会儿,母亲的体温和地面的热辐射有引起婴儿中暑的危险。如果是冬天,要30分钟左右换1次车内的空气,这样只要车摇晃得不厉害,就会和在家中的感觉一样。喂奶的时候应把车停下来,休息 1~2 小时,这样 6 小时左右的旅程就不算什么了。在坐火车旅行时,母乳喂养的婴儿比较好办,而人工喂养的婴儿就辛苦了。

把婴儿放在车中,父母到路边餐馆用餐是不可以的,因为空调停止或加热器过热,经常会使婴儿中暑。在途中必须喂 3 次牛奶时,要准备 3 个消过毒的奶瓶,这是因为在途中使用过 1 次的奶瓶,完全清洗消毒是困难的。将奶粉装入煮沸消毒后干燥的奶瓶中,拧上奶嘴,盖上奶嘴套,然后,再带上 3 次用的热水就可以了。如果不需要补充热水,也可以不带大热水瓶。只旅行 1~2 天的话,可以不加果汁和维生素。除冬季外,途中婴儿会口干,所以,应喂些茶水或凉开水。

旅行的时候,为了不弄脏母亲的衣服,婴儿下半身的卫生应比平时要注意。气温高时,尿布中积存的排泄物,会引起臀部糜烂,所以旅行中要不断换尿布,这就需要多准备尿布,也可以利用纸尿裤。

炎热的季节,给婴儿穿得很少,有时会因列车上的冷气过冷使婴儿感到凉。为了能够调节,必须给婴儿带上凉时穿的衣服。这一时期的婴儿颈部还不能挺直,带出去的时候因为不能让身体直立而必须躺着,所以就好像是搬运似的,家长带着能让婴儿躺着的似吊床的东西比较方便。这种东西只能用到 3 个月左右。当婴儿的颈部挺直之后,能够自己抬头东张西望,就不需要它了。这时,婴儿会在抱着他的人的身上扭来扭去,抱起来就不轻松了。

104. 春夏秋冬

住在公共住宅的人很少带婴儿到户外去,所以,春秋季节气候好的时候,应该常带婴儿到户外去。

夏天出汗多,所以要注意不要让婴儿长痱子。长痱子与其说与照顾得好坏有关,不如说与婴儿的体质有关。可能的话,每天应该给婴儿洗两次澡,这实际上相当于一种治疗。贴身衣服应该能吸汗,并且常换。

天气突然转热出汗多的日子,尿量明显减少,尿湿的情况也减少了,

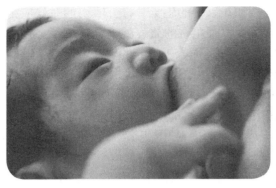

有的母亲会因为婴儿不排尿而去就医,这似乎没有必要。

夏季,无论是母乳喂养的婴儿,还是牛奶喂养的婴儿,都应该每天喝 2～3 次凉开水,或 20～30 毫升淡果汁。特别是汗多的婴儿更应如此。

天特别热时,有时头部的痱子会化脓,所以要勤换枕套。如果在枕部痱子多,应该用毛巾包上冰做 1 个冰枕。因为热,晚上睡不着时,应该在离婴儿 2 米远的地方开风扇。使用空调时,不要让婴儿直接吹冷风,把室温调节到比外界气温低 4℃～5℃比较合适。如果调节到 20℃以下,就有些过凉了。

天气一热,食量小的婴儿就开始不愿意喝牛奶了。这时,不要把奶瓶硬塞入婴儿口中,应该降低牛奶的温度,使其与水管的水温相当或者比水管的水温稍低一点。

夏季,蚊子多起来。这个月龄的婴儿基本上不会得脑炎,可是如果母亲完全没有免疫力,即使婴儿很小也有患病的可能。在脑炎流行地区,用蚊帐防蚊子是比较安全的,而关上窗户喷洒杀虫剂,对婴儿来说是不安全的。另外,用蚊香也可以,但用时不要将房间封闭。

冬季,母亲患感冒时,即使发热也可以喂奶,但要带上口罩。家里其他人员患了感冒,尽量不要接近婴儿。母亲服用的抗生素可在母乳中出现,但量很小,所以除了四环素以外,只要不是长期服用,就没有问题。

房间温度以 20℃左右为宜,如果低于 15℃就冷了,超过 25℃又过热了。使用煤炉取暖时,如果废气不能排到室外,应该每 1 小时通风 1 次。在寒冷的地方,必须整夜使用煤炉时,应该安装室外排气装置。

室温在 15℃以下,婴儿感到冷时,在被中使用电脚炉比较简便而且安全。在快2个月时，婴儿的脚开始活跃了，所以电脚炉要离开婴儿20～30厘米以上；电热毯因为过热，有时会引起脱水，所以不用为好。

天冷之后，不能随意到户外去了，但是除了在风很大，或下雪、下雨的日子外，最好每天能让婴儿接触两次室外空气。

105.家里有人患肺结核时

在我们的头脑中有一种固有的印象，即婴儿患结核是很可怕的，所以如果家里有人得了肺结核，母亲就会惊慌失措。不过，现在肺结核已能够用药物治疗了，所以不必惊慌。

做结核菌素试验是很方便的，能很快地知道是否得了结核，这是我们的常识。可是，对出生后1～2个月的婴儿这个方法是不适用的。这是因为结核菌素试验并不是在传染了结核的第2天就能出现阳性，而是过半个月或者1个月后才会出现阳性。从医院回来才半个月左右感染了结核的婴儿，出生后40天左右，还不会出现结核菌素试验阳性的结果。因此，结核菌素试验阴性不能说明没有患结核。当然，再过1个月做结核菌素试验，如果结果是阳性，证明患了结核而进行治疗，并不为时过晚。可是，在等待的1个月期间，疾病有可能发展，如果感染严重时，疾病发展的可能性非常大。如果感染程度很轻，可以等到结核菌素试验出现阳性之后再治疗；如果认为感染很重，就不需等待结核菌素试验的结果就开始治疗，这样做是比较安全的。虽说是治疗，也只不过是吃异烟肼，所以不用担心不良反应。治疗1个月之后，再做1次结核菌素试验，如果是阴性，说明已经避免了感染（虽然浪费了异烟肼），停止治疗就可以了；如果结核菌素试验阳性，可以继续治疗。

那么，如何区分婴儿感染的轻重呢？只有靠推测。经常咳嗽，有空洞，痰中发现了大量结核菌的人，经常抱婴儿的话，就可以考虑为严重感染；虽是肺结核，但病变轻微，痰中不容易找到结核菌的人，经常抱婴儿的话，如果不经常出现颜面潮红，就可以考虑为轻度感染。

所以，如果发现家里有人患了肺结核，首先要分辨出其严重程度，拍

X线片,如果发现有清晰的空洞,就可以考虑属于排菌期(检查痰,如果发现了细菌,就确实有感染的可能)。母亲,或者始终照顾婴儿的祖母出现空洞时,可认为婴儿有严重感染。给婴儿做结核菌素试验,如果是阳性,当然应该马上服用异烟肼。因为注射链霉素有出现耳聋等不良反应的危险,所以一般不用。

即使婴儿结核菌素试验阴性,如果经常抱婴儿的母亲或者祖母有空洞时,也应考虑为虽然感染时间短,但结核菌已经进入婴儿体内开始活动,而应开始治疗。和母亲或祖母相比,很少抱婴儿的父亲或祖父有空洞时,如果婴儿伴有经常咳嗽,可认为有严重感染;如果婴儿几乎不咳嗽,也许没有被传染,可以在1个月后做结核菌素试验呈阳性时再开始治疗。

经X线检查,虽然发现有病灶但看不到空洞时,不论病人与婴儿是什么关系,都可以在结核菌素试验阳性之前不做治疗。对于有自然感染者(未注射BCG,结核菌素试验出现阳性),不论发病与否,都预防性地给予异烟肼,是比较安全的。

以上说的是对婴儿的处置。而对重要的病人如何治疗呢? 当然,发现结核的医生会给予治疗的。在这里,要从婴儿的角度考虑一下家里的结核病人怎么做最好的问题。

虽然确诊为肺结核,但没有空洞,痰中不易发现结核菌也不咳嗽的病人,如果本人尽力配合治疗,对婴儿来说就没有太大危险。如果父亲,或者祖父、祖母是这种轻症结核病人,他们可以继续与婴儿一起生活。但婴儿必须每隔1个月做1次结核菌素试验,以观察是否转为阳性。

母亲如果是轻症结核时,应该避免过劳,尿布应该让别人去洗,找人帮忙做一部分家务。母乳喂养时,为防止传染,母亲要带上口罩,其他可以照常。1~2个月的婴儿睡觉的时候比较多,所以母亲不必过劳。

母亲有空洞处于排菌期时,应该在排菌结束之前(治疗1个月,基本不传染了)戴口罩。口罩应该每天更换。不过,母亲不要注射链霉素,因为链霉素会出现在母乳中,也会损伤婴儿的听力。

父亲或祖父有空洞处于排菌期时,在排菌结束之前,不要与婴儿同室。如果婴儿的哥哥患了结核,治疗本人就可以了。因为小儿结核与成人不同,不会形成空洞,所以不会传染。不过为安全起见,每隔 1 个月,婴儿还应做 1 次结核菌素试验。另外,小儿结核一般多是从成人那里传染而来,所以必须做一下全家人的 X 线检查。

经常来玩的邻居患了结核时,也应该给婴儿做结核菌素试验,如果是阴性,就过 1 个月再做 1 次检查;如果是阳性,就须用药。即使邻居的男主人患了结核,其染有病菌的夫人来串门也不会传染。

异常情况

106.吐奶

在 1 个月到 2 个月的婴儿当中,还有习惯性吐奶的孩子,基本上是那些从出生后半个月养成了吐奶习惯的孩子,特别是男孩子比较多。摸一下孩子的身体如果不发热而且很健康,吐奶前没有痛苦的表情,突然就"呼"地吐了出来。吐过之后,就像什么事也没发生一样,这是习惯性吐奶。详细情况请再读一遍"83. 婴儿吐奶"。

吐奶的量有多有少,如果吐奶很多的话婴儿很快就会饿。在间隔不到 3 小时的时间里,婴儿就会因为想吃奶而哭闹,这时当然可以喂奶。用母乳喂养的孩子发生吐奶的好像多些,用牛奶喂养的孩子也经常见到。牛奶喂养时,有时也可以考虑是牛奶喂多了。如果从增加牛奶之后出现了经常吐奶,就要试着减少牛奶的量。

如果喂奶时不抱着婴儿,那么过 1 个月后,婴儿吐奶的情况会比较多见。因此一定要把婴儿抱起来喂奶,将他上身直立,直到打嗝为止。

在母乳喂养的婴儿当中,过 1 个月之后仍经常吐奶,一般多发生在母乳分泌旺盛期,每次吃奶不把两侧乳房都吃净就不甘心的食量大的婴儿身上。和上个月相比,如果婴儿体重的增加突然变明显了,大便的次数也增加了,体重每天增加 40 克以上时,可以控制一下喂母乳的量。

多数婴儿无论怎样改变母乳的喂养方法和调节牛奶的喂养量,都不能使其吐奶得到控制。可是只要婴儿很健康,经常笑,大便也没什么变化,就可以不去处理。习惯性吐奶一般 3 个月,最迟 5 个月后就会自愈。

吐奶的婴儿有时候吐出的奶会流入耳朵里,但不会引起中耳炎。流入的奶可以用消毒棉吸出,如果用不干净的布擦的话,会损伤耳道的入口而引起外耳炎。为了不使吐出的奶流入气管,对于经常吐奶的婴儿,要让其身体侧卧。

以上说的都是习惯性吐奶,以前从没有吐过奶的婴儿突然吐奶,并出现痛苦的表情,或者吐奶后大声哭闹时,就应该到医院就医了(见 112. 婴儿突然哭闹时)。

107."消化不良"

经常有母亲带着 1～2 个月的婴儿,到医院检查时说"婴儿消化不良"。一询问,母亲所说的"消化不良",是大便中混有白色的粒状物,或带有绿色,或有透明的黏液。这种情况在母乳喂养的时候比较多见。再询问一下婴儿的情况,就会回答说"仍然健康";检查一下婴儿,也没有发现异常。如果是母乳喂养的孩子,排这种大便就不属于疾病。但母亲还会说"可是,最近才变成这样的,以前都很好"而不认可。关于母亲对婴儿期排理想便的问题,请阅读一下上个月的"84. 婴儿的消化不良"。

到目前为止,一天只排大便 2～3 次,一过 1 个月就变成了 5～6 次,或者黄色的变成了绿色的,或者糊样的变成了混有粒状物的,这一般多是由于母乳喂养的时候,母乳分泌得很旺盛而引起,这一点可以通过婴儿体重的增加情况和上个月比较一下就清楚了。如果上个月每 5 天体重增加没有达到 150 克的婴儿,这个月每 5 天体重增加到 150～200 克,这就肯定是喝母乳的量增加了。

即使是只用牛奶喂养的婴儿,在这一时期大便持续颗粒状的也不少。如果在生后 1 个月喂母乳,没有出现颗粒状便的婴儿,在换成牛奶之后出现了绿便就会让人担心。认为是刚开始换牛奶不适应,就换成了其他食物,可是婴儿还是同样排绿便。实际上,这样的绿便持续 1 个月至 1 个半月自然会变成黄便。这样的绿便之所以不用担心,是因为婴儿的情绪很好,体重也在持续增加。有时把新鲜的菠菜绞成汁,每天给婴儿 50 克以上时也会出现绿便。

不论是牛奶喂养还是母乳喂养,只要是婴儿健康,体重增加,就不要把大便的次数增多、"腹泻便"等情况放在心上。我们喂奶是以抚育婴儿为目的,并不是为了让婴儿排好便。这种时候,如果因为便不好就停掉牛奶换成米汤,或者是禁食、静点,或者注射葡萄糖等进行所谓的"治疗",这只是在治疗便而没有考虑到婴儿。林格氏液或者葡萄糖,是婴儿没有能力吃奶或者脱水时给予的东西,通过所谓这样的"治疗"把经常笑的健康的婴儿弄哭的人,是不关心婴儿体重增加等情况的人,所以也不会去测量婴儿的体重。说是"消化不良",却不量体重而进行治疗,是不明智的,还是改变一下方法比较安全。

母乳分泌非常充足,婴儿的体重按每天 40 克增加时,可以限制母乳的喂养量。具体方法是在喂母乳前,在茶或者是凉开水中加糖,喂 20 毫升左右,这样一来,便的次数大多都会减少。不过有时母乳分泌不十分充足时也会出现"腹泻便",在这种情况下,如果体重增加很少(5 天 100克以下)就要加牛奶,加牛奶之后,多会变成"好便"。平均每天体重增加30~40 克,婴儿健康,吃奶很好时,就不要考虑便的情况了。

108.便秘

关于婴儿的便秘,请阅读上个月的"85.婴儿的便秘"。只是到了这个月,因为能够加果汁了,所以有的婴儿就免去了灌肠的麻烦。喂什么果汁为好,不能一概而论,根据婴儿的喜好不同进行选择,既有喝苹果汁能够通便的婴儿,也有喝了苹果汁大便反而变硬的孩子。可以从相应季节最容易买到的水果开始尝试各种水果汁(见 98.果汁的喂法)。

喂多少果汁合适呢?可以在不断尝试的过程中找到最合适的量。最初在 20 毫升的果汁中试着加约 10 毫升的凉开水,如果大便还没有变化,就可以不加凉开水了,而只喂纯果汁。如果 1 次不行就每天喂两次。如果喂果汁不能缓解便秘,可以使用乳酸菌饮料,喂量可以与果汁相同,酸奶酪也可以,但是这类饮料多少都含有一些有形物,所以两个月以下的婴儿有时很难食用。

不论是喂果汁,还是给乳酸菌饮料,便秘仍然不见好转时,就可以灌肠,但不赞成用泻药。

以肛门为中心,有一圈放射状的皱褶,其中如果有 1 个皱褶发生裂伤,排便的时候就会出现疼痛。这种因为疼痛造成不能用力排便而引起的便秘,如果用乳酸饮料或者果汁能使大便变软的话,2 ~ 3 天就可治愈,所以不要去药店买治痔疮的药。

109. 湿疹

婴儿 1 ~ 2 个月,是脸上和头上经常出现湿疹的时期,请阅读 "89. 面颊的疙瘩和臀部的糜烂"。湿疹还是要尽量趁轻时治疗为好。发生湿疹之后,很快就会扩散。症状很轻的时候,每天涂 1 ~ 2 次含有肾上腺皮质激素的药膏就会很快治好。有很厚的油痂时,去掉油痂后就会出现红色的糜烂,如果有脂液渗出的话,在家庭中就不容易处理了。

如果接受医生的治疗,多数很快就会治好,但其中也有好了之后马上又反复,而不易治好的情况,这种时候母亲也不要着急。如果没有一种到时候肯定会好的乐观态度,就会给医生造成压力。

如果母亲每次就医时,只是说 "没有办法了吗?比以前又加重了" 之类的话,医生就会对自己的技术产生怀疑,而开始使用各种药效强的药。使用肾上腺皮质激素中加入氟的药效强的药膏,或者用只含有肾上腺皮质激素的药膏。使用含有氟的肾上腺皮质激素的药膏,时间一长皮肤就变薄,出现线状斑,或者发生出血。另外,口服肾上腺皮质激素,马上就会好,可是持续一段时间后,就不见效了。逐渐加量,时间一长,就会出现肾上腺皮质激素的不良反应,婴儿的脸胖得非常圆,婴儿的肾上腺皮质也不起作用了,而这并不是湿疹本身引起的损害。所以,对湿疹,母亲必须做好长期治疗的准备。如果婴儿的头顶出现了油痂,不要硬性取掉,待其自然痊愈。如果只是头部出现湿疹,其他部位都正常时,可以不去处理,等待6周后,会自然痊愈。

洗澡时,是否使用肥皂,可以试一下再定。如果使用之后,湿疹扩散,就可以不用;也可以试用一下湿疹用的肥皂(弱酸性)。要经常换枕套以保持清洁,贴身衣服要采用棉质物,新物品应洗过之后再用。婴儿不要做日光浴。

用过很多药仍不见好转时,如果在牛奶喂养的情况下,把一部分奶粉换成脱脂奶粉也是一种方法(把7勺奶粉的3勺或4勺换成脱脂奶粉)。纯母乳喂养时,母亲也可以把母乳换成牛奶。不要做所谓的"改善体质"注射,外力改善不了体质,不要做无用功糟蹋婴儿。总之,每天都能观察到婴儿的是母亲,是每天涂几次含有肾上腺皮质激素的软膏好,还是持续用几天含氟的药效强的药膏好,就靠母亲自己判断了。

110. 积痰

快到2个月的婴儿,有时嗓子里会发出"咝儿、咝儿"的声音,这是积痰的缘故。有时抱着婴儿的手会感觉到婴儿胸部发出的"咝儿、咝儿"的声音,和摸猫身体时的感觉一样。半夜或者是黎明,婴儿"咳儿、咳儿"咳嗽,喝了很多母乳或牛奶之后,咳嗽的同时有时会将奶全部吐出来。可是婴儿本人却非常健康,经常露出笑脸,喝奶也很好,量一下体温也不高。除了积痰之外,什么变化也没有。因为吐奶而去就医,一般会诊断为"支气管炎",有时还会加上"哮喘性",然后医生还会说:"做一阶段吸入治疗吧。"

这种积痰的婴儿占来小儿科就医的孩子的二三成,属于一种支气管分泌稍旺盛的体质,像汗或者口水的分泌有个体差异一样,支气管的分泌也有个体差异。请注意,就像把经常出汗的孩子不能当作病人看待一样,也不能把因为痰而发出"咝儿、咝儿"声的婴儿当作病人看待。

这个月龄的孩子不会因为咳嗽而晚上睡不着,如果只是发出"咝儿、

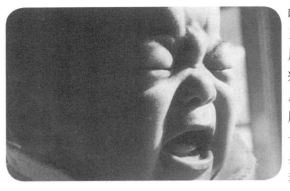

咝儿"声,还是不要把他当作病人看待为好。之所以这样说,是因为要治疗支气管分泌旺盛的体质的孩子,锻炼皮肤和黏膜是最好的方法。这样一来,婴儿就必须接触外界空气。如果当作病人看待的话,他就会被关在屋子里不出来,而失去了锻炼的机会。

有人经常会问:"让这样的孩子洗澡好吗?"其实只有母亲了解孩子洗澡后"咝儿、咝儿"声严重了,还是即使洗澡了也没有关系。还没怎么样婴儿就开始了"咝儿、咝儿"声的话,那么就不要洗澡了。不过,第 2 天又很健康,食欲也没有变化的话,就可以试着洗澡。如果仍然没有加重,就可以继续洗澡。洗澡也是对皮肤的一种刺激,也是一种锻炼。容易积痰的体质持续的时间比较长,如果不去在意,就会通过锻炼逐渐好转。如果把这种情况当作疾病去就医,1 个月当中就会有半个月左右的时间必须吃药或者打针。如果经常去看病,还会在候诊室感染其他疾病。

如果听说是"哮喘性"的,母亲就会更震惊了。不过只要婴儿很精神,经常笑,喝奶也很好,这种担心就是多余的了。其实应该担心的是父亲的烟,如果父亲不能戒烟,也应该在房间外吸。曾有过这样的报道,如果母亲每天吸烟 10 支,其婴儿哮喘的发病率是不吸烟母亲的婴儿的 2 倍。

111. 经常哭的婴儿

在产院时就比其他婴儿能哭的孩子,回家之后也经常哭闹,有时会打扰邻居。

有的婴儿只在吃母乳或牛奶时安静,吃完之后刚过 30 分钟,就像被火烧一样哭起来,而且出汗,换掉湿的尿布之后,还是哭个不停。母亲以为是母乳或牛奶不足了,测一下体重,平均每天增加 30 ~ 35 克,说明也不是因为营养不足而引起的哭闹;或以为是因为大便或气体积存而不舒服,就喂果汁或灌肠,使每天都能正常排便,结果还是哭闹;或以为是深秋天气冷了,就在被中放了暖水袋,结果婴儿还是一样哭闹。只要一抱起来就安静了,但不能总抱着,可是一放下又哭起来,而且习惯晚上酣睡,他就像在和父母开玩笑一样,即使去就医,医生也不会发现哪里不正常。

这样的婴儿,在 20 人中约有 1 人。住在同一公寓的婴儿都很安静,母亲就会担心,周围的人会嘲笑自己的育儿方法不当,这时如果父亲说"你不会照顾孩子",母亲就更感到羞愧了。但是,没有人会哭一辈子,要乐观地想他一定能好。并不是没有因为大脑的问题而昼夜哭闹的孩子,这样的孩子没有情绪好的时候。我们这里所说的爱哭的婴儿在不哭的时候情绪很好,会露出可爱的笑容。有的老年人会说那是抱惯了,其实这是不对的。不抱就不停地哭,一抱就很快好了,所以还是抱起来好。而且不要只在家里抱,还要抱到外边散步,接触外边空气。接触了外边的空气,看到了外边的东西,有些疲劳了,回家之后就会睡觉。再大一点之后,开车带着他出去兜风,就会停止哭闹。怕养成抱的习惯,经常放着不管,让婴儿持续哭闹,是不应当提倡的。因为哭闹虽然不会损伤大脑或产生其他问题,但腹部用力有时会引起疝气(脐疝、腹股沟疝)。

112. 婴儿突然哭闹时

一直情绪很好或者睡着的婴儿,突然就像哪里痛了一样地哭起来,即使抱起来也哭个不停,这时也许是肠道的某个部位出现了阻塞,如果不是那样的话,不处置也没有生命危险。

肠道阻塞多是由疝"嵌顿"引起的(见 139. 腹股沟疝),腹股沟(在大腿根部性器官的附近)的疝最容易引起"嵌顿"。如果平时就发生过腹股沟疝,在这种情况下,就要打开尿布,观察一下性器官的附近,如果那里异常肿胀、变硬,疝不像平时那样返回腹腔,说明已经发生了"嵌顿"。以前没有发生过疝气,初次在腹股沟处发生疝气,有时也会突然"嵌顿",这时候因为母亲完全想不到疝气的问题,所以就会喂奶或者哄婴儿,这样做因为不能控制疼痛,婴儿哭得会更厉害。这时如果取下尿布,看一下性器官附近的话,就会发现某一侧有异常肿胀的情况,但是一般母亲想不到这一点。所以如果婴儿突然哭闹,不懂得取下尿布观察一下腹股沟部是不行的。当然,因为脐疝(又称气肚脐)也是疝的一种,也能引起"嵌顿",所以平时发生过气肚脐的婴儿,如果突然哭起来,必须观察一下脐部。肚脐部"嵌顿"时,肠管会发出"咕噜、咕噜"的响声。

肠套叠时,相连的肠管套在一起,肠腔不通畅,所以非常疼。喂牛奶也会吐出来,隔5分钟或10分钟疼痛加重是其主要特征。1～2个月的婴儿发生肠套叠的情况较少,但也不能说绝对没有。

不管是疝的"嵌顿",还是肠套叠,都必须马上带婴儿到外科进行处置,因为早期治疗不用切除肠管。肠道阻塞时,婴儿的病情比较凶险,母亲也会感到非同小可(见181.肠套叠)。

临床中还可见到婴儿突然大声哭闹,像发生肠套叠一样,但又和肠套叠不同,不用处置也能自然治愈,这种病被称为"大肠病"。这种病发生比较频繁,1个月的婴儿可以出现,2～3个月的婴儿最为多见,男孩、女孩都可能发生。"大肠病"与肠套叠相同的症状是:突然像哪里痛一样地哭起来,而且怎么做都哭个不停。不同的是:哭的方式不同,肠套叠的患儿是哭几分钟就停下来,又哭几分钟再停下来,这样反复,哭声逐渐变弱,然后会吐奶、无力。而"大肠病"的患儿可以持续大声哭闹20～30分钟,哭闹停止后,马上变精神;而且不会吐奶,喝牛奶也很多,发作的间歇期,能持续正常几小时,排便也正常,脸色也不会变成灰色。最初母亲因为很害怕就带婴儿去就医,等进到诊室时,婴儿却正常了,医生就会说:"没有异常啊。"结果回到家后,发现每天都这样发生2～3次,持续几天之后,就会认为原来哭闹后就没事了!

对于"大肠病"患儿,抱到外边去,或者灌肠,或者给他听"嘎啦、嘎啦"的声音,有时会治愈;如果上述方法不起作用,有时能哭闹2小时。"大肠病"是常见病,发病原因不明。一过3个月,就像被遗忘了一样自愈了;既不需要吃药,还可以洗澡,也可以喂果汁通便。如果原来是只用牛奶喂养的婴儿发生"大肠病",一停喂牛奶,他就好了。所以,有一种流行的说法,认为这种病属于牛奶过敏。可是把牛奶换成豆奶,达到治愈的非常少,所以不能把它全部说成是牛奶过敏。它的预防方法是抱孩子到外边去散步 1 ~ 3 小时。深夜发病时,要减少婴儿白天的睡眠,尽量不要为了治病到处求医。

因为不容易做好性器官的防护,所以腹部的 X 线检查不安全。如果已经诊断是"大肠病",就不需要做进一步的检查了。

此外,还有婴儿哭个不停,有时是因为感冒咳嗽引起的中耳炎。外耳炎引起婴儿耳朵疼痛哭闹时,能从外边看到一侧的耳道肿胀且被堵塞。

113. 婴儿脚气病消失了

在以米为主食的时代,发生过婴儿脚气这种疾病,婴儿的眼神浑浊,严重时引起脑神经麻痹。有的婴儿心肌受损,心脏变大,发生循环障碍。现在,在有常识的母亲的喂养下,"婴儿脚气"已经见不到了。这是因为一般母亲不会再去采用那种只吃茶水泡饭的没有常识的饮食去喂养婴儿了。但是,现在这种诊断在老医生那里也并不是没有。婴儿反复吐奶、排绿色便时就可能被做出这种诊断。婴儿脚气是由维生素不足引起的,所以,一旦做出诊断就要注射维生素 B_1。可是,母乳喂养的健康婴儿,也会排绿色便、吐奶,但除此以外,婴儿完全健康,吃奶很好,经常微笑,体重也增加。如果母亲没有采取非常识性的饮食,并在母乳外给婴儿服用了复合维生素,那么就不必考虑会发生维生素 B_1 的不足。

即使是相当重的婴儿脚气,如果连续注射 3 天维生素 B_1,症状就会消失。如果注射 3 天维生素 B_1 之后,吐奶和绿色便仍不消失,就说明不是维生素 B_1 不足引起的,所以注射再多的维生素 B_1 也不会有效。

以前,婴儿脚气只发生在母乳喂养的婴儿身上,因为母乳中维生素 B_1 不足。牛奶中维生素 B_1 很丰富,所以人工喂养不容易出现维生素 B_1

不足。现在的奶粉也含有充足的维生素 B_1，所以牛奶喂养的婴儿不会发生脚气病。

114. 突然出现又马上消失的疹子

这个月龄的婴儿，有时会出现与平时比总是没有精神的现象，在喝奶也多少比平时少的第 2 天，全身会出现红色、细小的、似痱子样的疹子。

这种疹子与过 6 个月之后经常出现的幼儿急疹，既相似又有不同。它一般 1 天基本就可消失，但初起时不发热。在炎热的季节，容易和痱子混淆而不被注意，但是痱子不会 1 天就消失。

这样的疹子是由什么原因引起的尚不清楚，但 1~2 个月的婴儿经常出现。只要了解了这种情况，当发现这种疹子时，就不会惊慌了。这样小的婴儿是不会发生麻疹的。

集体保育

115. 写给产假后外出工作的母亲的话

没有因为妊娠和生产而放弃工作的母亲，在休完产假之后就要照常上班。可是母亲外出工作，孩子由谁来看管，这是每一个双职工家庭都会面临的问题。夫妇双方都拥有各自的工作，自然会给育儿这项重要家务带来许多的不便。女性一旦做了母亲，往往就要面临要事业还是要家庭的两难选择。按照传统的"男主外，女主内"的观念，女性在家生儿育女是天经地义、理所当然的。然而事实并非如此。无论是女性还是男性，都各有其优势与劣势，夫妇双方应各尽其能并互相取长补短，齐心合力携手共建幸福美满的小家庭。

维系家庭，男女具有平等的权利与义务，这种观念对于某些人来说是比较陌生的。随着社会文明进程的不断向前推进，职业女性在社会上发挥着越来越重要的作用，养育儿童的职能也逐渐由家庭转向社会。妇女产后外出工作,对于传统的角色分工以及陈旧的家庭模式是一个很大的冲击,如果男性不能"忍痛割爱",彻底地放弃根深蒂固的男权主义思想,就不可能建立起新式家庭。

有的国家的"育儿·看护休假法"规定:孩子不满周岁的职业妇女向业主提出缩短劳动时间的要求时,业主有义务为其提供育儿的方便条件。产假结束后,是继续休育儿假,还是上班要求业主缩短劳动时间,这是许多妇女感到困惑的问题。具有20多年心理咨询经验的三泽直子对这一困惑的解答是,以选择要求业主缩短劳动时间为好。其理由是,当代社会工作单位变化很快,长时间脱离岗位会失去一些发展的良机和自信心。

母亲在外工作,孩子由谁来照料? 一提到家庭外保育,马上就会想到保育园,这种思维定式主要是受苏联集体主义的影响。由于国家无力建造更多的保育园,所以鼓励民间团体自筹经费创办小型保育园。

20世纪末期,在瑞典和美国等发达国家,国民生活比较富裕,拥有闲暇时间和宽敞住宅的母亲也有所增加,因此,家庭保育室作为保育园的一种补充形式日益增多。家庭保育室招收3～4名儿童,在家庭的氛围中进行保育,虽然它属于家庭外保育,但是却和家庭内育儿十分相近。

产假后的家庭育儿,进行得比较顺利的是与娘家母亲共同生活的家庭。当母女两代人在育儿方面发生意见冲突时,由于是母女关系,彼此能够开诚布公,各抒己见,最后达成和解。如果外孙和自己的女儿小时候十分相像的话,老人家将会更得心应手,充分发挥其已有的育儿经验。如果与婆母共同生活的话,婆媳间需要互相理解,彼此宽宏大量,否则,由于育儿的意见分歧,会演变出诸多的家庭矛盾。

双职工家庭的妇女在产假结束之后,即使想把孩子送进保育园,也未必能如愿以偿。虽然母亲可以自由选择保育园,但是由于目前保育园的数量还十分有限,理想的私立保育园价格又十分昂贵,所以母亲往往不能如愿以偿。不过,如果能在居住区内找到合适的家庭妇女照看孩子,那么对职业女性来说也是一件幸事。所谓好的社区,其重要特征就是邻里间彼此信任,团结互助。

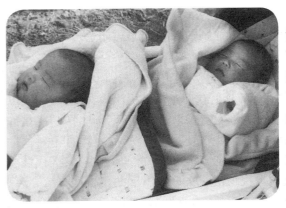

无许可保育园被称为协同保育（见 120. 协同保育）。如果运气不是很好的话，则难以找到这种保育园。认为男女应当平等地拥有外出工作权利的家庭，做丈夫的能够自觉地承担起育儿的责任。几个这类家庭联合起来建立的保育园就叫协同保育。由于不仅要付出辛苦，费用还要由母亲自己支付，所以从经济的运转上来说是举步维艰的。

父母一般都希望尽可能长时间地对孩子进行母乳喂养。日本《劳动基准法》第 67 条对母亲在工作时间内授乳的权利做了明确的规定："孩子未满 1 岁的职业女性，除了享受劳动基准法第 34 条规定的休息时间以外，还有权力申请 1 天两次至少各 30 分钟的育儿时间。业主在上述的育儿时间内不得使用孩子未满 1 岁的女职工。"

如果住宅距离工作地点近的话，母亲虽然可以到保育园来送奶，但是，仅 30 分钟的时间是极其紧张的。出于无奈，许多一直进行全母乳喂养的母亲只好每天两次采用牛奶喂养。母亲一旦决定上班后 1 天两次牛奶喂养，就应当在婴儿满月后对其进行训练，否则有的婴儿就会拒绝奶瓶。母亲应当在上班之前就使孩子能够适应牛奶。如果婴儿不讨厌奶嘴的话，从母乳喂养过渡到牛奶喂养并不是一件困难的事情。

虽然不同厂家的奶粉质量多少有些不同，但是，无论选用哪一家的都可以。基本的原则是，母亲应当与保育园保持步调一致，选用同一品牌的牛奶。喂奶的时间也要与保育园同步。刚开始喂牛奶时，为了使婴儿能够比较顺利地适应牛奶，应待婴儿产生一定程度的空腹感之后再喂奶为好。吃奶量因人而异。满月后的婴儿一般来说 1 次能喝 100 毫升，个别婴儿喝不了这么多，而有的婴儿眨眼工夫就能把奶喝得一干二净。对于吃奶量大的婴儿，母亲可再补喂一点母乳。

添加牛奶以后，婴儿的大便开始泛白、变硬。第 1 天先喂 1 次牛奶观察一下，如果未见异常，二三天之后再增加到每天两次。1 次 100 毫升实在不够的话，可增加到 120 毫升，但是尽量不要超过 150 毫升。给婴儿添加牛奶以后，母亲的乳房会发胀，多余的奶水不要扔掉，应当挤出来放在冰箱里进行冷冻。因为母亲上班以后，有时在单位里乳房发胀，就需要将奶水挤出来进行冷冻，下班时再带回家。至于应该怎样挤出奶水，请阅读"61. 挤母乳的方法"的内容。在孩子入园之前，母亲不仅要练习挤奶水，还要练习送孩子上保育园。

在国家实行育儿休假政策以后，许多母亲在孩子出生 6 个月以后才把孩子送进保育园。因为法定产假是 2 个月，再加上至少 4 个月的育儿休假，共计有 6 个月的假期。

目前在国际上，许多儿科大夫认为最好在孩子生后 3 个月内完全进行母乳喂养。所以，产假 2 个月加上育儿休假 4 个月应当作为一种习俗固定下来。与此相应，社会就应实行 6 个月内的育龄母亲带薪休假政策。对于尚未执行的国家或地区，工会组织应当为此而努力奋斗。因为有的母亲被生活所迫，如果是不带薪休假，就不得不去上班。母亲产后休假 6 个月再上班，有利于婴儿从母乳喂养顺利过渡到牛奶喂养或添加牛奶喂养，另外也方便母亲送孩子入园。

116. 婴儿的集体保育可靠吗？

进行婴儿保育的保育园，一般招收生后第 57 天的婴儿，也就是说，母亲产后休假 8 周即可把婴儿送入保育园。刚开始，许多人对婴儿这么小就离开母亲表示担忧。然而，战后 50 多年的经验证明，母亲休完产假后把婴儿送入保育园，孩子完全能够健康地成长。富有经验的保育员认为，生后近 2 个月进保育园的婴儿比半岁以后才入园的婴儿要好带一些。但是，一般来说母亲对不到 2 个月的婴儿进保育园，仍然抱有不安感。母亲对保育园不信任,保育工作就不能够顺利地开展。因此,当母亲向保育园提出让孩子入所的申请时,保育员就应当及时向母亲介绍集体保育的情况。例如,可以让母亲参观一下婴儿保育,邀请母亲出席保育园的家长会等,以便取得母亲的理解与信任。保育园还应当让母亲在产假结束之前,把孩子带到保育园来与负责照料婴儿的保育员见面,以增进家、园间的彼此了解。进行集体保育,不仅要使保育员之间在育儿理念方面保持一致,还要使家长与保育员之间也能够保持步调一致。因为保育园与物品寄存所不同,前者面对的是活生生的独一无二的个体,后者面对的则是无须了解其具体内容的行囊。保育员必须针对每个婴儿的特点进行保育,因此,有必要向母亲了解婴儿进园前的状况。

例如,婴儿吃奶量是多少?是否已开始喂果汁?平时比较爱哭,还是比较安静?吃完奶以后是否爱吐?大便的情况如何?身体状况是否异常?长没长湿疹?每天外出呼吸新鲜空气多长时间?穿衣薄厚,等等。以上这些情况保育员要仔细地向母亲询问清楚,并记录在婴儿的"个性表"上。在熟记这些内容之前,可将"个性表"悬挂在婴儿的床头,随时提醒自己因人而异,按规律办事。

117.集体保育是优是劣?

日本的保育园最初是为那些迫于生计母亲不得不外出工作的贫困家庭而设立的福利设施。然而现在却成为打破"男主外,女主内"的传统观念、妇女结婚后仍然可以外出工作的大后方。双职工家庭需要夫妻双方齐心合力来共同维护,保育园并不只是为母亲服务的。父母双方应当携起手来,给在旧时代诞生的保育园赋予新时期的内涵。

在过去,接送孩子上保育园的是母亲,孩子有病时从工作单位匆忙赶到保育园的还是母亲。现在,时代发生了变化,在拥挤的电车里可以看到背着孩子上保育园的父亲的身影;在家里帮助母亲抚育孩子做些家务的父亲也在逐渐增多。

在众多儿童聚集的保育园,由病毒引起的流感是难以避免的。婴儿生病以后,保育园不应当把责任全都推给母亲。因为正是为了解放妇女劳动生产力才创立了保育园。所以,保育园应设置养护室,由具有护士资格的保育员来看护病儿,或者把病儿送到保育医院(见234.保育医院)。有的母亲怕孩子在保育园被传染上疾病而不送孩子入保育园,自己也因此而辞去工作。其实,完全没有必要这样做,婴儿对于病毒的免疫力是在多次感冒后获得的。

现在,日本保育园进行的集体保育还很不完善。国家在设备上不予投资,职员的待遇也不好。园内庭院狭窄,室内没有游戏的空间。即便是在这样的条件下,集体保育仍然取得了可喜的成效,这要归功于具有奉献精神和付出辛勤努力的保育员。

集体保育的长处主要有以下几点:其一,能够培养儿童的自立精神和自理能力;其二,有助于儿童形成良好的同伴关系,发展儿童的社会性;其三,可以促进儿童运动功能的发展和提高儿童的体质。

在运动场狭小、室内条件和收容所差不多、1名保育员要看管许多名儿童的保育园,集体保育的长处是不可能实现的。在这种条件极其简陋的保育园,其工作的重心不在保育,而主要在事故的防范上。保育员用统一的标准来管理儿童,压制儿童的个性。在这种环境中,儿童学会的是如何与集体保持步调一致,但是,却不能够体验到保育员的爱,得不到爱的教育。这些儿童是孤独的。母亲在将孩子送进保育园之前,一定要好好地了解一下保育园的各方面情况,以便做到心中有数,针对保育园的不同情况,采取不同的对策,更好地促进孩子的成长。

118.创建优质保育园

许多想把孩子送进保育园的母亲感到苦恼的一个共同问题是,优质保育园供不应求。儿童保育对家长来说是一件大事,可是对政府来说,似乎并不那么重要。这就需要广大市民共同努力,呼吁政府关心和扶助保育园的发展与建设,为创建优质保育园而努力奋斗。那么,究竟什么样的保育园才称得上是优质保育园呢? 优质保育园应当具备下列条件:

首先,保育员与婴儿的比例要合理。一般来说,二者的比例以 1：3 为佳。如果 1 名保育员要照料太多婴儿,那么正常的保育活动将无法开展。

其次,既然是婴儿保育,就应当只招收 0 ~ 1 岁的儿童。有的保育园打着婴儿保育的旗号,招收 0 ~ 3 岁的儿童,甚至不太愿意招收小婴儿,这种混龄保育应当尽量避免。

第三,婴儿室不可太狭小,要有婴儿游戏的空间。另外,婴儿室最好与阳台相通,以便于进行空气浴。

第四,保育园应与家庭建立密切的联系,家庭与保育园双方加强相互的理解与沟通,必要时,保育员应进行家访。优质的保育不仅需要保育员付出大量的心血,也需要家长的密切配合。

最后,保育园离家越近越好。各地区应当创设与本地区人口相适应的保育园。尽管保育园离家很近,如果母亲工作的单位距离保育园很远的话,将会遇到延长保育的问题。

119. 延长保育

大多数的公立保育园实行 8 小时保育制,即早晨 9 点入园,下午 5 点离园。这是因为公立保育园的保育员是国家公务员,原则上工作时间应为 8 小时,但是家长却希望保育园能够延长保育时间,个别的公立保育园能够满足家长的要求。如果家长的要求得不到满足,就只好在保育园附近雇 1 名保姆,委托保姆下午 5 点到 6 点照看孩子。家长下班以后再到保姆家去接孩子。这样一来,无疑增加了家长的经济负担。

私立保育园实行早晨 8 点入园,下午 5 点离园,适当延长时间的较多。这种延长保育虽说是满足了家长的需求,但是对儿童的健康成长是否有利,却是一个值得探讨的问题。

集体生活对儿童来说无疑是必要的。但是家庭生活对儿童来说也不可忽视。在保育园中,儿童学习同伴之间应当如何相处;在家庭里,儿童则学习子女与长辈之间应当如何相处。二者不可互相取代。如果延长保育,弄得孩子筋疲力尽,回到家以后喝完奶就睡着了。这就使得孩子不了

解家庭生活, 也体
验不到家庭生活的
快乐。

　　保育园之所以
要进行延长保育,
主要是为了满足母
亲工作的需求。作
为福利设施的保育
园, 满足外出劳动
的母亲的需求自然

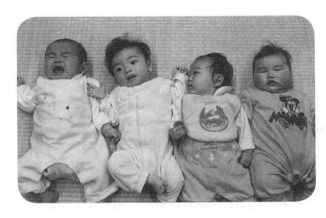

是一件好事; 但是, 如果从教育的角度出发, 母子分离 8 个小时以上, 不
利于儿童的成长。另外, 延长保育无形中加重了保育员的工作强度, 也
可以说是把母亲的工作压力转嫁到了保育员身上。所以, 社会应当采取
适当的措施, 在保障母亲们基本生活的前提下, 减短其工作时间。

120. 协同保育

　　休完产假以后, 一些母亲十分想外出工作, 但是由于附近的保育园
已经额满, 而不能如愿以偿地将孩子送入保育园。这些母亲自发地组织
起来共同创建保育园, 人们称之为协同保育。协同保育分为全日保育和
夜间保育(从晚 5 点到第 2 天早晨 7 点)两种类型。

　　协同保育作为私立保育园, 因为没有任何补贴, 从房租到保育员的
工资, 都由个人承担。因此, 协同保育必须在热心的家长、无偿提供房屋
的慈善家和具有牺牲精神的保育员的共同努力下才能开展起来, 否则其
艰难程度可想而知。

121. 全日保育

　　实行 24 小时全天看护的全日制保育园虽然为数不多, 但也零星存
在着。利用者多为在电视台或医院工作的母亲。由于很难找到合适的

家庭保姆,所以,尽管在经济上需要一定的支出,她们也只好选择全日制保育园。母亲的苦衷虽然可以理解,但是也不可忽视全日制保育存在的弊端。

无论是父母还是孩子,都需要拥有家庭这一私人的空间,否则就会产生不安感。男女结合在一起,就是为了享受家庭这一私人世界的快乐。这种快乐感随着孩子的诞生而增强。夫妻可以自由地选择自身的生活方式,但没有权利把不适宜的生活方式强加给孩子。如果为了自身的工作而使孩子成为牺牲品,那么当初不如不要孩子。

条件允许的话,最好是白天把孩子送进保育园,下午 5 点把孩子接回家以后,再请保姆来照料孩子。如果从早到晚都雇一些外人来照料孩子,那么对孩子的成长将产生不利的影响。孩子的健康成长,受过专业训练的保育员、众多的小伙伴、品种繁多的玩具和运动场等是必不可少的。

122.婴儿室

婴儿室最好设在明亮的朝南的房间,每个婴儿一张床,床的间距以方便保育员走动为准,床的高度以保育员给婴儿穿脱衣服和更换尿布时不必过度弯腰为准。因为如果床铺太高,为了防止婴儿跌落下来,就需要相应地加高床的护栏。如果使用铁制的小床,必须对涂料严格把关,切忌选择使用含铅涂料的小床(见 24. 婴儿床)。

婴儿室的房间,窗户要大,而且要带有可自由开关的换气窗。最好是落地式窗户,以便于拉开窗户把婴儿床推到阳台上进行空气浴。冬季要有取暖设备。夏季,在比较炎热的地区,要配置空调。

许多保育园的婴儿保育都是在建园一段时间以后才开始的,所以往往是勉强凑合。婴儿室的房间比较拥挤,朝向不好,而且也很少有阳台。在新建带有婴儿室的保育园时,应当把婴儿的寝室与活动室分开。

123.保育园的调奶法

设有婴儿室的保育园必须有调理室。许多保育园并没有专门设置营养师,而是由厨师或者指派的保育员来进行牛奶调制工作。在调理室给婴儿调制牛奶时应当严格遵守的一条规则是:无菌,无菌,再无菌!如果在调制牛奶的过程中,有一个环节带菌操作,那么就有可能导致全体婴儿生病,严重时还会使保育园被迫暂时关闭,由此而影响母亲的正常工作。因此,保育园必须采取一切措施做到无菌配乳,使用奶粉无疑是一种比较安全的办法。因为奶粉本身是无菌的,又是用温开水来冲调,所以只要把奶瓶彻底地消毒干净,就可以调制出无菌的牛奶来。

给每个婴儿准备3~4个奶瓶,每天在使用前都要消毒干净(奶嘴儿和奶瓶同时消毒)。使用时随时拿取即可。厨师在调制牛奶之前,一定要用香皂和刷子把手清洗干净,然后再用清洁的毛巾擦干(毛巾使用1次就被污染了)。如果保育员兼任厨师,那么在给婴儿换完尿布之后,必须使用消毒液来洗手。

厨师要与保健所建立联系,每月至少接受1次大便检查。在夏季,如果患有痢疾,必须远离调理室,临时改做其他保育工作。

保育园自己制作果汁的话,最好使用果汁机。如果难以达到卫生标准,可以选购现成的果汁。

124.保育园的喂奶法

在保育园里给婴儿喂奶的意义并不仅仅是为了满足其维持生命的需要,更重要的是使婴儿感受到吃奶的快乐。快乐是一种主观体验,保育员应使婴儿能够在愉快的情绪状态下吃奶。由于婴儿的月龄各异,所以喂奶的时间也各不相同。如果在同一时间给7~8名婴儿喂奶,那么只好让婴儿躺着,用被子或枕头支住奶瓶,任婴儿自己孤单地去吃奶。

根据婴儿月龄的不同,应制订出相应的喂奶时间,这样在喂奶时保育员就有空闲把婴儿抱起来。躺在保育员温暖的怀抱里吃奶,婴儿才能够真正地体验到吃奶的快乐。保育员要像妈妈一样,给婴儿以温暖和安全感。把婴儿抱起来喂奶,还有利于在喂完奶之后及时地拍婴儿打奶嗝。要做到这一点,就需要合理地配置人员。一般来说,6名婴儿至少应当配置 2 名保育员。

125.尿布的清洗

许多保育园不负责给婴儿清洗尿布。即便是负责清洗,也是专门雇钟点工来完成这项工作。其主要原因是保育员的工作量太大,根本没有洗尿布的时间。在一些大城市,租用尿布的保育园逐渐增多。租用尿布的优点是减轻母亲与保育员的劳动负担。在不能租用尿布的地方,就需要由保育园或家庭来清洗尿布。

如果由保育园来清洗尿布,即便是使用全自动洗衣机,对保育员来说也是一个很重的负担。因为把甩干了的尿布一片一片地抖开晾晒,晒干后再收回,逐一折叠并按姓名分别存放好,需要花费很多时间。尿布公用的话,能够节省一些时间和精力,但是必须认真做好消毒工作。如果在家庭里清洗尿布,最好有烘干机。另外,丈夫也应尽一点义务,不要把洗尿布的活儿全都推给妻子。

126.婴儿体操

在对婴儿进行保育的过程中,最容易发生的问题是,由于保育员过于繁忙,常常使婴儿长时间躺在床上。尤其是如果喂奶的时候也不把婴儿抱起来的话,那么婴儿就会整日躺在床上,由于运动不足而导致发育不良。为了防止出现这种情况,保育员不仅应当把婴儿抱起来喂奶,还应当积极地给婴儿做被动操。对婴儿体操进行过深入研究的是苏联。

在把婴儿的集体保育作为国家的一项事业来进行的苏联,小儿科医生的实验研究结果表明,通过做婴儿体操,婴儿的体质得到了明显的增强。下面笔者就在列宁格勒的小儿研究所的所见所闻,介绍一下苏联的做法。与此同时,也补充一些我们研究会婴儿部的有关经验。在此所说的婴儿体操也包括按摩。

婴儿体操应严格遵循婴儿的身体发展规律来进行。否则不仅无益,反而有害。例如,不能给有湿疹的婴儿按摩、给心脏不好的婴儿做操等。

在苏联,婴儿体操的编订工作是由医生来完成的。

婴儿体操不是随便在什么情况下都可进行的。做操时需具备以下一些条件。首先,房间通风要好,并打开通风窗。其次,室内温度不得低于20℃。温度应为22℃以上并且是无风天气,最好在树荫下做操。第三,婴儿体操不便在床上进行。条件允许的话,最好制作一个高度为70~72厘米,宽度为80厘米,长度为100~120厘米的木制体操台。上面铺上垫子和床单。

在做操时,保育员应当以自身愉快和饱满的情绪感染婴儿,激发婴儿的积极情绪,以便顺利地完成体操动作。在做操的过程中,保育员要不断地和婴儿说话(即便婴儿听不懂)。婴儿也应处于清醒活泼的状态。上午喂完奶至少隔30分钟再开始做操,如果婴儿情绪烦躁不安,就可推迟到下午再做。

为了防止发生意外,给婴儿做操的保育员,指甲要剪短,手表、胸针、戒指等饰物要暂时摘掉。做操的婴儿要全裸,这样可以在做操的同时进行空气浴。每个婴儿都应有其做操专用的床单。体操结束时,如果婴儿出汗了,保育员要仔细给他擦拭干净。

做操会使婴儿的呼吸和脉搏加快,一般来说,恢复常态大约需要2分钟。2分钟以后还不能恢复常态的话,就说明运动量过大,每节体操的次数应减半,以后逐渐增加次数。随着婴儿月龄的增长,完成体操的时间由3~4分钟渐渐增加到8分钟左右。

127.婴儿体操的具体做法

生后1个半月到2个半月的婴儿体操,与其说是体操,不如说是以按摩为主。将婴儿放在体操台上,保育员面向婴儿脚底方向站立,按以下顺序给婴儿做操,共做5~6分钟。

❶ 手臂按摩:左右臂各做4~5次。
❷ 腹部按摩:6~8次。
❸ 腿部按摩:左右腿各做4~5次。

④ 脊柱的反射运动 :向左、向右侧身各做 1 次。

⑤ 抬头挺胸练习。

⑥ 蹬腿练习 :左右腿交替做 8 ~ 10 次。

⑦ 背部按摩 :上下方向各做 4 ~ 5 次。

⑧ 脚底按摩 :左右脚各做 4 ~ 5 次。

⑨ 脚心按摩 :左右脚各做 4 ~ 5 次。

⑩ 双腿屈伸运动 :做 6 ~ 7 次。

以上这些体操主要是利用婴儿的各种无条件反射来进行的,所以当婴儿尚未出现相应的反射时,保育员不要勉强进行。对于趴着时还不能抬起头来的婴儿,需要在婴儿能自主完成第 5 节体操之后方可进行第 6 节和第 7 节体操。

在给婴儿做操时,保育员不要用力太大,特别是做伸腿运动时,要避免发生脱臼。每节体操的具体做法,请参照婴儿体操图(见 164. 婴儿体操)。

2个月到3个月

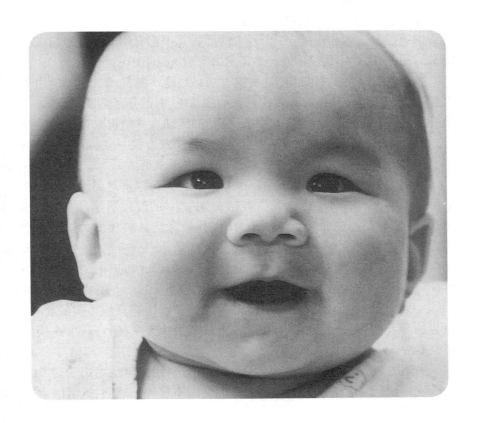

这个月的婴儿

128.从 2 个月到 3 个月

这个月龄的婴儿,眼睛已能看到东西,因此与母亲之间的"沟通"也就开始慢慢形成。在 60 天时,婴儿还只能看到视野正中的哗楞棒,而到了 90 天,看到母亲的哄逗就会露出高兴的表情。耳朵也有听觉,常常会被吸尘器声吵醒。

婴儿手脚的动作也逐渐准确起来。2 个月时还不能抓住放在手里的哗楞棒,快到 3 个月时,就可以长时间抓握在手里了。不过,还没有达到有意识地抓取东西的程度。3 个月大的婴儿几乎都有用嘴吮吸拇指或小拳头的动作,这并不是表示有什么需求,而是快活的表现。

婴儿的双臂活动日见增多,平躺时两只胳膊不断舞动。腿脚的力量也越来越大。将婴儿抱起来立在母亲的膝盖上,有的孩子会跃跃欲试,一蹦一蹦地想跳起来。在不同的季节,婴儿的运动发育情况是不同的。热天里,婴儿一般裸着身体,活动方便,所以动作发育快一些;而在寒冷的季节,婴儿穿着厚衣服,盖着棉被,所以想动也很困难。

对周围事物,婴儿越来越关心;抱着他上街时,常常对周围投以好奇的目光。笑出声的时候也比以前多起来,在高兴的时候还独自发出某些声音,而且时间越来越长。到 3 个月时,开始对玩具表现出兴趣。睡眠方式也开始有所改变,不像以前那样整天睡觉,而是与成人一样有白天黑夜之分,只是午睡时间有个体差异,多睡眠的婴儿每天上午睡 3 个小时,下午睡两个半小时,而一些活动家型的婴儿,每天上午或下午只睡 1 次。夜里睡觉也有不同,有一夜醒两次的婴儿,也有只醒 1 次的婴儿,还有的婴儿睡得较沉,从晚上 9 点一直睡到第 2 天早晨 6 点,中途换尿布也不醒。

喝奶的方式越来越明显地体现出不同的个性。对爱喝奶的婴儿来说,奶粉包装上标明的量是不够的,他们会因不够喝而哭闹,或者吸着空

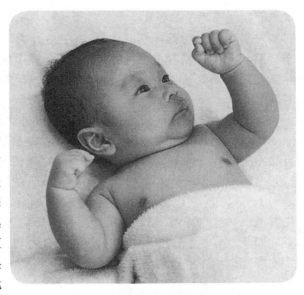

奶瓶的奶嘴不放。这时如果母亲渐渐增加牛奶量，每次喂到 180 毫升，婴儿会高兴地将其喝光。这样的婴儿体重增长非常明显，平均每天增长 40～50 克，因此常被人认为发育状态非常好。可是，正当婴儿处于这种所谓的良好状态时，却突然从某一天起变得不喝牛奶了，即使改变牛奶的浓度、更换奶嘴或把奶晾凉也都无济于事。母亲怕不喝奶孩子会饿坏，就将奶嘴硬塞进婴儿嘴里，这样做的结果是，婴儿一看到奶瓶就闭上小嘴，导致"厌食牛奶"的发生，详细内容请参阅"138. 厌食牛奶"。

与此相反，食量小的婴儿则每次只能勉强喝下 120 毫升牛奶。喝奶少当然就不胖，所以每次见到邻居家的胖孩子，母亲就非常焦急，总想设法让婴儿喝下牛奶包装上标示的量，可是婴儿每次都是喝到 80 毫升左右后就松开奶嘴不想喝了，玩 10 分钟左右待高兴时就将余下的 40 毫升勉强喝掉，每天都是如此。这样的婴儿把喝奶当作任务，很不情愿，可是喝奶以外的时间却非常快乐。这种类型的婴儿一般夜里不醒，因此母亲能安稳地睡到早晨。

在上述两种极端型的婴儿之间，还有一种"标准型"的婴儿，每次喝奶 150～160 毫升。但"标准型"的婴儿也不尽相同，在喝奶次数上有差异。有每天喝 6 次奶的，也有喝 5 次奶的，爱睡觉的婴儿甚至每天只喝 4 次奶。如果喝 4 次奶的婴儿每天体重增加在 30 克以上，就不要为了喂 5

次奶而叫醒熟睡中的婴儿。

每次喝奶之后就吐奶的男婴,快到3个月时开始有所好转,这时母亲会暗自庆幸未给婴儿做手术是正确的。因为婴儿曾被诊断为"幽门痉挛",医生劝其手术,而母亲坚持自己照顾婴儿,现在终于度过了这个时期。

这个时期常出现的困难是,一直用母乳和牛奶混合喂养的婴儿对其中的某一种奶开始出现抵触。在母乳不太充足的情况下,婴儿厌食母乳当然不会有什么影响,可有的婴儿厌食牛奶,母乳再少也只想喝母乳,一点儿也不想喝牛奶。本来想用牛奶补充母乳的不足,可现在却开始不喝牛奶了,这可急坏了母亲,于是为了使孩子喝下牛奶,就硬将奶嘴塞进婴儿嘴里。一旦这样做,婴儿就可能再也不喝牛奶了,这是非常常见的事。不过即使这样,婴儿也只是暂时停止增加体重而已,不会给将来造成什么危害,没有必要担心。有关调理方法请参阅"129.用母乳喂养时"后半部分。

厌食牛奶最主要的原因是喂奶量过多。这个时期无论婴儿怎么愿意喝牛奶,每次不应超过180毫升或200毫升,尤其是伏天更应格外注意。

只喂牛奶的婴儿到了2个月以后应添加果汁,而母乳中含有维生素C,母乳充足时可以不喂果汁,不过可以试喂一下,如果婴儿很喜欢喝就可以接着喂下去。用来做果汁的水果最好是上市的应季水果,喂果汁的方法请参阅"98.果汁的喂法"。婴儿对果汁口味的喜好存在着差异,有的婴儿不爱喝酸味的果汁,不要勉强。给这样的婴儿喂一些复合维生素或天然的果汁都是可以的。

婴儿的排便具有不同的特点。母乳喂养的健康婴儿每天大便可以达到5~6次,而有的便秘婴儿每两天就要灌1次肠。不过多数便秘婴儿过了2个月开始喝果汁以后,便秘就会逐渐得到缓解。一般来说,喝牛奶的婴儿较喝母乳的婴儿排尿次数多,但其中也存在着较明显的个体差异。有的1次排尿量虽少但尿比较频,而有的排尿次数虽少但1次尿量很多。观察婴儿的发育过程可以发现,婴儿时期尿频的孩子长大后排尿间隔时间仍然是短的。能憋尿的婴儿一夜不尿也没事。夏天有时因天气突然变热,婴儿会出很多汗,这时身体里的水分会随汗一起排出体外,因此尿量就会骤然减少。

在上个月出湿疹的婴儿,有的到了这个月会明显好转。但这样的婴儿往往又出现别的"症状",即胸内积痰,发出呼噜、呼噜的痰声。气管里像有异物卡住似的,每次呼吸时都会发出声音。如果除了偶尔咳嗽,婴儿没有与平时不同的任何其他表现,这种症状就不属于病态。咳嗽的时间,一般是在夜里睡觉和早上醒来的时候。夜里吃完奶后咳嗽时,常常连同喝进去的奶也一起吐出来,这时如果慌忙抱去看医生,往往要被诊断为"喘息性支气管炎"(见110. 积痰)。实际上这与湿疹一样,不过是婴儿在发育的特定时期体现出的不同特点。

2个月以后的婴儿已能看清东西,而且非常喜欢看室外。为了给婴儿更大的快乐,应该经常将婴儿抱到户外,使他充分呼吸外面的新鲜空气。除下雪特别多的北方外,其他地方即使是寒冷的季节,每天也应保证30分钟的户外活动时间,而暖和的天气每天要坚持2个小时左右。时间的长短,要由母亲根据气温和婴儿的反应而决定(见132. 锻炼婴儿)。

此外,一般从这个时期开始可以给婴儿理发(见135. 理发)。

随着婴儿到室外的时间逐渐增多,婴儿得病的机会也会随之增加,但这个时期因婴儿体内有从母体获得的免疫抗体,因此不会患麻疹及流行性腮腺炎之类的病,但是感染百日咳的可能性是有的,所以不要接近咳嗽的孩子。

最多见的是父母将病毒性感冒传染给婴儿。婴儿得了感冒以后,会出现鼻塞、打喷嚏、咳嗽等症状。这个时期,婴儿即使患上感冒也不会出现高热(38℃以上),如果超过38℃,大多是因为中耳炎。得了中耳炎的婴儿夜里痛得直哭,不能入睡(见142. 婴儿发热时)。

2个月到3个月时,婴儿可能出现的所谓重病就是先天性心脏病,此外还有疝气的"嵌顿"。当发现婴儿突然痛得大哭时,必须考虑这两种病的可能性(见139. 腹股沟疝)。

可以认为 2 个月到 3 个月的婴儿不会得什么严重的病,不要将婴儿的个性生理特征当作疾病去治疗。没有人能比得上母亲更了解自己孩子的特性。

喂养方法

129.用母乳喂养时

母乳充足的婴儿在 2 ~ 3 个月这个阶段是用不着看医生的。通常体重平均每天增加 30 克左右,身高每月增加 2 厘米左右。

这个时期,喝奶量增多的婴儿每次喂奶间隔时间变长,至今为止过 3 个小时就饿得直哭的婴儿,现在可以睡上 4 个小时,有时甚至睡 5 个小时也不醒。到喂奶时间就叫醒熟睡的婴儿吃奶的做法是不妥当的。如果婴儿体重持续增加,而且睡眠时间延长,这说明婴儿已具有了存食的能力。如果每隔 3 小时就叫醒喂奶,即使婴儿已具有存食的能力也不会被发觉。

有生来就不太爱喝奶的食量小的婴儿,这样的婴儿一般出生时体重比较轻。本来 3 小时喂 1 次,现在变得过了 3 小时也不想喝,到了每天只喝 3 次奶的程度,母亲就会非常焦急,而且改喂牛奶也还是不喝。尽管婴儿每天只喝 3 次奶,但只要精神状态好,就没有必要担心。这样的婴儿夜里不会因要喝奶而哭闹,因此喂养比较轻松。这种情况下,即便体重没有增加,也还是要坚持用母乳喂养。

2 个月过后母乳分泌会慢慢减少,母亲自身虽也会感觉到,但最好还是称一下婴儿的体重。如果每 5 天增加体重从原来的 150 克降至 100 克,就说明是乳汁不足。事到如今才开始进行乳房按摩或喝鲤鱼汤,已经不会有什么效果了。此外,如果出现婴儿要奶吃的哭闹时间提前,或夜里本来只起 1 次夜,现在变成一夜哭闹两三次,这就可以确定是母乳不足了。母乳不足时可先加 1 次牛奶试试。在母亲觉得奶最不发胀的时候(大概在下午 4 ~ 6 点),可将 150 毫升的牛奶喂给婴儿。当然,150 毫升不一定1次全都喝完,即使少于150毫升,只要婴儿显出满足的样子就可以。由于加了1次牛奶,母乳能得到充分休息,下次出奶量就会增加。如果这样婴儿能吃饱,每天加1次牛奶就可以了。但是,如果婴儿体重每天增加不

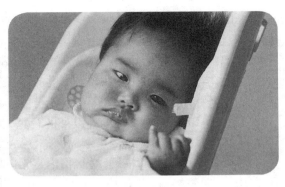

足20克,则需再加1次牛奶,这样试着连续喂5天。如果5天后体重增加仍不到100克,就需再加1次牛奶。但不要因婴儿爱喝牛奶就过量地喂。每天如果喂6次奶,牛奶的量每次不应超过150毫升,日平均体重增长不应超过40克(第5天200克)。如果每天加牛奶2~3次,体重增加30克左右,就可一直坚持下去。

至今为止只喂母乳而未添加其他食物的婴儿,每天加3次牛奶的同时应加维生素C(果汁或维生素C片,35毫克以上/日)。

一直喝母乳的婴儿有的不喜欢用奶瓶,对于这种情况,应尽量选择婴儿肚子饿的时候喂牛奶,千万不要将奶嘴硬塞进孩子嘴里。不喝牛奶的原因也可能与胶皮奶嘴的形状及硬度有些关系,可多试几种奶嘴。

加牛奶时,不要在喂完母乳后再喂,应先喂牛奶。喂完母乳,不够的部分用牛奶补充是不行的。对硬的胶皮奶嘴感觉肯定不同于母亲的乳头,婴儿会讨厌奶嘴,何况母乳的味道与牛奶也不一样,所以婴儿不会喝牛奶。

很少有一开始就拒绝喝牛奶的婴儿,大多都是喝一段时间以后才开始不喝。这时母亲往往非常焦急,本来是担心只喝母乳营养不够才加牛奶的,可婴儿就是不肯喝。母亲担心孩子会患上营养不良,于是采取各种方法,如降低牛奶浓度,改换牛奶种类,变更喂奶时间以及准备三四个奶嘴等,想方设法让婴儿喝下。婴儿在困得迷迷糊糊时,有时能喝一些,

但醒来以后还是怎么也不肯喝。有时在牛奶中加少量的乳酸饮料婴儿就会喝,但也有不成功的时候。对这类婴儿,没有必要担心,喝惯母乳而拒绝喝牛奶的婴儿是非常多见的,这样的婴儿都照样喂养得很好,不会饿坏。在喂完母乳后,可以喂些糖水或果汁,使婴儿没有空腹感。婴儿这时已经快3个月了,用母乳再坚持一下就会熬过去,体重不增加也无妨。过了3个月,可以给婴儿加些母乳以外的食物,如米汤等,并尽快过渡到吃断乳食品。对厌食牛奶的婴儿来说这些食品会更受欢迎。

因母乳不足首次加牛奶时,严格消毒是非常重要的(见40.奶粉的调配方法)。加牛奶后,婴儿的大便稍有变化,较以前发白且成块,极偶然的情况可能会出现大便次数增多、水分增加,这时母亲可能会担心出现了"消化不良"。只要严格消毒,一般不会有什么可怕的后果。即使出现"腹泻",只要婴儿状态好,可视其为牛奶的适应过程,应继续喂下去。开始加牛奶时最重要的不是观察粪便,而是观察体重,因此测量体重是很关键的。

有的婴儿开始喝牛奶后,就会喜欢上容易吸出奶的奶嘴,渐渐地放弃需要费力才能吮吸出奶的母亲的乳头,即使咬到乳头也会立即放开。如果这样,就可以改喂牛奶。但夜里必定醒来喝1次奶的婴儿,还是把母乳"夜用"为好,因为喂母乳比较简单。不起夜一直睡到早晨的婴儿,醒来的第1次奶喂母乳也是很方便的。这个时期仍喂母乳的婴儿,即使大便次数多,大便呈"腹泻"状也没关系。

130.用牛奶喂养时

2～3个月的婴儿食欲很旺盛。如果因婴儿有食欲就不断增加牛奶量,势必会造成饮食过量,有的婴儿因此变成"厌食牛奶"症(见138.厌食牛奶)。虽然这只是极少数,可是这种病态的过量饮奶,往往会被母亲认为是健康的表现。过量饮奶持续下去,就会导致肥胖。所谓肥胖,就是不必要的脂肪附着在身体上,这种肥胖属于不正常的现象。为了供养这些脂肪,心脏必须进行超负荷的劳动,肝脏及肾脏也要对摄入的过量营养进行处理,而不能得到休息。然而婴儿的这种超负荷劳动,在表面上是看不出来的,母亲见孩子发胖往往会很高兴,错误地以为孩子是健康的。

母乳喂养虽然也有发胖的婴儿,但因母乳易于消化,即使过量也不会使肝脏及肾脏疲劳。因此,这种肥胖病只在喂牛奶的婴儿中发生。要预防婴儿的肥胖,只要不喂过量的牛奶就可以。牛奶一般是放进带刻度的瓶子里喂,婴儿喝多少,母亲应当很清楚,因而婴儿患肥胖症完全是母亲的责任。为了预防肥胖的发生,在这个月龄,每天的喂奶量应控制在 900 毫升以下。如果每天喂 6 次奶,每次应在 150 毫升以下,每天喂 5 次奶,则每次应在 180 毫升以下。有的奶粉包装上标示的使用说明,却将 1 次牛奶饮用量定为 200 毫升以上,这是将 6 次喂奶量改成 5 次后计算得出的结果。实际上,2 个月的婴儿如果 1 次吃 200 毫升就是过量。

所谓的 2 个月开始就可以给婴儿食用的"断乳食品"罐头是绝对不能喂给婴儿的。如果用勺子喂进嘴里,2 个月的婴儿会毫无抵抗地吃下去。一般来讲,可以尽早给婴儿吃的断奶食物多为谷类,婴儿一旦开始喜欢上这些食物,就很容易发胖。喂牛奶的婴儿即使不吃这些,也很容易成为肥胖儿。

婴儿有着不同的个性,有非常能吃的婴儿,相反也有吃得很少的婴儿,即"少食儿"。母乳喂养时,喝奶量不容易掌握,少食儿往往因为发育比其他婴儿慢才引起母亲的注意。牛奶喂养就可以掌握每次的奶量,如果喝不完奶粉包装上标明的 2 个月婴儿应喝的牛奶量,母亲会立即察觉到。

有的奶粉包装上写着,体重达到 5 千克的 2 个月婴儿,每次要喝 210 毫升牛奶。看到这个说明,当婴儿只喝 180 毫升时,母亲就会非常担心。可另一些奶粉包装上标明的量却只有 140~160 毫升,如果婴儿能喝完 160 毫升,母亲就会很安心。每个婴儿都有自己的习惯。奶粉包装上标的量之所以有这样大的差别,也是因为婴儿喝奶的方式千差万别,不可能千篇一律。2 个月的少食婴儿有的只能勉强喝下 100 毫升,这样的婴儿在 1 个多月的时候就不怎么喝奶,也不起夜,因此在 1 个多月时,就可以推断这个婴儿是"少食儿"。给这种食量小的婴儿,硬性喂大量的牛奶是非常错误的做法。

少食儿的母亲没有必要羡慕其他的胖孩子,胖或瘦与 2 个月婴儿应具备的能力没有任何关系。在保健所的婴儿健康检查(见 137."健康检查")时,少食常被说成是由于喂奶不热心造成,至于热心不热心,母亲自己最清楚,不要太在意。

为使少食婴儿多吃奶,采取给婴儿打针等方法是非常愚蠢的做法。少食婴儿吃奶少,是为了适应其本身的身体构成,是由身体整体状况所决定的,注射激素等做法是违背自然规律的。本来睡眠很好的婴儿,很容易因为打针受到惊吓而成为夜哭郎。此外,将牛奶调浓给少食的婴儿也是不可取的。少食不是因为婴儿胃小,而是因为其身体需要的营养量少,如果牛奶浓度增大,相应的喝奶量就要减少。

131.什么时间给婴儿洗澡好?

婴儿的入浴时间何时好并不是生来就决定的。如果习惯了在某一固定时间入浴,这一习惯就成为该婴儿的生活规律。但这也并不是不可改变的。婴儿的入浴时间最好与同住的家庭其他成员的生活节奏保持和谐,比如双职工家庭有时要安排在夜里 9 点或 10 点。

夫妻与婴儿组成的三口之家,入浴时间的安排,应主要保证作为家庭经济支柱的人的健康和情绪稳定。在婴儿出生 1 个月之内,主要是由父亲给孩子洗澡,而 2 个月以后,一般情况下母亲就可以开始给婴儿洗澡了。天气冷时,如没人帮忙,一个人无法给婴儿洗,可以不必每天洗澡,而应选择周日及其他休息日家人能帮忙的时间。暖和季节,只要注意锁好门,母亲一人就可以完成。父亲一般是苦于给婴儿洗澡的,但如果有的父亲愿意给婴儿洗澡,还是等他每天下班回家后再洗。那种回家后就哼着歌谣进浴室的父亲,是不适合承担这个任务的。

在娘家分娩的母亲过了 1~2 个月后,就要和婴儿一起回到几代共室的婆家,从这时开始就有可能发生家庭纠纷。下午 2~4 点的洗澡时间没有什么问题,关键是在娘家形成的晚上 9 点以后给婴儿洗澡的习惯。为了适应婴儿的生活规律,婆家所有家庭成员的生活节奏都要被打乱,因为大家都要等到 9 点以后婴儿洗完后才能洗澡。这种做法对家庭的和睦是不利的,应该使婴儿的生活节奏适应整个家庭的习惯。

母亲担心的是,在娘家一直最先入浴的婴儿,到婆家后改成大家洗完后再入浴,会不会感染上什么病。如果不是早产儿,2 个月的婴儿一般是不会轻易因洗澡而感染疾病的,过去的人不是常带着 2 个月大的婴儿到公共浴池去洗澡吗。不过,眼睛比较容易感染,所以,不要用浴池的水给婴儿洗脸和洗头。

家庭成员中有的人无论如何想要第一个入浴,这种情况下最好是由这个人给婴儿洗澡,但老人除外。有的男性绝对不进女性洗过澡的浴池,如果碰到有这种风俗习惯的人就麻烦了。如果母亲一定要坚持让婴儿最先入浴,那就只能为其中一方另建一个浴室了。或者,公共浴池离家很近的话,可带婴儿去浴池洗澡,在浴池开门后第一个进去。

132.锻炼婴儿

有很多母亲怕孩子养成让抱的习惯,从婴儿 2 个月以后就尽量不去抱婴儿。这样的母亲可以腾出很多时间把房间整理得干干净净,或自己为婴儿做衣服,或在庭院中种植花草等。有的母亲为了不影响做家务,想让婴儿养成在床上老老实实待着的习惯,除了喂奶和洗澡以外就尽量不去抱婴儿。这种做法也许可以使家里干净利索,也可以为婴儿做很多的衣服,但这样做的结果是,婴儿的运动能力不能得到很好的发展。特别是老实的婴儿,让他睡觉也不会生气哭闹,当然就得不到抱。这样的婴儿抬头、坐立的时间都较其他的婴儿要晚。因此,这个时期每天累计应抱婴儿 2 个小时左右。抱起的婴儿因想看东西,就要支起脑袋和脖子,使用颈肌,同时上身总想挺直,这时就会用到背、胸和腹部的肌肉;另外高兴时还要挥动小手,这样就活动了手部的肌肉。这些都属于婴儿的运动。

只是抱抱婴儿还不够,除了冬天寒风凛冽的天气和下雨天之外,还应尽量抱婴儿到室外活动。眼睛已能看到东西的婴儿,看到外面奔跑的车辆和玩耍的孩子,会非常高兴。早春、晚秋及冬季可以带婴儿到日光下晒太阳,但其他季节最好不要直接受阳光照射,因为母亲的体温和太阳光的热合在一起,会使婴儿体温上升过高。这个季节可以让婴儿躺在箱型的婴儿车中,推到外面呼吸一下新鲜空气。

洗澡除了保持身体的清洁外,经常用暖水冲身还可以起到锻炼皮肤的作用。只要心脏没有问题,经常洗澡对婴儿是有好处的。

关于婴儿体操,请参阅"126.婴儿体操""127.婴儿体操的具体做法""144.婴儿体操"。经常抱的婴儿这个时期可不必做这些体操。早春、晚秋及冬季应坚持10分钟以内的手脚及脸部的日光浴。现在不像以前那样提倡日光浴,主要是为了预防癌症。据有关统计资料表明,脸、手脚等常晒到太阳的部位以及户外工作的人容易多发皮肤癌,因此,日光浴的时间应控制在合成维生素 D 必要的时间以内。当然,不能说婴儿晒了太阳就会马上患皮肤癌。

环　境

133.防止事故

这个时期婴儿最易发生的事故是坠床。切不可因为婴儿还不会翻身或不会爬就粗心大意,以为不会有问题,让婴儿独自睡在没有栏杆的床上。由于婴儿在睡觉时经常用脚蹬被,蹬几下就会蹿到床边,从而坠落到床下。婴儿用的床一般不是很高,掉下来虽不会摔成重伤,但常会碰到头部。这时婴儿就会大声哭,母亲往往是被哭声惊动而跑来,这才发现自己的宝贝掉在地上。母亲会非常担心,这么小的婴儿头摔在地上会不会造成脑部内伤。我们还没有听说过 2 个月的婴儿从床上坠地后留下什么毛病。房间里不管是铺木地板还是塑料砖,大多不会发生脑出血。有的母亲也许要带孩子去外科检查,当看到婴儿笑盈盈的表情时,医生会感到困惑,不过还是给拍个 X 线片,然后告知无事,这时母亲才会放心。婴儿头部做一次 X 线检查虽不会有什么问题,但(非必要)还是尽可能不要给婴儿照射放射线。

从床上摔下一般不要紧,但乘车时从后面被撞,或急刹车时头撞到挡风玻璃上,就不是小问题了。因此,带婴儿乘车时不要坐在副驾驶位置上,抱孩子的人要系好安全带。必须格外注意保护好婴儿的头部,母亲应始终搂抱着婴儿头部。

2 个月大的婴儿仍然容易发生因母亲的乳房而导致窒息的事故。母亲在婴儿旁边舒服地躺着喂奶,婴儿含着母亲的乳头,这时如果母亲困得打起瞌睡来,就有可能使乳房堵住婴儿的鼻子和嘴,这么小的婴儿又不能推醒母亲。因此,母亲喂奶时必须抱起婴儿坐着喂。

塑料布或塑料口袋掉到婴儿脸上,也会引起窒息。因为 2 个月的婴儿还不能自己拿开它,所以婴儿睡觉的枕边应保持整齐利落。常吐奶的婴儿不要使用塑料围嘴,因塑料围嘴卷到脸上会盖住婴儿的鼻子和嘴。把塑料布铺在枕头下也是不安全的。有的母亲因怕婴儿吐奶洗床单麻烦,就用塑料布代替毛巾铺在枕头底下。当婴儿偶然呈俯卧位时,塑料布就会堵住婴儿的嘴和鼻子而引起窒息。

还曾发生这样的事故,母亲按美国方式让婴儿俯卧睡觉,因床单被尿浸湿使 2 个月的婴儿窒息死亡。

猫或老鼠溜进屋里,舔吃粘在婴儿脸颊和嘴边的牛奶时经常会咬伤婴儿。所以哄睡婴儿后出去购物时,一定要关好门窗,以免这些动物进来。注意:床角下不要放东西,以免老鼠蹬着这些东西爬到婴儿的床上。

冬天用电脚炉给婴儿取暖时,外出前要确认一下电脚炉放的位置不要离婴儿的脚太近,而且旧的电脚炉在使用前还要进行认真的检查,以免烫伤婴儿。

134.兄弟姐妹

当婴儿有年幼的哥哥或姐姐时,需注意由嫉妒引起的危害,尤其是一直作为独生子受到优待的幼儿,一旦成为哥哥或姐姐,更应加倍小

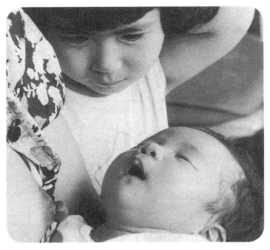

心。嫉妒心的大小因人而异,即使相同年龄的幼儿,也完全不同。有的幼儿会为小弟弟或小妹妹的到来感到非常高兴,伸出小手热心帮忙。而有的幼儿却不高兴妈妈抱小婴儿,总是缠着要妈妈抱自己。

2个月后,当幼儿慢慢明白了这个新来的小婴儿不是家里的客人,而是要一直住下去时,有的幼儿就会表现出很强的嫉妒心。因此,往往在婴儿2~3个月时,容易发生嫉妒心强的孩子伤害婴儿的事故。做母亲的应了解幼儿的嫉妒心态,对平时不喜欢小婴儿的孩子要格外戒备。不应只是戒备,还应让孩子明白,即使有了小弟弟或小妹妹,父母对他的爱仍不会改变。如果孩子还处在幼儿阶段,应经常抱一抱,晚上睡觉前陪在旁边讲讲故事。千万不能因为成了哥哥或姐姐,就对他们向妈妈的"求爱"不屑一顾,这样做会遭到孩子意想不到的报复。

与嫉妒心相反,大一点的孩子对婴儿有时会表现出各种"关爱",可是这种"关爱"有时也会导致对婴儿的伤害。比如,看到婴儿哭了,就把放在厨房里的前一天喝剩的奶拿来喂给婴儿,或者怕婴儿冷把被子盖在婴儿的脸上。因此母亲应时刻注意不要让大孩子和婴儿同在一个房间里。

大孩子上幼儿园后,常常从幼儿园将各种各样的疾病带回家传给婴儿。但由于2~3个月的婴儿体内有从母体内获得的免疫抗体,某些病是不会被传染的。婴儿在3个月之内不会感染上麻疹、风疹、流行性腮腺炎及乙型脑炎,但可能会感染上百日咳、水痘(水疱疮),而且百日咳是年龄越小病情越重。因此,当小婴儿要降生时,必须先给上幼儿园的大孩子注射百日咳预防针。3个月大的婴儿得水痘的很少，到4个月时有的婴儿可能就会被感染上，不过即使出水痘，症状也很轻。

尽管大孩子患的猩红热不会传染给婴儿，但不能就此认为引起猩红热的溶血性链球菌对婴儿无害。如果得猩红热的大孩子在住院前曾和婴儿接触过，那么最好还是和医生商量一下处置方法，这时大多数医生会使用抗生素。大孩子感染痢疾和伤寒后也是一样。在这种情况下，保健所会对其住的房间进行消毒，母亲对牛奶的消毒也应更加严格。

在幼儿园体检时被诊断为"结核"的大孩子不会将病传染给婴儿。因为幼儿几乎不会出现结核空洞，而肺门淋巴结结核也是不会传染的。不过，在幼儿园诊断的"结核"是否正确，有必要斟酌一下（见555.结核）。

135.理发

带婴儿乘车去远地方的时候越来越多。与在家门口抱着玩不同，外出时要换上像样的衣服，头发也要理一理。婴儿理发应使用剪子而不宜用剃头刀，因为剃头刀易使皮肤留下肉眼看不到的伤痕。

有一种风俗习惯，为使头发稀少的婴儿长出浓密的头发，把婴儿的头理成光头，这是一种迷信的做法，是不可取的。此外，当婴儿的头部受到碰撞时，有少量的头发总比没有头发的光头要安全些。

136.婴儿的户外活动

2个月后的婴儿眼睛已能看清楚东西，每当看到室外的东西时会非常高兴。使婴儿心情愉快的同时，通过室外空气的刺激锻炼婴儿的肌肤，这就是婴儿的户外活动。无论如何，户外活动对婴儿都是有利的。活动时间长短要视婴儿的头部直立情况而定，如果婴儿头立得很稳，抱着在外面待上20~30分钟，婴儿也不会感到特别累。往返20分钟以内路程的外出购物，可以抱着婴儿去。

这个月龄的婴儿自己坐在婴儿车里是非常危险的。让婴儿躺在车里推着外出时,要选择比较好的路,不要走凸凹不平的路。母亲打扫院子或晾晒衣物时,可以让婴儿躺在婴儿车里,放在母亲能看得到的地方进行空气浴。

婴儿的头如果能完全立直,背着外出也不是不可以。不过,这适合冬天用厚实的棉斗篷包裹着的时候,其他时候还是不背为宜。

抱这么小的婴儿去商店买东西还为时过早。看电影更是绝对不能去,因为电影院空气污染严重,且经常有病人去电影院消遣,有可能感染上结核之类的疾病。在炎热的夏季最好不要抱婴儿远行,因为母亲的体温传给婴儿,会使婴儿的体温过度升高。

137. "健康检查"

婴儿在 3 ~ 4 个月时,保健所就会通知婴儿去体检。在保健所成立初期,婴儿体检曾起过很大的作用。有的母亲在体检之前不知道自己缺乳,有的母亲把牛奶调配得过稀,还有的未给婴儿加任何果汁,这时保健人员就会给这些母亲发出警告 :这样下去会造成婴儿的营养不良。保健人员的努力工作解救了众多婴儿的生命。当时因预防婴儿的营养不良是最重要的工作,因此,保健所将测量婴儿体重作为起点,给所有来体检的婴儿测量体重,从中发现没有达到 "标准体重" 的营养不良婴儿。这种体检方法逐渐成为健康检查的程序,并且一直沿用至今。

有的用奶粉喂婴儿的母亲是按奶粉包装上标示的量调配牛奶。可是,也许由于商业利益,一般奶粉瓶上标的量往往多于婴儿的必需量。有的婴儿能喝下这些量,而有的婴儿却喝不完。母亲认为婴儿奶量达不到这个标准是不行的,因此总是想方设法让婴儿按这些量喝牛奶,这种做法常常持续到婴儿 3 ~ 4 个月接受健康检查之前。

在保健所测量婴儿体重后,没有达到《母婴手册》中规定的标准体重的婴儿就会被留下来。这些留下来的婴儿分两种类型,其中一种是母乳喂养的婴儿。在日本,喂牛奶的婴儿比较多,所以整体的婴儿平均体重更接近牛奶喂养婴儿的平均体重。另外,比起喝母乳的婴儿,喝牛奶的婴儿要吃得多,平均体重在逐年增加。如果对100名婴儿的体重进行排序,即使是发育正常的喝母乳婴儿,也要排在第50位以后。

还有一种类型的婴儿虽用牛奶喂养,但每次不能全部喝完包装盒上标明的量,总要剩下20毫升或30毫升。与能喝下"标准量"的婴儿相比,在长到3～4个月后两者的体重就会有明显差距了。

遗憾的是,使用至今的未修改的《育儿指导》将区分出来的这类体重偏轻的婴儿判定为营养不良,并指导母乳喂养的母亲们应给婴儿加牛奶,而对用牛奶喂养婴儿的母亲则提醒她们要加倍努力使婴儿吃得更多一些。这种忽视婴儿个性的"指导"过于呆板,结果只能是给婴儿带来麻烦。

虽说在健康检查中偶尔也会发现因先天性髋关节脱臼和心脏病而体重偏轻的婴儿,但大多数情况并非如此,而且体检后并不能使婴儿的喝奶方式及体重有明显的改变。习惯喝母乳的婴儿,硬要他改成牛奶,他不会很快接受。尽管母亲想尽了各种办法,可婴儿就是不肯喝,因此体重的增加仍然同上个月一样不足。这时母亲就会受到指责,被认为是不负责任,从而使母亲的心理压力过大导致神经症的发生,这样的事例并不少见。

核心家庭时代的"健康检查"与征兵时期的身体检查是不同的。应鼓励母亲学会喂养健康婴儿的方法。现代城市中的"健康检查"应重视的是营养过剩,而不是营养不良。

春夏秋冬　　参阅"104.春夏秋冬"。

异常情况

138.厌食牛奶

3个月左右的婴儿本来很喜欢喝牛奶,但从某天开始突然变得不爱喝了,这时母亲非常担心,千方百计想让婴儿喝,可是越着急婴儿越不喝,最后婴儿一看到奶瓶就烦得直哭。在这种情况下,母亲的做法应该是,首先改换奶粉,不行的话再将牛奶浓度调稀一点;如果还不喝,可把奶晾凉

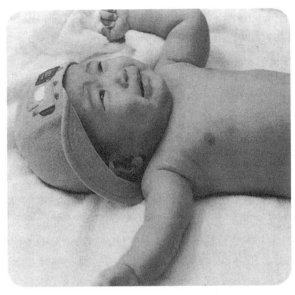

点再喂,或将橡皮奶嘴换一换。这样做还不解决问题的话,晚上在婴儿似睡非睡时,偷偷地将奶嘴塞进婴儿嘴里,睡意正浓的婴儿会稀里糊涂地喝下去。如果实在不喝牛奶,可喂一些果汁或凉开水。

据厌食牛奶的婴儿母亲讲,在不喝牛奶之前,有1~2周婴儿出奇地爱喝牛奶。看一下体重增长记录可以发现,这个时期婴儿每天体重增长超过40克。

奶粉的成分虽然在制作时尽可能地接近母乳,但不论技术怎样进步,奶粉与母乳还是有区别的。虽然大多数婴儿能够接受并充分消化,可也有一部分婴儿对较浓的奶粉还是不能适应。据欧洲最新的研究,奶粉比母乳浓度要高,因此在调配奶粉时,应比要求的再稀一些。厌食牛奶的婴儿大概是因为2个月左右时,喝了较多的浓度较高的奶粉。厌食牛奶不是什么疾病,而是婴儿的身体功能不适应奶粉的一种反应。

长期过量喂牛奶的婴儿,肝脏及肾脏非常疲惫,最后导致"罢工",以厌食牛奶的方式体现出来。消化牛奶如此费力,所以对易消化的果汁及水就会很高兴地接受。可以认为,厌食牛奶是婴儿为了预防肥胖症而采取的自卫行动。这是婴儿发出的警告:"妈妈,牛奶给多了。"这时母亲应该做的是,让婴儿的肝脏和肾脏得到充分的休息,不可再继续给婴儿喂他不喜欢吃的牛奶,应多补充些果汁和水,直到婴儿能重新开始喝牛奶为止。这种时候母亲千万不能急躁。明白了厌食牛奶的原因后,应沉着冷静,这样婴儿的厌食才会慢慢好起来。还从没见过因厌食牛奶而饿坏的婴儿。经过 10 天或半个月的细心照料,婴儿肯定会再度喜欢上牛奶的。即使婴儿每天只能喝 100 毫升或 200 毫升牛奶,也不必担心,只要尽可能地满足婴儿对果汁和水的需要就不会有什么问题。因为婴儿自己会根据自身的消化能力进食,从而使肝脏及肾脏得到充分的休息。随着肝脏及肾脏的恢复,婴儿逐渐又喜欢喝牛奶了。

厌食牛奶的婴儿每当喝牛奶时非常难受,而其余时间却很精神,这是因为这样的婴儿即便不太喝牛奶,身体内也有充分的储备。只要婴儿精神状态好,就可以坚持洗澡或抱到外面进行空气浴。

把厌食牛奶的婴儿当作病人,为其注射各种药物,只能拖延厌食的恢复时间。比如,给婴儿注射含有氨基酸的营养液,会使本该休息的肝脏和肾脏加重负担从而更加疲乏;输葡萄糖及林格氏液也没有任何意义,因为婴儿喜欢喝糖水和果汁。为什么可以经口喝下并从胃肠自然吸收的东西,非要以静脉点滴的形式使其不自然地被吸收呢?更何况点滴会使婴儿感到痛苦和恐惧,而且会使好不容易要进入休息状态的肝脏和肾脏,因得不到静养而感到极不舒服,这种做法是非常愚蠢的。注射蛋白同化激素也是不可取的,因为婴儿的骨头过早钙化会影响身高的增长。婴儿的身体要靠其自然调节,绝不能凭着一些小小的智慧去破坏自然的规律。

厌食牛奶是对婴儿的母亲做出的最严重的警告,厌食恢复以后,仍需特别注意不能再给婴儿过量的牛奶。

139. 腹股沟疝

男婴的睾丸最初是在腹部,在即将出生前降入阴囊。睾丸经过的从腹部到阴囊的这个通道一般在出生后就关闭了,但也有闭锁不好的情况。闭锁不好的婴儿到了 2 ~ 3 个月,由于剧烈哭闹或便秘等原因使其腹腔压力增高时,腹腔内的肠管就会顺着这个闭锁不全的通道,穿过腹股沟(大腿根部)降入阴囊中,这就是腹股沟疝。腹股沟疝一般见于男孩,但女孩也有类似的病——肠管及卵巢从腹股沟降至大阴唇。如果是卵巢降下,就会肿起似枇杷树种子一样大的硬块。肠管从通道降下是不会感觉到痛的,也不会有任何障碍。即使阴囊肿起、卵巢下降也不会影响正常的发育。腹股沟疝的危险在于,肠管在通道中拧绞在一起的情况,医学上称为嵌顿性腹股沟疝,此时婴儿是不发热的。

出现嵌顿性腹股沟疝时肠腔会梗阻,婴儿因疼痛而突然大哭起来,怎么哄也不停止。如果嵌顿发生时间短,可以用手慢慢推着复位。但如果持续两三个小时以上,且出现呕吐,就只有进行手术了。

有腹股沟疝病史的婴儿当出现突然剧烈哭闹时,要考虑到嵌顿疝的可能性。母亲应立即打开尿布看一看,如果与平时不同,肿得非常厉害,而且不能复位,应立即去看医生。

有的婴儿至今为止根本没有过疝气的症状(实际上这之前就有通道了),所以当肠管突然出现嵌顿时往往考虑不到嵌顿疝。因不知道婴儿到底为什么哭闹,慌忙地又是喂奶又是抱到屋外,却想不到揭开尿布看一看大腿根部。婴儿没有任何理由突然大哭时,一定要掀开尿布看一下大腿根部。如果肠管能复位,婴儿的腹股沟疝是无关紧要的,但必须时刻想到有“嵌顿”的危险。不过,不是所有的腹股沟疝都能引起嵌顿,四五人中大概只有一人,而且大多是出生后半年之内发生。

腹股沟疝是否能自愈还无定论。确实有不采取任何措施就自然痊愈的婴儿,但大多数都会因为不能自愈最后采取了手术治疗。至于手术何时进行,以前的做法是要等到不用尿布后,认为这样可以减少手术后的污染,因此多为3岁左右。但近来的趋势是倾向于:一旦出现腹股沟疝,就立即动手术。保守的外科医生主张婴儿一岁左右做手术最合适,因为这个时期手术会好做一些。究竟在婴儿多大时进行手术,不同的医生有不同的意见。在这点上最好还是按照主治医生的指示,采用该医生最拿手的治疗方法。如果不马上手术,要时时注意“嵌顿”的危险,一听到婴儿突然哭叫,就要看一下腹股沟处。一旦嵌顿发生,立即和约定的医生联系手术。为了不使母乳喂养的婴儿在手术期间断奶,可以考虑母婴同时住院。如果不可能,就像欧美人一样手术后当日返回家。

以前曾有过叫作"疝气带"的,用来按压腹股沟部的用具,但现在已不再用了,这种"疝气带"不但不能防止肠的脱出,还会造成睾丸的血液循环不良。还有人用毛线织成 T 字形的带子系在身上。用不用这些东西其实没有太大关系,有的婴儿没用这些用具不是也痊愈了吗?

140. 湿疹不愈的婴儿

有的婴儿得了湿疹以后一直不好,到了这个月更重了。头顶上像扣了锅一样生出一层脂肪性的疮痂,脸上也有,一哭起来,裂纹处就会渗出血。痂脱落的地方变红糜烂,渗出露珠状的透明分泌物。由于瘙痒,婴儿会难受得不停地抓。医生往往将这种皮肤病诊断为过敏性皮炎,让婴儿每天去医院治疗将结痂去掉。但是,我们是不主张 2 个月的婴儿天天去医院皮肤科的。因为在候诊室里可能会接触到传染性皮肤病的患者,很不安全。更何况疮痂可以自然脱落,愈后也不会留有瘢痕。

湿疹婴儿的母亲最重要的是要做好长期"作战"的准备。不能太着急,否则医生就要给开一些强效的药。对于久治不愈的病人,医生往往为了维护自己的名誉,开一些外用或口服的含氟的肾上腺皮质激素药以暂时缓解症状(不良反应请参考"109. 湿疹")。

母亲最了解湿疹婴儿病情反复的情况,所以要时时注意湿疹的发作。如果洗澡后病情恶化,就应适当控制洗澡的次数,尽量使用不刺激皮肤的香皂;如果觉得不用香皂对湿疹更好,最好不要再用。紫外线对皮肤刺激很强,因此不要让日光直射到婴儿。冬天婴儿盖的棉被如果过热,也会使瘙痒加剧。人工喂养的情况下,奶粉中加一定比例的脱脂奶粉会使症状减轻(8 勺奶粉中有 3 勺为脱脂奶粉)。如要全部改成脱脂奶粉,必须在奶粉中加复合维生素。

母亲应特别注意的是,首先不要让婴儿用手抓患处。用安全的粗别针将袖口别在裤子上,使婴儿的手抬不起来。其次应注意的是,不要让湿疹患处感染上化脓性细菌,要每天换枕巾。棉被能挨到脸部的部分要用棉布包上,而且要每天换一次。这些东西要和婴儿的衣物及尿布分开来洗,洗前先用开水烫一下,然后放在阳光下晾晒消毒。婴儿要穿棉质的贴身内衣。新的内衣在穿之前要先洗一下,去掉加工制作时用的化学剂。

外用的肾上腺皮质激素药物,最好选不含氟且浓度低的。每天使用一次,洗澡后少量涂于患处。脸上不能随便用含氟的肾上腺皮质激素药物,否则会留下瘢痕。变红糜烂处可敷上沾有清洁水(凉开水)的消毒纱布,每天 3 ~ 4 次,每次 20 分钟。为转移婴儿注意力,可以抱婴儿到外面阴凉处观看风景,但不要接近皮肤病患儿。

积痰 参阅"110. 积痰"。

141. 腹泻与便秘

这个月龄的婴儿出现大便次数增多,便中混有硬块,或多少带有黏液等情况,都不必过于担心。如果是母乳喂养的婴儿,不会发生消化不良。这个时期也不会染上病毒引起的"秋季腹泻"。

喝母乳的婴儿如果进入 2 个月后出现"稀便",首先应想到是否是因母乳分泌量增加使婴儿喝奶量增多造成的。测一下体重,如果原来每 5 天增加 150 克,而现在变为 200 克,说明确实是母乳增加引起的。这种情况下,喂奶前可让婴儿先喝一些白开水,使婴儿的喝奶量减少,这样大便的次数也会随之减少。

牛奶喂养的婴儿一般不会出现腹泻。只要对奶瓶及奶嘴严格消毒,这个月龄的婴儿是不会患什么可怕的病的。如果婴儿没有发热的迹象,精神又好,也爱喝牛奶,那么只要将牛奶的浓度调稀一些,腹泻就会消除。

在夏季,住处附近流行痢疾,且母亲也患上了痢疾,1 ~ 2 天后婴儿也出现腹泻时,即使大便中没发现血或脓,也应带婴儿去医院检查一下大便。有时婴儿得了无症状痢疾,会传染给家人。托儿所中痢疾的传染,大都是因为对患无症状痢疾的婴儿尿布消毒不干净造成的。

当母乳喂养的婴儿 2 个月后出现便秘时,应考虑是母亲缺乳造成的。量一下体重就会清楚,原来每 5 天增加 150 克,现在只增加 100 克,由此可断定是母乳不足,应添加牛奶(见 129. 用母乳喂养时)。母乳喂养的婴儿出现便秘并不一定都是缺乳造成的,有时母乳很充足,但不知什么原因婴儿开始出现习惯性的便秘。出现这种情况时可试喂一些不同种类的果汁,或适当增加果汁的量。市售的成品果汁不如自己做的。制作果汁时用的纱布过滤不要过细,滤茶用的铁纱网即可。植物细胞膜中含有的纤维可刺激肠蠕动,起到帮助消化的作用。

如果3天只排便一次,而且婴儿排便时非常费劲,憋得直哭,就应每隔1天灌一次肠。大便不是很硬,且每两天能排便1次,排便时也较轻松,就不用在意。大便即使达不到每天一次也没关系。

牛奶喂养的婴儿一般容易出现便秘。如果从上个月开始一直便秘,就不必太担心。有的婴儿从这个月开始能用勺喂了,可以试着喂些酸奶。现成的加糖酸奶过甜,不要给婴儿吃。最好是在普通酸奶里稍加一点儿糖。当然喂果汁也会有效果。开始喂酸奶时,量可以少一些,然后再慢慢加量,直到婴儿能每天顺利地排一次便,之后照此量喂下去。在不灌肠的情况下,如果1周或10天也不排一次便,就属于病态,特别是腹部有异常、发育也不好时,应及时去医院检查。

142.婴儿发热时

2～3个月的婴儿很少发热。可是,在夏天抱着婴儿乘1～2小时的车后,会发觉婴儿身体很热,这是由于母体的热量传给婴儿,加上天气炎热,造成了婴儿的体温升高。这时应将婴儿放置于凉爽的地方,枕上冰枕或喝点凉的果汁,过两三个小时就可恢复正常。

冬天也有因加热过度导致婴儿体温升高的,如将电脚炉设置在"强热"档上放进婴儿被窝,婴儿的身体就会发热。

这个月龄的婴儿不会染上伴有发热的传染病(麻疹、流行性腮腺炎等)。有时父母得了感冒会传染给婴儿,幸运的是,3个月左右的婴儿不会因感冒出现高热。

在全家人都得感冒的情况下,如果婴儿出现一般的发热,就应推测是感冒。偶尔也有因颌下淋巴结化脓导致发热的婴儿。这种情况一看便会知道,婴儿颌下淋巴结肿大,摸上去很痛。这时应立即看医生,尽早用抗生素。只要早发现、早治疗,不用手术切除也可治愈。

婴儿发热时哭闹得厉害,应想到是中耳炎。但这种发热多在夜里,被叫醒看病的医生能否对耳朵进行认真检查值得考虑,很可能被诊断为感冒,然后注射一针抗生素就了事。从结果来看,这种治疗对中耳炎也是有效的。但多数人采取的措施是,先给婴儿冷敷头部,然后等到第二天早上去医院。可往往在早上起来后看到从痛侧的耳朵里流出了透明的分泌物,这时才知道是中耳炎。不过,此时去医院耳鼻喉科看医生还来得及,治疗三四天后,穿孔的鼓膜就能完全愈合。

同在一起居住的老人,一看到婴儿身体发热,就非常恐慌,害怕是肺炎。在战后不久,确实有许多婴儿因得了小儿急性肺炎而死去了。值得庆幸的是,现在婴儿的急性肺炎几乎已经消失了(为申请保险有利,很多情况下将感冒"诊断"为肺炎,因此统计表上的肺炎数量并未见减少)。

患肺炎的婴儿,母亲是能看出不同于往常的。症状大多为表情异常,嘴唇发暗,不喝奶,哄逗也不笑,呼吸急促,吸气时鼻翼扇动,呼吸困难。一旦发现这些症状,应马上和医生取得联系。不过,即使在从前,急性肺炎(大叶性肺炎)也是可以自然痊愈的。支气管性肺炎可危及生命,这种病一般发生于佝偻病的婴儿及早产儿,而现在佝偻病已基本消失,早产儿的处置技术也大有进展,加上抗生素的有效利用,死亡婴儿的数量逐年下降,可以说现在几乎没有死于肺炎的婴儿。

突然哭闹不止 参阅"112. 婴儿突然哭闹时"。

集体保育

143.保育园的注意事项

在专门招收零岁儿童、只设有婴儿室的保育园,1 名保育员一般照料 4 ~ 5 名婴儿。保育员所照料的这 4 ~ 5 名婴儿的月龄并不完全相同,有的刚出生2个月,有的则已出生10个月,因此,喂奶的时间间隔也各不相同。保育员给婴儿喂奶时,应将婴儿抱起。

有的保育园不许外来者进入婴儿室,实行无菌保育。如果要彻底地进行无菌保育,就应当在母亲把婴儿送到保育园后,把婴儿穿来的衣服全部脱下,换上保育园的衣服。还应当专用消毒毛巾来给婴儿擦脸部和四肢。保育员也应当固定。由于头发的消毒不容易进行,所以保育员应当像手术室里的护士那样戴上帽子。如果以上这些做不到,仅仅不许母亲进入婴儿室,就没有什么医学意义了。

2~3个月婴儿的保育,最重要的一点是不要让婴儿始终躺在床上。有的婴儿比较安静,不爱哭闹,容易被保育员忽略。正确的做法应当是:保育员要经常把婴儿抱起来,让他看看小哥哥、小姐姐们的活动。看到小伙伴们在练习爬、练习扶物行走,婴儿就会产生早一天会爬能站的愿望,这一点是保育园独具的优势。婴儿十分喜爱看小伙伴们的活动,这种快乐感是家庭无法给予婴儿的。

在保育园和在家庭一样,应当注意合理喂养,不要过量。婴儿一哭就给他喂奶,这是一种不恰当的做法。婴儿有时哭,并不是因为肚子饿了,而是想让人抱抱他。因为怕麻烦,婴儿一哭闹就把奶瓶塞进婴儿口中,甚至让婴儿口含奶嘴睡觉,此类做法就更不可取了。

招收婴儿的保育园,必须注意防止年龄较大的幼儿将传染病传染给婴儿。对年龄较大的幼儿,应当及时进行百日咳和麻疹的预防接种工作。

在保育园虽然是集体保育,但是应当注意个体差异。每个婴儿都有其特定的喂奶时间和排泄时间。可能的话,最好在每个婴儿的床头悬挂一张卡片,在卡片上填入婴儿的喂奶时间和排泄时间。

2~3个月的婴儿,上午和下午都要有一段时间的睡眠。睡眠时间也因人而异。在婴儿睡眠时尽量不要把他弄醒。有的家长认为,由于保育园白天让孩子睡得太多,使得孩子晚上在家里难以入睡,这种看法是错误的。在这个时期,贪睡的婴儿无论白天还是夜晚,睡得都很好。晚上难以入睡的婴儿,白天在保育园的睡眠时间与其他婴儿相比也较少。只要

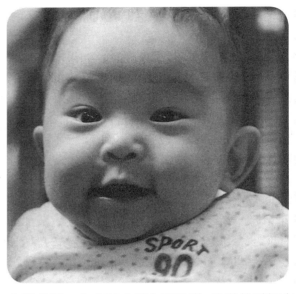

在保育园正常睡眠,晚上晚睡一会儿也不必大惊小怪。如果婴儿回到家里吃完奶、洗完澡之后马上就睡着了,那么亲子接触的时间就没有了,孩子也就失去了感受家庭温暖的机会。

在炎热的夏季,保育园最好每天能给婴儿洗一次澡。这样做不仅能预防长痱子,而且有助于睡眠。一般来说,婴儿都十分喜爱洗澡。在喂完奶一个小时之后方可洗澡,洗澡的时间在午后 3 点左右。

入冬以后,父母把婴儿捂得严严实实的,以防感冒。与此相反,保育园却尽可能地锻炼婴儿少穿衣服。虽然外面寒冷,也不应当紧闭门窗,要定时换一换新鲜空气。

以上这些注意事项是集体保育必须要遵守的。然而,实际情况却不容乐观。目前,保育园设备还不够完善,人员配备不足,这些注意事项还难以完全落实。大多数的保育园是 2 名保育员照料 10 名婴儿,这种状况令人担忧。试以给婴儿换尿布为例。把 1 名在地板上玩耍的婴儿抱到床上,给他脱下裤子,换上干净的尿布,然后穿上裤子,再把换下来的尿布放到某一固定的场所,完成这些动作至少需要 6 分钟。如果每天换 5 次尿布,1 名婴儿就需要占用 30 分钟,10 名婴儿则需要占用 5 个小时。另外,给 1 名婴儿喂奶和喂流食一天需要 1 个小时,10 名婴儿就需要 10 个小时。做午睡的各种准备工作,1 名婴儿大约需要 20 分钟,10 名婴儿则需要 3 个多小时。把这些时间合计起来看,总共是 18 个小时。即使 1

名保育员每天工作9个小时,那么仅照料婴儿排便、进食和睡眠就已经是满额工作了。而实际上保育员的工作并不仅限于此,她还要和婴儿做一些游戏活动,给婴儿做被动体操锻炼身体,有时还需要做一下观察记录,等等。因此,如果2名保育员照料10名婴儿的话,将会紧张得连进餐的时间都没有。

保育园设施的建立不太规范,条件比较简陋,有的连壁橱都没有。加上人员配备严重不足,保育员多数是超负荷劳动。所以,父母们应当和保育员及园长一起共同向国家提出提高建立保育园"最低标准"的要求。

144.婴儿体操

继续做从上个月开始的婴儿体操。如果是这个月刚入托儿所的婴儿,就需要先做一下上个月的婴儿体操(见127.婴儿体操的具体做法)。2~3个月的婴儿,运动能力进一步增强,体操的种类也有所增加。头部力量增强,两只小腿能做出弹跳动作的婴儿可增加以下两节体操:

⑪　背部肌肉练习:1~2次。

⑫　弹跳练习:6~8次。

3个月到4个月

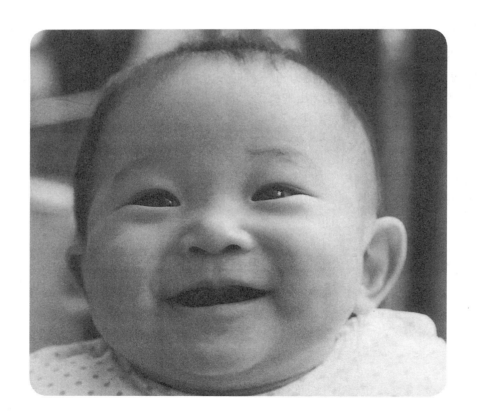

这个月的婴儿

145. 从3个月到4个月

到了这个月龄,婴儿身体的活动不仅更加活跃,而且眼睛和耳朵的功能与手脚的运动也开始渐渐协调起来。

婴儿的头部立得越来越稳,每当想看感兴趣的东西时,脸就会转来转去。电视里播放广告时声音突然变大,婴儿就会顺着声音去寻找。洗澡时一向让妈妈侧抱着洗头的老实婴儿,这时也因为不喜欢洗头,会调皮地将头抬起来,很让妈妈为难。趴着的婴儿开始能用手和腿脚支撑起身体,把头抬起来。躯干的肌肉亦逐渐发育起来,不像以前那样老老实实地平躺着,衣服穿得少时总想侧过身,但这个时期还不会翻身。婴儿因不时地侧着身子乱动腿脚,不知什么时候就会窜到床边,如床上没有栏杆,就可能摔到地上,因此,母亲不应将婴儿单独放在床上后离开。

这个时期,婴儿手脚的活动变得相当灵活,总想伸出小手去摸音乐盒之类的东西。接近4个月时,有的婴儿能用手抓着毛巾放到嘴里吮吸着玩,还会用双手扶着牛奶瓶喝奶。当父母把婴儿放在膝上时,有的婴儿会蹬腿蹦跳。不过,这个动作也是因人而异的。有的婴儿即使过了6个月也还是不会跳。可这样的婴儿到了会走时却与其他婴儿毫无差别。

到了这个月龄以后,婴儿非常爱动,总显出自己想做什么的样子,于是有的家长从这个时期开始给婴儿做体操(见126. 婴儿体操)。其实,在家里养育的婴儿不是必须要做婴儿体操的。

像日本这样的国家,母亲照料婴儿非常细心勤奋,不分昼夜经常给婴儿换洗尿布,夏季每天至少洗两次澡。在每次换尿布和洗澡时都要穿脱衣服,这些动作在不知不觉中达到了做体操的效果。而在苏联,即便是大月龄的婴儿,也用棉斗篷包裹得很严,不让婴儿乱动,有这种习惯的国家,婴儿体操就是非常必要的。此外,在日本,大部分季节穿的衣服很少,婴

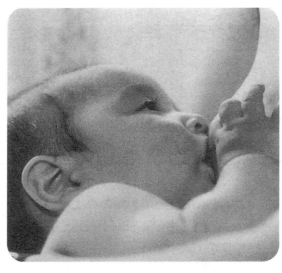

儿可以自由活动身体，所以婴儿体操就显得不是太重要。

　　婴儿在睡眠时间上的差异更加明显。大部分婴儿上午和下午各睡 2 个小时，然后晚上 8 点左右入睡，夜里只起夜一二次。这样的婴儿睡眠好，家长就比较轻松。然而少数入睡困难的婴儿到了晚上 10 点也不睡，只要有人在身边陪着就不想睡觉，令家长很伤脑筋。

　　婴儿的吃奶量也拉开了距离。喜欢喝牛奶的婴儿 200 毫升还显得不太足，而食量小的婴儿只喝 120 毫升就很满足。混合喂养的婴儿到了这个时期有些就开始厌食牛奶了。因母乳不足而添加牛奶的婴儿很多都对喝牛奶有抵触。

　　以前常吐奶的男婴，到了这个时期吐奶的次数明显少了。而唾液分泌多的婴儿从这时起可能要流口水了，不过大多数 1 岁以后就会停止。不管怎样早晚会没事，所以不必担心。

　　排便的差异依然没有改变，便秘的婴儿依然还有便秘的毛病。如果婴儿能用勺吃，可以喂一些酸奶，很多婴儿吃了酸奶后，便秘有所好转。母乳顺利过渡到牛奶喂养的婴儿，大便会由原来的"稀便"变为成形的便。

　　头部能完全直立后，有的母亲就开始训练婴儿的小便习惯。同样是百天左右的婴儿，如果自己的孩子还不能像其他的婴儿那样养成用便器的习惯，母亲就会非常焦急。其实，这并不是"训练"好坏的问题。有的婴儿尿量较少,可攒到一定量后再排尿,对这样的婴儿一般可以估计排尿时间,到时间让婴儿坐便盆多半都会配合好,所以这只是准确掌握时间的问题。尿多的婴儿则因为不定期排尿,时间不好掌握,即便偶尔成功一两次,大多数情况还是要失败的,根本没有节省洗尿布的时间。所以,母亲没有必要非让婴儿按时排尿。

比训练排便更重要的事情是让婴儿到户外活动,进行空气浴。进行日光浴的时间随季节而定,但每天至少应保证 2 个小时。就是在寒冷的冬天,也应用棉外套包裹着婴儿到室外呼吸新鲜空气。婴儿头部完全直立后也可背着出去(见 172. 背婴儿)。接触室外的新鲜空气,可以锻炼婴儿的皮肤和呼吸道黏膜,而且比起待在家里,外面的一切更会令婴儿心情愉快,这种良好的精神状态非常有利于婴儿的身体健康,因此,母亲应该多带孩子做这种有益的户外活动。婴儿白天到外面活动,晚上就会因疲劳而较快地进入梦乡。因此,睡眠不好的婴儿应尽量带着到外面活动。

过 3 个月后,也许就有人指导母亲添加断乳食品(辅食)。不过,不必过于着急,没有规定要所有的 3 个月婴儿都必须吃断乳食品,要根据婴儿的特点来决定。婴儿吃断乳食品要有如下条件:一是婴儿本身想吃母乳或牛奶以外的其他食品;二是婴儿能用勺吃东西;最后是婴儿吃东西很慢,上身必须能保持稳定(能坐在吃饭用的婴儿专用椅上)。婴儿是否想吃乳品以外的其他食品,不仅应当试一试,而且应当训练。用勺喂东西吃的过程中,婴儿的脸颊和舌头的运动使下颌跟着动起来,这样渐渐学会咀嚼。将婴儿放在大人的膝上喂食物,会使上半身慢慢坐稳,坐椅子也就不成问题。

有的婴儿很喜欢吃母乳和牛奶以外的食品,而有的婴儿到了 5 个月之后才开始吃。婴儿并不会因早吃断乳食品而变得结实,也不会因吃得晚而导致"偏食"。既有很快就能习惯用勺吃东西的婴儿,也有每吃 1 勺就要洒一大半、怎么也不习惯用勺的婴儿。

断奶不应是道德的训练,不该让婴儿吃他不喜欢吃的东西。应将饮食作为人生的一种快乐,渐渐地让婴儿习惯、接受,这是对婴儿进行的生存方式的教育。如果体会不到这种快乐,那么这种教育就是一种愚蠢的教育。对乳品以外食品的喜好,不是外部强加给婴儿的,而是婴儿自身内部慢慢形成的。

断奶并不一定要按某种规定的方案去做,但无论如何最初还是要一点一点地从用勺练习开始。爱喝果汁的婴儿,可将果汁分出一部分改成用勺喂。不喜欢喝果汁,不想喝母乳或牛奶以外任何东西的婴儿,可以试着喂一点菜汤或面汤,如果这些都不吃,就过半个月再开始。听说附近的婴儿用某种方法断了奶,于是有的母亲也采用同样的方法。可是这样做是否能成功,要取决于自己的孩子与邻居的孩子特性是否相同。适合于所有婴儿的断奶方法是没有的,但所有的婴儿都肯定能按照自己的个性特点完成断奶过程。

3~4个月这个期间要开始进行各种预防接种,保健所会通知接种日期,一定要按时去(见 150. 预防接种)。预防接种的目的是通过接种,使婴儿的体内产生能免疫的抗体。如果婴儿的身体状况不好,就会影响接种效果。所以,母亲发觉婴儿有什么异常时,应告知接种单位,并适当推迟接种日期。

这个时期是婴儿几乎不得病的时期,即使兄弟姐妹中有患麻疹的,也不会传染给婴儿。流行性腮腺炎也不会传染,但有感染上水痘的婴儿,不过症状会很轻。父母感冒有时会传染给婴儿,但不会有高热,只是出现流鼻涕、打喷嚏、咳嗽等轻微症状。由细菌或病毒引起的腹泻很少见。湿疹一直很严重的婴儿,多从这个时期开始有所好转。

寒冷季节,婴儿的手拿到被子外面有时会发生冻伤(见 204. 冻伤),而炎热的夏季则易引发暑热症(见 177. 暑热症)。

到这个时期为止,如果不向下强拉婴儿的双脚,就不再会发生后天的髋关节脱位(见 45. 先天性髋关节脱位)。

喂养方法

146. 用母乳喂养时

　　母乳喂养的婴儿除了有"稀便"或两天便 1 次的情况以外，其他方面都让母亲非常省心。因此，只要别人不跟母亲说，母亲大概不会想到给婴儿添加母乳以外的食物。另外，大多数婴儿吃了 3 个月的母乳后，对牛奶很抵触，因此现在想喂牛奶也不是很容易。所以，在保健所的婴儿体检中，听到"您的婴儿体重不够标准，要加牛奶"的劝告时，母亲感到非常为难。即使没有这样的劝告，母亲也非常清楚自己的母乳已经不够了，因为婴儿的体重增加每日平均只有 10 克（一般为每日平均 20 克），夜里婴儿也经常因肚子饿而哭闹。曾经想过加喂牛奶，可婴儿怎么也不肯喝。3 个月的婴儿已经有自己的主意了，一旦不喜欢，不论怎样都不会喝。硬把奶嘴塞进婴儿的嘴里，只能引起婴儿的反感，每当看到奶瓶就开始大声哭闹。这种时候不必着急，因为到了 4 个月，婴儿就可以吃断乳食品了。在此之前，只要婴儿和从前一样健康快乐，即使不吃母乳以外的食物也无妨。婴儿的体重增加在这一阶段可能变慢，但不久就会恢复正常的，这对婴儿漫长的一生不会有任何影响。如果母乳严重不足，婴儿饥饿难忍，慢慢地也就不得不喝牛奶了。

　　一般情况下，食量小的婴儿只吃母乳就够了，而能吃的婴儿是要补充牛奶的。

　　体重增加太少或母亲因工作要外出，必须给婴儿加喂牛奶时，前 1 天可先试着喂 1 次，什么时间都行。调配 150 毫升的牛奶，如果喝剩 20 毫升，说明该婴儿属于少食婴儿，第 2 天再配牛奶时就不要超过 150 毫升。如果婴儿头 1 天就将 150 毫升全部喝下，那么从第 2 天开始，每天喂 5 次奶的婴儿可加 1 次 180 毫升的牛奶，每天喂 6 次奶的婴儿则加 1 次 150 毫升的牛奶。按这个量喂还不够喝时，可适当增加喂牛奶的次数。但不要全部改成喝牛奶,最好一半母乳一半牛奶,这样比较轻松,比如每天喂 5 次奶时,3 次喂牛奶,2 次喂母乳。特别是冬季早晨起床时,母乳是非常方便的。一定记住,每天喂 3 次以上牛奶时要加果汁。每 10 天体重增加 200 克的吃母乳的婴儿,洗浴后只加 1 次果汁(夏天再多加 2～3 次白开水)即可,一直到 4 个月为止。

　　婴儿每天吃奶次数在这个阶段几乎是固定的。有的婴儿每天 5 次,夜里不起来。还有许多婴儿每隔 4 小时 1 次,5 次以外夜里还要加 1 次,共喂 6 次。医学上还无法证明 3 个月大的婴儿夜里喂奶有什么害处。西洋式的育儿方法是,婴儿 3 个月以后就与父母分开房间住,为了不影响父母的生活,夜里一般不喂奶。而像日本这样的国家,习惯婴儿与父母同住一间屋,夜里婴儿醒来一哭闹,母亲就要起床换尿布,婴儿哭闹不止时,还要抱着哄睡。这时,有奶的母亲常常把乳房贴近婴儿,让婴儿喝着香甜的母乳安静地入睡,这是哺乳的母亲享有的一种特权。不能因为羡慕西方人的生活习惯就放弃这个权利,否则将是极为愚蠢的做法。

147. 用牛奶喂养时

　　奶粉包装上常这样注明 :婴儿从 3 个月起,每次喝奶量应达到 200 毫升以上。这是按每天喂 5 次奶的标准计算出来的量,并不是要每天喂 6 次奶的婴儿也达到每次 200 毫升以上这个量。可是,大部分母亲却稀里糊涂,明明每天喂 6 次奶,还要将每次 180 毫升增加至 200 毫升。实际上,这个时期的婴儿很爱喝奶,把 150 毫升的奶全部喝光后,还总是吱吱地吮吸着空奶瓶不放手。如果奶瓶是容量 240 毫升的,因上半部分空着,母亲总是不由自主地想增加奶量。

　　据从前的小儿科医生的经验,最好不要让婴儿每天的奶量超过 1000 毫升。如果 1 次喝 180 毫升,6 次的量加起来就要超过 1000 毫升。虽然超过 1000 毫升也不一定马上出现什么异常,婴儿既没有稀便,精神又好,体重增加也正常,邻居的母亲们看到后都会夸奖 :"真是一个大胖娃娃!"做母亲的听到这些会越发高兴,继续以每次 180 毫升的量给婴儿吃奶,甚至有时加到 200 毫升。然而，婴儿日吃奶量超过 1000 毫升，迟早会出现异常反应。其一是厌食牛奶的发生（见 138. 厌食牛奶）；其二是导致过胖。所谓过胖就是身体内部堆积了不必要的脂肪组织，使心脏的负担加重。过胖的婴儿由于背负着多余的脂肪，动作迟缓，站立行走时间也较其他婴儿晚。所以，尽管婴儿爱喝奶，每天的总量也应控制在 1000 毫升以内。为了将婴儿每天的喝奶量控制在 900 毫升之内，大食量的婴儿可适当喂些果汁、酸奶（以婴儿能喝的最低浓度）等，以减少牛奶的量。现在有种 240 毫升装的奶瓶，用这种奶瓶给婴儿喂奶，母亲总会感觉喂得量少而产生怜悯之心，其实这是不必要的。

牛奶喂养的婴儿中也有不少属于少食的。在保健所的身体检查中被查出体重不够标准的，大多是这类婴儿，他们的母亲被这样劝告："要严格按要求喂牛奶。"可这些婴儿的少食并不是到了 3 个月后才开始的，而是从上个月就一直没能达到奶粉包装上标示的量。150 毫升的奶每次都喝剩下 40 毫升或 50 毫升，这种少食的婴儿是无法胖起来的。没有办法使他胖起来也好，因为没有必要让婴儿太胖。

婴儿胖不起来，到底是因为吃得少还是因为有病，母亲会比初次见到婴儿的保健所医生更清楚。虽然少食婴儿牛奶吃得不多，但精神饱满，脸上常常露出笑容，腿脚跳跃灵活。如果 3 个月的婴儿能够这样，在发育上就可以说没有任何问题。一次喝 120 毫升奶还是喝 180 毫升奶，这是婴儿的自由，就像保健所没有权利要求母亲必须每顿吃两碗饭一样，对婴儿也没有权利提出每次必须喝 180 毫升奶的"忠告"。

很多母亲因婴儿喝奶量达不到要求，每天带着婴儿去医院注射一些所谓的能使婴儿胖起来的药，由此破坏了婴儿原本平静快乐的生活。"我比世界上任何人都了解这个孩子！"这样的母亲缺乏这种自信心。

148. 断乳食品的准备

虽然现在给婴儿吃断乳食品的时间普遍提前了，但从 3 个月开始吃断乳食品还是未免太早了，因为对婴儿来讲没有这个必要。可是，对另外一些人来讲,积极推荐 3 个月婴儿能吃的断乳食品却是非常"必要"的,这就是食品厂推销员。

最近我们已开始认识到,4 个月以前的婴儿是不适合吃断乳食品的。一是容易导致肥胖儿的产生;二是断乳食品中含有的盐分将来会引起血压升高。母乳充足且爱喝牛奶的婴儿,在体重每天增加 20 克左右(第 10 天为 200 克)的情况下,即便有人劝也不要断奶。月龄越小的婴儿,断乳食品制作越麻烦,花费时间越多,这些时间实在太可惜了。厂商推出了 3 个月婴儿能吃的断乳食品,但不要去买,即便是成品,给这么小的婴儿吃下去也还是耽误时间的。做断乳食物的时间,不如带婴儿到户外进行空气浴。提前 2 个月或 3 个月给婴儿喂菠菜、土豆等对婴儿一生没有任何意义,而如果错过了锻炼婴儿的时机,使婴儿的抵抗力减弱,患上不该得的疾病,就很可能使婴儿的人生道路多几分曲折。所以,即使听到邻居同龄婴儿的母亲说自己的孩子已经开始吃断乳食品了,也大可不必着急。

如果总觉得该是吃断乳食品的时候了,那么就先从练习用勺开始,因为断奶的过程不过是使婴儿习惯吃固体食物而已。固体食物不能用奶嘴吃,只能用勺或筷子吃,所以要使婴儿学会吃固体食物,练习用勺是非常关键的。早些开始练习用勺是可以的,只是不能影响锻炼的时间。

不必为此作特别的烹制,可将至今为止每天用奶瓶喂的果汁取出一部分改用勺喂。开始时婴儿的舌头可能不太好使,有时会把果汁洒出来,因为婴儿以前已经喝惯了果汁,所以不管怎样也会吃下去。30 毫升果汁,用勺喂一部分,剩余部分装在奶瓶里喂。

这个时期确实有需要断乳食品的婴儿,大多因为母乳不足而又不肯喝牛奶。这些婴儿除了母乳以外,需要增加一些有营养的食品。这样的婴儿也应该从练习用勺开始。连续 1 周或 10 天,试着用勺喂一些果汁、菜汤或其他清汤,如果吃得很好,就可按本书 4 ~ 6 个月中写的方法(见168. 断奶的准备、194. 断奶过程中的注意事项)实行逐渐断奶,但是不可急于求成。

给婴儿过早喂断乳食品的母亲有着共同的解释 :婴儿饿得哭闹时,

喂断乳食品就会停止哭闹,所以就接着喂了下去。实际上,如果在喂奶后婴儿仍然哭闹,应该抱着到室外去。

149.锻炼婴儿

过了 3 个月的婴儿,每天应到室外活动 3 个小时。天气好时,可让婴儿躺在婴儿车里把他推到室外,但最好还是抱着婴儿散步,因为这个时期的婴儿对各种各样的事物都会感到好奇,抱着时会挺直身体,转动脑袋左右观看。高兴时还会不停地摆动胳膊,所以对婴儿来讲,散步是一项很好的运动。就是在寒冷的季节,只要不刮大风,在充分保护好婴儿的手脚和耳朵的前提下,选择较暖和的时间,抱婴儿到室外进行至少20～30 分钟的空气浴,这对婴儿是非常有益的。呼吸冷空气可锻炼婴儿的气管黏膜。夏季可带婴儿到室外阴凉的地方,但必须带上帽子。春季和秋季也应注意不要让太阳光晒到婴儿的皮肤。从外面散步回来,如果出了汗,就马上换下内衣。为了补充出汗失去的水分,应喂些果汁或开水。

大部分婴儿过了 3 个月后,头就能立得很稳了,俯卧时会摆出要爬的姿势,头抬起来看着前方。到了这种程度时,可以让婴儿每天俯卧4～5 分钟。比起躺在床上望着天花板,还是趴着玩更有意思,所以婴儿会很高兴。天气不好或母亲没有时间,一天不能保证 3 个小时的空气浴或散步时间时,应让婴儿做体操(见 144、164. 婴儿体操)。

外出活动时应该给

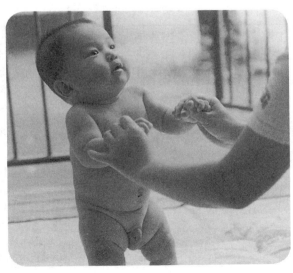

婴儿穿多少衣服呢？早春、晚秋时节,如果是进行空气浴,应注意不要让婴儿着凉,衣服要比母亲多穿一些,而一般季节,散步的时候和母亲穿的一样多就可以。

日本这样空气湿度较高的国家,洗浴不仅可以防止脂肪堵塞毛孔,同时也是锻炼皮肤的一种有效方法,因此,要尽量多给婴儿洗澡。洗澡对睡眠也是有好处的。

150.预防接种

日本 1994 年修订的预防接种法分为两种,一种为法律规定的接种,另一种为随意的接种。所谓法律规定的接种是在学校或保健所集中进行的,由社区医生所做的"定期接种"。随意接种是根据母亲的要求,由为婴儿看病的小儿科医生所做的"个别接种"。说到随意,有可做可不做的意思,一般会被认为是效果不大,有不良反应的接种。但小儿科的医生认为,"流行性腮腺炎"及"水痘"之类的疫苗,每位婴儿都应该接种。随意接种的不同就在于,要事先预约一段时间,另外要自费。

表1　公费预防接种

预防疾病	疫　　苗	标 准 年 龄	次数	间隔
白　喉	百白破三联	出生后 3 ~ 12 个月	3	3 ~ 8 周
百日咳	疫苗(注射)	第一期(初次)	1	
破伤风		一期复种(初次起 6 个月后)	1	
		二期复种小学 6 年级		
脊髓灰质炎	脊髓灰质炎活疫苗 (口服)	出生后 3 ~ 18 个月	2	6 周以上
麻疹	麻疹活疫苗(注射)	出生后 12 ~ 90 个月	1	
风疹	风疹活疫苗 (注射)	出生后 12 ~ 90 个月 复种 12 ~ 15 岁	1	
结核	卡介苗(BCG) (皮下注射)	未满 4 岁 结核菌反应阴性者	1	

表2　自费预防接种

预防疾病	疫　　苗	接种年龄	次数	间隔
流行性感冒	流行性感冒疫苗(注射)	任何年龄	2	3～4周
腮腺炎	腮腺炎活疫苗(注射)	1岁以上	1	
水痘	水痘活疫苗(注射)	1岁以上	1	
乙型肝炎	乙型肝炎疫苗(注射)	从出生起至任何年龄	3	3个月

译者注:表1、表2是日本实行的接种情况,与我国略有不同。

白喉、百日咳及破伤风的预防接种　是在婴儿出生后 3～12 个月之间进行。"百白破三联疫苗"初种时接种 3 次,每次间隔 3～8 周。为了使免疫时间持续,在婴儿 12～18 月内,再接种 1 次(一期复种)。然后,在小学 6 年级时再接种 1 次白喉与破伤风的混合制剂(二期复种)。

接种百日咳混合制剂的第 2 天,注射的地方会红肿,但数日后就会消失。有的婴儿身上的疙瘩可能持续几个月,最后也能自然消失。另外,3%～4% 的婴儿在接种后 24 小时以内会出现 37.5℃ 以上的发热,这不必担心。超过 6 个月的婴儿接种疫苗时有可能引起热性惊厥,因此应尽早进行接种。以前一直认为百日咳疫苗有引起脑部障碍的不良反应,但后来的调查表明二者没有关系。

麻疹疫苗　是减毒的活病毒,一般是和风疹的减毒疫苗混合注射。在 12～90 个月期间任何时间接种都可以,但最好是在 15 个月以后,这样可使免疫时间持续得长一些。1 岁以前患麻疹的婴儿病情非常严重,因此也有在 1 岁之前接种的,这种情况下,15 个月时应复种 1 次。在日本,麻疹疫苗只接种 1 次,而有的国家接种 2 次,即 10 年后复种 1 次。

接种麻疹疫苗 6～10 天后,10%～20% 的婴儿会出现发热、出疹子等症状,不用管它。

脊髓灰质炎疫苗　也是减毒的活病毒,在婴儿出生后 3～18 个月期间服用两次,每次间隔 6 周以上。在美国要再服 1 次。婴儿服下疫苗后,有时因哭闹又全部被吐出来(30 分钟之内)时,需再服 1 次。有的婴儿可能回家后才吐,但只要能保留 1/10 的量就不会影响接种效果。

BCG 是减毒的牛型结核菌的活疫苗,出生后可立即接种。有接触结核病患者可能性的婴儿应尽早接种。特别是经常乘坐拥挤的电车或汽车的婴儿以及去托儿所的婴儿必须接种。接种前应首先确定结核菌素反应为阴性(发红直径在 9 毫米以下)。已接种的孩子到了小学 2 年级再做 1 次结核菌素试验,如果是阴性,就再接种 1 次。

流行性腮腺炎疫苗 是减毒活病毒,出生 12 个月后注射一次。接种 2～3 周后有时会引起单侧腮腺肿起,这不用在意。即使引发无菌性脑膜炎,大多也不至于导致死亡。

水痘疫苗 同样是减毒活病毒,出生 12 个月后注射 1 次。成年后患水痘一般都很严重,易在脸上留下瘢痕,因此应尽早接种。接种后 14～30 天,有时会出现发热和起疹子,这没有关系。因肾硬变或哮喘使用肾上腺皮质激素药的婴儿最好接种水痘疫苗。

乙型肝炎疫苗 如果母亲为肝炎病毒携带者,婴儿出生后必须立即开始接种。6 个月为止,应共计接种 3 次。至于这之后应复种多少次,目前还没有定论。

流感疫苗 是在预测来年的流感类型后制作出来的疫苗,预测准确时是有效的,但大多数情况下预测是不准的。

接种不及时,有间断 不必从头再开始种起,像百白破三联疫苗和脊髓灰质炎疫苗,将规定的接种次数完成下来就可以。

151.结核菌素试验

婴儿在 3 个月或 4 个月时会被保健所叫去做结核菌素试验,如果试验结果是阴性就要接种 BCG。这个试验是将 0.1 毫升的结核菌素液体注入皮下,48 小时后观察局部结果。如果只有针头痕迹,轻度发红,直径在 4 毫米以内,为阴性;发红且直径超过 10 毫米,为阳性。其中间值(5～9)毫米 ×(5～9)毫米,为可疑阳性,可疑阳性是不能接种 BCG 的。

结核菌素试验阳性,多表示婴儿体内有结核菌存在。但近年来结核患者减少,因感染结核菌以外的细菌而呈阳性或可疑阳性的婴儿也很多。

家庭成员或经常来访的大人中如果没有患结核病的,婴儿不可能染上结核病。所以,婴儿的结核菌素试验为阳性时,与婴儿有过接触的大人必须做胸部 X 线检查。

在周围没有结核病患者的情况下,婴儿却出现了阳性反应。这时请再确认一下起反应的部位,如果只是轻微的红,摸着也不发硬,也许就不是感染了结核菌。尤其是既没乘过车、去过商店,也没到过候诊室的婴儿,感染上结核菌更是不可思议。可是,反应处如果红得非常厉害,摸着又很硬,那确实就是阳性了。

因为婴儿在自然感染(不是因为接种 BCG,而是从结核病患者处感染上结核菌而使结核菌素试验为阳性)后容易引发疾病,因此首先要拍 X 线片,检查胸部有没有变化。但 X 线片也未必能完全看清楚胸部的结核感染情况,因为有些地方的病变 X 线是很难照到的。然而,不管 X 线能否发现,如果是结核病就会不断发展,所以,应尽早进行治疗,这样会更安全些(见 555. 结核)。

152. 卡介苗(BCG)

4 岁之前,每个婴儿都要做 1 次结核菌素试验,如果是阴性就要接种 BCG。自从 BCG 成为法定的预防接种后,就有人责备 BCG 的说明越来越不详细。接种 BCG 的目的是不让婴儿感染上结核,就是感染上也会症状很轻。接种 1 次 BCG,即便是对很重的感染也会有预防效果,而不太重的感染可以免疫数年。当然,由于个体差异不能一概而论。接种 BCG 后 3~4 周,结核菌素试验变成阳性,这就说明已形成了人工免疫。不过,也有接种 BCG 后结核菌素试验仍不呈阳性的。不管呈阴性还是可疑阳性,只要接种不失败,就可以认为已形成了抗体。通常接种 BCG 后,使用比一般试剂浓度高且精制的结核菌素,检查结果就会是阳性。

近来的研究表明,接种 BCG 可以维持数年的免疫功能,因此不必每年反复进行结核菌素试验。第 2 次可以在小学 1 年级时接种,第 3 次可以在初中 2 年级时接种。

目前有必要重新考虑接种 BCG 是否有必要。BCG 原来是在结核患者特别多,化学疗法还尚未发现,且没有很好的隔离设施的情况下开始实施的下策。而现代社会,结核病患者大大减少,治疗也变得如此简单,BCG 的不利方面就体现出来了。由于接种 BCG 后反应呈阳性,因此,对少数结核感染者(其中有结核病人),已不能再使用这个手段进行检查。结核菌素试验反应的强弱不能区分自然感染和 BCG 接种后的转阳之间的区别。

拍 X 线片检查结核病人变得越来越困难。特别是在不会看婴儿肺门淋巴结结核 X 线片的医生越来越多的情况下,更是如此。在没有接种 BCG 的情况下,胸部 X 线检查后被诊断为结核时,只要结核菌素反应为阴性,就可以从这种误诊中解脱出来。对婴儿的自然感染,不管发病没发病,只要进行 6 个月的化学治疗,就可以起到防病的作用,得到与接种 BCG 同样的(甚至比 BCG 更好的)免疫力。因此,应该有一种更新的方法,就是在没有进行 BCG 接种的情况下,一旦发现结核菌素反应呈阳性,应马上进行化学预防。是否要接种 BCG,要看婴儿的感染机会的多少。结核病学家认为,从流行病学角度看,如果青春期的孩子自然阳性率在 10% 以下,这个地区就没有接种 BCG 的必要。遗憾的是,日本目前还没

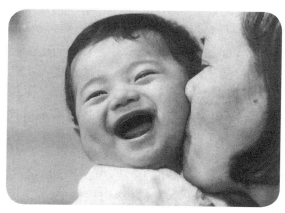

有对结核病进行流行病学调查的方法。所有的婴儿都要接种 BCG,到底有多少人属于自然感染,用结核菌素试验是无法知道的。

目前的问题是,是确信 BCG 接种后不会得结核,根据 X 线片做出的"结核"诊断只是误诊;还

是在不接种 BCG 的情况下,婴儿与结核患者接触后做结核菌素试验(接触 1 个月以后),如果是阳性,就做化学预防。

可是,有一点应肯定,即家庭成员中有结核病患者,或者患者从结核病疗养所出来到有婴儿的家庭开的商店来买东西时,以及从国外一些结核病较多的国家回来后,就务必要给婴儿接种 BCG。

环 境

153.防止事故

现在 3~4 个月的婴儿最致命的事故就是车祸。夜里爱哭闹的婴儿一坐上车哭闹就会停止,因此每天晚上大人都要带着婴儿乘车出去兜一圈,这时就有发生车祸的可能性。带婴儿乘车时要千万保护好他的头部,以防冲撞,一切防御措施要齐备。有关带婴儿乘车的要领请阅读"102. 防止事故""103. 婴儿的旅行"。乘坐出租车时,要认真考虑婴儿在急刹车时会遇到什么情况,抱着婴儿的母亲应坐在最安全的地方,不要坐在正对着玻璃的座位,比如前排驾驶员旁边的座位。

大多数家庭都发生过婴儿坠床的事故,第 1 次大多发生在 3~4 个月,因为 5 个月或 6 个月以后,婴儿的行动特别活跃,大多数母亲为保险起见都要在床边安上栏杆,而在 3~4 个月时则容易疏忽,床边一般不安栏杆。当母亲把婴儿放在床上自己离开到隔壁房间去时,婴儿就可能掉到地上。坠床虽不至于死亡,但万一婴儿的头部卡在床与墙壁之间就有可能发生窒息而导致死亡。因此,床与墙壁之间要么衔接紧密,要么留出 50 厘米以上的距离。

没有使用床的家庭,有时在风和日丽的深秋把婴儿放在套廊(译者注 :日本房屋的一种格局)上睡觉,这样也容易发生坠落。当婴儿能用脚蹬开被子以后,就必须时时注意防止其从床上摔下来。

如果让 3 个月的婴儿拿东西,他会用手抓着一直不放开。这个时期常会发生的事故是婴儿拿着哗楞棒胡乱挥舞而弄伤自己的脸。另外,还常发生误将玩具吞进喉咙里导致窒息的事故。因此在这个时期,不要让婴儿独自一人拿着有吞咽危险的玩具玩。

　　婴儿的脸部或头上出湿疹时,因为发痒会用手去抓,为防止抓破后留下疤痕,有的母亲用纱布做成袋子套在婴儿的手上。可是,这并不是一种安全的方法,因为袋子里的纱布线头会缠在手指上,慢慢地嵌进稚嫩的指头里,从而影响手指的血液循环。由于出湿疹,婴儿不宜常洗澡,袋子套在手上时间一长,血液循环受阻的手指就会出现溃烂。

　　此外,婴儿常把手上的套袋拿到嘴边舔,弄湿后就会沾上灰尘,很不干净。母亲害怕婴儿吮吸手指而给婴儿的手套上袋子,这种做法是有害无益的。与污染了的袋子相比,婴儿的手指反而要干净得多。

154.春夏秋冬

　　这个月龄的婴儿头已抬得很稳,若恰好赶上春秋季节,应尽可能抱到外面接触新鲜空气,锻炼身体。3 个月时正逢夏季的婴儿,喝牛奶的量或许会稍微减少(吃母乳的婴儿因不能直接看到,即使减少也不易察觉)。这种时候最好不要要求婴儿吃奶粉包装上标示的量。但当婴儿的吃奶量从原来的 160 毫升减至 100 毫升时,就要首先考虑是厌奶症(见 138.厌食牛奶)。上个月每天吃奶总量只有 400 ~ 500 毫升的少食婴儿,到了盛夏也同样会出现喝奶量减少的情况。每天只能勉强喝下 200 毫升奶的婴儿,母亲会担心其是否会饿坏,但只要婴儿精神好就没有关系,气候转凉后会好起来的。另外,也

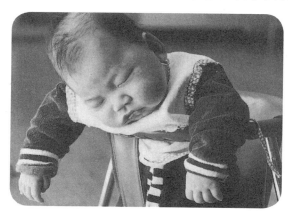

可将牛奶晾凉一些（15℃左右）再喂给婴儿,千万不要逼迫婴儿。

夜间室温能达到30℃以上的地方,应给婴儿用冰枕(用毛巾包上),这样既能使婴儿睡得香,又能预防痱子。通宵开着电风扇睡觉对婴儿是不利的,可以在睡觉前用微风轻轻吹婴儿的头部,电扇要离开婴儿2米左右。当然用扇子也可以。

防蚊虫叮咬最好的办法是用蚊帐,通气好的房间也可点蚊香。可是,加热后没有气化烟雾冒出的杀虫药是不安全的,因为看不出来药量多少,即使多了也不知道。在密闭的房间里用喷雾式的工具喷洒防虫药对婴儿来说也是不安全的。

炎热的天气,婴儿非常爱出汗,相应地尿量就会减少。因此和以前相比,尿湿尿布的次数会突然减少,对此,母亲一定会非常恐慌。对于这种情况,只要给出汗多的婴儿充分补充水就可以了(白开水、果汁、麦茶等)。预防痱子最有效的方法是洗澡,酷暑时节应每天入浴两次。

父亲放暑假后常常想带婴儿去海水浴场,对3个月的婴儿来讲还稍微早了一些。不仅从家到海边的路上酷热难耐,即便到了海边,婴儿下水也成问题。而且婴儿晒到太阳很容易引起皮炎。现在的海水浴场非常混乱,就是有阳伞遮挡也不能保证没事。旅馆也因拥挤不欢迎带着婴儿的夫妻。尽管从电视里看到许多游乐场所非常热闹,但对这个月龄的婴儿来说还是不要有这种奢望。

在7月中旬,如果婴儿每天半夜到清晨出现高热,那就是得了暑热症(见177.暑热症)。只要采取降温措施,是会很快恢复过来的,一般不会因暑热症而死亡。

冬季不要错过锻炼的机会,应选择稍暖和的天气带婴儿到外面进行日光浴。出去时要注意保护好婴儿的手脚以防冻伤。袜子口过紧也不利于脚部的血液流通,容易引起冻伤。婴儿一旦冻伤,不仅精神欠佳,夜间还会哭闹(见204.冻伤)。

被窝里如果不够暖和,最好用电脚炉,这样即使房间里不是很暖和也没关系。电褥子有些过热,最好不用。不要整夜点着煤气炉或煤油炉睡觉,室温加到大人醒着时不感到冷的程度即可。

冬天也应隔天给婴儿洗 1 次澡。有冻伤的婴儿最好每天入浴,这对治疗冻伤是有好处的。

兄弟姐妹 参阅"134. 兄弟姐妹"。

异常情况

155."消化不良"

在 3~5 个月期间,婴儿的"消化不良"并不是什么可怕的事情。因为这个期间的婴儿没有吃什么不易消化的食物,大部分婴儿只是喝母乳、牛奶和果汁。开始练习用勺的婴儿,也只是吃一些菜汤、清汤和面条汤之类的东西,而这些都是易消化的营养食品。这里所说的"消化不良",几乎都是指婴儿出现"稀便"的情况。大便里带有颗粒状物,并混有黏液,大便由黄色变成绿色,由有形便变成水样便,次数增多。这时如果去看医生,常常会被诊断为"消化不良"。可是,仅仅以便的形态判断婴儿的消化是不准确的。我们是在养育婴儿,所以最重要的要看婴儿的状态。婴儿的情绪与平时完全一样,爱吃奶,不发热,体重增长正常(每天平均增长 20 克),这就说明"稀便"对婴儿是无关紧要的。实际上,婴儿常常在没有任何明显原因的情况下出现"稀便"。母乳分泌量突然增多,或牛奶过量,或果汁种类改变等都会导致大便的次数增多、水分增加。如果考虑到这些原因,并能排除这些原因,婴儿就能很快恢复正常。

"稀便"最麻烦的是,在不知不觉中痢疾杆菌或病原性大肠杆菌进入婴儿喝的牛奶中,进而侵入体内引起肠炎而出现"稀便"。如果是这种情况,婴儿会有异常的表现,如发热、不如以前爱吃奶、吐奶、笑容消失、体重骤减等。但是只要在配制牛奶和果汁过程中严格消毒,就不会染上痢疾杆菌或病原性大肠杆菌。而母乳喂养的婴儿还没有喝果汁时,可以说绝对不会发生细菌引起的腹泻。只要母亲对自己调配的牛奶和果汁有信心,即使是"消化不良"也大可不必担心。

夏季,如果母亲自己在2~3天前开始腹泻,在喂奶前必须将手彻底洗净,否则易使病菌侵入婴儿体内。不过,细菌引起的腹泻用抗生素可以治愈,因而腹泻不会延续很长时间。

延续较长时间的"稀便"大都是因母亲过分小心所致。开始出现无原因的"稀便"时,母亲非常惊慌,将至今为止的母乳与牛奶混合喂养改成只喂母乳(不仅母亲,医生也这样要求),想等婴儿大便正常后再给加牛奶。可是"稀便"一直不见好转,不得不只用母乳坚持。这样一来,"稀便"往往要持续1周以上。如果有"稀便"的婴儿状态很好,可以逐渐增加牛奶量,慢慢恢复原来的喂养方法,这样大便不久就会恢复正常。一般来讲母亲是不容易下这个决心的。吃代乳食品的婴儿出现"稀便"时也是一样,停掉代乳食品而只喂牛奶,"稀便"不会立即改变,只有在恢复吃代乳食品以后大便才能逐渐恢复正常。如果婴儿无异常,不改变原来的喂养方法较轻的腹泻也同样能治愈。当出现腹泻的婴儿精神很好,只是因饥饿才哭闹时,如果母亲只喂母乳或只喂稀牛奶,腹泻就会持续下去,通常把这种腹泻叫作"饥饿性腹泻"。在11月末到第2年1月这个时期,8个月至1岁零4个月的婴儿可能会发生严重的腹泻。但即使邻居的孩子得了这样的腹泻,也不会传染给3~4个月的婴儿。

不喝牛奶 参阅"138.厌食牛奶"。

便秘 参阅"141.腹泻与便秘"。

156.感冒

医院的小儿科最常见的3~4个月大的婴儿患的疾病是感冒。感冒是由各种不同病毒引起的疾病的总称,但实际上,确定感冒到底是由哪种病毒引起的并不是很容易。

感冒是传染性的疾病。周围如有人患了感冒,过一二天后婴儿也出现了感冒的症状,就可以诊断为感冒。因为这个阶段,婴儿一般是不会得其他疾病的。通常情况下,当母亲自己感觉到得了感冒,开始出现打喷嚏、鼻子不通气、稍有发热、头痛等症状时,婴儿已经被传染上了。当然,父亲从工作的地方带回感冒病毒传染给婴儿的情况也非常多见。也有初次去商店购物回来后第2天就出现感冒症状的婴儿。

这个月的婴儿由于体内还有从母体中获得的免疫力,即使感冒也不会发高热,一般只有37.5℃。症状多为鼻塞、厌乳、流涕、打喷嚏、咳嗽等,但并不很痛苦。有的婴儿还会出现眼圈发红,流口水,食欲减弱。多数婴儿二三天后症状就会消失。大概到了第3天时,透明的水状鼻涕就变成黄色或绿色的浓鼻涕。三四天后,不爱喝奶的婴儿就会恢复正常。有时,感冒还会伴有腹泻、大便次数增多等。

以前,早产儿及营养不良的婴儿有时会因感冒引起肺炎,但现在可以说已经没有这种情况了。婴儿感冒时虽有些发烧,但只要精神好,情绪也好,就不必担心是肺炎。抗生素及各种注射药物对引起感冒的病毒是无效的,但医生往往采用抗生素进行治疗,他们认为抗生素能消灭病毒以外的肺炎链球菌,从而预防由这个菌引起的肺炎。

在婴儿有明显的感冒症状期间,应控制入浴。如婴儿吃奶困难,可减少半勺或1勺奶粉,但果汁可继续按量喂。

平时痰多的婴儿经常在早上起床前咳嗽。这样的婴儿即使感冒已经好了,咳嗽也会持续下去。如果认为这是感冒没好,仍把婴儿当作病人,婴儿就会被迫在家里多关上10天或半个月。

以前就有痰鸣的婴儿,只要不流鼻涕,吃奶正常,不再发热,就可恢复和以前一样的生活。总是给婴儿穿得过多,不经常洗澡,反而会减弱婴儿对疾病的抵抗力。

157.积痰

来小儿科看病的婴儿中,大约1/4的人胸部有痰鸣音。有的婴儿从出生半个月就开始有这个毛病。出生1个月内的婴儿由于太小,医生不能让他们来医院进行治疗。可3～4个月的婴儿如果有痰鸣音,医生也许就会说:"这是小儿哮喘,请来医院注射改善体质的药。"可是,目前为止还从没听说这些改善体质的药有效,倒是有些婴儿自从开始注射后,夜里经常因惊吓而哭闹。

1个月左右时,婴儿的主要症状是胸部有呼噜呼噜的痰声,而到3个月后,婴儿的吃奶量有所增加,夜里咳嗽时就容易将喝进去的奶吐出来,使母亲非常恐慌。如果被诊断为"小儿哮喘"或"喘息性支气管炎",对母亲将是非常大的打击。为了治好婴儿的病,母亲会不惜一切代价,一听医生说要打增强体质的药,就不顾婴儿的哭闹和受到的惊吓,到医院接受注射治疗。

容易积痰确实与体质有关,但是否有必要为此改善整个体质却值得讨论。易出汗同样也是体质问题,但对出汗是不需要进行特殊治疗的,因为出汗本身对生活没有妨碍。对积痰也可同样考虑。婴儿虽然胸部有痰声,早晨晚上咳嗽不止,但如果婴儿玩得好,爱吃奶,体重也相应增加,即使有积痰也不妨碍婴儿的正常生活。咳嗽时,有时会将喝下的牛奶吐出,这也不必担心,如果婴儿想吃,可以再喂一些。为防止吐奶,晚上最后一顿奶可适当减量。积痰的婴儿长大后并不一定都会成为"哮喘"病人。几乎所有积痰的婴儿在成年之前症状都会减轻,渐渐地忘记积痰的经历。只有极少数疏于锻炼的婴儿长大后才成为"哮喘"病人。

不应把易积痰的婴儿当作病人对待。如果婴儿精神好,不发热,常露笑脸,爱吃奶,就是个健康的婴儿。不要给婴儿穿得过多,尽量带婴儿到室外活动。幸运的是,积痰的婴儿肠道功能很好,极少发生腹泻,喂代乳食品也不那么困难。从这一点上说是比较省心的婴儿。

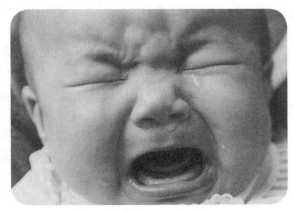

积痰的婴儿洗澡必

须小心,因为洗澡可促进血液的循环,使支气管分泌旺盛,痰增多。当察觉婴儿洗澡后痰比前 1 天增多时,最好停止给婴儿洗澡。可是,又不能因为婴儿积痰的状态一直不好就长时间不给婴儿洗澡。这种时候,可试着简单洗一洗,如果积痰没有改变,就可以每隔 1 天给婴儿洗 1 次澡。母亲应了解入浴对积痰婴儿的影响,从经验上把握什么时候入浴对婴儿最适宜。

如果不是大风天气或气温急剧下降,应尽量多带婴儿去室外接触新鲜的空气,以锻炼婴儿的肌肤和气管。可是,如果父母在家抽烟,就会使得婴儿到外面呼吸新鲜空气成为做无用功。此外,还应经常用吸尘器除掉灰尘,保持房间空气洁净。寒冷的夜里,有人将屋里充满热蒸气,这种做法是不提倡的。不必特意做什么特殊的事情,应把婴儿的锻炼作为重点。

158.高热

3 个月左右的婴儿很少出现高热。如果在 38℃以上,一般就不属于小儿科范围的疾病了,如中耳炎。至今为止夜里睡觉从不哭闹的婴儿突然在某 1 天夜里开始哭闹不止,睡不好觉时,首先应想到中耳炎的可能性。次日清晨如看到某一侧的耳孔湿润,就可断定是鼓膜破了(婴儿的鼓膜即使破了也会很快愈合,不必担心)。然而,由于耳内流出的透明液体很快变干,母亲往往察觉不到婴儿耳朵的变化,从一开始就流出黄绿色脓汁的情况极少见(见 595. 中耳炎)。

中耳炎以外最常见的病是颌下淋巴结化脓。得了这种病时,婴儿的右侧或左侧颌下肿得很硬,头部不能转动,用手摸时非常痛,一般体温在38℃左右。如果这时尽快使用抗生素,不用切除就可治愈。但多半由于肿块很快化脓,不得不进行手术。这种病外科很容易治疗,不必担心。

肛门周围长出的"疖子"变硬发红时婴儿也会发热。当看到婴儿大便时痛得直哭,就可断定是这种情况,这时体温一般在 38℃左右。对母亲来说,婴儿一发热就掀开尿布查看肛门似乎有点牵强。

关于幼儿急疹在后面有详细论述(见 226.幼儿急疹)。此病一般 7

个月以后的婴儿多发,也有3~4个月婴儿发病的。但这个月龄的婴儿发病时,发热不会超过3天,有的1天就退热,而疹子通常是在退热以后才向全身蔓延。这种疹子很像麻疹,在炎热季节,很容易把疹子当作痱子。不过,即使是疹子也能自愈,所以把它看作痱子也无妨。

病毒性脑膜炎引起发热的情况不能说绝对没有,可以从意识不清、痉挛等症状进行判断(与细菌性脑膜炎不同,一般不会致死)。

炎热的夏季(7月中旬至8月中旬),4个月以后的婴儿患暑热症(见177. 暑热症)的较多,3个月的婴儿也时有发生。这种病从发热的"类型"大致可以推断出来。婴儿的症状只是高热,而且高达38℃~39℃,从半夜一直持续到次日上午,而到了下午就退下去了。开始的两三天因不知道是什么原因,母亲可能会非常恐慌。但由于婴儿的身体状态很正常,所以可以预料不会是什么大病。

高热如果持续4天,就应给婴儿检查一下尿。如果尿非常浑浊,就可能是膀胱炎。此病极少,一般于夏季发病,且多见于女婴。3~4个月的婴儿持续高热是极少见的,所以遇到这种情况时,务必请医生彻底查明原因。如果婴儿好像特别痛,哭得厉害,可以让医生仔细查看一下耳朵。

159.夜啼

习惯性的夜啼虽然在婴儿的每个月龄中都会发生,但有的婴儿早在出生后两三周就开始了。婴儿夜里一哭起来就没完,有的甚至持续一两个小时。哭的时候,面部涨红,非常用力,给人感觉好像什么地方特别痛。大多数婴儿只要抱起来轻轻摇晃两下就会停止啼哭。住在公寓里的家长,往往因为怕婴儿啼哭吵醒邻居,所以婴儿一哭就只好抱起来。可有的婴儿即使抱起来也还是哭个不停。对这样的婴儿,可以等稍大些后(1个月以后)带他出去坐车兜风,婴儿会出乎意料地马上停止啼哭。

当肠道充气妨碍了肠的通畅时,婴儿会非常难受,这时如果进行灌肠婴儿就会停止哭泣。吃奶很多、体重也比较重的婴儿有时夜里也会啼哭,这种啼哭就不是由饥饿引起的。

夜啼是从古至今就一直存在的现象,如果不了解这一点,肯定会担心婴儿是不是得了什么疾病。解决夜啼的办法有很多,首先父母应坚信夜啼是可以消除的,另外白天散步,喝牛奶时不要吸进气,灌肠如有效(将液体稍微加热)应坚持,夏季枕冰枕(用毛巾包起来),冬天避免过热,母乳喂养时母亲停止喝牛奶等,都可以改变夜啼。

一般夜啼都是习惯性的。至今没有过夜啼毛病的婴儿,如果在 3 个月时突然晚上开始哭个不停,起初父母会非常担心,可因为不发烧,所以可以推断不是中耳炎或淋巴结炎之类的炎症性疾病。夜啼的婴儿体重增加正常,大便也通畅。婴儿出现肠套叠时(见 181. 肠套叠)也会哭闹得厉害,但与一般的夜啼方式有所不同。夜啼时婴儿哭闹是持续性的,而肠套叠时哭闹是反复性的,每隔 5 分钟左右哭一阵儿,而且吐奶。

婴儿夜啼的第 1 天难免要惊动医生。有的婴儿不是夜间啼哭而是白天哭闹,请参阅"112. 婴儿突然哭闹时"。

160. 出眼眵

出生 3 个月左右的婴儿,有的早晨起床时眼角会出眼眵,或者眼泪汪汪的。仔细一看便可发现,下眼睑的睫毛倒向眼内侧,触到了眼球。这些向里倒的睫毛刺激角膜以后眼睛就流眼泪或出眼眵。其原因是婴儿的脸部脂肪丰满而鼓起,使下眼睑向眼内侧倾斜。这种现象多见于婴儿出生后三四个月,因这时婴儿的脸是最胖的。到 5 个月以后,婴儿的脸部消瘦下来,眼眵也就自然会消失。

因眼睛出眼眵而带婴儿到医院看病时,眼科医生有时会劝其做手术。在这个时期最好还是不要给婴儿做手术,因为手术后婴儿的眼睛要被裹上绷带,不满 1 岁的婴儿如果眼睛被蒙超过 3 天,视力会明显下降,这一点已经得到证实。因此婴儿如果不得不蒙上眼睛,最多也不要超过 1 天。

出现这种情况时,只要把倒向眼睛的刺激角膜的睫毛拔掉即可。这种靠自己能消除的病症,最好还是不要采取手术的方法。当然,出眼眵并不都是由倒睫引起的,也有因"流行性结膜炎"(急性细菌性结膜炎)引起的。急性期的症状主要为白眼球充血,有的婴儿因眼眵多,早上起来时上下眼睑粘在一起而睁不开眼。婴儿的"流行性结膜炎"一般是由细菌引起的,点上含有抗生素的眼药,二三次就会痊愈(见 557. 结膜炎)。

将眼泪从眼部输送到鼻子里的泪管如果先天堵塞,婴儿就会出现多泪的症状。90% 的多泪婴儿在 1 岁之前泪管会自然开通。这样的婴儿虽然容易感染结膜炎(红眼病),但只要及时发现引起结膜炎的细菌,用相应的抗生素就会治愈。

161."佝偻病"

提起佝偻病,现在的母亲们大概不会有什么印象,因为这种病现在已几乎绝迹,所以母亲们从没见过婴儿佝偻病的症状。佝偻病是一种由于体内维生素 D 缺乏,而使骨骼生长障碍,从而引起骨骼变形的疾病。现在的婴儿一般是不缺少维生素 D 的,即使是牛奶喂养的婴儿,因奶粉中强化了维生素 D 的成分,所以也极少发生维生素 D 不足。

早产儿比较容易缺乏维生素 D,但现在医院里一般都给早产儿服用复合维生素,并指导母亲回家后不要间断,所以不会像从前那样出现维生素 D 严重不足的婴儿。如果给早产婴儿拍骨骼 X 光片,3 个月以前还多少可以看出一点佝偻病的迹象,但 6 个月时再查,就会发现这种迹象已经自然消失。随着维生素 D 缺乏症的消失,我们可以弄清一个事实 :从前被认为是佝偻病的"症状",现在看来也并非都属于佝偻病。

消瘦的婴儿双臂向上举起时,可以看到一部分前胸肋骨(肋骨和肋软骨的分界处)像串珠一样凸起。有的婴儿胸廓下方像喇叭一样张开,最下面的肋骨明显向外突出。有的婴儿胸骨下部凹陷呈漏斗状,因此称此为"漏斗胸"。相反,还有的婴儿胸骨中央突起,呈"鸡胸"状。

在健康检查时,有时看起来发育正常的婴儿会被医生诊断为"乒乓头",很令人吃惊。在婴儿头部右后侧或左后侧(有时是两侧)大概相当于钱币大小的区间上,当用手用力按压时,会像乒乓球一样陷下去,这种现象并非病态,随着婴儿长大可以自然变硬。由于母亲平时从不用力按压婴儿的头部,因此很难发现这个问题,而看病的医生对婴儿检查却是非常认真的。他们发现在 4 名婴儿中大概有 1 名婴儿是这种情况。

虽然以前人们常把上述这些婴儿都诊断为佝偻病,但现在看来,最好还是把他们看作是不同的婴儿,在各自的成长历程中所体现出的一种骨骼形态。可是,在健康体检或医院诊察中,医生把发现的"扁平胸""漏斗胸""鸡胸""乒乓头"统称为佝偻病,并指示要给婴儿服用维生素 D。对早产儿来讲服用维生素 D 是非常必要的,但尽管这样,也不能因婴儿恢复得慢而过量服用。在给早产儿喂牛奶的情况下,因奶粉中已经加了维生素 D 成分,所以作为治疗用维生素 D,每天不得超过 400 国际单位。这是因为过量服用维生素 D 会引起食欲不振、尿频、嗓子严重发干(见631. 维生素过剩)等不良反应。

用牛奶喂养的婴儿,可以说不会发生佝偻病。而出生在北部深秋季节的婴儿,如果只喂母乳,就有发生佝偻病的可能。因晒不到太阳,皮肤没有制造维生素 D 的时机,加上母亲的食物中缺乏维生素 D(奶油、蛋黄、多种维生素摄取不足),这种情况下婴儿就易患佝偻病。但由这种原因引发的佝偻病症状比较轻,一般只有通过给骨骼拍 X 线片才能发现。所以,在冬季日照时间短的地域出生的婴儿,如果是用母乳喂养,母亲每天应服 400 ~ 800 国际单位的维生素 D。含多种维生素的复合制剂或单独的维生素 D 剂都可以。让婴儿充分接触室外空气,进行必要的锻炼,是预防佝偻病的有效方法。

162.斜视

斜视是指左右两眼的视线不能同时落在同一物体上。因为婴儿在 3个月过后才能清楚地注视某一点,所以到了这个时期才能发现婴儿是不是斜视。正常的婴儿有时在睡觉之前有困意的时候也会出现斜视,而平时是正常的。这种正常婴儿的斜视到了 4 ~ 6 个月时就会消失。

斜视发生的原因,目前还不十分清楚。可能的原因有 :首先是大脑中枢使两眼成像一致的力量较弱;其次是某一侧的眼睛视力差;第三是移动眼球的肌肉出现异常等。

　　4 个月之前有时很难区分真性斜视与正常婴儿的斜视。可是 4 个月之后,经常出现斜视的婴儿就应去医院的眼科检查。如果一侧眼睛视力不好,经过治疗可以矫正,斜视就能治愈。请参阅"231.斜视"。

　　突然哭闹不安　参阅"112.婴儿突然哭闹时"。

集体保育

163.保育园的注意事项

　　在保育婴儿的过程中,保育员与母亲之间建立起互相信赖的关系十分重要。在外工作的母亲,由于整天忙于工作无暇照看孩子,总有一种愧疚感。因此,母亲对于保育园无形中就产生了一种比其自身育儿标准还要高的"理想育儿"的期待。一旦保育员稍有疏忽,发生一点在老保育员看来是微不足道的小过失,母亲就会大惊失色,怨声载道。保育员应该体谅母亲的心情,母亲也应该充分理解保育员。最好的办法是召开母保座谈会,请一些曾长期在保育园生活过的孩子的母亲介绍在园时的经验,以便于刚入园的孩子的母亲能够把握育儿中的轻重。另外,通过听取拥有同月龄孩子的母亲倾诉共同的烦恼,保育员可有针对性地采取相应的措施。刚入园的第 1 个月,保育园给母亲的印象十分重要,保育员应当注意不要给母亲留下不可信任的不良印象。

　　除了召开母保座谈会,还应当建立家园联系簿。为了便于保育员做记录,在家园联系簿中应设计好睡眠时间、食欲、食量、情绪状态等栏目。在保育园里婴儿受了外伤,哪怕是微不足道的一点儿轻伤也要认真做好记录,否则,如果被受伤婴儿的母亲发现,就会引起纠纷。尤其是中途更换保育员的话,更应该及时做好记录。

　　婴儿皮肤娇嫩,如果不及时更换尿布,小屁股很容易红肿,所以保育员应该根据每个婴儿的排便规律按时更换尿布。3 个多月的婴儿腿部力量有所增强,他们可以把身上盖着的被子蹬开,甚至有时还把被子从床上蹬到地下,保育员应随时注意把婴儿床的栏门关好。保育员对每个婴儿都应精心呵护,切不可偏心。

给婴儿换下来的尿布,如果不在保育园清洗,由家长带回家的话,千万注意不要弄混了。虽然事情不大,但是不要因此失去家长对保育园的信任。如果是公用的尿布,需要在保育园清洗,则应注意一定要晾干。对于那些对尿不湿(纸尿裤)无过敏反应的婴儿,虽然使用尿不湿方便些,但是,应当考虑保育园及家长的承受能力。

如果条件允许的话,最好每个星期定时给婴儿测量1次体重。测量体重的目的并不是追求重量的增长,主要是为了随时监测婴儿吃奶量是否合理,以便及时调整食量。如果是由于在家庭里的喂奶量太大而导致婴儿体重增长过快,保育员就应劝告家长减量喂养。对于那些因孩子吃奶量较小,体重在平均数以下而惴惴不安的家长,保育员可把体重监测记录拿给家长看,使家长了解到孩子的体重按其自身的成长速度在有规律地增长,从而解除不安心理。另外,在家里吃母乳的婴儿,在保育园有时会排泄绿色颗粒状粪便,有的母亲因此产生"绿便神经质",如果保育员能够及时地把婴儿正常增长的体重监测记录拿给母亲看,母亲的"绿便神经质"便会不治而愈。

保育员应当认识到,婴儿的母亲和自己一样,都是在外辛苦工作的女性。刚做母亲的女性因缺乏必要的育儿知识,经常提心吊胆,唯恐出现差错。保育员作为拥有一定育儿知识的专业工作者,有责任给母亲以相应的育儿知识和热心的鼓励。对婴儿经常出现的一些常见病,保育员应当掌握基本的识别与护理办法,不要动辄就给母亲打电话,让她把孩子接去看医生,把一些本来属于自己的责任完全推卸掉。保育员对母亲应多一些理解。

保育园需要许多专门人员,如管理膳食的营养师、管理健康的保健医和管理庭院的勤杂工。大多数保育园没有配备这些专门人员,所以保育员身兼数职,什么都干。分工作业的保育园并不是完全不可能的,在一些地方也零星存在一些这样的保育园。例如,东京都某区的保育园就是在分工体制下建园的。该保育园定员为 100 人,0～1 岁儿童 9 名,保育员 4 人;1～2 岁儿童 11 名,保育员 4 人;2～3 岁儿童 14 名,保育员 3 人;3～4 岁儿童 20 名,保育员 2 人;4～5 岁和 5～6 岁儿童均为 30 名,保育员各 2 人。保健医和营养师各 1 人,厨师 3 人,事务员 2 人,主任 1 人,园长 1 人,临时工 3 人(每天出勤 4 小时)。由于分工较细、人手多,所以,保育员有充裕的时间开展许多活动和进行日常保育。

164.婴儿体操

生后 3 个月,婴儿的胸部肌肉开始发育,身体动作逐渐活跃,在前 1 个月的基础上,再增加两节体操。

⓭　胸部按摩:4～5 次,向上抬起运动 4～5 次。

⓮　翻身练习:左右各 1～2 次。

具体做法请参照婴儿体操图。

婴儿体操图

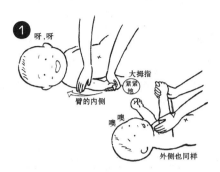

让婴儿上肢自然伸直,用手掌从手腕向肩部方向抚摩 4～5 次,然后再将婴儿的上肢抬起、伸直,以同样方法轻抚 4～5 次。另一侧操作相同。

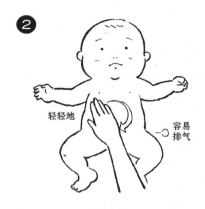

握住婴儿踝部,使腿伸直,用手掌从踝部内侧开始向大腿根部方向按摩 4～5 次。然后换另一只手握住同一脚踝,对下肢的外侧从踝部至臀部按摩 4～5 次。另一侧下肢做法相同。随着月龄的增加,按摩力量可以适当加大。

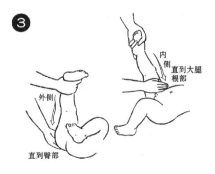

用手掌以婴儿脐为中心沿顺时针方向,呈圆形轻轻地按摩 6～8 次,力量不要太重。这项体操可使婴儿肠蠕动增强、排气通畅,也可以锻炼婴儿的腹部肌肉。

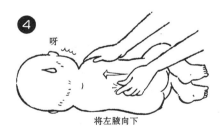

让婴儿左侧卧位,用拇指和食指由臀部向颈部自下而上沿脊柱两侧对捏 12～15 处,此时婴儿会反射性地弯曲身体,使脊柱呈弓状。然后将婴儿身体转过来做另一侧,方法一致。这是锻炼背部肌肉的体操。

❺

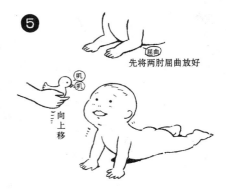

用带声响的玩具来吸引婴儿的注意力。这时如将玩具逐渐抬高，婴儿就会将胳膊伸直，抬起头及上身。这项运动要在婴儿出现图❹的脊柱反射后才能做。这样，婴儿长大一些，就会抬头看周围了。

❻

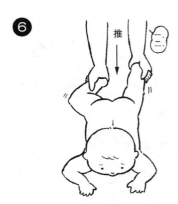

这节体操要在上5节体操都能完成后开始做。使婴儿单侧膝关节弯曲，用手掌心握住婴儿的足心向前方推。婴儿会反射性地伸直膝及髋关节。另一侧也用同样方法，左右交替做8～10次，这样婴儿就能熟练向前爬了。

❼

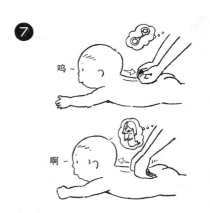

用两手背自婴儿肩向臀的方向从上到下进行按摩，然后再由臀部向肩部按摩。手法轻柔，反复进行4～5次。这节体操可使背部肌肉强健。

❽

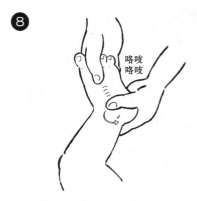

让婴儿仰卧位，握住婴儿的脚，用拇指由足尖向跖趾关节方向揉捏，揉到跖趾关节，再揉两踝周围，这样反复4～5次。另一侧做法相同。

9

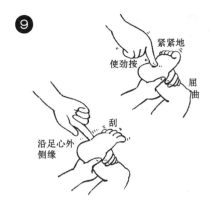

仰卧位，将婴儿膝关节屈曲，用食指按压足心。脚趾会反射性地屈向脚心；然后从脚趾根部开始向脚根部沿着足外侧缘用力刮划。婴儿的足趾将反射性地向足背方向屈曲。这样左右脚各做 4～5 次。这种反射有时不只出现 1 次。

10

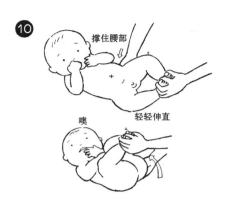

让婴儿两腿并拢，一只手握住婴儿的两脚，轻轻地使腿伸直，另一只手托住婴儿的腰部，用手心向上推婴儿足底。这样推拉双腿反复屈伸 6～7 次即可。这是为完成抱婴儿时，婴儿能迅速地伸直膝关节这一动作所做的准备工作。

11

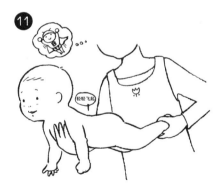

用手托起婴儿胸部，使婴儿像在空中爬行一样。在婴儿将头向后仰的同时，握住婴儿的两脚，使腿伸直与脊柱成一直线 1～2 次。可以锻炼婴儿颈部及背部肌肉。

12

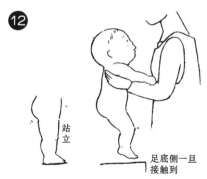

双手放在婴儿腋下将其托起，让婴儿的膝关节略微弯曲地站立。脚底着地时，婴儿就会伸直膝关节欲站立，反复做 6～8 次。若是支撑得法，婴儿能站二三秒钟。随着不断地练习，站立的时间会越来越长。

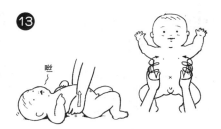

将两手掌置于婴儿胸部两侧,呈
螺旋状自下而上按摩到腋下 4 ~ 5 次,
然后,再用双手托住婴儿的后背向上
抬起 3 ~ 4 厘米,促使婴儿做深呼吸。
反复做 4 ~ 5 次。

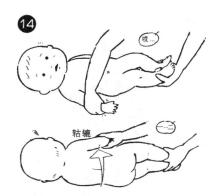

翻身的练习。用左手握住婴儿两
脚,右手握住婴儿的右手,慢慢地让
婴儿翻身。向右侧的翻身动作与此相
同。开始做 1 次,以后可做两次。

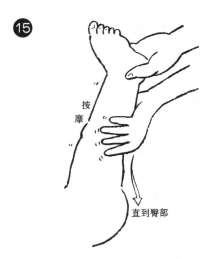

屈侧肌肉(屈曲膝关节的大腿后
侧肌肉和小腿肌肉)的按摩。一只手
握住婴儿脚,另一只手的拇指及其余 4
指握住婴儿的小腿,逐渐向上按摩到
臀部 4 ~ 6 次。另一侧相同。

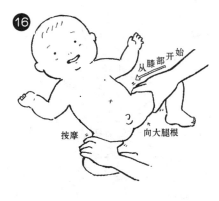

伸侧肌肉(伸展膝关节的大腿前
侧肌肉)的按摩。将婴儿两腿轻轻分
开,以两手拇指及其余 4 指握住大腿
根部,由膝上方向大腿根部左右同时
按摩 4 ~ 6 次。图 ⑮ 和图 ⑯ 做完后,
再按图 ❸ 和图 ❽ 做 4 ~ 6 次。

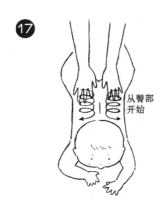

将两手掌置于婴儿臀部,沿脊柱呈螺旋状向上按摩到肩部 4~6 次。在婴儿的头还不能抬起时,不能进行这项按摩。它是锻炼背部肌肉的体操。

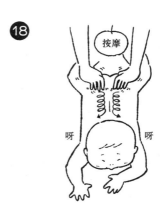

两手 4 指并拢,置于婴儿的脊柱两侧,从臀部开始沿脊柱向肩部呈螺旋状按摩 4~6 次。当婴儿能自由地爬动时,因会觉得痒,往往会躲避而不能完成。

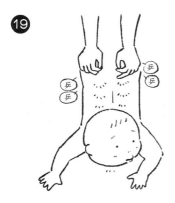

用手指弹拨脊柱两侧的肌肉。沿脊柱自下而上,两手同时进行,反复做 4~6 次。按图 ⓱、图 ⓲、图 ⓳ 做完后,再用两手掌沿脊柱的两侧,自下而上轻轻地按摩 4~5 次。

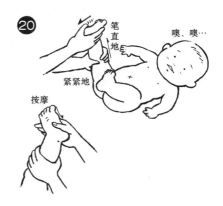

一只手握住婴儿一侧膝部,使脚不动,另一只手拇指和食指捏住脚背及脚掌,从脚尖向脚跟方向按摩,反复做 4~8 次。另一侧相同。

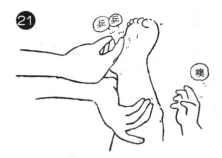

一只手握住婴儿一侧膝部,使脚固定,另一只手食指在足心处轻轻弹扣,反复做4~6次。另一侧相同。

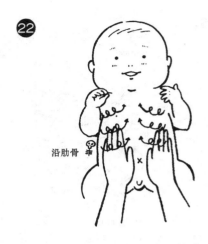

两手4指并拢,呈螺旋状按摩胸部的肌肉。在腋前线处,将手指置于胸廓的侧面,沿肋骨呈螺旋状从外侧向内侧按揉,直至胸骨。从第9肋按摩到第4肋,反复进行4~6次。

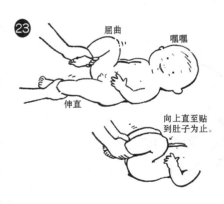

双手握紧婴儿踝部,将小手指卡在婴儿脚跟处,使之像踏步走的样子,左右腿交替进行膝关节的屈伸运动。开始慢些,逐渐加快,做6~8次。然后将两腿并拢伸直,再使大腿伸侧面贴到腹部,反复做6~8次。

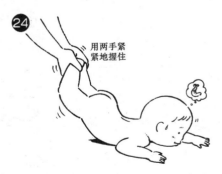

让婴儿趴着,双手紧紧握住踝关节,慢慢提起,使背部呈弓形弯曲4~6次。此时婴儿会反射性抬头。这项体操要在趴着头能抬起来时做,头还不能抬起时不做。

227

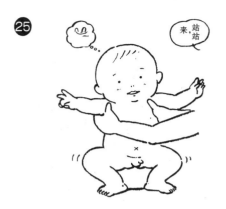

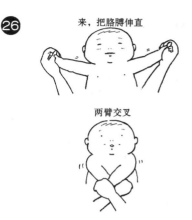

婴儿自己能进行的屈伸两膝的运动就是我们所说的"蹦"。用两手撑在婴儿两侧腋下,促使婴儿自己蹦6~8次,有的婴儿会蹦得早些,有的则晚些。支撑婴儿腋部的力量,要根据婴儿的体重来调整,注意不要过小或过大。

让婴儿两手分别握住保育员的拇指,先将上肢向两侧扩展伸直,然后再将两手交叉放到胸前。保育员一边喊着号子一边操作,反复6~8次。

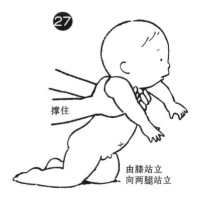

保育员从婴儿背后把双手拇指放在婴儿腋下,其余4指放在婴儿的前胸,慢慢将其上身扶起。这时婴儿膝部用力试图站起来,要巧妙地用力,使婴儿首先跪立,然后再逐渐站立。当婴儿腿部的力量还很弱时,扶助婴儿的力量可大一些。反复做1~2次。

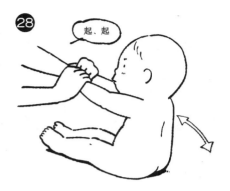

让婴儿仰卧,保育员双手握住婴儿双腕,大拇指放在婴儿的掌心里,让婴儿握住。先轻轻地将婴儿上身向上拉起,使其成坐姿,然后再轻轻地将婴儿上身向下放倒恢复原状。反复做5~6次。当婴儿头向后仰时,旁边的人帮助用手托住头。

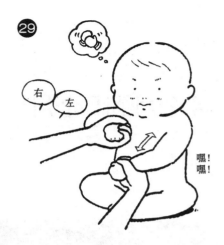

若婴儿能稳稳地坐住了,就在坐位时,紧紧握住孩子的两手,进行握臂运动,左右臂一前一后地摆向前方,再摆回去。开始缓慢,逐渐加快,反复10~15次。若加上"嘿!嘿!"等拟声语,孩子会非常高兴地做。

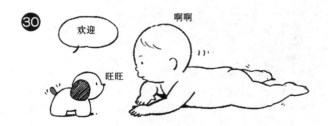

把很有趣的玩具放在婴儿前方,招呼婴儿说:"来,到这儿来",婴儿会向前爬来拿玩具,此节体操可进行1分钟左右。但胖婴儿和不喜欢爬行的婴儿也许不向前爬,因此,不要只做1次就放弃,要每天反复练习。

4个月到5个月

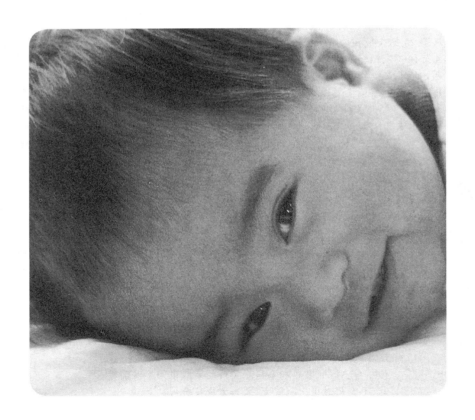

这个月的婴儿

165.从4个月到5个月

虽然月龄只长了1个月,婴儿的成长却比上个月明显得多。这个月的婴儿能够清楚地表达自己的感情,流露出喜怒哀乐等不同的情绪,不顺心时放声大哭,而高兴时经常笑出声来。爱哭的婴儿与老实的婴儿差别越来越大。

从这个时期起,婴儿对周围的事物不仅是看,对看过的东西也开始有记忆。当然,最开始记住的还是接触最密切的母亲的面孔,一看到母亲就会露出非常高兴的神态。有的婴儿一看到母亲离开自己的身边就开始哭。当听到有人喊自己的名字时,会立即转过脸去寻找。打针时哭得厉害的婴儿,从此以后再看到穿白大褂的人就会大哭大叫。

然而,决定婴儿每天生活方式的仍然是睡眠。无论是饮食还是运动,都是由婴儿的睡眠状况来决定的。爱睡觉的婴儿早上8点醒来后,上午10点至中午睡一觉,下午2~3点又睡一觉,然后在傍晚5~7点再加一觉,最后在夜里10点就寝,一直睡到第二天早晨8点。吃奶的时间为早晨8点、中午12点、下午3点、晚上7点和睡前的10点,洗澡时间在下午4~5点。这样,婴儿的活动时间大概只有白天3个小时和晚上2个小时了。白天除去上午外出换气的时间,余下的时间很少,因此也就只有1次喂代乳食品的时间了。

吃代乳食品的时间应选在母亲最悠闲,且婴儿非常精神的时候。上午10点虽然比较好,但如果婴儿正在睡觉,就不要随意地把酣睡的婴儿叫醒。打乱婴儿的睡眠是一种破坏基本生命节奏的做法,是违背自然规律的,其后果只能使婴儿产生反感。在这个时期,还是应按照婴儿的睡眠规律安排生活。睡眠时间短、白天活动时间较多的婴儿,应该想办法充分利用这些时间,使婴儿能愉快地生活。以前一般是把这些时间用于给婴儿吃代乳食品,但从现在起,应该将这些时间更多地用于婴儿的锻炼。可能的话,每天应保证 3 个小时左右到户外呼吸新鲜空气的时间。

到了这个时期,大多数母亲都已对自己宝宝的吃奶情况有了基本的了解。有的母亲曾想尽一切办法让婴儿按奶粉包装上标明的标准量喝奶,可婴儿每次总是剩下 20 ~ 30 毫升,这时母亲已经"死心",认识到自己的宝宝是吃奶不多的婴儿。可是,有些能喝下标准奶量婴儿的母亲,误认为婴儿越胖越好,有时 1 次竟喂到 250 毫升,这对婴儿是非常不利的。这个月的婴儿应调节喝奶量,使体重增加每天不要超过 30 克。一般喜欢吃奶的婴儿也会喜欢吃代乳食品。如果在加代乳食品的同时仍能喝完标准的奶量,体重增加就很难控制在 30 克以下。

母乳稍有不足时,不必急着加代乳食品。有关这部分内容请参考上个月中提及的有关事项(见 146. 用母乳喂养时)。

从这个月起可以开始练习用勺了。不大爱吃奶的婴儿,或者因母乳分泌减少而夜啼的婴儿,建议开始加断乳食物。婴儿不适应用勺吃食物,会对吃断乳食物产生厌烦心理,这时可根据情况延缓 1 个月再开始。

婴儿接种百白破三联疫苗或脊髓灰质炎疫苗后,身体状态会有所改变,这时应推迟加断乳食物的时间。但如果婴儿喝奶正常、情绪好,总是面带笑容,那么即使接种了疫苗,从第 2 天起也可开始吃断乳食品。已经开始吃代乳食品的婴儿,因预防接种要一时中断,重新开始时不必从头再来,按接种之前食量的七成或八成开始恢复即可。

排便问题请参阅上个月的相关内容。因婴儿在这个月时用勺更加熟练,所以便秘的婴儿可用勺喂一些酸奶或水果(香蕉、苹果、西红柿、橘子)泥,这些食品可有效地改善便秘。从 4 个月才开始出现便秘的婴儿也可用此方法。但是给 4 ~ 5 个月的婴儿吃麦芽精,或将麦芽精混在牛奶里喂给婴儿,对便秘是无效的。开始吃断乳食物后,婴儿的大便颜色会变得稍微发黑或呈褐色,这是正常的。

有的婴儿到了这个月,可以从夜里 11 点一觉睡到早晨 5 点或 6 点,这期间既不排尿也不醒。但多数婴儿夜里排尿时要醒 1 次。至于醒来后要不要给婴儿奶喝,要看具体情况。有的婴儿不用喂奶,只是稍抱一下就会睡着,这种情况母亲比较轻松。但在寒冷的冬季里,母乳充足的母亲最好还是给婴儿喂自己的奶,这样会使婴儿更快地安心入睡。用牛奶喂养的婴儿如果喝完牛奶能很快入睡,也可以喂"夜间牛奶",当然果汁、浓度不同的酸奶也可以。

有的婴儿夜间换尿布时总要醒来,然后哭闹不停,这种情况下如果婴儿臀部没有糜烂,夜间最好不要换尿布,尽量不要弄醒他。在欧美的许多家庭里,婴儿到 4 个月后就和父母分开睡,单独睡在另一个房间。而在日本,就是住在西式住宅里的家庭,也还是保留着父母与婴儿呈"川"字形的睡觉习惯。因在同一房间里睡觉,婴儿尿湿尿布后啼哭,父母不予理睬是不可能的。在婴儿与父母分居的欧美,母亲很早就给婴儿断奶了,而且从晚上睡觉前给婴儿换上尿布一直到第二天早晨为止不再换。由于欧美的空气湿度不高,即使这样做也不会出现什么问题,可日本的湿度较高,如果这样,许多婴儿就会出现臀部糜烂。

4～5 个月的婴儿运动功能更趋活跃,几乎所有的婴儿这时头部都能完全挺直,听到声音会转着脑袋来回寻找。手的活动也变得相当自由,经常把手放到嘴里吮吸着玩,有的婴儿还能把两手合在胸前。接近 5 个月时,已经能开始主动抓东西了。

婴儿趴着时,能两手支撑起身体长时间抬着头。手里拿哗楞棒之类的玩具玩时还会胡乱挥动,有时碰到自己的脸就会哭起来。这个时期婴儿自己还不能坐得很稳,如果扶住其腰部能勉强坐一会儿。发育稍快一些的婴儿,到了 5 个月能坐 2～3 分钟。没有必要勉强婴儿练习坐立。

这个时期的婴儿醒着时不会老实躺着,总想翻身。在夏天穿衣服较少的时候,如果婴儿正好蹬到被子上,偶尔也能翻过身,可实际上这个月龄的婴儿还不具备把身体完全翻过来的能力。当大人把婴儿抱到膝盖上时,婴儿双脚并拢蹦跳的动作更有力量,也更频繁。

到这时还没有上述手脚运动的婴儿属于老实型,可能是睡得过多所致。这样的婴儿应尽量抱到户外进行活动。父母看到同月出生的邻居

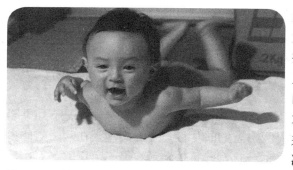

家婴儿会坐,而自己的宝宝还不会坐时,没有必要把这个事放在心上。婴儿既有爱动的,又有爱静的,正因为这些个性不同才表现出运动功能上的差异。但是无论哪种情况,婴儿迟早都能学会坐、站、跑、跳等动作,1~2个月的推迟并没有病理意义。

4~5个月的婴儿一般不会得严重的疾病。支气管黏液分泌过多的婴儿,气温稍有变化就有反应,胸部发出呼噜呼噜的声音,但只要婴儿精神好、吃奶正常、不发热,就不必担心。如果去医院看医生也许会被诊断为"支气管哮喘"(见157. 积痰)。在治疗期间,婴儿有可能在医院的候诊室传染上其他疾病。4个月婴儿得百日咳、水痘一般都是这样传染上的,有时还会传染上"急性细菌性结膜炎"。

这个月的婴儿极少有高热(38℃~39℃)。如果出现高热,大多是由中耳炎引起的(见176. 出现发热时),特别是夜里哭闹厉害而难以入睡时,中耳炎的可能性非常大。患外耳炎时婴儿也会因疼痛而哭闹,但不会发热,只是外耳孔处肿起,堵住了耳道,一碰很痛。夏季如持续高热在39℃左右,有可能是暑热症。一般从清晨到中午出现,下午就退下来了。

由于婴儿的运动越发活跃,坠床的次数也从这个月开始多起来(见171. 防止事故)。

喂养方法

166. 用母乳喂养时

这个月龄的婴儿如果没有其他欲求,仍愿意吃母乳,体重增加正常

（平均每天增加 15 ~ 20 克），母亲就不必急于做断奶的准备，等到孩子 5 个大月后再开始也无妨。但是，当母乳逐渐减少，婴儿与以前相比经常因肚子饿而哭闹时，就必须考虑加牛奶。如果婴儿 10 天增加体重只有 100 克，每天应加两次牛奶。至今为止只喝母乳的婴儿，开始喂牛奶时应注意浓度，要比奶粉包装上标明的 4 ~ 5 个月婴儿低浓度用量还要少放 1 勺奶粉，调成 180 毫升的稀牛奶。

　　不要在婴儿吃母乳后用牛奶补充不足的部分，而应在母乳分泌最不充足的时候单独喂 1 次牛奶。如果婴儿愿意吃，五六天后可改按奶粉包装盒上标明的低浓度量喂。可如果 5 天后体重增加达到 100 克，那么还是应按少 1 勺的量调配。

　　实际上常常是由于母乳不足而添加牛奶，可许多婴儿一点儿也不肯喝。如果婴儿是因为橡胶奶嘴与母亲的奶头感觉不同而厌恶牛奶，这是没办法的事。但如果单纯是因为不喜欢喝奶粉，可想其他办法，如将奶粉换成市场上卖的鲜牛奶（煮沸 1 次后再喂比较安全），稍微稀释一下并放入少量白糖，但注意不要过甜。就是这样做能喝下牛奶的婴儿也很少，多数婴儿连鲜牛奶也不喝。有的婴儿不爱用奶瓶而喜欢用杯子，可改用咖啡杯喂。用勺喂太耽误时间，还是不用为好。婴儿实在不愿喝牛奶时应放弃加牛奶，改喂牛奶以外的其他营养品，即开始喂断乳食品（见 168.断奶的准备）。

　　由于母乳不足，婴儿发脾气将母亲的乳头咬伤引起乳腺炎的情况也不少见。婴儿不喝代替母乳的牛奶，又将乳房咬痛，母亲因此会非常恼火，从而得了神经衰弱。出现这种情况时千万不能悲观。婴儿不喝牛奶也不要紧，可以依照"190.断奶的途径不止一种"中的断奶方法直接加断乳食品。

167.用牛奶喂养时

　　不应认为婴儿到了 4 个月就该增加奶量。3 ~ 4 个月时的体重增加与 4 ~ 5 个月时的体重增加应是相同的，只是补充运动量增加所需的相应能量即可。包装上标示的吃奶量是以体重为标准计算出的基本必需量。达不到奶粉包装上标示的"平均体重"的婴儿,调配牛奶时应稍微减量,而体重超过这个"平均体重"的婴儿,也不应超过标准奶量,以防婴儿过度肥胖。每天的喝奶总量以不超过 1000 毫升为宜。如果每次 200 毫升仍不够吃,可在喂牛奶之前或喂牛奶后喂些果汁。当然,在喂牛奶之前喂些茶水或 20 ~ 30 毫升的低浓度酸奶也可以。此外,可以每天用勺喂 1 次菜汤,或适当浓度的面条汤及油少的清汤。开始时只喂 1 ~ 2 勺,4 ~ 5 天后增加至 20 毫升。如果婴儿吃得好,可每天两次,加在喂牛奶之前。一般从大人的饭菜中取出一小部分菜汤或清肉汤即可,不必特意花费 30 分钟的时间为婴儿做一小勺汤。在代乳食品上耽误太多的精力,就会减少带婴儿到室外锻炼身体的时间。

1 次喝下较多的牛奶可以持续较长时间不饿,所以 1 天喂 4 次奶时,每次喂到 220 或 240 毫升也未尝不可,只要每天总量不超过 1000 毫升就可以。体重的增加要以平均每天增加不超过 20 克为宜。

看到婴儿爱吃奶,母亲就会不断给婴儿增加奶量,而根本不在乎婴儿长得多胖。与此相反,食量小的婴儿到了 4 个月每次仍不能达到奶粉包装上写的 180 毫升吃奶量,而只能勉强喝下 150 毫升。对这样的婴儿,母亲会担心是否会出现营养失调。然而,1 次喝 150 毫升也好,喝 140 毫升也好,这是婴儿天生的生存方式,破坏这种自然方式的做法是非常错误的。对这样的婴儿来说,每日 700 毫升的奶量是足够的,只要其爱运动,睡眠好,情绪好,就可以说这个婴儿出生后第 4 个月的人生是成功的。尽管体重每天只增加 15 克左右,但对婴儿的发育没有任何妨碍。

母乳喂养的婴儿即便食量很小,母亲也不会担心,因为婴儿每次吃多少奶是看不到的。可是要是给这样的婴儿喂牛奶,调配的 180 毫升奶会剩下 40 毫升,这时会给人一种这个婴儿生活能力很差的错觉。在以母乳为主喂养婴儿的日本江户时代,母亲们并不像现在这样焦躁不安。所以,食量小的婴儿 4 个月后渐渐不爱喝牛奶,母亲也不应太着急,切忌将奶嘴硬塞进婴儿口中,强迫婴儿去吃。喝奶不多的婴儿,有的会厌食牛奶。父母中如有一方因讨厌牛奶味道而不喝牛奶时,这种情况比较常见。这样的婴儿给他喂豆奶也不会喜欢喝,酸奶又不能代替牛奶,因此最好开始喂代乳食品,有许多婴儿虽不喜欢奶粉和鲜奶,但非常喜欢吃菜粥。

168.断奶的准备

这里所说的"断奶"并不是指立即停止喂母乳或牛奶,而是使婴儿逐渐习惯吃母乳或牛奶以外的食物的过程。

4 个月的婴儿只喝母乳或牛奶也能很好地成长,母亲不必急着断奶。《育儿指导》指出,婴儿到了 4 个月就要开始断奶,或者体重达到 6 千克后就要开始断奶等,这些规定未免过于呆板。断奶的目的是使婴儿适应吃乳品以外的食物,即对婴儿进行食物教育。教育的首要原则就是培养受教育者主动学习的积极性。婴儿是否有要吃的欲望是最重要的,如果无视婴儿的愿望,断奶就无法进行。母亲应该最清楚婴儿的情况,婴儿只吃母乳或牛奶是不是已满足了? 是否还想吃其他的食物? 断奶有各种各样的方法,但如果婴儿从一开始就没有想吃的欲望,就应及时中止,等一段时间后看婴儿的自然状况如何,再决定是否重新开始实施断奶。

要吃有形的食物,必须先从练习用勺开始。请参阅上个月中提到的有关内容(见 148. 断乳食品的准备)。如果婴儿不喜欢用勺吃东西,或用勺时将食物全洒掉,说明断奶还为时过早。从上个月开始练习用勺,且非常爱吃菜汤之类食物的婴儿可以将断奶再推进一步。

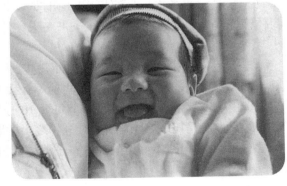

母乳不足或厌食牛奶的婴儿,如果爱吃菜汤或其他清汤,可以从这个月开始喂代乳食品。除菜汤及清汤外,如想再喂些其他稍微有形的食物,

可按 5~6 个月中写到的方法喂一些其他食物(见 194. 断奶过程中的注意事项)。

有这样的例子,一直以吃母乳为主,时而添加牛奶的婴儿,到了这个月就一点儿牛奶也不喝了,出现这种情况时可采用下列食谱:

6:00　母乳

10:00　果汁 80 毫升

12:00　酸奶 60~90 毫升、母乳

15:00　香蕉半根(或马铃薯泥)、母乳

18:00　木松鱼、沙丁鱼菜汤(土豆、胡萝卜、洋葱)或米汤 60~70 毫升、母乳

20:00　母乳

22:30　母乳

这个婴儿的母亲是家庭主妇,因此有足够的时间自己做菜汤及米粥之类的食品。没有时间的母亲,可用市场上出售的、专门为婴儿制作的现成的菜汤或米粥。

169.锻炼婴儿

4 个月婴儿的头部已完全能挺直,而且靠支撑能独立坐一会儿,所以抱着出去玩儿,或用婴儿车推着到外面活动就容易多了。婴儿对周围的事物越来越感兴趣,一到室外就表现出非常高兴的神情,这就为婴儿的身体锻炼提供了机会。如果可能,婴儿每天在外面活动的时间应至少 3 个小时。

与有色人种相比,白种人患皮肤癌的较多,因此在白种人多的国家里,人们对紫外线极度恐惧,6 个月之前不让婴儿接触日光。这种做法不知是否也适合其他国家,但春秋季节每天 10 分钟以内的日光浴还是非常必要的。如果是比较好走的路,30 分钟之内的路程可以将婴儿放在婴儿车里推着出去,但路不好走的地方车子摇晃得厉害,就不宜把婴儿放在车里带出去。

抱着婴儿散步虽好,但夏季天气热时,母亲身体的热量传给婴儿,有时会引起婴儿体温升高。因此,抱着散步 10～15 分钟后,在阴凉处将婴儿放下来,让其坐在适当的地方休息一下。在冬季风大或日照不好的天气里,尽管懒得出去散步,但为了锻炼婴儿,还是应背着孩子到室外去活动。出去时用棉斗篷将婴儿包好,只露出脸就可以了。

带婴儿出去散步时,不能像跑马拉松的运动员那样一声不吭。当婴儿看到从未见过的东西时会非常兴奋,要抓住这样的机会,让婴儿学会各种事物的名称,就好像教说话一样,比如"看,小狗来了""那个姐姐拿着气球呢",等等。婴儿就是在这种反复的会话中渐渐学会了语言。大多数母亲都是出于亲情,对自己还不会说话的宝宝诉说各种各样的事情,无意中教会了婴儿说话。

擅长烹饪的母亲常常不嫌麻烦,热衷于为婴儿做各种代乳食品,而且喜欢用擦菜板、筛网等用具,对这些用具的消毒也非常严格。然而她们并不清楚,从婴儿的健康意义上来讲,花上 1 个小时的时间做 10 克菜泥,远不如让婴儿吃些方便简单的牛奶或母乳,然后带他到外面新鲜空气中玩 1 个小时更有价值。如果总觉得应该给婴儿吃些菜类食物,可以选择现成的婴儿专用食品,这样做会节省很多时间。

带婴儿从外面回到家后,首先看一下婴儿是否出汗了,如果内衣被汗水浸湿,就要马上换下来,然后喂些白开水或果汁以补充水分。

可利用婴儿换尿布的时间在家里进行空气浴。方法是,换完尿布后给婴儿脱下衣服,让他光着身子俯卧,给他做皮肤按摩。在家里进行空气浴时,室温要保持在 20℃以上。如果婴儿没有抵触,还可以给他做婴儿体操(见 186. 婴儿体操)。

婴儿的衣服尽量不要穿得过多,夏天应尽可能多使皮肤接触外面的空气。梅雨季节不能外出时,大人应每天给婴儿洗澡以锻炼他的肌肤。

婴儿容易积痰,当胸部发出呼噜、呼噜的声音,或清晨出现阵阵咳嗽时,母亲应小心,不要让婴儿受冷空气刺激。只要婴儿无异常表现,吃奶正常,也不发热,在气候适宜时可以常带婴儿到外面活动,入浴也可以。

170.进行排便训练还为时尚早

偶尔来看孙子的祖母正赶上婴儿睡醒午觉,想给换尿布,可打开一看尿布没湿,于是就在尿盆上给婴儿把尿,嘴里发出"嘘……"的声音,婴儿这时很听话地排出尿来。这样的事情在日常生活中经常会有。当这种做法被年轻的母亲看到,这些母亲就会觉得自己一直没训练婴儿定时排便是不应该的,开始对婴儿进行每天多次的排便训练。可是,婴儿却怎么也不能按要求去做,母亲非常着急。教会4个月婴儿按时排便是没有什么意义的。婴儿最早也要在1周岁以后才能告诉大人自己想小便。一般是在1周岁半至两周岁才开始不用尿布。

排尿和排便必须区别开来。有的婴儿由于大便干硬,须用劲儿才能排泄出来,因此在大便时,往往显出与平时不同的表情,这时母亲比较容易察觉到。当看到婴儿憋足力气,有异样表情时,母亲就能预感到婴儿要大便了,这是母亲凭经验感觉到的,并不是婴儿主动告诉母亲的。有的4个月婴儿的母亲非常糊涂,认为"我家的孩子已经能告诉别人他要大便了",不知内情的邻居家5个月婴儿的母亲听到这样的话,就会以为大便软、排便通畅的自己的孩子发育迟缓,到5个月还不会告诉别人要排便,因而开始着急起来。大便顺畅,排便时一点不费劲儿的婴儿,母亲是无法把握时间的,只能在排便后闻到气味才能发觉。可是,婴儿小便时不用费力,因此在他小便前父母无法知道。如果母亲算好时间,快到婴儿排尿时间时让其坐便盆,婴儿也许有时能凑巧顺利配合。过了4个月,多数婴儿头立得很稳,所以扶着坐在便盆上也可以了。早晨醒来或午睡之后,或喝完牛奶10分钟,让婴儿坐便盆,如果恰巧赶上排尿时间,他可能会顺利排尿,但多数情况是不能令人满意的。

定时定量吃奶,且只在洗浴后喝果汁的婴儿,一般排尿时间间隔较长,定时排尿成功率较高。但1天要排尿10次、15次的婴儿,多数都是不能成功的,即便偶尔有一两次成功,也达不到节省洗尿布时间的目的。

4~5个月时,婴儿不会因进行了排便训练,就养成排便前告诉大人的习惯。每小时取下 1 次尿布,让婴儿坐 2 分钟或 3 分钟便盆,嘴里发出"嘘……"的声音帮婴儿排尿,可以说是母亲的"排尿神经症"。这样做是没有必要的,在早晨和午睡醒来后让婴儿坐便盆就足够了。

环 境

171. 防止事故

这个时期婴儿最常发生的事故是坠床。婴儿的腿脚力量增大,有的发育较早的婴儿已能翻身,所以很容易从没有栏杆的床上掉下来。4 个月后如果婴儿已出现过两次以上这样的事故,则父母应在床下铺上毛毯或长毛绒的地毯,以免婴儿直接摔到地板或塑料地砖上。

在床边不要放置烤面包器、熨斗和暖水瓶等金属器具。从 1 米高的床上摔到地上时,即便碰到脑袋可能也不会有什么后果,可如果碰到金属器具后刮伤了脸,则有可能留下终身瘢痕。

夏天比较容易发生的是婴儿被蚊香烧伤。婴儿睡觉时旁边点着蚊香,熟睡中的婴儿一旦翻身,手就有可能触到蚊香而被烧伤。因此,蚊香应放在离婴儿较远的地方。

以前常发生塑料袋危及婴儿生命的事故。当放在枕头边上的大块塑料袋被风吹到脸上时,4 个月大的婴儿虽然会哭叫,但还不能用手将它完全拿开。因此,从洗衣店取回衣物后,应将装衣物的塑料袋及时扔进垃圾箱。

这个时期,婴儿的头抬得很稳,因此许多母亲会用婴儿车推着婴儿出去玩。当使用上一个孩子用过的婴儿车时,必须首先进行严格的"车体检查",否则如果车子在路上发生车轴折断,婴儿就有被甩出去的危险。购买新的婴儿车时,一定要买带刹车闸的车子。

有一种非常罕见的情况,就是 1~4 个月期间的非常健康的婴儿"突然夭折"(见 607. 猝死)。本来婴儿非常健康,可却在几分钟内就死去了。

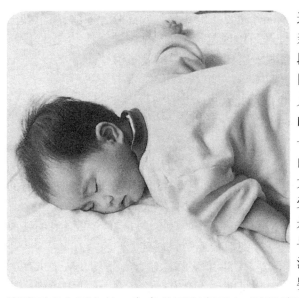

这种情况大多发生在母亲离开婴儿房间的一小段时间里,母亲从别处回到婴儿床边时发现婴儿已经死了。这种悲伤的事故至今原因不明,一般发生在寒冷季节。由于是突然死亡,因此大家会首先怀疑母亲,受到指责最多的理由就是,母亲使婴儿俯卧而导致窒息死亡。可是,没有脑性瘫痪的 4 个月婴儿,是不会仅仅由于俯卧而窒息死亡的。究竟是否窒息死亡,可以采取解剖的方法进行确认。不过,母亲发现婴儿的呼吸停止时,应该做的事是立即进行人工呼吸,并大声呼喊附近的人帮忙。

　　突然死亡也有可能是由于受到了某种意外的刺激,如改变婴儿的睡觉位置、洗澡、打针,或者看病时压着舌头看嗓子等,都可能对婴儿形成刺激。如果不了解可能引起这种不幸事故的原因,保育员及医生就可能无端地受到控告,以致触犯法律。如果母亲坚信自己的孩子是被杀害的,让其承认事故属于意外是很困难的。被告人如果想不开,还会造成自杀等悲剧。

172.背婴儿

　　背婴儿的做法是否合适呢? 4 个月后的婴儿脖子已能完全立直,当然是可以背的,但由于婴儿尚小,还不能抓牢母亲的肩,所以即使要背,也一定要用背带。商店里卖的婴儿背带比较好,托住婴儿臀部的部分很宽,且可以用一个环在胸前打结,简单方便,最好选用这种背带。有些育儿书中对背婴儿持反对态度:"背的方法会压迫婴儿的胸部,所以不宜。"可是,这种育儿书是在盲目崇拜西方,是在认为西方什么都先进的时代写的,内容完全是照搬西洋式(主要是德国式)的方法。西方人之所以不背婴儿主要是受服装所限。背婴儿会使西服变形,另外西服上没有便于背婴儿的带子。现在许多母亲外出时都要穿西装,所以背婴儿的越来越少了。大人认真对待外出时的穿着固然好,但在家里穿日常的衣服,没有必要过于拘谨,在比较随便的场合,可以无所顾忌地背婴儿。在现实中,常遇到婴儿在床上啼哭,而家务事又堆很多的情况,为解决这个矛盾就不得不背起婴儿,这时就不能顾及背婴儿的不利之处了。

已经证实,世界上凡是有背婴儿这种风俗习惯的国家,婴儿很少患髋关节脱位(见 45. 先天性髋关节脱位)。日本人的祖先正是以背婴儿的做法无意识中预防了髋关节脱位。背婴儿不仅无害,而且是母亲带婴儿外出去远处的最安全的方法。一手抱着婴儿,一手提着装尿布的袋子,这时如果遇到突如其来的车子就无法躲避了。不过,在炎热的季节最好不要背婴儿,因为母亲的体温传给婴儿,使婴儿体温升高,有时会导致中暑(见617. 中暑)。

第 1 次背着婴儿外出时,上下车要十分小心。不要只顾自己把头低下而忘了后面的婴儿,使婴儿头部受伤。近来,出现了一种类似登山搬运工背东西时用的坚固筐架一样的背婴儿工具,让婴儿面朝后坐在上面。这是为父亲带婴儿出去时准备的,可是 4~5 个月的婴儿不应使用。背婴儿毕竟不同于搬运东西,是父子间通过肌肤接触互相感受彼此温暖亲情的一种交流形式。

173.玩具

4 个月以后,婴儿能用手抓住东西,且经常会拿起玩具放进嘴里,因此父母必须选择干净的玩具给婴儿玩,而且是婴儿不能轻易吞进嘴里的大一些的玩具。有的玩具坏了后其零碎的部件也能被吞进去,所以一定要选择结实不易坏的玩具。应给婴儿选择用牙齿咬不坏的玩具,如聚乙烯做的装有红色或黄色珠子的圆环或三角环。这种玩具一摇会发出声响,环内珠子的滚动声还会吸引婴儿的注意力。哑铃型玩具也是婴儿喜欢抓着玩的玩具。太小的玩具易被婴儿放进嘴里吞食进去,很危险。

多音哗楞棒也是这个月婴儿常玩的玩具,但婴儿玩时容易碰伤脸。一般是母亲拿在手里晃出响声以哄逗啼哭的婴儿,或者婴儿学爬时,放在婴儿前面摇动以使其抬起头来。可以把这种玩具看作促进婴儿运动发育的一种运动器具。当婴儿脖子上有硬疙瘩,出现斜颈时(见 92. 斜颈),用多音哗楞棒可以引导婴儿把脸转向扭转困难的一侧。许多家庭都把能发出声音的玩具吊在天花板上,上面拴根绳子,在下面一拽玩具就可转动发出响声。注意绳子的结点一定要结实,否则会给婴儿造成伤害。

4~5 个月大的婴儿的成长速度很快,所以应特别注意安全,对身边放置的东西要格外小心。有的东西对 4 个月的婴儿还是安全的,但可能会对 5 个月大的婴儿构成威胁。用电视取代玩具对婴儿是不利的,让婴儿听那些根本听不懂的声音会妨碍父母与孩子之间的交流。

174.兄弟姐妹(小儿传染病的预防)

比婴儿大一点的孩子如果上幼儿园或托儿所,常会把幼儿园或托儿所中的疾病带回家。4~5 个月的婴儿能否从大一点的孩子那里感染上麻疹、流行性腮腺炎、水痘等疾病呢? 麻疹是不会传染给刚满 4 个月的婴儿的,但快到 5 个月时,有的婴儿会感染上很轻的麻疹,而有的婴儿根本不被传染。

同一月龄的婴儿之所以有这样的差别,是因为婴儿身体里的抗体的多少有差别。有的婴儿身体里从母体获得的抗体较多,而有的婴儿较少。儿时患过麻疹的母亲,其体内形成了抗麻疹的抗体,但抗体的多少因人而异,有多有少。婴儿从母体获得的抗体虽然逐月减少,但获得抗体较多的婴儿即使到了 5 个月,体内还留有足够抵御麻疹的抗体量,因此就不会患麻疹。而从母体获得抗体较少的婴儿,随着抗体的逐渐减少,快到 5 个月时,抗体量就不足以预防麻疹了。然而,虽不能完全抵御麻疹,但因体内还残存着少量抗体,因而即使感染上麻疹,症状也很轻。

由此可以看出,4~5 个月的婴儿在哥哥或姐姐得麻疹时,或者完全不被感染,或者被感染上但症状很轻。还是让婴儿感染为好,不必进行隔离,可以让他们同住在一间房子里。因为婴儿患过 1 次较轻的麻疹以后,一生就再也不会感染麻疹了。关于轻度麻疹的鉴别和治疗护理请参阅"206. 6 个月内婴儿的麻疹"。因具有从母体获得的免疫力,而没有感染上哥哥或姐姐带来的麻疹的婴儿,到了 5 个月或 6 个月时,抗体就会消失。抗体一旦消失,就随时有可能感染。

这个月龄的婴儿是不会感染流行性腮腺炎的,因为其体内还留有从母体获得的流行性腮腺炎抗体。但如果母亲没有得过流行性腮腺炎,婴儿则可能会被感染。

婴儿从 3 个月起就有可能感染水痘。当大一点的孩子患上水痘时,就会马上传染给 4~5 个月的婴儿,但是,这时的婴儿即使感染水痘症状也不会很重,而且水痘出得少,不会留下瘢痕。因此,在婴儿的哥哥或姐姐患上水痘后,不必将婴儿进行隔离,现在出水痘要比长大后再出对婴儿有利,因为婴儿长大后得水痘的症状要比现在严重得多。

偶尔有婴儿的哥哥或姐姐因没注射百日咳疫苗而患上百日咳的情况,这时如果婴儿还没接种疫苗,就会被传染上。4~5 个月的婴儿患上百日咳将非常痛苦,因此应尽可能避免将百日咳传染给婴儿。可是,大孩子因百日咳开始咳嗽时,父母和医生往往不会马上想到百日咳,而误认为是感冒。咳嗽越来越厉害,过了四五天后,才觉得有些像百日咳的症状。当确诊为百日咳时,婴儿已经被传染上了,这时才隔离已为时过晚。因此,父母发现至今很少咳嗽的大孩子开始咳嗽,应尽快将其与婴儿隔离开。当咳嗽越来越重(不发热),又不像是感冒时,应去请医生看一下是否是百日咳。早期的百日咳只要使用抗生素(红霉素),病情就不会太重,很快就可治愈。隔离 1 周后,婴儿如果没有出现类似感冒的症状,就说明没有被传染上,要继续隔离。无法很好地进行隔离时,要让大孩子戴口罩。

上幼儿园的大孩子,如果还没接种百白破三联疫苗,应该带着大孩子和小婴儿一起到就诊的医院进行接种。由于白喉、猩红热、痢疾等要住院治疗,所以在家里只要重视婴儿的健康检查即可。

夏天比较多见的"水疱疮",可以由大孩子传染给婴儿,应尽量不让婴儿接近大孩子。洗澡时要先给婴儿洗。大孩子双臂及腿脚上长出水疱疮时,要用纱布缠上,以避免流出的脓粘到其他东西上,并尽快进行治疗。

4~5个月的婴儿患感冒时,虽然不会出现高热,但常有咳嗽、鼻塞等症状,非常难受,因此尽量不要让大孩子把感冒传染给婴儿。大孩子因结膜炎出眼眵时,不要让其靠近婴儿。尽管提醒大孩子不要用手揉眼睛,可要控制住并不是很容易。门窗的拉手、门把手等都有可能有传染"结膜炎"的细菌。母亲在照料婴儿时,务必认真地把手洗净。洗澡的毛巾要严格分开使用。不要用大孩子的洗脸盆给婴儿洗脸。

偶尔有的大孩子在医院进行血液检查后被确诊为"溶血性链球菌感染症"(见648. 风湿热),这种病很少传染给婴儿。但为保险起见,还是让医院做一下婴儿咽部的细菌培养,若为阳性,需立即进行治疗。

175.春夏秋冬

在梅雨季节至盛夏这个阶段进入5个月的婴儿,会涉及是否要断奶的问题。这个时期所说的断奶,还只是用勺的练习而已。食具的消毒也很简单。婴儿如果愿意用勺喝菜汤,就可以喂他。

从梅雨季节开始练习用勺的婴儿,虽然接下来要赶上最炎热的盛夏,但只要婴儿喜欢吃断乳食物,不管天气热不热都可进行。有的婴儿因天气炎热不爱吃东西,可以等一段时间再说。

到了8月中旬,婴儿就会不像以前那样爱吃奶了,这时千万不要强迫他吃,等到天气凉爽后婴儿会恢复的。当遇到这种情况时,可先试着喂一点家里现成的菜汤或肉汤,若婴儿非常喜欢吃,就可让婴儿练习用勺吃。

苦夏的婴儿到了盛夏就开始不愿喝牛奶了,可是如果将牛奶晾凉到10℃左右,婴儿就会爱喝,不妨每次将牛奶晾凉后再喂给他。

房间里通风条件不好时,应尽量将婴儿带到室外阴凉处透一透风。利用婴儿车比较好,因为在炎热的夏季,母亲抱婴儿时会将自己身体的热量传给婴儿,使婴儿身体发热。当白天气温超过 30℃时,即使是没有得暑热症的婴儿,也应该用冰枕,这将有利于婴儿的睡眠。冰枕要用毛巾包上,不能让婴儿的头直接枕在上面。冰枕还有预防痱子的作用。如果婴儿头部已经长出痱子,必须防止化脓。枕巾和床单要每天换洗。如嫌这样太麻烦,可以只在头部垫上一块毛巾,每次只换洗毛巾就可以了。最好每天入浴两次。

让 4 个月的婴儿看周围各种各样的东西和事物,能使婴儿的好奇心得到满足,因此,应尽量带婴儿到室外接触丰富多彩的世界,使婴儿心情愉快。冬季也应如此,只是注意不要冻伤婴儿的手脚。从外面回来后,应给婴儿做手脚的皮肤护理,方法是从手和脚部向着心脏方向按摩。

这个月龄的婴儿,夜里经常因为冷而啼哭。因此,白天应到外面充分运动,呼吸新鲜空气,睡前洗一下澡,再把被窝弄热。夜啼有时是由于冻伤使婴儿发痒而引起的,因此必须注意预防冻伤。婴儿是否易被冻伤,主要取决于该婴儿这方面的特性,对易被冻伤的婴儿,房间里要有暖气,以保持室温在 10℃以上。洗澡对预防和治疗冻伤都是非常有效的。

被子里取暖最好用电脚炉,电褥子太热,连大人睡醒后都会感到疲劳,所以婴儿不要使用。用热水袋也不安全。

在气候宜人的季节进入 4 个月的婴儿,应尽可能多到户外活动。如果烹制断乳食物和出外活动的时间有冲突,应选择带婴儿出去活动,断乳食品的烹制可推后进行。降雪多的地区,从下个月开始就可能不能出去活动,因此在这个月要尽可能地多带婴儿到户外活动。此外,降雪多且日照时间短的地方,应适当给婴儿服用复合维生素。

异常情况

176.出现发热时

4～5 个月的婴儿很少有导致发热的疾病。在前面 3～4 个月中提到的由中耳炎、颌下淋巴结化脓、肛门"疖子"等引起的发热,在这个月中也会出现。这种热是由化脓引起的,常伴有化脓病灶的疼痛。如果婴儿哭闹时看起来很痛,就应留意上述几个地方(耳朵里的情况父母是无法看到的)。

有的快到 5 个月的婴儿,会用手去抓痛的一侧耳朵,但许多母亲即使看到也不会察觉。直到第 2 天早上,细心的母亲才会注意到婴儿的耳孔处湿润,而多数母亲都是到医院后经医生提醒才知道这种病(见 595. 中耳炎)。

小儿发热多半是由感冒引起,但这个月的婴儿即使感冒也不会出现高热。当父母中有一方出现鼻塞、咳嗽、头痛等较明显的感冒症状时,就可以断定婴儿流鼻涕、咳嗽是由父母传染来的。这时候婴儿体温一般也只在 37.5℃左右。

夏季,婴儿头部长出许多"疙瘩"时,有时体温会达到 38℃左右。这时因主要进行"疙瘩"的治疗,对发热往往不会太在意。

最令人担心的是不明原因的持续发热,即夏季(7～8 月)多发的暑热症。由于婴儿体温在 38℃～39℃左右,非常令人焦急,所以带婴儿去看医生。医生一般会诊断为"睡觉着凉"或"扁桃体炎",然后给开些药。可第 2 天热仍不退,再次去医院看时,医生可能会说"很快会退下来的",然后又给开些不同的药。然而到了第 3 天还是退不下来,父母这时就开始对医生的医术产生怀疑,想到要换一位医生。当另外一名医生给婴儿看过后得出"暑热症"的诊断时,父母才开始对这种病有所了解。其实,这种病无论怎样进行治疗(使用抗生素和退热药),热都不会很快退下来,而且婴儿这时既没有咳嗽又不流鼻涕,精神也很正常。毫无疑问,第 1 个医生到了第 4 天也会做出"暑热症"的诊断(见 177. 暑热症)。

　　幼儿急疹(见 226. 幼儿急疹)一般多见于 6 个月后的婴儿,但不能说 4～5 个月时就绝对不发生。这种病一般没有高热,出疹子较快。很多得过 1 次幼儿急疹的婴儿在 1 周岁后还要发一次病。

177.暑热症

　　这种病多发于 4～8 个月的婴儿,但 2～3 个月的婴儿有时也会发病,1 周岁过后就几乎没有了。

　　7～8 月气温高、湿度大,是暑热症的多发季节。这种病的症状主要是发热,既不咳嗽、流鼻涕,也不腹泻,婴儿的精神也可以,相对来说出汗要比平时少一些。食欲有些减退,但还不至于一点儿牛奶也不喝。

　　这种病发热很有特点,从半夜开始至清晨持续高热达 38℃～39℃(有时可达 40℃),到了中午开始下降,下午就恢复到正常体温。这种发热方式在炎热的天气里一直持续。如果婴儿所处的环境没有改变,这种发热甚至可持续 1 个月。然而一进入 9 月份,这种持续高热就会自然好转。发病原因尚不清楚,大概是由于体温调节功能发生紊乱引起的。调查暑热症患儿的家庭情况发现,房间大多朝西,而且通风条件不好。

　　还没听说过婴儿因暑热症致死的病例。由于是炎热造成的疾病,因此,只要把婴儿换到稍凉快的地方,病情就会改善。从前,暑热症的患者要住院进行治疗,但现在家里一般都有空调,把室温调到比室外温度低 4℃或 5℃,就可以使患儿痊愈。

　　婴儿发热时可以使用冰枕。如果出汗多,要及时补充水分,果汁或白开水都可以,冷却到 10℃左右后再喂。牛奶也要调配得比以前稀一些,如果婴儿愿意喝稍凉一些的牛奶,可将牛奶晾凉至 10℃左右。断乳食品只要婴儿喜欢吃可继续喂下去。因傍晚时热要退下来,这时给婴儿洗澡比较适宜。天气凉爽后高热就会消失,但上午的体温仍在 37.2℃左右。母亲开始担心,是暑热症还没治愈呢,还是有什么其他的病被掩盖了? 只要婴儿吃奶好,玩得开心,这种担心就是多余的。包括婴儿在内的所有健康儿童,其体温未必都在 37℃以下。只是在养成测体温的习惯后,对平时不太在意的小事开始注意了而已。

178.体重不增加

到医院小儿科来就诊的婴儿中,有的是因为体重不增加而来的。可是这样的婴儿几乎都没有什么病。这类婴儿中最多见的是食量小的婴儿(尤其是夏季)。因为母乳喂养,母亲不容易掌握每次吃奶的量,只有在发现了"体重不足"后,才开始担心婴儿是不是因什么疾病胖不起来。这些喂母乳的母亲,大多是在外面受到某种触动后才开始注意到自己的婴儿"体重不足"的。例如,当带婴儿去保健所时,有人当众提醒说:"你家的婴儿远远未达到标准体重,如果不加强营养,将会导致营养不良。"又如,在住所前面的广场上,有时会聚集三四位抱着同月龄婴儿的母亲,其中有的婴儿胖得手腕上出现了沟沟,相比之下自己的孩子看起来却很瘦。这时如果再听人说"你的孩子是不是有什么毛病",母亲就会坐立不安,沉不住气了。这种婴儿确实达不到所谓的"标准体重"。但到底什么是"标准体重"呢?将 100 名健康婴儿按体重进行排列,其中第 50 名婴儿的体重就是这种所谓的"标准体重"。这 100 名婴儿包括食量大和食量小的所有类型婴儿,就像在广场上看到的一样,既有胖一些的,又有偏瘦的。没有达到这种标准体重并不意味着不健康。

婴儿的体重可以说是食欲好坏的标志,爱吃奶的婴儿体重就重些,不爱吃奶的婴儿体重相对就轻些。婴儿并不是因为健康就吃得多,不健康就吃得少。因发热等而食欲减退另当别论。一般情况下,吃奶不多的婴儿都是不喜欢大口吃奶的孩子。为什么大人有食量大和食量小的差别不会引起人们的关注,而婴儿食量小就要受到责备呢?

乳制品厂商无视婴儿的身体功能,举办以体重决定婴儿优劣的比赛,在社会上引起了广泛的影响,这种区分婴儿的方法一直延续至今。用体重去衡量一个人,是对人极不尊重的做法。食量小的婴儿只是体重轻,他们一般很少大哭大闹,夜里也不醒,一直睡到天亮,是非常省心的婴儿。

食量多少与遗传有关。食量小婴儿的母亲大多身材苗条,性格温顺;而食量大婴儿的母亲一般身体比较丰满,参加健身美容体操的母亲大多属于后一类。

由于母乳不足而身体消瘦的婴儿是很少的。能吃的婴儿,当母乳不够吃时就会哇哇大哭,闹着肚子饿,这时如果加牛奶,婴儿会大口大口将牛奶喝下去。而食量小的婴儿,即使母亲的奶很充足,吃到中途也就不吃了。母亲以为是母乳不足想加牛奶,可是婴儿一点儿也不肯喝。再喂代乳食品,也被婴儿用舌头顶出来。听到"你的孩子体重不足,要加强营养"的劝告后,母亲做了各种各样的努力,但婴儿仍是只吃母乳,不吃其他东西。母亲不必为此着急,应带婴儿到医院看一下医生,如确定婴儿没有心脏异常、贫血等疾病,就只有将自己的孩子当作"少食儿"来对待了。婴儿不吃代乳食品也没关系,到一定时期后肯定会吃的。

牛奶喂养的婴儿也有达不到标准体重的。如果没有腹泻,那么这些婴儿也属于食量小的一类。尽管已是 4 个月大的婴儿,可每次吃奶量只有 120 毫升左右。不过,只要婴儿状态好,运动功能正常,就没有必要担心。不必急着开始给婴儿断奶。强迫婴儿吃他不喜欢的东西,会使婴儿产生厌烦心理,以后一看到勺就会闭上小嘴。

不喝牛奶　参阅"138. 厌食牛奶"。

消化不良　参阅"155. 消化不良"。

179. 便秘

出生 1 个月左右开始不是每天排 1 次大便,而是两天灌肠 1 次的婴儿,可以从这个月开始练习用勺吃东西,如果用勺吃得很好,可喂些酸奶类的食品。第 1 天只喂 2 勺,如果没有什么异常,以后每天可增加 1 倍的量,喂到 50 毫升时,若婴儿开始能每天排便,就按这个量继续喂下去。增加到 100 毫升后仍没有效果时,可适当再多喂一些,但要看婴儿是否愿意吃,如果不愿意吃不能勉强。吃酸奶不见效时,可将水果弄碎后喂给婴儿。可是,并不是所有的婴儿吃水果后大便都能变软,这是因人而异的。

比如有的婴儿吃苹果泥后大便就开始变软了,而有的反而变硬了。邻居的婴儿吃了某种水果后便秘得到治愈,但这种水果对自己的婴儿未必就有效。不管怎么说可以先试一试。要选择应季的最易买到的水果。

重要的是消毒一定要严格。擦菜板要婴儿专用,最好选陶瓷的,因为陶瓷用具洗刷或煮沸都很方便。用勺可以弄碎的食物(香蕉、桃、西红柿)最好不要用擦菜板,而用一个干净的碗即可。当然用搅拌机也可以,但前提是事先必须彻底消毒。这些食物每次吃多少为宜,要根据婴儿自身的情况来定,一点一点试着逐渐加量,直到找到一个适合该婴儿的量,然后照此量喂下去。

并非一定要给婴儿喂水果。习惯用勺吃东西后,可以喂些水果以外的食物。可从大人每天吃的副食,如南瓜、土豆、红薯等中取出一小部分,用勺碾碎后喂婴儿。

婴儿虽然不是每天大便,可精神好,一切正常,能愉快地生活,就不要太在意。只要每两天或三天能自然排便,且大便时不会因解硬便而痛得叫喊,就任其自然好了。有的婴儿开始吃断乳食物后,就能每天排 1 次便了。吃了水果、南瓜及土豆等也无济于事,便秘仍得不到改善,每次排便都疼痛哭叫,这时就只有继续采取灌肠的办法了(见 141. 腹泻与便秘)。

吃母乳的婴儿到上个月为止还是每天大便 1 次,可到了这个月后就不是每天排便了,这种情况有可能是母乳不足引起的。观察婴儿体重增加情况,如果平均每天只增加 10 克,就应该加牛奶(见 166. 用母乳喂养时),或尽早开始吃断乳食物(见 168. 断奶的准备)。

牛奶喂养的婴儿到了这个月以后开始出现便秘,应考虑是不是奶量减少的缘故。在 7 月份天热季节,婴儿一般不爱喝牛奶,只要大便时不是痛得哭叫,就不用采取什么特殊的措施。厌食牛奶的婴儿,最好尽早开始断奶(见 168. 断奶的准备)。

180. 婴儿突然哭叫时

至今为止一直很健康的婴儿突然大声哭叫起来,这种情况大多是因为肚子痛。婴儿腹痛中最棘手的是肠套叠,即肠管堵塞。从 4 个月开始,婴儿就有患这种病的危险。如不进行及时治疗,严重者会导致死亡。但只要尽早治疗,不用手术即可治愈,若是时间长了,则必须进行腹部手术治疗。母亲能否及时发现病情,直接关系到婴儿的生命。单从母亲是否了解肠套叠这一疾病上,就可导致完全不同的结果,这是有别于任何其他一种疾病的地方。因此,请有婴儿的母亲务必记住肠套叠这种病。

肠管在对吃进的食物进行消化的同时,也要输送这些被消化的食物。肠管一旦堵塞,就会发生交通中断。为解决交通中断,肠管就要加快蠕动。正是这种肠管的剧烈蠕动,使婴儿产生了腹痛。堵塞不通时,肠管就不断地展开攻势。有时感到疲劳了,就休息一会儿,然后再次发起进攻。婴儿腹痛的特征是持续 2 ~ 3 分钟或 4 ~ 5 分钟后,停歇 5 ~ 6 分钟,然后又开始痛起来,这样不断反复。由于婴儿突然开始哭,母亲非常恐慌,急忙把婴儿抱到屋外,或让婴儿吃奶,但婴儿仍然痛得打滚儿。可是,折腾3 ~ 4 分钟后,婴儿又突然平静下来,开始玩玩具,或喝起牛奶。刚放下心来,觉得婴儿已经没事了,可 4 ~ 5 分钟后,婴儿又开始痛,并大声哭叫,平时一直伸着的腿�到腹部,从这个动作可以推断出婴儿是腹部出了毛病。如出现上述这种"间歇性疼痛",就可断定是肠套叠。除此之外,婴儿极少有其他类似症状的疾病。疼痛反复两三次后,婴儿就把刚吃进的奶又吐了出来,这是因为"交通"中断使吃进去的奶又返上来了。有的婴儿则是开始时就一下子把奶全部吐出,然后因疼痛大声哭闹,这种情况也同样是间歇性的腹痛。肠套叠的另一个特征是一开始时不会出现发热,只有因拖延了治疗时间而引起腹膜炎时才会出现发热。

剧烈的疼痛使婴儿面如土色,但并非所有的婴儿脸色都出现变化。

如果怀疑是肠套叠,不要看内科、小儿科,必须去外科诊治。进诊室后应马上告诉医生"好像是得了肠套叠",提醒医生快些进行诊断和治疗。可是仅仅凭着婴儿大哭这一点就怀疑是肠套叠,然后半夜叫醒医生看病也是一件很麻烦的事情。因此,如果发现婴儿的疼痛不是反复性的,且只哭闹 1 次,吃奶很顺利,吃完后就能睡着,就不要误以为是肠套叠。

婴儿患嵌顿性腹股沟疝时也会像肠套叠一样出现突然的哭叫。但嵌顿性腹股沟疝时的哭闹是持续性的,而且腹股沟处可以看到肿物,从这一点可以对嵌顿性腹股沟疝和肠套叠进行区分(见 112. 婴儿突然哭闹时)。

哭闹的同时出现发热,多为中耳炎或外耳炎。

婴儿哭闹非常厉害,但经灌肠排出大量的气以后,看起来非常舒服,这种哭闹就是由气体阻滞肠道而引起的。

181. 肠套叠

所谓肠套叠,是指一段肠管套入另一段肠管中。最常见的是回肠(小肠的末端)套入与之相连的结肠(大肠的首端)中。任其发展的话,套入部位血液循环受阻,肠管腐烂,出现漏洞,最后引起腹膜炎而导致死亡。这种病一般发生在 4 个月以后的婴儿中(3 个月的婴儿也有可能发生),1周岁以后发病会大大减少,但对幼儿来讲也并不排除发病的可能性。此外,这种病没有特殊的季节差异,任何季节都可能发生。

一直很健康的婴儿突然开始大声哭闹,看起来肚子痛得非常厉害(双腿向腹部屈曲),大概 3~4 分钟后安静下来,过一会儿又开始哭叫。肠套叠往往是以这种特有的方式开始发病。如果出现这种现象,就可以断定是肠套叠。这种症状持续 12 小时后,婴儿的脸色变得苍白,昏昏沉沉,精疲力尽,上述特有的哭闹方式也没有了。

母亲是唯一的最初目击者,如果开始出现这种症状,母亲能马上怀疑是肠套叠,婴儿就会得救。每年都能收到阅读过此书的读者来信,据她们讲,正是从这本书中了解并记住了肠套叠这个病,婴儿才得以尽早就医,并且没经开腹手术就痊愈了。

还有许多这样的例子:第 1 次看病时被诊断为消化不良,开了内服药并打了针。由于病情不见好转,母亲感到疑惑,再次找到医生,这次被介绍到外科,婴儿才获救。

如果发病在 6 小时以内(实际应该是 2 小时以内),可采用从肛门注入钡剂的方法,在 X 线透视下,将套叠的部分拉回原来的位置。如果发病超过 8 小时,就要施行全身麻醉,将管子插入气管中保持呼吸畅通,然后边点滴边进行复位。这种处置只有外科医生才能做,小儿科医生是无法完成的。发病时间如果超过 24 小时,就必须进行开腹手术。但此时即使手术也不能保证婴儿一定都能得救。在所有疾病中,像这种早期诊断如此重要、母亲责任如此重大的疾病几乎无出其右。

有的书中记载婴儿灌肠后会出现便血症状,是灌肠后过一段时间才有的现象。大多数情况是,由于剧烈疼痛立即去医院进行灌肠,第 1 次灌肠后排出与平时一样的便,而间隔 3~4 小时进行第 2 次灌肠以后,才会出现黏液便和血便。因此,最好在这之前就有明确的诊断。另外,书中还提到肠套叠常常伴有呕吐,实际上大多数婴儿在疼痛的最初阶段是没有呕吐的,有的婴儿是在 20~30 分钟后开始呕吐,而吐出有臭味儿的东西是肠套叠末期才有的症状。

婴儿在肠套叠发病初期并没有发热,过几个小时后才开始出现 37.5℃左右的热。

需要反复强调的是:在发病 30 分钟以内,第一目击者必须想到有肠套叠的可能性。最不幸的是,母亲和最初看病的医生都没注意到是肠套叠,病情恶化后出现肠破裂,引起腹膜炎后才将婴儿送到外科。

5~6 个月的婴儿突然大哭起来,可母亲并没有留心,等到婴儿开始吐奶才发觉有些不对劲,于是便带婴儿去看医生。而过去经常打针的婴儿一进医院就知道又要打针了,哭得更加厉害。看病的医生则觉得婴儿生来爱哭,因此没有注意此时的哭闹与过去有什么不同。虽然婴儿哭得厉害,但是即使触摸检查腹部也不能发现有什么异样。于是根据吐奶的症状诊断为"消化不良",然后注射一针葡萄糖液予以控制。打针时,婴儿由于痛一定会放声大叫。回家后婴儿仍哭个不停,可母亲以为是打针引起的疼痛,并不太在意,尽管婴儿不断吐奶,可因为已打过针了,认为不会有其他问题。到了第 2 天,婴儿出现了便血,并且软弱无力,因此又去就医。到这时仍然以为是消化不良,并不着急,在病人很多的候诊室排队。好容易按号排到了,才被确诊为"腹膜炎"而介绍到外科。这样的例子时有发生,所以当母亲发现婴儿出现间歇性的腹痛时,应该立即想到"肠套叠",尽快到外科诊治。在发病 1 ~ 2 小时之内,一般都采用从肛门注入钡剂进行高压灌肠,在 X 线透视下实施复位的方法。但是最好不要在内科、儿科做这种处置,因为万一在高压灌肠过程中出现肠管破裂就会引起腹膜炎,在内科和儿科遇到这种情况就不好办了。而在外科的手术室则可以及时进行必要的手术。因高压灌肠不剖腹就可使肠套叠治愈,因此常常有母亲请求外科医生"请为我的孩子做钡剂高压灌肠",这种做法是欠妥的。在发病超过 6 小时的情况下,到底是手术还是高压灌肠属于医学问题。如果时间过长,高压灌肠易导致肠管破裂,从而使手术难度加大。一般在肠道出血过多或有腹膜炎症状时,医生是不会选择高压灌肠的。近年来,比起钡剂灌肠,空气灌肠逐渐多起来。

随着超声波诊断技术的普及,很多疾病都是在使用 X 线前先采用超声波进行诊断。肠套叠这样的疾病,通过超声波就可诊断出来。

通过上面的介绍,了解了尽快去医院外科诊治的原因。不过,在去医院的途中,由于车子的晃动而使肠套叠自然复位的例子也是有的。

肠套叠未经手术而复位的婴儿是否可以从第 2 天起就恢复平时的饮食,要看婴儿的病情。每个婴儿都应该遵从医生的具体指导。有过 1 次肠套叠病史的婴儿,有可能会复发。

肠套叠病因至今不明,有的婴儿患感冒发热几天,退热以后发生肠套叠,也有的在轻度腹泻后发生肠套叠。另外,肠套叠手术中发现婴儿有肠系膜淋巴结肿大,从这一点上可以断定,病毒感染也是肠套叠的病因之一。

182. 湿疹不愈的婴儿

3 个月之前,婴儿的湿疹只出现在脸上,可到了这个月,湿疹突然蔓延开来,不仅脸部,头部也长出脂溢性的疮痂,就像戴上了假面具一样。当湿疹继续蔓延到后背和腹部,出现大片的红色疹子时,母亲就开始担心起来:这种怪物似的脸如果不能治愈该如何是好,婴儿的脸上如果留下瘢痕该有多烦恼。然而,湿疹这种病不管有多么严重,到时都会自然痊愈,而不会留下任何痕迹。不论是母乳喂养的婴儿还是牛奶喂养的婴儿,都有得湿疹的可能。当只喝牛奶的婴儿患了湿疹以后,母亲首先会想到换一下牛奶。可是,这样做并不能达到目的。

患湿疹的婴儿一般肠胃功能很好,不会发生腹泻。因婴儿食欲好,母亲常常将奶量增加到与 8 个月婴儿的奶量一样多,即每次 180 毫升,因此有的婴儿 4 个月体重已达到了 8 千克。营养状况不好时婴儿的湿疹症状会减轻。过去人常称湿疹为胎毒,给婴儿服用解毒药。这种解毒药实际上是一种泻药,婴儿服下后会引起腹泻,营养状况下降,从而使湿疹症状减轻。现代医学不主张用这种饥饿疗法治疗湿疹,而是提倡营养与湿疹保持平衡,人与湿疹长期"和平共处"的方法(婴儿即使患有湿疹,也能处于良好的健康状态)。喝奶量达到 8 个月标准的婴儿,应减少至相应月龄的奶量,但不可少于这个量。

目前唯有肾上腺皮质激素(类固醇)能起到与湿疹"和平共处"的作用。类固醇虽然有效,但因为有不良反应,所以不能长期连续使用。含氟的外用药很有效,使用时间过长(两周以上)就会出现色素减少、皮肤变白,或者色素增多、皮肤变黑,以及毛孔细菌感染引起毛囊炎等许多不良反应。在用药的最初一二天可以多涂些,病情稍有好转就马上减量,1 周之内换成原来使用过的不含氟的类固醇外用药,如果见好转,就可以完全停药。当不知何故湿疹又开始恶化,而不含氟的类固醇外用药又无效时,再改用含氟的药膏。这种做法就是所谓的"和平共处"。对患湿疹的婴儿,应时刻关注病情,了解瘙痒的特点及规律,在此基础上使用浓度不同的外用药。而对每周只能见婴儿 1 次面,每次只有 3 分钟接触时间的医生来讲,做到这些似乎是不太可能的。

母亲是对付婴儿湿疹的关键人物。使用哪种香皂不会使湿疹恶化,哪种面料的贴身内衣最适合自己的孩子,入浴是每天进行还是隔几天 1 次,等等。这些事情唯有日常接触婴儿最多的母亲才能做出决定。

有的医生给湿疹的婴儿做变态反应试验。用各种食物提取物制成变态反应原,然后用这些变态反应原为婴儿做皮肤测试。将其中反应强烈的食物(牛奶、大豆、小麦等)当作湿疹的根源,禁止婴儿食用。由于只强调婴儿吃豆奶或特制奶,结果造成了众多婴儿的营养失调。因此,世界各国的儿科医生一致同意在营养法中明确指出湿疹是不可治愈的。营养不平衡可能会使湿疹症状减轻,但婴儿从此变得衰弱不堪,这就不能说是"和平共处"了。

因为湿疹发痒,婴儿会经常用手去挠抓,从而使湿疹加重,因此必须加以阻止。4 个月的婴儿手脚非常爱动,这时如果用别针将袖口别起来似乎有些残酷。以前常用的做法是,为了不让婴儿胳膊弯曲,将两个长 15 厘米、内径 7 厘米大小的硬纸筒(用装薯片的容器剪成)上端用绳子连起来,然后绕过衣服的后领形成 U 字型。这样,既不妨碍婴儿的上臂、手指活动,又不会刮到脸上,只是胳膊不能弯曲。

为了分散婴儿对瘙痒的感觉,可抱婴儿到室外转一转,看看周围有趣的事,让婴儿高兴起来。太阳光对皮肤有较强的刺激,应尽可能地避开直射光线。奶粉中加一些脱脂奶粉(8 勺奶粉中含 3 勺脱脂奶粉)会使湿疹得到缓解,但不可以全部用脱脂奶粉代替。

为预防细菌或病毒感染,不要接近患"传染性脓疱疹"及出水痘的孩子。

积痰　参阅"157. 积痰"。

183. 眼睛异常

婴儿原来不太明显的斜视,到了 4 ~ 5 个月后会越来越明显(见 231. 斜视)。

夏天得了"传染性脓疱疹"以后,头部和脸上会长出大大小小的许多疙瘩,眼眶边有时也会出现"凸起"(见 626. 麦粒肿和霰粒肿)。"传染性脓疱疹"治愈以后,"凸起"也会随着消失。

婴儿的眼睛如果总是泪汪汪的,应考虑倒睫的可能性(见 160. 出眼眵)。如果早晨醒来时眼睑上沾有眼眵,睁不开眼睛,多数都是"流行性结膜炎"(见 557. 结膜炎),必须去医院眼科就诊。然而,眼科较易发生院内感染,在医院用手开关门以后,回到家要彻底消毒,否则母亲可能在医院感染上其他的"结膜炎"。当然,也有被自己的孩子感染上的可能。不过,也许是因为引起婴儿"急性细菌性结膜炎"的细菌比较弱,即使感染上也不很重,三四天就可自然痊愈。如果婴儿眼睛不红,又不出眼眵,就没有必要连续10天或半个月到医院治疗,应尽量减少院内感染的机会。以前在治疗"急性细菌性结膜炎"时必须洗眼,现在已经不用了。当婴儿因不愿意洗眼而大哭时,就不要给婴儿洗了。

184.婴儿的感冒

4～5个月的婴儿出现鼻塞、打喷嚏等症状时,大概是从父亲或母亲那里传染上了感冒。不过,6个月之前的婴儿感冒时是不会有高热的,一般在37℃左右。虽然不太爱喝奶,但不是一点儿也不喝。感冒初期会流出水状的清鼻涕,三四天后变为发黄的脓性鼻涕,然后慢慢开始好转。

感冒加重后转成肺炎的情况近来已基本看不到了。过去,常常有营养不良的婴儿由感冒转为肺炎,可现在婴儿的营养状况大都很好。维生素A摄取不足时,气管内的细胞抵抗力丧失,细菌很容易侵入,但现在已基本没有维生素A缺乏的婴儿。佝偻病也几乎消失了,这大概也是肺炎发病率降低的一个原因。

感冒是病毒性疾病的总称,所以感冒也有各种各样的类型。抗生素一般用于中耳炎和肺炎的治疗,对感冒是不起作用的。父母一方得了感冒,两三天后婴儿也出现感冒的症状,这时可以断定感冒已传染给了婴儿。婴儿即使得了感冒,可吃奶、活动都很正常,又不腹泻,这种情况下,只要给婴儿穿得暖和些,感冒自然会好起来。如果婴儿实在不想喝奶,可喂些果汁,在夏天弄凉以后吃会更好一些。流鼻涕期间,要尽量控制入浴。已经开始吃断乳食物的婴儿,只要愿意吃就可以像平时一样喂下去。

知道婴儿感染上了父母的感冒以后,就没有必要再去医院了,因为医院往往是聚集病人最多的地方,候诊室就好比病原体的陈列馆。况且,即使在医院诊断为感冒,目前也没有对感冒病毒特别有效的药物。

集体保育

185.保育园的注意事项

孩子进入 4 个月以后,母亲和保育员要相互协商与配合的一个重要问题是从什么时候开始断奶。

把孩子送进保育园的职业女性与家庭妇女不同,职业妇女拥有的闲暇时间较少,应尽量避免过早断奶和制作精细的代乳食品。明智的做法是等到婴儿主动想吃代奶食品的时候,再开始断奶。拥有较多数量婴儿的保育园,有的孩子能吃米粥、面包粥,他们陪着 5 个月大的婴儿一起吃,效果就很好。所以首先要在家里练习用勺。母亲只是用勺喂点果汁、酱汤、菜汤之类的食物也占用不了太多的时间。婴儿 4~5 个月的这段时间,母亲不必在家里给孩子做捣烂的粥、土豆泥之类食物,让其练习用勺就可以。如果发现婴儿开始喜欢吃有形食物,就应当告知保育员。婴儿 5 个月以后,保育员每天只要给婴儿喂 1 次代乳食品,对母亲就有很大帮助。保育员不要认为喂代乳食品是特别困难的事,不要说"代乳食品还是家里喂吧",应该和母亲配合起来,共同推进孩子的断奶过程。母亲听到邻居说,同样大的孩子已经开始吃代乳食品了,或听到保健所的人说应该早点断奶,她就变得非常不安,那么保育员就应举出保育园的实例说明根本没有必要那么匆忙地断奶。

到了 4 个月,婴儿变得非常活泼好动。把他放到没有围栏的床上稍不留神就有坠地的危险。因此,当其他大孩子说要小便时,不要因为急忙带那个孩子去卫生间,而把 4 月大的婴儿放到没有栏杆的床上。

夏天,母亲刚抱来的婴儿大多会出很多汗,给他换内衣时,让他赤裸一会儿,降一下过高的体温(正常范围内的)。为补充因出汗而失去的水分,可喂些茶水或凉白开水。冬季,婴儿到保育园时,露在外面的耳朵、小手会冻得通红,为防止冻伤,接过婴儿时要进行皮肤按摩。除了严寒、酷暑,在气候宜人的时候,可把孩子同床一起放到阳台上。加上来保育园路上的时间,婴儿 1 天最好至少有 3 个小时接触室外空气。

4 个月大的孩子,脖子已能直立。所以可让他坐便盆小便。小便时间有规律的孩子往往坐便盆也很成功。抱孩子来保育园时,母亲怕被尿湿衣服,往往给孩子垫上塑料尿不湿,如果孩子的臀部容易糜烂,应早点给他拿下来,换上透气性较好的尿布。

保育园还要特别注意防止孩子感染疾病。有的大孩子经常进入婴儿室,但在水痘流行时,千万不要让他接近婴儿。夏季经常有“传染性脓疱疹”发生,这也会在婴儿中传播,所以应尽量隔离正在出疹的婴儿,患儿接触的物品要严格消毒,床单也要每天换洗。严格说来,传染性脓疱疹是传染病,应该让孩子在家休息。注射 2 ~ 3 天青霉素也就好了,因此一定要让家长给他治疗(见 608. 传染性脓疱疹)。

曾有 1 ~ 4 个月的婴儿发生猝死的事件。这时,如果婴儿室仅配置 1 名保育员,那就很倒霉,就会成为刑事问题。所以婴儿室一定要有两名以上的保育员。万一发生了这类情况,要让医生解剖,以证明死亡的原因不是来自外部。如果追究责任,也应归咎于管理者,是他安排 1 名保育员负责婴儿室的。

186.婴儿体操

到 4 ~ 5 个月大时,婴儿的运动能力产生了一个飞跃,与此相适应,体操也应比原来的复杂些。

（1）手臂按摩

❶ 抚摸式按摩,左右各 8 ~ 10 次。

（2）腿部按摩

❸ 抚摸式按摩,左右各 4 ~ 6 次；　　⓯ 屈侧按摩,左右各 4 ~ 6 次；⓰ 伸侧按摩,左右各 4 ~ 6 次。

（3）腹部按摩

❷ 抚摸式按摩,8 ~ 10 次。

（4）背部按摩

❹ 抓捏运动,左右各 4～6 次; ⓱ 揉按式按摩,4～6 次; ⓲ 螺旋式按摩,4～6 次; ⓳ 弹式按摩,4～6 次。这种按摩可增强肌力,促进血液循环。

（5）足部按摩

⓴ 揉搓式按摩,左右各 4～8 次; ㉑ 弹式按摩,左右各 4～6 次。

（6）胸部按摩

⓭ 抚摸式按摩,4～5 次。向上抱起运动,4～5 次; ㉒ 螺旋式按摩,4～6 次。

（7）腿部运动

㉓ 腿的屈伸、交叉同时进行各 6～8 次。

（8）脊背运动

㉔ 脊背弓形弯曲运动,4～6 次。

（9）仰卧俯卧运动

⓮ 翻身练习,左右各 1～2 次。

（10）站立运动

㉕ 站立练习,站立 6～8 次。

（11）手臂运动

㉖ 把两手臂放胸部交叉,然后再向两侧伸展 6～8 次。

（12）俯卧至站立运动

㉗ 由俯卧到站立,1～2 次。

具体做法请参照婴儿体操图（第 222～229 页）。

5个月到6个月

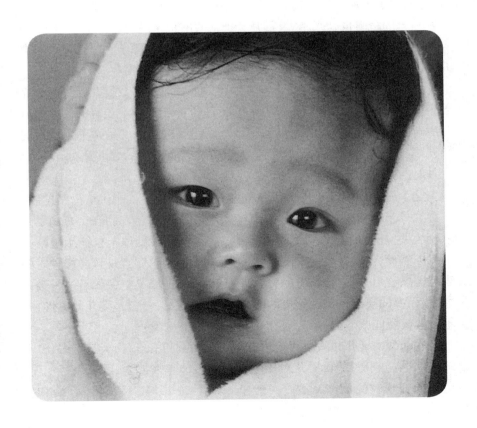

这个月的婴儿

187.从 5 个月到 6 个月

与上个月相比,婴儿身体各部分的运动功能进一步加强,力气增大了,对自己周围的事物也越来越感兴趣,"什么都想看一看","什么都想摸一摸"。在婴儿耳后看不见的地方晃动哗楞棒,婴儿会转动脑袋顺着响声寻找(因为能听到)。抱起来时会伸手抓妈妈的鼻子。把玩具拿到面前时,总想用手去抓。手里握着的东西,不是摇动就是放在嘴里啃。

腿脚的蹬力也越来越大,常常会把盖着的被子蹬开。双腿不包上,就会胡乱拍打被子发出啪哒啪哒的响声。抱起来放在膝盖上时能站一小会儿,并能一蹦一蹦地跳起。有的婴儿不顺心时还会哭闹。

发育早一点的婴儿在夏天穿衣服少时能翻身。多数婴儿已经能够靠着坐起来了,有的婴儿即使不靠着也能坐 10 ~ 15 分钟。还有的婴儿坐着时后背像虾一样屈起,够到自己的脚趾后用嘴去啃。可是并不是所有的婴儿到 5 个月时都能达到这个程度。稍微老实一些的婴儿还处于 4 ~ 5 个月时的状态。有的婴儿抱起来立在膝盖上也不会蹦跳。

这个时期的婴儿对周围的认知能力更进了一步。能认清母亲的脸,一看到母亲就会露出非常高兴的表情,而见到陌生男人的脸时,有的婴儿就会大哭,还有的婴儿只要母亲离开就哭。玩具掉到地上也能用眼睛去寻找。然而,不同的婴儿对外界的感觉是不同的,这一点从预防接种时的表现可以看出。打针时,有的婴儿一声不吭,有的婴儿打完针后过一会儿才哭,而有的婴儿针头触到皮肤的瞬间就开始大哭。这是婴儿的天性,并不是教育所能改变的。

爱动型的婴儿睡眠时间比较短,不爱动的婴儿不仅白天睡觉多,晚上睡得也早。但是,随着婴儿对周围事物的兴趣越来越浓,同上个月相比,白天的睡眠时间逐渐减少。一般上午睡 1 ~ 2 小时,下午睡 2 ~ 3 小时。

婴儿白天活动增多容易疲劳，因此夜里睡得很沉。原来夜里要醒 2 次的婴儿，现在变为1 次。而原来只醒 1 次的婴儿现在可以一觉睡到天亮。

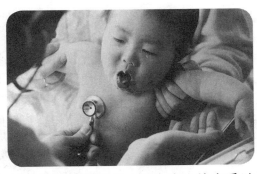

婴儿白天接触各种事物的机会增多，难免要受到惊吓。有时大概在夜里睡觉时又梦见白天的情景，突然大叫，然后就开始哭起来。至今为止从未受过什么委屈的婴儿，预防接种时哭闹特别厉害，并从此开始，夜间常常突然大哭，可以想象，这是打针时受到了惊吓，夜里又梦见自己在打针。使父母颇为烦恼的"夜啼"（见 203. 夜啼）绝大多数是从 5 个月时开始的。婴儿夜里常常因惊吓而突然大哭起来，怎么哄也不行。人生就是这样，既有喜悦又有各种恐惧、悲伤，就如同硬币的两面总是相伴而行。

在排便方面，多数婴儿每天排便一两次，而母乳喂养的婴儿有不少每天多达四五次。相反，便秘型的婴儿要两天灌肠 1 次才能排出大便。这些便秘的婴儿即使开始吃断乳食品，能每天排便的也还是少数，因为他们还不能吃含纤维丰富的蔬菜和肉类食物。不过，也有的婴儿能吃水果或酸奶后大便就变得通畅了。

这个时期出现较多的大便异常是腹泻。多发于从上个月开始吃断乳食品且进展较快的婴儿。已经开始吃浓米汤或米粥的婴儿，不知何故（也许是吃得过多或感冒）大便变稀，母亲吓得马上停止断乳食品，改成只喂母乳或牛奶，可婴儿大便却还是不能成形。缺乏婴儿营养学知识的内科医生一般都认为，婴儿腹泻时喂母乳或牛奶是最安全的，所以一听说婴儿大便稀，就劝停一切断乳食品。如果照此方法，四五天后还是不会见好。

婴儿只吃奶容易饿，一饿就开始哭闹。看到母亲在吃饭，就会伸手去抓。吃断乳食品已经进展到一定程度的婴儿，如果停止，而改为只吃母乳或牛奶,腹泻不会好转,只有再次开始用断乳食品,才能有效地制止腹泻(201. 消化不良)。

这个时期,婴儿小便的次数相对减少,排尿时间也比较规律。天气暖和时,给性格老实的婴儿在便盆上把尿,多数时候能成功。但这种做法只是节省了母亲洗尿布的时间,在婴儿的教育方面并没有任何意义。小便次数相对多的婴儿,即便把尿也不会很好地配合。至于夜里是否需要给婴儿换尿布,请参阅上个月的相关内容。

婴儿 5 个月后,就很少发生吐奶的现象了。但在炎热的夏季,婴儿偶尔会因喝了过多的果汁而呕吐,同喝奶过量后吐奶一样。最常见的吐奶,是胸部积痰的婴儿在夜里睡觉咳嗽时,把睡觉前喝进的奶又全部吐出来。如果吐奶后婴儿还是很正常,就说明其没病。

断乳食品的烹制首先要根据婴儿的实际情况决定,而不应按照食谱去做。婴儿在练习用勺的阶段,可以由大人抱着吃,但是,到了能吃粥以后不会坐着吃就不太好办了。如果靠在被子上还不能坐立 10 ~ 20 分钟,就不能安稳地用勺吃米粥或面包粥。

婴儿不喜欢喝牛奶以外的其他食品时不要勉强。如果婴儿用舌头将喂进嘴里的东西吐出来,就说明这时开始断奶还为时过早。若是婴儿伸手去抓盛着米粥的勺子,表现出很想要的样子,那么断奶就会比较顺利。

断奶是否能成功,并不在于婴儿已长到 5 个月或体重已达到 6 千克等这些外部条件,而在于婴儿自身是否有想吃的愿望。如果无视婴儿的主动性,再高明的厨师做出的食品也不会成功地让婴儿实现断奶。但是,因婴儿喜欢吃米粥、面包粥、麦片粥等就无限度地加量也是不可取的。可以通过测量体重的方法加以控制,如果每 10 天婴儿体重增加在 300 克以上,就说明饮食过量。有的婴儿不喜欢米粥、面包粥这类糊状的食物,而是爱吃小圆松饼(译者注 :用面粉、鸡蛋、白糖烤制的小点心)或烤得膨松的年糕片。与其勉强婴儿吃他不喜欢的米粥,还不如暂时让婴儿吃些鸡蛋、鱼肉等动物性蛋白,待上下牙齿长齐后直接吃米饭。无论怎么说,没有必要硬让婴儿吃不喜欢的食物。

这个时期,二三百名婴儿中有一人可能得肠套叠,除此之外,一般情况下婴儿不会有特别严重的疾病。如果一直很正常的婴儿突然好像因哪儿痛而大声哭叫,持续 2~3 分钟后,父母正在着急想是怎么回事时,婴儿却恢复了正常。然而过几分钟又开始大哭,以为给牛奶喝会停止哭闹,可喝进的奶全部被吐出来了。这种情况,应该马上想到"肠套叠"。必须放下一切事情,马上带婴儿去医院。若治疗及时,不用手术就可治愈。

在前 1 个月的内容中,曾提到在医院候诊室里容易被传染疾病,如果每天抱着婴儿去医院,得病的机会就会大大增多。婴儿 5 个月后可能感染麻疹(206. 6 个月内婴儿的麻疹),不过因为从母体获得的抗体还没有完全消失,所以这时出麻疹症状很轻。前 1 个月的内容中提到的中耳炎、外耳炎及"喘息性支气管炎",在这个月龄的婴儿中同样有可能出现。

近来,幼儿急疹的发病月龄越来越小,5 个月的婴儿中已开始有得这种病的。当婴儿第一次身体发热时,应首先考虑幼儿急疹的可能(226. 幼儿急疹)。腿脚一直很老实的婴儿在这个时期也常常发生坠床事故。

5~6 个月的婴儿最常见的发热是在接种了百白破三联疫苗之后(第 1 期的第 2 次、第 3 次多见)。因为这种热是在注射后 6~24 小时期间出现的,所以一般人都能想到预防接种这个原因(150. 预防接种)。

夏天背着或抱着婴儿走远路后,婴儿有时会出现高热。这是因为在母体体温与外界气温之间,婴儿像三明治面包一样被夹在中间,引起了中暑(617. 中暑)。

一般认为 5~6 个月是婴儿的"断奶过渡期",可是营养只是人生的一部分,人不能只为饮食而生活,这种只重视断乳食品的说法是不妥当的。这个时期,婴儿对外界的认识逐步加深,身体的运动更加灵活,因此称作"锻炼开始期"似乎更恰当一些。

如果不是严寒季节,应尽可能多带婴儿到室外新鲜空气中活动。在安全的地方,让婴儿练习爬、翻身、抓玩具等,使婴儿积极主动地运动身体。没有这种主动性、比较老实的婴儿,必须做婴儿体操。

值得注意的是,天气转冷时不能让婴儿养成穿衣服过多的习惯。

喂养方法

188.用母乳喂养时

5 个月时,母乳喂养的婴儿开始想吃母乳以外的其他食物。看到大人在吃饭就伸手去抓,或用舌头发出吧嗒吧嗒的声响。如果婴儿有这样的表现,就可以开始给婴儿喂一些断乳食物了。

5 个月之前母乳还很充足,快近 6 个月时却突然减少。这种情况下可以每天加 1 次牛奶(180 毫升)。对已喝惯母乳的婴儿来说,开始时恐怕不会轻易接受奶瓶。只要婴儿能喝下牛奶,用杯子喂也未尝不可。

有的婴儿虽不爱喝奶粉,但鲜奶还是肯喝下去。不管是低温杀菌还是高温杀菌的鲜奶,都应再煮沸 1 次。否则,有时会引起未满周岁婴儿的轻微肠道出血。只喝牛奶而不吃断乳食品的婴儿,应选择强化的含铁奶粉,以预防贫血的发生。对不肯喝奶粉或鲜奶的婴儿,应适当加快断奶的速度,使不足的能量得以及时补充。母乳确实不足时,婴儿肚子饿得难受,这时给吃断乳食品婴儿会很快接受,有利于加快断奶的进程。

有的婴儿每两天或 3 天才大便 1 次,而且大便干硬,排便时婴儿显出非常难受的样子。这样的婴儿如果不喜欢喝奶粉或鲜奶,可以给喂些酸奶。用勺喂酸奶的过程也是练习用勺的过程。可是那些每天大便两次以上的婴儿如果吃了酸奶,一般大便次数就会更多。这种情况下就应停吃酸奶,在半个月之内改成吃鸡蛋菜粥或面包粥。

母乳不足时究竟应加多少奶粉或鲜奶,应视婴儿的体重增加情况进行大概的估算。5 ~ 6 个月期间,婴儿体重增加应为平均每天 15 克。如果与 10 天前同一时间测得的体重相比,婴儿体重增加不到 150 克,就应每天加 1 次牛奶(180 ~ 200 毫升)。如果 10 天体重增加少于 100 克,应每天加 2 次牛奶。加完牛奶 10 天后再测体重,如果增加接近 150 克,就可以按照所选择的加奶次数继续喂下去。

就是在母乳充足、婴儿也很满足,且 10 天体重增加为 150 克以上的情况下,5 个月的婴儿也应开始逐渐增加一些母乳以外的食品。这时不一定严格按照断奶食谱去做,最好是用家里现有的食品自然地过渡到断乳食品中。在母乳充足的情况下,为什么要加断乳食品呢? 这是因为担心母乳中铁的含量不足。婴儿出生后大约 4 个月之内,体内储存有从母体中带来的铁,母乳中即使含铁不足也不会妨碍婴儿的生长。但 5 个月之后,婴儿体内储备的铁量逐渐减少。特别是出生时体重在 2.5 千克以下的婴儿,在 2~3 个月时要快速生长,为生成血红蛋白、增加血液量,就要用去储存的铁。这样下去,大概到 6 个月时就会出现贫血。因此,为了预防贫血,必须从婴儿 5 个月起开始增加母乳或牛奶以外的食物。这也是早产儿之所以要尽早补充断乳食品的原因。随着断乳食品的增加,母乳的量将逐渐减少。但这个时期婴儿吃的代乳食物量还很少,所以原来的母乳量不应改变。

有的母亲想用日常家里现有的食物做断乳食品,但当母乳不知何故突然减少时,这些母亲就会不知所措。一直喝母乳的孩子不爱喝奶粉和鲜奶,但各种断奶食谱中几乎都少不了牛奶。这时母亲完全没有必要着急,因为牛奶并不是必不可少的,补充其他的动物性蛋白质食品也完全可以,如鱼肉、鸡蛋等,有些出售的现成婴儿食物中也含有牛肉及鸡肉。经过各种尝试后,找出婴儿最喜欢吃的食物,然后连续喂下去。不久婴儿就什么食物都能吃了。

189.用牛奶喂养时

5~6 个月时,婴儿即使喝奶过量也不会像以前那样出现"厌食牛奶"。能吃的婴儿无论给多少也总是显出不够的样子,但不能为满足婴儿的食欲就无限度地增加奶量,这样很容易使婴儿成为肥胖儿。不管婴儿多么能吃,每天的总量应该控制在 1000 毫升以内。大多数婴儿是每天 5 次奶,每次 200 毫升。有的婴儿 200 毫升可能不够吃。如果晚上睡觉前喝

250毫升奶后,婴儿夜里1次不醒,可以在睡觉前给250毫升。但要适当减少白天的奶量,即5次奶中要有1次减少至150毫升,不够的部分可以用果汁或菜汤补充。

一般婴儿五六个月时容易打下巨型儿的基础。因此,能喝牛奶的婴儿必须每10天测1次体重。正常为每10天体重增加150～200克。如果增加200克以上,就必须加以控制。超过300克就有成为巨型儿的倾向,这时家长可以在喂奶之前或喝完奶后适当给些果汁或浓度小的酸奶。

由于从这个月开始要逐渐过渡到断奶,因此可以用断乳食品对婴儿的食量进行调节。食欲特别强的婴儿可适当用米粥代替牛奶,可以用市售的快餐婴儿米粥。米粥营养少但能填饱肚子。一般能吃的婴儿不太在乎食物的口味,不管是米粥还是面包粥,各种各样的食品都喜欢吃。200毫升奶似乎还不够喝时,可以在喝牛奶之前,先喂些米粥或麦片粥(面包粥营养价值太高),再喂些菜汤或清汤,然后喂200毫升牛奶(尽量只喂180毫升)。这是对食量大的婴儿采取的办法。对每天5次奶,每次180毫升就满足的婴儿,一般是先给代乳食物,然后再喂180毫升牛奶。

对原来不太爱喝奶的婴儿,如果体重平均每天增加不到10克,应尽早开始吃断乳食品,并适当加快断奶的进程。食量小的婴儿往往不会像想象的那样爱吃这些食物,喝牛奶少的婴儿也不会喜欢吃断乳食品。即使这样也不必担心,因为这是食量小的婴儿的一种生活方式。

到了这个时期,早产儿从母体获得的铁就要用尽,因此必须从这个月开始补充断乳食品。

190.断奶的途径不止一种

没有必要将婴儿的断奶看得过于严重或拘泥于形式。每年都会有许多的婴儿经过断奶步入周岁,而这些婴儿的断奶方法千差万别。由此看来,断奶并非一定要按某种特殊的方法才能完成。让婴儿在1岁左右时同家人一道围坐在饭桌旁一起用餐,使婴儿共享家庭团圆之乐,这才是断奶的目的。

要利用大约半年的时间,使婴儿从吃母乳或牛奶渐渐习惯吃米饭。但是,不能过于急着,中间有一段时间应先喂一些易于消化的食物,这个时期就叫"断奶期"。断奶期所喂的食物叫代乳食物(编注:辅食),不需要专门为婴儿调制,大人平时吃的食物中有许多适合这个时期的婴儿,如鸡蛋、豆腐、土豆泥、鱼肉、肉末儿等,婴儿都可以直接食用,但含有香辣调味料或油脂的东西是不适合婴儿的。

不要认为断乳食品必须要做特殊的处理。因断乳食谱常常被登载在育儿杂志的特刊上,所以使母亲误认为断乳食品是特殊的食物。实际上,成功的断奶方法是从为大人烹制的食物中,取出一小部分作为婴儿的断乳食品。但是当父母以香辣调味料或油脂较多的西餐、中餐为主要饮食时,有必要为婴儿而改变饮食方式,况且常吃这些饮食有形成高血压和动脉硬化的危险。

每天花三四个小时为婴儿做断乳食品,是非常不明智的做法。尤其是在开始的 1~2 个月时间里,婴儿吃得极少,不该花费 1 个半小时去做只给婴儿喂 1 次的 10 克米粥,这样会占去带婴儿到室外活动的时间。饮食只是人生的一部分,对婴儿来讲,在这 1 个半小时里跟着母亲到外面散步,看其他小孩玩耍或小狗奔跑,要比吃 10 克米粥快乐得多。断奶期里只要做好代乳食物就行的想法是错误的。应该首先考虑怎样使婴儿的人生更加快乐,以此作为出发点,选择代乳食物的制作方法。

首先,代乳食物本身必须让婴儿感到快乐。如果把婴儿不喜欢吃的代乳食物硬塞进他嘴里,断奶就肯定不会成功。因此,代乳食物的首要条件必须是婴儿喜欢吃的东西。婴儿开始愿意吃母乳或牛奶以外的代乳食物的时间因人而异,因季节而异,并不是所有的婴儿到了 5 个月都一定要吃,只是大多数婴儿从这时起开始有想吃的愿望,所以大家也就都从这时开始喂而已。过去,如果婴儿 5 个月时正好赶上梅雨和盛夏季节,一般都要推迟断奶时间,这是很聪明的做法,因为这个时期湿度和气温较高,引起腹泻的细菌容易繁殖。而现在,不仅有冰箱,而且母亲们的消毒技术也都很高,已没有必要再像从前那样避开梅雨和盛夏季节。可是,当空气湿度比较大或者天气非常炎热时,婴儿的食欲会减退,因此,这时最好还是不要给婴儿断奶。在满 5 个月的那天,可以尝试着给婴儿喂一点代乳食物,如婴儿用舌头顶出食物,就等 1 周后再试,而不要第 2 天接着试。过 1 周后仍不想吃的话,再等 1 周。如开始时不爱吃米粥,可将烤面包弄碎后放入牛奶中稍煮一下,做成面包粥喂给婴儿。总而言之,在婴儿出生 5 个月后大约 1 个月的时间里,要不断尝试着给婴儿喂代乳食物。

有的婴儿对稠糊状的食物有抵触,就是到了 6 个月也还是不吃米粥和面包粥,却能吃下去面包或米饭。遇到这种情况时不要着急,可先喂些菜(蒸鸡蛋羹、土豆泥、豆腐等),等到婴儿能吃米饭以后,把米饭做得稍软些喂给婴儿。因为断奶要依婴儿喜欢吃的食物来进行,因此,有时可能与断奶食谱不相符,这也没有关系。以前生育过五六个孩子的母亲,由于没有做粥的时间,就索性越过喂米粥这一阶段直接喂米饭了。即使这样,婴儿也照样能健康生长。可见断奶绝不是件很难的事,所谓的断奶"失败",多数是神经质的母亲考虑过多而产生的。如果说断奶真有失败,那只能是消毒不严造成的。婴儿误食硬食物是不会导致消化不良的,因为难以消化的硬食物会随大便原样排泄出来。但是在烹制代乳食物时如混进不干净的东西(带细菌的东西),婴儿吃下后就会发生细菌性腹泻,在气温高的季节尤其要注意这一点。

菜谱书上写的断奶食谱大多比较复杂费事,比如要用擦菜板、研钵、筛网等工具弄碎食物。这些内容不是根据抚育婴儿的母亲的经验编写出来的,而是由厨师们臆想出来的。擦菜板还算说得过去,可研钵和筛网用起来非常费事,从彻底消毒到做出食品,大约需要两个小时。因此,尽量不要用这些器具,用勺就可以了。将勺用开水烫一下,然后用勺的背面弄碎食物。

断奶方法是多样的,下面将 3 个婴儿 5 个月时的食谱作为样本提供如下 :

男婴 S

6:00　母乳

10：00　果汁少许、酸乳酪 90 毫升、母乳

13：00　香蕉半根

15：00　果汁、茶水

17：00　米粥(加蛋黄)60 毫升、西红柿汤、鱼白肉少许、母乳

20：00　母乳、洗浴后喂果汁

22：00　喝完母乳后入睡

给男婴 S 喂果汁和酸乳酪是因为他大便干硬,隔 1 天才大便 1 次。他的母亲是一名非常勤劳的专业家庭主妇,除了上述这些外,还每天变换食谱,为婴儿做各种各样的食物,如红薯、土豆及南瓜做成的菜泥,将土豆和胡萝卜弄碎后和松鱼一起煮成汤,还有肝酱、蒸鸡蛋羹、豆腐汤等,可谓多种多样。由此可以大概了解婴儿都能吃些什么样的食物。然而,同样是家庭主妇做断乳食品,有的却非常简单。

女婴 F

早 6 点至晚 9 点,给牛奶 5 次,每次 180 毫升;果汁 3~4 次,每次 100 毫升;

有闲暇时间时,仅做 1 次"鸡蛋牛奶"(将鸡蛋搅拌在牛奶里煮 5 分钟,放少量糖),逐渐加量。

这位曾经在保育院工作过的母亲,因尽量想让婴儿到户外活动,省略了不少断乳食物。在 4 个月时,只给婴儿喂面条汤、菜汤及西瓜汁等,第 5 个月后期开始喂鱼肉、豆腐、红薯泥及煮烂的面条。当然这位母亲也试过 1 次喂成品的婴儿食品,但婴儿没有接受,以后也没有再努力,因为大人的现成普通食品已足够婴儿吃了。

女婴 S

8：00　牛奶 200 毫升

12：00　婴儿食用水果罐头 1/2 盒、婴儿用方便蔬菜汤 50 毫升、牛奶 150 毫升

16：00　米粥(加入蛋黄)1/2 婴儿碗、果汁 50 毫升、牛奶 150 毫升

20：00　牛奶 200 毫升

这位母亲使用的是成品婴儿食品。这些食品对女婴 S 似乎多了一些,到 5 个月末时发现其体重已达到 8 千克,所以进入 6 个月后进行了调整。女婴 S 的户外活动时间几乎是邻居婴儿的两倍。

191. 使用成品婴儿食物的断奶方法

断奶方法与过去相比已完全不同了。过去那种 5 勺米里加 5 合(译者注 :容积单位,1 升的 1/10)水,用文火熬 1 小时煮成 2 合米汤的做法已不用了。现在是用一种叫作 "营养米汤" 的罐头,一般为 110 克,食用时只稍微加热一下即可。粥也是同样,打开 "营养米粥" 罐头,就可立即调制成任何浓度的米粥。已没有人再像过去一样,用砂锅以 15% 的米兑 85% 的水的比例熬稀粥了。婴儿吃的蔬菜也不用自己去做,现成的粉状 "营养蔬菜汤" 每小袋 4 克,用热水冲开即可食用。另外,还有现成的已经弄碎的罐装蔬菜制品。现在的年轻母亲从小就是吃这些快餐食品长大的,对她们来说,用这些食品给婴儿断奶是很自然的事。我非常赞成这种用现成的婴儿食品(前提是婴儿必须愿意吃)的做法。其原因有三 :

其一,母亲们可以从对断奶的畏难情绪中解脱出来。以前,婴儿的断奶一般是按食谱进行的。食谱上详细规定了 4 个月至 1 周岁婴儿每个月应吃的代乳食物的量及种类。对母亲来讲,能将每个月不同的食物种类和量记清楚已是很不容易的事了,还要掌握食谱上实在有些麻烦的烹调方法,这真有些难为母亲们了。除非特别喜欢烹调,一般的母亲是没有耐心每天去做的。而那些使用现成食品的母亲,也总会为自己没有按正确的方法进行断奶而自责。自从开始实行用成品食物,母亲们就完全放松了。

其二,成品断乳食品是在无菌的环境下制作的。从前在做蔬菜及肝类食品时,消毒过程非常烦琐。不仅要将母亲的手洗干净,研钵、过滤用器具等也必须用开水彻底消毒,夏天有时还会有苍蝇飞来飞去。而成品在这一点上就比较放心,更何况现在的成品一般不含有人工色素和防腐剂,更加安全。

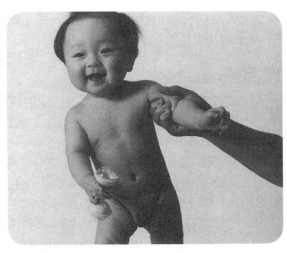

其三,将制作代乳食物的时间减到最少,腾出时间进行婴儿的教育。这是使用成品食物的又一有利之处。如果按食谱上写的做法,要做成10克的蔬菜过滤汁及30克的稀粥,大概要花费2个小时,而且吃剩下的话很不好办。另外,6个月的婴儿,按食谱要求应加两次代乳食物,如不想使婴儿吃得重样,母亲每天都要把大量的时间花费在断乳食品的制作上。

成品的婴儿食品确实非常方便,但也有不便之处。首先,由于天生的味觉差异,婴儿对成品的接受程度不同。有的婴儿不喜欢吃这种食品,加上成品食物本身不是特别好吃,所以味觉敏感的婴儿往往用舌头将喂进嘴里的食物吐出来。这时做母亲的不能因一次失败就丧失信心。成品食物有各种各样的种类,可以试一试其他类型的或其他厂商的产品。如果实在不行,就和大人一起吃家里自己做的食物。

成品的粉状食品、薄片食品以及糊状食品,只能给婴儿吃1~2个月。5个月时吃罐装断乳食品的婴儿,到了6个月以后就基本上可以和大人一起吃自制的食物了。应该认识到,成品的断乳食物,无论何时也只是一种替代的食物。如果1岁半的孩子还在用勺子吃胡萝卜、菠菜及牛肉等的瓶装混合食品,肯定给人感觉不好。要是小狗还可以,但作为一个独立的人,应从小培养他对各种食物的喜好。再有,现在的成品食物都不加防腐剂,因此做成粉状或薄片的食物吃剩下就要扔掉。罐装或瓶装的食物打开后,吃剩下的即使放进冰箱,最多放到次日,时间一长就要发霉。不能因为有了成品,就连在家里可以自己做的、很简单的面包粥也要去商店买。粉状食物可以加一些米粥或肉汤调一下味儿后再食用,味道会更好。

192.普通饮食断奶法

所谓普通饮食断奶法,就是没有特定的断奶食谱,每天从当天的大人饮食中选择出婴儿能吃的食物喂给婴儿。这是一种尊重婴儿个人喜好的断奶方法。日本传统的断奶方法就是这样。在明治以前之所以能实行普通饮食断奶法,是因为当时日本的母亲们母乳分泌量较多。从现在的母亲每天要给1岁多的幼儿吃500～600毫升牛奶这个事实可以推测,过去的母亲在生第2个孩子之前,每天的母乳分泌量大约500～600毫升。可是明治时代以后,在外来的开放文明影响下,都市的母亲们母乳变得越来越少了。这样一来,用从前的普通饮食断奶法喂养婴儿,就会出现营养不良。有些母亲明知自己的奶已经不很充足,却还是给婴儿喂极少量的代乳食物。为了使这些母亲学会更好的断乳食品喂养方法,日本的小儿科医生制订了断奶食谱,以使母亲们在给婴儿断奶时有据可循。他们的目标是让婴儿周岁之前脱离母乳。

断奶并不是指完全停止给婴儿吃母乳或牛奶,而是指在同以前一样吃母乳或牛奶的同时,让婴儿渐渐学会吃大人的食物,从而使吃母乳和牛奶的量自然减少。在这个过程中,母亲要做多种尝试,从中选择出婴儿最喜欢吃的食物。可以说,普通饮食断奶法的有利之处就在于尊重了婴儿的个性。实施普通饮食断奶法时,给婴儿吃的"辅食"是从为大人用餐而做的菜中取出的一小部分,这样比较方便。可主食依然应该是母乳或牛奶。断奶食谱中往往将米粥列为婴儿必需品。婴儿5～6个月时并不一定要吃米粥,也不是非要特意花费很多时间做米粥给婴儿吃才能使其断奶。如果执意要给婴儿吃谷类食物,可以将现成的面包稍微烤一下后放入牛奶中煮,做成面包粥喂给婴儿。可以试着从晚饭时做的烧南瓜或鸡蛋汤里取出一小部分喂给婴儿,或者将夹在烤肉里的土豆用勺碾碎后让婴儿尝一尝,如果婴儿爱吃就接着喂下去,婴儿不喜欢吃也没关系,大人吃掉就是了。这样,母亲就会摆脱心理上的束缚,不会因婴儿没能吃完当天食谱上的食物而感到不安。

成品的婴儿食品现在非常盛行,有时在普通饮食断奶法中也会被用到。一般费很大劲儿和很多时间为婴儿做出的食物,母亲往往会想方设法让婴儿吃下去。可是父母的饮食以快餐食品为主,不能喂给婴儿时,就要强迫婴儿吃成品食物。无论母亲怎样想按食谱进行断奶,如果婴儿不爱吃就不要强迫。只要在周岁之前能让婴儿学会吃饭就可以了,用不着在婴儿5个月或6个月时就开始着急。

母乳不足以及不喜欢喝牛奶、体重增加平均每天不到10克的婴儿,必须补充营养价值高的食物,如蛋黄、罐装肝食品、牛肉、金枪鱼、鸡肉等。有的婴儿虽不喜欢牛奶,但喜欢吃奶油(由牛奶、玉米淀粉、蛋黄等制成)也可以。将乳酪饼干放入牛奶中煮一下后喂给婴儿也很简单。

喜欢喝母乳或牛奶的婴儿可以给下列食物:蒸鸡蛋羹(可用整个鸡蛋加鱼肉末、鸡肉等调味)、鸡蛋菜汤(只加蛋黄)、鸡蛋汤。上述汤里用1/4个鸡蛋即可。可以喂给婴儿的蔬菜有:南瓜、豆腐、红薯、土豆(薯类食物用勺子背碾碎,再和煮菜汁一起搅拌),用量为10小勺左右。

最好选择没有色素的自然食品。如果婴儿喜欢,可以用成品的婴儿食物。但是大马哈鱼、金枪鱼罐头里常混有玻璃片状的磷酸铵(加热不溶解),食用时要注意。对于便秘的婴儿,可喂一些捣成泥状或碾碎了的苹果、桃、香蕉、西红柿等水果和蔬菜。

不能以为用普通饮食断奶就可以随便给婴儿喂。刚开始时只喂1勺或2勺,到1个月以后可1次喂到10~15勺。喂类型不同的食物时不必从1勺开始重新喂起。如果婴儿1次能很快吃光约10勺的食物,断奶就会比较容易。饭桌上有的食物,只要婴儿愿意吃愿意喝,就可以喂给他。早晨喝菜汤,中午吃30毫升酸乳酪,晚上给10勺蒸鸡蛋羹。吃这些食物的时间不一定要与喝牛奶时间一致,白天婴儿精神好时随时都可以喂。

一般家里的第2个或第3个孩子断奶时,母亲常用这种普通饮食断奶法。这是因为母亲已有过体验,即使不严格按照食谱断奶,婴儿也照样能很顺利地完成断奶。以前之所以用这种传统的断奶法,也是受到了同住一起的奶奶的指导。奶奶作为养育了好几个子女的母亲,对普通饮食断奶法充满了自信,而且按当时的风俗习惯,脱离家人共同的饮食而另开"小灶",是很令人讨厌的做法。而现在情况却相反,只养育过1个婴儿的奶奶正在增多。这些按断奶食谱给独生子女断奶的奶奶不具备这种断奶法的经验,认为用普通饮食断奶法给婴儿断奶的儿媳很懒惰,对这种做法抱有不安的心理。因此,与只养过1个孩子的婆婆住在一起时,要考虑彼此的关系,不能因顽固坚持普通饮食断奶法而伤了和气。断奶的方法毕竟不止一种。

193. 双职工家庭的婴儿断奶

现在,越来越多的人对断奶产生了偏见,认为断奶是一件非常难的事情。按照烹调专家发表的断奶食谱去做也许很难,可实际上婴儿的断奶并非如此。育儿杂志特集中刊载的断乳食品,大多是一些需要采用研钵等用具磨碎的食物,其目的是满足那些专职主妇、以烹调为兴趣的母亲们的喜好,并不很实用。就如同妇女杂志上经常登载一些婴儿服的刺绣图案,可繁忙的母亲根本无暇顾及给婴儿衣服上刺绣,尽管如此婴儿还是照样能生长得很好,其道理是一样的。如果有时间和材料,谁都可以去做那些各种各样的糊状食物,不过没有必要非让婴儿每样都吃到。有工作的母亲,不管采取什么方式只要能使婴儿断奶就可以了,没有必要非要模仿烹饪学校老师的作品去做,更不应为自己不能挤出时间给婴儿做满意的食物而感到内疚。

只要严格遵守让婴儿吃到干净食物这一原则,断奶就不会失败。对上班的母亲来说,关键是由谁来进行断奶的工作。刚开始时最好是委托给有断奶经验的保育员。婴儿在5~6个月这个阶段,每天给1次代乳食物就可以。所以在这个月先请保育员来喂,让婴儿慢慢习惯,到下个月后在家里再加1次。这样,已经吃了1个月代乳食物的婴儿,在家里也会很顺利地接受代乳食物,而且可以自然地让婴儿过渡到每天吃两次。

能够把婴儿委托给保育园,还请保育员帮助给婴儿断奶,这是一件很幸运的事,所以母亲应相信保育员,放心地将婴儿托付给她们。然而在实际中,上班的母亲往往对断奶有自己的想法,不相信保育员。

婴儿能吃代乳食物以后,大便的颜色多少会有些变化。以前只喝牛奶的时候,大便稍微发白,吃了米粥、面包粥、土豆泥等食物以后,大便的颜色就变得很难看,而且有时出现软便。当婴儿从保育园回到家后排出这种有变化的大便时,母亲就会担心是不是有什么异常。当看到婴儿便中混有胡萝卜或菠菜(为使婴儿能吃这些蔬菜,保育员费了多大的劲啊)样的东西时,母亲马上会想到消化不良,于是第2天就要求保育员把代乳食物给停下来。尽管保育员对母亲说:"婴儿既不发热,也没见气色不好,牛奶吃得也不少,看起来很爱吃代乳食物,不要紧的。"但是母亲怎么也不相信保育员的话,结果不得不自己来做这项工作了。

如果母亲已有成见,认为断奶不是很容易的事,那么就无法委托给别人。不送婴儿去保育园而让奶奶在家里照看时,外出工作的母亲也常常因婴儿断奶与奶奶产生摩擦。最常见的情况是,养育过两三个婴儿的奶奶,凭着经验想用普通饮食断奶法,可母亲却坚信从教科书上学来的食谱式断奶法,认为如果不按食谱去做就喂养不好婴儿。因此,当看到婴儿的大便不好时,母亲就会吵闹。母亲不会想到有时感冒也会引起大便变软或次数增多,而是将全部的责任归咎于奶奶的断奶方法。奶奶只好听之任之了。实际上,只要在严格消毒这点上与奶奶达成一致,其余的交给养育过几个孩子、有断奶经验的奶奶是不会有什么问题的。

因家里没人,而将婴儿托付给邻居,或请年轻姑娘来家里帮助照看婴儿时,往往要等母亲回家后给婴儿吃断乳食品。这时,聪明的做法是不做过于费事的食物。与其把重点放在代乳食物的制作上,不如把重点放在让婴儿快乐上。如果婴儿肯吃快餐食品,就应该尽量使用它做代乳食物。比起用1个小时泡米,然后再用40~50分钟熬米粥,做面包粥、麦片粥等要简单方便得多。晚上,在大人的餐桌上放一些婴儿能吃的食物,让父亲喂给婴儿,这样的断奶方式是非常愉快的。

米粥不是一生都要吃的饮食,也就是这 1~2 个月内暂时的替代食物,因为现在的目标是让婴儿在 1 岁之前学会吃米饭。不吃米粥、麦片粥等也不会对婴儿的将来产生什么影响。

"不应浪费妇女的时间"的呼声,证明了女性的社会地位已有了提高。母亲们应该走出家门参加社会工作。而成品的婴儿食品,可以说是为工作的母亲们提供的武器,母亲们应掌握和利用好这种武器。

194.断奶过程中的注意事项

按食谱进行断奶时,母亲往往以为一定要按食谱的要求去做,婴儿不愿意吃也要硬喂。总有爱吃和不爱吃的婴儿,吃得少的婴儿不要勉强,能吃的婴儿也不应喂得过多。正确的做法是:在开始的 1 周里,第 1 天先从 1 勺或 2 勺开始,然后第 2 天起每天增加 1 勺或 2 勺。但实际上,有的婴儿从一开始就非常爱吃,这种情况也可以第 1 天喂 10 勺,第 2 天喂 20 勺。不太喜欢吃的婴儿大多味觉敏感,食物过甜就不爱吃。面包粥里加的糖如果多了,婴儿吃一口就会厌烦。另外,味觉敏感的婴儿对土豆、南瓜等也很挑剔,也不怎么爱吃婴儿成品食物。喂鸡蛋也许能吃,如果能吃下就可接着喂下去。可将鸡蛋做成蒸鸡蛋羹、炒鸡蛋、煮鸡蛋等,变换花样让婴儿吃。这样的婴儿大都喜欢吃海胆酱、用紫菜调料煮的鱼、贝类的小菜、木松鱼等,所以再过 1 个月就可以喂这些食物了。

用普通饮食断奶法时,婴儿如果遇到喜欢吃的食物就会表现出非常想吃的样子,这时很容易喂多。父亲在吃晚饭时喂给婴儿一块土豆泥,婴儿吃得非常香,父亲来了兴致,又喂了很多,这种情况非常常见。如果婴儿吃过后没有什么异常,说明他有充分的消化能力,但是有时也会出现大便增多的情况。原来每天只大便 1 次,可是吃土豆泥后第 2 天变为两次,而且第 2 次大便还有些稀。这时,土豆泥如果没问题(烹调器具用开水充分消毒,做食物的人洗干净手),就是吃多了引起的,不会有什么危险。母亲不要一看到大便有变化就感到不安,要看婴儿整体的身体情况。如果婴儿气色很好,爱喝奶,又爱笑,不发热,就没有必要担心。遇到这种情况时,不要给婴儿立即停止吃代乳食物,可以改为按前1天吃土豆泥的量再喂。如果婴儿还喜欢吃,可以接着喂,第2天大便也会恢复1天1次。不能因为大便次数增加,就停止代乳食物,减少喝牛奶的量,从喂1勺起重新开始。如果这样做,大便会一直稀下去。

婴儿吃进的食物多了,大便的次数必然要增加。大便间隔时间缩短了,第2次的大便自然会稀一些。以前每次只吃10克代乳食物,现在能吃20克的婴儿,大便次数肯定要增多。只要婴儿精神好,体重增加也正常,就可以继续喂牛奶和代乳食物,不会有问题。

代乳食物稍有增加后,有的婴儿大便就会发生改变,但也有的婴儿大便始终保持不变。大便不好的婴儿一般被认为是"胃肠弱",因而常常要减少奶量,断奶也常从头开始。这样的婴儿体重从开始断奶后往往会减轻。这不是代乳食物有什么过错,而是因大便发生变化而减少吃奶量后,婴儿经常处于饥饿状态,所以变瘦了。这种情况时,母亲如能得到医生指导将断奶继续下去,结果会很好,否则,给婴儿又是喂药又是停食,反而会使大便更稀。母亲应最了解婴儿平时的健康状况。如果婴儿和平时一样气色好、不发热、想吃东西,就不用担心有病。只要在烹制食物过程中严格消毒,婴儿就不会发生消化不良。胡萝卜、菠菜等作为代乳食物喂给婴儿后,因婴儿还不能完全消化,有时可能会以原来的形状或颜色随着大便一起排出来。每个婴儿都会如此,并不是消化不良。如果说代乳食物会引起消化不良,可能在烹制食物的过程中,母亲的手没有洗净,或器具消毒不完全,带进了病原菌。当婴儿出现发热、气色不好、喝牛奶不如从前、大便次数明显增多的症状时,必须尽早请医生诊治。

刚开始断奶时,大便变稀、颜色难看等往往都要归咎于代乳食物,其实婴儿得了感冒也会引起大便变稀。当婴儿出现流鼻涕、咳嗽等症状时,父母应该很清楚这是得了感冒。因感冒接受医生治疗的婴儿,除了照样喝牛奶外,还想吃其他食物,就说明婴儿的感冒不是很严重。此外,黄油过多也有可能引起大便变稀。

　　在这个时期,胸部有痰鸣音的积痰婴儿,断奶的时间可能会延迟。本来婴儿很正常,只是由于咳嗽被医生诊断为"支气管炎"或"小儿哮喘",然后给开一些药,让母亲每天喂 3 次。婴儿不爱吃就硬往其嘴里塞,使婴儿对勺产生了恐惧感。于是用勺喂代乳食物时婴儿会感到害怕,使断奶不能按期进行,而母亲则一直以为断奶失败是由于婴儿有病。事实上,积痰的婴儿胃肠功能出人意料得好,很少有腹泻。因此,即便咳嗽也不必在意,尽管坚持断奶就是了,肯定会成功的。

　　断奶最重要的是婴儿是否快乐。婴儿真正能体验吃代乳食物的快乐是从他会坐以后。躺着吃东西总不如直起身坐着吃舒服。因此,在给婴儿吃代乳食物时,要使其上身保持直立姿势。

　　开始喂食物时必须抱着婴儿,形成强制性的姿势。如果婴儿用东西支撑可以坐稳,还是让他自己坐着吃更好一些。如果婴儿能坐稳带饭桌的椅子,就应尽早利用。有的婴儿坐不稳,无法安静地进食。对这样的婴儿不要操之过急,在他能坐稳之前尽量少喂一些。

195.从什么时候开始给婴儿点心吃?

　　多数婴儿过了 5 个月后,就开始想吃母乳或牛奶以外的食物,如果母亲把饼干放进婴儿的嘴里,婴儿会非常高兴。而母亲见婴儿喜欢吃,自己也会感到很开心,这是极其自然的母爱的流露。在断奶的同时很多婴儿就开始吃点心了,这是因为在这个时期,婴儿想吃母乳或牛奶以外食物的愿望增强了。不要教条地以为婴儿能吃几勺米粥以后才能给他饼干吃。很多人是在婴儿吃米粥之前还在学用勺的时候,就试着喂一小块饼干,看到婴儿吃得很香,才开始给他米粥喝。无论是威化饼干还是小圆松饼,都不应喂得过多,以免打乱断奶计划。吃点心的时间不必过于严格,比如奶奶带着圆松饼来看宝宝时,应当着奶奶的面给婴儿吃一小块儿,从而给婴儿留下奶奶给自己带来快乐的美好印象。婴儿不太爱吃粥,而愿意吃饼干或松软的点心时,应先喂米粥,然后再给点心吃。

　　用普通饮食断奶的婴儿,第 1 次吃到鱼时非常高兴,吃起来没够,这时母亲应注意不要喂得过多，要适可而止，不够的部分用威化饼干或小圆松饼补充。一般来讲，婴儿是不喜欢吃威化饼干的，因为它粘在上颌上很不舒服。不爱吃甜食的婴儿喜欢吃松软的带咸味的点心，而不喜欢小圆松饼这样的甜食。大人喝啤酒时常吃的小块年糕比较硬，不太适合婴儿，而比小圆

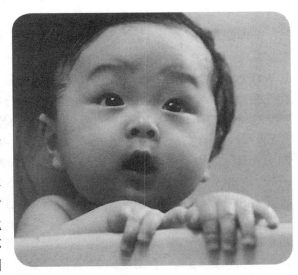

松饼稍硬一些的钙质饼干常被用来喂婴儿。不过，对 5 个月或 6 个月的婴儿来说，吃饼干还稍微有些早，最好还是喂蛋糕。

　　给婴儿吃巧克力、奶糖及饴糖也为时过早。布丁如果是自己家做的，使用的材料放心的话也可以喂。不过，给从未吃过鸡蛋的婴儿喂布丁时一定要留心。有的婴儿吃完布丁 2 小时以后，脸上及胸部会起荨麻疹。因此第 1 次喂布丁时，只喂 2~3 勺，这样即使出荨麻疹也会很轻。吃布丁后起荨麻疹的婴儿，吃鸡蛋（鸡蛋羹、鸡蛋汤）时也应注意。但只要不出现呼吸困难，荨麻疹是可以自然痊愈的。

　　这个时期婴儿还没有长出牙，即使吃了含糖的食物也不会长龋齿。可是婴儿一旦喜欢上甜食，出牙后就不好控制了。因此，应尽量喂一些不太甜的点心。

　　排便训练 参阅"170. 进行排便训练还为时尚早"。

196.锻炼婴儿

　　5～6个月是婴儿的认知能力进一步提高的时期。婴儿对外面的世界表现出越来越浓的兴趣,感受到的人生快乐也随之增加。应紧紧抓住婴儿感兴趣的一切事物,借机对婴儿的身体进行锻炼。

　　这个时期,婴儿靠支撑,能自己坐起来,因此应尽量用儿童车推着婴儿到户外(交通安全,道路平坦的地方)活动。在温暖的季节,这个月龄的婴儿每天最好有 3 个小时在户外度过。如果是夏天,可以选择没有蚊子的阴凉地方让婴儿睡午觉。即使是冬天,也不要让婴儿整天待在屋里。天气特别寒冷时,用棉斗篷包好,每天背着婴儿到室外活动一会儿。到了室外,母亲应尽可能多与婴儿说话,这样,婴儿就会记住许多事物的名称；如果母亲什么也不说,婴儿就难以学会说话。当有小狗跑过来,母亲可以说:"看,汪汪来了!"看到美丽的鲜花,就说:"好漂亮的鲜花啊!"这不仅是教婴儿记住事物的名称,也是在培养婴儿对新事物的敏感性。

　　5 个月开始,婴儿就进入了断奶期。但不能因此就将婴儿所有的生活都纳入断奶中。对婴儿来说,人生的乐趣并不仅仅在于饮食。有的母亲将烹制代乳食物作为人生的一大乐趣,可是,这种乐趣只属于母亲自己,婴儿却被撂在了一边。

　　我不赞成用筛网或研钵去做麻烦的代乳食物,应省下这些时间用在婴儿的身体锻炼上。因为婴儿的身体已能自由地活动了,应鼓励他积极主动地去运动。不能因婴儿老实就让他整天待在自己的小床上。应让婴儿在地板上多爬一爬,在他前方放上 1 个玩具逗引,使他在玩的过程中做一些抬头、撑臂、伸手等运动练习。

　　给婴儿换尿布时,如室温在 20℃以上,可把婴儿衣服全脱掉,进行全身的空气浴。还可给婴儿做婴儿体操(见 210. 婴儿体操)。

　　不仅要锻炼婴儿的身体,还必须锻炼婴儿的精神。为了不使婴儿养成对母亲的依赖性,在醒着的时候,不要总哄逗他玩,要锻炼他独自一人玩耍的能力。给婴儿创造一个自己的小天地,放上一些没有危险的玩具

（聚乙烯材料制成的环形或球形哗楞棒），让他自己随便玩。

要注意婴儿穿衣不要过多，还应经常入浴。泡澡和擦洗身体能锻炼皮肤。不过，这个月龄的婴儿还不能用干布擦身体。

环　境

197.防止事故

婴儿的腿脚比以前更有力，经常能翻过半个身子，因此从床上掉下来的事故越来越多。详细内容请阅读上个月内容中的有关部分（见171.防止事故）。

床边的栏杆上不能系绳子，婴儿翻身或掉地上时容易缠在脖子上引起窒息，这样的事故常有发生。为防止发生意外，被罩上如有漏洞要马上拆下来补好，如果已经不结实了就立即扔掉。

已经能翻身的婴儿趴着时，手臂要往前伸，如果手能够得到的地方有掉落的东西，就会抓起来放到自己的嘴里。这种事情在家长抽烟的家庭尤为多见。烟灰缸本来放在茶几上，不知怎么就给婴儿够到了，并将烟头吃进肚里。不过这不会导致婴儿死亡的。一根卷烟中含有15~20毫克的尼古丁，一次如果不吃下40毫克的尼古丁，就不会引起死亡。因此，婴儿虽然将抽剩的烟头咽进了肚里，但不会有生命危险。不过，烟中所含的2~5毫克尼古丁会引起婴儿恶心呕吐，必须马上到医院洗胃。

把婴儿放到床上时，不管是睡觉还是醒着，周围都要整理干净，凡是有吞咽危险的物品必须从婴儿身边拿走。烟灰缸、香烟、火柴、别针、缝衣针、刮脸刀片、安眠药等是绝对不能放在婴儿身边的。有些无意间掉落到床上的东西，如纽扣、玻璃碴儿及硬币等也需格外注意。有时婴儿把圆纽扣吞进胃里后，因不会喊痛，大人无法察觉，直到1~7天后自然地随大便排出才知道。

当婴儿喝下洗涤剂或黏合剂之类的东西后，在看医生之前应首先与厂商进行联络,确定哪些是危险的,哪些是无害的,因为厂商对这些比较了解。看医生时,不要忘记带上装过这些溶剂的器皿。

此外,热水壶也会经常烫伤婴儿,千万不能放在婴儿身旁。曾有过这样的事例,由于大人碰翻放在炉子上的热水壶,导致婴儿严重烫伤。

夏天婴儿睡觉时点着蚊香也非常危险。冬天在被窝里用电脚炉给婴儿取暖时,应放置在离婴儿脚 30 厘米以外的地方。

婴儿坐在带饭桌的椅子上吃食物时,切忌把盛有热汤的容器放在婴儿的饭桌上。应先将热汤放在别的地方晾凉,然后再放到饭桌上。

要注意选择婴儿的玩具,凡是带尖的、有角的、易坏的玩具都很危险。木制或土制的玩具虽不会使婴儿受伤,但玩具的涂料中有时含有铅,婴儿舔进嘴里易引起铅中毒,从而导致贫血。

198. 玩具

从下面用绳子拉动天花板上挂着的玩具,使其发出声响,这种单调的玩具婴儿已经玩腻了。这个时期婴儿最喜欢的玩具是带音乐盒的哗楞棒。有的爱动的婴儿会把哗楞棒掷到地上摔坏。

让婴儿趴在床上,把娃娃、熊或小狗等布玩具放在他前面时,他会伸手去抓。尤其是带响的不倒翁和一按就发出哭声的娃娃,婴儿更是喜欢。将扶车作为婴儿的玩具是不妥当的。从这个时期开始使用扶车的家庭很多。实际上,这个月的婴儿学走路还为时过早。即使用扶车,也达不到学步的目的,反而易引起事故,还是不买为好。

爷爷将带遥控的移动玩具作为礼物送给宝宝。但最好等婴儿再长大一点后给他玩。玩具不是用来观赏的,而是要婴儿自己动手玩的。最不好的做法是,为得到片刻的安静,让什么也不懂的婴儿看电视。

199. 婴儿旅行

随着出门旅行的人越来越多,5～6 个月大的婴儿旅行的机会也逐渐增多。这样,婴儿就要经常乘坐飞机、汽车等交通工具。

母乳充足的情况下,旅行不会有什么问题。可是,喝牛奶的婴儿就要随身携带奶瓶和热水瓶等喂奶用具。有的飞机上提供开水,可以用来冲奶粉。汽车有时也能在可以提供开水的站停下来。不过,有了能冲奶粉的热水以后,还要想到奶瓶使用后有时不能马上冲洗的情况。所以,最好准备两个以上奶瓶。每次用过后要用开水把奶瓶冲洗干净并充分晾干。每次冲奶粉之前,要量好1次的用奶量,然后放入奶瓶中。已经开始吃代乳食物的婴儿旅行时,最好用成品的婴儿食品,这样比较简单。还没开始吃代乳食物的婴儿在出门前应先做一下食物测试。在家里用普通饮食断奶的婴儿,为安全起见,不要轻易买站台上出售的蔬菜沙拉。

旅行途中经过的地方,气候有时可能不太适合婴儿,所以应准备些可适应冷暖的衣物。比如到北方旅行时,即使是夏天也要带一件毛衣。

夏天出去旅行时,为不使尿布套湿透,要经常换尿布,所以出门前应多准备些尿布。用纸尿裤更方便些。不过,不要以为纸尿裤能吸尿,每天只换3次尿布也没问题。要知道那样有时会使婴儿的臀部出现溃烂。

冬天带婴儿旅行时,要用大衣或棉被将婴儿包好,背着婴儿出去,这样既安全又温暖。旅行时不要忘记带上婴儿的玩具。

6个月的婴儿有可能感染上各种传染病,这时就体现出预防接种的好处了。接种过百日咳、白喉、破伤风疫苗以及 BCG 的婴儿,只要在旅行途中不靠近咳嗽的幼儿(也许是麻疹),就不会有什么危险。但是,从来没有做过预防接种的婴儿,不仅可能从其他小孩那里感染上百日咳,还有从成人肺结核患者那里感染上结核的危险。因此,带完全没有进行过预防接种的婴儿出门旅行时,无论如何不要坐在咳嗽的人(无论是大人还是小孩)的旁边。

如果没有爱丢东西的毛病,旅行时最好带上健康保险证和母婴手册,婴儿万一得了病,会很有用处的。这个月龄的婴儿一般不会在旅行途中出现高热,因此没有必要特意准备药。只是在盛夏季节外出旅行时,由于抱着的时间过长,有时可能会引发暑热症。

兄弟姐妹 参阅"174. 兄弟姐妹"。

200.春夏秋冬

5~6个月这个期间,大多数婴儿都要开始断奶。这时,有的喜欢烹调的母亲看到育儿杂志上刊登的代乳食物,就跃跃欲试,想亲自试一试。于是,将婴儿一人放在有栏杆的床上,自己则一头钻进厨房。如果是在冬天大雪寒风的地方,由于无法到外面活动,这样做还可以。可在其他季节里,绝对不可忽视带婴儿到室外进行空气浴。

在炎热的季节里,制作代乳食物应注意过程中的清洁卫生。米粥、面包粥及麦片粥都是经过热处理的,所以只要将盛放这些食物的容器和勺子进行严格消毒就可以了。主要是在使用筛网和研钵等做"辅食"时,要特别注意消毒。为确保安全,最好在6~9月份,停止使用这些器具。

在热天进行断奶时,少食型的婴儿容易出问题。多食型的、什么都能吃的婴儿,即使在8月份,食欲也不会有什么改变。而少食型的婴儿刚到7月份就开始食欲减退。原来还能勉强喝下180毫升牛奶,现在连

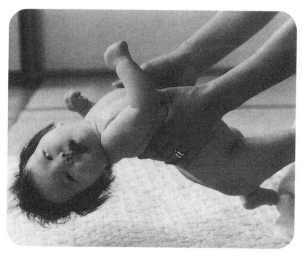

150毫升也吃不完。少食型的婴儿在盛夏季节开始断奶时,往往不会像想象的那样能吃下。想按断奶食谱的要求每天加一定的量,但往往不能实现。遇到这种情况时不要着急。因为,即使婴儿不从5个月开始吃代乳食物也不会导致营养失调。如果婴儿怎么

也不肯吃,不妨等到天气转凉以后再开始。

相对来说,少食型的婴儿比较喜欢吃带点咸味的东西。虽然喝 150
毫升奶很费劲,但给菜汤他却很喜欢喝。可以将煮鸡蛋的蛋黄溶在菜汤
里,或用整个鸡蛋做成蒸鸡蛋羹。婴儿不肯吃米粥或面包粥也罢,只要他
喜欢吃乳品以外的其他食物就可以。在盛夏,喜欢吃冰激凌的婴儿较多。
吃冰激凌不仅可以练习用勺,冰激凌中的脱脂奶粉和淀粉混合原料也很
不错。要慢慢加量,一次吃到 20 克(纸杯的 1/3 量)也没关系。

夏天进行海水浴是一些年轻夫妇每年例行的活动,但对 5~6 个月的
婴儿来讲,还是不进入海水中为好。确实有人教会了 4 个月的婴儿在海
水中游泳,但并不能据此说海水浴对所有的婴儿都有好处。有的婴儿受
到日晒后易出现皮炎、发热等症状。更可怕的是,在拥挤的海水浴场,婴
儿甚至有被踩死的危险。因此,如果想带婴儿去海边玩,最好是在早晨或
晚上比较凉爽的时候,在人不多的海滩上抱着婴儿散步。

5~6 个月的婴儿,仍然有得暑热症的可能。因此,在 7~8 月份炎热
的季节应尽量带婴儿到户外凉爽的地方(见 177. 暑热症)。

在冬季,要十分注意婴儿与取暖设施的"危险关系"。当煤气炉放在
婴儿的手能够到的地方时,煤气管就有被婴儿用手拔掉的危险。因此,当
婴儿经常在床上睡觉时,煤气管应设置在婴儿的手够不到的地方,即婴儿
醒了以后翻身也不会有危险的地方。绝对不要在睡觉的婴儿身边放置煤
油炉。如果婴儿睡醒后用脚踢到煤油炉,坐在煤油炉上的热水壶里的水
就会洒出来烫伤婴儿。此外,不要使用产生一氧化碳过多的煤球。

婴儿发生冻伤的情况因人而异。有的婴儿较容易冻伤,有的婴儿则
不然。在气温达到 10℃ 以下时,婴儿外出要穿袜子。但袜子口不可过
紧,脚部的血液循环受阻易引起冻伤。从室外回来后,如发现婴儿的脚趾
很凉,就要进行脚部的护理,方法是朝着心脏方向慢慢按摩。

异常情况

201.消化不良

这个时期所说的消化不良,是婴儿"腹泻"的别称。母乳喂养的婴儿,平时大便总是不成形,多少混有一些小颗粒或黏液。对此,做母亲的已习以为常,认为母乳喂养的婴儿大便就该如此。而喝牛奶的婴儿大便一般都很硬,而且成块。当突然出现水样便时,就会立即想到腹泻,惊慌地带婴儿去看医生。"消化不良"就是这时给出的病名。可是,婴儿的腹泻并不一定都是病,况且5~6个月的婴儿几乎没有恶性病,多数情况都是小题大做,使婴儿遭受不必要的痛苦。

这个期间的婴儿腹泻大致可分为两种:一是由细菌、病毒引起的腹泻;二是由饮食(吃多了和没吃饱)引起的腹泻。过去,大多数婴儿的腹泻都是由细菌引起的。由于制作代乳食物时消毒不彻底,痢疾杆菌及类似于痢疾杆菌的细菌、病原性大肠杆菌等侵入婴儿体内造成腹泻。在那个年代,还没有对这些细菌有特效的抗生素,因此,腹泻是一种很可怕的疾病。可是现在,由于有了各种各样的抗生素,细菌性腹泻已经能治愈了。虽然也有病毒性的腹泻,但幸运的是,5~6个月的婴儿即使得上也不会持续很长时间。这样的腹泻,不用抗病毒药也能自然痊愈。

细菌及病毒引起的腹泻能引起婴儿的全身感染,因此,会出现发热、精神不佳、不想喝奶、吐奶等全身症状。与细菌及病毒引起的腹泻相比,由饮食过量引起的腹泻则只是大便的形状与以前有所不同而已,除此之外,婴儿既没有发热,又无气色改变,同以前一样爱吃东西。

由上可知,不看婴儿的整体情况,只凭大便形状的变化,就断定婴儿消化不良或胃肠弱,给婴儿停喂食物,是一种错误的做法。婴儿是否有问题,应主要看精神和饮食状况。这方面母亲应最了解婴儿。当母亲看到婴儿大便变稀时,首先要确认自己给婴儿吃的牛奶及代乳食物有没有卫生问题,如果没有问题,就要查看一下婴儿的状态。若婴儿同以前一样精神,爱活动,爱吃东西,就没有必要担心。

平时一直喂 10 克土豆泥,而昨天因婴儿特别想吃就喂了 30 克,那么这可能就是腹泻的原因。今天就不要再喂 30 克而应只喂 10 克。如果在给婴儿喂了他从没吃过的胡萝卜、西红柿以后,第 2 天发现大便里混有胡萝卜或西红柿,且水分较多,说明腹泻的原因就是胡萝卜或西红柿。今天就暂时不要喂了。改天再喂,并减少一半的量。

过量饮食会引起腹泻,这是众所周知的。然而,饮食不足也会引起腹泻,这却是一般人所不知的。起初,往往将饮食过量引起的大便变稀当作消化不良,进行药物治疗,同时,把婴儿一直吃的米粥、面包粥等代乳食物全部停喂,改成只喂母乳或牛奶,可是大便还是不能成形。以前称此为"饥饿性腹泻",现在称为慢性非特异性腹泻。对此不必担心,只要再重新开始喂代乳食物就会恢复。不过,喂稀牛奶或米汤是不会起作用的,因为不摄入脂肪,肠就无法恢复正常功能。

婴儿因营养不足而不停哭闹、体重也相应减轻,在这种情况下还要接受所谓的"营养补充",注射什么葡萄糖。这对婴儿来讲简直是一场灾难。大多数称"断奶失败了"的母亲都是为这种"饥饿性腹泻"所困。因此,当因为婴儿大便次数增多而停止喂代乳食物后,腹泻仍不见好转,这时就应想到给婴儿喂些米粥、面包粥等以前吃过的代乳食物。

当住处附近流行痢疾,或家里有人出现腹泻(两者都是夏天多发)时,给人工喂养的婴儿调配牛奶时要注意彻底消毒。如果周围有人得了痢疾,母亲及婴儿也出现腹泻并无精打采时,就要考虑是痢疾。

发热 详细内容请参阅"176. 出现发热时"。

便秘 详细内容请参阅"179. 便秘"。

突然疼痛哭叫 一直玩得很好的婴儿,突然大哭起来,尽管不发热,但好像什么地方特别痛的样子。这时要考虑肠套叠的可能性(见 180. 婴儿突然哭叫时、181. 肠套叠)。

持续高热 连续 3 天体温在 38℃以上时,应首先想到幼儿急疹(见

226. 幼儿急疹）的可能性,如果是在盛夏,就要考虑暑热症(见 177. 暑热症)。尿浑浊,且发现有细菌时,可能是大肠杆菌侵入膀胱或肾盂引起的尿路感染。接种过 BCG 的婴儿不用担心患结核病。

202. 经常咳嗽

在梅雨季节之前或开始刮台风的 9 月份,一向不怎么咳嗽的婴儿,有时在夜里睡觉或早上醒来时要咳嗽一阵儿。夜里咳嗽时,会把晚上喝进的奶也一起吐出来。父母看到后非常害怕,急忙给婴儿量体温,结果根本没有热,状态同以前一样。可是,父母还是对咳嗽有些不放心,于是就去看医生。医生往往做出婴儿气管不好,或"喘息性支气管炎"的诊断。此时,若将手放在婴儿后背上,能感觉到胸内部好像有风箱一样,并可听到呼噜呼噜的积痰声和"咝、咝"的喘息声。

当然,也有从生后 1 个月这些症状就反复"发作",并带着这个毛病进入 5 个月龄的婴儿。正如"157. 积痰"中介绍的那样,最好不要将婴儿的这种症状视为很严重的病,而进行过分的治疗(如注射改善体质的药)。婴儿虽然咳嗽,但如果情绪很好,爱笑,爱吃奶,不发热,就不要以为是什么大病。健康婴儿得肺炎时是要发热的。有人说,这样的婴儿如果不及时进行治疗,长大后会变为哮喘。不要被这种说法吓唬住。实际情况恰恰相反,只靠医生治病而不进行锻炼,才真的会使婴儿成为哮喘病人。

并不是说婴儿开始咳嗽时不能去看医生,而是被医生诊断为"喘息性支气管炎"或"小儿哮喘"以后,母亲应该沉着冷静。应当知道,这种病并不是只靠医生就能治好,必须靠父母不懈地对婴儿进行锻炼才能彻底治好。不能认为只有靠药物才能把痰去掉。

咳嗽严重时洗澡会增加痰量,可这只是在婴儿刚刚开始咳嗽的那天才如此。如果咳嗽已持续 1 周,洗澡就不会有太大的影响。婴儿实在脏得不行,不得不洗澡时,最好选在下午 3 点左右而不是晚上。洗澡出来穿衣服时,应避免让婴儿突然受凉。洗澡次数应适当加以控制,可是婴儿的锻炼却不能减少。如果不是特别寒冷的天气,应尽可能多带婴儿到外面进行空气浴。在外面的空气中锻炼婴儿的皮肤和气管黏膜,是减少痰分泌的最好方法。如果婴儿穿着很厚的衣服,整天关在有暖气的房间里不出去活动,咳嗽就总也好不了。

　　婴儿有时也会因对特定的物质过敏而产生积痰。回想一下,在婴儿开始咳嗽之前,有没有过什么不同寻常的事情。例如,拿出长时间放在壁橱里的床单来用,第 2 天婴儿就出现了积痰。这种情况就是由壁橱里常有的灰尘(含扁虱粪)引起了积痰。为了防止婴儿从床上掉下来摔坏,有的家庭在地上铺了地毯,这些毯子可能会影响婴儿导致积痰。如果把地毯换成木地板,有的婴儿就不再咳嗽了。此外,防止咳嗽的办法还有,将家里一直使用的棉毯或毛毯换成化纤毯,或将荞麦皮的枕头换掉,改用其他材料的枕头等。如果这些做法还是不能改变婴儿的咳嗽,就说明咳嗽不是这些东西引起的,继续使用也无妨。

　　有积痰婴儿的家庭不要养宠物。因为狗、猫及小鸟等动物的皮毛容易对婴儿产生刺激。父亲吸烟时冒出的烟对婴儿也是一种刺激,据统计,父亲吸烟的家庭,婴儿患呼吸系统疾病的概率要高于不吸烟的家庭。平时打扫房间时最好用吸尘器,不要用笤帚。暖风扇形成的气流易使灰尘到处飞扬,还是使用电壁炉比较好。可是,即使不特别注意,多数婴儿长大以后也会自然好起来的。这个时期胸部发出的喘息声只是一时性的。

　　不要将容易积痰的婴儿视为虚弱的孩子,像对待易损物品一样细心照顾。应像对待健康的婴儿一样来对待他们,因为他们只是痰的分泌量稍多而已。父母结婚 10 年后才生的孩子,或在生了 3 个女孩后才有的男孩,由于家人的过分保护,反倒易患哮喘。

　　必须记住,能去掉积痰的不是医生,而是婴儿的父母。

203.夜啼

　　到了 5 个月后才开始出现夜啼的婴儿并不少见。父母刚想睡觉,婴儿就开始哭,抱起来摇一会儿或喂点牛奶后好不容易哄睡着,2 个小时后又开始哭。像这样一夜之间至少要哭二三次的婴儿是很多的。母亲不能睡觉还不会有太大反应,可第二天要工作的父亲就有些忍受不住,甚至命令母亲第二天带婴儿去医院开药。第二天,母亲向医生说明情况后开了些睡眠的药回来,在睡觉前让婴儿服下去。可是,普通的剂量对这样的婴儿是没有效果的。

实际上,因肚子饿而夜啼的婴儿是很少的。易饿的婴儿在睡觉之前只要多喂些奶,夜里就不会哭。有些已经习惯了半夜必须喝1次奶的婴儿,如果到夜里不给奶喝就会哭闹,这样的婴儿只要保证夜里给奶喝也会没事。仅仅由于肚子饿是不会形成夜啼毛病的。有的婴儿是由于白天运动不足夜里才睡不好觉。只给婴儿吃些简单的代乳食物,将做代乳食物所用的时间省下来,用于带婴儿到户外透气、玩耍,夜啼有时就会好转。白天在户外活动少于3个小时的婴儿,运动量是不够的。也有的婴儿夜啼是由于白天睡觉时间安排不当造成的。这些婴儿因夜里哭闹,所以早晨起不来,一直要睡到10点多。然后下午2~3点睡一觉,晚上7~9点还要睡一觉。对这样的婴儿,要让他逐渐习惯早醒,并将下午的睡觉时间相应提前,傍晚6点以后就尽量不要让他睡觉了。改变白天睡觉时间时,可带婴儿到室外看看他感兴趣的东西,或在屋里玩娃娃等。

在这个月龄里,几乎没有因寄生虫而不能安睡的情况。如果怀疑婴儿有蛲虫,应查一下有没有蛲虫卵(见551.蛲虫)。

如果排除了上述这些原因后婴儿的夜啼仍不见好,那就可以认为是"真性夜啼",这种顽固的夜啼原因尚未明确。如果与在医院打完针后夜里开始哭闹等现象联系起来考虑,婴儿的夜啼很可能是受到噩梦惊吓而引起的。婴儿大概看到了伴随着可怕声音的令人害怕的画面,可又不能对人说出这种遭遇,因此感到万分恐惧。神经敏感的婴儿多会遭受这样的苦难。但是,"真性夜啼"也只是持续一段时间。也许夜啼的婴儿有的将来会成为易做梦的人,可大部分婴儿的夜啼都是只持续1~2个月,然后像忘了一样不知什么时候就自然消失了。可能是不同时期神经的感受性有波动的缘故吧。也有夜啼的婴儿,采取服中药、喂豆奶等各种方法后仍不见好转。即使这样也不能绝望,要相信会好起来。曾发生过母亲因婴儿夜啼而自杀的事件,也有过粗暴地摇晃婴儿、掐婴儿等的虐待事件。婴儿的夜啼早晚会好的,发生这类事情实在太遗憾了。

　　婴儿躺在母亲的怀里吃奶时,往往很容易安心睡着。因此,即使是在断奶期,对夜啼的婴儿也可以用喂母乳的办法进行"治疗"。母爱能使幼小的心灵得到安慰,如果以"5 个月的婴儿吃母乳会造成营养不良"为理由拒绝婴儿的"求爱"是一种非常愚蠢的做法。

　　婴儿的感冒　参阅"184. 婴儿的感冒"。

204.冻伤

　　严重的冻伤在家里是无法治好的。一般的冻伤都有前兆,只要稍加注意和护理,就不会发展到严重的程度,很快就能治愈。

　　婴儿的冻伤情况各有不同。有的婴儿从晚秋时节开始,一遇到强冷的风,手指和脚趾等处就变得红肿发胀。如不及时处置,到冬天就会发展成严重的冻伤。因此,只要稍微看出冻伤的迹象,就应马上进行按摩以促进局部的血液循环。按摩时,从手指处向心脏方向用手掌进行搓揉。为便于揉搓可使用手霜。在 10℃以下的天气带婴儿到室外时,要给他带上手套、穿上袜子。手套和袜子不能有湿气或污垢。袜子一般会经常洗,但手套比较容易疏忽。另外,还要注意手套和袜子的口处不能太紧。

　　入浴对冻伤的预防和治疗都是非常好的。如果发现婴儿有冻伤,就应每天给他洗澡。每次洗完澡后,用毛巾将手脚擦净,不能留有水分。用于冻伤的药虽然有很多,但对冻伤确实有特效的却没有。油质的手霜如果适于婴儿的皮肤,可以用。但不能抹上就算完事,要按上面讲过的按摩要领进行按摩,使其慢慢被皮肤吸收。也有口服的冻伤药,可没听说过特别有效的。

　　在婴儿醒着活动的时候,房间的温度要保持在 10℃以上。平时要经常带婴儿到外面透气,锻炼婴儿的皮肤,这样可以防止冻伤的发生。

205.夏季头疮

　　每年夏季即将结束的时候,医院的小儿科就会有很多婴儿因头上长脓疮前来就诊。前一代人把这个病戏称为"痱子的师傅"或"夏天武士"。有些婴儿的脓疮是从哥哥或姐姐身上传染来的(见 608. 传染性脓疱疹),而独生的婴儿可能是由于挠破了痱子后引起化脓菌感染造成的。形成的脓疮多少差别很大,有的婴儿只长出三四个,而严重的则满头都是,密密麻麻的,到了这种程度婴儿可能就会出现 38℃ 左右的发热症状。化脓的脓疮,稍微碰一下就很痛。睡觉的婴儿每次翻身时如果碰到脓疮,就会被痛醒,然后哭个不止。为不使其发展到这个程度,在开始起痱子时,要经常给婴儿剪指甲、勤换枕巾以保持清洁。另外,如发现有脓疮生成,哪怕只有 1 个,也要尽早进行治疗。早期的治疗,青霉素是非常有效的。

　　一般在就诊时会遇到究竟应去外科还是去儿科的问题。如果脓疮有一部分已经化脓,且已变软,就必须去外科将其切开。脓疮痊愈以后,婴儿耳后、头后部仍然会留有二三个淋巴结肿块,这些肿块极少化脓。如果摸着不痛,就不要去管它,自己会慢慢变小的。这种病属于化脓菌感染,应注意不要传染给其他的婴儿。

206.6个月内婴儿的麻疹

　　5 个月的婴儿,因体内还留有从母亲身上获得的免疫力,即使出麻疹也会很轻。6 个月内婴儿的麻疹,几乎都是从患麻疹的哥哥或姐姐身上传染而来的,偶尔也有在亲戚家的小孩来家里玩时被传染上的。当时,亲戚只是说小孩得了感冒,可回家 2~3 天后便告知是麻疹,这时婴儿已经被传染上了。

　　麻疹从感染到发病一般有 10 或 11 天的潜伏期。免疫力稍强一些的婴儿,潜伏期可能还会延长,有时到第 20 天才开始出疹。一般在疹子出来之前,会有打喷嚏、咳嗽或出眼眵等症状。可 5 个月的婴儿患麻疹时没有这些症状,只是出现 1 天稍高于 37℃ 的低热,然后在脸上、胸部、后背等处,零星地出一些像蚊子咬的红疹子,麻疹就算过去了。

　　婴儿的哥哥姐姐患上麻疹时,不要以为婴儿如果得上麻疹也会有与他们相同的症状。婴儿的疹子如果是淡红的且数量很少,只有每天脱光衣服仔细观察才不会被疏忽。如果母亲对麻疹的免疫力弱,那么婴儿从母体获得的免疫力消失得就快,婴儿得的麻疹也会稍重一些。发热要持续1天半,疹子也出得多一些。但也不过2天就消失,不会像大孩子那样出麻疹后留下茶褐色的斑痕,也不会因咳嗽受罪或留下肺炎后遗症。总的说,6个月之内的婴儿出的麻疹比一般人的麻疹症状要轻得多。而且在6个月之内得过麻疹的婴儿,因体内已具有对麻疹的免疫力,一生都不会再感染上麻疹,所以不必再用γ-球蛋白进行特意预防。γ-球蛋白的预防作用,只有在接触麻疹后6天之内注射才会有效。超过这个时间注射,只会给婴儿带来痛苦。

　　5个月的婴儿患上麻疹时,除了适当地控制洗澡、外出外,不需其他特殊护理,但应注意不要传染给其他婴儿。6个月以后的婴儿如果被传染上,相对来说症状会比较重。

207.耳垢湿软

　　在5个月之前仔细查看婴儿耳朵的母亲很少。到了5个月以后,婴儿的耳朵里面比较容易看清了,母亲才发现婴儿耳朵里的耳垢不是很干爽,而是呈米黄色并粘在耳朵上。如果母亲自身也是同样情况,就可能以为是遗传造成的而不会在意。可不知道有这种情况的母亲就会担心婴儿是否得了中耳炎。

　　婴儿患中耳炎时,耳道口处会因流出的分泌物而湿润。但两侧耳朵同时流出分泌物的情况却很少见。并且,流出分泌物之前婴儿多少会有一点儿发热,出现夜里痛得不能入睡等现象。天生的耳垢湿软一般不会只发生在一侧。

　　耳垢湿软大概是因为耳孔内的脂肪腺分泌异常,不是病。一般来说,肌肤白嫩的婴儿比较多见。耳垢特别软时,有时会自己流出来,可用脱脂棉小心地擦干耳道口处。不可用带尖的东西去挖耳朵,使用不当会碰伤耳朵引起外耳炎。耳垢湿软的婴儿长大以后仍是如此,只是分泌的量会有所减少。此外,这样的婴儿并不见得长大后都会出现腋臭。

208.枕部扁平

为防止婴儿头后部扁平,有些人平时经常抱着婴儿,睡觉时也注意不让婴儿总朝向一侧。不过,即使这样做还是难免有婴儿变成扁平头。一般是右侧后部被压瘪,但像绝壁一样中间扁进去的婴儿也不少见。

枕部扁平一般从 3 个月左右开始显现出来,5 ~ 6 个月时最为明显。因此母亲大多是从这个时期开始担心起来。本来这个时期的男孩普遍都长出了头发,光头的很少,因此,头型好坏并不会带来太大的影响。可是,即使婴儿发育一切正常,那些细心的母亲也总是能找出点毛病来。其实,婴儿的头部形状不管是凸出还是凹陷,与大脑内部的功能是没有关系的。枕部扁平的婴儿 3 ~ 4 岁以后就不明显了,到了上小学的年龄就根本看不出来了。可是,当父亲是枕部扁平的头形时,婴儿长大以后也不会改变。100 名婴儿中大约有 3 ~ 4 人受这种遗传因素的影响。

很多人为了改变婴儿的枕部扁平,常常采取多抱的方法,可是这并不能解决问题。可以将婴儿睡觉的床调换一下方向试试。

突然大声哭闹 参阅"180. 婴儿突然哭叫时"。

集体保育

209.保育园的注意事项

到了半岁,婴儿的运动能力明显增强,尤其要注意防止坠落事件的发生。可经常让婴儿在地板上玩耍。因为他会把地板上的物品拾起放入口中,所以不要把小物件掉到地板上。如果发现婴儿衣服的纽扣松了,不要只想"等会儿重缝",应马上取下,放在高处。

在园内,婴儿把报纸撕破吃掉,回家大便时会被母亲发现。尽管这是这个月龄婴儿的家庭常见的事情,但把婴儿托放在保育园的母亲却不这么想,她们会认为自己的孩子没人照管,捡了什么东西吃也不知道,由此对保育园产生不信任。

婴儿到了5个月,大多数的保育园开始给他断奶,断奶之前需和母亲仔细商量一下(见185.保育园的注意事项),断奶方法请参照"190~194"的内容。如果家里基本做到用勺喂饭,在园内只需喂1次断奶饮食,在10点或11点左右给牛奶之前喂较好。双职工家庭,一般晚上饭菜滋味比较厚重,如果没有书上提供的断乳食品,最好是请保育园给喂。有着多年育儿经验的保育园一般都有其独特的断奶程序。开始3周一般供给断乳食谱那样的米粥,然后,从幼儿配食中选取适合婴儿的喂他。给单独断奶的婴儿做比较稀的粥太麻烦,所以一般都使用婴儿速溶米粉。

有的保育园,根本就不喂米粥,开始就喂面包粥、土豆泥粥或煮得很烂的面条。婴儿的断奶饮食,一般没有什么限制,保育园制作的断奶饮食,严格消毒最关键。制作断乳食品时减少工序,疏忽安全保育是不对的。在粥里忘记加盐不会生病,但如果伙食科的阿姨做饭前不洗手、配食间里苍蝇乱飞,饭菜的味道无论多么鲜美,婴儿也有生病的危险。

只要严格进行消毒,做断乳食品绝不是什么难事。外出工作的母亲,由于没有时间按照育儿杂志所介绍的方法去做断乳食品,所以总是觉得很复杂,把制作断乳食品想得很难。而保育园内的阿姨未婚女性居多,没有制作断乳食品的经验,所以也容易产生畏难情绪。

保育园如果有一套一直应用的断奶方法,尽可能不去改变它。如果是自己最熟悉的方法,遇到了特殊的婴儿时,阿姨就会马上知道。如果每年改变做法,婴儿的反应多种多样,很难发现规律,遇到特殊情况时反倒没有把握了。即使报纸和电视上宣传新的断乳食品,也不必动摇。因为断乳食品只是向普通饮食过渡时期的饮食,不是一生唯一的食物。营养价值或多或少不必太在意,只要婴儿喜欢吃就行。断乳食品对婴儿来说,应该给他们的生活带来新的乐趣。幼儿们到了吃零食的时间,得到点心会非常高兴,这时,最好也给已经醒了的婴儿一些小点心。那么,在家里发现婴儿便中带有红色东西时,如果知道今天喂了胡萝卜或者西红柿,母亲就不会吃惊。

园里开始喂断乳食品半个月左右,如果婴儿喜欢吃,一次就能吃20克(咖啡杯的1/6左右)。还要告诉母亲的是,在家里也要按照断乳食谱介绍的方法在副食中添加一些婴儿能吃的东西,这不仅能补充营养,也能增添家庭生活的乐趣。

园里开始喂断乳食品时,有些婴儿根本不愿意吃,这时不要勉强他。特别是在夏季,喝牛奶量也减少时,断奶可推迟1周或10天。仍然不吃时,还应试着推迟。其中有的婴儿不喜欢吃粥那样黏乎的东西,那么可以只喂副食,如蛋类食品、豆腐、土豆等。即使是断奶期,饮食也只是生活的一部分,不应忽略婴儿其他的生活内容。天气好时,尽量让婴儿接触户外空气,并坚持做婴儿体操。

小便间隔较长的婴儿,可以按规定时间坐便盆。定点小便的孩子逐渐会增多,特别是出汗较多的夏天,情况会更好。

婴儿会逐渐关心比自己大的孩子在周围玩的事情,看着幼儿组的孩子们唱歌、赛跑、玩游戏婴儿也会很高兴。如果在家里就不能体会到这种喜悦。过了5个月,婴儿就会记住自己周围人的面孔,认识的人如果不在身边就会寂寞,到了离园时间,其他孩子被母亲抱走就剩自己时,婴儿一定会不高兴。这时,不应该认为婴儿老实不懂事,就置之不理,应该在婴儿能看见的地方做事,给他一点安慰。阿姨应该一看见孩子就能说出他的名字,最好用在家里使用的小名来称呼他,必须在孩子还不会说话时就开始这样做。天热时,汽车、电车很拥挤,婴儿被母亲抱着去保育园,往往体温会升高,到了园内,要给他擦汗,尿布湿了要换,给他只穿一件内衣,让他凉凉爽爽、舒舒服服的。出汗太多的孩子也许会渴,所以还应给他点茶或凉开水喝。冬天,容易生冻疮的婴儿到了保育园,手脚冻得通红时,要给他按摩一下,如果手被雪或雨水弄湿了,容易生冻疮,所以要用干毛巾仔细给他擦一擦。

210.婴儿体操

5～6 个月的婴儿体操,与"4 个月到 5 个月"提到的体操相同,但是各种运动的次数可稍微增加一些。练习站的运动时,如果婴儿的脚好像往前迈了,就应接着让他向前走二三步。婴儿体操的做法请参照婴儿体操图(第 222～229 页)。

6个月到7个月

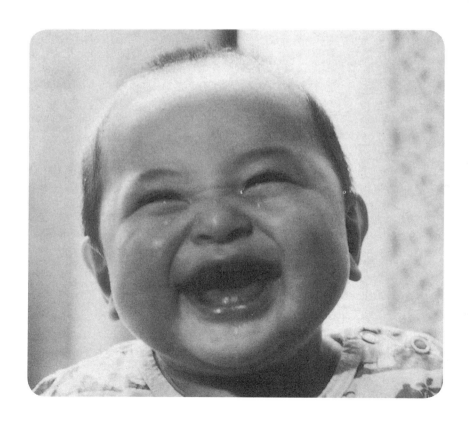

这个月的婴儿

211. 从6个月到7个月

　　婴儿这时已作为一名家庭成员进入家庭生活,给以婴儿为中心的家庭带来许多的欢乐。婴儿已不再像以前那样爱睡觉,醒来玩耍的时间逐渐多起来。母亲对婴儿笑,婴儿就会露出高兴的表情。母亲要是突然从婴儿身边离开,婴儿就会哭。如果和婴儿说话或叫他的名字,他会把脸转向声音的方向。可见,婴儿与母亲在感情上的联系与日俱增。

　　应教会刚刚能感受到快乐的婴儿去体验更多的人生乐趣。如自由活动身体的快乐,吃到喜欢吃的东西时的快乐,与父母一起玩的快乐,散步的快乐等。婴儿醒来的时间比以前长了,因此有条件充分利用时间让婴儿学会更好地感受这些快乐。可是,有许多母亲不注重婴儿的快乐,而是让婴儿将人生作为一种义务予以接受。这些母亲自己也是从尽义务的角度出发,整天想着如何尽快给婴儿断奶。她们每天给婴儿测体重,断奶食谱不离手地看,以决定给婴儿吃什么、吃多少,想尽办法让婴儿吃下食谱上规定的量。这些母亲将大部分精力都用在了断乳食物的烹调上,除此之外什么都不考虑。婴儿如果能吃下自己做的食物,就感到高兴,如果吃不下,就会感到很悲伤。她们每天都要计算婴儿的营养量,却全然不顾婴儿每天能得到多少快乐。

　　断奶并非一定要按某种规定的方法去做。断奶的目的不是让婴儿按断奶食谱要求吃食物,而是使其在长齐牙并能够自由行走以后,可以和家人一起进餐。断奶并不是要停止喝奶,而是让婴儿逐渐习惯吃母乳、牛奶以外的米饭或面包等主食,也就是要使婴儿逐渐适应一般人的饮食生活。婴儿通常在1周岁以后牙齿才能完全长齐,并能够自由行走,在这之前只是练习的过程。断奶并不是因为过6个月的婴儿继续吃母乳或牛奶会有什么危害,而是因为婴儿自己过了6个月后产生了想吃母乳或牛奶以外食物的自然欲望。不能无视这种欲望而继续只喂母乳或牛奶(以前曾有过这种做法,结果导致婴儿贫血)。

婴儿对母乳或牛奶以外食物的自然欲求是各不相同的。不能因为断奶食谱上写着动物肝脏对婴儿好,就不管婴儿是否喜欢吃,硬要他吃下,这是错误的。应该给婴儿吃他喜欢吃的食物,让婴儿体会吃的快乐。

从6个月至7个月,婴儿的主要营养来源还是母乳或牛奶。不能急于给婴儿吃米粥,因为1瓶牛奶的营养价值远比1碗米粥的高。每天究竟应给婴儿喂1次米粥还是2次米粥,取决于这些做法是否能给婴儿带来快乐。吃1次米粥大约需要1个小时的婴儿,每天喂2次的话就会使户外活动的时间减少1个小时。如果是这样,还是喂1次比较好。每天应保持两个小时的户外活动时间。如果婴儿吃1次米粥要花1个小时,说明他不是特别喜欢吃。对这样的婴儿来说,与其强迫他吃1个小时不喜欢吃的东西,不如让他在这个时间里到外面自由地活动,给他真正的快乐。这样不仅使婴儿快活,还能锻炼他的身体。一般的婴儿虽在这个月还不太爱吃粥,但再等1个月就会变得喜欢吃,1碗粥只要20分钟就能吃完,因此没有必要在这个月强迫婴儿吃。

母亲不应按特定的食谱给婴儿做代乳食物,而是应根据自己宝宝的喜好,做出他喜欢吃的食物。这种随意的、尊重婴儿个性的做法,反而会使婴儿长得更好。各种各样代乳食物的做法请阅读"212. 断奶的方法"。

婴儿吃代乳食物的时间和次数因人而异,睡眠类型是决定因素之一。6~7个月的婴儿,一般上午和下午各睡一觉,每次睡1~2小时,有时傍晚还要再睡1~2小时。晚上入睡时间和以前相比一般也要延后。如果晚上10点半或11点喂最后1次奶,早上一直可睡到6点半至8点。有的婴儿可以一夜不醒,即使换尿布也毫无反应。而有的婴儿每当换尿布时就要惊醒。甚至有的婴儿醒来后要哭上5分钟左右才能再入睡,还有的婴儿醒来后不给喂奶就不能入睡。如果不叫醒睡着的婴儿起来吃奶,有的婴儿每天只能吃上3次奶。对这样的婴儿,每天如果给吃两次代乳食物,就必须再加两次奶才行。

罐装奶粉的包装上标明每次要给200毫升的奶,很多母亲都按这个量每天给婴儿喂 3 次或 4 次。这样做如果不出现什么问题还可以。可是,有的婴儿无论如何每次只能吃下 160 毫升。尽管这样的婴儿很正常,可对拘泥于定量喂奶的母亲来讲却放心不下,每次配奶时总会叹息,为什么我的孩子只能吃这么点儿奶。对这样的婴儿,母亲不但不该叹息,反而应引以为荣,因为这些婴儿能按照自己的生活方式选择吃奶量。

从这个时期开始,多数母亲就开始逐渐用鲜牛奶代替奶粉,这不仅仅是出于经济上的考虑,还因为婴儿喜欢吃鲜奶的清淡口味。将奶粉(含强化的铁成分)换成鲜奶后,不要忘记在代乳食物中加入蛋黄。

牛奶之外一般还要给婴儿喝白开水或茶水等,但多数婴儿只给果汁就足够了。在炎热的季节,婴儿出汗以后,或从外面做空气浴回来后,或在吃代乳食物中间及之后,都应给婴儿补充水分。婴儿中有的需要水分多一些,有的则不然。水分需求多的婴儿是因为体内有这种需要,父母不能以夜里尿多怕麻烦为理由,限制婴儿喝水。

大便的排泄在这个时期已经基本形成规律。有每天大便一两次的婴儿,也有两三次的婴儿,另外还有两天 1 次的便秘型婴儿。对每 3 天排 1 次大便的婴儿,有的母亲因等不及,每隔 1 天就要急着灌 1 次肠。

婴儿小便的次数每天一般在 10 次左右。如果是阴雨天,婴儿尿湿尿布的次数就会增多。小便次数少的婴儿大多可以估计到尿的时间,因此只要到时间给婴儿把尿就会成功。可是,小便次数多且时间不定的婴儿,无论怎样也配合不好。对这样的婴儿,如果母亲采取等的方式,让婴儿坐在便盆上直到便出为止,婴儿就会渐渐开始反抗。有的母亲非常忙,没有时间给婴儿按时间把尿,这并没有什么关系。只是在炎热季节,有必要勤给婴儿换尿布,以免臀部出现溃烂。6 个月以后,婴儿的运动能力更加发达,手也更加灵活,经常用手抓东西放入嘴里。因此,当把婴儿独自放在卧室里的床上时,不能在婴儿身边放置香烟及硬币之类的东西。

当奶瓶里的奶喝了一半儿多而变轻以后,有的婴儿能自己用手拿着奶瓶喝奶。多数婴儿这时还不会翻身,但一般都会坐了。穿衣服的多少会影响婴儿的坐立情况。因婴儿能坐在带饭桌的椅子上,用勺喂饭就容易多了。婴儿腿脚的力量也有增强,被抱起来放在膝盖上时,婴儿一蹦一蹦地跳起,比以前更有劲了。但让婴儿扶着东西站起来还有些为时过早。

婴儿一到室外就会非常高兴,说明婴儿的身体需要在室外的空气中锻炼。只要天气不是太差,就应尽量带婴儿到室外接触新鲜空气。天气好时应保证每天3个小时的户外活动时间。要充分利用儿童车。不能因为婴儿老实就将其放在床的围栏里,应让他在地板上随意玩耍。

这个时期婴儿可能发生的疾病与上个月几乎相同,请详细阅读有关内容。必须记住的是,有一种疾病是6个月以后的婴儿常发生的,就是幼儿急疹(见226.幼儿急疹)。这种病的特征是,婴儿只是发热,没有咳嗽、流鼻涕等其他症状。从来没有发过热的婴儿,当首次出现38℃~39℃的高热,且闹得厉害、整夜哭个不停时,很可能是患上了幼儿急疹。

婴儿出牙的时间有所不同。一般的婴儿过了6个月就开始长出下面的两颗门牙(见217.出牙)。

喂养方法

212.断奶的方法

从上个月起开始断奶的婴儿,在这个月里食量将逐渐增大。由于婴儿已记住了乳品以外的其他食品的味道,对自己喜欢的食品就总想多吃。出于母爱的本能,母亲看到婴儿吃得很香就往往要多喂,这样就使得婴儿的食量渐渐加大。可是,有的婴儿并没有想吃的欲望,而母亲却认为从这个月起必须要增加婴儿的食量,所以强迫婴儿吃,这是非常错误的做法。特别是在炎热的夏季进入断奶第2个月的婴儿,一般是不会有食欲的,所以往往不会像想象的那样增加食量。这时,如果为了增加代乳食品的量而减少母乳或牛奶,对婴儿是非常不利的。从6个月至7个月,婴儿的主食仍应以母乳或牛奶为主,喂代乳食品只是一种吃饭的练习而已。给婴儿喂米粥或面包粥这样的代乳食物时,没有必要拘泥于某一规定的量,只要婴儿爱吃就可以满足他。断奶食谱上写着,过了6个月的婴儿每天应喂米粥两次,每次30~50克。实际上,据这个月龄的婴儿母亲讲,很少有人每天喂两次米粥。有人认为婴儿根本吃不下这么多,也有人说没有时间每天做两次米粥。即使每天只喂1次米粥,在量上也应灵活掌握。要根据每次吃粥时加的鸡蛋、鱼、土豆的量而定。不能以为婴儿能吃下1碗粥(70克),就无需再吃其他食物,这是错误的想法。米粥的营养价值远远没有牛奶的营养价值高。吃下100克的稀粥只能产生52千卡的热量,而放入一块糖的牛奶100克却能产生80千卡的热量。要记住,从营养学角度讲,花费30分钟给婴儿喂100克的米粥,其营养价值是不如用3分钟时间给婴儿喂100克加糖的牛奶高的。米粥不仅提供的热量少,还缺少婴儿成长必需的动物性蛋白。吃米粥过多只能导致脂肪堆积,这对婴儿的成长是非常不利的。

为了使婴儿能正常成长,必须及时加一些鸡蛋、鱼之类的食物。从营养方面来说,给婴儿吃用牛奶做的面包粥要比吃米粥好。很多人在生活中都是以吃米饭为主的,喂米粥只是婴儿为将来吃米饭所做的准备和练习,是一种过渡的方法,并不是婴儿生长必需的。从这个意义上讲,每天只喂1次米粥的母亲还是比较明智的。从上个月起已经开始吃鸡蛋、土豆等有形食物的婴儿,经过1个月的练习,到这个月时一般都能吃鱼或动物肝脏了。可是上个月赶上盛夏季节,从近几天才刚刚开始吃鸡蛋或土豆的婴儿,这时没有必要特意练习1个月以后再让婴儿吃鱼,只需半个月左右的时间就可以过渡到吃鱼。用家里现成的食物断奶的婴儿,有的从上个月开始就能吃鱼了。总之,只要婴儿喜欢,就可以每天喂1次母乳或牛奶以外的食物。如果婴儿的体重10天增加100~120克(盛夏季节可能达不到),就说明断奶进行得比较顺利。

6个月前后婴儿的代乳食品安排要根据婴儿早晨的起床时间、母亲的空闲时间、婴儿的午睡时间来定。下面通过实例来看一下不同家庭对婴儿的安排情况。

女婴 F

7：00　　牛奶 200 毫升

11：00　　菜粥(鸡蛋、晒干的小沙丁鱼)1/3 碗、牛奶 160 毫升

15：00　　牛奶 160 毫升、橘子 1/2 个

19：00　　香蕉 1/4 根、主食面包 1/2 片(少许黄油)、玉米粥 1/3 碗、牛奶 120 毫升

22：00　　牛奶 220 毫升

这个婴儿断奶用的是家里的常用食品,在 19 点的晚餐有时还吃些薯类、豆腐、比目鱼等食品。

女婴 S

8：00　　牛奶 200 毫升

12：00　　罐装婴儿水果 2/3 盒、乳酸饮料 50 毫升、牛奶 100 毫升

16：00　　麸子粥 1 碗、炖菜(南瓜、胡萝卜、薯类)、罐装婴儿肉类食品 1/2 盒、牛奶 120 毫升

20：00　　牛奶 200 毫升

中午的奶量减少至 100 毫升,是因为该婴儿体重已超过 8 千克。为防止肥胖症的发生,同时也是因为婴儿爱吃点心,相应地减少了喝奶量。另外,为了让晚上 8 点才回家吃晚餐的父亲高兴,如果婴儿还没有睡觉,就让父亲体会一下做父亲的快乐,给婴儿喂些炖菜、菜汤等。

男婴 A

6：30　　牛奶 180 毫升

9：00　　主食面包(火柴盒大小)、牛奶 180 毫升

12：00　　米粥 50 克(咖啡碗 1/3)、副食(米粥的一半量)

16：00　　牛奶 180 毫升

19：00　　晚餐的副食少许、牛奶 180 毫升

23：00　　牛奶 180 毫升

这个婴儿几乎没有喂点心。当不爱吃奶时,先给两三块小圆饼,然后再喂奶就会喝下去。

212. 断奶的方法 | 6 个月到 7 个月

女婴 B

7：00　　鸡蛋 1 个、母乳

14：00　牛奶 180 毫升

18：00　母乳

21：00　牛奶 180 毫升

这个婴儿一直食量很小，不喜欢点心等甜食。偶尔吃点松软的小点心。晚上 9 点喝完牛奶后就一直睡到第 2 天早晨。

男婴 C

8：00　　红茶、烤面包片 1 片（10 厘米见方）

12：00　母乳

15：00　鸡蛋或罐装的婴儿牛肉或鸡肉 1 盒、牛奶 100 毫升

17：00　牛奶 100 毫升、母乳

21：00　母乳

这个婴儿夜里要哭醒二三次，喝完母乳后再睡。

女婴 D

9：00　　加玉米奶油粉（6 克）的鲜奶 200 毫升

14：00　麦片粥 100 克（咖啡碗 2/3）、母乳

19：00　家里用餐的副食、鲜奶 200 毫升

23：00　母乳

这个婴儿白天比较爱睡觉，从上午 11 点睡到下午 1 点，又从下午 4 点睡到 6 点。散步时喂一些饼干或小点心。

女婴 B 与男婴 C 食谱里都有鸡蛋，这里鸡蛋的做法可以是蒸鸡蛋羹，也可以是鸡蛋菜汤等，不管哪种都是用 1 个整鸡蛋。

快 7 个月的婴儿开始渐渐讨厌吃麦片粥，可以改成煮面条或牛奶煮的面包粥。常吃面条的家庭，可把面条口味调淡一些给婴儿吃，这对预防高血压是非常有意义的。

只要是带白肉的鱼都可给婴儿吃，如鲽鱼、比目鱼、方头鱼等（鳝鱼、海鳗、刀鱼等鱼刺较多不宜给婴儿吃）。动物肝脏在断奶食谱中常常出

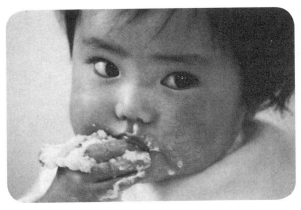

现,但婴儿一般不大爱吃。婴儿不喜欢吃的食物,不管其营养价值如何都不应强迫婴儿吃。牛肝较硬,烹调起来比较麻烦,而鸡肝比较适合婴儿,但也不必每天都喂。如果婴儿能吃罐装的肝食品,就很省事了。此外,罐装的鸡肉、牛肉等也都做得很软,可以给6个月的婴儿吃。如果想在家里自己烹制,就要买一些精肉,仔细地用刀剁碎或用绞肉机绞碎。尽量不要买市售的现成肉馅。薯类、南瓜、茄子、萝卜、胡萝卜等蔬菜都不用费什么工夫就可以做得很软。菠菜、卷心菜等只要多煮一会儿(虽然营养会被破坏)婴儿也能吃。西红柿、海苔等也可以。许多婴儿都喜欢吃海胆,但因海胆一般都用酒精加工,因此不要给婴儿喂得太多。

在面包上涂些奶油,许多婴儿都很喜欢吃,但如果吃得过多,容易使婴儿过度肥胖,有的婴儿还会出现大便变稀。奶酪也可以给婴儿吃,但最好是容易涂在面包上的酱式奶酪。还可以给婴儿吃果酱,草莓果酱中带些小颗粒,但这没关系。带馅面包、奶油面包、果酱面包等比较容易变质,禁止给婴儿吃。婴儿6个月以后,一般的水果都可以吃了。将香蕉、桃、草莓等碾碎后喂给婴儿,苹果、梨等要用叉子弄碎。橘子、葡萄也可给婴儿吃。有的婴儿非常喜欢喝市售的果汁,喝起来没够。对这样的婴儿要注意不能给过量,因为喝的果汁量比奶多,就易引起腹泻或腹胀。有的婴儿吃水果后大便会变稀,对此,比较安全的做法是,最初给水果时少喂一些,只喂一两口,然后逐渐加量。

随着代乳食品的增加,婴儿的喝奶量将相应减少。但究竟减至多少则是由婴儿自己决定的。婴儿喝奶不如以前多时,不能勉强他喝。如果每天吃的面包、米粥等量合计达到 100 克,就可以减少 1 次奶。可以将用奶瓶喝的奶粉改为用咖啡杯喂鲜奶(可以是全乳)。不过,在睡觉前还是用奶瓶喂比较好,因为奶瓶撤得过早,婴儿就会养成不吮吸手指或不咬毛毯就睡不着觉的毛病。

在断奶过程中,不要以为每天的食量都应保持一样多。在热天里婴儿会因食欲减退而少吃,而有时婴儿因为情绪好而吃得非常多,在不超过限度的情况下可任由婴儿自由地选择。另外,代乳食品不是每天非吃不可,如在预防接种的第 2 天或患感冒时,应允许短暂地停歇。那种认为婴儿每天必须要吃蔬菜,因此费尽心思到处去采购的做法是没有必要的。如果母亲没有时间,可以用水果代替蔬菜,在营养上二者的作用是相同的。当然,市售的婴儿专用粉状蔬菜也是可以用的。

如果婴儿能坐稳,用勺喂代乳食物就容易多了。但 6 个月的婴儿大多还不能坐得很稳,因此,最好找一个可支撑的东西让婴儿靠着吃。有很多母亲给婴儿喂东西时用带饭桌的椅子,也有的将婴儿放在纸箱里。

213. 何时停喂母乳?

有的人将 "断奶" 理解为,当婴儿开始吃鸡蛋或米粥以后就应中断母乳。其实用不着这样急着给婴儿停吃母乳。

观察婴儿断奶的过程可以发现有各种不同的类型。有的婴儿记住母乳以外食物的味道以后,就渐渐不吃母乳了,母亲的乳汁分泌量因此渐渐减少,这样在不知不觉中就过渡到了吃代乳食品和鲜奶(用杯子喝)。而另外一种类型的婴儿始终不想离开母乳,这样的婴儿一般夜里要醒两三次,醒来以后不给母乳就哭个不停,就是白天午睡前也要喝母乳。如果硬性地加以阻止,婴儿就会吮吸手指或咬毛巾。有的母亲在婴儿过了 1 周岁以后,仍照样在夜里给婴儿喂母乳,可婴儿长到 1 岁半左右时,出人意料地一下子就停止喝母乳了。问起原因,母亲说 :"我在乳头上贴上胶布,并对孩子说妈妈的乳头好痛。1 岁半的孩子已经相当懂事,当天晚上开始就不要奶喝了。" 由此看来,在与父母同住一间屋的婴儿还没有理解能力的时候,强制性地让婴儿断奶,使婴儿哭上几个晚上是完全没有必要的。不管婴儿怎样哭闹,无论如何都想给婴儿断奶时,当然还是越早越好。6个月的婴儿用这种强行的方法进行断奶不是不可以。但是如果母乳分泌很足,婴儿也愿意吃母乳以外的食物,对6个月的婴儿有必要用这种方法断奶吗?

婴儿只喝母乳不吃其他食物时,如果母乳缺铁,可能会导致贫血。只要给婴儿吃些鸡蛋或鱼之类的食物就可以,不必专门补充铁剂。

完全停喂母乳,而将每天两次米粥改为3次,这从营养角度讲对婴儿是不利的。婴儿必须吃下与母乳营养等量的米粥,可6个月的婴儿是怎么也吃不了那么多米粥的。如果给婴儿做鸡蛋、鱼、菜等营养食品,每天就要多次烹调,这又需要大量的时间。可见,在母乳同上个月一样充足,且婴儿本身并不讨厌吃代乳食物的情况下,停止喂母乳不仅没有任何好处,反而会剥夺婴儿吃母乳的快乐。婴儿大口吮吸着母亲香甜的乳汁,全身心地感受母爱的同时安心地进入梦乡,心情和身体得到彻底放松。这是婴儿特有的一种快乐,不该过早地让婴儿失去这种快乐。

如果母乳分泌逐渐减少,就需用牛奶来替换母乳。这么大的婴儿一般已不用奶瓶而改用杯子喝了。给婴儿用牛奶调制面包粥时,用鲜奶要比用奶粉简单些。白天减少的母乳量,可用相应的牛奶来补充,但早晨起床和夜里哭闹时,还是喂母乳比较方便。晚上睡觉前的最后1次喂奶,如果母乳不足,还是喂牛奶好一些。因为婴儿如吃不饱,夜里就会因肚子饿而哭闹。在断奶期间,有的母亲无论婴儿夜里怎样哭闹也不喂母乳,而是以哄抱或听音乐的方式取代母乳让婴儿入眠。自己的乳房却因发胀痛得很厉害。这真是令人痛心的浪费行为。自己明明拥有天赐的、可以使夜里醒来的婴儿立即入睡的工具,却放弃不用,这是为什么呢?不要被“断奶”这个词的表面意思所局限而把握不住大局。如果母亲还能分泌出乳汁,对深夜被噩梦惊醒的婴儿,只要喂二三分钟就能使他安然入睡。何必花10分钟或15分钟时间给婴儿唱催眠曲,这样不仅影响父亲睡觉,而且易使婴儿养成夜啼的毛病。婴儿若能很快再入睡,就不会导致夜啼。

214.早产儿的断奶

出生时体重不到2.5千克的早产婴儿,到了6个月后大多数变得同普通婴儿一样健康,体重也没有明显的差别了。但是其中有一些婴儿仍属于少食儿,不像想象的那样爱吃代乳食物。

一般来讲,出生时体重不到2.5千克的婴儿,从母体获得的"资源"绝对量比较少,特别是造血材料——铁的储备量很少。在出生后4个月内,由于婴儿吸收铁的能力差,即使补充铁剂,身体中铁的供给仍不足以满足身体生长所需的造血用的铁量。因此,早产儿看起来发育很好,并且已经快赶上一般的婴儿,但实际来讲身体是缺铁的。

过了6个月后,婴儿身体对铁的吸收能力增强,这时就应注重选择那些含铁量高的代乳食品。母乳及牛奶含铁量较低(1000毫升中仅有0.3~0.5毫克)。100克中含30毫克以上铁的食物有:虾米、小干白鱼、鲣鱼松、干紫菜等(蛋黄中含6毫克,牛肝中含10毫克)。可以将虾米或小干白鱼放在米粥里煮后喂给婴儿,也可以给婴儿喂用调料煮的紫菜或鱼松等。这些食物可以让婴儿一直吃到1周岁左右。

215.点心的给法

给6个月的婴儿吃点心未必一定要比5个月时给得多。喜欢烹饪的母亲,往往花费1个半小时给婴儿烹制食物,然后再用30~40分钟的时间喂给婴儿,而且每天要喂两次。这样的母亲就不爱给婴儿吃点心,因为担心婴儿吃完点心后就不再吃其他食物了,况且也没有给婴儿吃点心的时间。当然喜欢烹饪而且做得很好吃,是优秀母亲具有的一种才能,非常令人敬佩。但是不能因给婴儿做可口的饭菜,就忽视带婴儿到室外锻炼。没有给婴儿加点心的母亲多半属于这种类型。

一般的婴儿在开始吃米粥或面包粥后,就能尝出点心的美味。过了6个月后,就越来越喜欢吃蛋糕、饼干、面包等食物。因此,可以将每天喂两次代乳食物改成只喂 1 次,另外 1 次可喂一些蛋糕、饼干或面包等,同牛奶一起吃。这样就可以将给婴儿做食物花费的 1 个半小时节省下来,用于婴儿的室外锻炼。对有肥胖倾向的婴儿,可用水果代替这些点心,橘子、草莓(要洗干净)、苹果、梨等都比较适合婴儿。

有些婴儿不喜欢吃饼干、蛋糕等甜食,而对带咸味的酥饼之类的食物比较感兴趣。不管怎样,应该给婴儿选择他愿意吃的食物。

因含糖多的食物容易引起龋齿,对已开始出牙的婴儿,要注意不要让他过多地吃太甜的点心,以免上瘾。婴儿一旦吃点心上瘾,稍大后每当看到电视中的点心广告就会跟父母要。在炎热季节或婴儿发热时,常给婴儿吃的冰激凌或其他爽口的冰点,都有些过甜。如果不想使婴儿吃糖过多造成龋齿,最好的办法就是让婴儿远离电视。

216. 排便训练

6 个月以后,那些排大便时间比较固定的婴儿,母亲一般都能察觉到要大便的迹象,如果马上拿便盆,大都会配合。婴儿吃代乳食物以后,大便变得和成人差不多,尿布很不好洗,不如直接用便盆。话虽如此,可有的婴儿排便时间没有规律,排便次数多,而且大便很软,往往还没等到坐上便盆就出来了。听邻居家的母亲说,自己的宝宝每天早上都发出"嗯、嗯"的声音告诉大人他要大便,然后一蹲便盆就能便出来。和邻居家的婴儿比,自己家的婴儿还不能做到这些,母亲就会着急起来,这是没有必要的。

没有早些开始蹲便盆的练习,并不意味着排便训练失败。在这个时期,婴儿能用便盆大小便只是节省尿布而已,并没有其他意义。对于排尿时间间隔长的婴儿,在睡醒后及吃奶以后,或者每隔 1 个半小时、2 个小时蹲 1 次便盆的话,往往能与婴儿排尿时间吻合。对于那些 1 个小时左右尿 1 次,而且只尿一点儿的婴儿,如果不想浪费尿布,就不得不整天想着如何给婴儿按时解小便。

是否让婴儿学会蹲便盆,完全在于母亲的精神作用。有的母亲白天不厌其烦地每隔 1 小时就让婴儿蹲 1 次便盆,而且每天夜里都要醒二三次,只要睡在身旁的婴儿稍有动静就起来给他拿便盆、换尿布。做完这些后母亲自己马上就能熟睡过去。这样的母亲神经是相当健康的。也有的母亲夜里醒来给婴儿换两次尿布后,自己就怎么也不能入睡了。这样的母亲可以试一试如下的办法:在自己睡觉之前让婴儿尿 1 次,没有尿也没关系,然后让婴儿一直睡到第二天早上,夜里不给换尿布。当然,早晨起来时婴儿的尿布肯定是湿的。不过只要婴儿臀部不出现溃烂,婴儿和母亲都能安心地从夜里 11 点睡到早上 7 点左右,这种方法还是可取的。可是,也有非常敏感的婴儿,尿布稍湿一点儿就醒来开始哭,不把尿布换下来就哭闹不止。在这个时期,即使夜里多次醒来给婴儿换尿布,也不能培养出婴儿有尿就告诉大人的能力。

抱着婴儿在便盆上解便时,有时他不能马上便出来,有的母亲就会等 3 分钟或 4 分钟,并在嘴里发出“嘘嘘……”的声音。可是,婴儿的姿势不舒服,时间一长就会哭闹。因此,给婴儿在便盆上解便时不要超过 1 分钟。

有的母亲由于夜里婴儿经常有尿哭闹而变得精神恍惚。这种情况时,应减少婴儿睡前的喝水量(包括牛奶中的水),不妨在睡觉前喂一些水分少的食物。另外,可使用过滤式的尿布,即使尿湿了,婴儿的皮肤也不会感觉到凉,不会影响婴儿睡觉。用过这种尿布且没有出现臀部溃烂的婴儿可以继续使用。

217. 出牙

婴儿出牙的快慢因人而异。很多婴儿是在 6～8 个月期间开始长出下面的两颗门牙,但也有出牙较早的婴儿和快到 1 周岁时才出牙的婴儿。自己的宝宝牙出得比较早,母亲就不会担心。但如果知道别的孩子 6 个月就长出了牙,而自己的宝宝到了 7 个月还没有长出牙,这时母亲就开始着急起来。应该知道,这个时期婴儿出牙慢的原因不会是由于维生素 D 缺乏(佝偻病)。出牙的快慢是由婴儿的体质决定的,并不是病。过去人们认为,婴儿出牙时身体应有一些症状,可实际上并非如此,大部分婴儿长牙时看起来都很顺利,不见有什么异常。可是,如果细心观察(母亲应

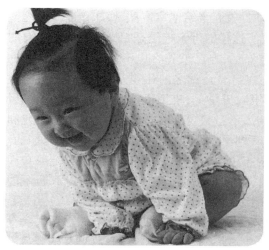

该最细致),还是能够察觉出婴儿的表现与平时稍有不同。情绪比往常差,睡眠不好,喝奶没有以前多,仅此而已。从婴儿夜里哭醒几次,第 2 天早上就看到有新牙长出这个现象,可以想象长牙时多少还是有些痛的。

很难理解出牙引起发热这个现象。由于婴儿长牙阶段与其从母体获得的免疫力消失的时期几乎一致,因此,在长牙期间,幼儿急疹、感冒等引起发热的机会增多,很容易使人们将发热与出牙联系起来。

出牙的顺序一般是下面两颗门牙一起先长出,也有先长两侧的侧切牙,中间出现很宽的间隙的情况。另外,也有先长上面两颗门牙的婴儿。这些都没关系,只要牙能长齐就行。刚长出的门牙可能中间有缝隙或稍向内侧倒,这不需要特别的处置,以后会慢慢长齐的。

有时婴儿出的牙呈黄褐色,很令人惊讶。这是因为母亲在妊娠12～39周期间,有过发热或化脓性疾病史,吃了医生给开的四环素类药。在长牙过程中,药物也被“融合”在牙里。着色的乳牙是不容易去色的,因此今后一定注意不要再给婴儿吃四环素类药,以防长出恒牙时出现同样的情况。

218.锻炼婴儿

不仅要让婴儿享受吃的快乐,还必须教会其感受室外活动的乐趣。6 个月以后的婴儿已经能坐得很稳,可以让他坐在草坪上欣赏小鸟的叫声。这种环境会让婴儿感觉自己像是进入了美妙的童话世界一般,而不是在人们专为自己建造的小天地中。也可以带婴儿到公园去玩,但只能是在上午。因为下午有很多大孩子来公园做游戏,很不安全。现在很多家庭的庭院也不太安全,想让婴儿躺在婴儿车里在外面午睡也不大可能,因此许多母亲还是不得不把婴儿关在屋里。可是对6个月以后的婴儿来讲,每天最好在室外活动3个小时以上。不要只让他坐在婴儿车上,应选择安全的地方把他放到地上,让他坐着或爬着玩。婴儿非常喜欢看其他孩子玩耍。如果在住处附近有小孩活动的场所,可以把婴儿带去放在安全的地方观看。但在流行麻疹的时候,最好还是不要靠近其他孩子。

　　不能在室外进行空气浴时,可以让婴儿在室内进行裸体空气浴,但室温必须要保证在20℃左右。一直坚持做婴儿体操的婴儿,有的到6个月后就开始不喜欢做了。如果这样,可以停止做体操,改成婴儿喜欢的能活动全身的游戏。

环　境

219.防止事故

　　不要以为婴儿会爬了以后才能挪动身体。到了这个月,大多数婴儿都会翻身了。每次翻身,身体就会随之移动,翻过几次之后身体就可能移动到床边或窗口了,这是非常危险的。曾经有婴儿独自一人在2楼房间里睡觉,醒来后翻了几下身,从楼梯上摔落下来。因此,在2层楼居住的家庭,一定要把通向楼梯口的房门锁好,或在楼梯口处安上栏杆。如果等到婴儿会爬以后再想办法就来不及了。婴儿能挪动身体以后,有时会不知不觉移到放暖水瓶的地方,用手拨动自动按钮,发生烫伤。因此,婴儿长到6个月后,就应把电暖水瓶的开关设置在不能自动流出热水的位置上。另外,家庭常用的电熨斗、烤面包机等电器必须放在婴儿够不到的地方。为了防止婴儿用手触摸煤气炉或煤油炉,在它们的周围应挡上栅栏。婴儿的力气越来越大,因此,煤气炉上的煤气管与栓口处的连接要安装牢固,以防婴儿用手拽下来。最重要的还是不要让婴儿接近煤气管。

婴儿拾起东西放进嘴里的毛病比上个月更厉害。有关把婴儿周围的东西整理好的详细内容请阅读"197.防止事故"。

这个月婴儿坠床的事故很多,因此,如果在婴儿睡觉时外出,必须安好栏杆后再离开。婴儿玩玩具时很粗暴,玩具很容易损坏。哗楞棒之类的玩具如果有损坏,哪怕只坏一点儿,也要及时扔掉,否则有可能划伤婴儿的脸或嘴。破损掉落的小碎片或碎块有被婴儿吞食的危险,因此应经常对婴儿的玩具进行仔细检查。

220.玩具

这个月龄婴儿的玩具大多是哗楞棒、布娃娃、不倒翁、塑料汽车及带发条的会动的动物。把这些玩具放在婴儿面前,婴儿会非常高兴。婴儿趴着时,在前面摆放一个会动的玩具,他就会伸手去够。尽管这时婴儿还不怎么会向前爬,但这种想拿到玩具的欲望却能促进他向前爬行。

一般家庭里都没有大型的玩具,所以不太了解婴儿这方面的情况。在保育园里,当婴儿玩大型游戏器具时会表现出异常的高兴。当然,在一旁保护婴儿的大人要格外小心,否则会出危险。当抱着婴儿从室内滑梯滑下,或在室内荡秋千时,婴儿会兴奋地大喊大叫。7个月的婴儿应该玩一些大型的玩具,但从目前情况看,许多家庭的房间里使用秋千很不安

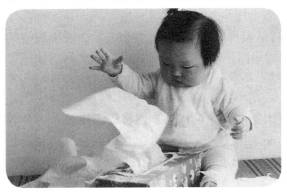

全,保育园里大型游戏器具的利用也不是非常好。为使婴儿更积极主动地参与身体的运动,体验运动的乐趣,今后应有意识地给婴儿玩大型的玩具。因为过了6个月的婴儿,被动地做婴儿体操是很难获得运动快感的。

玩具虽然是使婴儿快乐的一种手段,但婴儿的快乐不应仅仅局限在哗楞棒或布娃娃等玩具上。如果看出婴儿对音乐感兴趣,可以从6个月起给婴儿听音乐。婴儿一般喜欢听旋律简单且重复较多的乐曲。这个时期对婴儿进行名曲的音乐教育还有些为时过早。喜欢看画的婴儿可以给他看绘本。这样的婴儿也爱看电视,但最好还是不让看为好。因为过于精彩有趣的电视节目使婴儿只能被动地感受快乐,这是不利于婴儿发育的。

221.兄弟姐妹

在这个月之前,婴儿的哥哥或姐姐不但对整天躺着的婴儿没有什么兴趣,还会因婴儿从自己身上夺走了母爱而多少有些嫉妒。可是婴儿过了6个月后,能坐着摇动哗楞棒,看见哥哥或姐姐走过来就露出笑脸。这样一来,做哥哥或姐姐的大孩子,嫉妒心逐渐消失,并将婴儿作为一个新伙伴开始一道玩起来。这说明大孩子有了长进。然而,正是这样,有时会发生意想不到的事故,应格外注意。3～4岁的孩子将坐在童车里的婴儿推到外面而遭遇交通事故,这样的事故在我们的周围曾发生过。因此,应随时注意监督孩子,不能让孩子独自用儿童车推婴儿外出,就是上了小学的孩子也不行。再有,婴儿能坐稳以后很容易抱起,所以上幼儿园的小姐姐就会抱婴儿到院子里,让婴儿坐在垫子上一起玩过家家。有时不小心将婴儿摔成仰面朝天,非常危险。2～3岁的小哥哥或小姐姐看到母亲给婴儿喂食物,常常学着将自己吃的点心拿给婴儿吃。如果是饼干或水果之类的还可以,但要是牛奶糖,就有卡在喉咙里的危险。

婴儿有时要抢哥哥手里拿着的玩具,哥哥不肯给,可婴儿怎么也不撒手,这时哥哥会生气地随手拿起身边的小汽车打婴儿。因此,应尽量避免让还没上幼儿园的孩子单独和婴儿在一起。

夏天的夜晚,家里人有时要一起到外面看孩子们放烟花。这时,婴儿一定由父亲或母亲抱着,绝不能让他1个人坐着观看,以免发生危险时来不及避开。冬天,大孩子有时会调皮地摆弄煤气炉的阀门,一会儿关闭,一会儿又打开,使煤气泄漏到整个房间里。因此,婴儿房间里的煤气阀门一定要设置在大孩子够不到的地方。

大孩子会将幼儿园的传染病带回家。6个月的婴儿可能被大孩子传染上水痘、百日咳、麻疹等病。水痘即使感染上,发病也很轻,所以这时感染反倒比以后发病要好。百日咳的预防接种如果已经进行过3次,也不会很重,但还是尽量不要感染。夜里睡觉时要尽量将婴儿和大孩子分开。6个月的婴儿出麻疹时,一般症状不太严重。如果发现大孩子出了麻疹,最好当天就给婴儿注射 γ-球蛋白。麻疹疫苗也可以,不过1岁半时必须补种1次。即使患上流行性腮腺炎也很轻,有时甚至从外表根本看不出来,所以,这时感染上反而可能更好。但婴儿是否被感染上,只有通过诸如检查血液抗体这类指标才能知道。婴儿也有可能被传染上风疹,但6个月的婴儿出风疹比较少见。婴儿患上的幼儿急疹一般不会传染给2岁以上的儿童。

222. 6个月婴儿的"健康检查"

婴儿出生后的第1次"健康检查"一般是在3个月的时候。有的保健所在第1次体检以后,每个月给婴儿做1次检查,而有的保健所则在6个月时才做第2次"健康检查"。

每次健康检查时都要集中约三四十名婴儿,这种情况下保健员很难听取每个婴儿的具体"问题"并给予相应的详细指导。因不能针对每个婴儿的具体状况进行检查,因此只能以客观的检查为重点。而这种"客观的检查"也只是局限在体重及身高的测量上。

一般用"发育曲线"进行比较。所谓"发育曲线"就是指相同月龄婴儿体重的平均值。曲线的第10个百分点,就是指在100名婴儿由小到大的排列中,位于第10位的婴儿。按这种方法,食量大的婴儿肯定要在第50个百分点以上,而食量小的婴儿则肯定位于第50个百分点以下。多食或少食是由婴儿先天的代谢结构决定的,任何企图改变这种结构、将大食量变成小食量或将小食量变成大食量的做法,都是不可取的。

就是给婴儿同样多的营养,婴儿的体重也会有所不同。这一点某种程度上从婴儿的外表就可以看出。有的婴儿营养并不过剩,但身体中好像水分很多,长得肥胖,肌肉没有弹性。如果仅以发育曲线衡量,这样的婴儿应属于上等。

体重的多少一般与健康没有太大关系,除非有严重的营养失调。因此,即使在"健康检查"时保健所的医生说"你的孩子不够标准体重,要加量喂代乳食物",也不要太在意,因为这只是根据体重而得出的结果。特别是对那些吃的鸡蛋、鱼不多,也只能喝180毫升牛奶的婴儿,无论怎样想让他多吃,他也是不能接受的。与此相反,当听人说"你的宝宝才6个月,看起来像11个月大的孩子,真好啊!"时,倒是应该引起注意。因为这种情况大都是婴儿过量饮食造成的。只要婴儿想吃就无限制地满足他,才有这样的结果。要预防肥胖,必须从婴儿时期开始。6个月时体重就已超过9千克,并且每天喝奶超过1000毫升的婴儿,应减少喝奶量,并将其他饮食控制在100克以下。必要时可以用水果填饱肚子,更重要的是应带婴儿多参加户外运动。

在"健康检查"时常被劝告停止喂母乳。其实给6个月的婴儿喂母乳并没有什么不好(见213.何时停喂母乳),轻易让母亲停喂分泌旺盛的母乳,这样的人大概自己没有给婴儿喂过奶。因为用母乳喂养过婴儿的人都会知道,母乳不仅能给予婴儿营养,而且能将母爱带给婴儿。对这种充满母子情的授乳行为,没有理由在婴儿到6个月后就硬性予以阻止。

过去,人们一般是在婴儿周岁生日以后才开始断奶。即使婴儿过了6个月也不给吃任何食品,每当婴儿哭闹时就用母乳来哄。其结果婴儿出现了营养不良、贫血等疾病。医生们常以这个事实为教训,劝导母亲尽早停喂母乳。可是现在,对于断奶过渡比较顺利的婴儿是没有必要停喂母乳的。此外,有人认为夜里喂奶没有好处,可是如果能以喂母乳的方式改变婴儿的夜啼,继续喂下去也未尝不可。因为没有其他更好的办法取代喂母乳。如果婴儿的夜啼是由于母亲忽略了带婴儿去室外活动,而使婴儿夜里不能安睡,就必须首先考虑多带婴儿进行室外锻炼。

在"健康检查"中经常可以发现胸廓发育不好的婴儿,或者肋骨下方似西洋吊钟般散开,或者胸部正中塌陷。这些婴儿常被说成是得了佝偻病。可是,这个时期不仅婴儿吃的奶粉里一般都含有维生素 D,而且母亲也经常给婴儿补充复合维生素,因此,真正意义上的佝偻病几乎是不存在的。实际上确有这样的婴儿,虽不是佝偻病但胸部骨骼发育不好,无论怎样补充维生素 D 也不见好转。即使这样也不要气馁,到了上学的年龄会逐渐好转。不要随便给婴儿服用维生素 D,过量的维生素 D 反而会对婴儿造成危害,有关的详细内容请参阅"631.维生素过剩"。最好还是多带婴儿到户外进行上臂的运动。

223.春夏秋冬

盛夏或严冬除外,在气候宜人的季节里,一定要多带婴儿到室外进行锻炼。过了 6 个月的婴儿,每天至少应保持 3 小时的室外活动。如果因时间关系,只能在室外锻炼和烹制代乳食物中选择一项来做的话,应毫不犹豫地选择带婴儿出去锻炼(见 218. 锻炼婴儿)。

7 ~ 8 月时天气炎热,婴儿的食欲也会有所下降,不能按要求增加食量。遇到这种情况时不能着急,千万不要强迫婴儿吃。有的一直每天吃两次米粥的婴儿现在可能只吃 1 次了,这也不要紧。只吃 1 次米粥时,在上午稍凉快时给婴儿吃比下午要好一些。气温在28℃以上时,牛奶应先放到冰箱里冷却,然后再取出来给婴儿吃,这样会更可口。当然喂冰激凌也可以,不过市售的冰激凌糖分较多,胖孩子应尽量少给。开始长牙后,每次吃完东西都应喂一些茶水以免糖分过多破坏牙齿。

用家里自制的普通食物断奶时也要注意。在夏天,大人常做些凉拌豆腐、凉面条之类的食物。如果要给婴儿吃这些食物,必须对它们进行严格的消毒。豆腐必须在开水中烫一下,否则不安全。在商店买来的现成副食不能给婴儿吃。

盛夏季节用空调的家庭越来越多。可是,凌晨时气温往往下降,所以不能整夜开着冷气睡觉。如果晚上异常炎热,不开冷气就无法入睡时,应在夜里调一下温度。使用蚊香时,要保证室内换气良好,否则会引起婴儿咳嗽。冬天,除了北方特别寒冷的地区以外,在其他地区居住时,尽量不要整夜点着炉子睡觉。因其很容易引起一氧化碳中毒。不论什么时候都应禁止使用煤球。

季节性疾病主要有盛夏的暑热症(见 177. 暑热症)和夏季头疮(见 205. 夏季头疮)。9 月末至 10 月份,容易积痰的婴儿胸部会有呼噜呼噜的声响,且早晚咳嗽(见 202. 经常咳嗽)。在冬天,烫伤往往比疾病更可怕。因此,千万不要让电脚炉直接接触到婴儿的脚部(见 219. 防止事故)。

异常情况

224. 婴儿的感冒

6 ~ 7 个月,是婴儿从母体获得的抗体消失的时期。因为抵抗感冒的各种病毒的抗体已经消失,因此婴儿患上感冒时,症状要比以前重。婴儿的感冒一般是从父亲或母亲那里传染上的。感冒时往往出现打喷嚏、流清鼻涕、鼻塞等症状,并伴有声音嘶哑、喝奶困难。如果婴儿出现这些症状,就应考虑是得了感冒。这个时期的感冒大多不会发热。不过,一旦发热就会比 4 ~ 5 个月时严重,有时可达到 38℃左右。这种高热不会持续三四天,一般 1 天或 1 天半就会退下来。到了第 3 天时,清鼻涕就会变成带黄色的浓鼻涕,喷嚏也打得少了,但有时会出现轻度的咳嗽。在感冒后的第四五天,有的婴儿可能会出现吃奶减少、厌食等现象。尽管婴儿精神不是太好,但还是露出一些笑容。不管怎样,感冒总会好的,不必担心。用母亲的眼光看,要完全恢复到以前的状态,大概需要 1 周左右的时间。

感冒虽然是由病毒引起的,但一般很快能好,因此不必使用抗病毒药。更不能随便给婴儿使用电视或报纸广告上宣传的大人用感冒药。最初,为判定婴儿是否患上了感冒,应带婴儿到医院看医生。但如果是家里人先得了感冒,过一二天后婴儿出现发热症状,这种情况就可以断定婴儿也患上了感冒。一般医生都会给患感冒的婴儿服用抗生素,但这究竟有多大的实际意义呢? 如果能简单地诊断出感冒的原因是病毒,就无需服用抗生素了。更何况抗生素有时会侵犯骨髓引起恶性贫血。

过去曾有过由感冒引发肺炎的婴儿,但现在几乎没有了。可是,在平常容易积痰、胸部有呼噜呼噜响声的婴儿因发热去看医生时,常常被说成是"肺炎"或"正在转化为肺炎"。这是出于医生的需要,因为冠上这个病名,医生就有理由采用抗生素进行治疗,比较保险。但是,在婴儿心情好、爱笑、喝奶正常的情况下,没有必要在乎"肺炎"问题。使用抗生素只是为了消除身体里的化脓菌和肺炎链球菌。为此,应尽量避免带婴儿到可能传染这些细菌的场所(综合医院的候诊室、流行病患者常去的医院、商店、车站等)。已确诊为感冒但不发热的婴儿最好不要带到医院打针。

冬天对感冒婴儿的护理主要是注意保暖。房间的温度应保持在18℃～20℃。如果达不到这个温度,也可以使用电脚炉为婴儿取暖。洗澡要有节制。不必在房间里使用蒸汽,因为蒸汽设备很不安全,况且蒸汽的治疗效果目前为止还不确切。感冒最初多少有些发热,应多喂些果汁。不管是饼干、蛋糕,还是米粥,只要婴儿喜欢吃,就可以给他。

感冒的第 2 天或第 3 天,如果婴儿只流鼻涕而没有其他症状,食欲和精神都很好,就可以给他多穿些衣服,带到室外呼吸新鲜空气。食欲不好时不能强迫婴儿吃。可以把牛奶调得稀一些。如果婴儿仍喜欢吃米粥或面包粥等,只要不出现严重的腹泻,可以继续喂。

婴儿得了感冒后,有时会出现大便次数增多、变稀的情况。但在这个月龄里,这种情况不会持续太长时间。母亲往往因婴儿大便变稀而惊慌地停掉代乳食物,改成只喂奶,可大便还是不能成形(见 201. 消化不良)。在感冒二三天时,尽管大便多少有些稀,也不该停止喂代乳食物。还有许多婴儿因感冒而出现便秘,如果婴儿不愿意灌肠,可以再等一二天后看情况再做处理。婴儿发热时不能阻止他哭闹,强迫他睡觉。在婴儿有病时,应该让他处于最轻松的状态。

感冒咳嗽有时也会引起中耳炎。在感冒第二三天时,婴儿如果夜里突然像什么地方痛似的大声哭闹,次日早上就要仔细检查外耳道口处是否有分泌物。到医院看医生时应提醒说：“夜里哭得很厉害,会不会是中耳炎。”如果不说,医生可能不会想到检查婴儿的耳朵,只给开一些药或打一针就了事。轻度的中耳炎只要早期发现,一般用抗生素就能治愈,不必进行鼓膜手术。有的被诊断为感冒的婴儿,既不流鼻涕、打喷嚏,也不咳嗽,只有发热症状,这时应考虑幼儿急疹的可能性。如果第 3 天仍不退热,其可能性就更大了(见 225. 高热)。

经常咳嗽 参阅“202. 经常咳嗽”。

225.高热

至今为止没有发热病史的婴儿,6 个月以后如果出现 38℃ 以上的高热,首先应该考虑的是幼儿急疹。半数以上的婴儿在出生后 6 个月至 1 岁半期间会出现幼儿急疹,而 6～8 个月期间尤其多。年轻的父母为婴儿的幼儿急疹要经受 3 次惊吓。首先是因为婴儿突发高热而受到惊吓;其次是因高热持续二三天仍退不下来而感到害怕;最后是在看过几个医生后婴儿的热退下来时,为最后一位医生的医技高明而惊叹。

幼儿急疹本来是年轻的父母必须要知道的疾病。可是,它却不像麻疹那样众所周知,这是因为这种病即使得上也会在不知不觉中自愈,很多人好了之后就忘却了,真可谓“好了疮疤忘了疼”。另一方面,从前的婴儿并不像现在的婴儿这样个个都得这种病,因此,上了年纪的育儿专家弄不清这种病的名称。此外,那些接触婴儿不多的医生也不知道有这种病,常将幼儿急疹误以为“三日麻疹”(风疹)。

幼儿急疹最显著的特点是,持续发热 3 天,然后在第 4 天退烧以后开始出疹。在发热的头 3 天里,婴儿的症状与“感冒”“睡觉着凉”“扁桃体炎”是完全一样的,只有到退热后疹子出来,才能最后确诊。由于 6 个月时婴儿得的病一般不会连续发热 3 天,因此,婴儿连续发热两天以后,即使没有疹子出现,父母也应怀疑是幼儿急疹。年轻的父母必须记住幼儿急疹这种病。

　　婴儿发热后,可以使用体温计测一下体温。使用时,应先用干毛巾将婴儿腋下的汗擦干净,然后在指定的时间里将体温计夹在腋下。普通的体温计不能用于肛门处,不安全。体温计测得的体温没有必要特别精密。如果是平时对婴儿的肌肤特别敏感的母亲,会立即注意到婴儿体温的异常,并以此推断婴儿的病情。

226.幼儿急疹

　　应该知道,幼儿急疹是婴儿在周岁之前必须要度过的关口,大多数婴儿都会有这个经历。婴儿首次出现高热也多半是由于幼儿急疹。

　　婴儿在 6 个月以后易发幼儿急疹,是因为从这个时期起,婴儿从母体获得的免疫力已基本消失。没有哪种病会像幼儿急疹这样,使不同的婴儿具有如此相同的病程。一般的疾病总会有症状的轻重之分,有的还会出现各种并发症。幼儿急疹却不分月龄、季节、地区,病程千篇一律,且没有任何并发症。

　　幼儿急疹的症状是发病初期只是发热。婴儿与往常不同,气色不佳且没有精神,一摸,头部很热,量体温在 38℃ ~ 39℃。虽然没有咳嗽、流鼻涕,大便也不稀,但因为婴儿是第 1 次发热,父母很担心,于是带到医院去看。医生一般诊断为"感冒""着凉""嗓子稍红"等。看到婴儿不是很虚弱,医生也比较乐观,只给开些退热药就让回家了。可是到了夜晚,婴儿病情开始恶化,几次醒来哭闹。有的家庭为此首次体验到了彻夜不眠的滋味。婴儿不像以前那样爱吃奶,而且有时还呕吐,也不爱自己玩,总想让妈妈抱着。第 2 天一量体温仍在 38℃左右。于是又去看医生,这时医生说"热已经有点退了",然后给注射一针抗生素。可是当天晚上婴儿还是没有退热。父亲也因婴儿的哭闹整夜没有睡好觉,早晨起来后嘱咐母亲再到医院好好看一下,然后揉着发困的眼睛上班去了。第 3 天母亲只好再次带婴儿来看医生。当听到母亲用有些不满的口气说"吃了医生给的药,可是……"时,不同的医生就会表现出不同的态度。有的可能会说"给你开的尽是好药",也有的挠挠头说"发热到底是因为什么呢？该退热了呀"（显然,后者的表现是善意的）。又被打了一针的婴儿仍旧是高热不退。这时,听到婴儿得病消息后急忙赶来的婆婆说："会不会是肺炎呢？"凭老人的经验,肺炎才有可能出现持续发热,而幼儿急疹这种病老人从没听说过。当母亲告诉她的婆母,医生诊断是"感冒"或者"扁桃体炎"时,老人摇摇头说："感冒怎么会连续3天高热不退呢？真是奇怪。"

全家都为此焦急不安,猜测种种可能：医生会不会误诊？这么小的婴儿持续高热3天,会不会影响脑子的发育呢？基于这种想法,决定到虽然离家远一些,但有一定名望的医生那里去看看。这些有名望的医生,由于经常诊治这种转院来的患者,因此接触幼儿急疹的机会比较多。医生看过后说"明天就会好",然后给打上一针药。有的老医生甚至认为这是婴儿长乳牙的生理性发热,连针都不给打。次日,婴儿果然如这个医生说的退热了。母亲和婆婆都认为后来的这个医生医术很高明,注射的药也很好。实际上,幼儿急疹不论注射与否,第4天都会自然退热的。

退热以后,婴儿的胸部、背部会出现像被蚊子叮了似的小红疹子,这些疹子渐渐扩散,到了晚上,就会波及脸、脖子和手脚。对婴儿麻疹有所了解的人会误以为是麻疹。可是麻疹在出疹子时有高热,而幼儿急疹则是在退热以后才出疹子。婴儿虽然已退热,但仍是萎靡不振,爱哭,第3天晚上或第4天早上还会排稀便。完全恢复要在第5天,婴儿的疹子变少,精神也恢复到发病前的正常状态。到这时可以说婴儿已经痊愈了。

婴儿患幼儿急疹时,尽管精神状态不如以往,但看起来并不像得了什么大病的样子。就是出现高热,也有想玩玩具的意愿,哄逗时也会露出笑脸。喝奶量虽不如平时,但不是一点儿也喝不进去。

曾怀疑过婴儿的病是幼儿急疹的医生,看到婴儿出了疹子会异常高兴,而没把幼儿急疹放在心上的医生就不会有特别的关注。如果是夏天,可能将幼儿急疹诊断为"痱子",如果在冷天则又可能说是"荨麻疹"。还有的医生可能会将其确诊为"三日麻疹"。"三日麻疹"实际是风疹。是否将幼儿急疹放在心上对婴儿影响还不是很大,但如果说成"三日麻疹"就比较麻烦了。因为一方面这会引起住在附近的孕妇的恐慌;另一方面,如果是女婴,风疹将关系到将来长大后妊娠的问题(见 638. 风疹)。一般来说,6 个月的婴儿得风疹的可能性是很小的。风疹属于幼儿时期的病,而且大多是在流行期感染,并不像幼儿急疹这样散发。

90% 的患儿病程如上所述。也有极少数婴儿发热不止 3 天,而是 4 天。第 5 天热退以后才出疹子,这一点与其他婴儿是相同的。另外还有个别情况,发热不是持续在 38℃以上,而是多少有些波动。上午只有 37℃多,到了夜里才升至 39℃左右。

婴儿在 8 个月以后出现幼儿急疹时,由于高热很容易发生抽搐。婴儿第 1 次抽搐往往会使父母受到惊吓。抽搐不过是单纯的热性惊厥(见 248. 抽搐),不会有什么问题。

幼儿急疹是由人疱疹病毒 6 型引起的疾病。这种病毒隐藏在成人的喉咙及唾液腺里,通过唾液感染给婴儿。潜伏期大约为 10～14 天。

患幼儿急疹并不需要做特殊的护理。因为不会引起并发症,所以没有预防并发症的药物。如果从发病初期就知道是幼儿急疹,就没有必要给婴儿吃药。让婴儿自然痊愈对母婴双方都有好处,既不会受到药物的伤害,也不必为看医生到医院的候诊室长时间等候。然而在实际生活中,婴儿有病不去看医生是需要相当大的勇气的。听到邻居婴儿的母亲在一旁说"婴儿都热成这样还不去医院看一看",或者说"会不会是出了麻疹",年轻的母亲就会动摇。其实在发病的第一二天即使看医生,在按"感冒"或"扁桃体炎"进行治疗的过程中,也可以多少看出幼儿急疹的迹象。

7 个月以后的婴儿,在发烧时可以用冰枕冷敷头部,但婴儿不愿意不要勉强。婴儿不爱喝奶时,应在调配牛奶时少加 1 勺奶粉使牛奶的浓度低一些。有的婴儿虽然不想喝奶,但还是愿意喝果汁,可多喂些果汁。比起牛奶,有的婴儿可能更喜欢吃面条或牛奶做的面包粥。第 3 天时婴儿的大便会变稀,对此也不必做特殊处理,只是将牛奶调稀一些就可以。

冬天,在疹子消失之前尽量不要给婴儿洗澡。盛夏时节,在第 3 天退热以后,如果婴儿喜欢洗澡可以给他洗。洗澡可以使婴儿睡觉香甜。

　　按以往的习惯,出疹子的疾病是不能见风的。但患幼儿急疹的婴儿即便带到室外,也不会有什么影响。

　　如果到第 4 天仍不退热,就应考虑其他可能性。其一,可能是迟 1 天发疹的幼儿急疹。其二,如果是夏天必须想到暑热症(见 177. 暑热症)的可能性。不过暑热症与幼儿急疹的发热情况有所不同,暑热症是从清晨至中午发高热,到傍晚就退了,从这一点上可以区别两者。

　　当婴儿第 4 天没有退热,同时出现嘴唇干裂出血,在热退之前出了疹子,就必须考虑川崎病。如果是女婴,还应考虑尿路感染的可能性。可以用透明的玻璃杯接一点婴儿的尿进行仔细观察,尿路感染时婴儿的尿是浑浊的。

　　婴儿只要得过 1 次幼儿急疹,以后就不会再感染。2 周岁之前如果婴儿没有得幼儿急疹,长大以后也不会发病。

227.打针与吃药(解热药)

　　婴儿 6 个月以后,有时会出现高热。最初的高热多半是幼儿急疹,但从这个时期开始,感冒有时也能引起 38℃以上的高热。

　　每当婴儿出现高热,父母都会非常担心,要带婴儿去医院看病。看病时如果对医生说"婴儿出现了高热",就会使医生产生心理负担,认为必须先给婴儿退热才行,于是决定给其注射解热剂。许多婴儿由于注射以后肌肉聚缩而留下了硬结。儿科学主张尽量不给婴儿使用解热药。这是因为,首先婴儿发热并不像成人那样痛苦,即便发热也不是昏昏欲睡,状态和平常基本一样。更重要的是,使婴儿发热的疾病几乎都是由病毒引起,这些疾病各有自己的发热类型(热型),通过这些不同热型真实地显现疾病的状况。可以说,发热是疾病的测量仪,只要观察发热的动态,就可以大致判断出婴儿得了什么病。如果使用了解热药,就破坏了发热的自然状况,好比将正在转动的测量仪指针强制性地停下来。

　　病毒性疾病使用抗生素是无效的。因此,应首先确定得的是什么病,然后进行对症治疗。如果在疾病未确诊之前先将热退下来,那么就无法进行对症治疗。在不知道是什么病之前胡乱给婴儿打针吃药,会破坏疾病的自然规律。比如幼儿急疹,如果用解热剂将热退下来,就会破坏发热持续 3 天的这一特点,体温变得忽降忽升。即使第 4 天热退下来,也会以为是注射解热剂的结果。出疹子时,会首先想到是否为吃药产生的药疹,这样就无法了解疾病的自然进程。再加上婴儿对注射非常害怕,打过 1 次针就能记住,以后一进诊室就开始嚎啕大哭,这样就很难分清婴儿的哭闹是因身体不舒服,还是因害怕打针。特别是像肠套叠这种以腹痛为主的疾病,如果婴儿总是哭个不停,就掩盖了间歇性疼痛的特点,很容易误诊。因此,为了继续观察婴儿的病情,有的医生不采用注射的方法。家长在婴儿发热时不应过度急躁。有这样的家长,上午刚看过医生,诊断是由病毒引起的疾病,并拿了药,可到了下午又去找医生,说婴儿的热还没退下来。这种做法有些欠妥。由病毒引起的可危及生命的疾病只有日本脑炎,而此病现在已基本消灭。幼儿急疹这类病早晚会好,所以当听到医生说很像幼儿急疹时,即使暂时不见退热,也不要再去麻烦医生。

　　医生听到婴儿发热不退的主诉,就不得不使用解热剂。有的解热剂注射后会引起休克。如果婴儿不能充分吸收药物,还会引起肌肉的疼痛。

　　感染病毒或细菌后身体出现高热,是因为机体在与这些病毒或细菌斗争时有必要使体温升高,身体本身并没有什么不适。一般说,过去的人对婴儿发热有"过敏反应"。如果婴儿不退热,不管是深夜还是早上,都随时给医生打电话,担心地说:"热退不下来,会不会有什么问题。"这是因为在过去,发热的疾病(肺炎及痢疾)都非常可怕,而近来可以说这些病已基本可控。

　　7 个月以上的婴儿体温超过 38.5℃时,有时会引起抽搐,这时医生就要使用解热剂。如果能口服,还是不要注射。口服不顺利时,可以使用从肛门放入解热药。当然,发热的婴儿也是可以用冰枕冷敷头部。

　　婴儿发热时要出汗,因此身体的水分将减少,喉咙会发干。这时应尽可能地满足婴儿的需要,多给他喝一些凉的茶水或果汁。婴儿有时会呕吐,可以等稍微缓解后再给他喝。婴儿高热时,常见的错误做法是保暖过度。将婴儿用毛毯包裹起来,或者将电脚炉放进婴儿的被窝里,使婴儿的体温上升过高,导致抽搐。

消化不良 参阅"201. 消化不良""249. 婴儿的腹泻"。

228. 婴儿的便秘

6 个月的婴儿已开始能吃各种代乳食物,因此可通过饮食来调节婴儿的便秘。

有些婴儿吃了酸奶以后,能每天排便而且非常通畅,因此就可以经常给他吃。若 100 毫升左右不能解决便秘,可以增加 1 倍量来喂。

婴儿吃的代乳食物一般都是容易消化的食物,也许正是由于这些食物对肠的刺激不够才导致了便秘。当随着断奶的继续,婴儿便秘有所加重时,可以试着适当喂一些不易消化的食物,最好是蔬菜。比如将菠菜、卷心菜、莴苣等煮熟后给婴儿吃。海苔、裙带菜等有时也可改善便秘。有的婴儿特别不喜欢吃蔬菜,可适当多喂些水果。如果橘子、梨、桃子、香蕉、苹果等不见效时,改喂草莓、无花果、西瓜等试一试。喝牛奶面包粥的婴儿,将白面包换成黑面包后,便秘得到改善的情况也很多见。

婴儿如果是吃了代乳食物以后开始出现便秘,有可能是由于奶量减少太多造成的。测一下体重,如果至今为止每 10 天增加 100 克以上,而现在却减少到 50 克以下,就肯定属于营养不良。开始断奶后,奶量由 4 瓶减至 2 瓶的婴儿,应增加 1 瓶牛奶。

没有规定要婴儿每天必须大便 1 次。即便是两天排 1 次大便,只要排便时婴儿无痛苦,且大便通畅,就不要去管它。尽量不要给婴儿使用排便的药物。灌肠的方法虽可以用,但不能持续过长时间。灌肠时用量应充足(无花果灌肠时用成人量),最好 1 次完成。用纸捻之类的灌肠对 6 个月以上的婴儿不起多大作用。

运动不足也是造成便秘的原因之一,因此应尽可能地多带婴儿到室外活动。不能给婴儿使用对大人便秘有效的方法,如早晨起来喝 1 杯食盐水,或者用草榨出"绿汁"服用,这些对婴儿都是不适合的。

229.痒疹(湿疹与苔藓)

大多数患湿疹的婴儿过了 5 个月后开始有所好转,但有的婴儿病情同上个月一样没有什么改观。头顶部、脸上、耳根后、后脑勺、腋下等处因起湿疹,会非常痒。不同的湿疹患儿对洗澡的反应是不同的。洗澡以后湿疹没有加重的婴儿可以给其洗澡。特别脏的地方,如腹股沟等处如果没有湿疹,用香皂洗也没关系。吃的食物也是如此,像鸡蛋这类的食物吃下后如不发痒,就可以吃。

婴儿的湿疹非常严重,痒得很厉害时,可以在患部涂一点含有微量肾上腺皮质激素的药膏,每天 3 次。稍微见好以后,逐渐减少涂药次数,由 1 天 2 次改为 1 天 1 次,然后再减少至隔日使用,最后变为每周 2 次。要尽可能地早些停药。含氟的肾上腺皮质激素虽然很有效,但有不良反应(见 109. 湿疹),只限在病情严重时使用 2 ~ 3 天,好转以后就要改成不含氟的药物。这种药的使用绝对不可超过 4 天。

有的婴儿湿疹可能持续一二年,时好时坏。只有每天陪伴在身边的母亲最了解婴儿的病情,因此对湿疹的护理只有母亲才能胜任。母亲必须记住,当湿疹加重时,可使用药劲大的药,而稍微好转以后就应改用药劲小一些的药,特别是改为肾上腺皮质激素药物的时候,一定要记住用药的方法。另外,尽量不要在婴儿的脸上使用含肾上腺皮质激素的药物。

治疗 2 个多月仍不见效时,好多婴儿的母亲就会变得有些神经质。夜里经常因婴儿痒醒而睡不好觉,从而导致睡眠不足。尽管这样也不该悲观,因为婴儿的湿疹随着时间推移会慢慢好起来的。在痊愈之前的这段时间里,作为母亲应该做到的就是护理好婴儿,使婴儿能平安地长大。抱着患湿疹的婴儿到处看医生,反倒会使神经衰弱加重。

有的医生还会因婴儿的皮肤测试呈阳性,而禁止食用阳性食物,其结果将导致婴儿的营养不良。皮肤测试或血液检查出现抗体阳性的食物中,75% 不是湿疹的原因。

苔藓是与湿疹不同的痒疹。在婴儿的躯干以及手腕、脚腕附近,长出二三个大约半个米粒大的浅红色疹子,痒得非常厉害。这些疹子有的会变成水疱。长在脚掌上的水疱发硬。除了手和脚以外,胸部和腹部也会出现。这大概是荨麻疹的一种,也叫丘疹性荨麻疹。

苔藓的原因至今不明。如果是婴儿吃了鸡蛋以后出现的,或者是吃了从未吃过的鱼之后出现的,可以推断疹子与这些食物多少有些关系。被虫子叮咬后有时会出现这样的疹子,但没被虫子咬的地方也会出现疹子,可以认为这是机体对虫子毒素的一种反应。这种疹子一般不用处置也不会化脓。此外,据说猫身上的跳蚤常常会引起皮疹,因此当婴儿身上出了疹子痒得厉害时,不要再继续饲养猫。对苔藓的治疗,如果是由鸡蛋或鱼等食物引起的,就要暂时禁食一段时间;现在一般使用含肾上腺皮质激素的药膏在患处涂抹。婴儿的苔藓对洗澡没有什么妨碍。应注意的是要经常给婴儿剪指甲,以免抓破患处引起发炎。如果细菌从头部皮肤侵入,耳后及颈部的淋巴结就会肿大,不论何时也不会消失。这些淋巴结不会化脓,只是偶尔用手可以触到,不用管它。

不论是湿疹还是苔藓,只要被婴儿抓挠就要恶化。因此应尽量阻止婴儿用手去抓。最好的办法就是多带婴儿到室外去玩,但是要注意避开直射光线。

不能因为皮肤的过敏试验是阳性,就禁止婴儿吃奶类、鸡蛋、肉类等食物,而只给吃豆奶,这样会使婴儿的营养失调。除非婴儿喝牛奶后嘴唇肿起、脸色发红,否则不要轻易改成喝豆奶。现在对花生过敏的人在不断增加(即使是微量也能引起嘴唇及喉部黏膜的肿胀,导致窒息),这是因为越来越多的调料里放入了花生。有些 3 岁之内的婴儿如果吃了花生,就会引起过敏反应,成为花生过敏症。因此,尽量不要给 4 岁以内的儿童(特别是有特异性反应的儿童)吃含有花生的食物。

230.趴着睡觉

很多母亲经常会吃惊地发现,本来仰卧着睡觉的婴儿在她不在身边的一会儿工夫,变成了趴着睡觉。有些人非常担心,为此去看医生。趴着睡觉并不是什么病态,而是婴儿能够自由翻身的证明。每个人在睡觉时,都要采取自己感觉最舒服的姿势,婴儿也是如此,当他能够翻身以后,如果感觉趴着睡觉舒服,当然就要采取这种姿势。在夏天天气炎热时,婴儿经常踢开被褥滚到凉席上趴着睡觉,脸紧贴在凉席上,因为这样睡觉比起在被子上仰卧着睡更舒服。

确实有因某种疾病而不能仰卧睡觉的婴儿,如脑后长了疙瘩一碰就痛的时候,婴儿只能侧卧着睡觉。不是所有的 6 个月的婴儿都趴着睡觉,而是一部分婴儿能够自由翻身以后,比较喜欢趴着睡觉,这不是病。有人担心婴儿趴着睡觉会压迫胸部造成呼吸困难,于是就把趴着睡觉的婴儿翻转过来,可过一会儿,婴儿又回到原来的姿势。趴着睡觉的婴儿大多数在一个时期以后,又变回仰卧的姿势。但其中也有到了小学 3 ~ 4 年级仍然趴着睡觉的儿童,当然这些儿童也都很健康。

231.斜视

左右两条视线在看一件东西时不能一致,这就是所谓的斜视。人的右眼看到的像和左眼看到的像稍有不同,人脑将这两个不同的像融合成1 个。如果大脑生来就缺乏这种融合力,看东西时就会重影,这是非常麻烦的。这种情况下用眼睛看东西时,只采用一侧眼的成像,而将另一侧眼的视线移开,使这一侧的眼睛看不清东西。这样在脑子里形成的像就不会重影。当左右眼的视力没有差别时,就形成左右眼交替使用的斜视。即使脑的融合力正常,由于一侧眼睛近视或远视或散光,使得大脑的成像左右不同步,也是采用视力好的一侧眼的成像,而另一侧不使用的眼睛就会变成斜视。某一侧的眼睛如果不经常使用,视力就会减退而变成弱视。一旦变为弱视,这只眼睛就会成为永久的斜视。

在交替使用右眼和左眼的斜视期间,就应将有近视或远视或散光的眼睛用眼镜进行"矫正"。方法是,将"偏爱"的视力好的一只眼睛遮挡起来,而使用视力弱的那一只眼睛。每天究竟应遮挡多长时间,要由医生决定。只要训练得当就可以防止弱视的发生,起到预防斜视的作用。

视力的矫正与弱视的预防必须尽早进行。婴儿过了6个月后，如果发现总是同侧眼睛出现斜视，要尽快去医院眼科检查。婴儿出生后不久出现黑眼珠向内侧偏的内斜视，应尽早进行手术。而出生后1年左右出现的由于远视引起的调节性内斜视，可用眼镜进行矫正。

最晚也要在6岁之前进行斜视手术。一般情况，偏向外侧的外斜视1次就可治愈，而内斜视大概需要多次治疗。

父母要对孩子进行不间断的视力训练，必要时还要准备接受第2次手术。训练开始时间及手术日期，都要由眼科医生来定。至于在几岁时手术合适，要根据斜视的类型、视力的程度决定。在某些细节方面，眼科医生的意见可能不尽一致。因为手术后的视力训练必须要有孩子的配合，因此，即使是主张早做手术的医生，一般也将手术时间定在婴儿6个月到1岁期间。主张晚做手术的医生，一般认为婴儿未满2岁时手术比较合适。孩子越大视力训练就越容易，这种想法是错误的。实际上，把好眼睛盖住，而使用视力差的眼睛，这种训练6岁以上儿童是非常反感的。带斜视婴儿看病时，应选择那些矫正设施齐备的医院，否则就不能对婴儿的视力做出准确的判断。

有的斜视看上去很明显，不论什么时候都能看得出来。也有的斜视是在不同情况下出现，时而斜视，时而又正常，这种情况大多为外斜视，一般在睡觉以后睁开眼，或受到太阳光照射时出现。这是斜视的征兆，即使小儿科医生诊断没有问题，也应再找眼科医生看一看。

有的孩子是因为看电视时歪脖子，造成了严重的斜眼。这不同于上面所说的斜视，这种斜眼是由于移动眼球的某块肌肉产生麻痹，正面看东西时形成重影，斜眼看才能看清。在对麻痹的肌肉进行定位时，需让孩子回答出四周不同方向的东西哪些是重影，哪些不是重影。在幼儿期，这种检查是比较困难的。

突然痛得直哭 一直很健康的婴儿突然哭闹不安，好像什么地方特别痛，4~5分钟后停下来，而后又开始哭闹，并反复多次。这种情况参阅"180. 婴儿突然哭叫时""181. 肠套叠"。

集体保育

232.保育园的注意事项

保育园只要有相应的设备和人力,也希望尽可能早地让婴儿入园,如果出生后两三个月就入园,婴儿会很容易适应保育园的生活,断奶也会按照保育园的方式顺利进行。到了 6 个月大时,婴儿正好处于开始过度断奶的时间,所以母亲对孩子的饮食是非常敏感的,常常有不理解保育园的做法的时候。多数保育园会把代乳食品谱发给家长,并开家长会说明,家长应该参加这个会,如果保育园决定代乳食品是面包粥,在家里给婴儿吃米粥的母亲,特别是以前注意到由于吃面包粥婴儿大便的次数增多的母亲往往会有不同想法。但是保育园里的其他婴儿都比他大,只有自己的孩子现在开始断奶,应与其他孩子区别对待,持有这种想法的母亲,希望保育园能按照自己的做法喂养孩子,这时,与其解释米粥、面包粥、煮烂的面条,作为代乳食品有什么分别,不如人手够的话,就给孩子做母亲一直做的米粥,这样一来,既能让母亲安心,同时也让保育园很热心这一信念根植于母亲心中。这样婴儿逐渐适应保育园的饮食生活,逐步地与家中的饮食习惯告别。如果开始就给面包粥,婴儿无论如何不肯吃,母亲知道了会对保育园产生不信任感。在入园的第 1 周,婴儿适应保育园的生活很重要,但更重要的是母亲和保育员之间的关系。母亲对保育员信任了,以后的事就相对容易些。

对婴儿断奶,每个保育园的程序不同,断奶方法各种各样(见 190.断奶的途径不止一种),用已经习惯的方法最好。保育员中也有喜欢烹调的人,所以可以像在育儿杂志上写的那样,使用研磨碗研制一些婴儿喜欢吃的代乳食品。这当然很好,但是如果没有时间,做一些简单快捷的食物即可。如果在研究发表会上听说了特别的代乳食品,或在参观示范保育园时看到手制的代乳食品,可能对自己喂给孩子方便代乳食品感到不好意思,其实只要孩子喜欢吃,那就是好的代乳食品。

在保育园可以享受到在家里享受不到的和小朋友玩耍的快乐。过了6个月的婴儿会认识周围许多小朋友，让他坐着，看稍大的孩子爬行、蹒跚步行、玩玩具，他也非常高兴。知道有朋友相伴才快乐的孩子长大后往往会友好地和同伴相处。使用较大型玩具也是保育园婴儿的特权，为了不出危险，保育员扶着他可以在室内

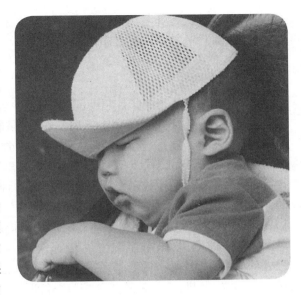

荡秋千、滑滑梯、玩跷跷板，给婴儿带来从没体验过的快乐。这是乐趣和锻炼一起进行的保育方法。

保育员千万不要忘记，生活同时也是教育。喂代乳食品、换尿布、玩玩具时，必须对婴儿讲正确的语言。疲劳的时候不想说话，于是便默不作声地干活，这是不对的。因为保育员的工作不仅是照看孩子还是教师，所以不能不教语言。

饭后、午睡醒来尿布如果不湿，就让他坐便盆小便。小便间隔长，时间几乎固定的婴儿可以养成定点小便的习惯。不过不赞成那种以不尿床作为生活目的，每隔1小时就让孩子坐便盆的做法，因为这会打断孩子玩耍的兴致。

夏季，婴儿出汗生痱子时，午后要给他洗澡，保育园里有洗浴设备的不多，但是能够洗澡的保育园，婴儿肌肤干净，午睡也香，婴儿入浴有规定的最低基准。实际上，让婴儿入浴，增加了保育员的劳动强度。保育园人手不够的话，就要增加人员。

过了 6 个月,婴儿身体的活动变得更加活跃,所以要反复地阅读一下"219. 防止事故",避免在保育园内发生事故。

233. 在保育园内生病

5 个月以前,婴儿在保育园期间,几乎不会发热。即使有热也不是高热。过了 6 个月,婴儿在保育园出现发热,多是幼儿急疹(见 226. 幼儿急疹)。孩子表现异常,触摸其身体感到发热,平时不哭的孩子开始哭闹、剩奶,体温超过了 38℃,就该马上与母亲联系。母亲到来之前,尽可能将其与其他孩子隔离,枕冰枕。冬天,足部可用电脚炉保暖。当然,即使那样,幼儿急疹的病程也不会有什么变化。

孩子过了 7 个月也有发生抽搐的。孩子偶尔发生抽搐,要请母亲到场。如果不进行处置,母亲的情绪也会不安。如果请与保育园有合同的近处的医生诊治,母亲的心情就会安定下来。医生说没有咳嗽也不流鼻涕,又是初次发热,好像是幼儿急疹,这样即使继续发热,母亲也不会惊慌失措。然而,发热出现 1 小时或 2 小时,要得出这样的诊断恐怕很难。如果婴儿是预想的幼儿急疹,母亲必须请假休息给予照顾。第 4 天会退热,第 5 天给孩子洗洗澡,第 6 天再让孩子上保育园,万幸的是幼儿急疹不会像麻疹一样在保育园内大流行。

那些把孩子托付给保育园、外出工作的母亲,最害怕婴儿患麻疹。麻疹患儿最初的三四天,热度时高时低,园里认为麻疹前期的孩子会传染给别的孩子,所以会要求孩子休息。麻疹从出疹到痊愈,需要五六天的时间。所以母亲必须要休息 10 天左右。麻疹如果在园里开始流行,就应该给所有没患过麻疹的孩子注射 γ - 球蛋白,并让他与已经确诊为麻疹的孩子接触,这样做后(未满 5 个月的孩子不用)麻疹的症状会很轻,和感冒差不多,也可以放在保育园里了,轻型麻疹就不用考虑会传染。

流行性腮腺炎和风疹等,即使不进行特别的预防,6 个月的孩子也能轻松度过,并且不会传染。水痘对 6 个月后的婴儿来说,疾病自身症状很轻,但直到没有传染危险为止,母亲和患儿必须在家休息两周。对于水痘,即使注射 γ-球蛋白也没有预防效果,在婴儿室,如果某个婴儿患水痘,其后两周内就会有第2人患病。这时如果所有婴儿都患病,就可以把乳婴室当作病室,请医生每日来诊察1次,但多数很难实行。

　　保育园的婴儿出现腹泻,首先要测试体温,不发热又有精神,也能喝牛奶,就不必担心。尽管如此,尿布要放入10%甲酚皂液中浸泡,接触过尿布的手要用1%甲酚皂液严格消毒。给婴儿饮比平时稀2倍的牛奶。如腹泻两三次,可以喂他一些可口的饮料。如果其他的孩子也发生同样的腹泻,在夏季,就应怀疑保育园早晨的牛奶是否污染了,即使没有发热,也应该按传染性疾病来对待,必须马上同医生联系。

　　婴儿腹泻、发热、没有精神时,首先还应考虑是细菌性痢疾。对婴儿大便要充分消毒,把孩子转移到其他房间,并马上与其母亲取得联系,在他母亲到来之前,要用冰枕冷却其头部,用勺喂他喜欢喝的饮料。

　　婴儿出现咳嗽时,首先要考虑是否是感冒,如果一两天前有其他的孩子患感冒休息了,那么就可能是被那个孩子传染上的。如果孩子的母亲正患感冒,那就一定是被他母亲传染上的。让感冒的孩子休息,还是接着上保育园,这是个很难处理的问题。不发热又很精神的孩子,只是有时咳嗽,母亲也不能请假休息,可是如果让孩子上保育园,又有传染其他孩子的危险。即使是感冒,保育园也是两头为难,有时只好妥协。平时胸部呼噜呼噜的婴儿,尽管咳嗽,如果精神很好,也没有发热,可以作为健康孩子对待。一般来说,最好是将三联疫苗接种完再允许婴儿入园。

234.保育医院

　　不管是对保育园,还是对把孩子托付给保育园的母亲,最头痛的是孩子生病。孩子发热时,如果是传染病,必须防止传染给其他孩子。即使已让母亲来接,母亲到来之前也要将患儿同其他孩子隔离。保育园一般没有隔离有病孩子的房间,只好根据情况临时设置房间,并安排专门照看患儿的保育员。母亲也为难,在单位正做着非常重要的事,孩子发热,必须马上赶去保育园。既不能传染给其他孩子,又不能耽误孩子看病。接孩子看医生,好不容易度过危重期,可是医生说孩子即使恢复健康了,仍有传染其他孩子的危险,母亲还得陪同孩子在家休息,直到不传染为止。

保育医院就是消除上述不方便的单位。众多的保育园合起来拥有一个医院也行。由保育医院派车,医生每日巡回保育园。医生发现异常的以及保育员觉得反常的孩子,都是医生进行诊察的对象。如果认为的确有病,可乘巡回车返回保育医院。保育医院具有保育资格的护士,在按不同病种设置的房间内,一边看护一边保育。如果保育园传来突然有发热患儿的报告,就用车接来入院。母亲接到医院的联络,询问孩子患病情况,院方会说,5点之前可在医院进行治疗,请安心工作吧。那么母亲可于5点到医院接孩子。如果孩子的病入院治疗较好,母亲也可在医院留宿,第2天把孩子托付给医院再上班。如果是麻疹之类的病,在家治疗已好转,但有传染危险时,也可把孩子托付给保育医院。孩子可以和其他麻疹患儿玩耍、吃饭、午睡。傍晚母亲再来接他。

实际上真要建立保育医院难度很大,也有承蒙保育园附近医院院长的好意,建立保育病室的,但试着运营了一下,发现很多问题。从保育园带来的孩子,他的病多种多样,所以有传染危险的患儿必须隔离,例如麻疹患儿不能同水痘患儿在一起,这样一来,保育医院必须准备麻疹、水痘、流行性腮腺炎、风疹各自不同的病房。

孩子突然发热,好像是感冒,让他入院了,但能否传染,一时难以确定,因为同一个季节,并非流行一种感冒。保育医院为防止交叉感染,必须准备很多病房,安排很多护士。医院通过建筑技术,在某种程度上能够解决这个问题。可制成通风室温的、透明的、完全分隔开的几个隔断,1个护士可以照管二三个孩子,这样,麻疹、水痘的患儿就可以在1个病室看护。这样看来保育医院和现代化的小儿医院的理想模式是一致的。小儿医院像现在这样,只收重症患儿,让孩子玩耍,接受教育不太成为问题,但是为了工作的母亲,如果让病情轻微的孩子也能入院,就医院自身来讲必须兼有保育园的性质。

作为疑难病研究所的小儿医院,如果(职责)面更宽,也成为社区孩子的治疗和休息场所,保育医院问题大概就自然而然地解决了。保育相关人员和小儿科医生向着各自理想迈进的过程中,保育医院作为共同的研究课题,会逐渐被提上议事日程。孩子的医疗保险可以解决一部分保育医院费用,为了减轻外出工作的母亲的负担,保育医院的一部分费用也可用育儿津贴支付。我们确信随着医学的进步,保育园现存的问题一定会解决。预防接种的改良,已经基本消除了百日咳、麻疹、风疹、流行性腮腺炎,不久的将来,水痘、流行性感冒也会被消除的。最后剩下的只有普通感冒了。在这些疾病的疫苗研制成功之前,在保育园,让发热的孩子在其他房间休息,有经验的保育员应该能做出感冒的诊断。

235.婴儿体操

过了半岁的婴儿已经能够坐得很稳了,所以在以前做过的体操基础上,增加以下几项 :

㉘　俯卧至坐姿练习 :5 ~ 6 次。

㉙　坐位手臂运动 :左右各 10 ~ 15 次。

㉚　俯卧爬行练习 :让婴儿俯卧,在其前方放置玩具,同时招呼他 :"小宝宝,来！"鼓励他爬行 1 分钟左右。

具体做法参照婴儿体操图(第 222 ~ 229页)。

7个月到8个月

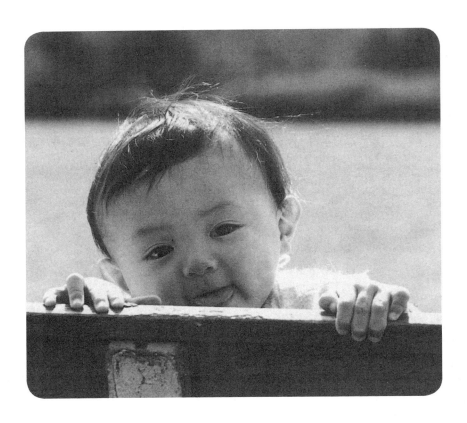

这个月的婴儿

236. 从 7 个月到 8 个月

如果说婴儿在上个月已经能认出父母,那么这个月与父母的联系则更加密切。看到母亲就表现出的高兴劲,也比上个月更明显了。不仅会表现出高兴的样子,有的婴儿还会做"笑脸",高兴地笑出声。还有的婴儿一对他说"干什么?""不行!"等批评的话,就哭起来。对这种批评一点反应都没有的婴儿,必须考虑他是否耳聋。正因为已经认识了母亲,所以,也就能够明确地分辨出外人,感觉敏感的婴儿会"认生",一见到陌生人就哭。婴儿是否认生,与智力没有直接关系。当然,智力发育晚的孩子,认识母亲的时间也晚,但不能说认人早的孩子就聪明。相反,认人早的孩子即使长大些了,也会因仍旧不改这个习惯,而难以同别人接近。

这个月龄的孩子,已经能明确地表达自己的意愿。会爬的孩子会盯着某个目标伸出小手,对不喜欢的事情会表示拒绝;用勺喂他不喜欢的食物会用手推开;拿走他手里的玩具会生气而哭;洗澡时讨厌洗头,多数婴儿会哭闹;换尿布时,也不老老实实的了。但这样的动作,让婴儿的手脚和身体自由地活动到何种程度,就大不相同了。并且因为不同婴儿运动能力有很大差异,又与穿衣服的件数有关,所以不可能确定一个严格的标准。

婴儿一般在 7~8 个月就会翻身了。这个月龄的婴儿,多数会自己坐着了,但能坐的时间长短不同。边坐着边两只手拿着玩具互相敲打,是这个时期能看到的婴儿最多的姿势。

婴儿会爬也多数在这个月龄。但是也有不少的婴儿不会爬,却突然能扶着东西站起来。许多婴儿在开始爬时,都是先做后退的动作。

这时孩子的腿脚也逐渐强壮起来了,抓住他的两只手,婴儿常常能站起来。发育快的孩子,到了 8 个月时,会在某个偶然的条件下,扶着东

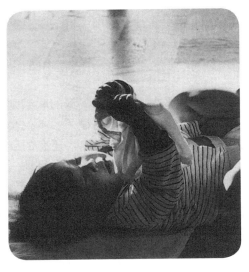

西就站起来了。无论是翻身、后退、爬行，还是坐着用膝盖挪动，都说明这个月龄的婴儿已经具有一定的灵活性，因此常易发生摔伤、烫伤、误吞异物等事故（见244. 防止事故）。

婴儿出牙也多在这一时期，但也有在6个月或更早些出的。约在出牙前1个月，婴儿多从嘴里发出"噗—噗—"的声音。婴儿虽不会因为出牙而发热，但也许是多少有些痛的缘故吧，常有一些情绪上的改变，夜里不易入睡（见217. 出牙）。听到同时间出生的婴儿出牙了，而自己的孩子还没出牙的母亲，一定会着急，这大可不必，因为出牙的早晚，不同的孩子差异也很大，已满1周岁才出牙的婴儿也不罕见。这并不是因为什么特定的疾病（如维生素D缺乏症）所致，这一时期还没有这样的病，并且也没有出牙晚，牙的质量就不好的说法。为了早出牙而给孩子服用钙剂，这是没有意义的。因为牙齿早就长好了，只是还没有露出齿龈外面罢了。

这个时期的婴儿，常频繁地发出"啊—""爸—""妈—"等声音，有时是在招呼母亲。这时，母亲要用准确的、容易听明白的普通话和孩子交流。孩子成长过程中，其语言能力的培养，不是靠他本人所能完成的。也就是说，孩子1个人是不能学会说话的，而是靠反复用耳朵倾听父母及其他人说的话，用眼睛观看与所说的话相关的动作来学习语言的。

喂孩子粥的时候不和孩子说话，而像让他完成吃饭任务似的，这是不行的。必须叫着孩子的名字对他说："吃粥了，张开嘴巴。"即要把语言和动作联系起来教孩子。几乎所有的母亲都是出于对孩子的爱，自然地做了这些事情，在不知不觉中就进行了语言的教育，因此常常认为语言能力是在孩子的成长进程中自然培养出来的,即话是随着孩子的长大就会说的,这是人们的一种错觉。如果总是在开着电视或广播时对孩子说话,那么孩子就不能集中注意力、不能准确地听清母亲的话,这样一来,电视就成了妨碍母亲和孩子沟通的东西,因此不要让孩子看电视。

这一时期应用代乳食品很重要,而比这更重要的是室外锻炼。除特别热、特别冷、下大雪或下大雨的天气外,每天需要领孩子到室外待上 3 个小时以上,让他呼吸新鲜的空气,如果能给会翻身、会爬的孩子开辟一块可以自由活动的草坪那就更好了。

在家里选一个通风好的房间,把危险的东西(热水瓶、熨斗、炉子、烟灰缸等)都拿走,拿没有危险性的玩具给他让他在床上玩。也可以找一部能防止摔伤的婴儿车让他坐上,在不离开母亲视线的范围内,让孩子在院子里玩儿,或者带着他去买东西,这些对孩子也很有益处。

睡眠的时间和深度是因孩子而异的,一般来说上午睡一次,睡 1～2 个小时。下午睡一两次,分别睡 1～2 个小时。晚上一般醒一两次,有的婴儿即使换尿布也不醒,但也有的婴儿睁开眼睛就哭,还有的婴儿不给点奶或水喝就不再睡了。孩子不同,表现的形式也各不相同。深夜里吃奶的孩子越来越少了,母亲有奶的时候喂母乳,比喂水方便,很多母亲就在睡眠中喂奶,如果这样孩子能入睡也未尝不可(见 238. 夜间喂奶)。

婴儿的大便,在这个月龄时多为每天一两次。与上个月一样,持续便秘的孩子也不少。如果比平时多喂了粥、面条或者面包,那么,第 2 天就可能出现大便的量和次数比平时多,大便的稀软。虽然便软,但婴儿情绪好、食欲正常、不发热,就不用担心。不要一看到软便,就吓得停用一切代乳食品,而只喂牛奶或母乳,这样做,大便就永远不会正常(见 201. 消化不良)。这个月龄的婴儿,绝大多数仍把小便尿在尿布上,性格老实的婴儿不讨厌使用便盆,在小便间隔时间有一定规律时,让婴儿排便可以成功。在午睡刚醒来时让其排尿比较好。

大便每天 1 次,大便硬的婴儿,开始排便时会哼哼地使劲,或者表现出奇怪的表情,所以,母亲看到这些,可以推测出孩子将要大便,放上便盆,孩子就会成功地排到便盆里。于是这位母亲就会对邻居有婴儿的母亲说,我家的孩子能告诉要大便了。但实际上,孩子的哼哼声并不是婴儿告诉大人要大便,只不过是婴儿排便的前奏而已。另外,在这个时期进行排便训练,对于那些讨厌被训练的孩子来说,即使把他惹得又哭又叫,也是没有什么效果的(见241.排便训练)。

婴儿疾病在这个时期也多起来了。把婴儿放在儿童车上到外面玩时,从邻居的小伙伴那儿传染上疾病的事情也常发生。麻疹、水痘比较多。百日咳如果做了预防注射,一般就不会被传染上。流行性腮腺炎,通常是即使被传染上了,也不出现症状就痊愈了。从出生到现在没发过烧的婴儿,突然高热(38℃~39℃)时,首先要考虑幼儿急疹(见226.幼儿急疹)。其次较多的是由病毒感染而致的上呼吸道疾病,如感冒、咽喉炎等。被称为"口腔炎"的疱疹性咽峡炎和"手足口病"(见250.初夏发热的疾病)也时有发生。夏季热多发于4~6个月的婴儿,但8个月的婴儿也不是绝对没有,只是要少得多(见177.暑热症)。

在冬季处于出牙阶段的婴儿,有时会发生急性腹泻,被称为"秋季腹泻"(见280.秋季腹泻)。如果不知道有这种病,看到婴儿连续四五天排像水一样的稀便,母亲就会感到害怕,特别是初起的一二天,因为还多次吐奶,更使人感到可怕。到医院就诊一听医生说:"是假性霍乱,点滴吧。"很多母亲就会想"是不是会死呀",其实,如果婴儿不被禁食和注射搞得很衰弱的话,数日内就可痊愈。

婴儿面色发白,不发热,却突然开始呕吐,好像哪儿痛似的哭闹不止时,就要考虑到肠套叠(见181.肠套叠)。

这个时期发生于皮肤的疾病主要是婴儿苔藓(见229.痒疹)。

喂养方法

237.断奶的方法

好多母亲认为孩子已经 7 个月了,应该比上个月增加代乳食品的量。其实这种想法大可不必,因为只要不是在特别炎热的夏季,婴儿的需要就会逐渐增多,量自然就增加了。

婴儿一过 7 个月,与饮食有关的各种个性就表现出来了。喜欢吃粥的孩子和不太喜欢吃粥的孩子,在吃粥的量上就拉开了距离。1 次 100 克,每天吃两次粥的孩子,其母亲会感到很骄傲。每天勉强吃 50 克的孩子的母亲则感到懊恼,其实这倒没有必要。吃菜也是一样,有喜欢吃蔬菜的,也有喜欢吃鱼类的。因此,给婴儿吃代乳食品也要因孩子而异。不过不论有多大的差异,有一点必须注意,就是 7 个月大的婴儿,用牛奶喂养的话,每天的奶量不能少于 500 毫升。

这个月龄的婴儿,怎样食用各种各样的代乳食品呢? 举例如下：

女婴 F

8：00　牛奶 200 毫升

11：00　牛奶 200 毫升

14：00　饼干 1 块、蛋糕 1 块

17：00　鲜牛奶 80 毫升、奶油面包 1 片、香蕉半个

19：00　鱼类汤

夜　里　牛奶 200 毫升

婴儿在夜里喝牛奶,是因为湿疹发痒才醒的。

女婴 S

8：00　牛奶 200 毫升

10：00　果汁、松软的脆饼干 2 块

12：00　面包粥(1/3 片面包加脱脂奶粉)、婴儿水果罐头的 1/2、酸奶

　　　　　　50 毫升、牛奶 80 毫升

16：00　煮面条加鸡蛋、婴儿的蔬菜和肉类罐头食品的 1/2、汤、牛奶
　　　　　　80 毫升

20：00　牛奶 200 毫升

　　为了防止婴儿过胖,要每隔 10 天称一下婴儿的体重,增加量要控制在 100 克以内。

男婴 E

7：00　　母乳

11：00　粥 50 克、鸡蛋 1 个、现成的副食、母乳

14：00　母乳

18：00　面包 1 片、鲜牛奶 180 毫升

21：00　母乳

夜　里　母乳一二次

　　男婴 E 只吃 1 次粥,也不特别给他做副食。所谓现成的副食就是前一天晚上的豆腐、炖的鱼或者薯类。但需要注意的是,在炎热的夏季前一天晚上的副食容易变质是不安全的,这时可用婴儿速食罐头代替。

女婴 H

6：00　　牛奶 200 毫升

10：00　粥 100 克、蛋黄、牛奶 100 毫升

14：00　牛奶 200 毫升

18：00　点心或蛋糕、水果、酸奶、牛奶 100 毫升

21：00　牛奶 200 毫升

　　这位母亲没有特意做特别的代乳食品,有时傍晚 6 点的点心用现成的副食代替,不久就换成米饭了。

男婴 G

7：00　　牛奶 100 毫升、主食面包 1 片

12：00　鸡蛋、母乳

15：00　牛奶 150 毫升

18：00　牛奶 100 毫升、鱼、米饭 30 克
21：00　牛奶 150 毫升
夜　里　母乳二三次

男婴 G 是个无论如何也不吃粥的孩子，7 个月大前还勉强能吃一点，到 7 个月，长出两颗牙后就一点都不吃了，喜欢吃米饭。像这样早早就吃饭的孩子出人意料地多。同时养育几个孩子的母亲因为比较忙，到第三四个孩子的时候，不给孩子做粥而马上就给米饭的也不少。可见断乳的方法并不是固定不变的。

面包也可以用面条来代替，蔬菜、薯类也可以不过滤直接切碎或磨碎给孩子吃。鱼肉是白色的好，可是后来许多母亲认为孩子已经 7 个月了，就把青花鱼、沙丁鱼也给孩子吃。含油多的鱼开始不要给太多，如果观察没有问题的话，可以增加量。像牛肉、猪肉都可以做成肉末喂孩子，家里做的炸肉饼，在孩子近 8 个月时也可以给他吃。

总之，只要做菜做饭的时候注意卫生，豆腐、土豆、地瓜、胡萝卜、大萝卜、黄瓜、茄子、菠菜、白菜、卷心菜等都可以给孩子吃。一般的鱼类也都可以喂。也有不喜欢吃上述食物而喜欢吃紫菜等的婴儿。

可以在粥中加入多种东西煮给孩子吃，这样的饭做起来很简单，但这不利于让孩子品尝出每一种食物的味道儿。为了让孩子能喜欢吃，可每天 1 次用不费事的食品做成两种左右的食物，泡上酱汤或别的汤吃，然后再喂些面包、牛奶、鸡蛋面等，这样也可以省出时间带孩子到室外锻炼。

这一时期母亲常见的错误是，由于成品儿童食品方便，而且已经用习惯了，因而就忘了把自己

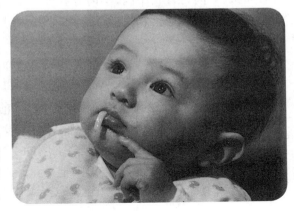

做的婴儿可以吃的副食给孩子吃。

在断奶的过程中，婴儿时常会因为感冒而出现便软，或者便的次数增多，但这时只要情绪好，不哭闹，食欲好，不发热，就不用担心。如果一见到便软就停用一切代乳食品，只给孩子牛奶和米汤，大便则不会成形（见201. 消化不良）。这样的减食最多不能超过 1 天。如果食欲好的话，第 2 天就可以试着给 1 次粥看一看。这样大便反而会早些成形。

不太喜欢喝牛奶，而喜欢吃粥或面包粥的婴儿，每次 100 克粥、1 个鸡蛋，每天两次的话，婴儿体重会增加得很快。一般来说这个月龄的婴儿，平均每天体重只增加 10 克左右，而他却可能增加 15 克。但是大多数婴儿的饮食内容是固定的，因此，这时候多数的婴儿每天平均体重增加8～10 克。这个月龄如果体重每天增加 20 克之多，那就有长成巨大婴儿的危险。因此，对除代乳食品外，每天仍然像以前似的每次喝 200 毫升牛奶、每天 5 次的婴儿，要限制其牛奶量，给他尽可能淡的果汁或酸奶。婴儿喝完甜味饮料后，要给他喝些茶水或凉开水，以洗掉口中的糖分，虽说婴儿的牙齿数少，但给他刷一刷牙也未尝不可。这个时期为了预防婴儿易患的贫血症，必须注意要选择含有铁的代乳食品，如豆制品、紫菜、昆布等。蔬菜和谷物中含的铁，比动物蛋白质中含的铁难以被吸收，而动物蛋白质如鱼、鸡肉、猪肉、牛肉、羊肉等和维生素 C，可促进蔬菜和谷物中的铁的吸收。但是牛奶和鸡蛋却没有这个作用，所以代乳食品只用鸡蛋是不行的。

常常从这个月份孩子的母亲那里听到这样的问题，即这时用的奶瓶和餐具还必须煮沸消毒吗？没有这样问题的母亲多在 4～5 个月时就不用煮沸消毒了，而是使用后立刻刷洗干净，用前再用开水烫一下。实际上如果不是在炎热的夏季、没有苍蝇、周围又没有流行性腹泻的话，已满 6 个月的婴儿奶瓶可以不用煮沸消毒。喝的牛奶如果是袋装的灭菌牛奶（限有信誉的厂家）也可以直接饮用，但一旦开封就要当日喝完。

238.夜间喂奶

在稍稍有些变冷的10月份、11月份,这个月龄的孩子常在夜里醒来,因为哭闹就给他果汁、茶水什么的,常常哄不好。可是如果给他100毫升左右的牛奶,喝下去就又睡了。有母乳的母亲嫌热奶麻烦,就不由得喂起了母乳。在断乳期,夜里却喝起了母乳,这不是又返回从前了吗? 很多母亲会因此而苦恼。一读到报刊杂志上夜间喂奶绝对不能超过半年的报道,则更为自己的育儿方法的欠缺而感到内疚。但是,关于夜里喂奶一事倒是用不着那么烦恼,特别是在代乳食品这么发达的今天,婴儿在营养方面不会有问题,应该考虑的是为什么孩子夜里要醒来呢? 如果孩子睡的是婴儿床,夜里翻身时手脚或头顶碰到了床周围的围栏而醒,那是婴儿床过小的缘故。这种情况就要把孩子抱下小床与妈妈一起睡。此外,还可能由于在给孩子做代乳食品时,让孩子在床上的时间增多了,或者白天已不像以前那样有较长的室外活动时间,而导致运动不足,因而孩子夜里睡眠不深。这种情况就要想办法把代乳食品做得简单些,以省下时间白天尽量多带孩子到户外活动。食欲旺盛的孩子则多是因为夜里肚子饿而醒,如果睡前喂的是母乳,要考虑是不是母乳不足。这种情况就要试着喂婴儿牛奶,换成牛奶后如果不再在夜里醒了,就可以继续喂下去。

母亲有奶的时候,夜里喂奶就形成了"陪着睡"的方式,深夜里在床上陪着孩子睡,醒了喂母乳,这种形式对大人和孩子都轻松。只不过孩子睡着后要注意让他离开乳房。但"陪着睡"仍然被西洋式育儿方法视为眼中钉,这是因为他们非常注重一个房间只能夫妇两个人睡的习惯。说这样不利于培养孩子的自立性。可是断乳并不是自立,肌肤的接触对于才刚刚7个月的婴儿还是必要的。

7个月的婴儿夜里哭闹的原因,还有睁开眼睛时由于黑而不安,于是用哭声来求得最大的保护者母亲的爱抚。对被母亲抱一抱就安静下来,一会儿就睡了的孩子就要抱抱他。对只抱抱还不行,还要吃奶的孩子就必须给他喂奶。不管是牛奶也好,母乳也好,总之要满足他,尽快地使他睡去。

　　夜间喂奶只要对孩子的成长有利,让孩子睡好觉,怎样做都没关系,不必拘泥于任何形式。如果父亲也一起起来和孩子玩的话,孩子当然会更高兴,只是养育孩子的时间还长着呢,父母没有必要太着急。

239.开始喂鲜牛奶

　　并不是说孩子到了 7 个月就必须得喂牛奶,而只不过是因为从这个月龄开始喝牛奶的孩子较多而已。实际上比这早就喝鲜牛奶的孩子也不少。随着给婴儿吃的代乳食品的增多,出现了白天已不喝母乳的婴儿。对这样的孩子与其再给他奶粉,倒不如喂鲜牛奶方便。另外,因为鲜牛奶比奶粉味淡,所以在代乳食品后给孩子鲜牛奶比给奶粉孩子爱喝。

　　鲜牛奶既方便又便宜,是不可多得的食品。不论是从母乳转向鲜牛奶,还是以鲜牛奶代替奶粉,都不能太突然了,而要在第 1 天把经稀释后(8 份鲜牛奶加 2 份水)的鲜牛奶少量喂给婴儿。开始最好煮熟了给孩子喝会比较保险。这时候一般来说,即使大便有些稀也不是因细菌导致的。市场上卖的鲜牛奶只要家里喝的人没发生腹泻,不煮熟也没关系。如果孩子不加糖也喝的话,就不要加糖,即便加也只是在 200 毫升奶中加 1 块白方糖。婴儿能坐稳时,可试着用杯子让他喝,如果不会用就只好用奶瓶了。如果婴儿表现出特别喜欢鲜牛奶而厌烦奶粉的话,当然可以全换成鲜牛奶;如果对鲜牛奶和奶粉的好恶差不多时,下午 3 点的饼干吃完后给的那次奶粉可以换成鲜牛奶,或者将在代乳食品后的那次奶粉换成鲜牛奶。临睡前的一顿,如果婴儿只喝 200 毫升的奶粉就睡了的话,与鲜牛奶比,还是奶粉浓稠些而具持久性,因此这顿奶粉不能换成鲜牛奶。

　　与罐装的奶粉不同,鲜牛奶在气温高的季节容易变质,所以买回来后要立即放入冰箱。炎热的夏季,冰箱常常打开,能保持 10℃ 都很不容易,因此并不一定能保证鲜牛奶不变质。这样在夏季里,最好是早晨买的鲜牛奶午前用完,傍晚和晚上用奶粉。虽说这个月龄的婴儿应该开始喝鲜牛奶了,但也并不是一成不变的。也有的孩子不管是奶粉还是鲜牛奶都厌烦,即使不断地调整其浓度、甜度、温度,也仍然不喝,这时不必勉强他。特别是那些突然没有了母乳的母亲,常为孩子不喝牛奶而着急,这不必要。给孩子牛奶、奶粉是为了使婴儿体内不缺乏动物性蛋白,而动物性蛋白靠鸡蛋、鱼和肉类就可以充分地提供。因而,靠奶类提供的那份动物性蛋白,用动物性的代乳食品补充即可。

240. 点心的给法

　　点心在代乳食品很发达的今天,对婴儿的营养方面起不到多大的作用,不给婴儿点心吃也不会影响其身体的发育和成长。但如果婴儿很喜欢吃的话,就一定给他吃。这是因为人们都想给婴儿一个快乐的人生。但是,因为糖分是孩子长龋齿的重要原因之一,所以,母亲给孩子点心时,必须要注意掌握好度,既要让孩子高兴地吃上点心,又要避免孩子长龋齿。孩子吃了含糖多的食物后,要养成给他喝点茶水、凉开水的习惯。婴儿中也有不太喜欢吃饼干、蛋糕的,对这样的婴儿也不必非给不可。

　　多数母亲是在午后 3 点婴儿喝奶粉前,给一些饼干、糕点等点心。孩子到了 7 个月已能很高兴地自己用手拿着吃。有的母亲因为一给孩子点心吃,他就不能好好吃粥了,因而就一点点心也不给孩子吃。应该知道,饼干是糖类,粥也是糖类,没必要特意选择从孩子不喜欢的糖类中获得能量。即使只给饼干把粥减下来,在营养上也不会有什么影响。不过,食量大的孩子不管吃了多少饼干和糕点,还是照样吃粥,这样易引起过食,要停止与牛奶一起喂饼干的习惯,要在吃完牛奶后给些水果。

　　对不喜欢甜食的婴儿,可给些咸味的软、脆饼干,也可给当日做的豆沙馅点心。羊羹也可以给孩子吃。巧克力和糖果不要给孩子吃。带馅儿的面包、奶油面包、果酱面包也最好不要给孩子吃。

241. 排便训练

　　这个月龄的孩子还不能表示要大小便。大便较硬的孩子大便前会出现奇怪的表情或使劲的样子,但这并不是通知母亲他要大便,而是已经开始排便的动作,因为便硬,难以到达肛门。但这常被母亲错误地认为是孩子通知要大便,常听到一些母亲说："我家的孩子小便不通知大人,可大便却告诉一声。"便稀的孩子不用劲儿就能便出来,这样孩子的母亲就会悲观地想:我家的孩子为什么还不能把便意告诉大人呢? 有这种想法的母亲也是错误的。大便定时的孩子,如早晨醒了马上就排大便的孩子,一醒家人就马上把便器放好,一般多可以排在便器中,但有很大一部分孩子大便不定时,就不可能很好地使用便器。

　　白天小便能否很好地使用便器,与季节及母亲的体力有关。夏季孩子出汗多,小便的量减少,次数也少,用尿布也方便。隔1个半小时看一看尿布,如果还没尿湿就用便器接一下,这样每天就会有3次成功地便到便器内。但是夏季小便次数也多的婴儿,这种方法则不管用,雨天更难成功。到寒冷的季节,不仅小便的次数增多,而且穿的衣服也多,就难免漏接了,即使母亲每隔1个小时就打开尿布看看,也常常被尿湿,因此也有的母亲就每隔不到1小时就打开尿布接1次尿。给1个精力充沛的婴儿换1次尿布是很累人的,每隔40分钟打开1次尿布接1次尿,更是一件非常费力气的事情。母亲如果每天都和孩子在一起的话,就能大概猜到孩子什么时候小便,在小便前能注意到并且能及时地利用便器,这是育儿的技术。但是,不太细心的母亲则每隔2个小时或是3个小时,定时把湿尿布换掉,这种不太在乎的性格也没什么不好,只要孩子的屁股不发生糜烂就没问题。每隔40分钟换1次尿布也好,2个小时才换1次尿布也好,孩子以后能告诉你他要小便的时间都是差不多的。

　　关于夜里是否要弄醒孩子让其小便的问题,请看在上个月龄中所写的内容(见216.排便训练)。还要注意的是这个月龄的婴儿,即使批评他,打他的屁股,他也决不会告诉你他要排便的。如果在夏季,这个月龄左右的婴儿就有能坐便盆儿的了,但寒冷的季节则不太合适。坐在冰冷的便器上不舒服,孩子不仅不排便,而且此后也可能讨厌坐便盆。

242.什么样的便器好

婴儿坐在便器上自己能排便,一般是1岁以后。在6~7个月时,因为有时是抱着孩子排便,所以便器只不过是排泄物的容器而已。但是,在尿布以外的地方让婴儿排便的话,在住宅区是需要便器的。带孩子去卫生间是可以的,但有的卫生间没有暖气,所以孩子嫌冷讨厌去。

虽说便器只不过是排泄物的容器而已,因此什么样的都可以,但还是力求与家里的卫生间配套为好。日本式的改良型便盆和西洋式的壶形或椅子形便盆各有优点。日本式的便盆抓手处做成马头型,看起来好像能很好地支撑着孩子的身体,但孩子过了1岁以后,就会把它当成玩具马,玩腻的时候就随意地下来了。椅子形的便盆,把孩子的屁股正好放进去,孩子就不能随意地下来了。这样把孩子一放上,母亲可以干别的事情,不用在旁边看着他,给孩子一种不被监视的感觉,等孩子说"便出来了",才被抱出来。不过,孩子一会走路就可能自己下来。

无论是日式的,还是椅子式的,寒冷的季节都要套上座套,不要让孩子感觉到凉,否则他会逃掉。

以上这些问题考虑周全了,买什么样的便器都可以。

243.锻炼婴儿

孩子一过7个月,运动的能力又增强了,他可以使身体随意地挪动,所以总想自己做点什么,这时就要利用这一点来锻炼他。但他不想做的时候也不能勉强他,这一点做母亲的最清楚。即使是换尿布,把他放床上躺着,他都会因喜欢赤裸着而抵抗,使母亲不容易换好。孩子一过7个月,做婴儿体操也难了。在孩子前方放一样东西,让他爬着去取,这种锻炼方法比做没有目的的四肢屈伸体操好。让孩子扶着床的围栏站着,上面挂上纸球让他抓,比母亲用手掐着他的腋窝让其站在体操台上学站立更能让孩子高兴。到公园里,母亲抱着玩滑梯或扶着婴儿荡秋千,孩子都不会感到腻烦。

355

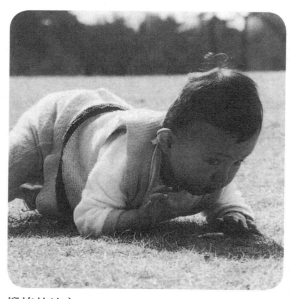

孩子一过7个月,在夏天的时候就可以让他进行海水浴。早晨在岸边洗洗脚、在沙地上爬一爬,白天在海水里泡上二三分钟,孩子会非常高兴。但注意要尽量在阴凉的地方,不要特意让日光直接照射孩子的皮肤,因为会引起皮炎导致婴儿发热。当然也可以带孩子到高的地方,只不过无论是山还是海都被大人们占着,很少有让婴儿锻炼的地方。

城市里平时也没有让7个月孩子锻炼的空间,只能在汽车通不过去的凹凸不平的小道上推着婴儿车散散步。

在儿童公园里,大家可以商量着具体安排不同年龄段孩子玩的时间,如婴幼儿上午、低年级学生午后到3点、高年级学生到天黑等。如果不这样规定,婴儿是玩不到滑梯和秋千的。如果担心外面有危险又没有能让孩子在地上玩儿的地方时,可以在自家院子里铺上点儿东西,让孩子在室外玩儿。如果室外运动只是推着婴儿车散步,而没有其他的活动,在不太冷的季节可以把窗户、房间的门都打开,每天合计1个小时左右,让孩子学爬呀、学站立呀、随父母招呼取东西呀,要让孩子们高兴地去做。

环　境

244.防止事故

对 7 个月的孩子,一定要想到他是可以到房间里的任何一处的。看到孩子爬也只是会往后退,就以为他到不了远处而疏忽常是发生事故的根源。认为只要把孩子枕头边上的东西收拾好就没事了,却意外地发生了孩子把房间中最角落处的热水瓶弄翻而被烫伤的事。所以凡是热的东西,如电熨斗、热水瓶、暖炉等,必须从婴儿的房间中拿走。冬季不得不用暖炉的话,周围也要用东西围上。夏季常易发生电风扇伤孩子手的事,所以使用时要罩上安全网以防孩子把手伸进去。

这个月龄的孩子不仅仅捡到什么往嘴里放什么,而且还有孩子打开衣柜,把防虫剂放入口中的事情发生;还有从抽屉中拿出父亲的刮脸刀割破手指的孩子。所以,要把抽屉中孩子能够拿到的有可能吃进去的、有可能把手弄伤的、具有危险性的东西都收拾走。

喂孩子果汁时,用纱布代替围嘴垫衣服上是有危险的。有过因忘了取下,纱布被婴儿吃进去,而导致窒息死亡的事例发生;还有过给婴儿敷爽身粉时,弥漫在空中的粉被婴儿吸入,引起呼吸困难的例子。另外,门口要安上栏杆,防止孩子从床上、楼梯上摔下去。

推婴儿车带孩子散步时,路上遇到邻居就一味地聊起天来,这不行,孩子就在母亲的眼皮底下从婴儿车上掉下来的例子并不少。带婴儿去公园,遇到大孩子打棒球最好不要看,以防球打着孩子。

孩子掉到洗衣机里溺水而死的事也发生过。孩子爬到放在房间一侧的洗衣机旁,扶着就站了起来,伸着头向里面看而掉到了洗衣机里。浴盆装满水的时候,要把浴室的门关好,不要让孩子进去。婴儿学走路的扶车(学步车)容易引发事故,所以不要使用。

245. 玩具

从调查来看,这个月龄的孩子玩的玩具大同小异,主要有哗楞棒、鼓、不倒翁、布制动物玩偶、橡皮娃娃、塑料制的小车等。但是,孩子过了7个月,可以到房间的任何一处时,对家人给买的玩具并不太感兴趣,相反却喜欢摆弄家中的日常用品,如碗、勺、台灯、电开关、门把手、抽屉拉手、电视机、收音机等。孩子什么都想看,什么都想摸,想了解他来到的这个世界的一切。孩子拿到手中可能发生危险的物品,不论他怎么想要,也不能作为玩具给他玩,如打火机、油笔(拿在手中会扎伤眼睛)、壶、药瓶、烤面包器、热水瓶等。这些东西必须要放到孩子摸不到的地方。壶、热水瓶即使不热时孩子摸也要制止,同时要收起来。电视机、收音机、电唱机等不是玩具的东西则不要让孩子玩儿。

大人们到卖玩具的地方,看着摆着的婴儿学步车就想买,因为都想早一点儿看到孩子走路的样子。可是,扶车妨碍站立行走。行走并不是单纯地把脚放在前面,而是以自己的力量站着,在取得平衡的条件下两脚交替地移动。而使用学步车是把上半身放在其中,并不是站立着,是为了不使孩子摔倒而用一种鞍座支撑着他,这样孩子是学不会掌握平衡的。摔屁股蹲儿也是在告诉孩子他没有找好平衡。而且使用扶车撞到墙壁上或地面铺的东西都容易翻倒,这种没有防备的时候更易导致重伤,所以还是不要买学步车为好。

从这个月龄开始,孩子终于对电视感兴趣了。但如果认为开着电视,孩子就能自然地学会语言的话,那就错了。语言是人与人之间联系的工具,婴儿只有在与母亲的联系中,才能学会语言。总是开着电视,由于广告发出的奇特声音,孩子就会变得不注意听母亲说的话了,因此,会开始不重视母亲。(见 428. 可以让孩子看电视吗?)

246. 兄弟姐妹

过了7个月的婴儿,极易感染哥哥姐姐们从幼儿园带回的传染病,如麻疹、水痘、百日咳、白喉及小儿夏令传染病的脓疱病、脓痂疹、黄水疮等。因此,在有大的孩子上幼儿园的家庭中,虽说哥哥姐姐婴儿期已经接种过预防百日咳、白喉的疫苗,但也务必进行追加免疫接种(只再注射1次就可以)。关于其他传染病请参考上个月的内容(见221.兄弟姐妹)。

与哥哥姐姐的年龄相差得越小就越容易打架。婴儿拿哥哥姐姐的玩具玩儿,被发现夺走后会生气而打架,如果大一点的孩子是一生气就动手的性格就更要注意,以防小的孩子受伤。

如果孩子们的年龄拉开了距离,大的孩子能毫不费力地抱动小的孩子,还可能发生别的事故。姐姐把婴儿当成过家家游戏的客人抱到院子中,或者是哥哥用婴儿车玩新干线(日本的快速列车)游戏而把婴儿带到远处去等。对大一点儿的孩子平时就要告诉他,在房间里带弟弟妹妹玩儿可以,但不许带到外面玩儿。让喜欢玩的哥哥用婴儿车带婴儿散步也是很危险的,他极有可能把婴儿抛下不管而去和小朋友玩去了。

如果婴儿得了幼儿急疹,家中大乱,所有的人都以患儿为中心,这时大一点的三四岁的孩子就会因为大人一点儿也没有照顾他而产生嫉妒心理,死死地缠着母亲,本来是一直能自己小便的,这时候却要求母亲带着去。因此,在大人必须要全力照顾婴儿的时候,也不要忘了给他的小哥哥、小姐姐们些玩具或糖果等,以转移他对婴儿的注意力。

247.春夏秋冬

夏季断奶时应该注意的问题,请参阅"223.春夏秋冬"。夏季海水浴的有关问题,请参阅"243.锻炼婴儿"。

婴儿一过7个月,病也比以前多了。从5月末到7月初,出牙的婴儿常因患疱疹性咽峡炎而发热。如果在悬雍垂的两侧有红晕包围着的水疱,就可以做出诊断(见250.初夏发热的疾病)。如果从7月到8月持续发热,上午热度高,下午就降下来,要考虑是暑热症(见177.暑热症)。

不仅限于这个月龄的婴儿,夏季会爬后的孩子常易发生的事故还有由于碳酸饮料(如汽水、可乐)瓶的破裂而导致脸部受伤,甚至因失血而

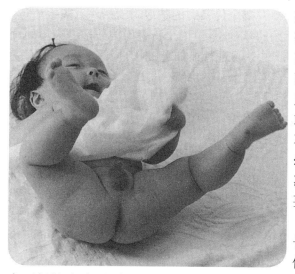

死亡。从冰箱中取出的冷藏饮料,一拿到温度较高的房间中摇晃的话,碳酸气体就会产生高压,造成瓶子破裂。也许原来就有裂纹,但从表面上看不出来。所以不要让婴幼儿拿碳酸饮料瓶。放冰箱中也要放在高层,不要让孩子拿到。

9 月初,孩子头上易长疙瘩,所以 8 月末的时候要给孩子经常洗头,枕套要保持清洁,注意要防止化脓菌的滋生。从 9 月末到 10 月,婴儿常出现胸中积痰,而发出嘶嘶的声响,常被诊断为哮喘,但不必担心(见 251. 婴儿哮喘)。寒冷的季节最多发的是烧伤、烫伤,把房间中能导致烧伤、烫伤的物品要放好(见 244. 防止事故)。

以前,在寒冷的季节急性肺炎很多,但现在几乎见不到了。虽然对肺炎感到畏惧,但也不能因此而放弃婴儿的室外锻炼。冬天进行室外锻炼的时候,不喜欢戴手套的婴儿易发生冻伤,所以要注意从室外回到室内后,好好给孩子搓搓手。冬天到室外时,孩子的穿着和母亲的衣服件数相同即可,不必因为是婴儿就多给他穿两三件。

异常情况

248. 抽搐(热性惊厥)

婴儿的抽搐如果发生在发热时就不用担心,因为这是由体温升高引起的,是发热的一种反应,称为"热性惊厥",俗称"热性抽搐"。

母亲因为不曾看到过这种情形,所以见婴儿抽搐会感到很害怕。婴儿突然全身紧张,继而哆哆嗦嗦地颤抖,两目上视,白睛暴露,眼球固定,叫他也没反应,摇晃他也恢复不过来,婴儿好像换了个人似的。看到这个样子,母亲会产生"这还能恢复原来的样子吗"的不安心理。抽搐持续的时间有 1～2 分钟的,也有 10 分钟左右的,可是对于婴儿的母亲来说就好像是持续了半个小时那么长。

最初发生抽搐的时候,母亲简直处于半狂乱状态,慌慌张张地抱着婴儿跑到附近的诊所。如果医院离得近的话,医生还能看到处于意识不清状态的婴儿,打一针婴儿就会因痛而意识恢复、哭泣起来。

婴儿发生抽搐,即使父亲立刻用家里的车将孩子送医院,等到医院时,抽搐也大致缓解了,婴儿迷迷糊糊地睡着了。

抽搐有只发作 1 次就不再发的,也有在 1 个小时之内就反复发作两三次的。这时候量体温,一般都超过 39℃。不过也有抽搐时婴儿不发热,而后半个小时体温超过 39℃的。

抽搐是神经敏感的婴儿对体温的突然上升而发生的反应。平时肝火盛的婴儿、爱哭的婴儿、夜里哭闹的婴儿易发抽搐。

最近搞清楚了,抽搐不会导致脑损伤。既不会引起癫痫、脑性瘫痪,也不会导致智力发育迟缓。以前使用的预防癫痫病的药,反而会使智力低下。遗憾的是,现在还对热性抽搐的患儿做脑电图检查,而且只要有一点点异常,就让孩子长时间地服用既不告诉药名、也不告诉有哪些不良反应的抗癫痫药来进行治疗。实际上,婴儿由于发热引起的抽搐,即使不用特殊处理也会自然恢复。因为是由发热引起,所以热降下来就没事了。退热药平时要准备一些。从 7 月到 8 月份,发热的病屈指可数,包括幼儿急疹、感冒、麻疹等。

过去多发的肺炎、化脓性脑膜炎、结核性脑膜炎,现在基本看不到了。但到急救医院治疗的话,诊断上与脑膜炎不能明确鉴别的年轻医生,就要抽检脑脊液来确诊。也有的医院规定,对热性抽搐都要做腰椎穿刺检查。

　　因为热性惊厥多是由病毒性疾病引起的,所以没有后遗症。只因幼儿急疹而引发了 1 次抽搐,大多以后就不再发作。但也有的发生过 1 次抽搐,其后不管患哪种病,即使是预防接种也一样,只要突然发热,就引起抽搐发作的孩子。究竟什么样的孩子易再度发作,目前还不清楚,通常是男孩过 5 岁、女孩过 3 岁就不再发作了。婴儿热性惊厥的发病率为 3% 左右,这在全世界是一致的。

　　一点儿也不发热却发生抽搐的婴儿,务必要检查脑电图。但没有必要让所有患热性惊厥的婴儿全部都做脑电图检查。只发作 1 次的不用检查,实际上,未满 6 个月的婴儿多被检查。脑性瘫痪的婴儿,有抽搐 30 分钟以上的。即使一直都很健康的婴儿,在热性惊厥发生后的 24 小时内,90% 的婴儿脑电波反映有后头部慢波样的异常。即使是在 1 周内,也有 1/3 的婴儿遗留同样的异常,所以脑电图检查要在抽搐发作后 10 天以上做。

　　做脑电图检查,一旦发现有癫痫病特有的波形,则要在隔一段时间后再检查 1 次。脑电图检查出现了癫痫特有的波,如果到现在为止没有发生过无热抽搐的话,就不要立即服用治疗癫痫的药,而应该再看一看情况再决定。在发生热性惊厥的孩子中,也有脑电图检查发现异常的。

　　即使不是出现发热就发生抽搐的婴儿,也希望接种没有引起发热危险的疫苗,如白喉破伤风二联疫苗、脊髓灰质炎疫苗、结核疫苗等。

　　对于一发热就抽搐的婴儿,不免要产生“是单纯的热性惊厥呢,还是真正的癫痫呢?”的担心。但如果是 4 个月以内发生或者持续时间长达 30 分钟以上的患儿,恐怕医生要考虑是癫痫。

　　脑肿瘤也是引发抽搐的原因,但只要通过 CT 检查就可以搞清楚。对于无热的抽搐医生一般会考虑是癫痫,可是有时即使是癫痫也不能马上从脑电波上反映出来,所以这时要注意患儿的情况,并继续检查。如果持续发作就应服药。

　　突然哭闹看着像哪儿痛　请参阅“180. 婴儿突然哭叫时”“181. 肠套叠”。

婴儿感冒　请参阅"224. 婴儿的感冒"。
持续高热　请参阅"225. 高热""226. 幼儿急疹"。
婴儿便秘　请参阅"228. 婴儿的便秘"。

249. 婴儿的腹泻

　　婴儿 7 个月,断乳工作已取得了相当的成效,孩子能吃的食物品种也增多了,婴儿的胃肠功能也得到了锻炼,因而由代乳食品的给法不当而引起的腹泻就很少发生了。腹泻的原因请参阅"201. 消化不良"。

　　由于喂得过多而导致的腹泻,婴儿既不发热也没有情绪上的变化,只是大便中会出现没有消化的地瓜、胡萝卜、西瓜等。这种腹泻只要有 1 天把婴儿的饮食限制在平时的八成的话,一般就可以恢复正常。夏季里婴儿易反复腹泻,情绪不好、没有食欲、体温在 38℃ 以上时,有细菌感染的可能,要尽快地请医生诊治。特别是家人有患腹泻的,必须赶快去医院。

　　夏季的腹泻并不一定全是由细菌引起的,也有由各种不同的病毒引起的。值得庆幸的是,由细菌引起的少,并且用抗生素就可以治愈;而由病毒引起的腹泻,病程不长。不发热、精神状态也好时,为了防止脱水,可以给孩子喝一些抗脱水饮料,同时把母乳、牛奶和代乳食品的量比平时减少一些。以前是禁食后连续数日只给点儿牛奶喝,但现在明白了这样反而会导致腹泻持续不愈。

　　一到冬天,由病毒引起的腹泻常出现呕吐,这种腹泻虽然是快到 8 个月的婴儿也有得的,但还是 9 个月以上的婴儿多发,治疗时只要注意防止脱水就可以自然痊愈,并且口服液体比点滴痊愈得快。

250. 初夏发热的疾病(口腔炎、手足口病)

　　从 5 月末到 7 月份,是疱疹性咽峡炎的流行季节,一般来说 2 ~ 4 岁的幼儿易患这种病,将要出牙的婴儿也易得这种病。本病主要表现为口内长小水疱并且疼痛因而又被称为"口腔炎"(口疮性口腔炎)。这种病的发病率仅次于幼儿急疹,因此母亲应注意。

　　一直都很健康的婴儿突然把吃进去的食物吐出来(连续吐的较少见),摸着感到热,用体温计一量 39℃左右,于是连忙到医院请医生看病。这种情况常被诊断为"扁桃体炎"或"睡觉着凉"。又打针、又吃药都不见好转,孩子一点东西都不吃了,甚至连牛奶都不想喝。第 2 天,有一部分孩子的体温虽然降下来了,但还是不吃东西。再到医院去看一看,被告知"得了口腔炎",医生让大人看孩子的口腔,能见到在悬雍垂根部两侧有小水疱,还有的可见到水疱破裂后形成的红色圆形的米粒大小的点状物。这时才明白孩子是因为咽部痛才既不吃代乳食品也不喝牛奶的。

　　除上述症状外,孩子还表现口水多、口中异味。发热症状有的只 1 天就退了,也有的持续两三天,如果是易发生抽搐的孩子,在最初的高热时也可能发生抽搐,但该病本身没有其他的并发症,一般四五天就可痊愈。这种病是由病毒(柯萨奇病毒 A 群等)引起的,没有什么特效药,因为两三天难以进食,给牛奶喝就可以。喜欢冰激凌的孩子可以给他吃点。

　　诊断也很简单,不用使用复杂的检查手段折腾孩子,只要看到咽喉部位有小水疱就可断定是这种病。但它不具有长期的免疫性,今年好了,明年又得的孩子并不少见。它还具有传染性,所以要注意餐具不要混用。

　　临床上有一种与疱疹性咽峡炎非常相似的病,即"手足口病",这种病也是由柯萨奇病毒 A 群(16 型)引起的。其发热症状和口腔内的水疱症状与口腔炎相同,不同的是在婴儿的手、脚、臀部有水疱样的丘疹(突出于皮肤表面的红色斑点),这是其特征,它也没有并发症。

　　一般发热持续 1~2 天,或有稀便、不吃奶等症状,接着可见淡红色的疹子出现。如果孩子热退后没有其他不适表现的话,不去医院也没关系,不过如果是易发抽搐的孩子则要注意,不论是疱疹性咽峡炎还是"手足口病"都能引发抽搐,所以还是请医生帮助预防一下为好。

251.婴儿"哮喘"

　　嗓子内常发出咝咝的痰鸣声的婴儿,在满 7 个月后的某天晚上(多在秋天），会突然出现呼吸困难，胸内发出呼噜呼噜的声响，吸气时两肩上抬，呼气时带有长长的尾音，慌忙抱到医院，被医生诊断为"哮喘"。面对突然发生的呼吸困难，一直有积痰的孩子的家里人，可能因为多少有些习惯了而不会那么害怕，可是对于那些从来没有发生过这种情况的婴儿的家人，一看到这种状态则可能被吓得六神无主。

我不赞成给这样的婴儿戴上"哮喘"的帽子。即使多少有些呼吸困难，但这种"发作"与因痰多而胸内发出咝咝痰鸣声只不过是程度上的不同罢了。无论是哪一种症状，只要坚持不懈地锻炼，到上学的时候都能消失的。因此，这类婴儿把他作为"气管分泌物多的孩子"来对待就可以了，否则一旦认为是"哮喘"病，就会让孩子服用各种各样的治疗哮喘的药物，还要小心翼翼地保护孩子，把孩子整天"关"在家里，这样一来孩子就会真的成为哮喘病的患者（见 370、445、481、514. 哮喘）。因此，有"哮喘病"是人为病之说，而给婴儿确定病名则是第一步。

这样的孩子在室内时可以与正常的孩子一样玩，天气暖和的时候，要到室外活动。在饮食方面也不需要特殊的照顾，只是在胸内发出痰鸣声时不要给孩子洗澡。这种把他当成正常的孩子来对待的抚养方法，也能够给孩子以自信，一旦孩子感觉到父母给予他特别的照顾的话，他就会有依赖思想，只要一有积痰发作，就会夸张地表现出精疲力尽的样子，事事依赖父母。还有，确定孩子是"哮喘"后，就要给他注射"改善体质"类的药物，这更会使孩子感觉到他与一般的孩子不同。

实际上胸内有痰鸣声的孩子很多，其中只有极少数患哮喘病，而这些患者正是那些被当成"哮喘病"治疗了的孩子。

最初，在深夜孩子"发作"时，多数父母都急忙请医生看一看，可是，以后慢慢地发现，抱一抱孩子症状就可以自然地缓解；另外又感觉到注射了"改善体质"的药物也没有什么效果，于是也就渐渐地不太紧张这件事了。最后，父母们终于认识到了不用把这样的婴儿当成"哮喘病"的患者来对待，但这一认识过程常常是经历了很多波折的。

总之，最初的"哮喘""发作"时，可以请医生看一看。既然请医生看了,就应该接受各种各样的治疗。但是在治疗没有效果的时候,不要悲观失望。这就是你醒悟的第一步。最后应注意的是,绝对不要用外行人的药和他提供的治疗方法,喷雾式的吸入剂则更要谨慎使用。

252.地图舌

孩子坐着,母亲用勺喂食物时就能看到孩子的舌。当某天母亲注意到孩子的舌上有像地图似的花纹图案时就会感到吃惊,在似大陆的白色舌苔上,出现了似湖泊、海湾样的可以看到红色的舌质。这时候就会怀疑是否得了舌病呢?带孩子到医院一看,被诊断为"地图舌"。医生会告诉母亲:没事儿,不需要特殊的治疗。可是看着那"地图"过两三天就像大陆移动似的不断地变化着,母亲还是很担心。其实,这是因为存在于舌的表面上的某种组织"更衣"而致,所以并不是疾病。这种现象也因孩子而异,有的可以清楚地看到,有的则完全看不到。"地图"样现象的出现,多半是从出生后的2~3个月开始,只是这时母亲只顾让婴儿吃奶,而没有机会注意看婴儿的舌而已。也就说以前也有,但是没有注意到。

看到这种现象,继续注意观察下去的话就会发现,虽然并不是没有不出现"地图"的时候,但多数时间会在舌上的某一部位看到白色的"岛屿"。也有的孩子上学后还能看到这种现象,原因虽然尚不明了,但并不存在"地图舌"的孩子体质特别弱的现象。对于这种"地图舌",无论是外用药还是内服药都没有效果,只有顺其自然,靠自身调节。

集体保育

253.保育园的注意事项

满7个月,有的婴儿就会发出声音招呼保育员了。这时一定要马上应答。能够答应,婴儿就会感到人与人之间的关系,能对语言交流能力产生信心。这个月龄的婴儿自己能够移动到相当远的地方,所以千万要注意不要发生事故。婴儿常常会从床上坠落下来,要好好检查床栏杆是否安装好了,如果一根栏杆脱落了,正好夹住婴儿的脖子或脚腕,就很危险。

一定要关好通往户外的门。婴儿爬出门外,往往会摔倒。实际上,保育室里只有 1 个保育员照管婴儿是危险的,至少应该有另 1 个保育员在场,所以必须安排 2 名以上的保育员。到了 7 个月,也要增添许多保育员。婴儿不同,代乳食品的量也不相同。有两名以上 7 个月的婴儿时,不应以能吃的孩子的量为准,强制其他孩子也吃同样多。这时,可以教给 7 个月的婴儿吃饭的规矩,如果能抽出时间,首先给婴儿带上围嘴,让他们有"开始吃饭了"这种意识,在水不凉的季节,教给孩子饭前洗手,保育员可在水池处帮他们洗,如果是和 2～3 岁的孩子一班的话,大点的孩子一起说"吃饭了"的时候,也要让婴儿参加。因为婴儿吃饭需要一定的时间,所以大孩子饭后说"我吃完了"的时候,就可以离开。

从婴儿 7 个月开始,有的保育园就不用奶瓶了,而是让婴儿练习用杯子喝奶。这样的保育园人手够或保育员很勤快。若只让他拿奶瓶,他自己就能喝了,所以人手不够的保育园,从拿奶瓶喝到变为拿杯子喝要晚一些。杯子容易洒出,开始时必须有人专门照看,比较麻烦。只是想让 7 个月的婴儿早点拿杯子,那么对其他月龄孩子的照顾难免会粗疏。拿杯子晚一两个月,对孩子的成长不会有太大影响。全面考虑保育园全体婴儿的看管及其安全,即使使用奶瓶到离开保育园也没有关系。另外,在保育园练习使

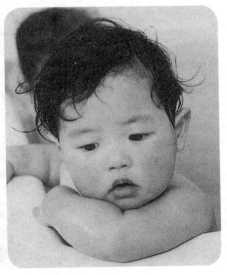

用杯子时,也应告诉母亲,让婴儿在家也使用杯子。婴儿往往喜欢用手抓食品,如果严厉地禁止,他就会失去吃饭的乐趣,所以直到他能够很好地使用勺子时,才可以制止他们用手抓食物。

夏季,某个婴儿腹泻,如果怀疑是传染病时,沾有排泄物的尿布应放在甲酚皂液(40%)中浸泡,换尿布的手也要用甲酚皂液(1%)充分消毒。肠道细菌性疾病只通过排泄物传播,所以,只要注意消毒,就不会传播。

配制夏季代乳食品时,不严格消毒是非常危险的,最好不用那种带滤筛的研钵制作代乳食品。厨师患腹泻时,要换其他人来配食,这样比较安全。

考虑到经济原因,可以不用奶粉而用鲜奶,奶送来后,应 1 次煮沸。或者马上让婴儿喝,或者放在设备完好的冰箱内保存,如果多次来回开门,冰箱也就失去其作用了。

婴儿 7~8 个月的时候,一般都很听话,让他坐便盆,会顺利排尿。如果能对每个婴儿的排尿时间,做到心中有数,那换尿布就省事多了。从这个时期开始,多让他坐便盆,他会厌烦。有的孩子刚换完尿布,就又尿了,这个月龄就是这样,没有办法,不是规矩教没教好的问题。

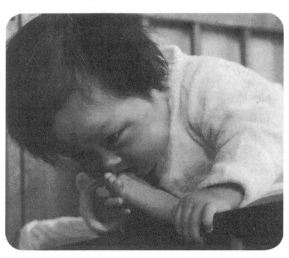

保育园能实现的、在家中做不到的事情,是婴儿同伴之间的玩耍。7个月以后的婴儿对其他婴儿打的招呼能表现出兴趣,如果把婴儿抱到地板上放在和他相仿或比他稍大的婴儿旁边,他会非常高兴,仅仅和同伴在一起就很快乐。大点的孩子会专心地看敲木琴,也会竖着耳朵听你讲话。

保育员要用正确的语言同婴儿讲话,给他唱歌,歌词也要唱清楚。

7 个月以后的婴儿,会按自己的意志活动,让他做体操他也不做,与其说不做还不如说他不想做更为确切。能够自己自由活动的孩子,如果你要硬制止他活动,即使他的脚被抓住、手被压着,他也要反抗。

到了 7 个月还不会坐、不会翻身、不能爬的孩子,为了锻炼他的肌肉,让他仍像以前那么继续做婴儿体操。这样的孩子还不能自由移动,所以也不会因被动地做体操而厌烦。可以说,我们也正是期待着他讨厌体操,开始喜欢自由活动才让他做婴儿体操的。对于讨厌做体操的孩子,与其被动地让他做体操,不如通过他喜欢的玩具,让他运动。与家里不同,保育园配有大型游玩设施,如在充分保护的情况下,让孩子坐在没有危险的秋千上摇晃他,让他滑滑梯,又如在地板上,让他往其他小朋友那儿爬,让他抓住床腿站起来,这些比体操更能锻炼婴儿的肌肉。场地宽敞的地板,也是家里不可奢望的运动场,保育员应该充分利用、发挥保育园的优势。

8个月到9个月

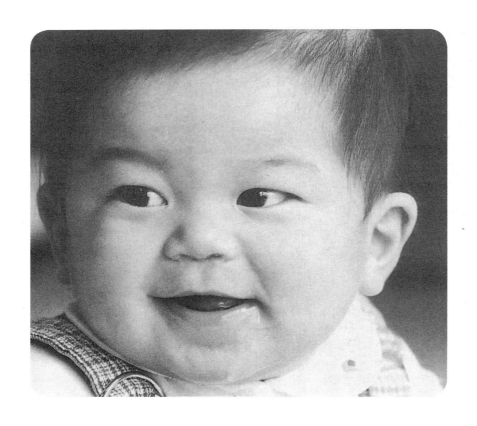

这个月的婴儿

254.从8个月到9个月

这个月龄的孩子已离不开人了,因为其活动能力增强,自己可以到房间的任何地方去,所以一离开大人的视野,就可能发生危险。另外,大部分的孩子一发觉母亲要离开他的身边就哭,并且表示要随着母亲一起去。

坐也不需要用东西支撑就可以坐很长时间,且自己能变换位置;牵着他的手可以站立,也有的孩子可以自己扶着东西站起来,但这时还不能自由地迈步。床边的围栏低的话,孩子易摔下去。

手的动作也比上个月灵活多了,如能撕纸,并会往嘴里送;也能把玩具从右手换到左手中;用手拍桌子、拽吊着的绳子玩儿等。如果有勺从桌子上掉下来,会像寻找似地看。

婴儿可以模仿一些简单的动作了,如给孩子吃东西的时候,母亲反复多次地边说"张开嘴"边做"啊——"的动作的话,孩子就学会了(在他张口时可以看到上牙露出的头)。每天早晨送父亲上班时,母亲摆动着婴儿的手说:"再见!"父亲也呼应着回答时,婴儿也似乎会说"再见"了(并不是说尽早地教这些就能加快提高智力的速度)。

语言方面,虽然还不能发出词的音,但可以发出像"妈""爸""啪""大"这样的音。

这时的孩子已经清楚地记住了父母的容貌,"认生"的孩子见到陌生人哭得比上个月更厉害了。当然也有不认生的,这一点与婴儿的性格有关,也有见到谁都笑的孩子,这是和蔼可亲的孩子。

喜欢音乐的孩子这时会随着电视或广播播放的音乐摇摆自己的身体。有的婴儿虽然还不能和别的孩子一起玩,但是把他领到室外,一看到其他的孩子就会显出高兴的样子。

睡眠的情况基本和上个月差不多,仍然是多数孩子午前和午后都睡。

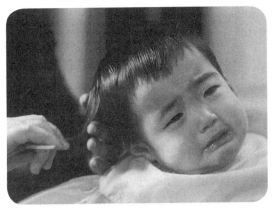

午睡时间也因婴儿而异,一般是睡一两个小时。但好动的孩子午前则一会儿也不睡了。始终动、一刻也不停的婴儿,睡眠的时间反而少。也许是好动婴儿,只要稍稍睡一会儿,就可以解除疲劳吧。中午睡的时间短,晚上也迟迟不睡的婴儿,母亲常常会担心孩子的睡眠不足。

晚上 9 点左右睡、早晨 7 ~ 8 点钟醒来的婴儿比以前多了,但这个月龄的孩子从晚上睡到早晨,中间 1 次也不醒的却很少,一般都要因小便而醒两三次。醒后的孩子也各不相同,有的给换一块尿布就又睡了,有的给吃点母乳就安心地睡了,还有的孩子不给 80 ~ 100 毫升的奶喝就不睡。

睡在婴儿床上的孩子夜里醒了时,母亲在旁边哄一哄就睡了的固然好,但对那些不抱起来就不睡的孩子则多数不得不抱到母亲的床上和母亲一起睡,特别是在寒冷的冬季,这样做就更是理所当然的了(见 258. 可以母婴同睡吗?)。因而从这个月起不用床的家庭多了起来,避免了婴儿坠落次数增多的麻烦。

营养方面,这个时期母亲们都以各种方式给孩子食用代乳食品,一般每日两次。但是,对不喜欢吃粥、面包粥、面条等软黏样食物的孩子则没有必要每天一定要给两次。如果因为喂 1 次粥就需要 1 个多小时,而耽误了到室外锻炼的时间的话,那就只喂 1 次好了。还有胆大的母亲,对第 3 个孩子,在 8 个月时就开始给米饭吃,也没发生什么不适。

一般来说,这时多数的婴儿的饮食是:每天两次粥,粥后给 100 毫升牛奶,早晨刚起床和晚上睡前分别给 200 毫升牛奶。对不喜欢喝牛奶的婴儿,可以以粥作为主要食物,但是必须要多加一些鸡蛋、鱼、肉类食品,否则会导致蛋白质的量不足。

喂牛奶多数是用奶瓶,粥后的那次奶也有用杯子的。牛奶喂养的孩子,到了这个月龄已经几乎没有在夜里还喝奶的了,但是夜里哭闹的孩子,如果给点儿奶喝就能马上入睡的话,作为治疗夜啼的一种方法,也未尝不可。

母乳喂养的孩子最好也借粥后喂孩子牛奶的这个契机,用牛奶代替母乳。白天尽量用牛奶或奶粉,只在早晨刚醒时和晚上临睡前、深夜醒来时喂母乳。母乳的断乳方法详见"256. 还可以让婴儿吃母乳吗?"。

这个月龄的婴儿不用给果汁了,可以给西红柿、橘子、香蕉等。苹果可以让孩子自己吮吸着吃,草莓可以磨碎了吃。总之,要没有块状物才可以给孩子吃。点心类的主要以软的为主,如软饼干、蛋糕等。但糖块还是有危险,仍然不能给孩子吃。

排便的情况,随着代乳食品如粥、面包等量的增多,婴儿的大便也逐渐带有"粪臭"味儿了,颜色也比只喝奶时变深了。用菠菜、胡萝卜代替了切碎的蔬菜,虽然觉得煮得很烂了,可还能从孩子的便中看到没有消化的部分,这不用害怕,是正常的。只要不腹泻,就可以继续给孩子吃。大便的次数因孩子而异,有每天一两次的,有两天一次的,还有靠灌肠才好不容易两天排一次的。小便的情况,在天气暖和的季节,大部分孩子还是每天10次左右,颜色也随着代乳食品的增加而变黄。

便器的利用方面,可以说能较好地利用便器的孩子增多了,这是事实,但如果说排便训练工作已经做得很好则为时过早。为什么这么说呢? 因为大便硬结的婴儿,从开始排便到排出来需要一些时间,在这个时间内放好便盆是来得及的,所以,这样一来就能有效地利用便器了。

当听到邻居里与你有同样大婴儿的母亲对你说:"我家的孩子,一让他小便他就尿"时,你也不必着急。因为这多半只是此时的婴儿还没有太强的反抗意识,所以母亲把他放在便器上也不反抗,又恰好蹲便盆的时间与排便的时间巧合,才成功地利用了便器而已。一般来说,这个月龄的婴儿的大多数还配合用便盆,但月龄再大些,或者在寒冷的季节,婴儿就无论如何也不用便器了。

从晚上哄睡后到第 2 天早晨起床,这段时间的小便次数因孩子的不同而有很大的差异,一般来说食量小的婴儿,有一整夜都不湿 1 块尿布的;而入睡前喝了 200 毫升奶的婴儿却可以一晚上尿湿 1～2 块尿布。

寒冷的季节,孩子夜里小便时哭闹的较多,这时一要注意给孩子暖被窝,再想办法把孩子临睡前喂奶的时间提前。这样母亲可以在睡前趁房间还暖和时,让孩子蹲 1 次便盆。

从 8 个月到 9 个月,这段时间的婴儿,给医生添麻烦最多的是出生后第 1 次发热而使家人吃惊的幼儿急疹(见 226. 幼儿急疹);6 月份到 7 月份这个季节,多发病是"口腔炎""手足口病"(见 250. 初夏发热的疾病);从 11 月到第 2 年的 1 月份最多发的是反复突然发生的腹泻,被称为"秋季腹泻"(见 280. 秋季腹泻)。

在 9 月份或 10 月份,偶尔有从胸内发出咝咝的痰鸣声的婴儿,由于咳嗽而吐奶,抱到医院去后,常被诊断为"喘息性支气管炎"(见 251. 婴儿"哮喘")。到目前为止,出现过这种情况的婴儿的母亲不会感到特别害怕,而一向都很健康、从没见过这种情形的婴儿的母亲就会大吃一惊。

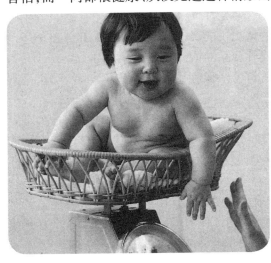

已养成较好的蹲便盆习惯的婴儿,到寒冷的季节,母亲在倒婴儿的小便时,会注意到尿液发白而且浑浊,母亲会感到很不安,担心孩子是不是得了肾脏疾病,实际上这不是疾病,而是在寒冷季节,在体内溶解了的尿酸盐,排出体外后发生沉淀所致。

由急性发热而引起的"热性抽搐"(见 248. 抽搐)

一般也多从这个月龄开始发生。实际上这只不过是由于突然发热甚至达38℃以上,易发抽搐的婴儿表现出的对热的反应而已。引起发热最多的是幼儿急疹、感冒等由病毒导致的疾病。过去一因发热而引发抽搐了,就会想到婴儿吐泻症或脑膜炎。现在则不同了,虽然也有由感冒病毒引发无菌性脑脊髓膜炎(见645.无菌性脑脊髓膜炎)者,但其抽搐不是突然发生,而是在两三天前就有感冒的症状了。

有哥哥、姐姐的婴儿有被传染上麻疹、水痘的可能。这个月龄的婴儿,即使感染上了流行性腮腺炎,也几乎没有症状。

这个月龄的婴儿,比起内科病来说,还是外科病多发。其中最多的要数从床上或边缘等处掉下来而致的摔伤。但一般说来,从这样的高度摔下来不会留下什么后遗症(见265.婴儿的坠落)(编注:家长要特别注意婴儿头部着地的摔伤,应尽早就医。)。其次多发的就是烧烫伤,其中主要以熨斗、热水瓶、炉子引起的烧烫伤多,因此有能移动的孩子的家庭,一定要把房间内的这些东西收拾好。此外婴儿也会把香烟、硬币、刮脸刀片等放进嘴里,所以必须注意(见262.防止事故)。

喂养方法

255.断奶的方法

严格地遵守所谓的断奶食谱的母亲,会按照要求在这个月龄时每天给孩子两次粥,即午前熬好给1次,剩下的放入冰箱中冷藏,傍晚时热一热再给1次。标准的断奶食谱如下:

7:00　牛奶200毫升、饼干适量

11:00　粥100克、蔬菜末30克、鸡蛋1/3个、汤

15:00　牛奶200毫升、水果适量

18:00　粥80克、鱼或肉末30克、豆腐40克、汤适量

21:00　牛奶200毫升

做代乳食品要切碎肉类等,一般每天共需要 3~4 个小时。尽管如此,母亲却一点也不觉得辛苦,反而觉得是在做天下最有趣的事。这段时间内如果婴儿能睡觉则母子能和平共处,但如果是活动家类型的孩子,不太睡觉的话则就麻烦了,尽管想到室外去玩,想下床淘气,但还是被母亲"监禁"在床的围栏内。

最近,随着尊重婴儿自主性的母亲的增多,在饮食方面也更随意了。

男婴 H

7:00　母乳

10:30　主食面包 1 片、牛奶 100 毫升

14:00　牛奶 180 毫升、饼干 2~3 块、煮鸡蛋 1 个

18:00　粥 50 克、晚餐的副食(鱼为主)、牛奶 100 毫升

21:00　母乳

半　夜　母乳

男婴 H,每天上午 9 点到 10 点、下午 3 点到 4 点都必须到室外去玩。午睡从 11 点到 12 点和下午的 2 点到 3 点,每天两次,夜里 1 点左右醒 1 次,换 1 次尿布,吃点母乳就又入睡了。

男婴 H 的母亲很会调整,白天尽量不喂母乳,只在早晨刚起床时、晚上临睡前和半夜里喂母乳。这个月龄的婴儿如果白天喂母乳,婴儿就会向母亲撒娇,不分时间地在母亲的怀里缠着要吃奶,这样一来,别的什么东西也不吃了。

女婴 I

6:00　牛奶 200 毫升

8:00　米饭 30 克、汤适量

12:00　面条 50 克、主食面包 1 片、牛奶 100 毫升

15:00　饼干、饮料、水果适量

18:00　米饭 50 克、晚餐副食适量、牛奶 100 毫升

22:00　牛奶 200 毫升

女婴 I 的食谱中已经没有粥了,这并不是母亲嫌麻烦不做粥才给了

米饭,而是这个孩子从一开始就不喜欢吃粥,特别向往家里人吃的饭菜,试着给她吃点看看,并没有什么不适的反应,于是就开始喂她米饭了。这样一来母亲不用再单独做代乳食品了,在时间上就宽松些,就可以领孩子去室外玩了。因此,女婴 I 每天在午前和午后分别有 1 个半小时的时间到室外去活动了。

8 个月到 9 个月的婴儿,平均每天体重只增加 5 克的话就太少了,但如果超过 10 克则过多,男婴 H、女婴 I 体重的增加正好在这个范围内,发育正常。像女婴 I 这样能吃米饭的孩子,每天喂 3 次米饭也没关系。医生们在明治时代制订的断乳食谱,人们严格地遵守,对未满 1 周岁的婴儿就不能给米饭吃。可是现在的母亲,为了适应已经加快了的婴儿的成长速度的需要,已提前给孩子食用了米饭。女婴 I 之所以没有每天给 3 次米饭,是因为她母亲中午吃的是面包或面条。

婴儿并不会因为没长牙就不喜欢吃米饭,有很多孩子虽然牙还没长出来,但不喜欢吃粥而爱吃米饭,这种情况只要稍稍把米饭煮得烂一些就可以了。当然这需要孩子父亲的配合才能做到。

女婴 S 5 个月,体重达到了 8 千克,于是母亲开始给她从饮食上减量了,食谱如下:

女婴 S

8:00　　脱脂奶粉 200 毫升、主食面包半片

11:00　　果汁或水果适量、饼干 1 块

13:00　　蔬菜粥(适当加些肉或动物肝脏)孩子用的小碗 1 碗、水果适量、酸奶 50 毫升

16:00　　果汁或茶水适量、饼干 2 块

18:00　　适量蔬菜粥(加点鱼)、鸡蛋、汤、大人晚餐的副食

22:00　　牛奶 180 毫升

实行上述食谱,女婴 S 成功地防止了肥胖,这段时间已达到每 10 天只增加体重 90 克的正常范围。蔬菜粥中的蔬菜可用洋葱、胡萝卜、南瓜等,切碎后每次可以煮 3 天用的量,放入冰箱内,吃的时候取出需要的部

分热一热,再加些调味品即可。此后,再把煮好的肝或鸡肉等切碎加进去,有时也加乳酪。

婴儿一过 8 个月,大部分已不再喜欢吃代乳食品罐头那样的糊状食物了。点心也一样,多数孩子已不再喜欢吃软的,而喜欢吃有点嚼头的。

对经常便秘的婴儿要给一些菠菜、卷心菜、洋葱、大萝卜等含纤维多的蔬菜吃。另外,还可以把牛奶换成酸奶试一试。

孩子过 8 个月后,如果把苹果、梨、桃子等水果切成薄片的话,大部分孩子可以用手拿着吃,香蕉、橘子、葡萄(把籽拿出后的)则可以直接给孩子吃。

这时候的婴儿,因其活动能力显著增强,让他坐在床上,喂他代乳食品则很困难,可能会吃到一半就去玩了,所以把他放在带饭桌的椅子上或纸箱子中会方便些。

代乳食品用多长时间喂好,这一点因孩子的吃饭速度不同而没有固定的标准。重要的是孩子是否高兴地吃。对不太喜欢吃粥的婴儿,用 40 分钟甚至 50 分钟的时间才喂进去儿童用碗中的 2/3 的粥,这不能称得上是婴儿喜欢吃。把粥用勺喂进嘴里,但孩子长时间地含着,迟迟不往下咽,这是孩子觉得不好吃的缘故。这时最多喂 30 分钟就可以了。

256.还可以让婴儿吃母乳吗?

婴儿过了 8 个月,就有能力到自己喜欢的地方去了。白天如果喂母乳,婴儿撒娇的时候就会跟着母亲,进而要求吃奶,如果母乳充足,婴儿的要求能得到满足的话,那么他就再也不吃代乳食品了。已过了 8 个月的婴儿,还以母乳为主,就会导致缺铁性贫血。正是因为母乳的充足,反而引起了婴儿营养的不平衡。

婴儿过了 8 个月,即使母亲的母乳充足,最好也要逐渐地停止喂母乳,但如果给早晨早早就醒的婴儿喂点母乳后,又可以一觉睡到 8 点钟,就可以继续喂母乳,因为这是最方便的。午睡前如果抱着喂点母乳,婴儿就一定能安然入睡,也可以把它作为使孩子午睡的手段,可以继续喂。这样的婴儿用奶瓶,无论是喂牛奶还是奶粉,一般都不吃。

到目前为止,在喂代乳食品后还给母乳的婴儿,要尽量把母乳换成牛奶。也许用奶瓶喂婴儿牛奶婴儿会不喝,因而可以用杯子让孩子喝(奶中可以加糖)。

婴儿晚餐在6点吃,8点再吃母乳后,能一直睡到第2天早晨的话,那睡觉前的母乳就不必停。夜里婴儿哭闹时,如果一喂了母乳,就能又接着睡,就可以继续喂母乳。比起考虑"夜里停喂母乳,给孩子吃什么好呢"这样的问题,倒不如在夜里怎样能使孩子睡好觉这件事上多下些功夫更有意义。如果白天的室外运动不足,要再增多他室外玩耍的时间。如果午后3点给婴儿洗澡、孩子晚上睡眠不深,那就在临睡前给他洗澡。

并不是因为在母乳中有什么"毒",才不让长大的婴儿吃母乳的,而是因为怕影响婴儿断奶的顺利进行,才停止白天喂母乳的。如果断奶能够顺利进行,到自然地断奶前,就不必强制孩子断奶。并且在给代乳食品的时候,要给孩子充足的鱼和蛋。

257.婴儿的偏食

有人认为人的好恶不可有倾向性,这一观点我不赞成,特别地喜欢某种东西的这种个性,对人来说是很必要的。有喜欢的东西的同时,就必然有厌恶的东西,对食物也是一样。

婴儿过了8个月,对于食物的好恶也逐渐地明显起来了。不喜欢蔬菜的婴儿,给他喂菠菜、卷心菜或胡萝卜等就会用舌头向外顶,因此,给孩子吃这类食物时,就要想办法做成让婴儿不能选择的形式的食物来喂,如切碎放入汤中或做成菜肉蛋卷等让婴儿吃。有时就算是按烹调书上写的那样,把颜色配好,做成有趣的形状,婴儿也还是不吃。以为做各种各样复杂的调味汁浇上就可以改变孩子的"偏食",这种想法则未免过于天真了。对于孩子的饮食偏嗜,不必急着在婴儿期去强行改变,有许多在婴儿期不喜欢吃的东西,到了幼儿期孩子就能高高兴兴地吃了。在一定程度上的努力是可以的,但不能过于勉强。即使不喜欢吃菠菜、卷心菜、胡萝卜,营养也可以从其他的食物中得到补充,婴儿无论如何也不吃的蔬菜,可以用水果来代替。

如果吃粥、面包、面条能获得必要的能量,喝牛奶(500 毫升)或母乳能满足人体对蛋白质的最低限度需要,那么婴儿对其他的辅食即使有些偏嗜,也不会导致营养失调。在鱼、鸡蛋、牛肉、鸡肉、猪肉等动物性的食物中,婴儿即使是对其中的任何两种一点也不吃,也不会导致营养失调。婴儿只要吃米饭、面包、面条,即使土豆、地瓜一口也不吃,也不会发生糖分的不足。在米饭、面包、面条中,婴儿即使对其中的任何两种一点也不吃,只要能好好地吃另一种,就不会引起能量的不足。

一般来说,味觉越敏感的婴儿,对食物的好恶就越明显。父亲喜欢喝酒,对食物特别挑剔时,像父亲的婴儿多半会喜欢吃紫菜等咸味的东西,而对芋类、南瓜等看都不看。这类婴儿,因为无论是粥还是米饭,都吃得不多,所以量体重的话都达不到标准。

"因为偏食,所以才这样瘦。"这是偏食的孩子常听到的被母亲批评的话。给什么就吃什么是能胖,如果是猪的话,为了长肉当然可以。可是对于人来说,这一点并没有什么值得骄傲的。倒不如说懂得食物滋味的人,才享受到了饮食生活的乐趣。

258. 可以母婴同睡吗?

在婴儿刚出生就让其睡婴儿床的家庭中,很多在孩子过了 8 个月后就不让孩子睡婴儿床了。寒冷的季节里,孩子到了 8 个月就不睡婴儿床的就更常见了。

婴儿夜里醒来一哭闹,母亲就要在充满寒意的房间中披件衣服到婴儿那儿去,抱着孩子边摇晃边唱着催眠曲哄睡。好不容易哄睡着了,可刚往床上一放,婴儿立刻又哭了起来。没有办法,只得又抱了起来。这样反复几次,冷得已经受不了的母亲,就抱着婴儿回自己的被窝里了,孩子在母亲温暖的怀抱里,既舒服又有安全感,于是就安静地睡了。母亲也很困,所以也就那样地睡了。结果,就成了母婴同寝。这种情况连续二三个晚上后,母亲就会想,反正夜里也是起来把孩子抱到自己的被窝里,莫不如从开始就哄孩子在自己的被窝里睡,于是就决定如此了。即使没把孩子放在自己的被窝里睡,也是让孩子盖着自己的被子睡在母亲的旁边。这样婴儿夜里哭闹时,母亲不用一次一次地起床,就可以立即把孩子搂在自己的怀里。

这个时候的母婴同睡,大多数是这样不得已而为之的。母婴同睡,从西洋式的育儿方法来说,无疑是不可取的。从他们的观点来看,婴儿过了3个月,就应该与父母分房,自己睡一个房间。不同睡就不睡的婴儿,父母的生活会受到影响。但就日本目前的住宅情况和风俗习惯来讲,还没有达到让孩子睡在别的房间,而是父母与婴儿同睡一间房里。夜里婴儿哭了不能不管,被吵醒的父亲就会说"快点哄他睡吧"。从能快些哄婴儿入睡这一点上看,母婴同睡是最简单、最有效的方法。月龄小的婴儿,母婴同睡有被母亲的乳房压迫导致窒息而死亡的。因此,不满3个月的婴儿不能母婴同睡。但是,婴儿过了8个月,就不会发生这样的事情了。

母婴同睡的效果:如果因母婴同睡,有母乳的母亲由于让婴儿吃奶,而使母亲的奶水更多了的话,当然要让孩子吃。天气转暖后,婴儿夜里不再醒了,与母亲同睡和夜里喂奶的事也就自然而然地结束了。

不管怎样都坚持让孩子睡在自己的床上的话,婴儿夜里顽固地哭闹时,父亲大概都要反对的。这样每天夜里要被吵醒四五次,次日的工作是不会有效率的。母婴同睡好与不好,应该从保持家庭和睦的角度来考虑,同时也不能忽视了父母的自主性。婴儿夜里一哭,父亲也一起起来哄的话,易养成孩子夜里起来玩的毛病。父亲还要在未来很长的时间里肩负着养家的重任,为了担负起这个重任,夜里必须保证充足的睡眠。仅仅因为高兴看到孩子的笑脸,不惜深夜与孩子玩,这不能不说是忘记了做父亲的主要职责。

259.不要养成"宠物"癖

婴儿的手能自由活动后,吃母乳时就会用两只手抱着乳房,或用一只手摆弄乳房。用奶瓶喝奶的婴儿,从这个月龄开始用手紧紧地攥着毛巾,或者把小脸往柔软的被褥上蹭。这可能是婴儿用闲着的手,为喝奶的快乐而伴奏吧。发现了这种情况后,母亲就要注意,不要让婴儿的喜好集中在特定的毛巾和特定的被褥上,而是要给婴儿不同颜色和不同触感的毛巾,或者不断地调换着用被子、毛毯、毛巾被等。如果疏忽了这些,那么特定的毛巾,或者特定的毛毯,就会成了婴儿的特殊宠物,喝牛奶的时候,没有了它,婴儿就不安静地吃。睡觉时,给了那条特定的毛巾后,婴儿摆弄着就能快速地入睡,母亲会认为这样方便,就会帮助婴儿养成"宠物"癖。

如果从帮助睡眠的角度考虑,有"宠物"也没有关系。但是,再长大了就会麻烦。无论去什么地方,都需要那条特定的毛巾,已破烂不堪的毯子不拿着也不行。午睡的时候,没有"宠物"就不吃奶因此也不睡午觉了,并且到了一定的年龄也改变不了。

260.排便训练

听到邻居的母亲说:"我家的孩子从8个月开始,一让蹲便盆就尿了,很少尿尿布",你就会想,一样8个月的孩子,我家的孩子为什么一让小便就那么不耐烦呢? 其实,你不必为此而悲观。能否很好地利用便盆,这和训练得好与不好没有关系。在8个月时就能蹲便盆的婴儿,多是在暖和的季节迎来8个月月龄的婴儿。而寒冷的季节里,婴儿讨厌被脱光下半身的衣裤,所以不肯小便。再坚持1~2分钟,仍然不尿,只好抱下来。可是刚换上尿布就尿了。

另外,个性强的婴儿,只要一在便器上让他便,他就会前曲后弯地扭动着身体哭,因而能很好地使用便器的婴儿,多数是比较老实温顺的,一动不动二三分钟就排便了。还有就是排尿时间间隔长的婴儿多能使用便盆儿,因为可以预测到他排尿的时间。但是即使是现在使用便盆的婴儿,到了1岁左右还是会不喜欢用便盆,而不肯排便。婴儿8个月到9个月大时,在寒冷的季节里用便盆是有些勉强。如果房间十分暖和的话,早晨醒来时、午睡后让婴儿蹲便盆多会成功。每天中有两次能便到便盆里,就算很不错了。最好不要每隔2小时就响1次闹钟,让孩子蹲1次便盆。

　　大便硬的孩子,发出哼哼的声音时,再把他放在便盆上也来得及。而便稀软的孩子,只要大便不定时,用便盆接是做不到的。即使在8个月时没进行排便训练,对婴儿的将来也不会有什么影响。

261.锻炼婴儿

　　这个月龄的婴儿,一般都已坐得很稳,也会爬了。不过,也有完全不会爬的。这个月龄婴儿的运动目标是让他学站立,对已经能站立的婴儿要让他学迈步。体重过重的话,婴儿在运动方面的发育就会迟缓。对8个月时体重在10千克以上、现在仍然平均每天体重增加15克以上的婴儿,最好要调整其饮食,使其体重的增加量降至每天12~13克。牛奶总量每天超过1000毫升的,要减到1000毫升以下。可用酸奶代替1次牛奶试一试看。吃饭前可给苹果等水果吃,以减少食粥和饭的量。

　　训练站立、迈步时如有木制的圆环(塑料制的也可以)就方便了。环的粗细像大人的拇指、直径10厘米即可(也可用抛圈的圈儿)。婴儿和大人分别用两只手握紧圆环的两侧,让婴儿握住环躺下,然后,从躺着的体位拉到让婴儿坐起来,再从坐着的体位拉到让婴儿站起来。如果用大人的手直接握孩子手的话,握的力过大,婴儿就会依靠大人的力量。让婴儿自己抓着圆环,既可以锻炼握力,又可以学站立。婴儿站得很稳后,仍以这种形式握着圆环,往前方拉婴儿,到了一定时期,婴儿就能向前迈步了。这种学站立的运动每日两次,每次进行5分钟。体重过重的婴儿做一半时间即可。有部分年龄大的人担心让婴儿站得过早,会长成罗圈腿,但每天如果只训练5分钟,是不会有问题的。并且任何1个婴儿在这个月龄时,都是小腿向外侧弯的,这是生理性的,所以没必要担心小腿弯曲。这种运动练习,在气候好的季节,要尽量去室外做。同时要注意,不能像完成任务似地、默不作声地进行,而是要像和孩子一起玩似地,一边说"好!站——站——"一边高兴地和孩子做。

在房间中,也不能只让孩子坐着玩玩具,而是要用大的游戏玩具,使婴儿做全身的运动。可以让婴儿推着纸箱走,也可以让他爬被垛。有卖婴儿学步车的,但它过滑,在不平的地方易翻倒,常常是3个人中就有1个人发生事故,所以最好不要使用(见245.玩具)。

每天最好能有3个小时以上的时间让婴儿在室外度过。常有胸部积痰而发出"咝咝"痰鸣声的婴儿,过了8个月以后,可选择婴儿身体状况好的时间,开始进行干布摩擦。用像纱布那样的软布,在婴儿早晨起来时(室温要保持在15℃以上),给他的四肢、胸部、背部和腹部摩擦3~4分钟。注意不要碰有湿疹的部位。虽说是摩擦,但也不能用力太强。冷水摩擦法,对这个月龄的婴儿来说还为时尚早。

环 境

262.防止事故

在人的一生中,这个时期发生小事故是最多的。想站而没站好摔了、抓东西没抓好倒了等,每天中身体的各处总是有被碰着的地方。但是,只要注意把婴儿身边的有棱角的、坚硬的东西收拾好,把防止坠落的栏杆安装好,那么小事故不论发生多少,都不必在意。这个月龄的大事故主要有:坠落、烧烫伤、吞食异物等。

只在楼梯的上下口处、房间内有边缘的地方安上栏杆、门上安上门栓也不能令人放心。虽然阳台上的栏杆你认为有足够高,但孩子会爬到你放在栏杆前的空箱子上,越过栏杆而发生坠落。也有因婴儿拉掉铺在餐桌上的桌布,致使汤洒在身上而发生烫伤的;有婴儿把手伸到栏杆的缝隙中,拽掉煤气炉子的煤气管,被管子上的火烧伤的。也有婴儿打开抽屉,吃了里面的药片和香烟;拿出里面的刀片割伤了手(见244.防止事故)等。最近,因婴儿吃了灭蟑螂的硼酸米粉团而导致的事故在逐渐增多。

现在的家具多带棱角,希望能为有婴儿的家庭生产一些圆角的电视、收音机、空调、桌子、椅子等。

　　婴儿也有掉进浴盆、不是冲水厕所的便池里的危险,因此,不要忘了关好卫生间入口处的门。

　　使用旧的婴儿床和婴儿车时,要认真检查栏杆的挂钩和车的轴,以防不测。原来使用婴儿床的家庭,之所以把婴儿抱到下面睡,就是因为孩子的运动能力增强了,在栏杆中已经不老实了。因为木制的围栏撞头,有的人就用带有弹性的网状物代替木头做围栏,给婴儿做了新床,可是,却发生过婴儿的头夹在了网和床垫之间,而导致婴儿窒息的事件。因此,发觉婴儿在小床上不老实,就把他挪下来睡,这是最重要的。

　　婴儿好不容易站起来了,要摔倒了大人扶他时,一定要拉婴儿的两只手。只拉婴儿的一只手,在刚要把婴儿拉起来的刹那,会伤着婴儿的肩、肘关节(见 403."肩脱位")。

　　要严格禁止婴儿叼着勺玩,否则养成毛病,叼着勺摔倒了,就会导致口腔内受伤。在光滑的地板上使用学步车也很危险。这时婴儿的腿部力量增强了,速度快,撞到东西时,会戳伤手指或碰伤头部。冬季的取暖设备、夏季的电风扇要加上防护网。

263.玩具

　　到这个月龄婴儿的家里看看,常看到玩具盒子收拾得整整齐齐,婴儿在拿着茶叶桶滚着玩,或者用勺敲打着金属杯玩。也就是说这个月龄的婴儿喜欢玩家里的各种各样的器具,这种倾向比上个月更明显了。

　　在玩具中,婴儿最喜欢打击乐器(鼓、木琴、钢琴)。这也许是婴儿的手已经很好使的缘故吧。爱好音乐的孩子,给他放音乐会很高兴,并且,婴儿已有了希望放的表现。

　　这一时期,为了促使婴儿爬行和扶着墙走步,把带有发条装置的玩具上满发条使它移动,然后让婴儿在后面追赶(汽车、火车、能走路的动物玩具)。此时,婴儿的父亲又多了一项工作,即要经常检查婴儿的玩具,并要及时修理,以防止伤了婴儿手指。婴儿的手指灵巧后,可以给他积木玩,大的积木易抓住。另外,虽然婴儿还不会搭积木,但是能拿着敲打,或者能推倒母亲用积木搭起来的塔了。

洗澡时,可以和父亲一起进浴缸中,把鱼、船等玩具浮在水的上面玩,婴儿会很高兴。

264.春夏秋冬

婴儿快到9个月时,有的孩子在每天的饮食中,就不再以牛奶为主而是以代乳食品为主。这样的婴儿,一到夏天,粥、面包、米饭的量就会突然减少。因为这些婴儿本来就多数是由于不喜欢喝牛奶,才提前换成了代乳食品的,所以,现在就算是家长想仅把不足的部分用牛奶来补充,他们也是怎么也不喝。当然,这些婴儿体重的增加量也会因之而减少,即使这样也不必着急。虽然不喜欢吃饭,但是吃饭以外的时间精力充沛,能和以前一样活泼地玩耍,就不用担心。即使不喜欢,把牛奶晾凉后再给也会吃。气温28℃以上时,给婴儿冰激凌吃也没关系。

辅食方面,能与大人吃同样东西的婴儿逐渐增多了,但夏季最应该注意的是,做饭一定不能沾染不干净的东西。6月份以后,尽量不要买商店里的现成食品让孩子吃。在食品店摆着的三明治、奶油面包、火腿面包等也不能给孩子吃,给他们吃主食面包、调味面包。冬天里,常做热汤类的食物,注意不要烫伤了孩子。

从3月份到4月份,有的婴儿夜里出很多汗,这是因为在寒冷的季节里,婴儿被窝里放着取暖的东西,穿着冬天的睡衣睡觉,而到了春天,这样就热了,才导致婴儿大量出汗。因此,只要减少被子、取走取暖器具就行了。

夏季也有刚睡了一小会儿,就出很多汗的婴儿。特别是在洗澡后,喝了牛奶入睡的婴儿则更多。出汗的多少虽说有个体差异,但出汗太多时必须要给孩子换睡衣,同时不要限制婴儿的饮水量。

从6月初到9月末,婴儿夜里睡着后常踢被子,大人怎么给盖也是照样。这时就只好在婴儿睡觉时,给他穿上即使不盖被也不会感觉到冷的衣服。深夜里母亲睡觉时，要轻轻地给婴儿的脚盖上薄的被子或毛巾被。在炎热的夏季，婴儿在凉爽的地方翻滚、俯卧，是想降低自己的体温，所以这时也可以在婴儿的褥子上面铺上凉席。

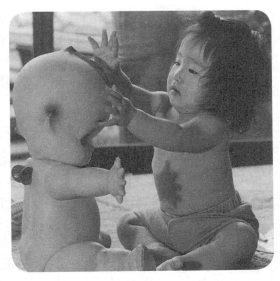

说起在不同的季节里最易患的疾病，一般有初夏的"口腔炎"（见 250. 初夏发热的疾病）、晚秋的腹泻（见 280. 秋季腹泻）等。幼儿急疹没有季节性。8 月份一过，暑热症也骤然减少。但在夏末要注意头上易长疙瘩。

在台风季节，易积痰的婴儿有的会发生"哮喘"。有的虽说还没达到"哮喘病"的程度，但由于痰多，常常咳嗽，有时晚上吃的饭，夜里又吐出来了。即使这样，也不要把他们当成重病人来看，只要婴儿精神状态好，就可以带到室外去锻炼。

异常情况

265. 婴儿的坠落

大概没有在八九个月时没发生过坠落的婴儿。最多发的坠落是从婴儿床上掉下来，其次是因椅子翻倒而发生的坠落。到目前为止，我还没见过婴儿从 1 米以内的高处坠落下来会留下什么后遗症的。即使下面是地板，只要跌下来后立即"哇"地哭出声来，就不用怕。敏感的婴儿因跌落时的惊吓,有时会出现脸色苍白,但只要抱起来后,马上就可恢复正常,不必担心。几分钟后,跌碰的头部会出现柔软的肿包,这是位于头骨外部的血管损伤引起出血所致,而不是大人常发的脑内出血,不用特殊处理,会自然消下去的。头皮擦伤时可涂上消毒药,不必照 X 线片。

从床上或椅子上的坠落,一般情况下没有必要看医生,但如果婴儿是从楼梯上跌落下来的话,或有短暂的意识丧失或头部有伤时,就要慎重些,要带孩子去医院的外科看一看,医生会给孩子拍头骨的 X 线片。

对出现过一时性意识丧失和 X 线片可见有骨折的婴儿应住院观察。如果医院能做 CT 检查,可用它检查一下颅内是否有出血。对即使出现过一时性的意识不清,但到医院后又精神了,没发现哪儿不正常,头骨也没有异常的婴儿,处理好伤口后医生会让婴儿回家安静地养伤。同时会嘱咐婴儿的母亲:回家后如果有异常(大声哭个不停、呕吐、抽搐、意识不清、左右眼瞳孔不一样大、手或脚麻痹不能动)情况,要马上与医生联系。夜里发生意识障碍,父母常会认为是婴儿在睡觉而易忽略过去,因而夜里有必要多次推醒孩子看一看,如果叫醒后婴儿哭了,就说明婴儿的意识清醒。第 2 天早晨,婴儿又精精神神地玩上了,那么就算好了。

从楼梯上坠落的非常多,有的大人认为婴儿只是哭几声,磕出了个包而已,好了就没事了。但有时除了婴儿的头部,还会有其他部位的伤。虽然这种情况很少见,但也偶尔会发生如脾脏、肾脏受伤的事情。肾脏受伤时,小便会因含血而变成红色。脾脏受伤时,会因出血,而出现脸色发黄、腹部胀鼓等症状,婴儿没有精神,也不吃东西。医生看了,就会知道是脾脏还是肾脏受伤。

常被忽视的还有肱骨的骨折。见婴儿的头部出血了,就只把注意力集中到头上了,而忘记了要好好检查一下身体的其他部位,一二天后,把手放在婴儿的腋下抱他时,婴儿会因痛而哭起来,让婴儿双手上举,肱骨骨折了那侧的手难以举起来。肱骨的骨折不用担心,只要固定好,一定会愈合的。

无论是从床上摔下来,还是从楼梯上跌下去,即使是摔了时立刻就哭了、医生检查后没有发现什么其他的问题、情绪也很好的婴儿,也要在当日尽量让孩子安静,不要给婴儿洗澡。第 2 天早晨,如果婴儿仍然情绪很好的话,生活可与从前一样,傍晚时给孩子洗澡。如果跌落楼梯的上下口仍然不设防护设施的话,那么婴儿还会坠落的。

266.婴儿的烫伤

婴儿能自由移动后,就有可能发生烫伤。婴儿触摸到热的东西,是因为父母重视得不够。引起烫伤的原因有各种各样,如在炉子上放着的烧着水的壶、把热的红茶和汤放在了婴儿手能够得到的桌子上、熨烫衣物的中途到大门处与客人聊天、开着浴室的门烧洗澡水,等等。轻的烫伤,如果立即用自来水冲一冲,可以不出水疱而痊愈;而重的烫伤则会危及生命。

烫伤的轻重,是以伤的深浅度和范围的大小而分的。浅的烫伤,只伤了皮肤的表层,皮肤的状态没有改变,只不过颜色有点发红,这样的烫伤在家里就可痊愈。重的烫伤,是指伤到了真皮或者真皮以下的组织。伤到真皮的会出现水疱,伤到真皮以下则会出现皮肤变白或变黑的症状。

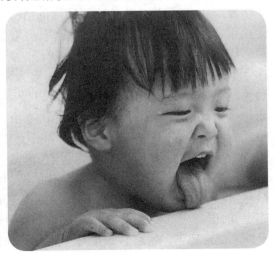

从衣服的上面淋上热东西时,不知道衣服里面的皮肤被伤到了什么程度,如果脱下衣服就会发现,严重的时候皮肤会脱落。这时,要先往衣服的上面洒水,自来水向身上冲不方便时,可把毛巾浸泡在水中,然后往身上拧水,这样做几分钟试

着看看,如果一看是属于轻度烫伤的话,就把婴儿的衣服脱下来,继续用凉水冲。如看着烫伤好像较重,就要用剪刀把衣服剪开。重的烫伤,当已波及到上肢还有下肢的一半以上、背部和腹部的一半以上时,必须立即去急救门诊。有消毒纱布最好,没有时可用干净的手帕垫在烫伤部位的上面,然后,用床单(寒冷的季节再用毛毯包一层)包上婴儿去医院。以为是很轻的烫伤,但却出了水疱时,绝对不要弄破它,最好也不要涂什么药,而是要请医生来处置。

皮肤直接溅上了硫酸、盐酸、硝酸、苛性钠等的时候,要立即先用自来水冲洗后再去医院。从衣服的上面洒上硫酸和盐酸时,要用剪刀剪掉衣服后再用水冲洗皮肤。

从烫伤停止治疗、被医生说已经治愈的那一天起,做母亲的必须每天都要注意婴儿的伤痕。表面上呈粉红色、光滑、有隆起出现,是开始长瘢痕瘤的表现,必须及早治疗。

267.婴儿腹泻

这个时候的婴儿腹泻与以前不同,即由细菌引起的腹泻已经很少见了。夏季里,除了家中有大人患腹泻的情况外,婴儿的腹泻可以不用考虑是由细菌引起的。由细菌引起的腹泻,一般情绪都不好,有时还发热。

因饮食过量而引起的腹泻,一般母亲都知道是因婴儿前1天吃得过多了,所以,不用怎么担心也就好了。因为发生了腹泻,就让婴儿禁食,这种做法是不对的。如果婴儿想吃,可以做一些稍微软的食物给他吃。至于怎么治疗也不见好的腹泻,倒不如说是由于控制了以前的饮食,连续给婴儿吃既量少,质量又不好,而且营养价值又低的食物而导致的。尽管知道是由于饮食过量而导致的腹泻,但是为慎重起见,往往有母亲带孩子去医院。医生就会让婴儿服用帮助消化的药,并命令禁食半日,嘱咐牛奶要减量,代乳食品要停用。这样一来,婴儿尽管既不发热、食欲又好、精神状态也佳,但每天都要便3~4次不成形便。虽说是腹泻,但消化得很好,只是便不成形罢了。这时的婴儿因为肚子饿,所以给食物时,会很贪婪地吃。

虽然到医院请医生看了,但腹泻却还是不见好,母亲就会非常着急和担心。这种情况不仅是在过食的情况下出现,在由病毒引起"胃肠型感冒"时也会出现相同的情况。

一般人认为,婴儿吃流食,大便就可以成形,这一想法与实际情况不符。这或许是因为与以前的饮食结构不同,对肠道形成了异常的刺激,或许是因为流食中所含的脂肪不足吧。这种情况的唯一治疗方法,就是必须恢复以前的饮食状态。已不喂婴儿水果了的话,可给些苹果泥吃。如果只喂粥则要逐渐稠一些,还可给他饼干吃。这时候测量婴儿的体重是很重要的,恢复以前饮食的过程中,即使仍然有腹泻,但只要体重呈增加趋势的话,就说明营养状况在好转,腹泻将停止。

初冬时节,婴儿出现呕吐、不喝奶、水样便,并且多次反复腹泻,要考虑是秋季腹泻(见280.秋季腹泻),这种病9个月以上的婴儿多发,但8个月的婴儿也不是没有。

268.婴儿肺炎

肺炎,过去是只用听诊器就能诊断的疾病,但现在却成了不借助X线就不能确诊的病了。这是因为像过去的那种由肺炎链球菌引起的急性肺炎(也称大叶性肺炎、格鲁布性的急性肺炎)已骤然减少,而且用抗生素和磺胺制剂可以轻松治愈。过去婴儿的肺炎之所以多发,可能是由于脂肪的摄取不足,导致维生素A缺乏,气管的黏膜易受损伤而致。

婴儿突然高热、呼吸急促、咳嗽时表现出疼痛的表情,过去只从这些症状就可以确诊是急性肺炎。用听诊器听胸部,可听到呼吸音的改变,用手指叩胸部也会出现不正常的叩诊音。但现在这样的肺炎几乎没有了。这是因为由肺炎链球菌引起的肺炎减少了,而由病毒和支原体引起的肺炎增多了(见633.非典型性肺炎)。非典型肺炎,仅用叩诊和听诊是不能做出明确诊断的。这样一来,高热、咳嗽的婴儿究竟是单纯的感冒,还是肺炎,就不好区别了。对气喘严重、身体虚弱的婴儿,怀疑是肺炎时,就需用X线来鉴别婴儿究竟患的是单纯的感冒还是肺炎。

无论是由肺炎链球菌引起的肺炎,还是由支原体引起的肺炎,应用抗生素都有效,而由病毒引起的病毒性肺炎,是可以自然痊愈的,所以怀疑是肺炎的时候,医生就用抗生素。与过去不同,现在因患肺炎而死亡的几乎没有,这对婴儿来说无疑是一件幸运的事。但因为医生们按照医疗保险上的感冒不准用抗生素,只有肺炎才能用抗生素的规定,在使用抗生素时,就给婴儿冠上"肺炎"的病名,这样一来,就可以避免与保险公司发生纠纷,于是告诉婴儿的母亲说:"婴儿患了肺炎。"因此,即使现在婴儿患肺炎减少了,可是肺炎的病名并未变少。另一方面,对婴儿的母亲来说,被告之为"感冒"和被告知为"肺炎",其心情也是有很大不同的。特别是平素易积痰的婴儿,感冒时用听诊器可以听到"啰音",再加上高热,所以非常易被诊断为肺炎。在一个冬天里就得了 3 次之多肺炎的婴儿,一般就是这类孩子。

虽然说是即使得了肺炎也不必担心,但如果是得了由对抗生素有耐药性的葡萄球菌引起的肺炎(见 622. 肺炎)就麻烦了。这种肺炎多数是被大人传染的,所以最好远离综合医院的候诊室和诊室。

被诊断为肺炎时,没必要对婴儿进行特殊的护理。冬季里房间要保持在 18℃ ~ 20℃左右,要注意常换气,如婴儿有食欲的话,除给牛奶外,还可以给代乳食品。要给婴儿足够的新鲜果汁,如果婴儿咳嗽较重,可以把婴儿抱起来,这样比让他躺着时痰易咳出,婴儿也舒服些。

突然哭起来好像哪儿痛 一向都很健康的婴儿,突然大哭起来,好像哪儿痛似的,一会儿又不哭了,恢复了正常,可是四五分钟后又大哭起来,这种情况参阅"180. 婴儿突然哭叫时""181. 肠套叠"。

高热 既不咳嗽也不流鼻涕,却突发高热,2 天后仍然不退时,参阅"225. 高热""226. 幼儿急疹"。

热性抽搐 参阅"248. 抽搐"。

初夏高热 初夏时,突然高热、吐奶、不吃食物,参阅"250. 初夏发热的疾病"。

哮喘 参阅"251. 婴儿哮喘"。

集体保育

269.保育园的注意事项

7 ~ 8 个月的婴儿能爬,扶着东西能站立起来,大一点的孩子还可扶着墙行走。以前总是充当旁观者的角色,现在自己能够加入小朋友当中,这对婴儿来说是再高兴不过的事了。保育员应当积极地参与小朋友的游戏,同他们一起玩。婴儿想抓住床栏,没抓好跌倒了,额头上碰起大包;坐着纸箱同大孩子相撞,会把膝盖擦破皮,然而婴儿并不介意这些,仍然和小朋友一起冒险,如此冒险能够锻炼他的意志和体魄。如果害怕被碰包、被擦伤,就不利于婴儿的成长,保育员必须让母亲充分理解。母亲应该放心地让孩子加入家庭养育的孩子所体验不到的环境,如果碰个包也责怪保育员,擦破点皮也提醒人家注意,那保育员只好将孩子关在小床上。

一般的保育园,虽说是婴儿保育,也并非将相同月龄的孩子放在一起,快到 9 个月的孩子、1 岁半左右的孩子,往往放在同一婴儿室保育。发育程度不同的婴儿放在一起保育,的确有很多困难,但如果两名保育员照看 6 名孩子,混合保育确实相当好。既让大孩子学会了照顾小孩子,小孩子也会因和大孩子一起玩耍而高兴。

把已经能坐稳,两手也能紧紧抓住东西的孩子,放进"客车"的纸箱中,3 岁的孩子当司机,一起玩"光号"新干线游戏,就能充分发挥各自年龄段的特点。为了这种游戏,需制作各种道具,这在保育园是必要的,但是这只是保育教育中的一部分,如果大孩子经常和小孩子一起玩,就难以产生适合大孩子自己年龄的冒险精神。

8 ~ 9 个月的孩子 3 ~ 4 人在一起,让他们坐在车座上,拍着手唱歌也可以,最理想的方法是同月龄的孩子每 3 ~ 4 个组成一个游戏小组。

有的保育园,在 2 楼进行婴儿保育,一定要注意通向楼梯口的门闩是否十分牢固;喂饭时,盛着很热食物的器皿,保育员要拿在手中,不能放在桌子上;新玩具,必须削平棱角;系成圈的布带,或背带很长的挂包,不能挂在孩子的脖子上,如果被滑梯的扶手挂住就会勒住脖子;冬天暖气需要完全防护,以免烫伤婴儿。天气好时,希望能让婴儿在铺着席子的运动场上玩耍。

通常8个月的孩子,白天让他进食两次,不是指以前每天1次的代乳食品分成两次吃。1名保育员照看4~5名婴儿,如果每个婴儿都吃两次代乳食品,就得取消其他所有活动。用勺喂1名婴儿,大约需20~30分钟,所以两次进食,最好不都是代乳食品,1次可以是牛奶,如果200毫升牛奶嫌少,就给加点饼干或面包。也可以不用奶瓶改用杯子喝。

对非常喜欢吃代乳食品的孩子,如果保育园因故不能喂两次,那么孩子的父母可以在家里喂他,这种做法能让孩子体验家庭的快乐。

喜欢熬夜的父母,一般早上没有时间给孩子喂饭,于是送婴儿上保育园时给带了面包,如果婴儿室所有的孩子都是到保育园后再吃早餐,那种做法亦无不妥,但其他婴儿都在家喝了牛奶,唯独你的孩子在保育园吃面包,在饮食规则上会让人为难,所以园方必须要求家长协助保育园的工作。

喂代乳食品,一定要充分尊重婴儿的个性,让每个孩子都吃一样的饭量,这是不合适的。饭量小的孩子喂给他少量食物,让他养成吃得干干净净的习惯;饭量大的孩子,如果按他的食欲喂他,就会变成"肥胖儿",所以胖孩子一定要经常测量体重,适当控制他的饭量。

喜欢吃蔬菜烩粥的孩子,回家后如果不给补充鱼、肉、蛋,那么动物性蛋白就会摄入不足。如果保育园的保育费过于低廉,可能连必需的鸡蛋、鱼、肉都无法供应。应该选择质量上乘的点心作为零食,点心好吃也是孩子喜欢保育园的一个原因。

保育员不仅能看管孩子,还可以让工作着的母亲精神愉快。职业妇女由于在外面工作,不能很好地教育孩子,会产生自责心理,这种自责感不断地折磨着她们,因此,她们特别在意那些专职母亲的育儿情况,如果发现别的孩子能做的事,自己的孩子做不到就特别难受。例如:邻居的孩子,取下尿布就能小便了,而自己的孩子却不小便,她便感到不安。这时保育员要解释说,每个孩子存在个体差异,并列举实例,以稳定母亲的情绪。排便有规律的婴儿,尽可能让他自己小便,如果成功了,可将此事告知母亲,以增加她的信心。

270.婴儿混合保育

婴儿不能终日躺在床上,会坐、会爬时,就要把他放在地板上,婴儿爬行玩耍的场所,即"爬耍室",不应该是床的空间,而应该是单独的1间屋子。在"爬耍室",8个月以下的婴儿和1岁半的幼儿一起保育,也是可以的。但是有一定的条件,就是能够做到根据发育阶段任意分组。在宽敞的房间,即使有3名保育员,也不能把混合保育着的30多个不满3岁的孩子任意分组。

不满3岁的孩子可以让他们唱歌,看动画片,但是饮食、睡觉、排便习惯因年龄而异。喂婴儿代乳食品时,不能把餐桌椅子摆一圈,让孩子同坐,用同一勺喂,这样不能养成每个人使用自己的勺子吃饭的习惯,而且一人患口腔炎就会传染给所有人。如果换成用婴儿自己的勺喂,那么一名保育员只能喂3名婴儿。

具有灵活机动的房间是很必要的。为此,宽敞的房间根据需要可用自动折叠门隔开,能随意间隔,必要时保育员又能集中起来。要分设爬耍室和食堂。如果两个保育员给婴儿喂饭,那么,就得另有一人去照看其他的幼儿,再有一人照看孩子的大小便,随时可以机动地替换角色。婴儿与幼儿的睡眠时间不同,让婴儿睡眠时,可以带他去隔断的房间或者午睡室。

进行低年龄孩子混合保育,在设备、人手都不够的情况下是相当困难的。如果不考虑婴儿的特点,不想设置午睡室、运动室、食堂,混合保育根本没法进行。不仅如此,保育员还要加强机动保育的学习。能够混合保育之前,作为准备阶段,可以在面积较大的房间内,设置自动折叠门,以便给婴儿和幼儿分别编组。

9个月到10个月

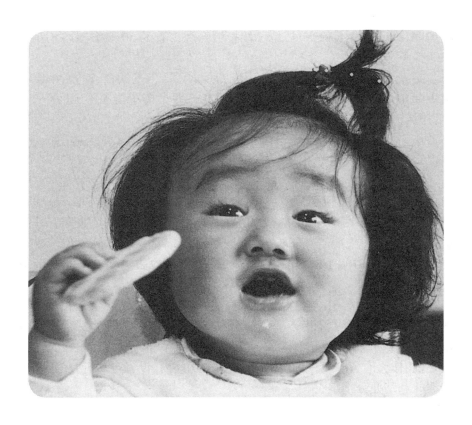

这个月的婴儿

271. 从9个月到10个月

婴儿一过9个月,自己独自玩耍的时间就延长了,并且逐渐能自己站起来了。随着对自己周围世界认识的逐渐加深,兴趣也集中了,因而,给他玩具玩,他就能不厌其烦地玩起来了。不仅仅是玩具,对身边的烟灰缸、化妆品的容器、勺、碗、抽屉的拉手、电器的开关等,无论任何东西都喜欢用手摸,或者拿着玩,对什么东西都想试一试。

身体方面,自己已经能长时间稳稳地坐着,并且由于手的握力增强,不是只攥着手了,而是能用拇指和食指抓住东西了,也可以把右手拿着的东西换到左手里去了。一般来说婴儿过了9个月,都能坐着1个人玩,但婴儿身体的活动方式却因婴儿的不同,而会有很大的差异。发育早的婴儿能扶着东西站起来,也有的能合着拍子,两手不扶东西站几秒钟。当然,也有少数在这个月龄能扶着东西走的婴儿。与此同时,也有全然没有想扶着东西站起来那种欲望的婴儿、有趴着移动的婴儿、有坐着用手和脚移动的婴儿等各种情况。

这个月龄的婴儿能注意看大人做事,并能模仿。不过这也和其他事情一样,有训练的和没有训练的婴儿就会有不同表现,与爷爷、奶奶一起住的婴儿,因为有老人的耐心训练,就能学会"做怪样""晃脑袋"等动作。当然,并不是说早教会孩子这些,孩子的智力就能提高。一般的家庭生活训练下的婴儿也都会表示"再见"了。

这个时期的婴儿,危险的淘气多起来了,把酱油瓶弄倒、弄洒了油,吃香烟、喝洗涤剂、把安眠药吃了,等等,会做出各种各样具有"创造性"的事情。随着运动能力的增强,坠落的事故比以前更多了。婴儿在这个时期,大概没有没经历过坠落的(见 265. 婴儿的坠落)。

好动的婴儿和好静的婴儿之间的差异越来越大。好动的婴儿,从早晨起床到晚上入睡，一刻也不停地动。睁开眼睛就抓着床的围栏"嘎嗒嘎嗒"地摇晃，把他从床上抱下来，马上爬着去抓旁边的东西。吃饭的时候也不会坐在椅子上老老实实地慢慢吃，稍微吃得差不多了，就想去玩。洗澡的时候也一样，不会一动不动地泡在澡盆里，而会拿着浴皂、海绵玩。洗完澡后，讨厌穿衣服，喜欢光着身体玩。这样的婴儿午睡的时间也很短。不用说，这类好动的婴儿容易发生事故，其母亲也十分辛苦。好静的婴儿，午睡的时间长，能自己老实地玩。这样婴儿的母亲时间较充裕，所以，可以按照断乳食谱的要求给婴儿提供饮食。在睡眠的时间上，好动的婴儿与好静的婴儿也有很大的差异。对什么都感兴趣、不容易疲倦的婴儿，会觉得玩有意思，所以，晚上睡得也晚。

　　像从前似的，大人有早睡早起的生活习惯时，婴儿也在 7：30 或 8 点就被哄睡了。可是现在，一般的家庭晚上都看电视，婴儿也因有人和他玩而不容易入睡，因而不到 9 点就不睡的孩子增多了。属活动家类型的婴儿，父亲从工作单位 9 点回来时，婴儿玩到 11 点，这从享受家庭团圆、快乐的角度来说，也未尝不是件好事。这样婴儿就养成了晚上 11 点睡、早晨 9 点起床的现代型的睡眠类型。

　　认为婴儿必须晚上 7 点睡的父亲，好不容易回来的时候，不得不像

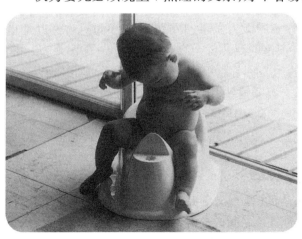

小偷似的轻手轻脚地进屋，说话也得小声说。尽管如此，也常为婴儿半夜里醒来玩耍或多次哭闹而烦恼。7 点就入睡的婴儿，早晨早早地醒了，会影响父亲的睡眠，做父亲的因此而斥责婴儿，就会影响家庭的和睦气氛。早睡早起是美德的这

种旧的观念,已不能适应现在育儿的实际需要。

怎样对待夜里醒来的婴儿? 总的原则是不管用什么方法,只要让他能快速入睡就行。如果用母乳喂二三分钟就可使婴儿入睡的话,那就不要用母亲唱着催眠曲、抱半个小时才能哄睡的方法。如果给婴儿换 1 次尿布,他就要哭上半个小时,而不动他,他就能一直睡到第 2 天早晨的话,只要婴儿屁股不发生糜烂,就可以不给他换尿布(见 308. 哄婴儿睡觉)。

从 9 个月到 10 个月月龄的婴儿,如果在晚上临睡前小便 1 次,就可有半数左右的孩子,一直睡到第 2 天早晨 6 点才再次小便。不过在寒冷的季节里,夜间尿湿尿布的孩子会增多。

这个月龄的婴儿,对牛奶以外的、被称为代乳食品的食物也几乎都习惯了,但什么东西吃多少则因孩子而异。我们知道,婴儿具有很强的适应能力,只要不与婴儿的嗜好发生正面冲突,婴儿就会温顺地吃母亲所给的食物。有的母亲按照某一育儿书上的断乳食谱给孩子食物吃,而有的母亲采用与上个母亲有很大差异的烹调杂志登载的食谱,但一般的婴儿都能适应。虽然这本是婴儿去适应母亲给制订的食谱,但母亲却认为是她选择的断乳食谱好,因而才成功地给婴儿断了奶,并且还向有比自己的孩子还小的婴儿母亲推荐说:"你务必用这种食谱。"其实代乳食品的给法,并没有必要那样死板。在养育第 3 个孩子的母亲中,有很多当婴儿 9 个月时就喂米饭的。副食也不必给婴儿特别做,在大人食用的副食中,挑选婴儿能吃的喂他也可。所以不用担心不按断乳食谱喂婴儿,就会导致婴儿偏食或者影响婴儿的成长等。

对这个月龄的婴儿,多数母亲给粥或面包粥吃。每天给 2 次还是给 3 次则要看婴儿对粥的食欲如何。如果能在 10~15 分钟内,轻松地吃完儿童用碗中的大半碗粥,就可以给他每天 3 次。但如果吃 1 次粥就需要 30 分钟以上,每天给他吃 3 次,那么婴儿到室外锻炼身体的时间就被挤没了。所以,母亲最好这样安排婴儿的时间:首先,要安排出婴儿锻炼身体的时间,即每天的上、下午最少都要分别有 1 个小时,可能的话 1.5 小时更好。带婴儿到室外锻炼身体。然后,在其他剩余的时间里,再算计着安排好在睡眠与睡眠之间喂几次代乳食品。这样安排的话,一般的婴儿就是每天 1 次粥、1 次面包粥(或面条),基本就可以了。对不喜欢吃像粥那样的软食物的婴儿,只喂面包粥也可以。面包粥也不喜欢吃,喂米饭也行。同时可给婴儿充足的牛奶喝。关于这个月龄婴儿的代乳食品的给法,在本书中"272. 断奶的方法"举有实例,可供您参考。

这个月龄的婴儿可以吃各类点心了,如饼干、蛋糕、布丁等。也有"禁欲派"的母亲认为给婴儿吃点心,婴儿就不吃粥了,所以就一点点心也不给孩子吃,可是我觉得品尝点心的美味,也是人生的一种乐趣,最好还是给他吃(见 274. 点心的给法)。水果中的绝大部分都可以不切碎、不榨汁,原样给婴儿吃,婴儿也喜欢这样吃。

母乳喂养的婴儿,在给 2 次代乳食品后,都要喂牛奶。此外,再给 1 次点心和牛奶。母乳则在早晨睡醒时、晚上临睡前、夜里醒来时喂即可。这个时期如果只喂母乳外加一点米饭的话,会导致营养不良。

有关排便方面的问题,请参阅前 1 个月的有关内容(见 260. 排便训练)。从人性的角度看,婴儿的自立能力越强,自我意识也随之增强,所以,有不少以前曾老老实实地蹲便盆的孩子,现在也哭闹打挺不蹲了。

这个月龄的婴儿如果是出生后 1 次也没发过烧的婴儿,最易发幼儿急疹(见 226. 幼儿急疹)。从没发过烧的婴儿,第 1 次发起高热,大人就会被吓得不知如何是好,把书上写的东西都忘得一干二净。当看到婴儿被医生注射痛得哭叫时,父母就会认为孩子的病已经不是育儿知识解决得了的,而是属于医生治疗范畴的事情。再加上医生没有从一开始就告诉是幼儿急疹,所以父母把注意力全放在高热的问题上了,还想不到是幼儿急疹。但是实际上,知道是幼儿急疹的婴儿父母和不知道是幼儿急疹的婴儿父母,其心情是截然不同的。因而,有到现在为止从没发过热的婴儿的家庭,就必须有精神准备。

从 11 月末到 1 月末的寒冷的季节里,如果婴儿出现吐奶、腹泻症状,要考虑是不是秋季腹泻(见 280. 秋季腹泻)。皮肤上出现小的疹子,有时也有水疱疹,这种疹子在这个月龄中也常出现(见 229. 痒疹),婴儿不发热,可以把它作为一种荨麻疹。

下面的门牙已长出 2 颗,还有很多孩子到这个月龄上牙也长出来了。给婴儿吃完零食后,选一个婴儿情绪好的时间,用纱布或软一点的牙刷给婴儿清洗一下牙齿。但手要轻,不要让孩子感到害怕。让婴儿脸朝上,母亲用膝盖夹住婴儿的头,是最稳妥、最安全的,边清洗边与婴儿说着话,让婴儿感觉与平时没什么不一样,因为牙齿的数量少,所以很快就能清洗完。要把清洗牙齿作为一种习惯灌输给孩子。到了 3～4 岁出现虫牙时,让婴儿使用牙刷就困难了(见 388. 龋齿及其预防)。

喂养方法

272.断奶的方法

让孩子完全按照婴儿杂志上的断奶食谱用餐,一般的家庭都会有各种各样的困难。如食谱上要求婴儿每日 3 次粥(每次 100～150 克),牛奶(或奶粉)每日 2 次(每次 180～200 毫升)。中午和傍晚 6～7 点喂粥没什么问题,但若在早晨 8～9 点喂粥就不容易做到了。因为一般的家庭,早晨 7～8 点父亲要上班,母亲因而很忙碌,很难有空做粥或副食给孩子吃。所以,有的母亲在送走父亲后,才给婴儿做代乳食品,10 点才给婴儿吃第 1 顿饭,给粥、土豆和酱汤。这样,第 2 顿喂代乳食品就要在下午的 2 点,还是给粥和碎的肉菜。第 3 顿则要在午后 6 点,喂粥和炖鱼。只有这样才能做到食谱规定的那样,每天给婴儿吃 3 顿饭。但是这样做,婴儿母亲每天就要长时间地在厨房中忙碌,根本没有时间带孩子到外面锻炼身体了。实际上是怎样做的呢? 调查一下发现,9 个月到 10 个月的婴儿,大多数是每日喂 2 次代乳食品。对不喜欢吃奶粉和牛奶、每天喂 3 次代乳食品的婴儿,可以适当地喂些面包粥或面条,每日只给一二次粥。还有不少婴儿,每天 3 顿都与大人一起吃米饭。断奶食谱要求,不满 1 周岁的婴儿,不能给米饭吃。这是为从 7 个月才开始喂代乳食品的婴儿制订的,是

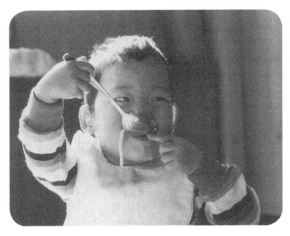

战前的老做法，现在婴儿从 4～5 个月就开始喂代乳食品，婴儿在不满周岁时就已经厌倦了吃粥，而喜欢吃有点嚼头儿的米饭。而且，即使做粥孩子也不吃，而是想吃大人吃的米饭（这是因为父亲常用筷子夹一点让孩子吃，而使婴儿记住了米饭的滋味）。因此，那种婴儿不满 1 岁就不能吃米饭的食谱，由于出现了许多很早就喜欢吃米饭的婴儿而不得不修改了。举例如下。

女婴 F

早餐　米饭（儿童用碗的 1/3）、鸡蛋 1 个、牛奶 100 毫升

午餐　米饭（儿童用碗的 1/3）和鱼，或主食面包和奶酪，不论吃哪种，其后都要加牛奶 100 毫升

晚餐　米饭（儿童用碗的 1/2）、鱼肉、蔬菜、水果

另外，午后 3 点和晚上 8：30 再分别给牛奶 200 毫升。

女婴 F 自从能吃米饭后，在室外玩的时间就增加了 1 个小时。并且吃饭的时候可以同大人一起吃，晚饭也能与父亲围着一张桌子吃，这更增加了阖家团圆的气氛。婴儿 F 每日体重增加 10 克。但是并不是所有的婴儿到了 9 个月就都能达到这个程度，食量小的婴儿，在刚开始把粥换成米饭的时候就不能期待他吃很多。

男婴 T

早餐　牛奶 180 毫升、饼干适量

午餐　主食面包半片、牛奶 180 毫升

晚餐　米饭(儿童用碗的 1/3)、鸡蛋 1 个(不喜欢鱼和肉)、牛奶 100 毫升

下午 3 点后给牛奶 100 毫升、水果适量,睡前给牛奶 180 毫升。

不管怎么想让男婴 T 再多吃点,他都不吃,但很有精神,已经能松开双手自己独立站一会儿了,扶着东西也能自由地走动了,体重每天增加 5 克左右,这也是一种生活方式。

母乳很充足的母亲,白天最好只在早晨起床后和午睡前喂。如果让婴儿吃完代乳食品后就吃母乳,婴儿就会撒娇,只是简单地吃一点代乳食品,就缠着母亲要吃奶。这样婴儿就摄取不到必要的营养。晚上临睡前,为了把婴儿能快些哄睡,可以让他吃母乳。

从 9 个月到 10 个月这段时间,婴儿体重增加的速度就没有以前那样快了,一般每天平均增加 5~10 克。这个月龄的婴儿,如果平均每天体重增加 15~20 克的话,发展下去就有成为肥胖儿的危险。因此,对这样婴儿的饮食就要有所控制,每天牛奶的总量不能超过 1000 毫升,粥也不要超过一儿童碗。婴儿饿时,要想办法用酸奶、苹果等食物来代替。

副食方面,并没有婴儿过 9 个月了,就非得给吃与上个月不同的食物的说法,而仍然可以像上个月一样给婴儿做些鸡蛋、豆腐、土豆、胡萝卜、菠菜、卷心菜等东西吃,量也可以增加一些。

鱼也并不是一定要白色的才能给孩子吃,像竹荚鱼、青花鱼、馐鱼、松鱼等也可以,但要小心鱼刺。开始给孩子吃的时候要少给一点,待确定没出荨麻疹后,还可以给同样量的加吉鱼、鲽鱼等让婴儿吃。

在贝类中,牡蛎比较好,虾、蟹类的也可以少给一些。牛肉末、猪肉末、鸡肉末可以给婴儿吃。母亲以为这些食物比较软,就直接给孩子吃,可多数婴儿都是胡乱地嚼一嚼后,就用舌头推出来了。

虽然很少,但有个别的婴儿对牛奶过敏。出生后的第 1 个月喂母乳,过 1 个月后,由于母乳不足就给一点牛奶,可是随即就出现呕吐、全身乏力的症状。看到这种情况感到害怕的母亲,就停止再喂牛奶了。婴儿到了 3 个月左右,再给点牛奶试一试,可是仍然出现上次那样的呕吐。此

后,因为害怕,就不喂婴儿牛奶了。请医生看,会被说成是"牛奶过敏",也许就用豆奶代替牛奶来喂婴儿了。对于上面说的牛奶过敏的婴儿,可以从这个月开始再试着喂牛奶。先喂一小勺冰激凌,如果没什么不良反应,第2天可喂一小勺牛奶,如果48小时以内没发生腹泻,以后就可以每天一点一点地增加牛奶量,这样到1个月左右,婴儿就可以吃200毫升的牛奶了。使用这种方法成功的例子很多,没有持续一生的牛奶过敏婴儿。打破医生的禁忌,母亲一点一点地喂婴儿牛奶,只要不发生呕吐、腹泻,就可以逐渐增加牛奶的量。因为母亲整天在婴儿的身边,所以这件事是可以做到的。

273. 母乳仍然断不了时

上个月已经说过,即使母乳还很充足,除午睡前可喂1次外,白天也要逐渐停止喂母乳。尽管母亲努力做了,但是已经到了9个月,还有白天断不了母乳的婴儿。

每天给婴儿3次代乳食品,其中有2次在吃完代乳食品后喂母乳,在怎么也断不了母乳的情况下,是否要采取强制性措施停止喂母乳,这就要看喂母乳是否影响婴儿吃代乳食品。如果婴儿虽然断不了母乳,但并不少吃代乳食品,喂他母乳也没关系。但对只想着吃母乳而排斥代乳食品的婴儿,则必须想办法停止喂母乳。如果只停喂白天的母乳有困难,可以连晚上的也一起停喂。在乳头上贴上橡皮膏,告诉婴儿说"这里痛,不能给你吃",就可停止喂母乳了。另外,也可以用从前的办法,在母亲的乳头涂上苦味的中药。之所以采取这种强制性措施,主要是为了对付那些不分时间场合,整天缠着母亲想吃奶的婴儿。长大一些、懂得了撒娇的婴儿,总是咬着奶头不放而不吃代乳食品。如果不是这种情况,而只是在白天的午睡前、晚上临睡前、夜里醒来时吃母乳,代乳食品也能好好地吃的婴儿,就不必停喂母乳。

母亲如果白天在外面工作,夜里与婴儿睡在一起,婴儿吃母乳入睡,夜里有一两次醒来时要吃母乳,这种情况最好还是让婴儿继续吃母乳好。

因为婴儿与母亲在一起的时间少,所以要在这较短的时间里,让婴儿最大限度地享受到母爱。

274. 点心的给法

吃点心对婴儿来说是生活中的乐趣。有不少副食,因婴儿的牙没长齐而不能吃,但是一般的点心,除了较硬的饼干和糖果外,9 个月的婴儿都能吃。为了让婴儿享受到更多的人生乐趣,要尽量地让婴儿吃好吃的点心,如蛋糕、布丁、西式点心、和式点心、小甜饼干、咸饼干等。多数的婴儿都喜欢吃点心,不过祖父母给婴儿买过多好吃的,婴儿就会成为美食家,而不吃一般的食物了。

在已经懂得用手拿着点心往嘴里吃的婴儿面前,父亲不能边吃花生边喝啤酒,因为引起婴儿窒息的最多原因,就是花生米堵住了嗓子。

给婴儿点心的时间最好固定。在午餐和晚餐之间多数孩子要喝牛奶,可以在这时一起给点心。不过要注意的是,体重超过标准的肥胖型婴儿(9 个月,体重超过 10 千克的婴儿),不要给太多的点心。这样的婴儿可以给一些自己家做的限制甜度的果冻、酸奶、水果(香蕉除外,因所含的能量多)等。

婴儿吃完点心后,要给点温水喝,这样可以洗掉粘在牙齿上的东西。如果婴儿情绪好,还可以边对婴儿说"来,把牙刷干净",边教孩子练习用牙刷,因为这是为了让婴儿习惯用牙刷,所以可以每日 1 次。但一般婴儿晚上临睡前,因为困而情绪不好,所以这个时间不能做这件事。

275. 排便训练

9 个月到 10 个月大的婴儿,每天只换 2 组尿布的是少数。在 7~9 月份的季节里,有 2 次尿的间隔时间 1 小时的婴儿。这时候,如果母亲像闹钟一样,准确地每隔 1 个小时就让婴儿小便 1 次,那么在 1 天中可能就只有一两次失败的。但是,就是这样的婴儿,气温一降下来,由于小便的次数更多,因此,即使每隔 1 个小时排 1 次尿也来不及。有的母亲为了不让婴儿尿湿尿布,就每隔半小时把婴儿 1 次尿,可这样做婴儿十分厌烦,母亲要取尿布时他就抵抗。

天气变冷了,从来没有尿湿过尿布的婴儿把尿布尿湿了时,一定不能体罚他,一体罚他,这样的事情反而会发生得更多。

母亲们不必过于用心地注意不让孩子尿湿尿布,因为那样做,总是把婴儿尿,不能训练婴儿告诉大人要小便。过于神经质地给孩子把尿,婴儿也会紧张,往往会使尿尿的间隔越来越短。一般的母亲,会有即使洗洗尿布也没有关系的想法,每隔 1 个小时或 1.5 个小时看一看尿布,没尿湿的话就用便器接一下。就是用这种普通的方法,使婴儿随着他的逐渐长大,慢慢地学会告诉大人要小便。

这个月龄的婴儿,小便是用尿布。大便能用便器的只是那些大便较硬的婴儿,一般的婴儿也还是用尿布。

在婴儿排便方面,最让 9 个月龄左右婴儿的母亲感到焦急的,是当她听到邻居同月龄的婴儿,每天只用 1 组尿布的时候。实际上,在排便方面因各有不同的情况,因此不用着急。并不是因为训练的方法不当,婴儿才不用便器的,而是婴儿讨厌便器,或者是因为尿尿的间隔时间短的缘故。

276.锻炼婴儿

这个月龄的婴儿想站起来走路,为了让婴儿能够学会走,大人应该帮助他,这也是这个时期婴儿锻炼的主要任务。有关内容请重读上个月的"261. 锻炼婴儿"。

把房间收拾干净,可以让婴儿推着纸箱子走。如果上个月婴儿就已经能推着箱子走了,那么就可在箱子中装上坐垫等东西,以使箱子增加些重量。箱子过轻,孩子就不能倾力去推。不把婴儿放在扶车里,从外面推也过轻;被称为"咯嗒咯嗒"一推就响的玩具也过轻。带轱辘的椅子虽然可以让婴儿用,但母亲不跟着则有危险。住高层住宅的家庭,纸箱子不用的时候,不要放在阳台上,因为婴儿会在你不注意的时候爬到箱子上,越过栏杆摔下去。

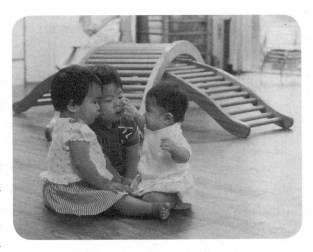

婴儿已经能抓住绳子,所以喜欢玩秋千,但这也需要母亲陪着。在院子里拴秋千的时候,要在下面铺上垫子或厚厚地铺上一层细沙子。滑梯也是这个月龄婴儿喜欢玩的一种游乐器具。

对还不能站稳的婴儿,要让他用上个月提到的那种圆环进行站立练习。这个运动每天至少做两次,每次做5～6分钟。但体重过重而站不起来的婴儿,不要勉强他做这项运动。天气好的时候,每天最好能带孩子到室外玩3个小时左右。不要只把孩子放在婴儿车上转一圈就算完成任务,而必须把婴儿抱下车,让他在地上玩。外出时,可以准备一双厚点的袜子以代替鞋用。如果在你的周围有一个既有草坪,又有婴儿用的滑梯、秋千的儿童公园,那就更好了。

住3楼以上的家庭,带婴儿到室外的时候,最好不要牵着婴儿的手上下楼梯。因为这样做,婴儿到了室外的时候,就会累得不愿意走了,回来时也会走到楼梯一半就上不动了,婴儿会因厌烦登楼梯而不想到室外玩了。

在炎热的夏季,可以让婴儿只裹尿布,或者最多穿个像肚兜似的衣服,让婴儿裸着的肌肤暴露在大气中。如果在海边,可以在海水干净的地方,让婴儿海水浴。但是要注意避免日光暴晒皮肤,防止发生皮肤炎症。易出汗的婴儿也要尽量避免让他出汗。

环 境

277.防止事故

与上个月相比,这个月的婴儿更加活跃了,因而发生事故的危险也更多起来。关于坠落的预防、撞到物体棱角的预防等,具体请参阅上个月的"262. 防止事故"。

看到婴儿从开着的门爬出去,险些从楼梯上摔下来,或者从边缘的地方掉下去,父母就会想到做一个婴儿圈围栏。能租到现成的婴儿圈当然好,但不是大城市则很难租到。用婴儿床的围栏又过于窄小。做婴儿圈围栏,至少也要有 3.3 平方米左右,否则,婴儿在里面就玩不开。把婴儿放到里面 1 个人玩,母亲在外面缝衣服,这是理想的想法,但实际上很难做到。虽然也有婴儿在里面老实地玩,可好动的孩子不愿意被放在里面,一放在里面就抓着围栏哭闹,要求母亲把他抱出来。这样的婴儿让他哭一二天,也有可能让他放弃被抱出来的想法,但一般多半是母亲先投降了。

孩子的哭闹也不是没有道理的。因为过了 9 个月的婴儿是需要伙伴,忍受不了孤独的。这一点可以从抱着婴儿到外面玩时,偶尔见到其他孩子,婴儿就会表现出与见到大人时不同的反应上看出来。婴儿不愿意待在为他特意做的围栏中,对此,大人也不必感到沮丧。家里房子窄小的,放个围栏就会影响大人的活动空间,这样就没有必要做婴儿圈围栏了。把门安上插销,别忘了插好,再把房间收拾干净就行了。

买点心时有送气球的,就有因玩这种气球而导致窒息的婴儿。还有买点心送玩具的,这种玩具也不要让婴儿玩,因为这种小工厂的制品在安全管理方面还不完备。

常有婴儿掉到洗衣机的桶中,而导致婴儿溺水的事故发生,因而要选择适当的地方放洗衣机,不要让婴儿接触到。婴儿的力气比以前大了,所以使用煤气炉子的家庭,要注意不要让婴儿接触到煤气管子,以免他拽掉了煤气管,引起火灾或煤气中毒。室内使用的热的器具(电熨斗、热水瓶等),要放到婴儿够不到的地方。

由于婴儿能在房间中自由地移动了,所以会捡到东西就往嘴里放,因此像硬币、香烟、安眠药、染发剂等一定要注意收拾好。

278.兄弟姐妹

必须注意不要让上幼儿园的哥哥姐姐把在幼儿园得的病传染给婴儿。大孩子得了麻疹,就要给婴儿注射免疫球蛋白,一般大孩子疹子出来的当天,或者第2天注射还来得及,如果在3天以后注射,多数就没有效果了。

知道大孩子得的是麻疹时,他已经得病三四天了,咳嗽、打喷嚏,这几天婴儿就感染上了。免疫球蛋白如果在接触后6天以内使用,就能有效。麻疹活疫苗,如果在接触后72小时之内接种的话,也可使麻疹出得轻一些。但大孩子因为疹子都已经出来了,所以无论用哪种都来不及了。如果婴儿在外面接触麻疹了,立即注射活疫苗是来得及的。但是活疫苗必须在1.5岁时追加,所以可以用免疫球蛋白。

大孩子出水痘时,很难防止不传染给婴儿。因为当知道了大孩子得的是水痘时,就已经传染给婴儿了。应预想到大孩子水痘出来2周后,婴儿就会出水痘。由于水痘这种病对婴儿来说不是严重的病,所以即使得上了,也没有什么危险。

流行性腮腺炎,既有传染给婴儿的,也有不传染给婴儿的。即便是传染上了,10个月前后的婴儿症状也非常轻,从外表上很难看出来。所以,不用把这个月龄的婴儿与大孩子隔离开。

偶尔还有大孩子没有进行百日咳的预防注射,而患了百日咳,这时,就要尽量把婴儿隔离开。如果婴儿进行了百日咳的预防注射,即使被传染上了也很轻。但是如果婴儿没有进行预防注射,就要立即给他服用抗生素。

如果大孩子患了痢疾、猩红热之类的疾病,不仅要让他马上入院,还

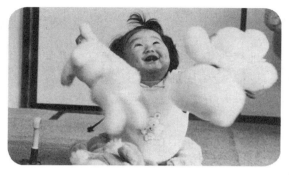

要请医生对留在家里的婴儿进行检查。发现痢疾病菌时,医生就会决定住院治疗。如果是猩红热,检出溶血性链球菌,就会用青霉素疗法。大孩子得了风疹时,婴儿可以不隔离,因为即使被感染上也很轻。

大孩子得了"流行性结膜炎"时,要严格地进行隔离。门的把手、拉门的拉手等处都会粘有细菌,一定要注意,不要让婴儿触摸到这些东西,也不要与病人共用洗脸盆、毛巾等物品。

初夏时节,大孩子发热,得了"口腔炎""手足口病"时,传染给婴儿的可能性也很大,也必须尽量做好隔离。

最多见的是大孩子得了感冒,传染给了婴儿。如果让他们分别住不同的房间,或许也可能避免传染,但实际上做起来有一定的难度。

与之相反,由婴儿传染给大孩子的病很少。"秋季腹泻",一般不传染给 3 岁以上的孩子。

玩具 参阅"263、294. 玩具"。

279.春夏秋冬

冬季里的婴儿和夏季里的婴儿,身上穿的衣服有很大的不同。而婴儿能否扶着东西站起来,与衣服的重量和脚是否裸露在外面又有很大的关系。听到别人说家里的孩子在 10 个月的时候,就已经能扶着东西走了,你也不必悲观,因为他们家的孩子 10 个月的时候是在夏季,而你的孩子 10 个月的时候是在冬季。

排便方面也是一样,在暖和的季节让婴儿蹲便盆,婴儿就不太反抗,就便到便盆里了。但在寒冷的季节里,婴儿连取尿布都讨厌,更不会去蹲便盆了。8 个月时还老实地蹲便盆的婴儿,过了 9 个月时,天气一变冷,就不蹲便盆了。母亲认为他退步了很生气,就强迫他做,这是没有好处的,因为没有效果。

夜里已经不哭闹了的婴儿,从 10 个月末左右又开始哭闹了,这样的婴儿并不少见。有的是因为脚劲增强了踢到了床,或者是头碰到了床的围栏上而哭闹,也有的是因为天气冷了,不太到室外去,运动不足而睡眠不深。其中也有原因不明的哭闹。如果把婴儿放在他自己的小床上睡哭闹,放在母亲的身边睡就不哭,或者即使哭也一会儿就停止了,最好就把他从小床上抱下来,与母亲同睡。

在炎热的夏季,看到邻居的孩子在塑料水池里玩得很高兴,就让自己才 10 个月的婴儿也用塑料水池玩,这样做有些过早。因为婴儿摔倒了,自己还爬不起来。自己家用的水池另当别论,以营利为目的学游泳的水池最好不去。

在寒冷的季节,必须特别注意暖气设备引发的事故,因为婴儿的劲大了,会出人意料地搬动或拽掉什么东西。

疾病方面,初夏的“口腔炎”“手足口病”(见 250. 初夏发热的疾病)、初秋的“哮喘”(见 251. 婴儿“哮喘”)、秋季的“腹泻”(见 280. 秋季腹泻),可以说是这个月龄婴儿的季节病。

关于夏季的食物,请阅读上个月的内容(见 264. 春夏秋冬)。

异常情况

280. 秋季腹泻

每年的 11 月末到第 2 年的 1 月份,小儿科的候诊室里都坐满了因“上吐下泻”而精神萎靡不振的婴儿。从月龄来看,多为 9 ~ 18 个月左右的孩子。不管哪个婴儿,都以固定的症状开始。还没想出婴儿吃了什么特别的或者是变质的食物,婴儿就突然把吃的东西吐出来了,并且不管是给代乳食品、牛奶、还是凉开水,过二三分钟后就都吐出来了。接着就开始腹泻,大便像水一样通过婴儿的裤腿流到袜子里。每天五六次,重的也可达到 12 ~ 13 次。这样的上吐下泻,使婴儿全身疲倦无力。量一下体温,这时一般在 37℃ ~ 38℃左右。

婴儿一般没有咳嗽、鼻塞、打喷嚏等感冒症状,或者即使有,也很轻,也许是腹痛的原因,总是哭,要母亲抱。如果是到了 18 个月的婴儿,有的会说肚子痛。这种上吐下泻的病,呕吐一般在 1 天内停止,也有持续到第 2 天午后的,但持续 3 天以上的比较少见。而腹泻却迟迟不止,即便初起的热退下来了,也还会持续排泄三四天像水一样的呈白色或柠檬色的便,时间稍长,大便的水分被尿布吸收后,就变成了质地较均匀的有形便,而并不只是黏液。也有的婴儿过了 1 周,大便仍不成形。以前从没有发生过腹泻的婴儿,由于是第 1 次,母亲、奶奶就会急得不知如何是好。

第 1 天,家人看到婴儿由于吐泻而导致全身绵软无力时,感到非常害怕,立即带孩子去医院看病。医生对着本来就忐忑不安的父母说"孩子得的是小儿假性霍乱"后,父母就更加不安了。孩子的疾病名目繁多,但再没有比这个病名更残酷的了。说起霍乱就使人想到去某地旅行的人常带回来的、即使 1 个人得了也会在全国的新闻中报道的那种疾病,在电视上人们每年都差不多能看到 1 次令人们感到惶恐的新闻,所以在父母的脑海中,留下了这是一种十分可怕的疾病的印象。即便被告知是假性霍乱,也在父母不安的心理上又加上了一份颓丧。其实这种病是由轮状病毒引起的,与霍乱弧菌引起的霍乱没有一点关系。开始得病那天,因吐泻确实有些吓人,但只要保持婴儿不陷入脱水状态,就一定能痊愈。没有因轮状病毒的毒而死亡的。因为吐泻使人感到害怕,而不再给孩子喂任何东西,所以导致婴儿脱水、虚弱。为了防止婴儿脱水,只要给他喂水喝就可以(编注:合适浓度的淡盐水)。

过去对吐的孩子是不从口中给水的。打破这种偏见的人,是被世界卫生组织派遣到发展中国家的年轻的医生们。过去在发展中国家,孩子由于患吐泻性的传染病而死亡的很多。孩子一发生吐泻,就马上住院,禁食、点滴,这是发达国家医生的常识。而在发展中国家,医院少,点滴设备也不足,所以,年轻的医生们不管是吐还是泻,都命令婴儿的母亲,用勺不停地一点一点地喂孩子水或母乳。母亲在婴儿呕吐的间隙找机会把水喂进去。婴儿因吐泻导致水分丧失而口干,会迫不及待地把水或母乳喝进去。检查从肠中流失的电解质(钙、钠、氯),寻找合适成分的水,发现了今日做运动饮料使用的成分。他们发现,把这种水给婴儿喝,婴儿痊愈的时间,比在发达国家治疗还早。在吐泻的治疗上,摒弃了必须禁食、点滴这种做法,是 20 世纪的一大进步。

这种假性霍乱的治疗开始最为重要,也可以说最初的 4 个小时决定治疗的成功与失败。有还摇摇晃晃走路的婴儿的家长,必须了解在寒冷的季节里有这种病。

平时准备点调节电解质平衡的口服补液盐,孩子一旦开始吐泻,就用勺一口一口不停地喂他,一般在 4 个小时内,要喂千克体重的 50 倍的毫升量,即如果婴儿 8 千克重,要让婴儿喝 400 毫升。婴儿要吃母乳,也可以喂他母乳。开始喂进去了也可能会吐出来,这没有关系,在不吐的空隙内让婴儿喝进去,这样一般会顺利治愈。如果吐得很严重,持续腹泻,婴儿的舌头干燥,皮肤抓一下呈皱褶,且不能马上恢复原来状态,这就说明开始脱水了。这时只靠让婴儿喝水的方法不行,必须去医院点滴治疗。

在医院里医生会只用点滴给孩子治疗二三天,就不必不停地用勺给孩子喂水了。

在家里母亲观察婴儿,特别是还有母乳时,从婴儿吃母乳的样子,就能了解婴儿的食欲如何。一般从第 2 天一早开始可喂点米汤,到傍晚可喂点粥或面条。婴儿即使精神状态好转了,大便也不会马上成形。虽然大便不成形,但婴儿有食欲,就可以喂他豆腐、炒鸡蛋、白色的鱼肉等。在家里一般需要 7～10 天左右可以恢复健康。精力充沛的婴儿,即使腹泻也不愿意休息。这样的孩子不必勉强他睡觉,但要控制他与小朋友玩。有食欲的婴儿可以给他点松软的点心吃。尽管婴儿已经精神了,但母亲只在意婴儿的大便,于是就只给母乳或牛奶喝。其实,除牛奶外不给其他食物吃,就治不好婴儿稀便。只有恢复吃原来的代乳食品,才可能使大便恢复正常。这种病具有免疫性,但只能保持 1 年左右。活疫苗正在开发中。因为病毒具有传染性,所以要用香皂把拿过尿布的手清洗干净。

这里介绍的由病毒引起的"秋季腹泻",在春季和夏季见不到。9 个月左右的婴儿,在春季和夏季发生了腹泻时,请参阅上个月介绍的"267. 婴儿腹泻"。

281. 高热

婴儿突然高热时,首先要看看他的周围。看看家里人有没有得感冒的,想想昨天和他一起玩的孩子是否咳嗽了,两天内是否带孩子去商店接触人群了等。引起发热最多的病是感冒,感冒的原因一般是病毒,多是从周围的人那里传染来的。

婴儿感冒有很多只是发热,病因主要是病毒,有数十种之多。过去也有因细菌感染导致发热的,但现在几乎见不到了。肺炎(见 268. 婴儿肺炎)和脑膜炎是由细菌引起的,但其症状不仅只有发热。以前由于维生素 A 的缺乏易被肺炎球菌和脑膜炎菌侵犯,但现在已不存在维生素 A 不足的情况了。不过既不喜欢牛奶,也不吃鸡蛋的脂肪不足的婴儿还存在。这样的婴儿患了感冒的时候,最好不要带到成人病人集中的综合医院的候诊室,或者常有流行病患者的医生诊室里去。

婴儿发热 38℃ 以上,但没有流鼻涕、打喷嚏等感冒症状时,如果婴儿到现在为止,从没发过高热的话,就要考虑是幼儿急疹(见 226. 幼儿急疹)。特别是高热两天都不退,夜里孩子情绪不好总醒时,就更可疑。

在出生后 6 ~ 7 个月得过幼儿急疹的婴儿,这个月龄发热 38℃ 左右,在初夏时,也许是口腔炎。婴儿哭泣的时候,在明亮的地方看他的嗓子,在悬雍垂附近看到有水疱,或者出现水疱破了发红的痕迹时,就可以确诊(见 250. 初夏发热的疾病)。

如果家里大孩子在 10 天前出了麻疹,这时婴儿发热的话,那么正好潜伏期结束,就要考虑是麻疹。如果附近流行麻疹,即使是 9 个月的婴儿,与周围的孩子接触,也有患麻疹的可能性。

除以上的疾病外,引起高热的还有无菌性脑膜炎(见645.无菌性脑脊髓膜炎),但这种病很少见,一般可以不考虑。其他的还有"睡觉着凉""扁桃体炎""咽峡炎"等由病毒引起的疾病。

如果高热的同时并发抽搐,虽然有些吓人,但这是因高热而引起的,不必担心。但如果不仅高热,还伴有呼吸急促、张口抬肩症状,就要立即去医院。

282.耳后淋巴结肿大

父亲给婴儿洗澡时,发现婴儿的耳朵后面到脖颈的部位(双侧或单侧),有小豆粒大小的筋疙瘩,按之好像也不痛的样子,觉得有些奇怪,就让母亲第2天带孩子到医院看一看。这是淋巴结肿大,夏天特别多见,是因为头上长痱子发痒,婴儿用手搔抓而致。婴儿用手搔抓时,在指甲内潜藏着的细菌,从被抓破的皮肤侵入到婴儿体内,停留到淋巴结处,淋巴结为了不让细菌侵入,于是就发生反应而肿大。

这种筋疙瘩一般不化脓、破溃,会在不知不觉中自然被吸收。不过,也有很长时间不消失的,可以不管它。当发生化脓时,开始是周围发红,一按就痛。万幸的是,这种情况极少见。预防方法,是夏天让易长痱子的婴儿枕水枕头,常换枕套,常给婴儿剪指甲。

尽管婴儿耳后的筋疙瘩一点也不痛,但是当其逐渐变大、数量也不断增多时,就必须带孩子去医院看了。

283.倔强的婴儿

母亲看到婴儿拿着父亲忘了带走的打火机玩耍时,急忙想从孩子的手中拿走,可婴儿却紧紧地攥着不松手,母亲想极力掰开婴儿的手时,婴儿就"哇"地一声大哭起来。一向老实听话的孩子,竟意外地显示出抵抗的情绪。奶奶会说这是添毛病了。这不是得了什么特别的病,而是随着婴儿的逐渐长大,有了自己的主见了。不过,既有自我主见强的孩子,也有不那么强的孩子。人们常说的肝火旺的孩子,就是自我主见强的孩子,从某种角度来说,这是婴儿的天生的性格。

自我主见强的婴儿,确实有些不好抚养,因为很多时候,他对母亲想要做的事情持反对态度,日常生活中也常常发生冲突。并且,这时候的婴儿还会发出奇怪的声音,以示让父母让步。特别是早晨起床后不久和困了想睡觉的时候,更易发生这种事情。有人说这是父母教育得不好,才使孩子变得这样任性的,这种说法不正确。不过对这种倔强的孩子,父母还是要采取相应的对策,尽量不要同孩子发生冲突。

婴儿拿着打火机正玩的时候,母亲郑重其事地要拿走,就会遭到反抗,这时应该表现出不在意的样子,给婴儿一样别的东西(如点心),使婴儿自然地把打火机放下来,或者带婴儿到室外去,在他的注意力集中在跑着的小朋友身上时,再不动声色地拿走打火机。如果反复发生冲突的话,婴儿就会熟悉使父母屈服的手段。这样一直到大人让步,孩子才会停止发出怪声。可母亲一旦依从了孩子,以后孩子就会遇到什么事都发怪声,以此来支配父母。因此,对这样的婴儿,通过改变场景,使他转移注意力是最重要的。怎么样也不能避免冲突时,即使婴儿哭闹,也不要理他,要装出不在意的样子。但不能真的不理他,只要婴儿有和解的意愿,就必须随时对孩子有相应的反应。我不赞成给这种倔强的孩子吃镇静剂或者安定药。

同母亲的冲突,多发生在从早到晚整天都在家中,只有母亲守着的时间里,因此,尽量领婴儿到室外,把婴儿的注意力引向广阔的世界是十分必要的。

284.吞食了异物时

这个月龄的婴儿,拾到小东西就往嘴里送,有时会把它咽到肚子里。也有婴儿把东西含在嘴里,仰脸哭笑时,东西进到气管里去的情况发生。

异物进入体内有两条途径,一条是通往胃的通道,另一条是通往肺的通道。进到胃里的话问题不大,但如果在中途堵塞食管就麻烦了。在进入肺的通道上,如果堵塞了喉头和气管也非常棘手。搞清楚异物进到哪里去了,是很困难的。如果异物进到胃里,婴儿就会因哪儿也不痛,而毫不在乎地与平时一样玩。这种情况在吞食异物中是最多见的。如果吞进了大的东西堵塞了食管,可从婴儿翻白眼的痛苦表情中判断出来。另外,异物堵塞了喉头和气管时,婴儿会痛苦地不停地咳嗽、哭泣,当哭声嘶哑的时候,是异物接触了声带。

发现婴儿吞进什么东西,突然出现痛苦的表情时,应果断地用双手分别紧紧地抓住婴儿的两个脚脖子,头朝下地摇晃他,如果东西堵在喉头的话,这样做多数可以出来。如果没出来,就要立即与医生联系,最好去有耳鼻喉科的急救医院。当然,这种救急的方法只适用于异物吞下去的瞬间,过了这一时间则不可用这种办法了。母亲想把婴儿嗓子里的东西用手取出来,可有时因为异物的形状的关系,反而把它推到里面去了。

婴儿吞食了异物,但仍然一副满不在乎的样子,这时就不必过于惊慌,可以根据吞食的异物情况,采取相应的处置措施。

如果不是尖状物,进入胃里后,因通道宽,就不会在中途堵塞了。围棋、硬币、纽扣、按扣、戒指、玩具汽车的轱辘、梅干的核、管筒的盖等都能原样随大便排出来,但时间各不相同,快的第 2 天就可以排出来,慢的需要二三周。即使是尖状的东西,也会出人意料地自然排出来。刮脸的刀片、缝衣服的针等也能不损伤人体的任何地方而排出来,这自然的妙处真令人惊叹。但是,还是要把别针、刀片、针、玻璃碎片等作为危险品放好。吞食了纽扣、电池时,要立即通过 X 光透视,如果没挂在食管上的话,就会自然地从大便中排出来。即使是停留在食管里了,如果是下 1/3 以下部分,多可以自然通过,要等 5 个小时后再透视看一看。如果是在上 2/3,就要麻醉后立即取出。总之,无论哪种情况,最好在 24 小时内取出。

异物随大便排出来,问题就算解决了,所以婴儿每次排便后,母亲都要仔细检查。不要给婴儿服泻药。想让婴儿把吞进去的东西吐出来时,母亲常常把手指伸进婴儿的嗓子里按压其舌根部,这种方法很不好,因为这可能会导致出来的东西再进到气管中。

常常有这种情况,婴儿本来没有吞进什么东西,可是因为没有亲眼看见,就认为婴儿吞进了东西,如婴儿确实拿着纽扣玩了,可纽扣又找不到了,于是就认为肯定是婴儿吃进去了。其实这种情况应认真仔细地在婴儿待过的地方好好找一找,当怎么也找不到时,就要暂时当作婴儿吞进去了来处理,即使过后被医生取笑也没有关系。

异物堵塞鼻孔时,最好不要试图在家里取出,因为能一下子进入鼻孔的东西多是光滑的物品(玻璃球、小豆粒、药片),家里现有的工具不能顺利地夹住。即使看起来很容易取出来的,最好也不要在家里取,因为如果夹不住滑进去,就会更难取出来了。

有在父母不知道的时候,异物进到了婴儿的鼻子里的情况。几天后,从婴儿的口鼻中发出了异常的臭味,当父亲或其他人抱孩子的时候,就会发觉,并说臭,而母亲因为一直和婴儿在一起一般注意不到。发现婴儿口鼻有臭味时,就应带婴儿到医院的耳鼻喉科去看一下,如果一侧的鼻孔中流出的鼻涕带血,那就基本上可以确定是进入异物了。

突然哭闹好像哪儿痛 参阅"180. 婴儿突然哭叫时""181. 肠套叠"。

热性抽搐 参阅"248. 抽搐"。

初夏高热 参阅"250. 初夏发高热的疾病"。

哮喘 参阅"251. 婴儿'哮喘'"。

从高处坠落 参阅"265. 婴儿的坠落"。

烫伤 参阅"266. 婴儿的烫伤"。

集体保育

285.保育园的注意事项

全是 1 岁以下的婴儿,12～13 人一起在婴儿室保育的保育园,10 个月左右的婴儿作息时间安排如下:

8：30～9：00	入园
9：00～10：00	户外空气浴（冬季在室内）
10：00～10：30	换尿布、喂奶
10：30～11：00	睡觉
11：30～12：00	起床、大小便
12：00～13：00	喂代乳食品（粥、面条或其他副食）
13：00～14：30	室内娱乐
14：30～15：00	换尿布、洗澡（夏季）
15：00～16：00	睡觉
16：30～17：00	大小便、喂奶
17：30	离园

所谓户外空气浴就是夏季让婴儿只包尿布，春秋再加一件衬衣，在户外席子上玩耍。冬季则在室内，打开窗子，给婴儿减一件衣服，让他们在阳光照射到的地方玩耍。保育园对于代乳食品，要尽量避免供给孩子那种在米粥中加有蔬菜的烩粥，最好单独提供副食。为了让孩子品尝各种食品的滋味，还要经常换样。室内娱乐应该利用小滑梯等设施。炎热的夏季，为预防和治疗痱子，要给婴儿洗澡。

上述保育方法只能在全都是婴儿的情况下才能实施，如果是混合保育，和3岁以下的大孩子在一起的话就不太容易进行。想让婴儿午前睡觉，大孩子如果吵闹，婴儿也睡不成；上、下午给婴儿两次饼干、膨化食品类的零食，大孩子则是午后1次，所以大孩子又不满意。因此，要混合保育的话，只有力求互相迁就，和平共处。婴儿午前睡觉时，大孩子去运动场玩沙；婴儿上午不吃零食，下午和大孩子一起吃。只能这样平衡一下。

混合保育，10人左右的低龄组至少要有2名保育员。大小便在作息表上只写2次，但实际上10个月左右的婴儿，每天大概要排便6～7次。最好记录孩子的排便时间和规律，以便安排时间。可见，1名保育员无论如何都不可能照料好10个婴儿。至于3个婴儿配备1名保育员，目前还不能实现。

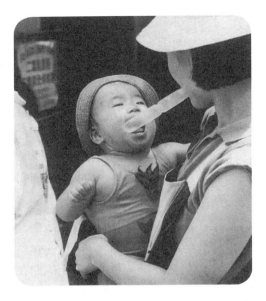

保育园内必须预防传染的疾病是"秋季腹泻"，此病最早是发生在 10 月末，一般是 11 月末开始到第 2 年的 1 月末，9 个月至 1.5 岁左右的婴儿，突然连续不断地呕吐，不久多次排水样便，测量体温，温度却不太高（见 280. 秋季腹泻），出现这种情况，就要马上通知母亲，请她速来接孩子。母亲到来之前，要让孩子安静地休息，并用电脚炉温暖足部，尽量补充水分，呕吐后，婴儿如果口渴，可少量地喂些淡茶，呕吐会稍微缓解。另外，察看婴儿的舌，如果非常干燥，母亲到来之前，最好请一下医生，不过，极少出现这种情况。这是病毒引起的疾病，所以应该避免传染给其他孩子。没有咳嗽症状，传染途径只能是排泄物，所以，婴儿腹泻后，必须给他更换尿布，脏尿布要浸泡在消毒液（10% 甲酚皂液）中，保育员的手也要用稀释的甲酚皂液（1%）充分清洗。保育员洗时不要让其他孩子靠近自己。即使仅 1 名婴儿发生秋季腹泻，给其他孩子喂饭时，也要仔细地用肥皂洗手。有病孩子的床也要认真消毒。秋季腹泻的婴儿要在家里休息 1 周或 10 天，大便成形后再来保育园，那时一般不会再传染了。

9 个月前后的孩子，可能会患幼儿急疹（见 226. 幼儿急疹）。以前从未发过高烧的孩子，初次出现高热，应考虑是幼儿急疹。在保育园期间，如果婴儿发烧，首先应该通知母亲，同时应让他枕冰枕降温，寒冷季节还应用电脚炉温暖足部，如果想喝水，可以喂他一点淡茶；想喝奶，也可以给他喝一些。集体患幼儿急疹的情况极为少见，但因属于病毒性疾病，所以还是暂时隔离为好。发热后，休息 5 天疹子消失了就可以上保育园了，一般来说不会传染给其他孩子。这种病具有终身免疫性,因此保育员对目前尚未得过此病的婴儿应做到心中有数。

婴儿出现高热,同时又有咳嗽、呼吸困难,就不要等着母亲来了再处置,应赶紧和医生联系。急性肺炎一般不会出现,但是营养不良和发育迟缓的孩子有可能患此病,作为保育员应该熟悉每个婴儿健康的情况,随时发现反常情况。

这个月龄的婴儿最容易发生的事故是受外伤。在婴儿室所受的外伤往往不是那么严重,顶多是摔倒了额头上碰起个包,在滑梯上把手擦破点皮,膝盖碰到汽车玩具上渗出了点血而已。额头上的包不用处置也可以;擦破伤不用上药,可用酒精擦拭一下伤口周围,小伤口有点渗出最好也不用包扎,那样反而容易化脓;额头或头上的表皮出现1厘米以上的伤口,应马上带到外科去缝合;碰破口唇,嘴里出了血,如果很快止住了,就不必管它,含着勺摔倒也一样,即使上腭出血,如果马上止住了,也不用处置;鼻子被碰出血时,让他坐着,出血侧的鼻孔用脱脂棉堵住,棉花稍大些,一部分露在鼻孔外。不管是多么小的伤口,都该告知家长,正是因为那么小的伤口都通知了家长,他们就会感觉到保育园确实认真地看管孩子了。如果以为小伤口不必对家长说,家长就会对忽略孩子伤口的保育园失去信任。

婴儿到了9个月,扶着东西能站立起来,这时很容易被其他孩子推倒,头磕到地板上,所以那些刚刚开始自己站立的孩子应该一直在保育员的视野之内。还要让周围大孩子为刚刚能站立的孩子拍手鼓掌,这不仅能鼓励小孩子站立,同时还能给大孩子留下印象,就是小孩子还站不稳,所以平时留神别碰倒他。

10个月到11个月

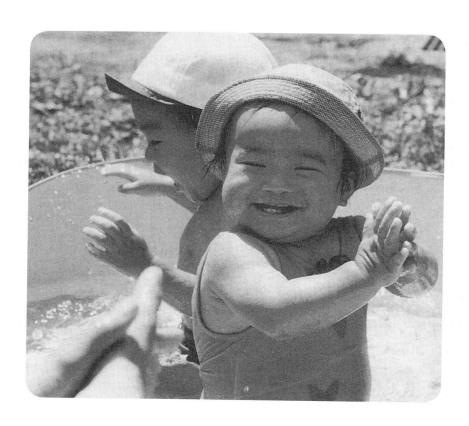

这个月的婴儿

286.从10个月到11个月

　　这个月龄的婴儿终于能够站起来了,这是真正意义上自己能做了的事情。一到了这个月龄,婴儿的自我意识更强了,并且明显地表现出自己的好恶。看到自己非常喜欢的母亲走过来就乐呵呵的,而见到自己不喜欢的穿白大衣的医生就哇哇哭,非常地“认生”。

　　自己喜欢的东西,从很远就伸手要拿,相反不喜欢的东西给他,会用手推开。拿着他喜欢的东西,大人觉得危险想取走,他会气得哭起来。不过婴儿的好恶也进一步受其情绪的支配,如早晨起床情绪不好的婴儿,即使给他喜欢的东西他也不想要,还是抽抽搭搭地哭。中午、晚上婴儿困了要睡觉时,对着他最喜欢的母亲也不见笑脸。对于婴儿的情绪波动,母亲是最了解的了。因此,在平时应该情绪好的时候,婴儿撒娇不听话,母亲就能“诊断”出这是婴儿什么地方不舒服了。对自己孩子身体状况的了解,母亲应该有比任何人都清楚的自信。

　　婴儿的运动能力也比上个月有很大的进步。在上个月好不容易才能抓着东西站起来的婴儿,现在能自己扶着东西站起来了。在上个月能扶着东西站起来的婴儿,这时候能扶着东西走了。发育快的婴儿能松开扶东西的手,自己站一会儿了。移动的方式也是各种各样,有爬行的,有扶着东西走的,有坐着挪的,还有摇摇晃晃走的。大人抓住婴儿的双手时,有很多婴儿站着可以两脚交换着迈步。这时候让婴儿练习走步是可以的,但如果父母过于高兴而让婴儿走多了就不好了。

　　手的功能也更加灵活了。较轻的门能推开了,抽屉也能拉开了,杯子也能倒过来把水倒出来了;还能双手拿玩具敲打,用手指着东西提要求。在有人教的家庭中的婴儿,会表演“摇一下头”“出一个怪样”“再见”“笑一个”等“节目”了。

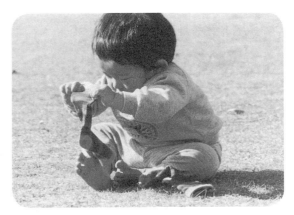

语言方面,婴儿已多数会说"妈妈""爸爸"了。另外,婴儿自己虽然不能说,但是对大人的话已能有相当程度的理解,如大人说"手""眼睛""脚"时,有的婴儿就能指着自己的手、眼睛、脚。父母在给婴儿做什么的时候,必须要用标准的语言与婴儿说。

与语言教育同等重要的还有身体的锻炼。即使一点也不到室外去锻炼,婴儿的体重也会日益增加,在定期体检时,常被夸奖说发育良好。可是,这只是表面现象而已,身体的功能不锻炼就不会增强。扶着东西可以在室内走,但是皮肤和上呼吸道的黏膜不接触大气,就不能增强其抗病能力,所以应该让婴儿每天在室外呆上 3 个小时(见 292. 锻炼婴儿)。

睡眠情况因婴儿是不是活动家类型而有所不同。老实的婴儿还是能分别在午前和午后各睡 1 ~ 2 个小时。一直在午前午后睡 2 次的婴儿,到了这个月龄则多半是上午或下午只睡 1 次了。其中还有睡半个小时或 1 个小时这样短时间但每天睡 3 ~ 4 次这种类型的。晚上就寝的时间从 8 点到 10 点各有不同,从 10 个月开始有的婴儿能自己翻身趴着睡了,怎么让他脸朝上睡也不管用,因为这个体位婴儿睡着舒服(见 230. 趴着睡觉)。早晨婴儿睡醒的时间也各有不同。有 6 点醒了 1 次,吃了母乳或牛奶后又睡到 8 点的,也有从晚上 10 点一直睡到早晨 8 点的。

夜里有因要小便而醒来的孩子,多数婴儿吃点牛奶或母乳就又睡了。其中也有睡得很沉,换尿布也不醒的熟睡型婴儿。总之,不论哪种情况,婴儿在夜里醒来的时候,要让他能快速入睡的方针不变(见 308. 哄婴儿睡觉)。

在这个月龄中,除喝牛奶外,代乳食品每天 2 次和每天 3 次的婴儿各占一半。每天让婴儿吃 3 次代乳食品,在饮食方面花费了大量的时间,就会减少在室外大气中锻炼的时间,这样做就会给婴儿的健康带来负面的影响。让婴儿吃 1 次粥,就要花费 30 ~ 40 分钟的时间,倒不如简单地让婴儿喝点牛奶,用剩下的时间锻炼身体。1 儿童碗的粥和 1 瓶牛奶比较的话,营养价值还是牛奶高。不过婴儿不喜欢喝牛奶,而高兴吃粥、面包、米饭,并且用 20 分钟左右就能吃完的话,那每天喂 3 次代乳食品也可以,因为这样锻炼的时间就十分充足了。采用每天喂粥、面包、米饭等 3 次代乳食品,再加上 2 次牛奶的饮食方法时,副食不给予充足的鸡蛋、鱼和肉末,就会导致动物蛋白质不足。10 ~ 11 个月的婴儿,还应该给每天 3 次,每次 180 毫升的牛奶。

婴儿的好恶,还明显地表现在饮食方面。一般食量小的婴儿味觉敏感,而什么东西都能吃得很多的婴儿则不太计较。吃得越少的婴儿,饮食的好恶就越明显。对食量小的婴儿,与饼干、面包等点心相比,他更喜欢吃下酒的虾、海胆、紫菜等小菜,薯类则连看也不看。对这种挑食的婴儿,即使想按照断乳食谱去喂,婴儿对他不喜欢的食物也会用舌头顶出来。尽管食谱上有浇调味汁的地瓜,如果婴儿喜欢吃撒上海胆的米饭,那最好还是给他米饭吃。婴儿快乐是非常重要的。

想要对婴儿进行排便训练的母亲,也因这个月龄的婴儿明显地表现出的较强的自我意识,而不知如何是好。即便是老实的、以前用便盆小便的婴儿,一到这个月龄,也会有很多厌烦蹲便盆而不往便盆中排便的(见 290. 排便训练)。

这个月龄的婴儿还不能告诉大人要小便。让他在便器上小便的时候,也会偶尔碰上他刚好要小便,婴儿就尿到便盆里了。如果婴儿是老实孩子的话,母亲一诱导性地说"嘘——",过一会儿,他就会便出来了。但是,好动的婴儿,如果是早晨醒来或午睡醒来时让他小便,也有成功的时候,但如果是在正玩着时,从让他躺下打开尿布时起就开始抵抗。让他在便器上小便时,他会气得直打挺。可以说好动、小便次数多的婴儿,在这个月龄中训练让他使用便器是不可能的。在夏季比较容易让婴儿使用便盆，是因为打开尿布很简单，或是因为婴儿只穿短裤，能很快地蹲在便盆上。

婴儿能告诉小便的时间也因婴儿个性的不同而不一样，但一般是在满 2 岁后的春季到夏季之间，这不必着急。并不是婴儿早蹲便盆，早接受训练了，就能早些告诉大人小便。小便的次数少，尿的间隔时间相当长的婴儿，比较容易让他使用便器，因为婴儿没有在便器上长时间哭闹的记忆，所以不讨厌便器。另外，母亲决心不给婴儿用尿布时，便器应用的时间也会快一些。

大便也是一样，还不能告诉大人。便较硬、不使劲就便不出来的婴儿，母亲发现婴儿"使劲"时，再让他蹲便盆完全来得及。母亲会把自己发现了的婴儿"使劲"，认为是婴儿在告诉她要大便而高兴。大便稀软，而不需要怎么"努力"就能便出来的婴儿，就会在母亲不知道的情况下排便。所以，这样的婴儿只能在早晨刚一起床或午睡后蹲便盆最易成功，偶尔会便到便器内，而"大便训练"是不可能进行的。

这个月龄的婴儿易患的疾病：寒冷的季节是"秋季腹泻"（见 280. 秋季腹泻），对于这种病，如果不了解病程经过的话，就会使婴儿受很多的苦。如果到目前为止，从没发过热的婴儿，突然高热，仍然应考虑是幼儿急疹（见 226. 幼儿急疹）；以前已患过幼儿急疹的婴儿出现高热的话，一般是由各种病毒引起的感冒（见 281. 高热），这种感冒最多两天就能痊愈。

从 5 月末到 7 月初，发热一二天后，在口中和舌尖部位可见到有小水疱，或水疱破了而发红的溃疡，这多是"口腔炎"。得这种病，婴儿会由于疼痛而不吃东西（见 250. 初夏发热的疾病）。

由于积痰而胸中常发出呼噜呼噜的痰鸣声的婴儿，大多在这个月龄被诊断为"哮喘"，每天不停地跑医院（见 251. 婴儿"哮喘"）。

有哥哥姐姐上幼儿园的家庭，即便是这个月龄的婴儿也可能传染上麻疹、水痘等。

在上下各长出 2 颗门牙的婴儿，到了这个月龄，会在上面 2 颗门牙的两侧又长出牙来,这样上面就变成了 4 颗。在上面的牙暂时还没有出来的婴儿中,有的会跳过上面正中间的 2 颗门牙,而先从两侧长出 2 颗牙来。但不久,正中间的 2 颗牙就会长出来。

乳牙共有 20 颗。从一侧的齿列数的话,是乳切齿(切牙)2 颗、乳犬齿(尖牙)1 颗、乳臼齿(磨牙)2 颗。出牙的时间因人而异,并不是一成不变的;但一般是乳中切牙 6~8 个月,乳侧切牙 8~12 个月,第 1 乳磨牙12~14 个月,乳尖牙 15~20 个月,第 2 乳磨牙 20~40 个月。

喂养方法

287.婴儿的饮食

现在,多数婴儿一过 10 个月,就因为不喜欢吃粥,而吃米饭了。有人说是因为母亲们变懒了,觉得做粥麻烦,就用现成的米饭喂孩子。我不赞成这种说法。我认为是断奶时间提前了,婴儿消化器官的发育速度加快了的原因。

不做粥,给婴儿吃米饭,母亲就可以腾出时间。但如果不把腾出的时间用于婴儿身体锻炼的话,就不能有效地提高婴儿成长的速度。

断乳食谱规定,每天 3 次粥,每次 100~150 克(然后再给 50 毫升奶),再加 2 次牛奶,每次 180~200 毫升。这是由重视主食、轻视动物性蛋白质的明治时代的思想造成的弊端。现在的婴儿由于鲜牛奶和奶粉吃得更多了,所以米饭就减少了。例如,**男婴 O** 的饮食情况如下:

8：00　　面包 1 片半、牛奶 180 毫升

12：00　　米饭半碗(儿童碗)、鸡蛋 1 个、蔬菜适量

15：00　　饼干、牛奶 180 毫升、水果

18：00　　米饭半碗(儿童碗)、鱼肉末、蔬菜

20：30　　牛奶 180 毫升

中午的蔬菜有菠菜、卷心菜、胡萝卜等,切碎,用鸡蛋做成像软煎蛋卷

似的给婴儿吃。午后 3 点的水果有橘子、香蕉、草莓等,也可以吃西红柿,可以整个或者用勺弄碎给婴儿吃。苹果和梨要弄碎喂婴儿。晚上的副食,基本上与父母吃的一样。

但是,并不是所有婴儿都像男婴 O 那样能吃米饭,也有的婴儿只吃粥,而不吃其他的东西。例如**男婴 M** 的饮食情况如下：

7：00　　牛奶 200 毫升

9：00　　面包 1 片、红茶

12：00　　面条半碗(儿童碗)、肉或鸡蛋、牛奶 150 毫升

16：00　　牛奶 200 毫升

18：30　　粥 2/3 碗(儿童碗)、鱼或肉、水果

21：00　　牛奶 200 毫升

男婴 M 好像非常喜欢吃粥。虽已满 1 岁了,但给米饭吃时,他仍然用舌头推出来,所以只有喂粥了。在午后 4 点只喝牛奶,不吃点心。因为不喜欢吃饼干,面包也泡在红茶中吃。至于中午吃面条,是因为母亲每天中午总是吃面条。

即使过了 10 个月,母亲的奶水仍然还很充足的**女婴 K** 的饮食情况如下：

6：00　　母乳

8：30　　主食面包 1 片、红茶

12：00　　面条或米饭半碗(儿童碗)、鸡蛋、蔬菜、母乳

15：00　　饼干、水果

18：00　　米饭 2/3 碗(儿童碗)、鱼或肉、蔬菜、汤

21：00　　母乳

夜　里　母乳 2 次

对女婴 K,为了把母乳换成牛奶,母亲用咖啡杯喂过牛奶,但她怎么也不吃,另外母亲的乳房也发胀,所以中午饭后还得让孩子吃母乳。女婴 K 是个不睡长觉的孩子,即便是在暖和的季节,夜里也要醒 1 次；在寒冷的季节,夜里要醒二三次,并哭闹。每次醒来时,换下湿的尿布就

喂母乳,一给喂上,四五分钟后她就又入睡了。这样一来,由于喂母乳方便,所以就没有强制性地断奶。体重平均每天增加 7 ~ 8 克,可以说喂母乳在营养方面也没问题。这样做能使家庭安静、和睦,所以持续使用了这种营养方法。其后,天气逐渐转暖,婴儿出汗量增多,嗓子发干,自然就能喝牛奶了。夜里也不怎么醒,这样母乳也就自然地换成牛奶了。

　　从上述实例可以知道,过了 10 个月的婴儿的饮食情况,是随着每个孩子的个性和母乳的多少而各有不同。以前我们说的 "断奶的方法并不只有一种",就是这个意思。所谓的断乳食谱,只不过是为开始施行断乳的母亲提供某些依据而已。再过 5 个月,也许能依据统一的断奶食谱喂婴儿,但到 10 个月,用 1 个食谱来喂各种个性的婴儿是不可能的。

　　婴儿的断奶进行得顺利与否,并不是用断乳食谱来衡量的,而是要看所选择的饮食,能否让婴儿和父母快乐、和平地生活,是否表现出了与 10 个月的婴儿相符的运动功能。对于这一点,谁也没有做母亲的清楚。遇到陌生的人说你的孩子身高、体重都达不到 "标准" 时,你也不必悲观。只要婴儿生活得愉快,满意地吃着,在这个月龄中,每天平均体重增加 5 ~ 10 克的话就正常。但如果婴儿每天增加 20 克以上时,就是过食了,所以必须要减少饮食量(见 300. 过胖的婴儿)。

　　从未到 10 个月开始,就 1 天吃 2 次米饭的婴儿,过了 10 个月后,也并不是一定要每天吃 3 顿米饭。即使是过了 1 周岁的婴儿,每天吃 3 顿米饭的也少。在 10 个月以前一直只吃粥的婴儿,如果 1 次能吃粥 100 克以上的话,应该给 1 次米饭试一试。开始时,在给粥前喂二三勺,如果婴儿喜欢吃,可以逐渐增加食量。

　　在饮食这个问题上不可强制。只要能确定婴儿喜欢吃什么就可以了。鱼和肉末的量也并不是因婴儿过了 10 个月了,就一定要增加。如果婴儿能高兴地多吃一些的话,可以逐渐地增加食量。像青花鱼、沙丁鱼等背部呈青色的鱼,也可以逐渐地给婴儿吃一些。

288.不吃蔬菜

　　婴儿能吃米饭后,很多母亲就不为他做什么特殊的代乳食品,而让婴儿与大人一同吃饭了。晚饭时想让孩子吃些蔬菜,可有的婴儿却怎么也不吃。不论是菠菜、卷心菜,还是胡萝卜、大萝卜、茄子,他都用舌头顶出来。许多母亲就想办法,把蔬菜切碎与鸡蛋做成蔬菜蛋卷,或者放入碎肉中搅拌,做成汉堡肉饼给孩子吃。不过也有一放入青菜,就连鸡蛋和肉也不吃了的强硬派婴儿。这样一来,母亲就会感到不安,开始担心不吃蔬菜会不会引起某种营养的不足。

　　其实不必过多地考虑婴儿讨厌吃蔬菜的问题。人类吃蔬菜是为了补充钙、钾和铁这类的矿物质及维生素 A、维生素 C 和维生素 B_1 等,但这些营养成分在蔬菜以外的其他食物中也含有。所以,即使一点蔬菜也不吃,在鲜牛奶、奶粉和鱼类、肉类中也都含有大量的维生素 A 和矿物质,在水果中含有丰富的维生素 C 和维生素 B_1,这样婴儿只要充足地喝牛奶、吃水果,即使不吃蔬菜也不会导致营养不良。有不少孩子在婴儿时期不吃蔬菜,而长大后却逐渐喜欢吃蔬菜了。

　　用过各种各样的办法,可婴儿就是不吃的话,可用水果补充。最好每一顿饭都不要强迫婴儿吃他不喜欢吃的东西,因为孩子愉快地吃饭,比母亲对别人"夸奖"自家的孩子什么都能吃更重要。

289.什么样的点心好

　　吃点心是一种"情趣"。情趣是极富个性的。所以,并不是过了 10 个月的所有婴儿都必须吃点心。点心的主要成分是糖类,与粥、米饭、面包的成分相同。婴儿如果能好好地吃面包和米饭的话,在营养学上来说就没有必要吃点心。因为点心好吃,婴儿喜欢吃,所以给婴儿吃点心,也是希望能增加婴儿的人生乐趣。虽然用吃点心的乐趣可以调剂一下易陷入单调的生活,但也不能没有规律地给婴儿吃。

　　如何调剂作为乐趣
的点心和作为营养方面
的点心,这要靠婴儿的营
养状态来决定。对于过
胖并已限制其粥、米饭、
面包的食量的婴儿,再给
他饼干和蛋糕吃,那么这
限制就失去了意义。这
类婴儿给他点心不如给
他水果吃。不过,香蕉含

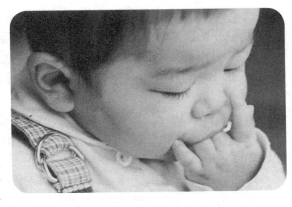

糖量高不要给。相反,对那些只吃一点点粥、米饭、面包等,体重增加也不
能令人满意的婴儿,在两顿饭中间要给他点心吃。虽然粥、米饭只吃三四
口,但如果婴儿喜欢吃点心,就可以给他吃。

　　也许有人会说是因为给了婴儿点心吃,婴儿才不吃饭了。可是,对这
样的婴儿即使一点点心也不给他吃,他也不会吃很多粥和米饭的。这一
点,母亲应该是最清楚的。既然婴儿每天中所吃的糖的总量是相同的,那
么比起让婴儿勉勉强强地多吃 3 口米饭,就不如让婴儿高高兴兴地多吃
1 片饼干,更能给婴儿的人生增添乐趣。但是,世上的事情并不都尽如人
意,往往不喜欢吃粥和米饭的食量小的婴儿,也多数不太喜欢吃饼干和蛋
糕。这类婴儿在父亲喜好喝酒的家庭中多见,从很小的时候味觉就发达,
不喜欢吃饼干、蛋糕,而喜欢吃下酒菜之类的东西,对这样的婴儿可给他
吃点咸味的婴儿饼干。

　　吃很多粥、米饭的过胖婴儿,非常喜欢吃烤饼、蛋糕,给他多少就能吃
多少。这时候如果也想给婴儿作为乐趣的点心的话,可先给水果等,待婴
儿米饭吃得少了些的时候,再给点心。如果不是特别胖的婴儿,应在正餐
之间尽量给孩子吃点心。最多的给法是在早餐和午餐之间给 1 次,在午
餐和晚餐之间再给 1 次。但也有很多家庭只在午后给 1 次。育儿杂志上
常登载给婴儿用的"手工制作的加餐"的方法,这是喜欢烹调的母亲的嗜

好。我不赞成把婴儿放在带围栏的床上,而花费一二个小时做"家庭蛋糕",还是把做蛋糕的时间,用来带孩子到室外玩更好。

常被人问这样的问题,即是否可以让孩子吃豆沙包? 如果是卫生的、新做的,给 10 个月的婴儿吃也没有关系。羊羹也是一样。但在商店摆着的,不知道是几天前做的东西,则不能给婴儿吃。

果酱面包、奶油面包、带馅的面包,如果不是特别新鲜的,就有危险。在事先做好的果酱、奶油馅中,只要混入了哪怕是少量的细菌,包在刚出炉的热面包中,就像放进了培养基中一样。

像糖块这样的常给孩子吃的东西,对于 10 个月前后的婴儿,还有卡嗓子的危险。春节的年糕,如果不是 1 厘米以内的小块的话,也有危险。把给婴儿点心的时间规定下来,吃完后,要让婴儿喝点茶水或凉开水漱一下口,这样做可以预防龋齿。

290.排便训练

在这个月龄让婴儿蹲便盆,或领婴儿去厕所,不过是为了节省尿布而已。在 7、8、9 月份的夏季,由于出汗小便的间隔时间就会变长,这样一来,即使忘性再大的母亲,只要想起来就会让婴儿排尿,3 次至少有 1 次能成功。但天气变冷,婴儿尿的间隔时间变短,这时就得每隔 1 小时让其排 1 次尿,否则就来不及。另外,尿的间隔时间也因婴儿而异,所以即使是隔 1 个小时就让其排 1 次,也有的婴儿已尿湿了尿布。

在寒冷的季节也不尿湿尿布的婴儿,是非常能憋尿的婴儿,这是极少见的。一到 10 个月左右,一直都很好地使用便器的婴儿,也常出现完全用不好便盆的情况。母亲会觉得以前还使得好好的,现在却用不好了,为此而发脾气,但是没有用。

还有,婴儿一过了 10 个月,自我意识也强了,给他换尿布他会逃跑,让他蹲便盆他会打挺反抗,很难如人意地大小便。

夜里,因尿布一尿湿,就感到不舒服而啼哭的婴儿,必须给他换尿布。而对于那些即使尿布湿了也不在乎,还一直能睡到早晨的婴儿,只要屁股不糜烂,就可以不动他。特别是一换尿布就醒,而且又不易入睡的婴儿,就更不要动他。也有夜里排1次尿,然后就能安静地入睡,直到早晨也不尿湿尿布的婴儿。如果母亲不觉得夜里起来辛苦的话,这种办法也可以。

还有的婴儿,母亲在睡前让其排1次尿,就能一晚上不尿,而坚持到第2天早晨。一般来说,这是食量小的婴儿。

291.制止婴儿做不该做的事情

随着手脚能自由地活动,婴儿就会做出各种各样的"淘气"事儿。在婴儿看来,"什么都想做",是为了验证自己的能力。其中有给大人的生活带来麻烦的"淘气",也有令大人高兴而喜笑颜开的行为。可对婴儿来说,哪一种事情都是相同的,都是"尝试",大人喜欢与否,他并不知道。婴儿做了大人不喜欢的事情时,并不是可以放任不管。如吃饭的时候,因笨拙而把咖啡杯弄翻了,这不是婴儿故意做的,而要怪母亲不应该把咖啡放在婴儿能弄翻的地方。但是,在婴儿把手中拿着吃的面包扔到桌子的下面时,就应该让婴儿意识到这是大人不喜欢的行为。最初做的时候,要稍微绷着脸、瞪着眼睛对他说:"干什么呢?"过一会儿,他还想再次扔时,就要预防性地说:"不可以!"这样婴儿就会意识到这样的事情是母亲不喜欢的事情。当婴儿停止扔面包的时候,要适时地表扬他:"真是好孩子。"对婴儿来说,好坏的区别在于母亲的脸色是高兴还是生气。

认为刚过10个月的婴儿还不知道什么是好、什么是坏,因此不管婴儿做什么都不制止而放任不管,这是不对的。现在有的母亲,无论婴儿做什么都不批评,而说"说他也没有用",这是因为在应该批评孩子的时候而没批评的缘故。最好能让婴儿早些知道,在行为方面,哪些是母亲喜欢的,哪些是母亲不喜欢的。对于母亲的感情变化,婴儿从很小就很敏感。虽然婴儿还不能判断什么是好坏,但母亲是高兴还是生气,10个月的婴儿已经能感觉到了。如果婴儿认为母亲对自己绝对不会发脾气,就会自信地利用母爱,这样一来,觉得这次的批评只不过是一种表演罢了,从而使母亲说的话没有效了。

婴儿常在吃饭时故意把勺扔到地上让母亲捡,母亲捡起来给他,他还扔。婴儿一边用"母亲生气了吧"的表情看着母亲的脸,一边往地上扔。这是婴儿在做"母亲没有真生气,什么样的行为母亲生气呢"的测试。不能给婴儿测试的机会。从开始的时候就应该让婴儿看到母亲的脸是严厉的。为了不给婴儿测试的机会,捡起勺子后,就不再递给婴儿。

婴儿满 10 个月,已经知道大人批评自己的意思,这在幼儿园里非常清楚。从这个月龄开始,被保育员一说"不行",婴儿就表现出一副伤心的样子。

生气的样子也只有偶尔表现出来才能有效。如果总是一副生气的脸色,婴儿就会认为母亲就是那样的人。也有的婴儿总是做不该做的事,对这样的婴儿,就只能对某种特定的危险的行为,做重点的批评,其他最重要的是要把他能用来"淘气"的东西收拾好。

对于婴儿的"淘气"行为,严厉的制止是可以的,但是体罚就不好了。体罚会导致婴儿疏远母亲,失去与母亲感情上的共鸣。母亲高兴,婴儿就高兴,因为母亲与婴儿间有这种共鸣,所以婴儿能体会到母亲的喜悦。

292.锻炼婴儿

婴儿开始积极地扶着东西练习走路时,会多次摔屁股墩儿。在房间中应该给婴儿创造一个能进行走路练习的空间。不要使用学步车,可以让婴儿推着纸盒子(里面要放些东西)走。婴儿虽然还不能站着自己走,但可以在室外没有危险的地方,给他穿上厚袜子,拉着婴儿的手,他会高兴地迈步。把婴儿放在秋千上,他会紧紧地抓着吊绳。慢慢地荡起来,婴儿会很高兴。也可以让婴儿在倾斜度较小的滑梯上玩。还可以在草坪上让婴儿投掷大一点的球玩。

让婴儿坐在婴儿车上,到室外转一圈,当然能锻炼婴儿的皮肤和呼吸器官。但是对确实想要自己走路的婴儿,必须要通过锻炼,让他学会走路。应该在儿童公园里的一块地方,备置婴儿用的游戏设施,规定午前的某个时间为婴儿专用的时间,使婴儿能够得到锻炼。不仅儿童公园如此,普通的公园也应该有婴儿角。忘了锻炼婴儿,而一味地让婴儿多吃代乳食品,只会培养出肥胖儿。让婴儿在室外玩,也不要穿过多的衣服。婴儿穿得过多,就会出汗,所以母亲要注意让孩子穿薄一些的衣服。因在室外玩,会落上灰尘,因此要勤给婴儿洗澡。

白种人有怕晚年患皮肤癌之说,对紫外线非常恐惧。因此带婴儿到室外去时,也要涂上防晒霜。但我们只要在夏季里避开从 11 点到下午 3 点的直射日光就基本不会有问题。

环　境

293.防止事故

这个月龄婴儿发生的事故,几乎都是大人疏忽,主观地认为不会出这样的事而造成的。认为还不能站立走路的婴儿,却上到了楼梯上并摔了下来。有这样大的婴儿的家庭要在楼梯口处安上栏杆,或者把门插好,不要让婴儿能上到楼梯上。

常发生婴儿喝装在瓶中的药水或化妆水之类的事情。从医生那里取来药水后,不要直接用药水瓶就给婴儿喝,喝了好喝的药水的婴儿,会记住从瓶口直接喝东西。装有阿司匹林片剂药瓶的盖儿要拧牢,不要让婴儿能打开。梳妆台的台面上和抽屉中放的东西,对婴儿来说多是危险品,因此要把它放到壁橱中,或者在台面上和抽屉中什么也不放。

从儿童车上摔下来的事也时有发生。把婴儿放在车上了,母亲转身去锁家里的门,就这么一会儿的工夫,婴儿就爬起来了,随着就摔倒了。

婴儿睡觉的时候,母亲也容易大意。以为婴儿睡得很实,就把婴儿放到大人的床上了;在厨房里正忙碌着时,婴儿醒了就会摔到地上。午睡的时间总是 1 个半小时,所以母亲会以为稍离开一会儿没有什么关系,可婴儿提前醒了,就会发生事故。不论婴儿睡得怎样实,如果不是把婴儿放在有栏杆的地方睡的话,都不能把婴儿 1 个人放在那里。

在父亲吸烟的家庭中,要特别注意不要让婴儿吃香烟。烟盒中的烟很容易取出来,婴儿就会轻而易举地拿出来放到嘴里。所以在父亲不在的时候,把烟灰缸清扫干净,就不会发生婴儿吃烟头的事情了。

从忘记关严的门的缝隙处,婴儿爬到了边缘的地方,即使从这里摔下去了可能也不会导致死亡。可是婴儿去了浴室,掉到了装满水的浴盆中,就会溺水而死。因此,有用浴盆中的热水洗衣服习惯的母亲,一定要注意。在洗衣机中装满水的时候,母亲不能离开这个地方。如果因办事情用的时间一长,忘记了洗衣机中已装满了水,婴儿扶着东西爬过来,就会掉进去。

在婴儿房间中,应该把作为取暖设备的煤气炉、煤油炉都安上围栏。此外,在炉子上绝对不能放水壶。婴儿想扶着东西走路时,就会抓住围着炉子的栏杆,栏杆不结实的话,撞到水壶上把开水弄洒,就会引起烫伤,这样的事例也不少。水装得过多,烧开后溢出来会浇灭煤气的火,发生煤气中毒。水如果溢到煤油炉的火上,会使火苗烧到天棚上。

带婴儿到室外去时,不要接近棒球练习场和棒球场地。

294.玩具

婴儿满 10 个月后,手指就能相当灵活地抓东西了。尽管还不能搭积木,但已经能用双手拿着互相敲打,或者把积木摆起来玩了。与其在房间中让孩子 1 个人玩精致的玩具,倒不如带婴儿到室外与父母玩简单的东西,那才是真正意义上的玩。在草坪上和父亲玩,只要有 1 个橡皮球就足够了。在房间中玩的时候母亲也找机会参加。母亲还可以在婴儿用蜡笔随便画的图画中添上几笔。给婴儿的纸用完了,他就会到墙壁上画,所以要多给他一些纸。还要注意,不要把蜡笔放在玩具箱子里,婴儿捡到了会吃掉,只有在让婴儿画画时,母亲在旁边陪着才能给婴儿蜡笔。

这个月龄的婴儿常啃玩具。因有些玩具是土制或木制的,在其粗糙的着色涂料上,可能会含有铅,所以不要让婴儿放到嘴里。

这个月龄的婴儿已经不再喜欢玩哗楞棒、不倒翁之类的玩具,有的婴儿特别喜欢敲木琴或鼓。可以让婴儿追着上了发条就能跑的汽车玩具,

练习走路。但有很多
婴儿不喜欢玩现成的
玩具，而愿意玩家庭
用品。

　　婴儿喜欢看画册，
也多从这个时间开始，
一给他画册就高兴地
看起来。婴儿的爱好
从小就能表现出来，
有的婴儿喜欢看交通
工具画册，有的则喜
欢看动物画册。最初

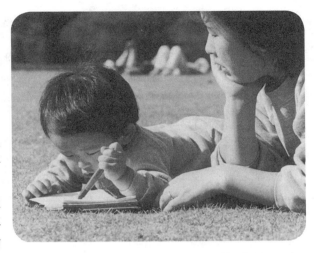

给婴儿的画册，要以无复杂背景的为好。还有的婴儿对书一点兴趣也没
有，对这样的婴儿，不要勉强他看书。

295. 教婴儿说话

　　婴儿的说话能力与身高、体重不同，不教是不能提高的。在养育婴儿
的过程中，如果不让婴儿说话，那他长到多大也不会说话。也有的婴儿是
在听不到说话的环境中长大的。在婴儿的耳朵听不到声音的情况下，周
围的人无论说多少话，对这样的婴儿来说，都像看关掉了声音的电视一
样。耳朵是否能听得见，是语言进步的第一步。

　　语言是联系人类感情的工具，母亲对婴儿说"不能拿刀子"，是母亲
要保护孩子别出危险。说"来，洗澡啦"，是为了让婴儿的身体干净。说
"来，穿衣服啦"，是为了使婴儿御寒。这些都是母亲爱孩子的表现，婴儿
通过感受这些而理解语言。与自己热爱的人有相同的想法，想采取相同
的行动时，就需要语言。

　　即使电视的声音一直开着，婴儿也不能学会说话。因为人与人之间
的感情联系，在电视与婴儿之间是不会有的。不仅如此，电视的声音反而

会成为杂音,导致婴儿听不清母亲的声音。电视画面也会妨碍婴儿注意母亲,因此,为了教婴儿学说话,最好不要开电视。

母亲如果热衷于做衣服或烹调,而舍不得花时间与婴儿说话,婴儿就不能学会说话。与婴儿说话时,要在婴儿的对面,使其能看清母亲说话的口型,还要注意说话发音要清楚、准确。像演口技似的说话不动嘴不行。实际上,婴儿总是看着母亲的嘴形。

婴儿在会说话之前,先是理解语言的意思。如问婴儿苹果是哪个?能指画册上画的苹果的婴儿,自己却不会说苹果这个词。能说出这个词,是模仿母亲的发音才会的。如果认为随着时间的推移,婴儿自然就学会说话了,而不有意识地教婴儿说话,婴儿很难会说话。当婴儿不能表达自己的意思时,往往就会着急、发怒或者哭闹。

296.父母患了肺结核以后

在定期检查或在集体检查时,得知父亲或母亲患了肺结核,应该怎么办呢? 请仔细阅读"105.家里有人患肺结核时"。值得庆幸的是,近年来有空洞的重症肺结核几乎看不到了。只要没有空洞,结核菌也就不会大量地排出体外,传染的危险性也就小了。加之,即使有空洞,只要努力治疗,在 1 个月之内就会不传染了。

不管是多严重的肺结核,只要婴儿接种了 BCG,在一起住就没有问题。最近,在体检时发现的肺结核,因为都不很重,所以一般不让住院而在家中治疗。婴儿没有接种 BCG 时,首先要做结核菌素试验,如果呈阴性,就不用担心,1 个月以后再做结核菌素试验检查 1 次,如呈阳性,就要做化学性的预防(见 555.结核),呈阴性,要接种 BCG。

母亲如果被发现有空洞时怎么办? 如果婴儿已经被感染,即使隔离也没有意义。如果还没被感染,母亲就要严格地戴上口罩,边接受治疗边继续育儿。近年来由于治疗结核的药物特别有效,所以一开始用上药,马上就不传染给别人了,对病人也不像以前那样要求必须静养了。

当知道从母亲的空洞处,有大量的细菌排出的情况后,即使婴儿的结核菌素试验阴性,也要立即开始进行化学性的预防。不用等验证 1 个月后再次检查的阳性反应。

297.春夏秋冬

　　到了春天,气候转暖了,应该让婴儿在室外充分地锻炼。常到室外的婴儿,其脸上和手脚会出现小片的、又红又痒的湿疹。这或许是由紫外线的刺激引发的湿疹,也有的是由较轻的湿疹恶化而来。如只是被太阳照到的地方出湿疹的话,到室外的时候就要戴上帽子,以避免阳光直接照到孩子的皮肤。

　　3 月末,因夜里出汗多,大人领婴儿到医院来看病,一问才得知,在婴儿的被子里整个晚上都放着取暖的电脚炉。夜里出汗多的时候与其认为是有病,不如先考虑一下是不是过热。

　　在夏季进入 10 个月月龄的婴儿,有时会不爱吃饭,一向都食量小的婴儿就更明显。当气温突然升高到近 30℃的时候,他们对饭看都不看一眼。即使婴儿不想吃饭,但只要不哭闹,像往常一样精精神神地玩耍,就不用担心。减少的米饭的量可用鲜牛奶或奶粉补充。可以只喂 1 次米饭,另外再给婴儿吃清凉的牛奶和酸奶。如果还是不想吃,就要考虑婴儿是在适应夏季减少了饮食,最好不要勉强让婴儿吃了。

　　夏初,婴儿高热,一点也不喝牛奶时,多是患了"口腔炎"(见 250.初夏发热的疾病)。

　　夏季婴儿穿的衣服少,所以有的在不到

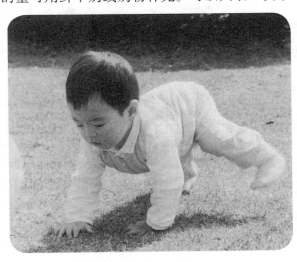

11 个月的时候就会走了。排便方面,小便间隔时间长的婴儿,因夏季出汗多,尿量会更加减少,如果不用尿布,能定时提醒排尿的话,也有的婴儿会顺利地用好便器。到了秋天就不同了,很多已经不用尿布的婴儿,不得不再次用上尿布。

平时容易积痰的婴儿,一入秋嗓子里的痰鸣声就更严重了。晚秋时节,有不少婴儿突然在夜里醒来多次,并且哭闹。有的婴儿,尽管对其采取了各种各样的方法(如到室外运动、限制午睡等)都不见好转。实际上这种情况,到了一定的时间就会自然好转,所以不必太费心思。暂时性地与婴儿同睡,以使婴儿睡得安稳也是必要的。否则父亲得了失眠症就麻烦了。即将进入冬季时,有的婴儿突然吐奶,多次排水样便(见 280. 秋季腹泻),到现在为止,从没有发生过腹泻的婴儿,母亲会很害怕,其实要是知道了在初冬时节,这个月龄的婴儿常患这种疾病的话就不会恐慌了。

没有患过幼儿急疹(见 226. 幼儿急疹)的婴儿,持续高热 2 天,就应考虑是不是得了这个病,这种疾病不分季节。

烫伤在冬季多发,应特别注意。

异常情况

298.婴儿受伤

这个月龄的婴儿,每天都会摔倒、滑倒,所以常常受伤。从边缘的地方掉下去,头碰到了院子里的石头流血时,要用消毒的纱布按住,立即到医生那里去,不要在家中翻急救手册来处理。如果被撞的地方只是出了 1 个包,没有出血,就不用管它,也不用涂药。但是如果是从高 1.5 米及以上的地方头部先落到坚硬的地上时,即使立即就哭出来了,也最好请医生看一下。在碰撞处有擦伤、渗血时,应用酒精棉把伤口的周围擦一擦,伤口处不要涂消毒药。不用纱布包会好得快些。

鼻子撞出血时,抱着婴儿比让他躺着好,因为头的位置高于心脏,血容易止住。在婴儿出血侧的鼻孔里塞上捻硬的脱脂棉,在头上敷凉毛巾。但如果婴儿是从 1.5 米及以上高处摔下来的话,也要去看医生。

　　婴儿想站立行走时摔倒了,磕着了鼻子下面,有时会使前牙伤到嘴唇内侧,这时不用特殊处理,让婴儿喝凉开水即可。因为嘴里的伤容易愈合,所以不要硬让婴儿张开嘴涂什么消毒药。

　　常有婴儿弄翻了椅子撞到了后头部,如果婴儿哭着立即就爬起来了的话,就不用怕。如果一旦出现意识不清或精神不振时,应立即去医院急救。婴儿马上醒来要爬起来时,最好也要想办法让其躺一会儿。当天晚上不要让婴儿洗澡。

　　当刮脸刀的刀片或碎玻璃割破婴儿手指时,要用消毒的纱布紧紧地压住伤口,立即到医生那去。用消毒纱布按压 1 ~ 2 分钟,血止住时,用酒精棉把伤口的周围擦干净,再贴上胶布。类似于薄荷脑软膏的膏药最好不要涂。

　　从高处摔下　参阅“265. 婴儿的坠落”。

　　烫伤　参阅“266. 婴儿的烫伤”。

299. 咽喉过敏

　　常常有咽喉过敏的婴儿,一般是在给其吃代乳食品的过程中注意到的。如一给婴儿稍稍硬一点的食物、没有吃惯的食物或没有水分的食物吃时,婴儿就会哇的一声吐出来。如果是给一直食用的软的糊状的食物吃,就会吃进去而不吐出来。请耳鼻喉科的医生看,也说没有异常,是咽喉的神经过敏。这种婴儿一直不能吃米饭,而以煮得很软的粥、面包粥以及咕嘟咕嘟煮软的面条为主要食物,增添不了其他的代乳食品。其营养的大部分来源于牛奶,所以这样婴儿的食谱一般是 :每天喝牛奶 4 ~ 5 次,每次 200 毫升,吃半熟的鸡蛋黄 1 ~ 2 次,外加粥和婴儿食品中的糊状食品(肝泥、蔬菜泥等)。初次看到这个食谱的医生和保健医生,可能都会说“这样没有常识的饮食结构要改变”,可是你不能灰心。因为这个食谱是经过恶战苦斗才得出来的,即使现在喂婴儿米饭,他也肯定不吃。只要婴儿精神状态良好,就说明无营养不良。

婴儿身体的其他部位如果没有异常,而只是咽喉过敏就不用担心,一点一点地让婴儿适应,他一定会像正常的婴儿那样饮食的。

有的婴儿从牛奶、鸡蛋、鱼中能充分地摄取动物蛋白,但蔬菜的摄取量却不足。这种情况可把蔬菜切碎放入粥中,或者将蔬菜切得碎碎的做成蔬菜汤,或者放入酱汤中喂孩子,以补充蔬菜的不足。如果婴儿能吃婴儿食品中的粉末蔬菜,也可以持续喂。婴儿如果也不喜欢喝果汁时,就要注意使婴儿不要缺乏复合维生素。

过敏是天生的,这一点从婴儿很小的时候,牛奶、果汁一喝急了就呛着即可知道。

300.过胖的婴儿

有原本就吃得多的婴儿,从 10 个月左右开始就更胖了,这多半是由于尽管婴儿已经能吃很多的粥、鱼肉,却仍然没有减少牛奶的量。开始喂完婴儿代乳食品后,怕只喂代乳食品会营养不足,又接着喂牛奶。有的婴儿一直保持着这种习惯,吃了 2 碗粥、1 块鱼、1 个鸡蛋后,又喝 200 毫升牛奶。这样的孩子如果喂 70 毫升或 80 毫升的牛奶就不给了,他就会还要。父母的心情是,孩子要的东西什么都想给,而且出于体重越增加越好的错误想法,于是就与以前一样喂婴儿牛奶。一直这样喂下去,婴儿就会成为肥胖儿。站立、行走也都晚,不愿意锻炼,成年以后,容易患高血压、心脏病和各种血管异常的疾病。一般的婴儿,即使不测体重也没有关系,但明显肥胖的婴儿一定要测体重。每隔 10 天左右量 1 次,如果每次增加量超过 200 克以上,就是过胖,必须控制饮食。代乳食品的粥、米饭、面包可以照常给,牛奶量则必须减少,也可以把牛奶换成乳酸饮料。此外,如可能的话,也可用 150 毫升的果汁、乳酸饮料等代替牛奶。

如果婴儿的体重每天增加 30 克时,不仅要用果汁代替牛奶,还要考虑是不是粥和米饭给多了,如果粥和米饭吃两碗(儿童碗)以上,就应减量。如果孩子喊饿,可增加豆腐,或者在饭前给婴儿刮些苹果吃。但是,虽然说应减少牛奶的量,也不能一下子把过去每天吃 4 次,每次 200 毫升的奶全部减掉,这既做不到也不是一种好方法。不管怎样减少牛奶的量,也最好能保证每天给婴儿 2 次牛奶。

把过去 4 次吃的牛奶,减少到 2 次,婴儿体重的增加仍然超出正常范围的话,副食可照常喂,粥、米饭、面包的量要减少。与鱼、鸡蛋和肉类相比,粥、米饭、面包更容易使婴儿脂肪过多而发胖。

尽管对各类食物的量进行了调剂,但减少大饭量婴儿的食量是非常困难的,只要平均每天增加的体重控制在 10 ~ 15 克,就算成功。

婴儿不同,情况也不同。有的婴儿尽管不让他吃多,但体重却不断地增加,也许这是由于水分储存在体内了吧。如果只吃在"婴儿的饮食"(见 287. 婴儿的饮食)部分所列举的男婴 O 的饮食量,而体重还是不断地增加,那也最好不要再进一步减量了。但是糖要尽量少吃,鱼和肉也要选择脂肪少的地方给婴儿吃。

301. 婴儿便秘

一向大便规律,每天 1 次的婴儿,从过了 10 个月开始,大便却困难起来,每二三天才排 1 次时,应该考虑一下是不是给婴儿的食量不足,或者是给的食物过软了。饮食量不足时,体重增加的量也少。体重增加量平均每天在 5 克以下时,应努力让婴儿多吃一些。在这个月龄,与其增加牛奶的量,不如让婴儿多吃一些面包、米饭等,同时也要增加鱼和肉的量(见 287. 婴儿的饮食)。

体重平均每天增加 7 ~ 8 克还便秘时,应考虑可能是过多地给婴儿易消化的食物所致,这时要给予含纤维素丰富的食物,如菠菜、卷心菜、圆葱等,可以煮了或切碎与鸡蛋做成软煎蛋卷给婴儿吃吃看;还可以用不易消化的食物刺激一下肠子,如将豌豆磨碎给孩子吃。

对便秘的婴儿,可以增加水果的量,如果是没给过乳酸饮料的婴儿,可把牛奶换成乳酸饮料试一试。如果婴儿吃果酱面包,也可以抹上些杏酱和草莓酱吃。吃紫菜和裙带菜也可以使一些婴儿的便秘得到改善。

有这样的婴儿,便秘不是突然发生的,而是从出生后 1~2 个月开始一直持续到现在,尽管上面所说的方法都试过了,但仍然是二三天才大便 1 次,这时就要看便秘给婴儿的日常生活带来了何种程度的影响,来决定是否需要治疗。如果婴儿只是大便稍有些硬,排便的时候稍微带点血,但每隔 3 天就能自然排便 1 次,除此之外,没有给婴儿的生活带来其他任何影响,就可以不管它。因为大便并不是非得每天 1 次不可。每隔 3 天大便 1 次,也可以认为是这个婴儿的正常状态。实际上有很多孩子从婴儿时期开始,就养成了每隔 3 天大便 1 次的习惯,一直持续到小学而没有什么不适。

我不赞成常用泻下的药。因为它会使大肠壁习惯于药物的作用,这种例子不是没有。

因排便时很痛婴儿就会哭,并因此而产生恐惧心理,这往往会使婴儿不想排便,对这样的孩子,可以在一定的时间内坚持灌肠,每天排 1 次,大便就软了。适当的运动也可以对肠起到刺激的作用,不要忘记带孩子到室外锻炼身体。

喜欢吓唬人的医生,也可能会说:"这也许是先天性巨结肠(希尔施普龙病)。"可是这种病并不仅仅表现为便秘这一简单的症状,还有发育迟缓、腹部异常等表现。

突然哭泣好像哪痛　参阅 "180. 婴儿突然哭叫时" "181. 肠套叠"。

热性抽搐　参阅 "248. 抽搐"。

初夏的高热　参阅 "250. 初夏发热的疾病"。

哮喘　参阅 "251. 婴儿'哮喘'"。

秋季腹泻　参阅 "280. 秋季腹泻"。

高热　参阅 "281. 高热"。

吞食了异物　参阅 "284. 吞食了异物时"。

302.左撇子

"这孩子是左撇子吧",这种怀疑的产生,最初是在这个月龄中。因为玩积木时或伸手接母亲递过来的饼干和抓勺子时,婴儿总是先用左手,而被母亲注意到了。人是右撇子还是左撇子都是天生的,因此,并不是因为左手使用得多了就成了左撇子。觉着这个月龄的婴儿像是左撇子,就有意识地不让婴儿使用左手,我不赞成这种做法。用左手还是用右手,这是其所有者的自由。以字不用右手就不能写的这一偏见,人们力图使左撇子矫正成右撇子。为此,可以推测左撇子的人在幼年时代,要受何种程度的没有来由的斥责。棒球选手、雕刻家、画家都可以很好地用左手工作,尽管有的人用左手一般的字也能写,可因以前一直不让使左手,就矫正过来了。在西方国家左撇子就用左手写字。不用右手就不好写的毛笔字,在日常生活中并不需要,没有砚台的家庭有很多。电脑打字的普及,对左撇子来说是一件好事。

孩子是左撇子,知道这一情况是在婴儿期,是手在生活中发挥重要作用的时期。婴儿是用手开始触摸这个世界的,也是开始创造性地使用手的。发挥婴儿的这种创造性是很重要的。总是限制好用的手,就是束缚由婴儿用手去进行创造。婴儿想用哪只手,就让他怎么方便怎么用,这是鼓励婴儿"什么都想试一试"的意愿,最好不要考虑矫正什么的。

集体保育

303.保育园的注意事项

婴儿醒着的时候,看到周围的小伙伴活动,他会做出相应反应,把他放到地板上,他会爬到正在唱歌的大孩子处去接近他们。那种和大家在一起的快乐心情,是在家里抚育的婴儿体会不到的,家里婴儿的母亲洗衣服时,只能把他放在床上用栏杆圈住。发挥婴儿的这种积极的参与意识,正是集体保育的目的所在。满 10 个月的婴儿希望站着行走,如果不拽着他的手婴儿也能站起来了,就鼓励他进行行走练习,保育员和小朋友一起对站着的婴儿喊:"小宝,到这儿来。"这种巨大的鼓励是在家里得不到的。独自能站立的孩子,受到这样的鼓励,在 1 ~ 2 周之内,往往就会行走了,比在家里保育的孩子要早。保育园内也不使用学步车,因为它会压伤其他孩子的脚,或者压伤正在爬的孩子的手。

在饮食方面,满 10 个月以后,有的婴儿就不喜欢喝粥了,这个时候可以不失时机地换成米饭,并把此事告知孩子母亲,如果家里开始喂米饭了,母亲也应通知保育园。有的母亲认为孩子不到周岁不能吃米饭,这时可以告诉她们,现在孩子吃米饭的时间提前了。

还没教会 10 个月的孩子自己大小便,这是理所当然的事。但在夏季,某些婴儿撤掉尿布,定点地坐便盆,也能成功地自己大小便。有的孩子看见别的孩子老老实实坐便盆,他也会乖乖地去坐。如果天冷了,10 个月大的孩子,还不能不用尿布包着,不过午睡后,可让他们试着坐坐便盆,观察一下能否自己成功地大小便。

午前、午后睡眠 2 次,希望户外背阴处能有午睡设施,另外准备 1 个婴儿用的浴盆,睡前或午睡后给孩子洗澡,要做以上这些事情,6~7 名婴儿只配置 2 名保育员,恐怕难以做到。

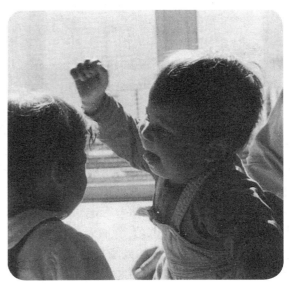

这个月龄的孩子,非常重要的事是语言训练。保育员为孩子做事时一定要跟他说话,决不能默不做声地为他换尿布,可以说:"喂,该给你换尿布了"、"干爽了吧"、"舒服了吧",把行为和语言结合起来,让婴儿体验。保育园使用的语言,如果和家里的不同,会给婴儿造成混乱,保育园内的婴儿班已经会说话的孩子,使用的是保育园公用语,因此,尽可能让家长使用同样的语句。可在家长会上给予解释。把吃饭说成"饭饭"还是"吃饭",把鞋说成"鞋鞋"还是"你的鞋",最好要达成一致,在家喂养的婴儿只听母亲说话,而保育园的孩子,除了母亲外还有保育员、定点打工的保育员以及不同的幼儿教师。如果各说各话,婴儿学话会比较慢。

10 个月的婴儿自己能够爬动,你认为他不会来的地方,往往发现他恰好就在那里,如果不知道他已经爬到了门边,你突然开门就会碰到他的头。另外,还经常有婴儿被铝合金门掩手发生指骨骨折的情况。这个月龄的婴儿捡什么都往嘴里放,所以婴儿身边自不必说,整个房间也不要有掉的扣子或硬币,发现孩子或自己的钮扣快要掉落,就拽下来,可以等到有空时再缝上。保育员应尽量不使用发卡。好不容易站起来的婴儿却被跑过来的孩子碰倒的情况也不少,因此,保育员的眼睛要紧盯着刚站起来的孩子,在与大孩子不同房间保育的时候,隔断的门要关好,不能让孩子们彼此随便出入。破损的玩具、椅子等,往往会给孩子造成意想不到的伤害,所以在修好之前应放到其他房间。画册装订线掉了时,要用线装订上,决不能使用订书器。保育室设在 2 楼时,通往楼下的门一定要紧紧关闭,不应该让孩子用手能打开。

这个月龄的婴儿,每年固定会患的疾病也要记住,初夏,10 个月左右的婴儿出现发热、吐奶时,要让他张大嘴巴,看看口腔深处接近咽喉的两侧,如果发现粟粒大小的水疱就是"口腔炎"(见 250. 初夏发热的疾病)。对 6 个月以上的婴儿具有传染性,所以要尽快隔离患儿。不分季节出现高热时,若是还没患过幼儿急疹的孩子,应首先考虑是此疾病。这个月龄的孩子,晚秋还经常患"秋季腹泻"(见 280. 秋季腹泻),因此也该认真阅读有关章节。

11个月到满1周岁

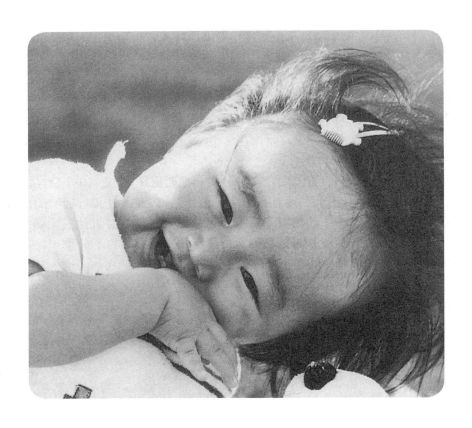

这个月的婴儿

304. 从11个月到满1周岁

　　到了这个月龄,婴儿逐渐懂得了自己周围的人与人的关系,能清楚地分辨父母与外人,也能分辨外人中的熟人和陌生人了。婴儿也想积极地参加自己周围人的社会活动。大人也能感受得到婴儿在积极地"模仿大人"。看到母亲用抹布擦餐桌,婴儿就会来到母亲的旁边用手抚桌子,看到父亲星期日用锤子做木工活,婴儿也会用勺子当当当地敲桌子。

　　这个时期的婴儿最高兴的就是到比自己稍大一些的孩子玩的地方去,自己也能成为他们的玩伴。当然,真正玩到一起还做不到,但拿拿他们的玩具、坐一坐他们的木箱汽车、他们把球传给自己等,都是婴儿喜欢的事。乘公共汽车和电车时也是一样,婴儿对窗外的风景等没有兴趣,只注意身旁的小朋友,伸手去摸或与对方搭话,想与其一起玩。

　　受到大人的表扬就得意,这种表现越来越强。大人让他"做个笑脸给大家看看""出个怪相"时,婴儿高兴的时候当场就做,大人一夸奖,他会现出高兴的样子。一直拿着玩具不放手的婴儿,你把手伸到他的面前说"把那个玩具给我吧",他也会把玩具递给你。

　　婴儿也会逐渐懂得人与人之间的联系靠的是语言。叫他的名字时,他会随着喊声转过头,听到"再见"会摆手或点头。这个月龄的婴儿听得懂的话很多,但能说的话到满 1 岁时也就一两句,一般多为如"饭饭"

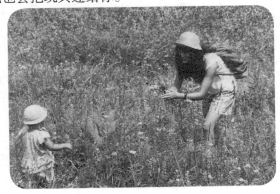

（吃的东西）、"笛笛"（汽车）、"汪汪"（狗）、"扔"（扔东西）、"不"（禁止）、"包"（面包）等婴儿语言。在兄弟姐妹多的家庭中，婴儿最早会说的话是"不""痛"，由此可见生存竞争是激烈的。不过，也有不少的婴儿能听得懂很多话，已经 1 岁了却还是一句话也不说。当然，说话早的孩子也不一定智商就高，所以，当婴儿 1 岁多了还不会说话时，大人也不用着急。

母亲很能干，干活时不说话，给婴儿穿衣服、喂饭、洗澡都是默默地做时，婴儿就没有机会学说话。不经常用准确的语言与孩子说话是不行的，一般的母亲都会出于对孩子的爱，而不知不觉与孩子说话。

婴儿身体方面的运动，也随着时间的推移而逐渐增强。一般婴儿在这个时期都能扶着东西迈步了。大人拉着婴儿的一只手或双手，婴儿就能慢慢地迈步。走得早的婴儿能撒手摇摇晃晃地走。开始的时候常可见到婴儿右腿呈罗圈腿，或左腿有点拖拽着似的，两条腿的运动有些不同，但这不用担心。也有的婴儿下个月就满 1 周岁了，还是既不会爬也不会扶东西站着，这种情况只要婴儿能自己坐着，其他方面的发育也正常的话，到 1 岁半就能会走了。

婴儿的手也逐渐灵巧起来了，能打开瓶盖、拔电线插头、拧煤气开关等，所以家长一时也不能疏忽了（见 312. 防止事故）。

婴儿的好奇心也越来越强。他见到楼梯就往上爬，常可见到不太会走的婴儿居然能爬到 2 楼上去；有箱子就会钻进去；拿到塑料袋就往头上套；如果你忘了收墨水瓶，他就会弄得到处都是墨水；看到热水瓶，就会把水弄洒。看到婴儿做这些危险的事情，母亲必须斥责孩子。斥责婴儿好吗？不用说答案是肯定的，危险的事情必须禁止。但是，这时的批评并不是道德教育，婴儿在这个时期记住被批评的事，不会认为是不好的事情。防止婴儿发生烫伤、坠落等事故，是父母的责任。在婴儿开始做危险的事情时，母亲说一声"不行"，造成一种能中止婴儿行动的条件反射，是这个时期斥责孩子的意义所在。

必须用简单、明了、总是同样的口气来制止婴儿说"不行"。说了"不行"，婴儿就停止危险动作了的话，就要及时地夸奖他，这一点更有必要。

听从了大人的警告就会被表扬,这件事本身就是对婴儿的教育。

睡眠方面,活动家类型的婴儿这时白天就只睡 1 次了,睡觉的时间也各有不同。早晨起得早的婴儿有在午前睡的,但多数还是在午后睡两三个小时。性情比较温和的婴儿则分别在午前和午后各睡 2 个小时。

有的孩子睁开眼睛就高高兴兴地起床,也有的孩子起床后要闹二三十分钟,这种情况在这个月龄中还继续着。也有的孩子困了,不嘟嘟囔囔地说一会儿就不睡。

睡眠一般是在晚上 9 点到早晨 7 点,但现在晚上过 10 点还不睡的夜猫子型的婴儿增多了,这样的孩子早晨睡早觉是理所当然的了。

多数孩子都是母亲临睡的时候给换 1 次尿布,如果尿布还没湿,就把 1 次尿,夜里再换 1 次尿布。但是,半夜 12 点尿 1 次,一直到第 2 天早晨的婴儿逐渐增多了。当然,原本小便的次数就多,母亲又很在意尿布,夜里换 3 次尿布的婴儿也是有的。还有的母亲认为,夜里换尿布把孩子弄醒了,莫如让孩子安静地睡,所以 12 点后就不给婴儿换尿布了,这样婴儿夜里尿几次就不知道了,只要屁股不糜烂,第 2 天早晨再换也可以(见 309. 排便训练)。当然婴儿也各有不同,有的婴儿,尿布一湿就感觉不舒服而哭闹。这些都是婴儿的天性,与训练没有关系。

饮食方面的个人差异也比以前大了。婴儿到了这个月龄,一般都是上下共长 4 颗牙,不再喜欢吃粥而吃米饭了。当然也有不喜欢吃米饭的婴儿。一般来说 4 个月以后 1 次喝 200 毫升以上牛奶的婴儿,到了这个月龄很喜欢吃米饭。

一直都食量很小的孩子,多数 1 次能吃儿童碗的 1/2 或 1/3,这样的孩子也不怎么吃副食品,而给他茶泡饭他吃。有的断乳食谱写着,1 岁的婴儿米饭每天吃 3 次,每次 150 克,但 1 次能吃那么多的婴儿,可不是一般的大肚汉(见 307. 不喜欢吃米饭)。并不是说婴儿满 1 岁了,就必须要实行以米饭为主,牛奶、奶粉等为辅的饮食结构,不喂粥而喂米饭,是因为不用特意做婴儿吃的食物,能与父母一起吃,这样一来做饭就简单了。饮食方面只要能保证营养,就尽量简单些,人类这种将时间用在生活乐趣上的生活方式,婴儿也必须实现。对不喜欢吃米饭的婴儿,要在副食方面给予充分的动物性蛋白质(鱼、鸡蛋、牛肉、猪肉、鸡肉)。如果这些东西还是不吃,也可以继续像以前一样喂牛奶。

吃饭每天用不上 3 个小时,但在运动、玩、室外锻炼方面就要多花一些时间。战前因与婆婆一起住,母亲带孩子到外面玩 3 个小时,就会被指责为贪玩的媳妇,所以母亲的工作就集中在按断乳食谱做婴儿的食物上了。现在的家庭一般都是只有夫妇二人,就不必遵守那种封建的习俗了。

加餐也因婴儿的个性而不同。总的来说,食量小的婴儿,喜欢吃带咸味的食物,食量大的婴儿则饼干、蛋糕等什么都喜欢吃。

这个时期婴儿的大便次数也因人而异,有隔天 1 次的,有每天 1 次的,还有每天 2 次的,各种各样。要大便时发出的"嗯嗯"声,并不是婴儿在通知母亲他要大便,只是母亲认为使劲是婴儿在告诉她要大便。

婴儿这时也不会告诉大人他要小便了。勤快、喜欢干净的母亲,隔 1 小时或 40 分钟就把 1 次尿,这样每天也就洗 1～2 组尿布。但是能做到这一点,不仅仅要母亲勤快,还需要婴儿的配合,哭闹着不肯用便盆的婴儿就做不到。大部分母亲,是让孩子在午睡后、饭后、洗澡前、晚上临睡前等情绪好的时间蹲便盆。但当孩子无论如何也不蹲便盆,或者即使蹲也强烈地抵抗时,就不要勉强婴儿用便盆小便了。

出生后 1 次也没有发过热的孩子,在这个月中突然高热,大人也许会害怕,这时首先应该考虑幼儿急疹(见 226. 幼儿急疹)。婴儿 1 周岁后,并不是就不得幼儿急疹了,而是明显减少了。如果从 11 月末到次年的 1 月末,正好是 11 个月的婴儿,突然发生腹泻和呕吐,也许是得了"秋季腹泻"。有关这种病的具体内容,请参阅"280. 秋季腹泻"。读了相关的内容,当孩子被说成是霍乱时母亲就不会那么吃惊了。

喂养方法

305.婴儿饮食

婴儿快一周岁时,一般都能吃父母日常吃的食物,所以即使不为他做特别的食物,吃现有的东西也可以了。在饮食生活方面,婴儿已完全成为家庭中的一员。因此,婴儿已结束了以喝牛奶为主的饮食生活,完成了断奶期的任务。但是,认为断奶期结束了就必须停止喂鲜牛奶和奶粉,那是错误的。随着婴儿的成长,身体的各部分组织都需要增加养料。人体的血液、肌肉和脏器都是由蛋白质构成的,为了制造这些蛋白质,就需要摄入动物性蛋白质,也就是说鱼、肉、蛋类的食物无论如何也不能缺少。尽管如此,还是有不喜欢吃这些东西而不吃,或者连续吃就烦了的孩子。

既不令人喜欢也不令人讨厌、连续吃也不腻人的动物性蛋白质,最好的是牛奶(奶粉也好),牛奶喝起来不费时间,价格也比较便宜。所以结束了断奶期的婴儿,也可把牛奶作为动物性蛋白质的来源,家长不要停止喂牛奶为好。牛奶应该喝多少适宜,这要依据婴儿吃鱼、肉、蛋的量来决定,不喜欢吃鱼、肉、蛋的婴儿,就必须用牛奶来补充。欧美的婴儿比日本的婴儿喝的牛奶多,他们的身材高大,可能与喝奶有关。当然,身材高大好还是不好,在狭小的日本是值得考虑的事情,所以,这倒没有必要完全模仿他们。但是,最近日本的幼儿,平均每天喝 400 毫升牛奶的人增多了,这是目前日本饮食生活的倾向,所以,不要因为婴儿 1 岁了就只给 200 毫升牛奶。从 11 个月到 1 周岁,每天需要喝 600 毫升牛奶。

以前,婴儿过了周岁生日后,把粥换成米饭。现在,11 个月之前,一般的婴儿都吃米饭。下面列举的男婴 S 的饮食生活,是现在的婴儿中常见的类型。

早餐　米饭(儿童碗的 2/3)、酱汤、鸡蛋、酸奶
午餐　面包 1 片、奶酪、牛奶 180 毫升

　　加餐　（下午 3 点左右）饼干 2 块、牛奶 180 毫升、水果

　　晚餐　米饭(儿童碗的 1/2)、鱼或肉、蔬菜、豆腐

　　睡前　牛奶 180 毫升

　　男婴 S 的父亲,习惯于每天早晨吃米饭、酱汤,S 也陪着同桌吃。鸡蛋可以煎着吃,或放入酱汤中吃。饭后的奶开始是给婴儿牛奶,后来因为他体重增加得过快,才改为酸奶的。午餐,母亲就简单地吃点面包加红茶,婴儿 S 也就一起吃面包。晚饭是一家三口人同桌吃,母亲喂 S 半碗(儿童碗)米饭,也有时用紫菜做成紫菜卷让婴儿拿着吃。临睡前的牛奶,仍然是装到奶瓶里,让婴儿自己拿着喝,喝完后婴儿就睡了。这是最简单的入睡方法,所以为了家庭的和睦,要继续这样做下去。

　　男婴 S 是属于米饭和副食都吃的孩子。但也有不太吃米饭,而副食吃得多的孩子。男婴 K 就属于这一类型。

　　早餐　面包半片、鸡蛋 1 个、酱汤、酸奶

　　午餐　米饭(儿童碗)半碗、鸡蛋 1 个、香肠、蔬菜、牛奶 180 毫升

　　加餐　水果(苹果、橘子、西红柿)、牛奶 180 毫升

　　晚餐　牛奶 200 毫升、鱼、肉、蔬菜、水果

　　睡前　天然果汁 200 毫升

　　男婴 K 每天只吃半碗(儿童碗)米饭,可以说是不太喜欢吃米饭的孩子。加餐时也不吃饼干,从食谱上可以看出他吃鱼、肉、蛋类食物,是个小美食家。K 爱吃水果,是合理的营养方法。因为不太吃米饭,吃很多动物蛋白质(牛奶、鱼、肉、蛋)时,要大量地摄取维生素 C。临睡前喝天然果汁也是 K 自然的要求。

　　也偶尔有像断乳食谱所写的那样的婴儿,即使过了 11 个月,仍然吃粥。上个月介绍过的男婴 M 就是已经过了 11 个月,还是喜欢吃粥,不喜欢吃米饭。他的饮食情况与上个月稍有不同。

　　早餐　面包 1 片、牛奶 180 毫升

　　午餐　粥(儿童碗)1 碗、鱼、蔬菜、牛奶 180 毫升

　　加餐　水果、牛奶 180 毫升

晚餐　粥(儿童碗的 2/3)、面条、鸡蛋、鱼或肉、水果

睡前　牛奶 200 毫升(加米粉)

早晨起床时,不喝牛奶,改在早餐后喝。这样就接近日本人的一日三餐的习惯了。晚上临睡前喝的 200 毫升牛奶中可以加入米粉,为了婴儿能安稳地睡觉,要冲得浓一些。

有的婴儿从这时起,想自己拿勺吃东西了。看到婴儿自己想拿勺,就让他自己拿着试一试,即使撒了也没关系。自己费劲地舀起来想送到嘴里,就是练习的开始。手灵巧的婴儿,在周岁之前,怎么样都能对付着把食物舀起来送到嘴里。吃饭还是自己主动地吃才香,所以礼仪方面的事可以退居其次了,而保护婴儿的积极性是重要的。如果婴儿觉得练习用勺子吃东西麻烦,而用手抓着吃,即使这样也不要斥责孩子,只要父母文明地吃饭,婴儿长大了就不会用手抓着吃饭。

306.水果的给法

快满周岁的婴儿吃水果,一般只要削了皮就能吃了。也有细心的母亲把水果弄碎后再给孩子吃。但婴儿一旦记住了嚼食果肉的快感,就不喜欢吃这种弄碎的水果了。对婴儿来说,没有什么特别好的水果之说。每个季节最多产的水果,既新鲜又好吃,价格也便宜的就可以。

没人会把草莓、西红柿中的小籽都除去后给婴儿吃。由小籽引起的阑尾炎,不是这个月龄发生的疾病。不过,西瓜、葡萄要去掉籽后才能给婴儿吃。苹果的果肉太硬,要切成薄片给他。香蕉以前是不给婴儿吃的东西,但现在家家都早就给婴儿吃了。梨和桃也可以给婴儿吃。柿子,有的家庭是绝对不给孩子吃的,但在父母喜欢吃的家庭中,软的果肉也可以给这个月龄的孩子吃。即使给容易便秘的婴儿吃些柿子、无花果、菠萝等也很少导致便秘,倒是有人为了大便通畅,特意给婴儿吃。

罐头水果(橘子、桃、梨)给孩子吃哪一种都可以,只是在维生素 C 的含量方面,与新鲜的水果比差得很多。但是因为它是婴儿喜欢吃的东西,所以,在婴儿发热没有食欲的时候,是一种方便的食物。

吃了西红柿、胡萝卜、西瓜等,无论是在婴儿多健康的时候,大便中都可见到像是原样排出似的东西。虽然排出了带颜色的东西,也不要以为是消化不良。有的婴儿既不喜欢吃蔬菜,也不喜欢吃水果,对这样的婴儿,要每天给他 30 毫克维生素 C。爱吃鸡蛋和牛奶的婴儿,不必服用复合维生素,把维生素 C 磨碎给他即可,也可以放在酸奶中给婴儿喝。

307.不喜欢吃米饭

断乳食谱上常写着,近周岁的婴儿每天吃 3 次米饭,1 次 150 克(儿童碗 1 碗半),但是,1 次能吃 1 碗半米饭的婴儿非常少。一般的婴儿勉强吃得下去 1 碗,如果在炎热的季节,1 次也就吃半碗到 2/3 半碗,每天一两次。即使米饭吃不了 1 碗半,只要吃鱼、鸡蛋和香肠等,就不会影响婴儿的成长。如果不放心的话,可以每隔 5 天或 10 天称一下体重看看。婴儿平均每天增加 5 ~ 10 克,就属正常。盛夏时节,婴儿一点米饭都不吃时,体重可能会停止增加,但只要婴儿精神状态良好,就不必担心。如今的婴儿,没有以前婴儿吃的米饭多了。有的婴儿早晨吃面包,中午吃面条或蛋糕,只有晚上才吃米饭。还有完全讨厌吃米饭的婴儿。

在人的成长过程中,并不是不吃米就不行,米的营养成分是糖和植物性蛋白,如果吃面包和面条,就可以充分地摄取到糖。在鱼、鸡蛋、肉中,含有比植物性蛋白质量更好的动物性蛋白,所以婴儿即使不吃米饭也不必为之苦恼。

母亲注意到孩子米饭吃的少,一般都是与邻居的婴儿母亲谈论育儿的有关事情之后才知道的,一听到几乎与自己的孩子同月龄的婴儿每天吃 3 次米饭,每次吃 1 碗半,自己就有点心情不好了。还有,被只注意给孩子多吃米饭,而不太注重给孩子吃鸡蛋、鱼和肉的,有过育儿经验的人说“为什么这孩子不吃米饭呢? 是不是哪有毛病啦!”时,母亲就更是心神不定了。实际上,婴儿精神状态良好,每天都高高兴兴地玩耍,就不必太在意他吃米饭的多少。

不喜欢吃米饭的婴儿,如果喜欢吃小食品的话,也可以给他吃。即使认为吃了零食婴儿就不吃米饭,而不给婴儿吃,婴儿也照样不吃米饭。原本从很小的时候起,就饭量小的婴儿,不会在近周岁时突然就能多吃饭了。食量小也不会对生活有什么影响,强制也不能使他成为大食量的人。

308. 哄婴儿睡觉

婴儿晚上入睡的情况也是各种各样的。有的婴儿精精神神地玩着,不一会儿就困了,爬到谁的膝盖上一被抱着,马上就睡了。也有的婴儿一困了,就得哭闹一阵,喝完奶还要一直吮吸着空瓶子,才好不容易入睡。

入睡的难易,是婴儿的天性,靠训练是改变不了的。协调好婴儿的天性和家庭的和睦氛围,是合适的哄婴儿睡觉的方法。最好是按各自家庭的具体情况来哄孩子入睡,没有什么特别固定的方法。

容易入睡的婴儿,用任何方法都能入睡,所以在父母方便的情况下哄他就行。还有的孩子 8 点左右哄他,然后父母一边看着电视,一边说说话,他也照样能入睡。

问题是难以入睡的婴儿,把他放到被子里,母亲必须在旁边唱着歌、轻轻地拍着他,二三十分钟才能入睡。婴儿还要一直吮吸着奶瓶子的橡胶奶嘴,母亲一离开,他就立刻睁开眼睛哭闹。最终母亲只好与婴儿一起睡,婴儿才终于放心地把手放在母亲的怀里,或者摸着母亲的头发入睡了,不用说如果母亲还有奶的话,就还得吃着奶。

为了哄不易入睡的婴儿顺利地入睡,最好的办法就是让婴儿十分疲倦后再进被窝。因此,最重要的是白天让婴儿在室外多玩,洗澡也要尽量在临睡前进行。过早地把孩子放进被窝,只是增加了婴儿入睡前的磨人时间。所以,在婴儿没有达到一定困的程度之前,还是不让他躺下,直到他困得要睡着了时,再把他放进被子里。

母亲会说,不让婴儿躺下,婴儿就会一直玩下去,但是,再能玩的婴儿也就是玩到 10 点或 10 点半。如果说父亲回来了,婴儿玩得高兴,就不易入睡,要一直玩到 10 点才能入睡。这也比婴儿 8 点就睡,几乎见不到父亲要好。第 2 天早晨如果睡到 9 点,就可以消除疲劳。

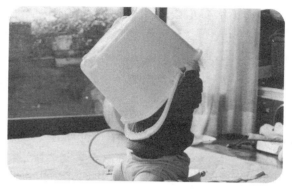

婴儿晚上 8 点睡觉，还是在夜生活没有得到开发时代的老习惯。现在婴儿的入睡时间逐渐地推迟了，大部分婴儿是晚上 9 点钟睡。

无论怎样婴儿也不快些入睡，母亲可以采用缩短午睡时间的办法。不过，一向都是从午后 3 点睡到 5 点的婴儿，4 点就被叫醒，他会有两三个小时不高兴。也有时即使父亲回来了，也看不到婴儿高兴的脸。能很好地使婴儿的天性和家庭和睦氛围协调起来，是很不容易的。

一旦把婴儿放到被子里想让他睡觉，就要尽量让他快一些入睡。如果吮吸着奶嘴 5 分钟就能入睡，就比拿掉奶嘴嘟嘟囔囔 10 分钟入睡要好。对婴儿吮吸手指、吃母亲的乳头，从这个角度来看也应宽容些为好，不必相信吮吸手指是婴儿的欲求没有得到满足之类的说法，因为自己的孩子每天愉快与否，作为母亲是最清楚的。晚上入睡不是为给别人看的，夜里婴儿可以有自己的隐私，反正婴儿长大后就会自然地改掉这种习惯，现在没有必要从礼仪的角度去挑剔他。

夜里婴儿哭闹醒来时，也要像晚上哄孩子睡觉时所考虑的一样，总之就是为了不让婴儿养成夜里起来玩耍的习惯，要尽快让他入睡。如果母亲与他一起睡就能立刻睡着，就一起睡也无妨。认为与婴儿一起睡不好，就抱着孩子，用设备放着摇篮曲，在房间里来回走，这是最不好的习惯。

也有的婴儿，夜里醒来后，不喝牛奶无论如何就哄不睡，对这样的孩子可以给他牛奶喝。只要婴儿没有肥胖倾向，夜里授乳对健康是没有坏处的。婴儿第 1 次醒来，给 200 毫升牛奶喝就能一直睡到天亮的话，就给他喝 200 毫升。认为夜里授乳不好，而把 200 毫升奶逐渐减到 100 毫升，可是这样一来，婴儿还会醒第 2 次，那减少牛奶的量就没有意义了。

309.排便训练

很多母亲都想在婴儿过周岁生日前,好好地对婴儿进行一番排便方面的训练。但是,一般婴儿能告诉大人排便是从 1 岁半到 2 岁。即使是看准了婴儿小便的时间,婴儿尿到便盆中了,也不能说是婴儿能告诉大人排便了。可能你常能听到婴儿在满 1 周岁前,能告诉大人大便这样的话吧,其实那不是真的能告诉母亲大便了。大便硬的婴儿"嗯—嗯—"地用劲,做着排便的准备,母亲发现了,就取下尿布把孩子放在便盆上了。因为大便硬,需要一些时间才能排出来,可是母亲却把它解释为婴儿在忍着等便盆。即使是这样的婴儿,如果吃多了或患感冒时,大便的次数增多,也不再发出"嗯—嗯—"声就排出来了,因而母亲也就来不及让他蹲便盆,不知不觉间婴儿就把大便排在尿布上了。

因此,即使婴儿就要满周岁了,也不能急于对他进行排便训练。并且在气温偏低的时候,尿的次数多,婴儿又讨厌换尿布,所以定时地让婴儿小便是几乎不可能的。每天能有两次用好便盆就算是成功的了。

虽然母亲很想让婴儿坐便盆,但是在寒冷的季节里,这也是做不到的。因为便器的边儿很凉,所以婴儿不愿意坐,不能用强制的办法训练他做不喜欢做的事,这样婴儿会只要一看到便器,就哭闹着抵抗。在炎热的夏季,体内的水分以汗的形式排出,所以尿量减少,尿的次数也就减少了。勤快的母亲每隔 1 小时或 1 个半小时,就让婴儿尿 1 次,也有时整天都不湿 1 块尿布。但一般的婴儿,一让他蹲便盆,马上就打挺。

夜里小便的情况也是各种各样。有的婴儿晚 9 点或 10 点左右尿 1次后,一直到早晨 9 点,中间 1 次也不尿。也有夜里尿一两次,而且尿时必哭的婴儿。婴儿哭了,母亲就不得不起来给他换尿布。有的母亲与婴儿一起睡,在寒冷的季节,婴儿即使尿湿了尿布,也毫不在乎地睡到早晨,母亲也一同全然不知地睡到天亮。只要婴儿的屁股不发生糜烂,为了家庭的安宁,可以这样维持现状。也有的母亲夜里上好闹钟,每隔 3 个小时就让婴儿尿 1 次,或者给婴儿换 1 次尿布。但是,如果父亲不是个睡眠非常深的人,则是不可能做得到的。而且上述做法,也不能避免婴儿尿床。

310.锻炼婴儿

这个月龄的婴儿,自己能积极地学习走路。母亲急于让婴儿快些走路,就抓着孩子的手让他练习步行,这样做是不行的。大人牵着孩子的手走路和婴儿靠自己的力量走路,保持身体的平衡的方法不同。被大人牵着手婴儿能走得很好,但自己一走就走不好了。尽量让婴儿自己走,必须给婴儿的周围布置一下,创造一个空间,把带棱角的东西都收拾好,使婴儿即使摔倒了也不会出危险。在寒冷的季节,要把房间弄暖和些,使婴儿不穿袜子也能进行步行练习。穿着袜子会打滑不利于行走。

在夏季过周岁生日的孩子会走得早,是因为夏天穿的衣服少也不用穿袜子,方便步行练习。而在寒冷的季节过周岁生日的婴儿,尽量地给他少穿衣服,对步行练习是有好处的。步行练习可事先定好时间,在婴儿小便后,把尿布拿下来,在减轻下半身负担的情况下,每天练习 30 分钟左右,这是一种方法。如果是在暖和的季节,婴儿还不能走得很稳时,也可以给他穿上厚袜子,带他到室外学走步。当然,要选择摔倒了也不会受伤的场所,母亲必须要随时保护婴儿的安全。

秋千、滑梯、小山是这个月龄婴儿最喜欢的地方。如果儿童公园就在附近,应该充分地利用那里的设备。婴儿在家里也喜欢在沙发上爬上爬下的。让婴儿爬楼梯是很好的锻炼,但婴儿想爬上 2 楼的愿望会增强。所以,在 2 楼的楼梯口处的防备如果不严的话,就可能出危险。

婴儿从这个月龄左右开始,对投掷东西很感兴趣。可以由父亲跟着,让婴儿进行投球练习。只是婴儿站着投还投不好,如果一只手扶着椅子或坐着就会投掷了。左撇子的孩子,可以让他用左手投,投掷是一件娱乐的事情,硬让他用右手,他投得不好,就没有乐趣了。

在箱子里爬进爬出也是这个月龄婴儿喜欢做的事。有 1 个纸箱子,婴儿就可以自己高高兴兴地玩。婴儿还喜欢玩长绳子,但是绳子如果缠到脖子上就很危险,所以还是不要把绳子当作玩具玩。

在暖和的季节,每天要让婴儿在室外玩上 3 个小时。夏天,房间里虽然开着冷气,但把孩子一整天都放在房间中也不好。冬天也是,不要把孩子一直关在有暖气的房间中,不要忘了让孩子接触点冷空气。

311. 生日万岁

生日快乐!

母亲在 1 年的育儿过程中,学到了很多东西。婴儿成长了,父母的人生阅历也丰富了。回顾过去的 1 年,婴儿在母亲的心目中留下印象最深刻的,一定是孩子有个性的事情。母亲要坚信,在这个世界上最了解这个孩子个性的人就是自己,没有别人。希望母亲能把这个自信作为最重要的东西来珍惜。

人要活得有意义,要活得有生气,活得愉快。构成生命的各种特征,如食量小、易积痰,等等,如不妨碍他生机勃勃地、愉快地活下去,就不必介意。不要为改变食量小而活,也不要为除去积痰而活。

食量小能对婴儿日常生活中的乐趣有多大程度的影响呢? 稍稍有点咳嗽,婴儿就不能精精神神地玩了吗? 不要勉强婴儿吃他不喜欢吃的米饭,也不要压制婴儿想玩耍的意志。到医院去打止咳针,在坐满病人的候诊室里,会压抑婴儿的活力,所以最好不要这样做。

婴儿的意志和活力,应该花费在更有意义的生命的全部活动中去。婴儿的乐趣常常是蕴藏在生命的全部活动之中,必须鼓励婴儿的意志要向着更大的目标。

与婴儿共同生活的母亲,要使婴儿的生活始终清新、愉快,使婴儿的周围始终充满着光明。邻居的夫人养育的孩子与你的孩子有着不同的遗传基因,所以经过长时间的摸索,会成功地形成自己独特的育儿方法,给初次见面的医生以启示。"走自己的路,让别人去说吧!"(但丁)。

环 境

312.防止事故

快满周岁的婴儿常发生的事故有3种,即坠落、烫伤和吞食异物。

易发生坠落是因为这个月龄的婴儿能爬高了,他会在大人没注意时爬上楼梯,摔下来。稍一疏忽,他又会爬到靠墙边放着的椅子上面,身体探出窗框,掉下去。还可能钻过2楼的栏杆摔下去。

婴儿离开母亲视野的时间,多为午睡早醒时。所以,把孩子哄睡后必须注意,要把他放在即使醒了活动,也不会发生意外事故的地方。可以放到带高一点围栏的婴儿床上,也可以用被子把孩子的四周围起来。还要注意关好通往浴室、卫生间的门。枕头旁也要注意不能放危险的物品。正哄孩子玩时,门外有人来,要抱着婴儿一起去招呼客人才安全。

有的烫伤可留下终身的瘢痕。每当看到这瘢痕时,母亲都会有一种说不出的心痛。仅仅因为一点的疏忽就要承受长期的痛苦折磨。如果婴儿与父母坐在同一张桌子旁吃饭,大人放热东西时就要特别注意,不要把装有开水的热水壶放到饭桌上,烤箱插着电源时,必须要有人照看孩子,吃豆腐汤、火锅等时,必须要把热的锅放在婴儿够不着的地方。在房间里使用热水瓶时,一按就出水的绝对不行,要换上硬塞,即使倒了水也不会流出来。不能使用不设栏杆的炉子。因为在这样的炉子上放水壶,最易发生烫伤。即使设栏杆了,也最好不要在炉子上烧开水。在农村使用炉灶的家庭,应该在炉灶的周围设计上宽敞些的围栏,婴儿在里面取暖时必须有人抱着。婴儿患了感冒时,据称是为了预防肺炎,还有这样一种习俗,即在火盆上放一盆水使其产生水蒸气,这种方法还是不用为好。治疗肺炎用抗生素就行了。

晚饭时父亲喂婴儿菜吃,一高兴把不易消化的大片食物(墨鱼、鱿鱼须等)让婴儿咽下去了,4~5个小时后,婴儿常会发生腹痛,哭得很厉害,但与肠套叠不同。

吞食异物,是东西收拾得不彻底所致。只收拾床上、梳妆台的抽屉是不够的,婴儿已经能站立行走了,所以必须把更高处的东西都要收拾好。在电视上放东西的家庭很多,有的婴儿就能够得着了。有的婴儿已能打开餐具柜的门了,所以勺、叉子、刀这些餐具

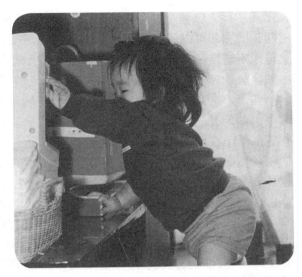

就要放到婴儿够不着的地方。常常发生婴儿喝挥发油的事情。外出时,必须把用于去污的挥发油立即收藏好。喜欢干净的母亲,经常用酒精棉球给婴儿擦手,不要忘了把装有酒精的瓶子放到高一点的地方。在父亲患失眠症服用安眠药的家庭,必须要用婴儿打不开的药箱。绝对禁止吃完药就把药瓶放在枕边。在有老人用染发剂的家庭,不要把染发剂放在梳妆台的抽屉里。

父母不管在家里怎样注意预防事故发生,也还是会有意想不到的失败,如去没有孩子或孩子已经大了的家庭做客时,就可能发生意外。回家看老人或去亲戚家,在大人们只顾说话的空儿,孩子从阳台上掉下来了,或者在浴盆里淹着了,或者与大孩子玩发生了事故。所以去别人家做客时,眼睛也必须一刻不停地盯着孩子。

313.春夏秋冬

天气稍稍转暖了,就要给婴儿穿得薄一点。衣服越轻便,婴儿的运动也就越方便些,因此婴儿也能自己学走步了。还有,衣服轻便也方便定时

让婴儿小便。气候变暖婴儿出汗量增多,尿的次数减少,因而,小便间隔时间长的婴儿可以不用尿布了。当然,婴儿还是不会告诉大人小便,但只要母亲不忘给他蹲便盆,是可以撤掉尿布的,但小便间隔时间短的则很难办到。另外,暖和的时候撤掉尿布的婴儿,天气转凉后,也还得使用尿布。

到了六七月份,气温一升高,婴儿会突然不爱吃饭,平时就不太喜欢喝牛奶的婴儿,更讨厌牛奶了。天气热时,只要婴儿精神状态良好,不爱吃饭也不用在意。

在指甲旁长出瘭疽,是由金黄色葡萄球菌的毒素引起,所以母亲长了这种东西后,不要接触婴儿的食物,在夏季就更需要注意。

在盛夏迎来周岁的婴儿,可以带着去海水浴场,把他放到海水里也没关系。首先给他做好充分的准备活动,逐渐地把他的身体淋湿,最后可以把他的全身放到水里,一般 5 分钟左右即可。在沙滩上太阳光直晒皮肤对婴儿不利,被晒的皮肤会发红(皮炎),还可能引起发热。很多人聚集的海水浴场,海水也不会干净,上岸后冲洗身体的设备也不完备,应该对其"敬而远之"。水温在 20℃以下时,最好不要把婴儿放到海水里。

在家里使用塑料的池子还是有危险。天气好的时候,领孩子去旅行的父母多了起来。快过生日的婴儿,可以耐受从东京到北海道或从鹿儿岛到东京的列车旅行。在途中婴儿会感到无聊,为了不给周围的人添麻烦,必须给婴儿准备好玩具和画册。为了哄孩子不哭,就胡乱地给婴儿喂点心和水果,这一点我不赞成。

自己开车全家旅行时,多是去新的地方,父母有时被新的景致吸引而忘了照顾孩子。所以,出发前必须要明确照顾孩子的责任人是谁,停车休息大人下车而把孩子留到车座上睡觉时,因过热易引起中暑,要注意。

寒冷的季节,最好不要带婴儿去滑冰场或滑雪场。因为无论怎样注意,都会有被横冲直撞的人突然撞倒的可能。即使带婴儿在温泉住,让婴儿一天洗三四次澡也会导致疲劳。在寒冷的冬季即将到来,而婴儿又恰逢开始学走路的时候,在狭小的房间中放的炉子则成了问题。给炉子围上栏杆,房间就会变小,有时会使婴儿不能练习走路。如果房间是朝南的,有阳光照进来,房间始终可以保持在 15℃ 以上的话,白天可以把炉子收起来。冻伤不会留痕迹,而炉子的烧烫伤会留下终身的瘢痕。

在这个月龄中与季节有关系的疾病,仍然是夏季的"口腔炎"(见250. 初夏发热的疾病)和晚秋、初冬的"秋季腹泻"(见 280. 秋季腹泻)。夏季热(见 177. 暑热症),可以说在这个月龄中已经见不到了。冬季看婴儿排到便盆中的小便时,常会发现刚刚还是透明的尿液,转眼间变白且浑浊了,母亲会感到吃惊。这不是肾脏的病,而只不过是靠体温溶解的尿酸,在低温的情况下形成了沉淀而已。

异常情况

314.还没出牙

不知道婴儿出牙有早也有晚的母亲,看到下个月孩子就过周岁生日了,可还没出牙,就开始着急了。一看书,见书上写着出牙晚是因为有佝偻病。但是,经常在室外玩耍接触阳光的婴儿没有因为患佝偻病(维生素 D 缺乏症)而出牙晚的。如果出牙晚是因为佝偻病的话,其他的佝偻病症状,如骨骼弯曲、头部形状异常等,也会同时伴有。婴儿非常健康,身体其他部分的发育正常,运动功能也良好,即使还没出牙,也可以放心地等待。

认为是佝偻病而胡乱地给婴儿吃维生素 D,一旦给过量,反而会导致中毒(见 631. 维生素过剩)。即使给婴儿服用钙剂,婴儿也不会早出牙,因为牙已经在颌骨中长出来了,只不过是出得慢而已。长好的牙,怎样出来目前尚不清楚,最好不要胡乱地给婴儿注射等。即使牙还没出来,只要婴儿喜欢吃饭,就可以给他吃。

315.出现高热时

婴儿不知为什么没有精神,一摸额头很热,量一下体温超过 38℃。据统计资料来看,这个月龄的婴儿,突然出现高热,多是由病毒引起的疾病,如感冒、睡觉着凉、扁桃体炎等。病毒不会自然冒出来,而是从他人处感染来的,如可从父亲、邻居的孩子、超市的客人那里感染而来。只要两日内有这些感染的机会,就会患感冒。即使到医生那里去看了,也吃药打针了,但也消灭不了病毒。

以前由于有肺炎、脑膜炎等,请医生看病是为了把它与感冒鉴别开来,现在平时就很健康的孩子已不患这些病了。

婴儿高热是一般的感冒引起的,还是有更重的疾病,平时就非常仔细地观察婴儿状态的母亲可以推测出来。如果早晨婴儿是自己起来的话,这时即使发热也不是重病。热度虽然很高,但婴儿仍然还有笑脸,也还有精神玩的话,就不是什么了不起的重病。不要忘记曾经发生过的医生给单纯的感冒婴儿注射,引起大腿肌肉萎缩的事件。

到现在为止,出生后从未真正地发过高热的结实婴儿,在最初发热超过 38℃以上时,首先要想到是不是幼儿急疹(见 226.幼儿急疹)。还有如果是 6~7 月份时,应想到是不是"口腔炎"(见 250.初夏发热的疾病),察看一下婴儿的口腔。曾经患过幼儿急疹、"口腔炎"的婴儿,可能是由腺病毒、肠病毒、感冒病毒引起的。家庭成员中谁有过鼻塞、咳嗽、头痛和发热等感冒症状的,或者前天来玩的亲戚家的孩子患了感冒,那恐怕就是从他们那里感染上的。

如果婴儿除了发热还有打喷嚏、流鼻涕的症状,患上呼吸道感染的可能性大。在寒冷的深夜,发热达 39℃时,父母一定会考虑是用毛毯把婴儿包上带到医生那里去看、还是请医生来出诊? 医生接到电话,首先会问孩子的病情 :"呼吸急促吗?""有鼻翼扇动吗?""持续地小声咳嗽吗?""爱吃奶吗?"

这是医生在了解婴儿有没有肺炎的症状,确认是不是得了肺炎。医生听到婴儿不咳嗽、呼吸平稳、牛奶也吃得不少、情绪也不错时,就会告诉你不必担心,明天把孩子带来看看。高热不会导致死亡,所以退热药也可不用。因为发热,不用特别加衣被。

为了能免去在寒冷的深夜去医生那里打一针,而延迟到第 2 天早晨

再接受医生的诊治,临时
只补加 1 次 100 毫克的
抗生素不算是"乱服药"。

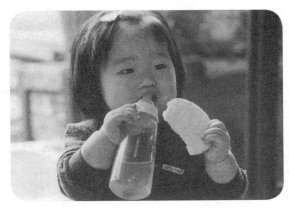

患过幼儿急疹的婴
儿,发高热是感冒引起
的,所以会自然痊愈。发
热时去医生那儿看病,
吃了药,尽管是自然痊愈
的,也会认为是服药好
的。以后发热的时候,还
会去看医生。不过具有
了不服药病也痊愈了的经验后,即使发热也会与前面患感冒时一样而等
待着自然痊愈。

316.婴儿腹泻

快满周岁的婴儿患腹泻,因季节不同,治疗的方法也不同。从 6 月份
到 9 月份间,婴儿突然腹泻,多少有点发热,情绪也不好时,首先应该考虑
是不是在饮食过程中混进了哪种细菌(痢疾杆菌、病源性大肠杆菌)。大
便中除了黏液还带有脓血时,这种可能性就更大,必须马上看医生。到医
生那儿去时,要把带婴儿便的尿布,拿给医生看看。细菌性的腹泻,如果
及早使用抗生素,不会加重,所以要尽早与医生联系。

有的婴儿腹泻时,精神状态良好,也不发热,食欲也不错。即便如此,
如果是地方性的痢疾流行或者是母亲二三天前患了腹泻,这种情况最好
也要尽早请医生看。总之,夏季的腹泻应予重视,才能保证婴儿的安全。

从 11 月末到 1 月末的腹泻,伴有婴儿反复呕吐时,应首先考虑是
"秋季腹泻"(见 280. 秋季腹泻)。如果不知道有这种病,婴儿长时间持续
腹泻,会使人害怕。

天气好的时候患腹泻,多是由于吃多了或者吃了没吃惯的水果而导

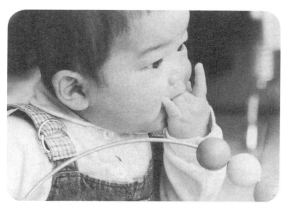

致的。在便稀软的时候，要给婴儿吃粥，不给奶油和油多的食物吃，一二天即可痊愈。不过，即使怀疑是因为吃多了，或者是吃了不易消化的食物而引起的腹泻，如果伴有呕吐、发热、婴儿没精神、食欲不振、脓血便等症状时，最好不要采用家庭疗法，而是要请医生看看。

有的婴儿完全没有过食、吃了不易消化的食物的情况而发生了腹泻。这一般认为是腹部着凉了，或者是天气寒冷所致，实际上有不少是由病毒引起的。给婴儿做食物时，彻底消毒只是预防的一个方面，病毒从鼻子侵入人体则是防不胜防。

有的婴儿便总是稀软的，母亲非常在意这件事，于是就只给婴儿喝牛奶、喂煮得很软的粥。可是，便还是一直呈稀软状，而不像邻居婴儿的大便呈棒状。尽管如此，婴儿仍然精精神神地玩耍，只是因为母亲总不给婴儿吃饱，所以，与其他的婴儿相比体重要轻一些。

一次接一次地到医生那里去看病，诊断为消化不良，每换一个医生时都要施行减食疗法，这也是婴儿不能胖的原因之一。这样的婴儿，如果逐渐地喂稍硬一点的粥，慢慢地向喂米饭过渡，便就会逐渐成形。副食也可以给鸡蛋、肉末、鱼。对便的形状别太在意，只要保证给婴儿饭菜的卫生，婴儿的体重能逐渐增加（每天 5～10 克）就可以。体重增加的同时，大便也会逐渐成形。母亲过分地在意婴儿的大便而限制婴儿的饮食，是腹泻的主要原因，这一点是后来才明白的。

317.婴儿咳嗽

家里的人患感冒传染给了婴儿,孩子流鼻涕、打喷嚏、以至于出现咳嗽时,母亲对咳嗽也不太在意。因为从开始就认为是感冒,只要感冒治好了,咳嗽早晚会好的。然而,往往是感冒的症状消失了,而剩下的咳嗽症状却持续一二周,服药也难以止咳。

感冒后,总是有较多的婴儿仍然持续咳嗽,这些孩子也许是上呼吸道过敏吧。既不发热、精神状态也很好,食欲也不错时,最好不要把他当病人对待。天气好时,带婴儿到室外玩一玩,玩的时间长了也可以给婴儿洗澡。这样的婴儿,如果长时间地到医生那里去看病,在候诊中容易感染上其他的疾病。母亲的"这个孩子的精神状态,与平时一样"的判断,比在候诊室中仅靠听婴儿的咳嗽声来判断疾病的医生要准确。

有平常就好积痰的婴儿,气温稍一下降,胸口就会发出呲呲的痰鸣声。这样的婴儿有不少在晚上临睡前、早晨刚一起床时,都会咳嗽一阵。夜里持续咳嗽,会把晚饭吃的食物都吐出来。如果与老人一起住,老人就会怀疑是不是患了百日咳。不过,在没有兄弟姐妹的家庭中,婴儿患百日咳,只能是到医生那里去看病时,在候诊室里从患百日咳的孩子身上感染上的。当然,如果大孩子患百日咳,或者常来玩的邻居的婴儿是百日咳患者时,则另当别论。这时,能请一位非常了解百日咳的医生来听一听婴儿的咳嗽声,是最好的了。但是今天因为患百日咳的少了,能够靠听咳嗽声判断是不是百日咳的医生也正在绝迹。因此,怀疑是百日咳时,要用细菌培养或血液检查来诊断。

关于平时易积痰婴儿的咳嗽,参阅"251. 婴儿'哮喘'"。

318.婴儿呕吐

一直都很健康的婴儿,突然呕吐起来,父母会很吃惊。但是,与写家庭医学手册的医生不同,因为母亲了解婴儿以往的情况,所以不必担心是患了什么疾病。

　　平时就易积痰,常发出咝咝的痰鸣声的婴儿,晚饭后刚要睡下时,咳嗽了一阵并呕吐,这呕吐是因咳嗽引起的,只要不咳嗽,就不会发生呕吐。婴儿呕吐后,没有什么别的不适,只是时而发出几声咳嗽就睡了。当然也不发热,第 2 天早晨能正常地起床。

　　过去,咳嗽时伴有呕吐发生的多是百日咳,但现在预防接种已经很普及了,所以婴儿患百日咳的显著减少。

　　还有,晚饭时吃火锅,婴儿也一同跟着吃,吃了 2 碗米饭,还吃了不少肥肉,夜里婴儿呕吐起来,母亲清楚这是吃多了的缘故。过食引起呕吐的特征是吐出来后,婴儿就舒服了,既能睡安稳、也不发热。

　　有一种可怕的呕吐,一点也不发热,那就是肠套叠。不过,肠套叠不仅有呕吐的症状,还有剧烈的腹痛(见 181. 肠套叠),因而突然大声哭泣,表情非常痛苦,持续几分钟就停止了,以为是好了,可又大声哭起来,表现出很痛的样子。有在反复的疼痛过程中伴呕吐的,也有先呕吐,进而因疼痛而哭泣的。疝气的"嵌顿"也与肠套叠一样有不发热、腹痛、呕吐的症状,但婴儿不间断地哭泣这一点则与肠套叠不同。不论是哪一种,只要婴儿表现与平时不一样,母亲就应立即带孩子去医生那里看病。

　　近 11 月末时,快满周岁的婴儿反复呕吐,应考虑"秋季腹泻"(见 280. 秋季腹泻)。这中间会多次发生水样便,如果了解"秋季腹泻"这种病,就会想到是"秋季腹泻"。一般都伴有发热,但热度不高。

　　初夏季节婴儿呕吐,伴有 39℃ 高热,多是患了"口腔炎"(见 250. 初夏发热的疾病),婴儿表现为不爱吃饭。

　　此外,感冒引起的高热也常伴有呕吐。一般认为是由于热而导致的呕吐,但实际上是引起发热的病毒性疾病,使胃的功能受到影响,而导致了呕吐的发生,这种情况可以当作感冒来处理。呕吐持续的时间不长,呕吐时,可以一点一点地给婴儿些冰块、凉果汁等。

319.不想吃东西

以米饭、副食为主,同时也喝一些牛奶的婴儿,突然出现了不吃固体的食物,而只勉强喝点牛奶的情况。这多是因为患了口腔炎,嗓子痛而导致的。量一下体温在 37.5℃以上,让婴儿张开口检查时,如果发现在悬雍垂附近,有二三个小米粒大小的水疱,就可以诊断。

常可见到在出现不吃东西症状的前 1 天,婴儿发热 38 ~ 39℃左右,继而热又很快退下去,现在不发热了的情况。婴儿嘴里长出水疱而疼痛,多数是在发热之后。从季节方面来看,这种病初夏最常见。平时不流涎水的婴儿,患了"口腔炎"后,也会流涎水,而且有口臭。因这种病是由病毒引起的,所以没有特效药。但同时也不会留下后遗症,4 ~ 5 天就可痊愈。在患病期间,不能吃硬的食物,吃酸、咸食物会有一种刺痛感。牛奶和奶粉可以对付着喝进去,因此可以喂婴儿这些东西等待着痊愈。牛奶和奶粉一点也不喝的婴儿,可以给他冰激凌吃。能吃布丁的婴儿,可以给他吃。当然,如果婴儿能吃软一点的鸡蛋糕,也不妨给他吃。

一向都能吃饭的婴儿,一不吃饭马上就会消瘦,两腿也会发软没劲。来看望孩子的奶奶和亲戚们,会担心孩子是得了什么重病,其实过几天就能好。这种病不能缺水,要多给婴儿水或果汁喝。也可以让婴儿起来玩。在不能吃东西的这段时间内要控制洗澡。

在夏季突然气温升高的时候,也有的婴儿既不发热,情绪也好,就是不爱吃饭。

320.疝气

从 2 ~ 3 个月时起,腹股沟部(腹部与大腿相连处)出现鼓起的包块,如果是男孩,就是牵累到阴囊的疝气,常有快满周岁时还没好的。有的说用上疝气带就能好,于是就给婴儿用了很长时间的疝气带。有的说最好是马上做手术,但因孩子还小,父母心疼婴儿,想往后延一延,就到了现在。还有的从一过 6 个月就得了疝气,但一直拖到现在。

一般婴儿满 1 周岁以后,疝气也不能自然痊愈。因此最好还是及早做手术,因为疝气不仅会妨碍婴儿运动,而且有发生"嵌顿"的危险。

所谓"嵌顿",就是肠管从腹腔中掉到疝气的通道里,在通道里乱做一团,致使肠的蠕动功能受阻,血液循环不良,如若置之不理的话,几个小时后,肠管就会坏死。

因为肠梗阻,婴儿会感到非常疼痛而哭闹。以前患过疝气的婴儿,突然剧烈地哭闹,母亲都必须放下手中的活计,解开孩子的尿布,看一看他的疝气部位。如果按也不能复位,一摸还痛,就是疝气的"嵌顿"了(见139. 腹股沟疝)。"嵌顿"也并不是没有自然缓解和痊愈的,但首先到外科去处置一下还是最安全的。当无论如何也不能使脱出来的肠管恢复原位时,就应当场进行手术,使肠管恢复原位,对疝气进行根治。

对妨碍步行练习、脱出严重、已经达到阴囊部位的疝气,最好要及早手术。手术依医生的年龄和流派不同,因而会产生一系列的不同,最好要选择长于婴儿麻醉的医院。在术前和术后管理都周到的医院,只住院两天就可以完成手术。入院的当天就手术,第 2 天如果没有异常,就会让婴儿出院,然后会让你手术后第 4 天再到医院来,让医生看看孩子手术的部位。这样与把孩子连续 1 周以上离开母亲放在医院里,实行"完全护理"相比,能给孩子减少一些心理上的伤害。在先进的国家,都逐渐实行这种做法。在手术前的 2～3 天,医生会详细地与家长谈有关手术的问题,事先必须了解手术的程序。

突然哭起来表现出痛苦的表情 参阅"180. 婴儿突然哭闹时""181. 肠套叠"。

热性抽搐 参阅"248. 抽搐"。

从高处坠落 参阅"265. 婴儿的坠落"。

烫伤 参阅"266. 婴儿的烫伤"。

吞食异物 参阅"284. 吞食了异物时"。

婴儿便秘 参阅"301. 婴儿便秘"。

集体保育

321.保育园的注意事项

对这个月龄的孩子,应该注意防止由于活动剧烈而发生事故(见 312. 防止事故)。每天早晨一定要检查一下滑梯的栏杆、秋千的绳结是否结实安全。孩子们喜欢爬高,所以小床不能紧靠窗口。孩子已开始会上台阶了,保育员就示范给他们看,趴着、脚往下降,多数孩子都模仿得很好。冬季供暖时,要充分防护暖气设备,不能让孩子烫伤。夏季孩子们在塑料游泳池内游玩,尽可能不让未满周岁的孩子参加,如果让他们进去玩,未满周岁的孩子每人要配置 1 名保育员。

11 个月左右的孩子,在保育园突然发热,初夏应是"口腔炎"或"手足口病"(见 250. 初夏发热的疾病);若是从未有过高热的婴儿,应考虑是幼儿急疹(见 226. 幼儿急疹),关于高热,请参看有关章节(见 315. 出现高热时)。晚秋时节,孩子在保育园内出现呕吐、腹泻时,应考虑是"秋季腹泻"。

孩子快过 1 周岁生日时,保育员要找机会,认真地同母亲交谈一下,回顾孩子 1 年来的成长情况。母亲谈到孩子周岁,仅仅关心身高、体重,如果超过标准身高、体重就满意,如果没达到就特别担心。但是孩子的体重,比起喂养方式的优劣,它更取决于先天的代谢类型,饭量小的孩子,即便很结实,他的体重也轻;能吃的孩子,他的体重虽重,但未必就不得病。人生活的目标并非为了达到某个体重和身高,而是在于拥有某种技能。婴儿也一样,关键在于他已经会做什么了。

无论是在家,还是在保育园,都要用标准的语言,清楚地对孩子打招呼吗? 母亲和保育员签订了使用一样语言的协议了吗? 婴儿已经能说"饭饭"了吗? 如果婴儿还不会说"饭饭",是因为保育员给孩子喂饭时,没有说话的时间,还是 1 个保育员照管着几个孩子呢? 孩子说话晚,是否因为他很疲劳,到家后马上睡着了,没有时间同父母接触呢? 如果是那样,是否由于在保育园午睡不足而疲劳呢? 如果有让婴儿充分睡眠的午睡室,情况是否就不一样? 如果因为有大孩子吵闹,婴儿不能入睡,就必须解决这个问题。

这个月龄的婴儿,多数还是每天小睡 2 次,睡眠次数、时间是不能做统一规定的,每个婴儿有着个体差异。孩子的保育园生活,最好是适合孩子的必要睡眠次数和时间。午睡醒后,孩子是否精神,是否活泼,保育员应逐个确认,有的婴儿睡眠不足 2 个小时,就打不起精神,有的睡眠 1 个小时就足够了。孩子玩累后,要告诉孩子,与其 1 个人先睡,不如等待大家一起午睡,让他有午睡的意识。

在保育室午睡时,还要重新铺床。保育员哼唱催眠曲,最好是经常唱的那首,这样能条件反射地让婴儿睡觉。婴儿的人数若是 3 ~ 4 名,保育员还可以一边小声地唱歌,一边在婴儿的被子上轻轻拍抚;人数多时,可用八音盒或磁带,也是放相同的曲子。婴儿睡衣选择舒适宽松的为好,等到再大一点,小睡变成 1 次的时候,人人都换上睡衣,一起说"午安"。也有的婴儿好动,每天只能小睡 1 次,这样的孩子,可以安排在别的地方安静地玩耍,为了实施这个做法,每个班需有 2 名保育员。

有的母亲反映,孩子很晚还不睡觉,实在让人头痛,希望保育园缩短孩子的午睡时间,这时保育员要仔细询问孩子晚间的情况。如果父母为了看电视,想让孩子 9 点就睡觉,那仅仅方便父母。如果孩子想和很晚才回家的父母一起玩耍才不肯睡,就应该尊重孩子的立场。能和父母玩到 11 点,就晚上 11 点睡,早上 7 点起,也是可以的。这种情况要持续下去,就要充分延长午睡时间。如果婴儿和父母玩耍时间已经足够多了,可是很晚还不肯睡,让人为难,才可缩短午睡时间。保育园只顾自己方便,不管家里情况如何,一律让孩子长时间午睡的做法也不可取。

为了减轻母亲负担,让她们尽量少洗尿布,保育园应该定点让婴儿大小便。如果目前还不能完全做到这一点,就要分析其原因:是因为婴儿室旁边的厕所冷还是因为便盆太少,或者是因为母亲在家里没有让他定时小便。

　　如果婴儿目前只是饮牛奶、喝米粥,尚未开始吃米饭的话,其原因是什么? 是否由于患了"秋季腹泻",就只好供给流食,若是那样的话,就得追究一下保育园内"秋季腹泻"的预防措施如何。如果最初 1 名婴儿感染"秋季腹泻"时,没有医务室来实施隔离,因而造成"秋季腹泻"流行,那必须设置医务室。日本厚生省的保育园规

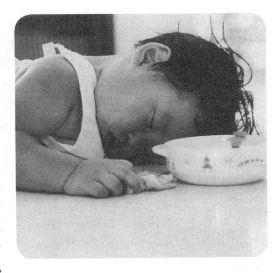

定细则中的"最低标准",就含有设置医务室这项。如果保育园并未得到配备保健医生的预算经费,设置医务室恐怕很难做到。

　　有的孩子由于"水疱疹"休园,必须往返于医院,因此走路练习进行得较晚,这时保育园就应该反省一下"水疱疹"的预防措施是否完善。如果园内设有浴室,每个孩子都能洗澡,或许能够避免"水疱疹"等病的流行。

　　有的婴儿不喜欢穿鞋,往往是因为家住公寓楼上,根本没有庭院,不能穿鞋造成的,那么在园内就更应该穿鞋练习步行。如果园内的庭院窄小,没有练习步行的空间,那么就得建造 1 个婴儿专用庭院。

322.早晨的望诊

　　早晨,保育员在迎接婴儿时,要注意观察婴儿的神色,如果怀疑某婴儿有病,尤其是传染病,就不要让她(他)留在保育园。这时保育员能看到的只是婴儿的表面状态。我们把这种只看一眼就判断是否有病叫作望诊。要想达到那样的了解程度,保育员必须每天都要观察孩子。看惯了

每天来园的婴儿,今天稍微有些反常就会立刻发觉。不把孩子托付给保育园,母亲就不能上班,因而有些母亲,并非出于恶意,明知孩子稍稍有些反常,心里却希望婴儿在保育园期间会好起来,便默不作声地将孩子送到保育园。保育员在同母亲打招呼时,可以询问一下"今天早晨孩子也同往常一样喝牛奶了吗?"如果回答说,只喝了一半,或根本没喝,那么婴儿肯定是哪儿出了毛病。有时摸一下孩子额头就知道是否发热,但这种做法不准确,应该当场量体温,如果发热,就应请母亲带去看医生。如果看见孩子眼角和睫毛上粘着眼眵要问 :"是不是早晨眼皮粘得很紧,不好睁开? "如果是这样,多属于"流行性角膜炎"。

经常流口水弄湿衣服的孩子,如果今天一点不见口水也可能是生病了,也应测量一下体温。发现孩子面部、头部出现疹子,要想确定是湿疹还是传染病,非熟练医生是很难做到的。但对有经验的保育员来说,疾病的预测,有时并不那么困难。

如果了解到这孩子的哥哥,因患水痘或麻疹正在休息,就应从其发病首日开始计算,一般经过两周,估计是潜伏期结束的日期,如果这孩子的额头、头皮上发现有小红疹子或水疱,那就确定无疑是水痘了(见 581. 水痘)。了解到哥哥患水痘了,那么从 12 ~ 13 天起,早晨的望诊就要格外注意。根据情况,可给孩子脱光衣服,看胸腹部是否出疹子。发现水痘样的疹子,就必须看医生了。如果患的是麻疹,在出现疹子之前,会有打喷嚏、咳嗽、发热的症状。因此,从这孩子的哥哥患麻疹首日开始数到第 10 天时,早晨就要注意观察这孩子是否咳嗽、打喷嚏或发热。稍不留神漏诊了,3 ~ 4 天疹子出现。这样一来,在这 3 ~ 4 天期间,误以为是感冒的孩子,就会把麻疹病毒传播给其他婴儿。

保育员还应该了解疾病的季节性。初夏流行"口腔炎"和"手足口病";入秋则多见"水疱疮";晚秋则开始出现"秋季腹泻"。有关以上这些疾病的章节要认真阅读一下。如果掌握每个季节疾病各自不同的症状,就可以及时将婴儿的症状通知母亲,以便及时治疗。

1岁到1岁半

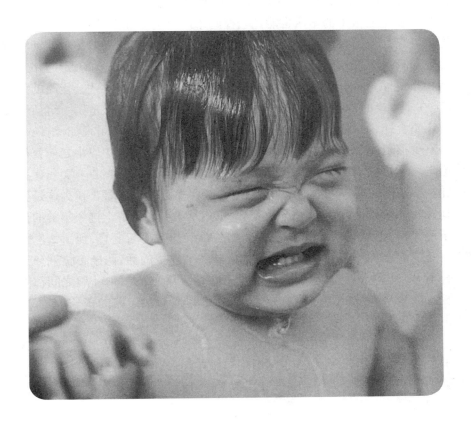

这个年龄的孩子

323. 从 1 岁到 1 岁半

过了周岁生日的孩子,对自己身边发生的事情敏感起来,也能分辨清楚父亲母亲的声音了。晚上听到父亲回来时的叫门声,孩子会转向门口要过去。一觉醒来听到母亲在隔壁房间里与客人说话,孩子会大声哭叫,希望母亲回到自己的身边。也知道了音乐,特别是乐感好的孩子,到了 1 岁半就可以哼哼像歌似的曲调了。看东西的能力也增强了,有的孩子,即便是掉在地上很小的东西也能把它捡起来。也能看晚霞、明月和目送空中的飞鸟,孩子们对周围的感觉日新月异。另一方面,孩子身体的活动能力也与日俱增,在周岁生日时能走上两三步的孩子到了 1 岁半,走起路来就相当快了。周岁前就会走路的孩子和周岁过了两三个月才会走路的孩子,在 1 岁半时的走路方式没有什么大的区别。虽然不管是哪一组孩子都还不会跑,但是可以向后退着走路,也可以上台阶了。虽说如此,还是有不少孩子周岁时不会走路,但自己会坐着的孩子,到了 1 岁半之前就都会走路了。孩子刚刚学会走路时,当母亲的最担心的事情之一就是 O 型腿。孩子两脚并拢站立时,两膝关节不能合拢而出现缝隙。其实这是生理性的,不同的孩子之间差异也很大,不过从出生到 1 岁半这个年龄的孩子都是 O 型腿,而到了 1 岁零 7 个月左右就开始逐渐变直,到了 2 岁左右又变成了 X 型腿。X 型腿就是把两膝关节靠拢的话,两条小腿就分开合不上。这种情况完全消失,即让孩子站立后膝关节之间、小腿之间都能没有缝隙,要等孩子长到 4 ~ 7 岁年龄段。踮着脚尖走路的孩子很多,这也是正常的。

过了周岁以后,手也渐渐灵便起来了,给孩子蜡笔或万用笔的话,孩子会在纸上乱画起来,汤匙也渐渐用得像样起来,也能自己端着杯子喝水了。孩子自己一个人坐到椅子上和从椅子上走下来的动作都利落起来,但是，还不会攻击自己所讨厌的对象，还不懂得敲击和投掷东西。

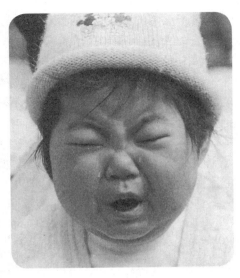

孩子尽管能够充分感觉自己周围的世界，却不能充分保护自己，孩子内心对所发生的不愉快事情产生恐惧也是自然的。我作为小儿科医生深有体会，1岁到1岁半的孩子，恐惧心理最强。都说孩子因记着打针时的情形而害怕医生，但过了1岁的孩子就是不给他打针，只要看到医生也会害怕得直哭，特别是那些生活在家长们感觉敏锐的家庭中的孩子，恐惧心更强。与其说是教养问题，倒不如说是孩子的性格问题。

这个时期的孩子特别害怕发声大的东西，如电话铃声、电器蜂鸣声、汽车喇叭声、喷气式飞机声及汽车的前灯等。有的孩子洗澡时母亲用热水浸湿头发就怕得要命、哆哆嗦嗦。有的孩子睡醒后发现母亲不在身边，怎么哭母亲也不回来，这"事件"发生以后，孩子就极度恐惧，只要看不到母亲的身影，就怕得要命，总是缠在母亲身边，寸步不离母亲左右。

战胜不了恐惧的孩子就靠缠着母亲来安慰自己，大多数孩子在1岁半左右出现这种情况。因此，这个时期孩子母亲要注意平时不要吓着孩子，这非常重要。一旦吓着了孩子，孩子会总是缠着母亲不能自立。要知道育儿最重要的不是增加孩子的体重，而是培养孩子能够独立的人格。

1岁到1岁半的这个时期，要充分保护好孩子，不能让孩子受到惊吓。如果孩子不受惊吓、在祥和的环境中成长，加之补足运动所需的体能，他就会对自己的力量拥有自信，即使遇到什么不愉快的事情也不会吓得逃之夭夭。

对于敏感的孩子,母亲要特别细心。领孩子到医生那儿注射是最要不得的做法,也不能让孩子看害怕的东西或强迫孩子听害怕的事情,千万不要认为那是对孩子的锻炼(见 331. 不要吓唬孩子)。

与保护好敏感的孩子使其免受惊吓一样,也要保护好好动的孩子使之免受事故之灾。好动的孩子有着不同一般的好奇心,爱探险周围世界,他们看有高处就爬,有稀罕的东西就往嘴里放,看到奇形怪状的东西就摸。由于好奇心强,他们或从阳台上掉下来、或吞下硬币卡了嗓子、或摸了电熨斗烫了手。所有事故都一样,如果母亲事先考虑好防范措施就可能避免发生(见 333. 防止事故)。

这个时期的孩子与周岁前的孩子相比,其区别就在于会说的话增多了。到了 1 岁半左右,大多数孩子能数 10 个数了,也会说"爸爸""妈妈""笛笛""汪汪""喵喵""再见""是"等词。他们最快、最容易记住的是常在一起玩的小朋友的名字,如把忠司君叫成"忠"、把美代君叫成"美"。当然就是到了 1 岁半,也有很多孩子只会说"妈妈""笛笛"。我们知道,这时的孩子应该说出更多的话来,尽管如此,也不要以此就认定这样的孩子智力发育迟缓。母亲如果因为孩子不吃代乳食品而急得焦头烂额,而忽视了与孩子的对话练习,孩子就没有了学习说话的机会。

电视是使孩子语言发展迟缓的原因之一。语言是人类交流感情的工具,自己要传达给对方的情感,要靠语言表达。母亲在让孩子掌握语言之前,必须与孩子有感情交流。孩子虽然能够叫出电视中演员的名字,但那不能说是心与心的交流。孩子每天只看电视的话,就会使孩子只是被动地接受电视中播放出来的画面和声音,孩子不会产生自己要说话的愿望。所以,如果孩子整天只是看电视,到任何时候也不能会说话。为了达到母子心与心交流的目的,不能把孩子关在家里,要领孩子出去散步,在散步中所看到的人和事,都可以拿来当话题与孩子对话。

到了这个年龄的孩子,感情的表达也丰富起来了,高兴的时候会放声大笑,生气的时候也闹得很凶。有的孩子生起气来不让大人抱,抱他的时候拼命向后仰,简直就要翻过去;若是在地板上,他会使劲跺脚来表示愤怒;特别是脾气大的孩子,有的竟哭得憋紫了嘴唇,甚至抽搐;有的孩子一旦哭起来就久久不能停息。不管是哪类孩子,都不是教育的问题,而是取决于孩子的个性(见329.孩子撒娇不听话)。

这个月龄的孩子,晚上上床睡觉多数都在9点左右,而一般起床时间也多在早晨的八九点钟,若父母即使是早早就被孩子吵醒也毫无怨言,孩子也能像从前那样晚上7点睡觉,早上6点起床。在这个月龄的孩子中,每天只睡1次午觉和每天要睡两次以上的孩子各占一半,睡眠时间也因人不同而长短各异,能睡觉的孩子可以睡2个小时以上。

这个月龄的孩子,如果说在睡眠方面的异常现象,就是半夜起来玩。如果是周岁前的孩子,把他放到床上,关掉电灯,一般孩子就能入睡。而这个时期的孩子,往往睡到半夜里起来这儿走那儿走,还会把玩具拿出来1个人玩起来。发生这种事,是因为孩子白天没能到室外玩,活动量太少,孩子能量没释放出来的缘故。

一过了周岁,与大人们一日三餐都一样吃饭的孩子增多起来,一般都是早餐吃面包或面条,午饭、晚饭吃米饭。如果母亲是个不太喜欢吃米饭的人,那么孩子也每天只吃一顿米饭。在代乳食品的食谱中写着孩子应该一顿吃1碗半饭,但毕竟那么能吃的孩子太少了,如果吃那么多的饭,鸡蛋、鱼、肉等这些副食就吃不下去了。因此从营养学角度讲,我们并不希望这样。这个时期的孩子不是很喜欢吃饭的,大多数孩子只吃儿童碗的一半或1/3左右。强迫不想吃饭的孩子吃饭,把孩子放到饭桌前的椅子上,孩子会想"又是强制性地增加营养啊",于是他会逃离饭桌。为了孩子吃饭不惜花上1个小时的母亲,大凡都是无论如何也要让孩子吃光碗里的饭的意识很强的人。没有必要认为孩子过了周岁就得断奶,甚至把牛奶改为每天1次,不太喜欢吃鸡、鱼、肉的孩子,如果不多喝牛奶(市场卖的牛奶就可以)来补充,就会导致动物性蛋白缺乏。

正确的做法应该是:不去花1个小时之多的时间让孩子吃饭,而应该让孩子吃上两三口饭就喝牛奶或吃副食,只花20分钟的时间就吃完饭,剩下的时间就用于身体的锻炼。

在 1 岁到 1 岁半这个时期,发育早一些的孩子已经能对付着拿筷子吃饭了,多数孩子使勺子,孩子往往夺下母亲伸过来的勺子自己往嘴里送。有的孩子因为使不太好,就用手去抓,结果弄得满手都是饭。喜欢清洁的母亲,特别不喜欢把饭弄得到处都是,讲究礼节的母亲说不能让孩子养成用手抓饭的习惯,结果她们不让孩子自己拿勺子吃,总是她们喂孩子。但是,为了让孩子能自己愿意吃饭,就必须尊重孩子的自主性。一般都是把饭捏成饭团让孩子拿着吃(注意要洗干净手),母亲只帮孩子夹副食、蔬菜。吃饭对孩子来说应该是快乐的,若像饲养家禽那样,只考虑它的营养价值就会失败。

晚上哄孩子睡觉,给孩子吃母乳的母亲往往会被保健人员提醒到:"还给孩子吃母乳呀,不断母乳可不行呀。"但是,如果只是白天午睡时喝 1 次,饭吃得也不少,孩子发育也健康的话,就没有必要放弃能增强母子感情的、午睡前孩子喝奶的快乐。不会因为睡前喝了奶,孩子的牙齿排列就会受到影响。

这个时期孩子的排便训练,已经取代了周岁前断母乳的重要地位,而占据着母亲的全身心。但是千万不要忘记,没有什么比排便更具有个体差异的了。发育早一点的孩子,如果在是温暖的季节,不论大便、小便都能告诉母亲,但毕竟这样的孩子比较少。孩子母亲应该在不太冷的季节里,大体预测一下孩子的排便时间,在差不多的时候把孩子放到便器上。但是,周岁前能老老实实坐在便器上小便的孩子,过了周岁以后就不愿再坐到便器上的情况特别多。特别是正月里出生的孩子,这是常有的事儿(见 327. 排便训练)。

如果是恰逢夏季满 1 岁半的孩子,就干脆让他脱掉长裤只穿短裤即可。第 1 次孩子往往都在尿湿了短裤以后才告诉母亲"嘘嘘"了,但多数都能在下次尿之前就喊母亲说要"嘘嘘"。然而,尿急的孩子却总是来不及告诉母亲,热衷于玩耍的孩子也不能及时告诉母亲要小便。排出大便来需要很长时间的孩子,可以坐便器。

这个时期的孩子,家长们注意防止各种事故的发生比预防疾病更重要(见 333.防止事故)。幼儿急疹锐减,1 岁半以前的孩子经常发生"秋季腹泻"(见 289.秋季腹泻)。大部分突然发热性疾病是由病毒引起的(冬季的感冒,夏季的着凉)。

喂养方法

324.孩子的饮食

1~2 岁期间,孩子体重只能增加 2 千克左右,那么是不是说 1 岁到 1 岁半的孩子就能恰好增加 1 千克呢? 未必如此。往往在炎热的夏季里,孩子体重几乎没有增加,而到了秋天凉爽起来后体重会突然增加。

孩子过了 1 周岁,几乎可以与成人吃一样的饭菜了。但每个孩子的饮食情况是有明显差异的,没有固定的"标准"。但总的来说,这个月龄的孩子不太喜欢吃米饭,只有极少数能吃得多的。听到母亲说她家的孩子很能吃,而不太能吃米饭的孩子母亲就担心。那么我们来比较一下能吃的孩子与不能吃的孩子,他们每天的饮食情况。

能吃的孩子

9:00　　面包 2 片、牛奶 200 毫升、奶酪、苹果

12:00　　米饭 2 碗、整个鸡蛋 1 个、香肠、蔬菜

15:00　　饼干、鲜牛奶 200 毫升

18:00　　米饭 2 碗、鱼或肉、蔬菜

20:00　　牛奶 200 毫升

不能吃的孩子

8:30　　牛奶 180 毫升

10:00　　点心少许

12:00　　米饭几勺、香肠、鸡蛋

15:30　　牛奶 180 毫升

18:00　　米饭几勺、鸡蛋糕、鱼、西红柿

21：00　牛奶 180 毫升

能吃的孩子从婴儿时期就很能喝奶,周岁生日时的体重能达到 10 千克;不太能吃的孩子,从婴儿时期就喝奶很少,从来没喝光过 1 奶瓶的牛奶,而周岁时的体重也只有 8 千克左右。所有的孩子母亲都是一样,对孩子的饮食特别关心。在这里,我们不能认为是他们的喂养方法或是调制方面有什么不同,只不过是孩子的食欲强弱的不同罢了。

从营养学角度讲,每天要按每 1 千克体重 2 克蛋白质这种比例(其中一半应为动物性蛋白)给 1～2 岁的孩子配食。不太能吃的孩子也能以他自己的方式成长,大概也是牛奶和鸡蛋相对摄取得较多之故。

如果认为孩子是因为喝牛奶才不吃饭,而把牛奶改为每日 1 次的 200 毫升,那么,这个孩子就是吃上两碗饭,其必要的蛋白也会变得不足。这是因为孩子在成长过程中需要特定的氨基酸,这些氨基酸恰恰存在于鸡蛋、鱼、肉、牛奶等动物性蛋白中,而在米饭、面条、面包中却含量很少。因此,饭量小的孩子要生存下去,就得多喝牛奶,多吃鸡蛋少吃饭,这才是合理的饮食方法。

我们知道,孩子大体上只吃身体必需的东西,选择某个时间,让孩子集中精力,只给他吃他喜欢吃的东西,孩子会吃得很好的。为了防止孩子在吃饭过程中玩,在只与母亲两个人一起吃饭的时候,要把孩子放到椅子里。晚上孩子是否能与一家人在团聚的气氛中围着饭桌集中精力吃饭,要看父亲的本领了。

很少与孩子一起吃饭的父亲,偶尔看到孩子吃饭就会说再多吃一些。这个年龄的孩子,比起米饭,我们更希望让他多吃些鸡蛋、鱼、肉、鱼酱、香肠等含动物性蛋白的副食。如果这些副食也吃得很少的话,就要用牛奶补充。

一般 1 岁半左右的孩子,习惯于每天喝两次牛奶,早饭吃面包,午饭、晚饭吃米饭的较多。但不太吃米饭的孩子,最好每天喝 3 次牛奶。白天喝牛奶的时候,最好不用奶瓶,而用杯子给孩子喝。但是,这个月龄的孩子还离不开奶瓶,他们喝茶可以用杯子,但喝牛奶、奶粉却一定要用奶瓶喝。用奶瓶喝牛奶有两个方便之处,一是不用担心牛奶会洒出来,二是晚上用奶瓶喝奶,孩子可以边喝边入睡。

晚上用奶瓶喝奶,我认为没有什么不好,把奶瓶给撤掉的话,孩子会一边吮吸手指一边入睡,对孩子来说反而不卫生。

1 岁到 1 岁半的孩子,也是学习使用勺的时期。让孩子用勺吃饭会洒得到处都是,把饭桌弄脏。但是孩子能主动拿勺吃饭,家长应该保护他的积极性。当然,1 岁半的孩子还不能用勺完成吃饭的全过程,如果母亲等着孩子用勺慢慢地吃完饭,就需要太长时间了。这时,最好是把孩子放到椅子里去,让孩子自己舀饭吃,母亲用筷子夹鸡蛋、鱼、肉给孩子。为了能让孩子在 30 分钟以内吃完饭,母亲可以在后半程喂孩子吃。

孩子就是左撇子也不要强迫他改成右手拿勺,勉强孩子换手吃饭,孩子可能会失去用勺吃饭的兴趣。

有的孩子正在吃饭的中途就玩了起来,这是因为孩子已经不想吃了,应该停止让他吃饭。如果让孩子在吃饭的途中玩,结果一顿饭花上 1 个多小时,那孩子到户外玩的时间就减少了,也不会刺激孩子的食欲。孩子在吃饭途中玩了起来,其原因大多是母亲硬是让孩子吃他不喜欢的饭。长时间把孩子束缚在椅子里,孩子会变得只要看到吃饭用的椅子就食欲大减。

325.孩子的零食

吃零食是孩子的一大乐趣。既然是乐趣,就要给予孩子。但是,零食也有利有弊,因为它富含糖类,会损害牙齿,而若是既含糖又含奶油,孩子吃多了会因营养过剩而发胖。对到了 1 岁零 4 个月的孩子,给些什么样的零食好呢? 给多少好呢? 这不是问题,应该根据 1 岁零 4 个月孩子现在的饮食方式来决定。

一日三餐都能高高兴兴地吃,体重也超过 13 千克的孩子,尽量不要给零食了,而应适当给一些应季水果。那些富含能量的面包、苏打饼干、土豆片、爆玉米花等最好还是敬而远之。像牛奶糖、糖块、巧克力等热量都非常高,还会损坏牙齿,要少吃。为了缓解空腹感,可以在家里自制一些含有水果的果冻给孩子吃。

现在零食的作用,在于让孩子学会咀嚼,尤其对那些只知道吃成品乳制食品,而不懂得咀嚼的孩子来说更为重要。可以把苹果、梨切成片给孩子吃,或者是给孩子一些酥脆饼干等。到了 2 岁左右可以给孩子吃口香糖。对于那些饭量小的孩子,因为饭量小,零食就具有了补充营养的作用。如果是不吃米饭,却能吃苏打饼干的孩子,就给孩子吃苏打饼干来补充营养。不喜欢吃鱼、肉的孩子,就给他吃含牛奶、奶油、鸡蛋的食品,烤饼、蛋糕等家里可以做的食品也可以。把别的小朋友找到家里一起吃,会比孩子 1 个人吃时吃得多。

给孩子零食的时间要定好。母亲领孩子去超市,买了孩子自己选的小食品让孩子抱回家,孩子自己保管食品,结果想什么时候吃就什么时候吃,这就很不好。一旦养成了这个毛病,爱吃零食的孩子就会发胖。

问题是糖块、巧克力、奶糖这些东西。给孩子吃这些东西的理由,一是孩子想吃,二是这些东西能长时间保存,另外,电视广告的诱惑作用也很大。用精制糖做成的食品,会损坏牙齿,而一旦错误地呛入气管还很危险。因此,那些可以粘在牙上的口香糖、奶糖比能在口腔里滚动的糖块要安全些。吃过这些东西以后要让孩子喝些茶水或凉开水。对戒不掉吃糖习惯的孩子,一定要以食后刷牙为条件才给孩子吃,以养成刷牙的习惯。牙膏不要用含氟的,这个年龄的孩子还不能将留在口腔内的牙膏及水一起吐出去,咽到肚子里会造成氟摄取过量,因为牙膏的含氟量是以刷完牙并吐出去为前提计算的。

326.哄孩子睡觉

晚上孩子的入睡方法各种各样,有的孩子不到很困时就不睡觉,一直玩到很困时才让母亲抱抱,甚至就在母亲怀里睡着了;也有的孩子到了规定的时间就钻进被窝,翻几下就趴着睡了。其实,倒不如说这是少见的,大部分孩子从钻进被窝到入睡,要做很多的事情。很多孩子睡前要喝奶,喝完了奶以后也继续叼着奶瓶"吱吱"地一边吸空奶瓶,一边入睡。有的孩子拿着心爱的娃娃或毛巾被,饶有兴趣地贴在自己的脸上。

很多孩子只要母亲稍一离开就会立刻醒来,也有的孩子让母亲陪在自己的身边,小手则在母亲的怀里摸着,或摸着母亲的头发才能睡着。这样的孩子其实与含着母亲的乳头入睡,是五十步笑百步,没有什么区别。

不管怎么说,把孩子放进被窝,让他能够快些入睡是我们的最终目的,为了达到此目的,母亲要想尽一切办法。

有人说绝对不能让孩子一边睡一边喝奶或吸母亲的乳头,而说这些话的人,肯定都是那些没有养育入睡困难孩子经验的人。这些入睡困难的孩子,当撤掉奶瓶或阻止他吸母亲乳头后,肯定会吮吸自己的手指来。就是不吮吸手指,也是拽来床单的一角或被子的一端放进嘴里,有的孩子还吮吸自己的下唇。

入睡困难也是孩子天性所决定的。但每天的活动量不足,孩子不很累就睡觉也助长了这种倾向。想让入睡难的孩子尽早入睡,就必须让孩子白天充分活动,玩得很累。

对1岁到1岁半的孩子的入睡方法,我们没有必要过于担心,再长大一点的话,活动量也增加了,到了晚上累得不得了,自然吮吸手指、吸下嘴唇等毛病就会不知不觉地改掉了。

对夜里醒来玩耍的孩子也可用同样的方法对待。总之,以让孩子能尽早入睡为目标,如果孩子吮吸乳头入睡得快,就可以让他吸乳头。白天上幼儿园的孩子,睡觉前喂奶,可以联络母子之间的感情。如果母亲陪在孩子身边孩子就能安然入睡的话,就可以陪在孩子身边让他入睡。孩子喝100毫升左右的牛奶就能入睡的话,就给孩子喝100毫升牛奶。有人说那要是成了癖怎么办? 其实也不必惊慌。只要不养成孩子夜里起来玩的毛病,孩子再长大一点这些问题就自然解决了。那些用时间就能解决的问题,就不必要慌慌张张,把母子俩都搞得痛苦不堪,否则实在是太愚蠢了。母亲被别人说"晚上陪孩子睡觉可不行","晚上可不能给孩子喝奶"时,感到言之有理,而为了不让夜里醒来的孩子哭闹,只好陪孩子玩。

这样时间一长就会养成孩子夜里玩耍的毛病。

从入睡以后孩子的睡眠姿势来说，没有枕枕头、脸朝上、身体直直地睡觉的孩子，都是或横卧或俯卧。夏季里，孩子会从被子里滚出来。但不管是哪种情况都不必担心，因为能使孩子睡得香甜的就是这种姿势。

327.排便训练

让周岁前的孩子定时小便，其意义只在于节省尿布。到了1~2岁这个年龄的孩子，只要条件具备了，就可以开始训练孩子有尿时告诉母亲。

训练孩子排便的第一条件是气候要暖和；第二是孩子的小便间隔时间要相对长一些；第三则是孩子的性格必须老实。

对这时的孩子不能突然就要求他有尿时告诉母亲，因为直到现在为止，孩子一直认为把尿尿到尿布上是理所当然的事情，用把尿尿在尿布上是不好的道理教育孩子是行不通的，只能通过感觉让孩子感到尿在尿布上是不好的。因此，首要任务应该是给孩子下半身以解放感，应该给孩子撤掉尿布，只让他穿短裤，让孩子感到这样一来是多么的轻松，多么的爽快，这种舒适感真是前所未有的。

孩子将与体温相同的尿尿在尿布上时，并不感到不舒服，相反却有一种释放了膀胱的紧张、卸掉了负荷后的快感。可是在撤掉了尿布后的下半身的解放感中却另外有一种不愉快的感觉，就是尿完以后湿乎乎的液体沿着大腿根部向小腿流下去的感觉。这种不愉快的感觉孩子会感觉到它。因此，迄今为止不声不响地把尿尿在尿布上的孩子，为了告诉母亲尿尿了的这种感觉，就说"嘘嘘"或是"嘘嘘了"。

孩子母亲则往往批评孩子说"都尿完了才告诉母亲可不行啊"。可是，母亲这样做是错误的，因为孩子告诉母亲尿尿了的这件事情本身，就已经是排便训练迈出了第一步。母亲必须对孩子尿尿能告诉母亲这事给予表扬，然后为了让孩子深深懂得只有干爽的短裤才非常舒服，母亲要主动在孩子还没尿湿短裤前就领孩子去卫生间。孩子懂得了下半身解放感，也就懂得了尿湿短裤后的不舒服，于是也就懂得了如果能在尿湿短裤之前就告诉母亲,母亲会领自己去卫生间,就用不着再去体验尿湿了裤子的不舒服感了。孩子在尿尿前能告诉母亲要尿尿了,也就是排便训练成功了。上面的 3 个条件如果都具备了,排便训练就容易成功。

在温暖的季节里进行排便训练比较容易成功,是因为让孩子感觉到了下半身的解放感。寒冷季节里不可能让孩子只穿短裤,母亲频繁地带孩子去卫生间,让婴儿小便也没有只穿一条短裤时方便。还有,即使尿了短裤也容易洗。而在寒冷的季节里,当孩子撤掉尿布后,还有毛线护腿和裤子等,当然孩子就不会有那种下半身解放的感觉。

第二个条件,即所说的小便间隔时间的长短也与季节有着一定的关系。平时白天尿七八次的孩子,在夏季因为出汗多的关系,恐怕会变得只尿四五次了,这样,孩子母亲在孩子还没尿湿尿布之前领孩子去卫生间的次数也减少了。

排便训练与孩子的性格也有很大的关系。迄今为止毫不在意地把尿尿在尿布上的孩子,突然让他去卫生间或坐到便器上排尿,有的孩子还能在母亲说"走吧! 尿尿去"时很听话地跟着母亲走,而有的孩子就不那么痛快。有这样的孩子,当他正要开始做点什么的时候,突然被母亲喊小便给打断了,那么他就绝对拒绝去小便,这种倔强的孩子不能很顺从地去卫生间。像这样的孩子,母亲可以在卫生间里放上漂亮的拖鞋,或是把小红纸片贴在卫生间门上,让孩子每次去时都感到非常有兴趣。

没去过卫生间小便的孩子,不懂得把小便说成"嘘嘘",所以有的孩子不知道告诉母亲小便时的习惯用语,这时母亲必须从教给孩子知道小便就是"嘘嘘"开始。把孩子放到便器上时,母亲要说"来吧,嘘嘘",排尿过程中母亲也要发出"嘘嘘"的声音以配合孩子尿,而且尿完后也要表扬孩子"真聪明,会嘘嘘了"以资鼓励,也让孩子自己说"嘘嘘了"。这样一来,孩子就知道了小便就是嘘嘘,嘘嘘就是小便。

从撤掉尿布只给孩子穿短裤之后,到孩子能做到小便前说"嘘嘘",大概需要 1 周以上的时间。最初,母亲总是领孩子去卫生间,孩子也希望排尿成功后得到母亲的表扬,也总是说"嘘嘘",结果前 10 天左右,每天要去十二三次卫生间。花上 10 天左右还没成功的孩子,虽说母亲的训练方法有些问题,但大部分还是取决于孩子的性格。

排便训练的不良方法最主要的是,孩子已经能告诉母亲说要小便了,可是下 1 次却失败了,母亲就又是斥责又是体罚。孩子一旦受到体罚,小便时就会害怕而不再说"嘘嘘"了,也不愿再去卫生间了。

再有就是,孩子如果在训练期间腹泻,也不能顺利地进行下去。母亲往往害怕尿便会弄脏了裤子,就又给孩子垫上了尿布,孩子想起以前垫尿布时的安全感,就是有尿也不告诉母亲。以上告诉我们,解放孩子的下半身对孩子能向大人表示便意是多么重要。

如果经过 10 天的训练怎么也不成功,那最好是放弃训练,再等待一段时间。强迫让害怕上卫生间的孩子去卫生间小便,孩子就会越来越反抗得厉害。要知道从 1 岁到 2 岁这个时期的孩子,就是不撤掉尿布,对将来孩子的成长也绝对不会有任何妨碍。

虽说是孩子下半身的解放对排便训练的成功非常重要,但如果孩子每天的小便时间都规律,每日 4 次,孩子性格又老实,母亲也很有耐心,那么就是冬季里进行排便训练也能获得成功。其训练方法是一样的,重要的是母亲相信孩子一定能学会的这种乐观、宽容的态度。

很多孩子虽然小便失败了,却能成功地坐到便器上或是去卫生间排大便。大便前孩子表情异常,或是嘴里发出"嗯嗯"的叫声,母亲就能及时地发现,并在撤掉尿布后让孩子排便也来得及。如果孩子便稀,每天便二三次的话就不易成功。

每天小便应该怎样才能处理好,要根据季节、排尿间隔时间、孩子的性格、母亲的性格(是宽容,还是严厉)而有所不同。下面是几个实例:

女孩 A(1 岁零 5 个月)

尿布已在 8 月份撤掉了,估计好时间让孩子小便的话,就能老老实实地尿。到了 10 月份天气渐渐凉了起来,孩子尿也变频了,于是就又给她垫上了尿布。上午让孩子小便孩子成功了,可是下午因为尿增多了(午饭后摄取水分过多)及母亲家务忙起来了,就不能定时让孩子小便了。夏季里,整个晚上不小便也能睡到次日早晨,而天凉起来后就得半夜起来小便1次。但是因为孩子夜里哭闹叫醒了母亲,所以尿布也没尿湿。

男孩O(1岁零5个月)

男孩O的母亲,是一个对小事不太在意的人,所以对孩子的排便训练也不着急。虽然孩子还垫着尿布,但两个月前孩子小便完时按着前边好像不舒服似的,母亲看到后也只是给孩子换了尿布。母亲想到来年的春天暖和前就这样用尿布,因为她认为即使让孩子用便器,孩子也是打挺不排大便,所以母亲再着急也没有办法。

女孩T(1岁零5个月)

很早就让孩子坐便器小便了,孩子尿的间隔时间较长,能持续1小时30分钟。从上个月(7月份)起撤掉尿布后,孩子每1个半小时就坐到便器上1次,而每次都能老老实实地尿出来。大便也固定在早饭后,所以也在便器上便。母亲因此不必洗尿布,她不是个为孩子小便特别神经质的人,她只是顺从了孩子的排便类型。

看到上述例子我们就会明白,孩子能否撤掉尿布,并不取决于母亲对孩子排便的训练,而是取决于其他的条件。因此,母亲知道了即便是邻居的孩子已经撤掉了尿布,自己也没必要着急。

328.孩子的鞋

穿上鞋子脚踏大地走起路来,对孩子来说是种新的喜悦,为了增加孩子的这种喜悦,母亲要选好孩子的鞋子。鞋子必须合脚,太硬的不行,走起路来就掉的也不行。这样,底儿软的、用毡子做的婴儿用毡子鞋比较好,因有鞋带系着所以也不易掉。

为了让孩子脚指头能动弹,鞋的前端必须头圆而宽大。帆布运动鞋恰好大小合适的不太容易买到,太小了挤脚,太大了又爱掉鞋子。

有用软皮子做的带按扣的鞋子,这也不太好买到大小正好的,商店里买的认为正好的鞋子买回来给孩子试穿时,往往有一只鞋子不太合适,走起路来费劲。

虽然毡子鞋不便宜,但就算是交的入门学习费也该买一双。当这双毡子鞋穿坏了的时候,孩子也能走得挺像样了,就可以穿帆布鞋了。别人送来的皮鞋开始就给孩子穿上有些勉强。

对个子大、走路又晚的孩子,有时可能毡子鞋有些小,那就找一下是否有那种帆布做的、鞋底儿薄的鞋,或是软皮做的、鞋扣可以调节的鞋子。不过,不买毡子鞋,用结实的袜子代替鞋子度过一二个月,到孩子能在地上走得很稳的时候,再买来帆布鞋穿,这也不失为一个好办法。

上幼儿园的孩子,到了1岁半左右可以穿雨鞋。穿上雨衣再穿上雨鞋,走起路来也是一种乐趣。

329.孩子撒娇不听话

刚过1周岁的情感外向的孩子,在达不到自己目的时,或是跺脚或是躺在地上手舞足蹈地哭闹。大凡人在被激烈情绪束缚时,往往通过使劲挥舞手脚这种身体的运动,把内心的不满发泄出去,孩子为了能够自由地活动手脚、发泄不满,当然是脸朝天躺倒在地上更好了。对感情容易冲动的孩子来说,这也是极其自然的表现方法。他们通过这种方式表达着自己内心的愤怒与不满,而母亲们则认为这是孩子对自己提出的要求,他们想,孩子闹到这种程度怎么得了呢,于是就满足孩子的要求。尤其是在众人面前,孩子这么闹腾,母亲会觉得很没面子,因此,很容易就屈服了孩子的要求。这就如同告诉孩子只要使劲哭闹,什么事都会如愿以偿。于是孩子即便是没有什么大不了的事情,也要运用这种招数躺在地上,对此,母亲若是还不答应要求,孩子会真的生气,就开始手舞足蹈地哭闹。

刚过1周岁的孩子常耍这种把戏,当母亲的必须十分清楚,第1次最关键。孩子生气后开始躺倒在地上,一边哭一边挥臂蹬腿地闹时,母亲要装作没看见的样子,等待孩子消耗体力。折腾了一阵子,第一幕就可以落下帷幕。经过一定的时间后孩子肯定会自己起来的。这样做是很不容易的,因为往往是过路的阿姨、婶婶帮着把孩子拉起来,或者是家里有溺爱孙辈的奶奶给了孩子以援助。母亲只要屈服了1次,以后就是想采取不理睬的方式对待孩子,孩子也不会轻易放弃,因为有最初成功的经验。

如果只是舞动手足大声号哭的话也就罢了,其中有的孩子还"哐哐"地往地板上撞头。这样一来,孩子母亲就心疼地想这怎么行呢,孩子头撞坏了会影响智力的,那就麻烦了,于是抱起孩子,满足了孩子的要求。这样,孩子一开始了撞头战术,母亲就赶紧把孩子抱到屋子里并铺上被子什么的。其实,对待孩子撒娇的处理办法,我赞成想办法让孩子的体力在户外得到充分消耗,带孩子去户外玩,而不赞成给孩子点心等来收买孩子的做法。

330.可以斥责孩子吗?

不弄清什么是斥责孩子就无法回答这个问题。通常所说的斥责,是因为对方不能按自己的意图行事时,就语气尖锐地加以责备,据此劝导对方按自己的要求去做。

对满周岁的孩子做危险动作时,母亲不得不加以斥责。比如,孩子想把餐具从餐桌上扔到地上时,大胆向取暖炉走近时,把打火机拿在手里时等。这是一瞬间为制止孩子的危险行为进行的斥责,其目的不仅仅在于使孩子中止现在的行为,还要让孩子记住将来也不能再做这事。但是,即便是当时制止住了孩子的行为,能不能记住将来也不再做就很难确定了。孩子多次被母亲斥责的话,每当做什么事时,就会想起母亲尖厉的声音和可怕的面孔,这种不愉快的记忆,能够让孩子克制自己的某些行为。

对刚满周岁的孩子来说,母亲的斥责应该只限于专门制止孩子的瞬间行为的目的。母亲想让孩子做自己期待的事时,比起斥责,最好是夸奖孩子。大凡人都是受到表扬时非常高兴,所谓的记忆快乐、忘却烦恼是人之常情。所以,让某人做某件事时,与愉快结合起来就容易做得来。

孩子不能按母亲的意愿做事而被斥责,在这个年龄段中,往往都是因为母亲对孩子的期望过高,孩子还不能从头到尾都做得很好。对孩子不能告诉母亲要小便,就是斥责孩子也没有用,因为这个年龄的孩子还不能很出色地做好这些事。孩子捅破了窗纸,母亲就是斥责他也没有意义,因为孩子还不能判断捅破窗纸是错误的、保护室内清洁是好的等道理。孩子不能按母亲的意图行事,在批评斥责孩子之前首先应该考虑一下孩子为什么要那样做。孩子捅破窗纸,是因为没给孩子适合的玩具,或是没能领孩子去户外活动来发散他的能量。为了制止孩子而斥责孩子,必须内容明确、语调严厉、表情严肃,这样做,才能在孩子的心目中留下母亲与往日不同、是可怕的这种不愉快感。

孩子在这个年龄段,惩罚是没有意义的。因为孩子还不能将自己的行为与惩罚联系在一起来记忆,孩子只能记得被母亲惩罚过。当然,想制止孩子拿打火机点火时,可以打孩子的手,这是因为孩子用打火机点火的行为与被母亲打了手的疼痛记忆几乎同时发生。

331.不要吓唬孩子

这个年龄的孩子最怕事,一旦被什么东西吓着了,好长时间也缓不过劲来儿。最常见的是把孩子1个人放在家里,母亲把他哄睡以后就出门买东西了,孩子醒来后发现母亲不在家,只有自己1个人,特别害怕,就大哭起来,可是谁也不会来。如果这种情况持续10～15分钟的话,孩子会被这种孤独的恐怖感吓着,从此再也不离开母亲半步,就是母亲上卫生间也要跟着去,站在卫生间门外哭。

在孩子午睡时,母亲要上哪儿去一定要慎重考虑。还有,晚上因为把孩子哄睡了就和父亲出去散步,孩子不知怎么突然醒来,看到父母都不在身边,知道自己被丢下了就使劲儿地哭。这样,孩子就害怕自己1个人独处,也就影响了孩子自立性的形成。

这个年龄的孩子有的还害怕洗澡,这肯定是什么原因吓着了孩子。记着香皂水进到眼睛里引起疼痛的孩子绝对不洗头,因为洗澡就要洗头,所以就不爱洗澡。还有,父亲不小心让孩子被洗澡盆中热水呛着了,孩子害怕此事不再愿意和父亲一起洗澡。想让洗澡时受过惊吓的孩子高高兴兴地去洗澡,可不是一件容易的事,必须想一些办法,如放一些能在浴盆中玩的玩具。因此,平素就应该充分注意预防这类事情的发生。

这个年龄的孩子有过被医生打针吓着的经历后,以后就是仅仅往医院方向走,孩子就会害怕得直哭,就是孩子真的得了病去了医院,也只是哭而不让医生诊查。有的医生对这个年龄的孩子毫不留情,孩子发热就打退热针,咳嗽就打止咳针;有的医生想避免误诊,只要孩子意识清醒,就用口服药物治疗。正因为孩子被打针吓着了才不能接受医生的诊查,正在哭的孩子就无法进行腹部检查。腹部检查很重要,因为肠套叠是会导致死亡的。所以当母亲的要选择好医生。

环　境

332. 给孩子创造一个游玩的场所

这个时期孩子生活的大部分内容是玩耍,孩子在快乐的玩耍中发现存在于自身的天分。做父母的必须要重视孩子的游戏,开始时可以随便给孩子点什么玩具让孩子玩,看他对哪种玩具表现出有兴趣,然后再开发他喜欢的游戏。

这个年龄的孩子,不管哪一个都喜欢能用全身力量玩的玩具,因为孩子想提高自己的运动能力。他们喜欢玩秋千、滑梯、推车、皮球等。

为了提高孩子的想象力,可以给孩子积木让他摆各种东西,也可以给他们纸和蜡笔、万能笔之类的,让孩子画自己喜欢的东西。

孩子们有了缝制的娃娃和动物、汽车、火车、喷气式飞机等,就开始用它们绘制自己想象中的世界。

让孩子看画册,母亲读书中的故事,可以增强孩子创造想象中的世界的能力。对 1 岁半之前的孩子,太复杂的故事还不适合。应该最多只有 3 个画面就行了,否则孩子会不明白。喜欢汽车的孩子,只对汽车的画册感兴趣;喜欢动物的孩子,除了动物画册就不看别的。这没有关系,人不必去背百科辞典。

喜欢音乐的孩子,家里人唱歌就记住了曲子,可以给这样的孩子放童

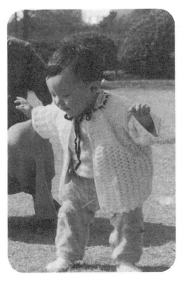

谣唱片、磁带等听。但不能整天开着电视、收音机,这会削减孩子对音乐的注意力。给那些喜欢叩击东西、弄点动静的孩子买来手鼓和木琴。但是最好的是母亲唱歌,孩子和母亲一起来玩。

给玩具、道具等孩子喜欢的东西,是因为想通过这些东西让孩子学会热衷和持续。过去人们都说给孩子玩具的种类少一些为好,其实不是数量多少的问题。即使种类多,只要孩子能热衷、持久地玩下去就行。

每个家庭都有庭院,在院子里为孩子铺一块沙地、吊个秋千,这在现在来说已经是不能奢望的事。那么这个年龄的孩子能进行的锻炼,就是去户外散步。锻炼身体对成年人来说不是玩,但对孩子来说每天的散步就是玩(见356.培育健壮的孩子)。散步的时候必须与孩子对话。

333.防止事故

孩子一旦会走了,就会哪儿都去,所以危险性突然增大了。从阳台上掉下来摔着或掉到浴盆中淹着往往都发生在这个年龄的孩子。因此,阳台上不要放东西,走廊里不要放洗衣机。孩子只要掉到水里,就是水深仅20厘米也会淹着。

浴盆上盖着的塑料盖子,遇热的水蒸气就会变软,孩子在浴室里玩时爬到盖子上边,而盖子禁不住孩子的体重,孩子掉进热水中烫伤的事故经常发生。所以,不要养成孩子在浴室里玩的习惯,烧好洗澡水以后应该关好浴室门,以免孩子进去。还有这样的例子,孩子在二层床上玩时把头伸进栏杆中窒息而死。二层床是为大一点的孩子准备的,因此栏杆的间隔不像婴儿床那么窄,孩子容易把头伸进去并卡住出不来。也有孩子掉到床与墙之间,头被夹住而死的例子。因此,有二层床的家庭要格外注意。

能注意不让孩子自己跑到户外玩,就可以大大减少交通事故及溺水的发生率。希望家长们要特别注意戒备由家通往户外的出口处。

家里做买卖,母亲要时常帮着店里忙活,这时孩子就得上幼儿园了。在农村,母亲不能领着孩子去地里干活。另外,让家里稍大点的小姐姐、小哥哥领着孩子出去玩也很危险。

吞食异物的事故也特别多,像退热药、安眠药等药物也不该放在孩子手能够得到的地方。整理衣柜的衣物要在孩子睡着以后进行,否则母亲这边整理衣物,孩子那边就可能吃下了卫生球。

这个年龄的孩子,常常会吃下花生米卡了嗓子,所以不要让孩子自己拿花生米吃。最近特别多发的是孩子喝下了液体洗涤剂。如果是喝了洗涤剂,最好是先给厂家打电话联系,厂家比医院遇到此类事情要多,因此,根据孩子的年龄及喝下洗涤剂的量,厂家会给我们是否需要去医院的提示。但因食品洗涤剂而死亡的例子到目前还没有。

334.兄弟姐妹

到了这个年龄,有些孩子就成了小哥哥、小姐姐。他们中有的孩子对小弟弟、小妹妹表示出极大的嫉妒心,因为母亲被下边的小宝宝夺走而迁怒于小宝宝的孩子不是没有的。当然,也有的孩子对这些无动于衷。

对这个年龄的孩子说:“你已经是哥哥(姐姐)了。”这样来说服他是行不通的,因为直到生下下一个婴儿,孩子并没从母亲那里自立起来。母亲必须等待,随着孩子的成长,他会逐渐懂得与家庭新成员——小弟弟(妹妹)共享快乐的。与其说对小宝宝产生嫉妒心,倒不如说是孩子对母亲生下小宝宝后对自己的态度感到不满。尽管自己刚刚1岁多,可下边的小宝宝一来,突然间母亲就要求我做那么多我还做不到的事情,这种把孩子当成大人对待而疏远的态度,孩子无法接受。

还不到1岁半的孩子不管下边是否有小弟弟、小妹妹出生,母亲都该还容许孩子趴在母亲膝间玩,而且半夜里被梦吓醒时也还应该把孩子抱在怀里安慰孩子。迄今为止,还在孩子睡觉前或夜里醒来时喂母乳的母亲,当知道自己又怀孕后,要停止给孩子继续喂母乳。这倒不是说像以前人们说的那样,一旦怀孕了母乳就有毒,对孩子不好,而是太拖延了断母乳的时间,孩子会对下边小宝宝吃母乳表示愤怒。

生了小宝宝后,母亲要给宝宝喂奶、换尿布,看到这些后上边的孩子说自己也想像宝宝那样,本来已经能用杯子喝奶了却又用起奶瓶来;本来已经撤掉尿布的孩子又要用上尿布。往往因为下边小宝宝的出生,上边的孩子紧张,小便的次数增加了。白天不用尿布还可以,但到了晚上就真的不用尿布不行了。1 岁半的孩子,一般母亲还都让他们用奶瓶喝奶,这其实对孩子的将来并没有任何害处。

如果还没进行预防接种,为了不让孩子被传染上百日咳,也防止传染给小弟弟(妹妹),一定要进行“百白破”三联针的预防注射。

335.麻疹疫苗

麻疹逐年减少了,像以前那样由麻疹转为肺炎的情况几乎没有了。但是约有千分之一的人患了麻疹后发生脑炎,或者免疫力低下而导致死亡。为了防止这种情况的发生,只有不让孩子患麻疹。

预防麻疹的最好方法是注射麻疹活疫苗。麻疹活疫苗是把麻疹病毒在某种条件下培养后削弱了毒性的制剂。注射了麻疹活性疫苗(不口服),大部分孩子在 10 天左右时出现 38～39℃的高热,约 1～2 天消退。有时在面部及身上星星点点地出一些小红疹子,这是因为接种麻疹疫苗也是一种人工轻度麻疹发病过程。活疫苗毒性小,因此这种人工的麻疹不传染别人,与真正的麻疹不同,它不引发脑炎。

接种活疫苗可在 1 岁零 3 个月后。以前,给 1 岁的孩子注射麻疹活疫苗,但经过一段时间观察,发现免疫中途消失了。这是因为 1 岁的孩子从母亲那里获得的免疫还没有完全消失,它妨碍了活性疫苗制造免疫功能的能力。在 1 岁零 3 个月以后注射麻疹活疫苗的孩子,会获得永久性免疫。所以,虽然法律上规定是出生后 12 个月就接种,但实际接种时错后几个月更好。以前发生过热性抽搐的孩子,最好也要接种该疫苗。因为注射后 5 ~ 10 天要发热,所以事前准备好抗抽搐的肛门用药,一旦发热能立即用上。夏季炎热就不要接种了,因为孩子会耐不住暑热及发热的。因为其他原因,孩子在未满 1 岁时就接种了麻疹活疫苗,要在满 1 岁零 3 个月时再接种 1 次。

对鸡蛋过敏的孩子(出现麻疹、呕吐、腹泻、腹痛等症状),麻疹疫苗的注射要小心(因为疫苗中含有微量鸡蛋)。为了慎重起见,在接种之前把疫苗稀释成 200 倍的稀释液,然后取 0.02 毫升注射于皮下,20 分钟后如果皮肤上起了 3 毫米以上的包,就不能接种该疫苗。

336.未进行预防接种时

法律上规定的预防接种,不管是哪一种都是有效的。所说的能使孩子终生都不能走路的 "流行性小儿麻痹",即急性脊髓灰质炎,已经销声匿迹了。但很早以前就已经消灭了小儿麻痹症的国家,现在却又出现了 "小儿麻痹" 的报道,这是因为用以制作小儿麻痹活性疫苗的病毒,在由人传染给人的传染过程中,其毒性增强了的缘故。

以为小儿麻痹症已经消失了,别人家的孩子也都在服用这种活性疫苗,所以自己家的孩子不用也不要紧吧?这种侥幸的想法千万要不得,那种变异了的小儿麻痹症也许还会流行起来,所以自己家的孩子也要服用。

也有的人想白喉也已经消失了,没必要再预防了。但是要知道,在小一点的孩子中,有时还发作喉炎(见 545. 喉炎)。如果孩子注射了白喉疫苗,马上就会明白这不是白喉。众所周知,白喉活性疫苗没有任何毒副作用,因此重症心脏病的孩子、易抽搐的孩子都能接种。

破伤风是由混在土中的细菌所引起(见 628. 破伤风),因此路面修整得较好的城镇很少发生。但是农村因有耕地,还有患破伤风的危险。汽车来往频繁,跑过农村的汽车轮子上沾上了细菌后又带到城里,这种情况也是有的。交通事故都有发生破伤风的危险。破伤风活疫苗也没有什么不良反应,因此即便晚了一些也要给孩子接种为好。

百日咳活疫苗是不良反应最多的一种疫苗,有一些孩子因自身的一些条件不能注射此疫苗,对这样的孩子,母亲的责任是别让孩子传染上百日咳。因百日咳而死亡的情况是在孩子生后两个月之内,现在是医学发达的年代,一旦住院治疗也就得救了。只是不足月的孩子,有的还救不过来,因此必须特别注意这样的孩子。传染百日咳的途径,是孩子吸入了混在百日咳病人痰或喷嚏中的百日咳鲍特菌,而且百日咳鲍特菌大量存在于发病 3 ~ 4 天还没发生有典型咳嗽的病人中(见 635.百日咳)。因此,母亲看到别人的孩子咳嗽时就要想到是百日咳,别人孩子咳嗽时要带孩子躲开 3 米以外。那些像满员的电车、客车,拥挤的商店,医生的候诊室等人多的公共场所,最好一开始就不带孩子去。

就是得了百日咳,只要能做到早治疗也是可以治愈的。邻居来家玩的孩子抱着婴儿哄了一会儿,而那个邻居的孩子过了二三天就得了百日咳,而且还"咳咳"地咳嗽,这时母亲一定要想到自己的孩子已被传染上了百日咳,应该马上给孩子服用红霉素。什么药也不给孩子服用的话,孩子就会又是喷嚏又是鼻涕的,然后发病。百日咳的潜伏期为 7 ~ 10 天,所以过了 7 ~ 10 天,孩子没有发病的话,就可以认为孩子没被传染上百日咳。

在以前,用 BCG 就能明确区分结核菌素阴性和阳性的那些年代,曾有不接种 BCG,而结核菌素阳性时服药预防结核发病的方法。但是近年来,结核菌素反应变得不灵敏了,虽然不是结核却出现阳性反应,而出现过 1 次阳性反应的人又出现阴性反应等诸如此类的情况增多起来。所以在确认还没有传染上结核的婴儿时期,就接种 BCG 较为安全。

337.春夏秋冬

在 4 月份长到 1 岁零 3 ~ 4 个月的孩子,可以开始排便的训练。排尿间隔在 1 小时以上的孩子,可能会做得很好。10 月 ~ 3 月份这个期间,因寒冷不能只让孩子穿短裤,因此训练难以成功。

　　会走路的孩子特别喜欢到户外去玩。樱花开放的时候就不要给孩子穿太厚的衣服了。要让孩子穿上轻便的服装,使用各种玩具、道具进行锻炼。最近,夏季里塑料游泳池很受欢迎,很多人在使用,但 1 岁半的孩子只能在水深 10 厘米以下的水池中玩,否则不安全。玩水也可以用大一点的盆,还可以带孩子到没被污染的海边去海水浴。饭量小的孩子,夏季几乎不吃饭,有的孩子每天只喝 600 毫升的牛奶。虽体重停止增长,但只要孩子精神好就不必担心,一旦凉爽起来就能吃饭了。不能把孩子不吃饭视为疾病,又打针又吃药的。

　　秋天突然天气凉起来,有的孩子精神好,不发热就是咳嗽,痰声"呼噜呼噜"地响,这也没有必要担心(见 370. "小儿哮喘")。

　　冬天里用煤气、电取暖炉时,要在周围加上护栏,因为有这样的事例:母亲烧完开水时,光着身子跑来跑去的孩子绊倒在煤气炉、取暖炉上,结果造成腹部大面积烫伤。孩子户外的活动增加以后,冬天里常发生冻伤。在这个年龄的孩子中,大部分不喜欢戴手套、穿袜子。但是不能因为害怕冻伤就不让孩子在户外锻炼,应该让孩子冬天里也出去玩,而回家后好好摩擦手脚。如果房间里装有安全的取暖设备,可以给孩子脱掉袜子,在房间里进行锻炼。但如果不做户外锻炼,从天气冷后,孩子就开始了夜里啼哭,夜里玩耍。已经治愈了的湿疹也在天气冷起来后复发,要给孩子剪短指甲不让他乱抓。在户外大气中锻炼对湿疹有益,但因紫外线而导致湿疹恶化的孩子则不应晒太阳。

　　疾病方面,不要忘记初夏有"口腔炎""手足口病"(见 250. 初夏发热的疾病),晚秋有"秋季腹泻"(见 280. 秋季腹泻)。

异常情况

338.不吃饭

有很多母亲到医生那儿说"我们家孩子不吃饭",医生反问道"你究竟想让孩子吃多少饭呢",母亲则回答说:育儿书中写着必须吃一碗半呢;或者说:对门家的孩子能吃两碗饭呢。母亲并没有做调查,了解自己家孩子吃多少才是适量的问题。其实孩子每天即便是吃半碗饭,而体重也能按5克的速度增长,那就是孩子的合适饭量(7月、8月里饭量小的孩子完全不吃饭,所以体重也减轻)。孩子从一开始就是小饭量,在喝牛奶的婴儿时期也总是喝不完1瓶奶,这样的孩子就是超过了1岁,饭量小也没有什么奇怪的。

孩子不喜欢吃饭的重要原因之一,是来自母亲的强制。孩子不吃完饭,母亲就不让孩子离开饭桌,这样一来二去孩子就痛恨起饭桌来了。孩子长得小,因此,就得让孩子多吃一些,这种思想是错误的。如果孩子真的长得小,那么不给孩子动物性蛋白质孩子是长不大的,孩子需要的是牛奶、鱼、肉,而不是饭。初夏时节,迄今为止能吃饭的孩子突然不能吃饭了,情绪也不好,可能是得了"口腔炎"(见250.初夏发热的疾病)。如果口有臭味、又流口水的话,就确定无疑了。这时就是给孩子喂饭的话,孩子也用舌头推出来,硬让他吃下去的话,反而会吐出来。也有嗓子过敏的婴儿(见299.咽喉过敏)。有的孩子虽然过了1周岁,但是只喝牛奶、粥和婴儿食品。即便如此,也没有必要担心,随着年龄的增长,渐渐地固体食物也能吃了。

给不吃饭的孩子注射所谓能促进食欲的药物,与其说没有意义倒不如说是有害的。

339.孩子不胖

大凡当母亲的都认为孩子越胖越结实,孩子两手上举时,若胁下肋骨露了出来,那母亲会非常自卑,她会认为自己家的孩子太瘦了。这是因为牛奶公司连续数十年举行对多喝牛奶孩子发放奖品的促销活动,"胖孩子好"这种思想广泛流行并且根深蒂固的缘故。

为了了解肥胖对人的运动能力妨碍有多大,最好看看拳击的次轻量级比赛,优秀的选手都是瘦的,肚子挺出来的选手,当肚子上挨了拳头立刻就忍不住,而且也没有耐力。

幼儿期是锻炼运动能力的时期,孩子有必要瘦一些。一年里体重只增加 2 千克,身高却要增高 9 厘米,这样的孩子怎么能胖得起来呢? 母亲认为孩子一点都没胖,是因为看到孩子不太爱吃饭,就简单地想孩子是因为不吃饭才胖不起来的。其实,孩子如果胖的话就不能充分锻炼了,因此不过分摄取糖类,是孩子自身生理调节。

最愚蠢的做法是,说孩子胖不起来,而连续给孩子注射"增胖针"。

340.不会说话

虽然过了周岁已经三四个月了,孩子还是连"嗯嗯""不不"也不会说。看到别人家同龄的孩子或更小一点的孩子都能说话了,而自己家的孩子还不会说,母亲就开始担心起来,首先就想到自己家的孩子会不会是智力发育迟缓呢? 可是,说话早的孩子不一定智商就高。

孩子耳朵听得见,与其他同龄孩子的动作也没什么两样的话,就没必要担心他智力问题。让孩子把报纸拿来,孩子会拿过来报纸,问孩子父亲在哪儿呢,孩子会用手指指向父亲。如果会做这些的话,孩子就是不会说话也是听到了,这就没问题,不必担心。有很多孩子直到 2 周岁几乎不会说话,多半是遗传造成的,可以问问孩子的祖父母、外祖父母。

智力发育迟缓的孩子,除了不能说话,还有明显的行动迟钝问题。如果孩子舌下系带一直连到舌尖,嘴张不开,简单的手术就可以治好。

不能说话的孩子,最重要的是他的耳朵是否能听到。当叫他的名字时,孩子能回过头来就没问题。至于说能听到鼓声和闹钟声,因为听不到声音也有时会感到振动,所以,这不太准确。

一生下来就得了败血症而注射了各种抗生素的孩子,如果到了 1 岁半左右,还不会说话,则必须带孩子去耳鼻喉科检查一下。万一有听力方面的障碍,要向聋哑学校的老师咨询一下,尽量早点开始语言的训练。

虽然不会说成句的话,但只要会说"不""哎哎""汪汪"中的任何一个,说明孩子是听着了,孩子肯定能说话的。打开画册问孩子"汪汪"是哪个? "笛笛"是哪个? 孩子会指着狗再指指汽车,这样的孩子听力没问题。还有家里人多,每个人都以自己不同的语言跟孩子说话,孩子就不易记住话。

如果母亲是个不爱说话的人,就是她给孩子做什么事情也不出声,这样孩子就没有了学习语言的机会。对孩子要总是找话跟他说,当然也因寡言少语的性格遗传使得孩子不爱说话。不但是不说话,甚至不与母亲的视线对视,这种孩子非常少,但应该怀疑他有孤独症倾向。

关于语言的教育参阅"295. 教婴儿说话"。

341. 还不会走路

邻居家的孩子刚过周岁就会走了,自己的孩子已经 14 个月了还不会走,当母亲的心里直嫉妒,可是即便是 18 个月还不会走路的孩子,在其以后成长的过程中完全正常,这样的例子很多。

周岁的孩子,如果还不会坐着,那就另当别论,但发育正常,抓住点什么东西就可以走,就算是走起来较笨拙,只要能走,以后肯定会走得很像样的。冬天里穿好几层衣服,又垫着尿布的孩子,不能充分地进行走路的练习,要把房间搞得暖和一些将尿布撤掉,袜子脱掉,给孩子以练习走路创造条件。

刚生下来时体重在 2 千克以下的孩子,走路晚一些是理所当然的。

相反,太胖的孩子也往往走路较晚。因发生髋关节脱臼或因佝偻病(维生素 D 不足)等而不能走路的孩子,现在已经见不到了。

342.孩子的熬夜

幼儿一到晚上 8 点就应该睡觉的这种想法已经行不通了。享受晚上的悠闲已成为一般市民的生活方式,因此,已成为家庭中的一员的孩子,参加晚上家里人的欢乐团聚也是理所当然的。

如果白天不午睡,晚上可以 8 点就睡,但午睡的话,孩子可以玩到 9 点半,晚睡一会儿,可以和父亲一起玩,父子俩都高兴的话,那么让孩子 9 点半睡觉早晨 7 点钟起床,这种生活方式,其实是明智的。那种不想让孩子午睡,孩子还没醒就硬叫起孩子,或即使孩子不高兴也逼着他吃完晚饭就睡觉,8 点就睡,早晨 6 点就起床的这种做法,虽然符合了早睡早起,但对母子俩而言都没有什么好处。

晚上 8 点睡着了的孩子,到了深夜一两点钟睡醒就起来玩上了,这种情况在这个年龄段的孩子非常多见。对这件事第一次的处理很关键,哪怕只有一次,如果母亲半夜里起来陪孩子玩,孩子就会养成坏习惯。深夜起来玩上一两个小时的孩子,大都是白天在户外锻炼不足。在户外的锻炼充分,孩子感到疲劳,晚上睡觉就香。半夜起来玩,而上午 11 点才起床的孩子,应该渐渐地把时间提前来叫醒孩子,同时尽量带孩子到户外去玩。对深夜醒来哭闹的孩子也不要理睬他。在父母娇惯孩子的家庭,深夜起来玩的孩子较多。

343.突然出现高热时

可以说孩子所有的发热几乎都是传染性疾病,是从身边的人身上传染上病原体。所以,一旦孩子发热,首先要考虑是否是身边的某某得了病。母亲在二三天前感冒了,头痛鼻塞,所以孩子的发热可能是从母亲那里传染上的。兄弟姐妹中有谁十三四天前患了麻疹或是水痘,那么孩子的发热,就可以怀疑是兄弟姐妹传染的。

弄不清楚由谁传染的,而孩子又发热的话,一般都是病毒引起的疾病,带孩子去看医生则说是"感冒""着凉""扁桃体炎""流感""咽炎""咽喉炎"等这一类病。过去有肺炎、猩红热、丹毒等细菌引起的疾病,但这个年代已经消失了。

问题是深夜里发现孩子发热,特别是寒冷的夜晚怎么办? 现在晚上看病的医生很少,就是带孩子去看病也都是急救医院或急诊室,深夜里急诊室工作繁忙,不要指望有业务熟练的小儿科医生在那里等待着自己的孩子,大都是些年轻的进修医生,他们不可能像小儿科医生那样熟悉儿科业务,而是发热就给开退热药,为了预防肺炎就注射抗生素。据统计,深夜的发热,几乎全部都是由病毒引起的感冒,因此可以说几乎全部都是不必要的治疗。是等到次日早晨再去经常去的医院好,还是马上去急救中心好,要由母亲自己判定。孩子平时就是这种精神状态的话,即便是发热也不要紧。当然这让当父亲的判断是难为他了,而母亲应该不成问题。家长应该记住,如果孩子以前因感冒发热时的情况与这次的情况是相同的话,那就再好不过了,若是呼吸从来没有过这样急促,每次吸气胸部肋间肌塌陷的话,就有患肺炎的可能。

深夜里,孩子一旦发热该怎么办好呢? 对此应该向经常去看病的医生咨询,或是事先(虽然孩子还没曾深夜发热)就了解好一些有关孩子夜里发热的问题。恐怕有的医生会说"不管多么晚也要带孩子来医院",而有的医生会说"先打电话联系一下再做决定"。另外,还有的医生会说"先吃了这个药,等到早晨再领孩子来医院"。所谓的感冒药物,就是写着小儿用也最好不要服用。

一发热时就有抽搐毛病的孩子,母亲要事先从医生那里开来退热药及安神的药物以备用。发热时的处置,应该是将孩子的头放在冰枕上冷却,身体要保持温暖,尽量给足水分(茶水、饮料、果汁),就是麻疹,在最开始发热时也可以用冷却法。

也有的孩子 39～40℃的高热每月必发 1 次,不流鼻涕也不咳嗽。发热时孩子情况不好,但并不是特别萎靡不振,一旦烧退了,还照样恢复精神和以前一样玩。这种孩子是因为对病毒的免疫抗体形成较慢,到了 3 岁左右就不再发热了。只要抗体形成了,以后的成长中就没有异常了。

生后还不曾发过烧的孩子,有时到了 1 岁半会突然发生幼儿急疹。初夏里往往"口腔炎""手足口病"(见 250. 初夏发热的疾病)也多发。如果孩子能很好地配合医生张嘴检查,可以看到孩子嗓子深部有水疱。

344.持续高热

在这个年龄的孩子中,可以说根本没有像风湿热、肠伤寒这样的疾病,因此,高热也不可能持续不退。孩子发热 3 天,母亲就惊慌失措,其实没有必要。如果是还没得过突发性发疹的孩子,高热可持续 3 天,但第 4 天起就热退疹消,病也就痊愈了。

最多见的是因"扁桃体炎"而持续高热的情况,特别是称为"腺窝性扁桃体炎"的,在凸凹不平的扁桃体的凹型腺窝处,可见到如山谷间残雪一样的白点时,高热特别不容易消退。正确的方法是,取来喉部细菌进行培养确定菌属,大多数医生都会给孩子用上抗生素,而即便这样,高热还要持续 4～5 天。在查到有溶血性链球菌时,即使热退了,医生也要给孩子继续用一段时间抗生素,目的在于预防肾炎。

流行性感冒(流感),根据流行时病毒的类型,孩子有时会持续 39℃高热 3 天左右,但如果知道恰好是流行期间,因为出现的症状大体相同,一般医生都能估计得差不多。

麻疹在疹子出来之前的 3～4 天里孩子往往持续发热,但是只限于附近流行麻疹时可以这样考虑。麻疹除了发热,又咳嗽又打喷嚏的,因此很容易明确诊断。

使用抗生素 5 天了,如果热还是不退的话,医生就会劝孩子住院治疗,这是因为医生怀疑是川崎病,这种疾病的病因还不清楚(见 546. 川崎病)。总之孩子出现高热时,首先要脱光他的衣服,仔细检查全身有什么异常,这种检查在寒冷季节常常被忘记。暑热症一般也是孩子过了周岁就几乎见不到了（见 177. 暑热症）。

345. 孩子的呕吐

孩子呕吐不完全都是病,把吃多了的东西吐出来是一种自卫。孩子是否是吃多了,当母亲的最清楚不过了。因为有特别喜欢吃的东西,孩子就会不知不觉地吃多而过后吐出来。这种过食导致的呕吐特点是不发热,吐完以后情绪会更好。当然有的孩子天生就容易呕吐,有的孩子则不然。

晚上睡觉前,孩子把晚饭时吃的饭吐出来这种情况较多,是因为咳嗽之故,大体上这样的孩子平时就有积痰在胸中,总能听到"呼噜"声,而看医生后则被称为"喘息性支气管炎",咳嗽多在清晨及晚上发生,晚饭后因为胃中有食物,故而随着咳嗽,食物也吐了出来。这时,孩子既不发热,吐后精神头也不减就睡着了。夜里孩子胸中还有"呼噜呼噜"痰鸣声,母亲就会想"还是老毛病",也就不太担心了。以前与咳嗽同时呕吐的疾病还有百日咳,但预防接种以后几乎见不到了。

其次,常发生的呕吐是突然发热伴呕吐,摸一下孩子的额头,如果发热就可以判断出来。如果是高热的疾病,常常伴有呕吐,这时孩子发热,好像特别疲劳。在伴随高热的同时,要按"343. 突然出现高热时"中所写的那样处置,给孩子冷却头部、保暖身体。夜里反复呕吐时,就要叫起孩子让他吐,吐完之后马上给孩子喝水,有时孩子会连水也吐出来,因此希望在吐后一两个小时孩子还醒着时,可逐渐少量多次地喂给孩子凉茶水、果汁或带小块冰碴的水,如果不吐了,就可以给孩子水喝。

冬天,孩子关在不透风的房间里,突然发生呕吐时,要怀疑是不是取暖炉的燃烧不完全,一氧化碳中毒了,应该立刻领孩子到户外呼吸新鲜空气。若是一氧化碳中毒则不发热。

孩子到了 1 岁半左右,由自体中毒（见 369. 自体中毒症）所致的呕吐也偶有发生。孩子头 1 天里出门或到堂兄家串门痛快地玩了 1 天特别疲劳,次日清晨一点不发热就发生呕吐,又是打呵欠,又是没精神,这时多半是自体中毒了。最重要的处置是让孩子安安静静地睡觉。

即使是这个年龄段，也不是没有肠套叠（见181.肠套叠）。但是肠套叠一般不仅仅是呕吐，还伴有剧烈的腹痛，因此当母亲的会马上明白这不是一般的疾病。

346.腹泻

母亲必须有思想准备，这个年龄段的孩子到了11月份，有可能要发生"秋季腹泻"。这是一种多发病，发病率大约为33%，母亲应该了解此病的症状、处置方法等（见280.秋季腹泻）。

与周岁前的孩子相比，过了周岁的孩子腹泻反而持续的时间长。虽然恶心，也要一点点地给孩子水喝，就是腹泻只要孩子想吃就给他吃东西，这是加快病愈的窍门。给孩子禁食时间太长，大便不易成形，并且对其他一些疾病的抵抗力也会减弱。

夏季里的腹泻，孩子和大家一起吃了在家里做的饭菜却只有孩子腹泻时，就没有什么大不了的问题。所有家人都腹泻，或是去商店吃了冰激凌后腹泻时，要考虑是细菌感染性腹泻，要马上与医生联络。伴随腹泻有发热时，作为应急措施，应按每6小时1次，每次100～150毫升的服法，给孩子服用红霉素，必须充分补充水分。在与医生联络之前，最好不要给孩子吃东西。

虽然腹泻，孩子还能精神头十足地玩，也不发热时，可以把饭换成粥给孩子吃，但如果发热又没精神，就不要用家庭疗法。

347.咳嗽

如果是家里人得了感冒传染了孩子，孩子鼻子不通气、打喷嚏、咳嗽，其原因显而易见是感冒时，母亲对孩子的咳嗽并不太担心。可是喷嚏、鼻涕都好了仍然还咳嗽，并持续半个月之久的话，母亲就会担心是不是有咳嗽以外的疾病或肺结核等，这时如果孩子已经接种了BCG就不必担心，而如果还没接种过 BCG,可做一下结核菌素试验,阴性就不是结核。

如果是以前一直被视为"小儿哮喘""喘息性支气管炎"的孩子,只要没有发热,精神头也不错,就没必要担心,会自然治愈的。认为是感冒初起的咳嗽,渐渐严重起来,孩子晚上咳得憋红了脸,咳嗽后把吃过的晚饭都吐出来,这时要考虑是百日咳。如果与平时易积痰的咳嗽不容易区别时,可以进行血液检查来鉴别。

在喉头处(嗓子深部)有炎症的话,就会在喉的深处发出像犬吠样的"空、空"咳嗽声。以前,只要一出现这种咳嗽就考虑是白喉,但现在由于给孩子接种的原因,已经见不到了,倒是普通感冒引起的情况较多。如果是没有接种白喉疫苗的孩子,一旦出现这种咳嗽,要马上看医生。白喉有时并不伴有发热(见 571. 白喉)。

孩子咳嗽发出"空、空"声,嗓子也沙哑时,如果是突然发生的,可能是什么异物卡在嗓子里了,需要去耳鼻喉科检查。

孩子突然高热,呼吸气促,喘气时有呻吟声,张口抬肩、鼻翼扇动,咳嗽声小而急促,每次咳嗽就像是身上哪儿痛一样,表情非常痛苦,这时要考虑是急性肺炎。孩子浑身发软,没有食欲,没有一点笑容,因此,谁看到后都会明白是重病,必须尽早去医院。万幸的是,近年来急性肺炎已经几乎看不到了(见 622. 肺炎)。

是否容易咳嗽,往往由孩子的体质而定。有的孩子仅仅有点嗓子红就要咳嗽上一两周,这样的孩子药物不再有效,而只要孩子精神和平常一样,就不必担心。

348. 抽搐(热性惊厥)

高热(39℃～40℃)同时并发抽搐,在这个年龄段非常多见。第 1 次看到孩子抽搐的母亲,喊孩子名字,孩子也不答应,两眼上翻,全身哆哆嗦嗦地颤动,母亲吓得以为孩子马上就要死了。可是,抽搐不会苏醒不过来就那么死去的。痉挛若只发生在一侧胳膊或腿的话,不是"热性惊厥"而可疑为癫痫。

　　孩子有感冒症状，知道是病了，这种抽搐不必那么惊慌。而迄今为止情绪特别好的孩子，突然发生抽搐，孩子母亲简直就急得不知所措了，一会儿打电话给医生，一会儿又打电话给孩子的父亲。

　　不发热而抽搐，可以考虑是癫痫（见 601. 癫痫）。而发热同时伴有抽搐，仅仅是发热疾病的伴奏曲。对于突然发生抽搐的孩子，一定要先测一下体温。

　　至于说抽搐的处置，不必考虑得那么复杂，应该冷却头部，手脚要注意保温，这样经过几分钟，孩子肯定能够苏醒过来。孩子第 1 次抽搐，母亲就赶紧抱着去附近的医院，给孩子注射治疗，结果孩子苏醒过来了，可母亲却不知道抽搐即使是不注射也能好的道理。以后孩子一抽搐就抱着孩子狂奔去医院求治。实际上抽搐会自然好过来的。

　　如果是热性惊厥，就是抽搐被控制住了，孩子还是继续发热，因此作为退热的处置，只要孩子不反对，就要给孩子枕冰枕。

　　易发抽搐的孩子，一旦发热到 40℃左右，肯定就发生抽搐。多次发生过抽搐的孩子，母亲要事先从医生那儿买来含退热药成分的肛门用药，只要发热超过了 38℃，就给孩子用上，这也不失为一种好方法。

　　容易抽搐的孩子并不全都是癫痫。但是，有一部分孩子做了脑电图检查后，却可见癫痫波型。如果孩子多次发生抽搐，意识丧失又超过 15 分钟以上时，最好要过 10 天以后再查一下脑电波情况。

　　所谓的热性抽搐，是对热的一种反应，因此，并不是一种病因固定的疾病，可见于麻疹、感冒、幼儿急疹等，总之，只要是出现高热就会引起抽搐。最多见的是由感冒病毒引起的高热抽搐。

　　常发生抽搐的孩子，长大后就智力低下这种事是不存在的。由发热引起的抽搐一旦过了 5 岁，发病率就会大大下降，上了学以后的孩子，一般就不发作了。

　　因为孩子夜里发热引发抽搐而请了医生看病，医生往往给孩子开一些含有抗痉挛药物成分的肛门用药，并指示母亲孩子一旦发热就用上。

　　热性抽搐的预防。曾经虽然脑电波没有异常，也连续 2 ~ 3 年给孩子

服药,因为有不良反应,现在已经不用这样了。请孩子母亲能再读一下
"248.抽搐"一节。

349.屏气哭死过去(愤怒性痉厥)

常有母亲因突然有事不得不离开,而孩子不愿意,就大声哭泣,于是
突然憋气,口唇发紫,数秒钟紧握拳头、两目上翻。孩子手中拿着打火
机母亲想把它拿过来,孩子拼命握着不撒手,放声大哭,"哇"的一声后
就不再出声而抽搐起来,这叫屏气发作。医生看了以后会说是"愤怒性
痉厥"。

这种抽搐,早一点的孩子周岁生日前后就表现出来了,通常在能开始
走路的孩子中发作,一直持续到孩子三四岁时为止也不稀奇。母亲担心
是否癫痫,但是,这并不伴有癫痫及智力低下,孩子超过 5 岁后就不再
发生了。抽搐多发生在与祖父母、叔婶同居的家里,这是因为大人们总是
过于溺爱孩子。有的孩子,甚至把这种抽搐的发作当成"武器"。

抽搐只要是在孩子生气、喊叫之后,就不必担心。孩子一发抽搐,家
里人就又是这、又是那的,提心吊胆地什么都听孩子的,孩子就越发任性
了,这时应召开家庭会议做出决定,决定无视孩子的发作,在母亲和孩子
发生争吵的时候,奶奶不要帮孩子的腔,尽量带孩子到户外去消耗体力。

本病与癫痫的区别,是在抽搐前就有憋气发生,脑电波没有异常。在
幼儿园里多次屏气发作的孩子,长大后,与普通人一样结婚生子。

突然大哭好像很痛的样子　参阅"180.婴儿突然哭叫时""181.肠
套叠"。

从高处坠落　参阅"265.婴儿的坠落"。

烫伤　参阅"266.婴儿的烫伤"。

吞食了异物　参阅"284.吞食了异物时"。

集体保育

350.创建快乐集体所必备的条件

集体保育的目的,不是让暂时寄放到这儿的孩子不受伤而已,而是进行家庭难以实现的教育。受教育者没有积极性,就实现不了教育的目的。人的积极性往往是在他获得快乐时产生。集体保育的目的正是让孩子得到家庭享受不到的集体的快乐。因此,集体保育时刻不可忘记的宗旨是创建快乐团体。创建快乐集体应该具备以下几个条件。

首先,孩子要心情愉快,总哭的孩子是不能成为快乐集体一员的。所以首先要消除造成孩子不愉快的原因。保育园不应存在导致孩子生理不快的环境,不应存在使孩子心理压抑的人际关系。孩子心情愉快是集体保育的前提,也是集体保育的目标所在。

其次,要想创建快乐集体,孩子们应该在某种程度上自立。那些日常生活完全依赖保育员的5~6个月婴儿不可能形成快乐集体。孩子在某种程度上自立,首先要养成生活必备的一些基本习惯,其次还需具备一定的运动能力,参加集体活动的灵活机动性是必要的,再次就是应具有把自己的意愿在某种程度上传递给他人的语言表达能力。并非上述这些自立能力全都齐备了才能创建一个快乐集体,只要具有某种程度的自主性,就能够形成与之相应的快乐集体。集体生活的快乐体验,反过来又能培养孩子的自立能力。这样,集体就变得更为快乐。

创建快乐集体的第3个条件是孩子积极参与。当人处于创造的欢喜之中时,他就越发地生机勃勃、积极向上。要发挥孩子的创造性,就得充分挖掘每个孩子潜在的天分。给予那些爱唱歌的孩子、喜欢绘画的孩子、喜欢倾听故事的孩子、爱好手工的孩子、喜欢跑跳活动的孩子以机会,做自己喜欢做的事,从而享受和体验那种独有的快乐。

创建快乐集体的第4个条件是在孩子与教师之间,孩子与孩子之间,建立良好的纽带联系。这无疑要求具备交流的能力,但把交流单纯归结为对话,就太局限了。可以说,具备人格的魅力才能够团结周围的人,所以良好的沟通与其说是语言的关系不如说是友爱的结果。

创建快乐集体的第5个条件是教师善于发挥孩子们的创造性,与孩子建立友好的关系,创造孩子们的美好快乐生活。孩子们的创造性绝不是千篇一律的,要想充分发挥其各自的创造性,就要分成几个小集体。在小集体中形成的团结合作意识再不断积累,就建立了"园"这个大集体。

千万不要建那种无视孩子创造性的团体。快乐的集体必须由孩子的创造性来支撑。教师必须是民主主义者,不是说仅仅让孩子们多数表决,而是说教师必须是每个孩子各种各样创造的拥护者。

仅凭教师的权威性和孩子们的信赖感来工作就会建成1个无视孩子创造性的集体。民主主义口号下的独裁就是如此。那么有时教师为了保持自己的创造性和自由,只好采取与上级领导不同的教育方法。否则就无法建立那种靠孩子创造性支撑的快乐集体。

351.让孩子心情愉快

为使园内的孩子自始至终保持心情愉快,保育员必须不断留心观察。身体不舒服,孩子情绪就不好。早晨,接管孩子时,要仔细观察孩子的神色,确认他是否正常。平时越接近孩子,就越清楚孩子的神色形态。因此,清晨进行"望诊"的人,不应是钟点工,而应是熟悉孩子平时情况的保育员(见322.早晨的望诊)。

因为有时需要倒班,所以保育员不但要记住自己负责的孩子的情况,也要和别的保育员负责的孩子建立良好的关系,了解他们的情况。

孩子气色和情绪不佳,有时是由于过度疲劳。令人遗憾的是,现在有的保育园,无论保育员多么努力,环境总是会把孩子弄得很疲劳。保育室过于狭小;1名保育员负责的孩子太多;1岁半孩子,有的还需小睡两次,可由于周围太吵只能午睡1次。可见,除保育室之外,无论如何还需要1个午睡室。

在妇女参加工作被认为理所当然的国家,母亲上班前一般不让孩子匆忙地吃饭,而是在保育园吃早餐。早上 7 点钟入园 ;8 点至 8 点半吃早餐 ;8 点半至 9 点半娱乐 ;9 点半至 12 点左右午睡。在 1 岁至 1 岁半的孩子午睡时,1 岁半以上的孩子就被带到园外散步。午后,所有孩子都午睡,睡后洗澡。日本也是根据季节不同而不同,一般说午后洗澡能睡得更香。但是,有浴室(要有很宽敞的更衣室)的保育园极少。

保育园内的庭院也小。1 岁半左右的孩子喜欢自己走路。把这个年龄的孩子带到园外散步,这在城市的保育园,几乎是不可能做到的。即使是周围安全的农村保育园,由于保育员人手不够,出去散步也不能实现。终日被关在保育园内,孩子的心情怎么可能舒畅呢? 保育园应该进行大小便训练,但在便盆少的情况下,训练就会推迟。如果孩子身上的尿布经常是湿的,他自然会不舒服。好吃的零食会让孩子高兴,如果让孩子吃粗劣的食物,他就会不愉快。

如此看来,现在的保育园环境,很多都不具备创建快乐集体的基本条件,也就是说在保育方面存在着缺陷。那么,是否可以说在如此恶劣条件的日本保育园,所有的孩子心情都不快乐呢? 事实上答案是否定的。和那些没有小朋友、被关在家中狭小房间内的孩子相比,保育园的孩子还是快乐的。这是因为保育员们付出了超人的努力,达到和孩子们真正的沟通,并使孩子之间也成为快乐的伙伴。能够做到这一点,多数也得到了母亲们的理解、支持和承认。以 "人和" 的优势弥补 "地不利" 的劣势,就是日本保育园的现状。

352.让孩子自立

自立的第一步是自己独自行走。一般来说 6 个月后入园的孩子,满周岁就能行走,但在中途入园的孩子也有不会走的,可以拿他喜欢的玩具给他看,说 "嗨,来取吧" 进行步行训练。

能够安全地在园外散步的保育园,在孩子近 1 岁半时,应尽量带他出去(可把玩具、尿布、水桶放在婴儿车里带去)。

为让孩子自立,应让他们尽快掌握基本生活习惯。看到 1 岁以上的孩子有自己动手的欲望,就让他自己拿勺吃饭,洒了也没关系(明知是左撇子,也不要给他纠正到右手)。杯子也逐渐让他自己拿。保育员即使不帮忙,孩子模仿着同伴也能把饭勺、杯子拿起来。吃饭时不要沉默不语,应该同孩子说话。

孩子一旦能拿起勺子,吃饭前就要给他洗手。洗手能否顺利地进行,与水龙头的高低,以及寒冷季节是否有热水有关。

要想让孩子有自己主动进食的欲望,配的饭菜必须好吃。如果硬让他吃难吃的、讨厌的食物,他就不喜欢留在饭桌旁边。

天气热时,1 岁零 2 ~ 3 个月的孩子,大小便时间如果有规律的话,到时间就可让他坐便盆。但对非常讨厌定点排便的孩子也别太勉强,过一段时间再开始训练。如果定时排便训练进行得比较顺利,就干脆把尿布撤掉。天气转凉后,排尿间隔时间缩短,多数孩子讨厌坐便盆也不必硬让他们坐盆。关于排便训练,详见"327. 排便训练"。

孩子 1 岁半左右时,按照苏联模式,到了排便时间就让所有的孩子都坐便盆,其实这是很困难的。只有当孩子自己能确定无误地说出要"尿尿"之后,才能做到这点,排便的训练只能因人而异。

孩子自己穿脱衣服,可以逐步开始训练。当撤下尿布只穿短裤的孩子能说"嘘——",并且自己把手放在短裤前面时,就可因势利导地鼓励他说"来,脱下短裤",让他逐渐学会自己脱衣服。

孩子要想自立,就得能够表达自己的意愿。为让孩子能够说话,就要利用各种机会同他讲话。关于语言训练,详见"354. 建立友好的人际关系"。

能够自立的孩子,最初可能不太清楚,但逐渐会产生大家平等的意识。在家里自立,因为受到母亲表扬而高兴;在园内自立,也会有"自己已经长大了"这种发自内心的喜悦。平等的意识不是由外部灌输的,而是由自己独立获得的。

让孩子掌握基本生活习惯时,切忌急于求成强制他们做到,这一点非常重要。强制他们去做,会使孩子丧失主动性,并容易产生抵制心理。

353.发挥孩子们的创造性

为了让孩子体验创造的喜悦,就得给他们提供创造用的"工具"和场所,必须供给与之作为创造性原动力的身体活动相应的"工具"。孩子敲鼓弹琴,就能创造出音乐节律;推着小汽车走,就能体验在他想象世界中奔驰的快乐。如果没有这些"工具",就很难发挥他的创造性。

玩具对那些懒惰的教师而言,是用来哄骗孩子的。但对孩子来说,则是创造的土壤。玩具的数量种类一定要多,没有足够的玩具就无法保育这个年龄段的孩子,因为孩子的天分可以从他选择的玩具中体现出来。作为保育员要注意观察每个孩子的个性爱好,从而决定把哪种玩具发给哪个孩子。

保育室必备的玩具一般要有"搬运玩具"(手推车、汽车、电车)、"发声玩具"(喇叭、小鼓、木琴、一捏就出声的橡皮娃娃)、可以抱着玩的玩具(布娃娃、绒毛动物),等等。会走的孩子,能在庭院玩沙子了,就需备有小铁铲、小桶、筛子、小沙堆。夏天孩子能在塑料游泳池玩水了,就需准备喷壶、小木船、金鱼等玩具。另外,积木、画册、蜡笔、油性粗笔也是不可缺少的。

这个年龄的孩子一般还是以各玩各的玩具为主,他们还不能围绕一个总目标进行合作游戏。但有小伙伴在身边玩耍,也能激发他的创造性,与独自一人相比玩得更加兴高采烈。

混合保育的时候,必须备有足够数量的玩具,这样小孩子、大孩子都能得到各自喜爱的玩具。还有,为了让孩子安全地娱乐,保育室一定要宽敞。没有玩具,保育室又很狭小,对孩子来说简直就像强制收容所。

354.建立友好的人际关系

为了创建快乐的集体,必须让每个孩子都具备团结他人的凝聚力。这种凝聚力的媒介便是语言和友情。理解语言,会说话固然很重要,但更重要的是在对方的表情和动作中感受友爱,同时把自己的友情传递给对方。不能培养那种能说会道、却缺乏真情交流的浅薄者。

培养友爱情感和发展语言能力,必须面对面地进行。为此,1岁到1岁半左右的孩子,每4人,至多6人,就得配置1名保育员,组成1个小组。如果不是一对一地近距离沟通的话,孩子刚开始说话时,保育员就不能做到真正耐心地去倾听。孩子也不能充分感受保育员面部的表情和身体动作。如果不能分成小组,保育员就不能经常牵着孩子的手或者抱着他,让他体会到友爱和关怀。

在大房间内,如果保育员经常面对众多孩子讲话,孩子就很难掌握一对一言语交往技能,而且在掌握面向大家讲话的技术之前没有机会将自己的想法传递给保育员。

语言的目的在于人际沟通,所以保育员在和孩子接触时(喂饭、洗澡、排便、娱乐),要经常同他讲话。

语言还可以表现为一种喊叫的形式。孩子在被感动时,可以把那种感动变成语言。因此,要创造激动的场面。例如,孩子正在猜想保育员从大口袋里会掏出什么呢? 在期待之中,突然看见拿出来的是大象(玩具),他们便高兴地发出声来,这时,保育员就可以及时地教"大象"这个单词。

再如到保育园外郊游时,第1次看到拖着白色的、长长尾巴的喷气式飞机时,保育员指着说"那是喷气式飞机",孩子们马上重复呼喊"喷气式飞机""喷气式飞机",就会很长时间都不忘记这个单词。

教授语言也应该寓教于乐,孩子心情愉快就会很好地记住语言,更深深感受到学习是件愉快的事情。也可以让孩子看着画书,教他语言。但千万不要像私塾准备考试那样教孩子。一定要营造一个让孩子快乐的气氛,教他们学会讲话。

可以制订语言教学计划。然而,为了适应教学计划,来设定令孩子激动的场面是极为困难的。反之如果尊重孩子们主动性,营造这种让人激动的场面并不困难。语言可以在这种激动的氛围中学习。那种既没有让孩子高兴、感动的魅力,也没有创造力的教师,以为在孩子们面前朗读教学内容就已经教给他们东西了,显然是不称职的。

　　良好的人际关系,不仅保育员和孩子之间需要,孩子们之间(同伴之间)更为需要。每天,在同一房间,面对面地共同生活,大人们弄不明白的事,还不会说话的孩子们却能够相互理解。在这种默契的基础上,孩子们逐渐建立语言的联系。到了1岁半左右孩子就会叫出好朋友的名字。

　　为使孩子们之间能够进行语言交流,保育员一定要给他们创造愉快的会话场所。在玩具很少、又很宽大的保育室里,1岁半的小孩子们,混在大孩子中间,就像是迷了路的羊羔,转来转去的,根本就无法对话。

　　对于不能很好理解语言、智力发育缓慢的婴儿,保育员应该拉着他的手,或者抱着他教他讲话。

355.创建快乐集体

　　我们希望营造1个快乐集体,快乐集体是指每个孩子都能发挥自己的天分、大家都能身心快乐地茁壮成长的集体。

　　孩子们的社会性是潜在的,随着孩子的成长而逐渐显露出来,快乐集体并不是自然而然地就建立了。它需要保育员的帮助。孩子越小,快乐集体就越要尊重孩子们的自发性,这就对保育员的创意提出了更高要求。随着孩子进一步成长,他逐渐意识到自己的立场,相互协议也由此产生。孩子们自己形成的规则又可促进快乐集体的发展。

　　把孩子们的集体当作民主主义社会的缩影,让现实的孩子们适应这种理想模式是不恰当的。因而我们的所作所为不过在孩子心中播撒将来建立民主主义社会的种子而已。

　　即使是小孩子们的集体,也要规定纪律。这个纪律不是孩子们自己协商而来的,而是保育园对孩子的要求。孩子们要想适应集体生活,就得遵守纪律。这种想法源于那种离开了集体便感觉不安,希望靠近集体的依赖关系。

　　1岁半的孩子,模仿其他孩子,和大家一起坐下,这并不是孩子有了自立意识,而是他想接近集体。虽然这是从依赖感派生出来的"统一行动",但孩子们同时也产生一种"自己已经长大了"这样的自立意识。所以说依赖也可以培养自立。孩子们最初的自立行为往往是对保育员"造反"。当从前一直"统一行动"的孩子发生"造反"行为时,保育员就要考虑,是否给了那孩子适当的表现机会来表现自立。

1岁至1岁半孩子的创造性表现为玩汽车、推车子、和着音乐节律拍手、排列玩具,等等。因为这些活动持续性很短,相互又没连带关系,所以很难作为娱乐集体的统一活动来组织。

1岁至1岁半的孩子,组成5~6人的小组,在1名保育员指导下,持续娱乐,就能培养孩子们的伙伴意识。但是,1岁到3岁的孩子20人由1名保育员混合保育时,只能随时组成1岁至1岁半孩子的娱乐小组。小组能多大程度地容忍小孩子,要看大孩子的保育经历。以前有过混合保育经历的大孩子,就会照顾小孩子,并让他加入到自身的活动当中。

1岁至1岁半的孩子虽然还没有把自己当作集体的一员,但集体保育效果确实存在。

依赖集体进行的集体行动虽然不是自立,但孩子如果因此产生积极性,自发地进行集体活动来使自己愉快的话,从中也能培养自立。当然,必须在孩子心情愉快的前提下开展和进行集体活动。

356.培育健壮的孩子

日本集体保育,最欠缺的方面是孩子的锻炼。这是因为它还遗留着母亲上班期间把孩子暂时寄放在这里的具有"保管"意义的保育园的传统。进行在家里做不到的身体锻炼应该是保育园一项很重要的工作。只有做到这样才可以说与在家里抚养的孩子相比,保育园内的孩子更结实。然而由于种种原因使得保育园并没有把培养健壮结实的孩子纳入到保育内容中来。除了保育园的庭院狭小、园外车水马龙不能散步、园内经济拮据不能备有很多玩具外,也有保育员方面的问题,1个人负责那么多孩子,没有精力再进行身体锻炼了。男保育员负责的小组,如果孩子活泼健壮,那是因为实施了女保育员没能进行的锻炼。

现在的保育园,多数是年龄不同的孩子混合保育。所以不能把分别适合于各个发育阶段幼儿的锻炼项目,让整个集体统一进行。而如果根据年龄分组锻炼的话,人手又不够。可以说目前日本的保育园,孩子体质较弱是由于不能真正地实施体育锻炼的结果。

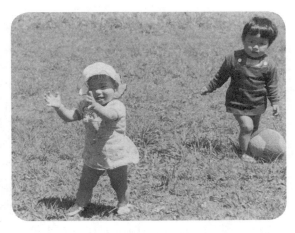

日本保育园缺乏专门研究集体保育的医生对锻炼和锻炼次数进行科学的论证。谈到孩子的锻炼要有科学的证明,有必要引进十月革命以来的有着保育经验的苏联的某些做法。

满周岁的孩子,最重要是户外空气浴,每天需要 5 小时左右,而且要配有在户外午睡的设施。显然庭院狭小的日本保育园很难做到这一点,所以希望在温暖的季节,保育园的窗子要全部打开,让新鲜空气在屋内流动。1 岁至 1 岁半的孩子,1 周要做 3 次体操。已经会走的孩子,不仅让他练习平地走,还要让他进行爬坡、登台阶等训练。方法多种多样:用 1 个宽 25 厘米、长 1.5 米的厚木板,一头垫起 10 厘米高,自制一个坡度较小的斜坡,让孩子练习;准备 1 个深 10 厘米的抽屉样箱子进进出出;让孩子跨过地上 5 ~ 10 厘米高的绳或木棒;扶着让他们跨越 1 米高的梯子;往距离 20 ~ 40 厘米的地方投球;钻直径为 50 厘米的木圈,保育员和 3 个孩子一起将木圈抬高放下练习膝部的屈伸。所有的这些体操都喊叫或唱着歌,心情愉快地进行。这些室内活动同样可以在园外空地田野、小山、森林中进行,成为集体游艺的热身运动。其实园外的天地,才是孩子们真正喜爱的教育场所。

357.预防事故发生

无论掌握多么优秀的保育理论,如果发生孩子受重伤或孩子在园外走失的事故,其保育效果都是令人失望的。当孩子蹒跚步行时,摔倒后常常会把嘴唇磕出血。孩子们开始会走时,要特别注意关紧保育室的门,每次进出时都要确认一下门是否已经关好。孩子们特别喜欢不停地开关抽屉,如果保育员不注意照看,孩子就容易挤伤手指。

在 2 楼保育 3 岁以下的孩子时,走廊楼梯口处应再修一道栅栏。每天早晨都要检查室内滑梯的栏杆和接头,临近孩子们离园时间,在母亲来接之前不要把背包挎在他肩上,因为曾发生过背包带子被滑梯挂住,把孩子勒死的悲剧。而且,这时千万注意防止孩子擅自离开保育园。

配有游泳池的保育园还要注意,即使水只有 20 厘米深,不到 1 岁半的孩子,照样有溺死的可能,如果不是 1 名保育员管 3~4 名孩子的话,最为安全的做法是即使夏天也不玩水。开饭时,饭菜太热容易烫伤,所以对进餐活动也不能掉以轻心。

园内房屋及所有地方,都要经常转转看看,是否有钉子或者其他金属物暴露在外面。虽然应该尽可能地多在园外散步,但在汽车来回穿行的马路上即便有人行道,如果不是 1 名保育员照管 3 个孩子的话,1 岁半左右的孩子,还是不带出去为好。

358.咬人的孩子

1 岁左右的孩子,有的喜欢咬人。不单是保育园内的孩子,在家里抚育的孩子,也会因故咬母亲的手,一般母亲会说"好疼",然后训斥孩子。因此,孩子害怕,也就不再咬了。在保育园,孩子刚开始咬人时,就要严加训斥,让他害怕。有时保育园还会流行孩子"互相咬",1 个孩子咬了另 1 个孩子,挨咬的孩子哭叫起来,咬人的孩子,好像因此得到一种快感,又咬其他的孩子。而挨咬的孩子,反过来开始咬别人。这样流行起来,一时间很不容易纠正,因此在"互相咬"流行之前,就要制止住。快到 1 岁的孩子,把他们从床上放到地板上玩时,就是这样一个相当危险的时期。

咬人的孩子,也许是想把自己的要求传达给对方,但又不会用语言很好地表达,烦躁不安中出现这种行为。这种情况有时会持续到 1 岁半。

有时孩子咬人是因为身边没有人倾听他的要求。保育员在他身边或者不在他身边都经常看着他,注意观察他的要求,并且设法满足,这样他就不咬人了。

如果在一间保育室里,1 名保育员照管 20 名 3 岁以下的孩子,被忽略的小孩子在要求得不到满足时,他就会开始咬人。一旦发现咬人行为发生,就要立即给予严厉批评。为了给他留下深刻印象,捏住他的嘴唇说"咬人可不行"。对于这样的孩子,与其将他从小组隔离开,不如去发现他的要求,在快乐的玩耍中让他满足。

如果在室内咬人行为流行了,可以暂时在户外进行保育,让他们在庭院中娱乐,如荡秋千等,分散一下过剩的精力。

和咬人同一时期,挠人也流行。有时挠人发生在星期一,如果星期日父母给他把指甲剪掉,抓伤的现象也就很少发生了,所以首先应该把客观原因消除。

359. 接收新入园的孩子

经常等孩子到了 1 岁半,父母所希望去的保育园才终于有了空额,能够接收了。接收新入园的孩子,一般是年龄越小越好办。在家里长到 1 岁半的孩子,完全依赖于母亲,现在他忽然离开母亲的怀抱独自来到未知世界,在心理上很难承受这样的打击。

如果保育园专门接收 1 岁半以下的孩子,那么,对于新入园的孩子来说还比较容易适应,因为这一阶段的婴儿还不能形成一个较稳固的集体。但是,如果保育园进行混合保育,那么 3 岁左右的孩子就可以把同伴们组织起来形成 1 个集体。这样一来,新入园的孩子就得面对 1 个完全陌生的世界,他首先必须适应保育员,然后适应集体。所以把新来的孩子,突然放入集体要非常慎重。如果新来的孩子不适应园内生活,老是哭闹,缠着保育员不放,那么其他孩子的保育也受影响。

接近新入园的孩子,最好用 1 周或 10 天左右的时间逐步进行。一开始,新来的孩子由母亲陪同入园,但母亲陪同的时间也不能太长,逐渐地母亲彻底撒手,这样对孩子的打击相对小些。母亲在离开保育园时,要明确告知孩子,即使孩子哭也没关系。如果趁着孩子玩耍的空隙离开,以后孩子就会不安,总想妈妈是不是又要走了,绝对不离母亲半步。

多数母亲很难抽出 1 周左右的时间来做孩子入园的适应期,所以母子突然分离(即第 1 次入园母亲便离开),对于母亲来说是迫于无奈的。有的保育员若无其事地说:"过三四天,孩子也就习惯了。"但这对孩子来说无疑是件痛苦的事,所以母亲最好创造条件,别让孩子承受太大的打击。

保育园的婴儿室里,3 岁左右的孩子们已经在园内生活 1 年左右,习惯了保育园的生活。看见新来的孩子哭闹会耐心地哄他,在那些孩子带领下,新来的孩子逐渐融入到集体中来。从这一点也可以看出,孩子们的确拥有他们自己才理解的童真世界。

1岁半到2岁

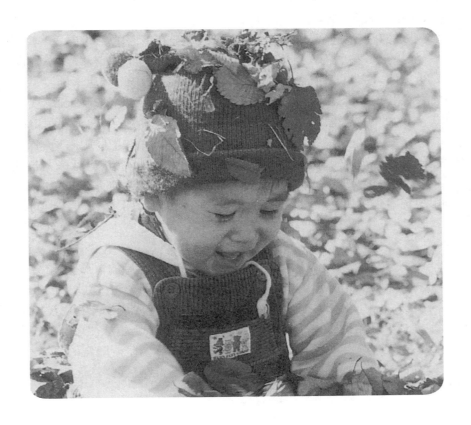

这个年龄的孩子

360.从1岁半到2岁

孩子到了2岁,再用婴儿这个名词称呼他已不合适了,因为孩子已有了他相应的独立人格。

这个时期的孩子什么都想模仿着做,这是因为他们学会了创造的技巧。站立走路的腿也硬实起来,他可以用单腿站立1~2秒钟,也可以向后倒着走;虽然老是摔跟头,但也能慢慢地跑起来;能上、下台阶,还能爬上饭桌跳到床上等;若是给他积木玩,也能垒起五六块高;手指也灵活起来,可以翻开书本的纸。如果拧开水龙头,他会在下面搓洗小手。

如果是1岁半还只能数到10个数左右的孩子,到了2岁时,总的说来,可以跟大人对话了,听到邻居家的惠子哭了,他会说"惠子她哭了"。让他拼图,孩子可以将○、△、□等分别插到原来的凹陷处。听到电视等广告中的歌曲,他也可以模仿着唱了。但是,一旦惹着了他,他哭闹得也非常厉害。他也有的孩子会气得躺在地上将手脚拍得吧嗒吧嗒地响,还学着把东西扔出去。同龄的孩子走近他时,他会非常高兴,看见稍大点的孩子在路边玩,他会看个没完。但是,把他与年龄相同的孩子放在一起时,却玩不到一块去,这个东西是我自己的这种意识十分强烈。别的孩子如果摸了一下自己的娃娃、玩具什么的,他就会非常生气,并使劲抱住不放。

看到被体罚,或是在医院里看到有人被强按住点滴的情形,孩子会怕得或抱紧别人,或揪住母亲;运动能力及智力也有所长进,事实上已近于独立的人,但依赖父母之心仍然非常强烈。如果是1周岁左右也没能很好地断掉母乳的孩子,一旦到了这个时期,即便是白天也往往在母亲的胸前缠着要吃奶。虽然从很早就开始养成了不用母亲陪着睡觉的习惯,可入睡前孩子还是要缠着母亲。如果拒绝了孩子,他就会代偿性地抱着毛毯、咬着毛巾或吮吸着自己的手指入睡。

　　在自立和依赖之间摇摆不定,是1岁半到2岁孩子的特征。因此,这个时期父母的义务是一边要允许孩子在某些方面依赖父母,以尽可能地使孩子幼小的心灵得以安慰,一边又要鼓励孩子使其向自立方向发展。养成孩子一方面在某些事情上依靠母亲,另一方面自己的事情自己做的习惯,是这一时期孩子母亲的主要目标。

　　必须让孩子多次体验自己想、自己做和做事成功之后的喜悦。为此,必须在防止发生事故的前提下,给孩子创造一些冒险的机会。遗憾的是,在现在大部分的家庭中,没有尽量使孩子冒险的这种舞台。只是在狭窄的房子里和汽车来往穿梭的马路上,母亲只好总是重复地对孩子喊"危险!""不行!"来阻止孩子的冒险,仅仅在孩子摔了跟头时不去扶他,而让他自己站起来这件事,才多少体现了尊重孩子的自立性。

　　喜欢生活条理化的母亲,等不及孩子在卫生间自己做事。她认为等待是浪费时间,若不快点给孩子做完,想要看的电视节目就开始了,因此不等孩子自己脱内裤,就赶紧给他脱掉、领他去了洗手间。吃饭时也一样,母亲不等孩子拿起勺吃饭,就快速将饭送进孩子口中。还有,让孩子自己端杯子喝水,水可能会洒出来,母亲不喜欢这样,所以自己端着杯子让孩子喝。本来这些事情孩子都能自己做,可因为母亲什么都替自己做了,孩子认为这样非常自在,而变得万事不伸手,也就什么都不做了。这样,渐渐地把孩子从自立的一面引向依赖母亲的一面。

　　母亲在育儿方面不要吝惜时间,孩子自己要做的事情,应该在身边看着他做,鼓励他,成功后要给他以表扬。孩子想用勺舀汤喝,就是洒了出来弄脏了衣服也不要紧,只要能送到嘴里,就应该

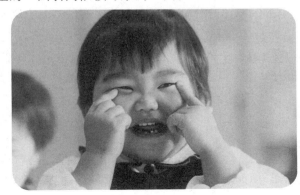

为他高兴。对能很好地端杯子喝水的孩子,要鼓励他说:"好吧,就用杯子喝吧。"洗澡时,孩子要自己脱衣服的话,即使母亲看着着急,也不要帮他,而是鼓励他说:"怎么样,能脱下来吧,还差一点了,再加把劲。"

现在,到了2岁左右还只能说"嚓、嚓""不、不"的孩子越来越多了。多数孩子是因为没有小朋友,每天只能待在家里看电视,没有练习说话、对话的机会。也有的孩子生来就说话晚。但是,有意义的语言,哪怕他只会说一句,就不用担心,一定能渐渐说得好起来。

不仅仅是鼓励孩子自立,还必须锻炼孩子能够自立的实际能力。为了锻炼身体的运动能力,有必要尽量在宽敞的地方,使用适于孩子的道具进行锻炼。智力的锻炼与体力的锻炼同等重要。母亲应该知道,过了1岁半的孩子总希望母亲能热心地对自己说些什么,因此,孩子总是反复地问:"这是什么?"对于这样的问题母亲必须给予回答。总是说:"母亲正忙着呢","一会再说吧"来敷衍孩子,孩子就会对说话逐渐丧失兴趣。不仅如此,就是母亲主动想要说点什么的时候,孩子也会用"等一会再说"来应付母亲而走掉。

母亲虽不能像《百科大典》那样回答孩子,但必须像诗人那样如诗如画地回答孩子的问题。通过这种方法,可以简洁、正确地答出孩子想要知道的事情(见426."为什么?""因为什么呢?")。

人类各种各样的个性,在这个时期已经明显地表现出来。喜欢音乐的孩子,从半导体或电视中一传来音乐声就会竖起耳朵,有时会和着拍子摇晃身体;喜欢画画的孩子,一给他蜡笔、多功能彩笔之类的,就自己画起来;喜欢书的孩子,看到书就会像被吸进去了似的看起来;喜欢运动的孩子,会跑出去蹦蹦跳跳;喜欢摆弄道具的孩子,则会将电器拆成零件、将椅子的螺丝拧下来。

孩子能做自己所喜欢的事是愉快的,因此,父母应该给孩子以帮助。和喜欢音乐的孩子一起唱歌;给喜欢画画的孩子尽量大一点的纸;领喜欢书的孩子去书店让他自己选书。如果是喜欢运动的孩子,就给他买三轮车,而如果是喜欢道具的孩子,就给他弄一个能活动的玩具。

夜间睡眠的时间，也因孩子是否喜欢活动而不同。好动的孩子，晚上很晚也不睡，早上也不很晚起床。比如，晚上9点好不容易入睡，早上7点就起床。反之，不那么好动的孩子，则从晚上7点直睡到次日早晨7点。午睡也一样，往往是热衷于玩的孩子，或是午前或是午后只要睡1个小时就可以恢复精神头儿了，而能睡的孩子则可以睡2个小时以上（见362. 晚间哄孩子睡觉）。

晚上睡觉前，尽量要让孩子自己脱衣服，母亲只是帮着解开扣子，其他让他自己脱就行了，睡衣的袖子也要让他自己伸进去。在寒冷的冬天如果房间太冷，孩子就会讨厌脱衣服，这时应在房间里加上暖风。

牙齿方面，孩子这个时期除中切齿、侧切齿（前齿）各4颗外，犬齿、臼齿上、下、左、右各1颗，共计长出16颗。让这个年龄的孩子自己睡前刷牙还有些过早。母亲应该给他刷，最好在饭后，让孩子仰脸、母亲用膝部夹住孩子的头部比较容易刷。

吃饭时，要尽量全家人一起吃，这不仅可以看到孩子饮食的好恶，也是为了让孩子体会家庭聚餐时的快乐气氛。这个时期的孩子，一般每日三次正餐和两次加餐，牛奶喝400～600毫升就可以。当然，一般早晨孩子不太想吃东西，所以多数孩子早餐就吃点面包、饼干，或1个鸡蛋及牛奶200毫升。这个时期的孩子也不太吃米饭，有些孩子每顿能吃1碗饭，但更多的孩子吃不上1碗。不少孩子一日三餐合计才能吃1碗米饭。尽管这样，吃些鸡蛋、鱼、肉等副食补充就可以了。也有的孩子，饭和副食都吃的不多，但每天只要能喝上1000毫升的牛奶，对1岁半到2岁的孩子的生长已经足够了，将来长大了，也不会留下什么问题。随着孩子能吃的副食的范围的不断增宽，不管是哪个孩子，都会表现出他喜欢吃与不喜欢吃的"偏食"现象。偏食，只是说孩子在味觉方面各有个性，而不能说偏食就是有害的。母亲们所说的偏食，只不过是孩子对母亲所做的饭菜不能样样都吃而已。

不必担心孩子饭量小，比这些更重要的是这个时期要培养孩子能自己吃饭。要鼓励孩子用勺舀着吃饭，自己拿着杯子喝水。害怕孩子饭量小和偏食的母亲,往往都是从一开始不等孩子拿餐具,就自己用勺或筷子将饭送到孩子嘴里。其实,对孩子的一生来说,培养他能够独自拿着勺吃饭的这种独立性,比让孩子能吃下半碗饭更有意义。不吃蔬菜的孩子很多,但只要吃水果,就不妨碍营养的摄取。

酸奶,对大便干燥的孩子有益处。米饭吃得多,牛奶也能喝 1000 毫升的大饭量的孩子,以"美容饮食"为目的,可用酸奶取代牛奶。

排便的训练,可以始于不太冷的季节。如果恰好赶上寒冷的季节,可以向后延期半年(见 363. 排便训练)。排便的训练,与其说取决于训练方法的好坏,莫如说主要是取决于孩子的排便类型和孩子性格。任何排便类型的孩子,都会按照母亲所教给的那样,不长时间就能自己排便了,因此,不用着急。排便是孩子自己做的事情,因此,对孩子来说建立自信心更重要。母亲如果过于热心让孩子坐在便器上,孩子就会将排便之事统统依赖于母亲,或是向与自立意识相抵触的方面发展,说什么也不坐在便器上排便。这个年龄的孩子,即使是白天能告诉母亲自己要小便,夜里也做不到这一点。因此,大部分孩子只在夜间使用尿布就可以了。

孩子能够走出家门和其他孩子玩了,大一点的孩子也常来自己家里玩,这就增加了孩子患传染病的机会,最好母亲事先就大体了解一下像麻疹、风疹、水痘、腮腺炎等疾病的初期症状,以防患病时惊慌失措。但是,从发病率来看,最多发的疾病是病毒引起的感冒。孩子过了 1 岁半,自体中毒这种病也时而出现了(见 369. 自体中毒症)。

孩子常常自己跑到户外去玩,因此这时所说的事故,也是在家庭以外发生的大事故较多,要特别加以注意(见 366. 防止事故)。

婴儿时期接种了百白破三联疫苗的孩子,恰好经过 1 年半的时间,最好进行追加免疫。在这之前应该是连续注射了 3 次,这次只注射 1 次就可以(见 430. 百白破三联疫苗的追加免疫)。

喂养方法

361.孩子的饮食

孩子能吃米饭后,会因季节的不同有吃得多和吃得少的时候。饭量小的孩子到了夏季饭量更加减少,有不少孩子因此而体重减轻。也有不管任何季节都能吃的孩子,但这样的孩子最好不要让他多吃,以免发胖。这个月龄的孩子如果体重超过 13 千克以上时,从节制饮食的意义上来说,要给孩子多吃水果,用酸奶代替牛奶。

饭量既不大也不小的孩子,每天的饮食情况如下:

8:30　　酸奶、鱼松、紫菜拌饭 1/3 碗或主食面包 1 片

10:00　　牛奶 200 毫升、水果

13:30　　米饭半碗(或面条)、鱼(与成人量大体相同)或鸡蛋 1 个、蔬菜

15:00　　牛奶 150 毫升、饼干

18:30　　米饭 1/3 碗、鱼(大体与成人量同)或肉(成人量的 1/3 左右)、蔬菜

洗澡后　牛奶 200 毫升

这个孩子已经能自己对付着用勺子吃饭了。刚开始孩子只能自己舀着吃一半左右,再多就不吃了。母亲拿起勺儿让孩子吃掉剩余的部分,但最多孩子只能吃碗里的一半。如果不让孩子吃掉剩余的饭,孩子就会半途停下不吃了。对这个年龄的孩子,多数母亲想让孩子多吃一些,于是就不管花费多少时间,也总是陪着孩子,一定要坚持让孩子把碗里的饭吃光。其实,这种做法并不聪明。孩子吃饭用了 1 个小时左右。如果不在 30 分钟内将饭吃完,孩子就没有时间锻炼身体了。正因为既想让孩子自己吃饭,又不能让孩子吃饭时间过长,母亲才陪孩子一起在饭桌上,帮助孩子让他吃掉剩在碗里的饭,不能无限期地等孩子自己把饭吃完。

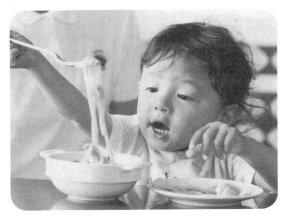

有的孩子几乎不吃米饭和面包,但如果多吃副食,每天喝 500 毫升牛奶的话,也是可以的。牛奶只有母亲在身边的时候才用杯子给孩子喝。牛奶养大的孩子这个时期多数还不能丢掉奶瓶。

为了纠正"偏食",而强迫孩子吃他不喜欢吃的东西,孩子就会厌烦而逃离饭桌。若父母无论什么都吃得很香,就可防止孩子产生厌食毛病。

每顿能够吃 1 碗米饭的孩子,牛奶量可以减少到 400 毫升。但不要为了让孩子吃更多的米饭,就一点都不给孩子喝牛奶。关于零食与正餐的比例问题,详见"325. 孩子的零食"。夜间因尿湿了尿布而醒的孩子,可以在换完尿布后给他喝点牛奶。

孩子高高兴兴地吃饭是最重要的事情。为了让孩子使好勺子,母亲手把手让孩子吃饭这是孩子最讨厌的。手灵巧的孩子超过 1 岁半就会拿筷子了,但不会拿筷子也不要紧。强迫左撇子的孩子改用右手吃饭,总是矫正矫正再矫正的话,孩子会变得完全不会独立吃饭了。就让孩子自由地用左手吃饭好了。渐渐地孩子会自己拿着杯子、咖啡杯喝奶的,当然刚开始的时候母亲可以把着孩子的手帮忙。

孩子的零食　参阅"325. 孩子的零食"。

362.晚间哄孩子睡觉

以为孩子到了 1 岁半、2 岁左右了,晚上的入睡也相对容易了,那可就错了。这个时期的孩子越发喜欢对母亲撒娇了。可以说绝对没有孩子在母亲给他换上睡衣、盖上被子后就能静静地躺下入睡的。孩子困起来,就恢复了原始状态,白天已不再跟母亲撒娇的孩子,到了晚上也会缠着母亲。从钻进被子里到入睡的 10～15 分钟这段时间里,希望母亲能在身边的孩子占绝大多数。通过各种调查的结果来看,各个家庭里最多的就是这种让孩子依偎母亲自然入睡的方法。

孩子能自己说小便,能自己拿勺子吃饭,可以说能"自立行动"了,但是,在孩子的内心深处,仍然有一种对母亲割舍不断的依恋。这种依恋常表现为把母亲拉到自己的身边。作为母亲如果拒绝孩子的这种依恋,申斥孩子让他自己去睡,这样做能促进孩子的"自立"吗?如果让孩子的心里,怀着对母亲拒绝自己的怨恨,会比孩子自己不能穿鞋更会留有后患。孩子心底对母亲的仇恨,会恶化他同母亲的关系,从而妨碍孩子与母亲的合作,推迟白天的"自立行动"。因此,入睡前,孩子想让母亲在身边的话,母亲就应该高兴地满足孩子,让孩子安心、快速地进入梦乡。在母子同睡一室的情况下,这样做才是自然的。

如果洗澡能使孩子快点入睡的话,就给孩子洗完澡再让他睡。入睡前吮吸手指的孩子较多,但是,如果一开始陪着孩子睡的母亲就握着孩子的手的话是可以预防的。这多半是由于强迫孩子自己睡觉而养成的毛病。而一旦吮吸手指成癖,母亲也不必紧张,只要躺在孩子身边陪着孩子,孩子就能很快入睡,因而吮吸手指的时间也就变短了。

孩子如果睡午觉,晚上入睡的时间就会相应地推迟。睡了午觉的当天晚上,最好不要让孩子睡得太早。在被子里躺着不能入睡,时间一长,孩子就会或是吮指,或是嚼被角儿。最好是在孩子到了特别困的时候才让他上床睡觉。

在喂母乳长大的孩子中,有的孩子在夜间改不了喝母乳的习惯,在陪这样的孩子睡觉时,如果他吃上 5～10 分钟奶就能入睡的话,不妨给他点母乳吃。只有那些白天也依赖母乳而不能吃饭的孩子,从营养方面来说,这时的母乳对孩子才是有害的。我们的祖先,给孩子喂母乳直喂到下个孩子出生,而且这种做法也曾作为民族的习性延续下来。

将对母亲的依恋转为倾心于吃母乳的孩子,什么时候断奶好,应考虑

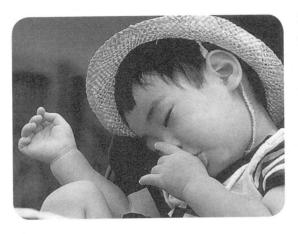

孩子的性格、孩子所处的环境,根据各个孩子的不同情形来决定,要尽量减少对孩子的刺激。

不少孩子睡前离不开奶瓶,如果对孩子来说那是个最简单的入睡方法的话,可以继续让他抱着奶瓶入睡。如果是白天奶喝得很多、饭也吃得不少的孩子,为了防止他发胖,要减少白天的牛奶量,牛奶中不要放糖。

363. 排便训练

如果是在 4～6 月份时长到 1 岁半的孩子,可以开始进行排便训练。但是,对小便间隔时间短的孩子还是困难的。如果是不喝茶水、果汁等就总是口渴的孩子,就应常给他喝茶水和果汁。这样一来,小便的次数就会增多,母亲也就不太好推测孩子的小便时间。小便间隔在 1 个小时以上的孩子,要定时让他排尿,如果排尿规律起来了,就可以将尿布撤掉(见 327. 排便训练)。

母亲在孩子小便前、中、后,要常说"嘘嘘""尿了,好孩子"等,这是为了让孩子有意识排尿。孩子一旦说了"嘘嘘",不管是小便前也好,小便后也好,都要给予表扬:"好孩子,会说嘘嘘了。"但是,即便会说了"嘘嘘",能很好地在便器里小便的孩子也常常会失败,这时如果生气地在孩子屁股上"啪、啪"打几下,再斥责说"怎么不说嘘嘘了呢",往往孩子从此以后就会再也不说"嘘嘘"了。

让孩子小便,孩子就打挺、强烈反抗,这时,训练排便就很困难,要间隔二三周后再实施。如果以后孩子还是抵抗的话,排便训练还可以往后延期。

　　气候、排便的间隔时间、孩子的情绪能协调的话,排便的训练 10～15 天就可以完成。稍作等待,这个时期一定会到来的。因此,勉强孩子,把孩子弄得又哭又闹,不是聪明的办法。在气候好的时候,母亲看时机成熟了,就可以撤掉尿布只给孩子穿短裤。而习惯了短裤里边有尿布的感觉而能安心的孩子,撤掉尿布的话,恐怕会有不安感还要求垫上尿布。无视孩子的这种感觉,硬是将尿布撤掉的话,每隔 1 个小时母亲要领孩子去卫生间排 1 次尿,这样如果搞得好,孩子不会反对撤掉尿布。但也有的孩子无论如何在卫生间都尿不出来,而一出了卫生间就尿了出来。这时如果对孩子指责说下次一定要尿完再出来,把孩子关在卫生间里面,这种做法不可取,孩子将变得厌恶并拒绝去卫生间了。

　　有的孩子在刚开始的两三天里,没等告诉母亲说要小便就尿了出来,但不久就能喊母亲说"嘘嘘"了。没有了尿布,孩子排尿时尿液直接沿着腿向下淌,这种感觉恐怕很不好受。

　　和小便时的"嘘嘘"一样,也有的孩子一大便时就发出"嗯嗯"声,但大便往往比小便来得慢。老实的孩子,当母亲在规定的时间里让他大便,一般都能很顺利地便出来。这不能说孩子已经学会告诉母亲要大便了,但结果都是一样的,节省了尿布。

　　在寒冷的季节(9～12 月)里进入 1 岁半的孩子,训练他排尿是较困难的,最好是等到第 2 年的 4 月,樱花开了的时候。

　　白天孩子是可以告诉母亲要小便了,但晚上还是做不到。多数孩子夜晚还是要用尿布。不过,有尿少的孩子,睡前母亲让他小便 1 次,就整个夜里都不再小便了。当然,这些也会随着天气变冷而改变。

　　男孩子在撤掉尿布时,有的母亲往往会发现孩子的尿线不是很直,而是从侧边流出来,这是生理性包茎造成的(见 522. 包茎)。

364. 便器的使用方法

　　便器,并不是孩子从几岁起就必须开始使用。有的孩子根本就没使用过便器,多数孩子从1岁半左右开始使用便器,是因为孩子能坐到便器上稳稳当当地排便。在这之前,即使是有便器,也仅仅是母亲把着孩子,让孩子把便排在里面的排泄物的容器而已,而不是孩子能坐在上边的道具。即使到了1岁半,也只是大便的时候将便器作为排便的道具来使用。因为1岁左右的孩子,一让他小便,他就会讨厌得打挺蹬腿,所以根本就不坐便器。早晨起来的第1次小便也是母亲抱着在便器上尿的。孩子尿与不尿的判断需要的时间比较短,母亲即便是抱着孩子也不会累。但大便就需要时间了,孩子超过1岁半,体重也增加了,母亲也不能长时间举着孩子在便器上,因此要让孩子坐便器。孩子能否很好地坐在便器上,要看孩子坐在便器上舒服与否。母亲如果只考虑便器可以长时间使用,就买来大号的便器,孩子会因圈口大没有安全感,因此会不喜欢。要买屁股恰好与便器圈口大小能吻合的型号,孩子才会有安全感。

若便器的前部呈鸟头、马脸状的话,孩子就会认为它是个玩具,会只顾玩而不能专心地排便。便器最好是屁股恰好能与便器大小吻合,把孩子屁股套进便器他自己出不来,等"嗯嗯"地排完便,再将孩子抱出来。

气温低时,皮肤接触到便器会感到凉,孩子就会讨厌坐到便器上。最好用旧毛毯或布做个大小与便器相同、圈形的空心套子套在便器上。

在便器上能顺利大便的孩子,渐渐地小便也会在便器上便了。当然,1岁半的孩子,不是哪个都在便器上排便的。在寒冷的季节,所有孩子都会讨厌便器,当母亲的要把便器弄温暖以后,才能把孩子放在上面。

在训练孩子排便问题上最重要的是,如果孩子厌烦就不要勉强他。把孩子放在便器上或领孩子去卫生间,孩子就大声哭泣时,要断然停止排便的训练。如果强求孩子,孩子将会对便器或卫生间产生恐惧,那就更难排便了。而这样一来,大便就排不出来而在大肠下段变硬,越来越不容易排出,就是排出来也必须承受排便时的疼痛,便器恐惧症就更加严重。最后,常常是大便又硬又粗,肛门被撕裂,排便时非常痛,不得不使用泻药或灌肠把大便变软后再排。当然,虽然到了这种程度,也并不意味着它将永久化,孩子肯定会在一定的时间内以自己的方式把大便排出去的,因此不必太担心。

环　境

365.给孩子创造一个游玩的场所

孩子过了 1 岁半,走路也快了,手也灵巧起来了。但认为孩子超过了 1 岁半,就必须买些特别的玩具则是没必要的。可用现有的玩具(见 332. 给孩子创造一个游玩的场所),让孩子更活跃地玩好。为了孩子更活跃地玩好,需要一个大一些的空间,重要的是给孩子创造一个游玩的场所。

孩子在沙地上玩的时间也渐渐地长了起来,给他拿上蜡笔或多功能笔,让他在大点的纸上画画,孩子也不会马上就厌烦起来。就是玩积木时间也长一些了。这就是说孩子能精力集中地、持续地玩了。

喜欢运动的孩子,看到其他孩子玩三轮车,自己也想要。到了 2 岁左右,就可以给孩子买了。夏天孩子喜欢玩水,如果玩的时间长了,别忘了戴帽子。

力量增大了,破坏力也加大,孩子常常将玩具拆成零件,母亲要注意防止被弄坏的地方割破孩子的手、碰到孩子的眼睛,靠弹簧运动的玩具多是白铁皮制作的,比较锋利,所以很危险,更要小心。

不要让孩子养成撕书的毛病,不管多旧的书画册,第 1 次撕破时一定要给予批评,这很重要。孩子不能区别旧书可以撕,新书不可以撕。开始的时候,不要给孩子旧的、易破的书。

其实,为了锻炼身体,我们也希望让这个年龄的孩子做做体操。但是,只有母亲和孩子两人是做不了体操的。勉强让孩子做也没意思,孩子会逃掉的。

这个时期的孩子在家庭里能做的锻炼,只有周日和父亲在宽敞的场所游玩及每天在规定的时间里母亲领着去散步。散步,对每天关在屋子里的孩子来说和玩是一样的快乐(见 377. 培育健壮的孩子)。

366.防止事故

必须了解伴随孩子的成长,事故发生率也增加了。在临街的家庭,常常不经意开着门,孩子会跑到街上而迷路了,有时被车撞成重伤,也有的跑到小河边掉进河里淹着,这些仅仅是因为家长忘了把门关好的缘故。

这个年龄的孩子可以将箱子和木凳拿来垫在脚下蹬上去,因此,围栏也就失去了作用。在公寓住宅的 3 楼阳台上,家长不小心把冰箱的包装箱放在那儿,孩子登上箱子翻过栏杆,从阳台上掉下来的例子也是有的。

到了近 2 岁时,孩子可以跑得比较快了,跌倒了磕了头时也会摔得不轻,在浴盆中嬉闹摔倒磕了头的情况也与 1 岁左右的孩子相比力量有所不同。孩子磕了头的时候,如果磕的是后头部,就有可能引起脑损伤或颅内血肿。孩子的头磕得严重时,父母必须检查包肿的情况以弄清楚磕伤的部位;持续神志不清时,要带孩子去急救医院。所说的孩子摔后立刻能哭出来就没问题,在过 1 岁半的孩子后头部受到力量很强的跌摔时,就不能生搬硬套了。头部受到很强力量磕碰的时候,虽然孩子立刻哭了出来,停止哭泣后也恢复了精神,但还是要在被磕碰后两天内严加注意。在这两天里如果有呕吐、抽搐、昏睡、不能站立走路、语言障碍等情况发生时,一定要领孩子去脑外科看医生。如果见有脸色异常苍白,左、右瞳孔大小不一

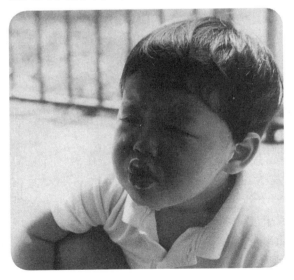

致时，应怀疑有颅内血肿，这种情况必须手术将血肿清除。孩子从高处摔下来，或被车撞后立刻有意识丧失、昏迷不醒时，当然要立刻叫急救车去医院脑外科。颅内是否有出血，通过 CT 来检查一下就知道了。

孩子从高处掉下来后，弄不清楚磕伤部位时，虽然只是哭了一会儿就没事了，但也必须注意；从 1.5 米以上处掉下来时最好先请教医生，洗澡也要停一二天，尽量让孩子在家中静养，过了 1 周就没有问题了。但是，可以说从家庭里每天都有的椅子、桌子、床上等 1 米左右高的地方跌下来，是不太可能出现颅内出血的。

仅次于跌落的事故是烫伤。在用杯子沏红茶喝的家庭，常发生孩子弄翻了杯子，热茶烫伤了孩子的手、脸、胸的事。应该将沏红茶的杯子放在孩子够不着的地方，等到了能喝的温度时再放到餐桌上。

厨房里的事故也很多。把安着长胶皮管的煤气炉放在炉台上是危险的，通着胶皮管的煤气炉上，锅里正煮着饭，孩子走过来绊了胶皮管，锅被弄翻了，把孩子从头到脸烫伤的例子也是有的。一定要将煤气炉或煤油取暖炉的胶皮管弄短，放在孩子够不到的地方。

孩子模仿成人做事造成的事故也不少。有的孩子看到父亲用挖耳勺抠耳朵，就用织毛衣的针抠耳朵，而把耳朵穿透了。还有的孩子喝了父亲的安眠药。有用剃须刀把脸割破了的孩子，有用指甲刀剪破了手指的孩子，还有模仿木匠师傅将钉子衔在嘴中吃下肚里的孩子。不能让孩子看吞东西的魔术表演，孩子会模仿的。有的孩子将从医生那里开来的药，随随便便一鼓作气全部喝了下去。

不能把油漆、汽油等装在装饮料的空瓶中，孩子一旦喝了，请参阅"651. 急救"进行处理。

夏天领孩子外出，一定不要忘了给孩子戴帽子。开车外出时，不要把孩子独自放在车里自己下车办事，有因过热而致孩子死亡的例子。

家人在领孩子在车道上行走时，一定要牵着孩子的手，自己走在外侧。新年吃的年糕，要切成 1 厘米大小，否则对这个年龄的孩子是危险的。

367.春夏秋冬

有的孩子在婴儿时就夜里啼哭,到了这个年龄也没能停止,长大了,哭闹也更厉害了,或闹母亲、或自己坐起来不睡。这时有的母亲领着孩子去大医院,做脑电图检查并开来治癫痫病药给孩子吃。其实这种情况是可以随着孩子的成长而自然痊愈的,因此不必要做这些。只要白天让孩子充分运动就可以了,冬天里不能因为害怕寒冷就把孩子关在屋里。

2岁左右的孩子,当天气转暖、衣服也减少的时候,母亲先将扣子给孩子解开,剩下的可以让孩子学习自己脱。对喜欢洗澡的孩子,如果从洗澡前脱衣服开始的话,就可以进行得很顺利。相反,在天气转冷的季节,在给孩子穿睡衣之前,让孩子自己脱衬衣是很困难的。

排便的训练也要在温暖的季节里开始进行,在寒冷季节里开始则不易成功。2岁时恰逢冬季,即便是不进行小便训练也没关系。

一进入6月份,平时就不很爱吃饭的孩子,甚至可以说会变得完全不吃饭。但孩子只要是和以前一样精精神神地玩,就不必介意,可以给孩子喝些凉牛奶。

超过1岁半的孩子,夏天可以领着他去海水浴。下水前要充分地做好准备活动,再把身体浸在水里。身体浸在水里的时间不要超过5分钟。在沙滩上被阳光过度照射,会引发皮炎、发热,因此要多加注意。

庭院中的塑料游泳池,水深要控制在10厘米以下,超过20厘米,孩子摔倒的话是危险的。

孩子活动能力大幅度增强,所以在寒冷季节里烧暖气、做饭时更要特别注意。烫伤多数是孩子掀翻了放在饭桌上的热菜碗、热红茶碗引起的。还要绝对避免在暖炉上放水壶。

作为季节性疾病,初夏时节"口腔炎"(见250.初夏发热的疾病)多发。秋季台风多,痰多的孩子咳嗽加重(见370."小儿哮喘")。到了深秋,有的孩子夜晚睁着眼睛哭闹,大概是因为做梦小便,被颇有想象力的噩梦吓着了。它的预防措施就是让孩子白天多在户外活动。一进入冬季有"秋季腹泻"（见 280. 秋季腹泻）。但 2 岁左右的孩子就是患上了此病也不太严重。

异常情况

368. 孩子的呕吐

这个年龄的孩子把吃进去的食物呕吐出来时，母亲要注意观察他是怎么呕吐出来的。

孩子高热、呕吐时，往往是使咽喉疼痛、嗓子不舒服的疾病。初夏时节多是"口腔炎"（见 250. 初夏发热的疾病），冬季多是病毒性扁桃体炎或链球菌引起的"咽喉炎"。不发热而剧烈咳嗽，与咳嗽同时发生呕吐的这种情况，在百日咳大大减少的现在，往往是由"喘息性支气管炎"引起。平时就有积痰的孩子，精神不错，只是胸中有呼噜呼噜的痰鸣声，就不必那么着急看医生。没有接种百日咳疫苗的孩子，如果每晚都剧烈咳嗽甚至憋红了脸、咳后又呕吐的话，也有可能是百日咳，应该及早治疗。

孩子多次呕吐、伴有腹泻的话，如果在夏季，必须考虑细菌性疾病（如痢疾），一般都伴有发热，要尽快看医生。冬季里呕吐和腹泻一起发生时，多是"秋季腹泻"（见 280. 秋季腹泻），但这种情况多发生在 1 岁零 7～8 个月的孩子，到了 2 周岁就大大减少了。

孩子不发热而伴有剧烈腹泻的呕吐，可考虑是疝气的嵌顿（见 139. 腹股沟疝）。肠套叠在这个年龄不太常见，但并不是没有。

369. 自体中毒症

从这个年龄起到上小学的孩子，可见到一种特别的呕吐，不发热是其特征，而呕吐及打呵欠，是此病的重点。这种病在星期一早晨发病的比较多。孩子星期天在家里或去郊外游玩 1 天，回来后的次日早晨，或是星期天里亲戚家同龄的孩子来玩，高兴得 1 天不停地跑来跑去，次日清晨开始发作,特别是疲劳后也不进食就睡下,更容易发生这种情况。万幸的是近年来这种病逐渐减少了。一般来说是孩子早晨起床时,说什么也打不起精神,吃早饭时也振作不起来,只吃一半就不吃了,过一会儿,吃过的东西就都呕吐出来。母亲以为喝茶水能止呕吐,可是,给孩子喝茶水后连茶也呕吐出来。孩子筋疲力尽地躺在床上,多次打呵欠。而一把孩子放进被子里,孩子就立即迷迷糊糊地睡过去,脸色也不好,测体温大约都在36℃～37℃。母亲还以为是昨天吃的东西不消化,而给孩子灌了肠,结果排出来的是普通的便,孩子还是呕吐。

最初医生看到的就是这种状态,询问了如果前1天里曾有孩子特别高兴、欢闹的经历,可以推测到是前1天的疲劳所致。其实不用任何处置,只要让孩子静静地睡上两三个小时,孩子就会自然恢复精神。有经验的医生会让孩子睡觉的。小睡之后孩子会恢复精神,高兴地吃起碎冰块。母亲这时可以巧妙地控制一下孩子,给他果汁、茶水、饮料等补充水分。水分的问题解决了,孩子会一下子精神起来,什么牛奶、面包、饼干等就全都能吃了。不少孩子连晚饭也能吃了。

孩子兴奋玩耍后次日发生的症状,无疑是疲劳的表现,静静地让孩子睡一觉后就能恢复过来,就可以证明这一点。对这种状态起"自体中毒症"这样奇怪的名字,完全是处理错误的结果。

孩子一下瘫软无力又有呕吐,母亲及医生就考虑是患了什么大病,按着孩子给他注射,这会给孩子正倦怠无力的身体又加上了疼痛的折磨,孩子会越来越虚弱下去,呕吐也控制不住,体内的代谢机制混乱起来,通常不出现在尿中的酮体等也在尿中出现,意识也丧失了。到了这种状态,门诊医生慌忙让孩子住院治疗。住院时的孩子意识不清,非常衰弱,住院医师以为是什么中毒了,做了各种细菌检查,但什么都没发现。这些症状与引起中毒症状的痢疾非常相似,但因没有外在的原因,所以起了自体中毒的名字。住院医师如果看到了一开始时的症状,也会明白是因疲劳所致的,而因他看到的只是被折腾了好长时间变得十分衰弱的孩子,因此说孩子是中毒而做了处理也不足为怪。

　　孩子因为点儿什么高兴的事,尽情欢闹了的次日,瘫软呕吐等一旦出现,母亲必须让孩子静静地休息睡觉。孩子一发病就住院,一个劲地注射给孩子增加疼痛,并禁食、连续点滴三四天,这样一来,说它是不用点滴,只睡觉就能治好的病也没有人相信了。“自体中毒症”这个名字不好,德国医生给这个疾病起名叫“周期性呕吐”。这是因为一旦得了这个病,会反复多次发作。

　　这种病一般是从2~3岁开始,一年内发作4~5次,直到上幼儿园后才好。但也有到了上小学2年级还发病的。这多发生在对细小事情很在意的孩子。因为是敏感类型的孩子,对人格来说没有什么损害。

　　最近,在英国给生来就胰岛素分泌过多的孩子进行禁食、降低血糖的实验,发现如果是幼儿,断食18小时就会发生血糖降低。在“自体中毒”的孩子中,恐怕除疲劳外还有糖分不足的原因。现在的孩子总是吃甜食,所以低血糖也减少了,突然断食十几个小时,血糖就会降低。

　　孩子与成人相比,更不能承受空腹,即使是相当短暂的断食,血糖的降低幅度也相当大。给“自体中毒”的孩子喝糖水、果汁等就会精神起来,这也是升高了被降低了的血糖之故。

　　孩子发作了一两次“自体中毒”,母亲就能体会到这是疲劳原因造成的,因此早晨起来发现孩子有些不太正常时,应让孩子安静地睡觉,然后给孩子吃糖、巧克力、喝果汁等,让孩子再睡会儿。冷静的母亲会说“没问题,安静地睡吧”,惊慌的母亲则把孩子带到急救医院,而医院就如同处理交通事故一样处理孩子的病情。这两种做法导致的孩子的心理变化是不同的。孩子一旦失去自信,自己就把自己当成病人,抵抗锻炼,也不去冒险,整天关在家里,因此会越来越衰弱下去。

370.“小儿哮喘”

　　孩子患了感冒,因咳嗽时间很长,母亲很担心,就换了个医生看,有时会被医生诊断为“小儿哮喘”。医生说孩子的肺内有痰,母亲很吃惊。另外,也有由母亲做出诊断的。以前就有在晚上临睡前及早晨起床时咳嗽一阵这种毛病的孩子,在某一秋天的晚上,如果孩子突然开始胸中"呼噜呼噜"地作响,大汗淋漓,甚至头发都湿了,说难受,大哭,母亲就会认为是"哮喘"。

不管是谁诊断的"哮喘",都是从婴儿时就开始的症状,从满2岁后的秋天开始突然积痰的。成人的哮喘和孩子的积痰是不同的。成人的哮喘患者,自己认为患有"哮喘",但3岁的"呼噜呼噜"有痰鸣声的孩子,没把自己当成病人,这是很大的不同。哮喘的病人,有自己是病人的这种意识,因此把病看得很重,不敢大胆地在外边锻炼。

为了使孩子不像成人那样把自己看成是患"哮喘"的病人,有必要让孩子继续拥有自己是健康人的自信。即使是3岁的孩子,周围的成年人总用非常担心的表情护理他,说为了改善体质领他去医院注射,孩子也会感到自己得了很重的疾病,这样一来,对母亲的依赖就更加强烈起来,对母亲的依赖性一强,积痰多时就依着母亲撒娇,丧失了靠自己的力量将痰吐出来的意愿,痰就越积越多。把孩子当哮喘患者来对待,其实就会将痰多的孩子培养成哮喘。

有积痰在胸中的孩子很多。不在乎此事被养育成长起来的孩子,到了上小学时就像忘了似的自愈了。在有五六个孩子的家庭里,没有"哮喘"这种病,而在1个孩子的家庭里有"哮喘",这也说明母亲对孩子过于溺爱、娇惯,是滋生哮喘的温床。晚上稍有些痰声,次日清晨孩子仍能精精神神、像平时一样玩耍,那就最好不要把孩子当病人对待。

在气温突然下降的日子里,痰会积留得很多,因此这段时间不要给孩子洗澡。稍有气温回升的话,尽量把孩子放到户外锻炼。来自母亲的自立性对孩子很重要,要尽量让孩子养成自己的事情自己做的好习惯(见385.自己的事情自己做)。

以前发生过哮喘大发作,急救医院也去过二三次的孩子,家长应该记住最开始发作时的情况。孩子夜里突然发出"咝咝"的痰鸣声,就毫不犹豫地马上给孩子喝有效药物。哮喘的早期治疗早已成为医生的常识,强效药物有肾上腺皮质激素或交感神经兴奋剂等。但是,医生为了能在夜间发作时服用方便,往往给孩子开顿服性药物。还有就是药局推荐的喷雾式吸入药中,多是含有 β 肾上腺素受体激动剂的制剂,这样的药物最好是在孩子服用后一二天病情减轻时就停服,在家里不能随便长期持续服用此类药物。

最近,大气污染引人注目,在工厂、烟囱林立地带,哮喘病患者增多了,父母必须向建起了烟囱污染空气的公司提出抗议。虽说不是所有处于此种环境的孩子都会积痰哮喘,但污染是积痰的原因之一,这一点是毫无疑问的。但是,也不能对孩子持放弃的态度,认为只要有烟囱,患哮喘也是没有办法的事情。要鼓励孩子不要在乎积痰这点事,把痰咳出来,不要把孩子当病人对待。

易被忽视的是家里的"烟囱",那就是父亲的香烟。吸烟人吐出来的烟雾所含的有害物质,比起吸烟人本人,家里人吸入得更多。知道家里孩子"咝咝"地痰鸣,父亲就该戒烟或者是到室外去吸。

孩子"咝咝"的痰鸣声响,是有很多原因的。既有病毒感染,也有对特定物质过敏的。有可能引起过敏的物质,要尽量趁着孩子年龄小就加以清除。这是为了防止随着孩子成长而扩大过敏范围。最好避免买小动物来作为宠物饲养。跳蚤有时也会成为过敏原因,因此要常常喷洒杀虫剂,最好连抽屉和房间都进行全面清理。也有的医生确信哮喘的原因是身体对外来侵入的过敏原的过敏,决定推荐把过敏原在皮肤上试敏,并把这种过敏原少量多次注射到人体来消除过敏的"脱敏疗法"。因为这种方法孩子不仅疼痛,且无效又危险,英国的免疫过敏学会,已不推荐用此法治疗哮喘。

371. 经常求医看病的孩子

医生每天在诊室里给很多孩子看病,会遇上每月肯定要来 1 次的孩子和两三个月只来 1 次的孩子。每个月必来 1 次的孩子的母亲在候诊室中向两三个月只来 1 次的母亲诉说,为什么我们家孩子这么弱呢。但是,从医生的角度看,谁家的孩子都不弱,谁家的孩子都很强壮。只不过是经常领孩子看病的母亲小心谨慎,而偶尔带孩子看病的母亲胆大而已。第一胎的孩子、前四胎是女孩后一胎是男孩的孩子、父亲总是出差在外的家庭里的孩子、结婚 10 年后才生的孩子、第一胎孩子夭折后又生的孩子,这些孩子的母亲不可能胆大。

1 岁半到 2 岁左右的孩子,如果说常去看的疾病,大体上是有规律的。最多的是一咳嗽就被领来看病的孩子。一般都是家庭里流行感冒,传染给了孩子,孩子就咳嗽。但更多的是从婴儿时期起就积痰于肺内,一旦天气变冷,就出现"呼噜呼噜"的响声,憋气咳嗽。白天并不那么严重,一般在早晨或晚上厉害。孩子也不发热,吃饭也正常,还照常精神十足地玩。

谨慎的母亲,一旦孩子咳嗽就领孩子去看医生;胆大的母亲,就是咳嗽,只要精神好,也不领孩子去医院。这是因为她有了以前的经验。

当然医生总是要给来看病的孩子开药处置的,因此,在医生说"可以不来了"之前,母亲一直领着孩子往医院跑。由于医生的不同,有的人总是不说"可以不来了"。这时,在往医院跑的过程中,有的孩子被候诊室里其他孩子染上病毒,真正患了感冒。

另外,也有因大便稍微变软母亲就领来看医生的孩子。孩子稍吃多了点,或吃不太新鲜的水果,次日大便的次数就增多,到了后来便不成形。在这种时候,胆大的母亲看到既没发热,又有精神,食欲也不错,认为这不是什么大不了的病,只是把饭量减少到平时的七分就完事了。

但是,不管哪个孩子,一般都相隔两三个月,突然高热 1 次。那是病毒引起的疾病中的一种。但一两天就都能降下来。这种时候,即使是胆大的母亲也要领孩子去看医生。

1 岁半到 2 岁的孩子,大体上每隔两三个月要患 1 次由病毒引起的疾病。但两三个月里多次来看医生的孩子也未必就非常弱(见 479. 经常发热)。只是,上了幼儿园的孩子,与前 1 年相比,感冒也增多了,还得了麻疹、水痘。那是新的 1 年里感染机会增加了的缘故。所以比起只在家里养育的孩子,上幼儿园的孩子看医生的次数多了,这也是自然的事情,并不是因为上了幼儿园，身体就变弱了。

一旦孩子麻疹、水痘、腮腺炎接踵而来，母亲在工作单位又不方便总请假照顾孩子，这时有的母亲就想放弃工作。但是，要知道孩子从此获得了免疫，再感染的机会减少了，母亲不再请假也可以了。因此，应该想到，无论是孩子还是母亲，都已经过了关。即使是只在家里养育的孩子，母亲喜欢逛商店，常领孩子上商店的儿童游乐场，这也会染上类似上幼儿园孩子的传染病。

整年往医院里跑的母亲也是有的。母亲喜欢从医生那儿开药，而医生也喜欢开药给孩子，于是孩子就总是不停地服药。有的母亲把本身能够自然康复的疾病，错认为是药物治好的，确信孩子如果不看医生病就不能治好。这使孩子丧失了锻炼的机会，在候诊室里候诊期间又会染上其他病，使患病的概率大大增加。

这样看来，经常看医生的孩子也并不一定是孩子在哪个方面有缺欠，而是医生给孩子的处置方法导致了孩子不得不这样。母亲应该体验一下孩子不看医生自然痊愈的过程。虽然这样说，因体质问题，也有的孩子比其他孩子发热次数多两三倍，其热度也高达 39℃ ～ 40℃。这样的孩子一般到了 3 岁就不发热了，这是因为免疫机制在体内形成较晚之故。

从高处掉下来　参阅 "265. 婴儿的坠落"。

烫伤　参阅 "266. 婴儿的烫伤"。

吞食了异物时　参阅 "284. 吞食了异物时"。

不爱吃饭　参阅 "338. 不吃饭"。

突然出现高热　参阅 "343. 突然出现高热时"。

持续高热　参阅 "344. 持续高热"。

腹泻　参阅 "346. 腹泻"。

发热抽搐　参阅 "348. 抽搐"。

孩子的痛哭　参阅 "349. 屏气哭死过去"。

哮喘　参阅 "370.'小儿哮喘'"。

集体保育

372.给孩子一个好心情

　　早晨 8 点就要来到保育园里的孩子,活动 4 个小时之后已经非常疲倦了。与在小房间里 5~6 人分为小组进行游戏相比,在大房间里和比自己年龄大的孩子在一起玩耍更容易疲劳。像这样混合保育,又没有小房间,1 岁半到 2 岁左右的孩子就会相当疲劳。消除疲劳的最好方法是午睡。午睡安排在午饭之后比较合适。

　　午睡要有午睡室。目前日本的保育园中很少有单独的午睡室,作为保育园这是不合格的。如果是混合保育,又没有午睡室,由于个性和年龄不同,孩子们午睡的时间有所差异,很难协调好午睡和玩耍的关系。当大孩子又蹦又跳地玩耍时,小孩子却只是地坐在房间的角落里无精打采。如果以小孩子为标准安排午睡时间,大孩子又会因为缺乏睡意而大声喧哗。所以将 1 间保育室作游戏室、又作午睡室,是非常不合理的。午睡时要让孩子们各自使用自己的被褥。要给被褥制作区别标志,以便孩子们辨别。在入睡之前要先让孩子们排便,然后换上睡衣。1 岁半至 2 岁的孩子还不会自己脱衣服,但要鼓励他们尽可能完成他们力所能及的事。

　　有的孩子不肯午睡。在家里睡觉时,必须让妈妈陪在身边直到睡熟,否则就无法入睡的孩子容易出现这种情况。对于这样的孩子,保育员要在他们身边临时陪伴一会,以使他们安心地入睡。

　　每个孩子午睡的时间都有所差别。对于很快睡醒的孩子,要悄悄地让他(她)起床,带到午睡室外面大小便,然后把睡衣换成游戏服。午睡前后的工作,1 个保育员是无法照顾过来的。

　　小孩子尽管疲惫精神不好,但当精力没有充分发泄出来时常常具有攻击性,容易引起冲突。无论是室内还是室外,必须留有奔跑的空间。如果挤在一间房子里混合保育,当玩具数量不足时,小孩子常因被大孩子抢走玩具而闷闷不乐。在院子里玩耍时由于游戏器械过少,孩子需要排队等候很长时间,也会感到乏味无趣。

正如当今的家庭育儿被称为"密室"育儿一样,当今保育园的保育也被称为"软禁"保育。由于保育员人手不足,街道交通不安全,园外保育逐渐停止了。但是孩子们却非常渴望到园外去,为了让孩子有一个好心情,应该把园外散步纳入每日日程。至少不要放弃向这一目标的努力。

1 岁半到 2 岁间的孩子还不能够自理,他们希望所依赖的大人常在自己身边,否则就会感到不安。保育员无论何时都应该跟在孩子们身边,做到随叫随应。如果忙于其他孩子如厕后的处理、饮食的准备以及散乱画册、教材的整理,对孩子的任何要求都回答"等一下""待会再说",小孩子就会陷入不安之中。

373. 让孩子学会自理

保育员在营造 1 个快乐融洽的集体时,必须发挥个人的推动作用。如果不让孩子养成良好的生活习惯,保育员就无法腾出时间,投入精力去开发孩子们的创造力。为了让每个孩子排便、吃饭、穿脱衣尽可能实现自理,鼓励是必不可少的方法。最好当着大家的面表扬鼓励孩子。当然也不要流于形式。保育员与孩子们的情感是密切交融在一起的,应该让孩子们感受到他们一点一滴的成长都会使保育员感到由衷的喜悦。

由于孩子们个性及能力不同,有的灵巧些,有的笨拙些,因此其自理程度也有所差异。孩子到了 2 岁左右,往往希望自己能够用筷子吃饭,用杯子喝水。为了让孩子们能够区分出自己的餐具,不与其他孩子发生混淆,要在餐具上分别做出标记。日本的饮食习惯,主食和副食是要分开吃的,因此对于 1 岁半以上的孩子,要尽量把副食放在副食碗里,不要老是吃那些杂烩的煮面条、什锦饭之类的食物。

有的孩子不会自己吃饭,保育员就要一边鼓励他,一边给予适度的帮助。一旦照顾不到,孩子们很容易用手抓饭吃,因此饭前必须仔细洗手。混合保育如果以大些的孩子做榜样,会收到很好的效果。

对于在 5 月份至 10 月份满 2 岁的孩子,要进行排便训练。最初让他们撒尿和尿完的时候说"嘘,撒尿了""嘘,尿完了",把排便和"嘘"这样的词紧密联系起来。这样孩子逐渐就会自己说出"嘘"(当然是在开始尿尿和尿完的时候),这时要给予表扬鼓励。如果排便前后都能准确说出"嘘"字,就可以不用尿布了,估计孩子想大小便时就让他们坐到便盆上。便盆的尺寸要大小适宜,否则屁股陷进去的话,小孩子就无法自己站起来。排尿后要把便盆拿开。寒冷季节在没有暖气的房间里,便盆往往是冰冷的,就不适合使用。进行排便训练要和家长取得联系,如果在家醒着时总是包着尿布,训练的效果就会大打折扣。要准备 10 条短裤放在保育园里备用。排便后要鼓励孩子自己穿短裤。便后洗手的训练从一开始就要严格。水龙头不能太少,位置不能太高。

午睡前后可以让孩子进行穿脱衣服的练习。2 岁左右的孩子,只要给他解开纽扣,终究能够自己脱下衣服,这时还要让他们自己把睡衣收到衣橱里。

当孩子养成自己撒尿、自己用汤匙吃饭等基本生活习惯时,不要对他们有过高的期望,认为他们马上就能够自理了。这是因为比较省事的孩子,还不能算作主观自立的个人。有的孩子是看到周围的孩子都这样,出于从众心理自己去做,或者出于对集体的强烈依赖,仅仅因为害怕孤立而养成的基本习惯,这还不能称作人格上的自立。在养成基本习惯的过程中,孩子如果抱着积极的态度,对自己学会的事情充满自信,他就会拥有一个主动乐观的生活态度,产生强烈的自我表现欲。对人格自立来说,这是可喜的第一步。

374.开发孩子的创造力

1 岁半到 2 岁的孩子还不能融入集体游戏,应该在他们各自独立的玩耍当中培养其自身的创造力。在这个阶段,必须给他们提供尽量多样的玩具,让孩子们体会到玩耍的乐趣。这时不需要对他们进行按部就班的指导,以让孩子们自由玩耍为主。

孩子到了 1 岁半左右,并非自然而然地就会玩沙子、土、石子、水等,他们得到挖沙土的小铁锹、小桶、小沙筛之后才能开始玩土,挖出的土有了玩具翻斗车装运,挖土的游戏才会不停地玩下去。有了小塑料泳池、洒水壶、打水桶、喷水枪之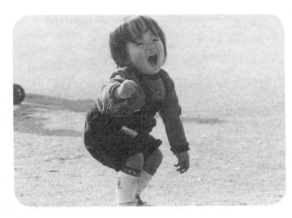后,他们对玩水游戏才会乐此不疲。

为了开发孩子的创造力,必须要提供大量的玩具材料,柔软材料制成的动物(如狗、猫、马等)、玩偶娃娃、木制卡车、电车、小轿车等玩具都是必要的。很快孩子就会希望进行模仿的游戏,要给他们准备好玩"娃娃家"所必备的各种用具(如家具和小餐具盒等),并教会他们使用方法。一定要准备好积木,从而开发孩子喜爱建筑的天性。还要给孩子提供蜡笔和纸,让他们体味到写和画的乐趣。

这个年龄的孩子,创造的喜悦也融入到了运动当中,要给他们准备好秋千、攀登架等游戏器械,离地 20 厘米搭起的木板,会让孩子感受到过桥的兴奋。投球和滚球也是男孩和女孩都喜欢的游戏。

还要注意开发孩子对音乐的感悟力。木琴和响板类的乐器可以增加带有节奏性的游戏的活力。给孩子们唱他们能够理解的歌曲,演奏风琴给他们听,都可以培养孩子对音乐的爱好。

小画册也是必不可少的发掘孩子天分的材料。通过画书认识了猫、狗、花等形象的孩子,不久就能够很好地理解连环画中的剧情了。

游戏的时候,保育员必须同孩子进行充满乐趣的对话,必须把孩子的创造力作为人与人之间相互联系的一种能力来进行培养。单纯收看电视是不可取的,必须以看电视为手段,把保育员与孩子、孩子与孩子紧密联系起来。例如大家一起看到电视中的 × × 在"啊——啊"地打呵欠的话,保育员可以问孩子"× × 现在干什么?"孩子们就会"啊——啊"地去模仿打呵欠,这样一来电视就在保育员和孩子们的交流中生动活泼起来。尽管创造力强的保育员一般不利用电视,但最好还是借助一下这个媒体。

375.建立良好的人际关系

孩子能够说出多少话来,也就意味着孩子拥有何种程度的人际关系。人类通过语言来维系人与人之间的联系,这其中大概经过了数十万年的共同努力。

如果只是听收音机和看电视,孩子们是绝对不会学会其中的语言的。比语言更不可缺少的是人与人之间的交往联系。到了快 2 岁时,孩子不会自然而然地说出小伙伴和保育员的名字来。只有保育员和孩子建立了以语言为基础的人际关系后,孩子才能够学会说出保育员的名字等语句。

早晨,同一小组的 3 ~ 4 个孩子,围着娃娃做游戏的时候,保育员如果挨个把孩子的名字叫出来,孩子们就会记住谁叫什么名字。如果保育员在一间有 20 个孩子的大屋里点名,1 岁半的孩子就记不住同伴的名字。这个年龄的孩子通常只是能够叫出经常在一起玩的小朋友的名字。

为了发音,孩子会多么仔细认真地观察对方的口形啊(多数母亲不能够发现 2 岁左右孩子听力障碍,是因为孩子单从母亲口唇的活动就理解了母亲想要说的话)。为了孩子记住发音,必须站在对方能够看清口唇活动的距离之内。教孩子语言时,最好组成较小团组,孩子想和大伙一起玩耍,就必须进行语言交流。

教孩子语言时,重要的不是让他们记住名词,而是让他们把内心想法清楚地表达出来。孩子在家里可以对妈妈想什么说什么。这是因为他们对妈妈具有信赖感,没有任何顾虑,知道他们可以提出任何要求。因此保育员要想让孩子表达内心所想,必须让孩子对保育员具有信赖感。保育员要具备让孩子感受到人与人之间真情的魅力。对于每次尿了裤子要进行体罚的保育员,孩子是没有信赖感的。孩子心里害怕,只好观察保育员

脸色而行事,怎么会向保
育员说出他的心里话呢?

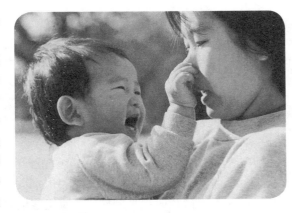

如果信赖保育员,孩
子会对保育员提出各种
各样的请求。保育员对
于每次的请求都必须给
予回答。如果对孩子提
出的任何请求都回答"等
一会""以后再说",孩子
就会认为即使提出请求
也是毫无意义的,时间久了就不爱说话了。

教这个年龄的孩子学习语言还有这样一种游戏方法,即在布袋里放
上各种各样的物品,每当拿出一件时,就让孩子说出它的名字。然而仅仅
知道一大堆名词,却不能表达自己请求的孩子还是不能算掌握了语言,对
于人类来说,无论是进行创造还是建立人际联系,语言都是必需的。

保育员和孩子之间,孩子与孩子之间,如果能够使用语言在生活中建
立一种亲密关系,语言也就发挥出了它的作用。在这个阶段,不要为了训
练孩子正确的发音,而不厌其烦地反复矫正他的读音,那样就会扼杀他们
用语言进行表达的积极性。

语言学习并不需要特殊的语言课堂。每个充满乐趣的游戏,每个快
乐的生活场景,都是学习语言的课堂。为了让1岁半左右的孩子学会语
言,有必要组织较小团组,让孩子近距离地接触。

为使孩子乐于把感受表达出来,就必须创造出让孩子有所感受的场
景。当保育员说出一句话时,孩子能够很好地回应。即便只是在模仿保
育员的话,孩子也会从自己的感受当中体会到这句话新鲜的含义,这就是
创造。观察自然时,保育员必须巧用心思让孩子对自然的第一印象生动
有趣,不要把自然以毫无感情色彩的复制画的形式展示给孩子们。因为
人生的乐趣不在于模仿,而在于创造。

376.创建快乐集体

保育员必须适当引导孩子具有创造性地活动,努力创建 1 个快乐的集体。这个时期"集体"的含义,不可机械地进行理解,无论如何都必须把孩子的需要放在第 1 位。1 名保育员往往要照管十五六个 1 岁到 3 岁的孩子,因此从保育员的角度来讲,恨不得把这些孩子组成一个集体来照管。

在快乐的集体当中,集体成员必须相互了解,彼此建立起一种和睦的人际关系。1 岁半到 2 岁的孩子,能够识别同伴,相互帮助的人数最多不会超过 5 ~ 6 人。1 岁半到 2 岁孩子所组成的集体的大小,取决于孩子们创造性地活动需要的伙伴。秋千、攀登架等游戏器械一般在制作时是没有年龄区别的,但最好能够根据它的大小和安全性分成几个型号。通过利用这种游戏器械,孩子们就会更好地理解集体的含义。

要在搭积木、玩沙子、玩水、推小车等游戏当中充分发挥孩子的创造性,就要鼓励他们和同伴一起创造快乐。快乐的集体是在创造的喜悦中建立起来的,只是一味地让他们循规蹈矩,不会组成真正意义的集体。

如今一提到 2 岁儿童的集体生活,经常会把遵守集体规则作为成功的标准。这反映了日本集体保育思想中不够成熟的一面。对于 2 岁孩子,保育员们要尽自己最大力量,总去说"按顺序,按顺序"来防止孩子们拥挤和加塞儿,以免引起冲突;为了防止争抢玩具,也只是说"借给他",以保持和睦与安静。这样做只是让孩子被动地适应日本保育园"洗手水龙头不足,玩具数量过少"等不完善的条件而已。但是,保育园应该是最为快乐的集体,才能引导儿童,融入到集体生活中去。因此,必须根据孩子们创造性的不同,从孩子们的角度来建立快乐的集体。2 岁的孩子必不可少的不是"遵纪守法"的观念,而是比独自玩耍更有意义的兴趣盎然的集体游戏。为了给 2 岁的孩子建立一个快乐的集体,必须提供给他们更宽敞的游戏场所和更多的玩具及游戏器械,必须尽可能地到园外散步,培养孩子的伙伴意识。最好不要让孩子长久地排队等候,为此必须置备充足的园内设施。利用多种多样的游戏器械,更好地锻炼孩子的身体。伴随着孩子运动能力的提高、游戏内容的丰富,集体生活的乐趣也越来越大。因此,致力于创造最佳游戏气氛的保育员,是最具创造力和人格魅力的引导者。

如果保育园饮食可口,那么和大伙聚餐的快乐也是集体生活的一大乐趣。至于保育员和孩子们的比例,10 个 1 岁半到 2 岁的孩子配备 2 名保育员是比较合适的。

377.培育健壮的孩子

1 岁半到 2 岁的孩子要尽可能多地感受大自然的气息。如果每天安排 5 个小时的室外活动,除了在庭院里做游戏外,园外散步(100 ~ 200 米)和室外的午睡也是必要的。虽然这一计划在日本目前的保育园中不容易实施,但也不要把它看作一句梦话。即使孩子由家庭单独照看,只要住所周围不存在危险。每天也要让他们在室外玩上一段时间。

为了不让孩子缺乏锻炼,必须进行足够的体操运动。孩子接近 2 岁时,对集体活动终于习惯了。为了营造一个充满快乐的氛围,可以八九人一组做操。与 1 岁半时相比,这时的孩子已经能够完整地做完体操了。

步行运动　双手侧平举,在长 2 米、宽 25 厘米、高 15 厘米的平衡木上行走;

跨过离地板 12 ~ 18 厘米的绳子或者木棒到对面,然后再跨回来;

在地板上间隔 8 ~ 10 厘米放置 6 块木砖,按顺序从上面走过来;

让孩子在一个深 15 厘米,像抽屉那样的箱子里,钻进去再出来;

把宽 20 ~ 25 厘米、长 1.5 米的厚木板的一端垫起 20 ~ 25 厘米,形成缓坡,让孩子在上面行走。

爬行运动　从平衡木的一端爬到另一端。

投掷运动　让孩子站成一横排,各自向前方投球,然后跑过去把球捡起来,再回到开始的地方。左右手要分别进行;

把排球类的球滚入中间挖了一个洞的厚木板中;

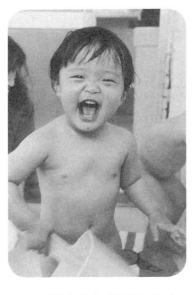

把 4 个球投入距离 50～70 厘米远的筐中。

全身运动 把绳子扯到孩子齐腰高，在对面放上玩具，让孩子越过绳子两手抓住玩具，向高处举。然后再把玩具按原样放回绳子对面（锻炼背腹肌）；

让孩子围成半圆坐在椅子上，两手举着旗子，听口令做动作："举起旗子来"，"藏到椅子下"，"再举起来，举到头上挥一挥"（锻炼背腹肌和手腕的屈伸）；

让孩子坐在椅子上排成一列，将球从一端传到另一端；

两个孩子彼此双手搭肩站立，"起来""坐下"做屈伸运动；

用拳头击打吊网里的球；

进行这些运动大概需要 15 分钟。如果有大人在场指导，可以把徒手体操运动做得更为有趣。

378. 母子分离

母子分离，这个词听起来有点怪，但在保育园中经常被使用。母亲把孩子送到保育园时，孩子无论如何也不愿和母亲告别，妈妈只好狠心放下孩子离开。这时，孩子嚎啕大哭，让人束手无策。这种现象称为母子分离不成功。如果母亲休完产假就把孩子托付给保育园照料，一般不会出现这种情况。如果到了 1 岁半才开始送保育园，孩子就很难离开妈妈。母亲如果硬把孩子塞到保育员手里就离开，孩子就会一刻不停地缠着保育员，保育员也就无法照看其他的孩子。也有的孩子很容易就离开母亲，和其他的小朋友打成一片；但对于这类最初母子分离进行顺利的孩子也不能大意，经过一段时间后，这些孩子中也有很多又变得留恋母亲，每天早晨总是哭哭啼啼地与母亲分手。

1 岁半左右的孩子由于一直与母亲生活在一起,母子难以分离是自然的。如果能够很容易就分开了,说明母子间亲情也很冷淡。

孩子不是一下子就能够自立的,正如卧病在床的病人拄着拐杖迈出第一步一样。孩子从依赖到自立,需要有一段准备时期。战后的保育园经过多年经验积累,终于明白了这个道理。母子分离,不要过于突然,刚开始的时候母亲可以在孩子身边陪伴一会,等到孩子适应了园里的生活环境,开始跟保育员亲近,由对母亲的依赖就变成对保育员的依赖,妈妈对孩子说声再见就可以离开了。另外母亲接孩子时也要提前一些。如果顺利度过了这一段准备时期,一般不会再有什么问题了。准备时期的长短依孩子的性格而异。有的孩子 2 周就可以了,也有的孩子 3 周仍然难以脱手。如果最初母亲和孩子一起在保育园里待 1 天,是最好不过的,既有助于母亲了解园里的生活,也可以使母亲发现自己的孩子在哪一方面还有不足。母子共同适应保育园是必须的。

以往没有母子分离的准备时间,总是强制性地使母子分离,有人认为这样培养出了性格坚强的孩子,但是孩子没有哭闹并不意味着孩子内心没有受到伤害。此外,妈妈很容易把孩子从受打击到灰心绝望误认为是自立的表现,从此无视孩子的意愿,只是根据自己的喜好随意处理问题。

早晨送孩子去保育园时,孩子有时会哭闹着反抗,这是因为他不喜欢保育园。这时不要认为孩子不懂事,就片面地自己做出判断,其实保育园有时可能忽略性格温顺的孩子的要求。通常保育园的运动场所非常狭小,孩子们不得不在保育室度过 1 天的大部分时间,而且 1 位保育员要照看的孩子数目太多。这样的保育园,主要以集体活动为主,性格温顺的孩子即使心里不喜欢,也不得不像参加团体旅行的老人一样参加到集体活动中去,但他们并不快乐。这样的保育园往往认为不能忍受每天例行安排的孩子不能适应集体活动,进而把他们当作"问题"儿童,这时母亲就必须慎重考虑了。办法之一是寻找保育条件更好一些的保育园。

另外,还存在一种与外婆有关的"母子分离"现象。这是指有工作的夫妻俩一起搬到保育园附近的娘家去往,孩子的接送和晚饭的准备都托付给外婆的一种做法,就连父亲也没有意识到这是一种"寄生生活"。在这样的环境中,孩子无法感受到独立的家庭生活气息,其实即使生活不便,也应当尽量维护正常的独立的家庭生活。

2 岁到 3 岁

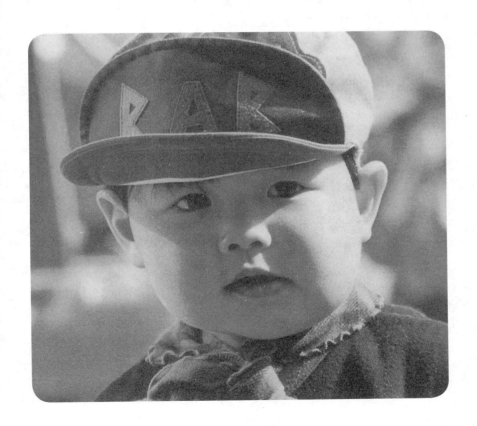

这个年龄的孩子

379.从2岁到3岁

从2岁到3岁这一期间的孩子,可以自己做许多事情了。尿布也撤掉了,饭也能自己吃了,话也学会说很多,可以自由地和大人会话,孩子作为人的独立性大大增强。人一旦有了自立性就会变得喜欢与同类一起生存,孩子则变得喜欢和朋友在一起玩。但是,真把他们放在一起玩,又不能很好地一块玩儿,过一会就打起架来。这是因为虽然有了自立性能力,但还没有协作能力的缘故。没有协作能力就不能适应社会生活。

现在,在很多家庭里,对2~3岁孩子的教育,最棘手的是虽然能使孩子自立,但却没能教会孩子协作能力。即使是家庭生活中,孩子和父母也很难协作,对父母说的话,常常顶嘴,有人说这是"反抗期"开始了,但它并不同于"青春期""更年期",因为"青春期"和"更年期"是谁都必须经历的生理现象。看看只在家里养育的孩子,就可以发现有"反抗期"的发生。但是,再看看从婴儿时期就开始在幼儿园生活的孩子则会发现,在集体生活中的孩子没有"反抗期"的表现。不仅如此,至今为止与朋友不能很好地玩在一起的孩子,到了2~3岁,在集体里都会变得能很好地与小朋友在一起玩了。保育工作者发现,2~3岁是协作精神形成的时期,必须在这个时期对孩子开展协作性教育。

被说成"反抗期"的孩子,只不过是在现代家庭中,因为对孩子协作性教育不得体而产生的一种现象,是父母的教育方法有问题才把孩子推进反抗期的。现在的家庭,过多具备了让孩子反抗父母的条件(见387.什么是"反抗期")。

战前,即使是在家庭里养育的孩子,一旦开始有了自立性就有了学习协作的机会。孩子自由地走出家门到户外的马路或空地上和其他孩子玩,大一点的孩子也因孩子越多玩得越高兴而护着小一点的孩子,让他们加入自己玩的队伍。因此超过2岁的孩子学会了与大家协作,他知道自己如果是说了太任性的话,就会被小伙伴排斥出去,不能和他们一起玩了。可是现在,因为汽车川流不息,非常危险,不能把孩子放出去,母亲们因为担心而把门锁上,孩子被禁止到户外去玩。就算有时孩子跑到了外边,也没有孩子们玩耍的空地。即便有空地,到达空地的道路上车很多、很危险,孩子们不能像从前那样从容地从家跑到远处的空地与小朋友们相聚玩耍。现在的孩子失去了不被父母管制、与要好的孩子们一起玩的空间。以前因有这个自由的空间,所以,就是家里严格管理的孩子也能溜出去。现在孩子没有机会和其他孩子在一起玩,不能与朋友会话,只能终日听电视中流畅的成人语言,所以自然地说话的机会减少了。

到了3岁还只会说"妈妈""爸爸"的孩子增多了。母亲看到别人家的孩子能很好地对话,自己的孩子不会说话,以为是智力有问题了。但是,只要耳朵听得见(在后边叫孩子名字,如孩子能回头,就是听到了),日常行动正常的话,话肯定会慢慢说出来的。有的家族语言发育迟缓,因此,没必要紧张。要尽量创造孩子与同龄孩子在一起玩耍的机会。

以前,在外边玩耍的孩子能把能量消耗掉,但现在的孩子没办法消耗这些能量,只好把它发泄到家里。与从前相比,大部分家庭房间变小了,有庭院的人家也越来越少,孩子整日被关在狭窄的房间里。为了玩些能更多消耗能量的游戏,孩子只有把椅子放倒当楼梯爬,或上到柜子上边去。这样一来,母亲就会出来禁止说:"别把椅子搞坏了!""别把房间搞乱了!""不能在家里胡闹!"能量释放不出

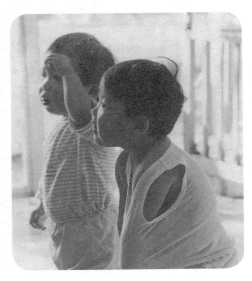

去的孩子,只好通过反抗母亲的方法来发散,生气啦、喊叫啦、扔东西啦,这倒不是说孩子厌恶母亲,而是不这样的话,孩子无法忍受能量的堆积。与反抗相反,也有的孩子开始自慰。带 2 岁的孩子到宽敞的地方,让孩子和朋友自由地玩各种玩具,这无论如何都是很必要的,因为以前的孩子都是这样长大的。

在汽车的海洋中,家庭就如一座孤岛,不可能教会孩子协作。能让孩子大胆积极地交朋友的地方——幼儿园看来越来越重要。但是,现在的幼儿园太小,运动场所很拥挤,以至于稍一跑动就要互相碰撞,孩子也不能自然而然地发散能量。但是,并不是说孩子的教育都必须要在集体中进行。教给孩子怎样和父母相处是家庭的事。另外,还必须教给孩子承受孤独的能力,不能总是在别人后边追逐,失去了自我意识。

现在的家庭教孩子学会协作很困难,所以,就把家庭的教育推向集体,这样考虑问题也是错误的。孩子的教育包括家庭教育和集体教育两方面,这两个方面必须很好地结合起来。只是现在这个时代比以前更应该及早认识集体教育的必要性罢了。

孩子如果是 1 个人会很寂寞,因此,有的母亲就想再生 1 个。双职工家庭的父母多数认为孩子相隔 3 岁比较好。

过了 2 岁的孩子常常是反复做同 1 个游戏,大人可以利用这一点,培养孩子 1 个人自己玩的习惯,用这种好的习惯把孩子过剩能量的发散与孩子的成长能力结合起来。为了弥补集体教育,母亲要成为孩子的朋友,而不能代替阿姨,要让孩子按自己的兴趣独自玩。

这个时期的孩子,手指的动作更灵巧了,蜡笔也不用 4 个手指而用手指尖就能拿起来了,积木也可摆得相当高,小铁铲子也用得不错。我们可以利用孩子的这个能力,让孩子 1 个人玩儿。给喜欢娃娃的女孩儿买来娃娃或过家家儿的游戏玩具。把孩子放在母亲眼睛能看到的地方,让孩子一边自言自语一边玩。不久,随着孩子想象力的提高,就是母亲不在身边,孩子进入了娃娃"过家家"的世界里,就可以 1 个人独自玩了。就是在狭窄的庭院里,最好也给孩子选个沙地儿,孩子可以把三轮车拿到那儿骑,还可以把缝制的大狗熊拿去玩。给喜欢书的孩子买来书,孩子会自己翻开书页,欣赏书中的画儿了。

喜欢绘画的孩子,就给他蜡笔、多功能笔和大一点的纸。孩子会高兴得边自言自语,边笨拙地画起来。当然,这时的孩子还画不出来圆圈和方框,但孩子喜欢的是随着手的移动,能画出点什么的这种感觉。如果不给孩子大一点的纸,孩子要发散能量,就会在墙壁或门上乱画。这个时期能用剪子的孩子是手较灵巧的孩子。

夏天一定要让孩子玩水。如果是塑料水池,要把它抻好,而且不要买又大又深的塑料水池,因为如果摔倒了会因爬不起来而溺水。母亲如果不怕弄脏了家中铺的东西,再给孩子弄点黏土,孩子会独自玩很长时间。

不要因为孩子能老老实实地看电视,就让孩子整日守着电视看,独自玩有孩子的创意,而电视却全都是成人的思想。独自玩时,孩子是主人,而看电视则使孩子被动。一旦让孩子看了电视,孩子就会每个节目都想看,没完没了。

让喜欢音乐的孩子适当听听音乐节目,当然不仅是古典音乐,还有爵士乐也要听。聪明的孩子到了 3 岁左右,自己就能放录音机了。尽管如此,还是不应该让孩子在室内度过一整天。

孩子的全身运动能力在这时期明显进步了。但是,必须知道这也有着相当大的个体差异。跑得也快了,摔跤的次数也少了。虽然还不能跳跃,但到了 3 岁前就可以用脚尖行走,也可用单脚站立比较长的时间。发育早一点的孩子到了 3 岁,甚至可以走平衡木,荡秋千也不害怕。

孩子的兴趣也发生了变化,倾向于玩大一点的玩具来充分发散自己的能量。每个家庭都给孩子买了三轮车(如果是 3 岁以下的孩子还蹬不到踏板),但不管怎么说,小朋友最好还是要有户外的活动。

即使做不到送孩子上集体幼儿园,也要每天带孩子到户外比较安全的地方去 1 次(这在现在的城市中也变得较困难),和邻居的同龄孩子在一起玩。天气好时,如能每天把孩子放到室外玩上三四个小时,对孩子的身体是相当大的锻炼。

从 2 岁左右开始,孩子就有了中午午睡与不午睡之分,小活动家型的孩子们因忙于玩耍高兴得都不想睡午觉。对这样的孩子是否要强迫他午睡,要比较一下是否因让孩子午睡,孩子的玩耍被迫中断了,孩子晚上会不会变得熬夜而不爱睡觉,然后再做决定。夏季里午睡可以解除疲劳,恐怕就是孩子本人也会要求午睡的。

夜晚的睡眠因冬、夏季的不同是不一样的,但一般是晚上 8 点半至 9 点开始睡觉,到第 2 天清晨 7 点起床。其中,也有的孩子不超过 10 点不睡觉。这样的孩子能和晚上下班回来的父亲玩一会儿,因此,早上可以睡到 9 点。这种情况,如果不妨碍父母的话,熬夜本身对孩子没有什么害处(见 382. 晚上哄孩子睡觉)。孩子入睡了,要把灯光弄得暗一些。

这个年龄的孩子就是到了晚上也渐渐不喝牛奶了。2 岁的孩子,在 1 年里体重只增加 2 千克左右。因为个子也在长高,因此看上去就像是瘦了似的,不要忙着给孩子吃很多的东西。关于吃饭,与营养相比,更重要的是能让孩子独立地与父母在饭桌上享受家庭聚餐的快乐。代乳食品要给孩子软一些的东西,母亲要从食谱中细心挑选出来。性格急的母亲想让孩子快点吃完饭,等不及孩子嚼饭,结果孩子没嚼就咽下去,这会使颌骨变得不发达,牙齿就是长出来,排列也不整齐。其实,不能不让孩子学着咀嚼。比起吃香肠、火腿一类的东西,应该给孩子吃些不是加工好的成品,而是自己烧煮的肉类。面包也不要剥去外边的硬皮,蔬菜也可以不煮着吃,而是生着给孩子吃。另外,萝卜、芹菜、藕等这些都可以给孩子吃。

夏季里,有不少孩子因"苦夏"而体重停止增长。斥责孩子,强迫孩子坐在饭桌前吃饭,孩子放下勺子后,母亲还是把它拿过来,舀上饭送到孩子嘴里,这样做孩子常常能把碗里所剩的饭全都吃掉了,但每顿饭花上 1 个小时之多,比孩子自己自由地吃饭,体重可能会有所增加。但是,那不过是使多余的热量变成脂肪堆积于皮下而已。

对不吃饭的孩子可以给他喝牛奶,但相反,对因喝牛奶而不吃饭的孩子,硬把牛奶停掉,只给孩子吃饭,这种做法从营养学角度来看是错误的。

2 ~ 3 岁的孩子还应该喝 400 ~ 600 毫升的牛奶。零食也最好给孩子吃他喜欢的。有的孩子每天吃米饭（每次半碗）两次，面包（10 厘米大小）1 次，牛奶 400 ~ 600 毫升，又吃很多副食，这样就是一点零食不吃也没有问题。只能吃 1/3 碗米饭，与牛奶合在一起也不妨碍营养的摄取。

因萝卜咸菜等硬的食物，吃下去没消化就原样排出来了，母亲看到后很害怕，其实这不要紧，不消化的食物就让它作为不消化物排泄出来好了，这也是正常的。可怕的是细菌混到食物中。

2 ~ 3 岁的孩子，几乎都能告诉母亲要大便或小便了。也有的孩子只顾着玩而来不及就尿湿了裤子，这并不是孩子没有感觉到尿意，而是孩子没有能够很好地脱下裤子，也可以说是孩子自理能力还不够强的缘故。在斥责孩子"不是教你怎样小便了吗？"之前，母亲必须首先鼓励孩子能自己穿、脱衣服。听到邻居家同龄孩子的母亲说她家的孩子已经能自己小便了，还不能自己小便的孩子的母亲就会着急起来。但是从婴儿时期开始，小便间隔比较短、尿布也用得很多的孩子，在这个年龄里还不能自己小便。这是孩子天生的体质决定的，因此母亲不要认为是自己的训练失败。不管早一点还是晚一点，孩子肯定能学会自己小便。小便次数多的孩子，晚上也常尿床，这也不必介意。

到了 3 岁，洗澡时只给孩子解开扣子，孩子就会自己脱衣服，有的孩子自己也能一边看着扣子，一边一个一个地解开了。也能脱掉鞋子了，戴帽子也能分清前后了（见 385. 自己的事情自己做）。

晚上母亲睡前让孩子小便 1 次，就能坚持到第 2 天早晨，这样的情况渐渐增多。但寒冷的时候或睡前喝了牛奶，可能会失败的。男孩子比女孩子憋尿能力差，一般 2 ~ 3 岁的孩子，3 个人中就有 1 个人尿床。

到了两三岁，孩子能和小朋友一起玩了，因此麻疹、风疹、水痘、腮腺炎感染的机会大大增加了。这一点必须要有思想准备。在两三岁这一时期患了风疹或水痘、腮腺炎，症状比较轻就能过去，因此，倒不如说在这个年龄得过了这些病没什么坏处。突然高热并抽搐起来，一般是病毒引起的感冒较多。也有的孩子出现自体中毒（见 369. 自体中毒症）。

婴儿时期湿疹严重的,或积痰发出呼噜呼噜响声的孩子,到了这个时期,有时出现被称为"小儿哮喘"(见 370."小儿哮喘")的情况。但不管怎样要有个信念,那就是像婴儿湿疹能好起来一样,小儿哮喘也是会治愈的。

另外,在这个时期,孩子也出现被称为"神经症"的异常行为,或发生怪异现象。像啃手指甲(见 441. 吮吸手指)、自慰(见 442. 自慰)、口吃(见 443. 口吃)、用头撞地板(见 404. 自己用头撞地板)等。母亲要了解什么是孩子的自慰,否则,即使孩子有了自慰,有时母亲也注意不到,母亲要读一下有关自慰的内容。自慰一般女孩子较多。

2~3 岁孩子的母亲还有一件担心的事,就是孩子的"O"形腿。婴儿时期的生理性"O"形腿,在 1 岁半时变直了,而从 2 岁开始渐渐变成"X"形腿。两个膝盖并在一起后,小腿与小腿间向外张开。其实,这也是生理现象,到了 4~6 岁时就会自然消失了,因此没必要担心。

斜视多在婴儿时期被发现,但也有的孩子到了幼儿时期才出现,有的孩子是出现在外伤及疾病之后,其原因是远视。多以一只眼睛的黑眼仁儿向内斜视表现出来,一开始是左右眼交替斜视,到后来变成一只眼睛斜视。这是通过晶状体调节远视时,反射地使眼球转向了内侧造成的。给孩子戴上远视眼镜,斜视会好起来。对斜视不加调节也无妨。发现了斜视,可尽量先领孩子看医生,弄清情况再做处置。

喂养方法

380. 孩子的饮食

2~3 岁的孩子饭吃不太多,不管是哪家的母亲都会担心地说:"我家的孩子怎么不吃饭呢?"但是,1 年里体重最多也只增加 2 千克的这个时期,不必担心孩子不太能吃饭的问题。一般的孩子,每天只吃 1 碗半饭,有的孩子早、午、晚各吃半碗,有的孩子午间吃 1 碗,晚上吃半碗。早晨吃面包的人增多了,因此,像下列这样饮食的孩子增多。

早餐　烤面包片 1～2 块、牛奶 200 毫升或鸡蛋(煎鸡蛋)

午餐　米饭或面条 1 碗、鱼、蔬菜

加餐　饼干或加味面包、有时吃烤饼

晚餐　米饭半碗、肉、豆腐、蔬菜、水果

睡前　牛奶 200 毫升

　　喜欢喝奶的孩子,可在吃加餐的时候喝 200 毫升奶,每天喝牛奶达到 600 毫升。有的孩子每天能喝 1000 毫升牛奶,一般来说胖孩子较多。饭量小的孩子,早晨不吃面包,只喝 200 毫升牛奶,也有的孩子只喝红茶吃面包。不喜欢喝奶的孩子,超过 2 岁就完全不喝奶了。这些孩子之所以没出现什么营养上的缺失,是因为吃了很多鱼、肉、蛋等动物性蛋白。反之,有的孩子不喜欢吃鱼、肉、蛋,而牛奶每天能喝上 800 毫升,也可以满足动物性蛋白的需要。

　　2～3 岁的孩子大多还用奶瓶喝奶,饭量小的孩子喝奶可以补充营养。虽然从外观讲不太好看,可如果把牛奶放到杯子里孩子会不喝的,因此也可继续用奶瓶喂。另外,用奶瓶喝奶,孩子不会弄洒,母亲也不必一直都守在孩子身边。有人说总是叼着奶嘴儿,会影响孩子牙齿的排列,但我不相信。喜欢喝牛奶的孩子夜里起来哭闹时,可以给孩子牛奶喝。

　　有的孩子虽然饭量小,但副食却吃得很多,鱼、肉等吃到成人的 2/3 左右。不少孩子不喜欢吃菜,但用鸡蛋做成煎鸡蛋或炒杂烩,多数孩子就都能吃了。无论怎么换花样做也不吃的孩子,可以多给他吃水果。

　　是和父母一起围着饭桌吃,还是只把孩子放在饭桌前让他自己吃,这要看孩子的食欲。把吃饭看成是件快乐的事,从还不能自己吃饭的时候起就坐在饭桌前,用勺子叩打盘子这样的食欲旺盛的孩子,能和家人一起在饭桌上吃饭。而不喜欢吃饭、总是中途逃离饭桌的饭量小的孩子,要把他放在高一点的椅子上,不然的话,孩子就不能稳稳当当坐在那里吃饭。早饭、午饭让孩子自己吃,晚饭和家人一起围着饭桌吃比较好。

　　孩子能不能拿勺子和筷子自己吃饭也与食欲有很大的关系。愿意吃饭的孩子,能很快就习惯用勺子、筷子自己吃饭。很不愿意吃饭、勉勉强强吃饭的孩子,虽然会拿勺子、筷子,也是吃一点儿就扔到了一边。

对于自己吃饭时只能吃三四勺的孩子,母亲必须在某种程度上给予帮助。但对 3 岁的孩子,要让他学会自己拿筷子。

为预防龋齿,要在每顿饭后给孩子喝茶水或凉开水。这时的孩子还不会漱口。吃零食后,要让孩子自己拿牙刷刷牙,渐渐养成习惯就好了。牙膏最好使用不含氟的,这是因为孩子可能会把牙膏咽下去。

这时的孩子牙刷还使得不够灵巧,但只要能养成在饭后刷牙的习惯就行。还要能养成饭前洗手的习惯。当然,这样做父母也必须在饭前洗手。另外为了让孩子自己能洗手,水管的水龙头必须安在孩子能够得到的地方。如果水龙头较高,需在下方垫上结实安全的台子。从 11 月到 3 月份这一期间,要使用热水器的温水,不能让孩子 1 个人在水池子上拧热水器的水龙头。要养成吃饭前说“我吃饭了”,饭后说“我吃好了”的习惯。家庭成员一起吃饭时,家里的所有成员都要说“我用餐了”,孩子会受到很大的影响,对养成好的习惯很有益处。

381. 孩子的零食

吃零食是孩子的一大乐趣。人的一生最好是快快乐乐地度过,因此要尽量给孩子一些小食品吃。2~3 岁的孩子这跑跑那跳跳的,一活动就要消耗能量,而补充能量当然是糖最合适了,所以喜欢吃甜食也是孩子的自身需要。但糖类摄取过多,就会转化成脂肪使孩子胖起来。因此,零食要能恰到好处地补充吃饭所得能量的不足部分就可以了。这个年龄的孩子,不太吃饭,所以零食给孩子饼干、蛋糕、面包为好。但是,对能吃两碗饭、面包和烤面包各吃 3 块的孩子,不能给糖分多的小食品,否则孩子会过胖。饭吃得多又没能在户外活动的孩子,零食最好多吃水果。

给孩子零食的时间,要看孩子的营养状态及父母的情形,一定要选择在家庭气氛最平和的时候给孩子。把小食品少许放到专用容器里,然后拿到孩子面前让他吃。容器很大很能装的话,孩子会有多少要多少。吃零食时,孩子就是撒娇也不能多给他。

尽量不要养成领孩子去逛超市、在琳琅满目的食品面前让孩子自己选的习惯,任性的孩子会坐在小食品柜前不走。不仅如此,孩子一抱着小食品袋子回到家中,就认为这个袋子全都是自己的了,那母亲就做不到只拿出一部分给孩子吃、将剩下部分收起来了。

小食品厂家因单价贵就能赚钱,所以每袋的容量也渐渐增多,现在的 1 袋量相当于过去的 1 盒。现在的孩子龋齿多,就是孩子 1 次将量很大的 1 袋小食品全部都吃光的缘故。为了预防龋齿,有必要使含糖小食品的广告停止播放,或使每袋的容量减少。希望厂家能站在孩子的立场考虑一下,不要打着减价的商业化招牌诱惑孩子。

巧克力是所有孩子喜欢的食品,一旦给孩子吃了巧克力,很多孩子就不吃其他小食品了。因此,母亲最好要对它敬而远之,别给孩子买。而且,有出鼻血毛病的孩子一旦吃了巧克力,当晚常出鼻血。吃小食品后,要用牙刷刷牙,这一点必须在给孩子小食品之前就跟他讲好。

382.晚上哄孩子睡觉

正如在大人中所见到的那样,人的睡眠有很多类型。晚上只要钻进被子里躺下,就立即能入睡的人有之,直到入睡须花 20～30 分钟的人也有之,这些类型从孩子时期就形成了。立即就能睡着的孩子没有问题,但入睡需要时间的孩子,有必要选择各自不同的入睡方法。

2～3 岁的孩子中,很多是一边吮吸自己的拇指一边入睡的。这种情况是因为婴儿时期吃母乳入睡,到了 1 岁后母亲不再给孩子母乳了,孩子只好吮吸手指,渐渐成了习惯。另外,用奶瓶喝奶的孩子在撤掉奶瓶后,孩子也吮吸手指。母亲因经历了第 1 个孩子的这些情况,因此到了 2 岁还让孩子吃母乳。2 岁吃母乳或衔着奶瓶的孩子,到了 3 岁,大部分就可以不吸任何东西入睡了。

吮吸手指的孩子到了 3 岁也就改掉了这种习惯,那是因为只要母亲能在身边就可以充分满足孩子的依恋感而健康成长。但是,没有任何原因而开始吮吸手指的情况也很多。如果是母亲陪在孩子身边,漫不经心地摁着孩子的手,一边讲些有趣的故事给孩子听,则不失为一个好的方法。不去在意这些也能自然地好起来。

在从进到被子里到入睡为止,都看不到母亲身影的孩子中,咬毛巾、毛毯的孩子格外多(见384.离不开"宠物")。毛巾、毛毯成了母亲的替身,不管脏成什么样也不撒手。这一点随着孩子长大了,也会变得只在手中捏着而不咬就可以入睡了。有的母亲每天晚上躺在孩子身边,都被孩子央求重复讲"坚实的大山""红头巾"等故事。如果这样能入睡的话,可以继续下去。

最近,出现了一边看着电视而入睡了的孩子。因为这个时刻没有了儿童节目,孩子看不懂大人的节目但也跟着一起看。此时,母亲如果不能把孩子放到其他的房间让他睡的话,父母就要关掉电视,没有什么没看着就后悔的节目。看了恐怖电视的孩子,有时夜里做梦,梦到了可怕的东西,被惊醒而哭了起来,就是所说的"夜惊症"(见525.梦游)。

在把孩子送幼儿园的家庭中,往往因孩子晚上很晚也不睡觉而束手无策。因白天与母亲分开了,孩子想晚上享受与母亲团聚的快乐,但到了十一二点还不睡,母亲会感到体力不支。应该到了10点左右就熄灯,大家一起躺下,但有的家庭终因孩子哭喊,母亲毫无办法。这时,母亲要不强硬起来是不行的,10点一旦熄灯,绝对得睡觉。经过4~5天左右,孩子就会放弃哭闹的。有些被邻居提了意见而不能让孩子号哭时,只好请求幼儿园,把原来2个半小时的午睡改成2个小时。孩子情绪不好,妨碍保育的话,可领着孩子从幼儿园走着回家。这种情况最主要的原因,是幼儿园的运动场太狭窄,孩子不能玩得很累。

383.排便训练

饭量及吃饭次数有规律的孩子,一般大便的时间也有规律。早晨起床后马上就排便,或早饭后排便的孩子比较多。但也有的孩子午睡起来后才大便。孩子排便的时间一旦规律了,母亲就可以大致估计好时间,对孩子说"来，臭臭去"而把孩子放在便器上。这个时期的孩子可以稳稳当当地坐在便器上了，所以一般能够在便器上顺利地排便。即使孩子不主动说出来要大便，只要催促他一下，一般都能便得出来。因此，不要在意孩子是否喊了要小便、要大便这些问题。无论哪个孩子到了 2 ~ 3 岁一般都会说"臭臭"了。

发育早一点的孩子，从 1 岁半起就能告诉母亲小便了。但到了寒冷季节，就是到了 2 岁，一般也不能训练他排尿。在春季里长到 2 岁的孩子，训练他排尿一般都能成功。2 ~ 3 岁的这一年龄组的孩子，白天一般可以撤掉尿布，而夜晚是否能撤掉尿布，个体差异很大。下面这些孩子夜里可以不用尿布。

临睡前小便 1 次，可以一直睡到次日早晨的孩子；睡前小便 1 次，夜里哭醒 1 次喊小便，让他尿 1 次后，就一直睡到次日清晨的孩子。这种孩子，并不是母亲训练得好，而是孩子本身就是这种体质。

对睡前小便而到了夜里还是尿床的孩子，给他垫上尿布即可。对于这样的孩子，是夜里叫醒他一两次让他小便好呢，还是垫上尿布一直让他睡到第 2 天醒来再换尿布好呢？这要看母亲的体力了。

不管是夜里起来两三次给孩子换尿布，还是孩子尿湿了尿布难受哭叫时再给孩子换尿布，撤掉尿布的时间都是一样的。这是因为伴随孩子的成长，孩子容易醒了；另一方面，排尿的间隔也变长了，如果能憋到次日清晨，也就自然地解决了，这是最好的解决方法。但也有的孩子无论如何夜里也要尿两三次，直到长到很大了也不改变，男孩子多见，这就是所说的"夜尿"。虽然母亲将闹钟定了时来叫醒孩子让他小便，还是不能防止这种"夜尿"的发生（见 511. 夜尿症）。

被称为"夜尿"的排尿类型，也会不知不觉自愈，因而母亲不必过于神经质地夜里一定要叫醒孩子。2 岁的孩子，多数不能夜里醒来喊小便，因此就是尿了床，也别说他是"夜尿症"，领去看医生也没有什么意义。

384.离不开"宠物"

在这个年龄,不少孩子把掉了毛的毛毯或一床漏着棉花的被子或旧的毡毛熊娃娃等当成宠物。这并不是孩子爱抚"宠物",而是在喝奶时手里不摸着不行。这是以前提到的预防工作(见 259. 不要养成"宠物"癖)没有做好的原因。喝奶时另一只闲着的手要玩点什么并不是病。给孩子穿上新衣服要外出时,不带上他的"宠物"就不行,这样做父母的确会很为难。

这个时期让孩子放弃他的"宠物",是很难的事情。大多数母亲认可这一毛病。因为没有宠物,孩子就不爱喝奶,就没法让孩子午睡。母亲一般是把能剪断的"宠物"就剪成两个,不能剪断的就再做个替代,以便换洗。如果只有 1 个,洗了就没有用的,孩子会直哭到它干为止的。

如果不睡午觉也没问题的话,白天可以不给孩子用奶瓶,因此就可以离开"宠物"了。但是这期间,要尽量让孩子在户外与小朋友一起多玩一些时间,不要让孩子感到无聊,这点很重要。孩子如果感到无聊的话,就开始吮吸手指。吮吸手指与"宠物"配套在一起,那可到什么时候也无法离开"宠物"了。让孩子整天守着电视看的话,大多数孩子都吮吸手指。

385.自己的事情自己做

孩子是否能自己做自己的事情,与其说是孩子的能力问题,不如说与围在孩子周围的大人们有关。家务非常出色的母亲,做事的时间和顺序都排得很好,做什么也麻利,她等不得孩子用笨拙的姿势脱衣服,就迅速地帮孩子脱掉衣服。如果不这样,那下边安排好的工作就做不了。

另外,如果孩子的衣服穿得不整齐,母亲就看不下去,她等不及孩子笨手笨脚地穿衣服。如果是跟爷爷奶奶一起住,这种倾向就更严重。喜欢干净的母亲,害怕孩子自己吃饭会洒出来,就亲手拿着饭碗喂孩子吃,如果是和急性子的奶奶一起住的话,也会一样帮孩子吃饭。

　　凡是孩子还做不好的事情,不管什么都替孩子做好,这种思想如果不改变,就无法教会孩子自己的事情自己做。父母的大胆旁观与忍耐才能培养孩子的自立。如果让孩子以为无论什么事,母亲都能给自己做好的话,就会妨碍孩子独立性格的培养。特别是不让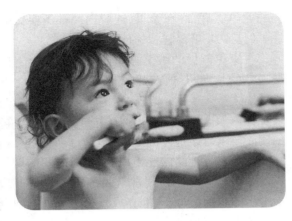孩子拥有小朋友,孩子不了解除母亲以外的任何人,这种情况尤其严重。

　　2~3岁的孩子,如果让他做的话,他自己能做的事情有以下这些：

　　可以用勺子舀饭吃,可以拿起筷子并对付着夹住东西。衣服只要将扣子给他解开,他自己就能脱下来。外边罩的衣服,不超过3岁的孩子自己还脱不下来,袜子可以自己脱下来,鞋可以自己穿上。洗澡时可以自己洗脸,可以把香皂涂遍全身。可用拧干的湿毛巾擦脸、胸、腹。也可以饭前洗手。能告诉母亲要小便的孩子,内裤也能自己脱下来。男孩子在夏季里可以1个人去卫生间小便。女孩子还不能擦屁股。即便到了3岁,男女孩子大便后擦屁股还都难以做到。让孩子自己擦鼻子还有些勉强。

386.锻炼身体

　　让2~3岁的孩子在家里锻炼身体是不容易的。锻炼可以提高孩子的运动能力,在某种程度上,必须让孩子努力。为了让孩子做以前不会做的事情,孩子也得学会忍耐。上坡、上台阶、爬高、在平衡木上行走等,刚一开始可以利用孩子的好奇心让孩子试着做。但是,以反复上述的内容来达到提高孩子能力的训练,光靠一对一的母子家庭,不可能每天做得到。如果在幼儿园这样的地方,有很多小朋友,大家一起做,能激起孩子们的竞争心理,而在家里,连脱内裤都不愿做的孩子,这种事情就更不必说了(见 410. 培育健壮的孩子)。

在家里能做的锻炼,是有一定限度的。首先,要让孩子尽量到室外,最适宜的是散步,但在酷热时有些勉强,除此以外的季节里,每天必须领孩子出去散步 1 次。冬天衣服厚,孩子容易累且易出汗,因此散步时要尽量少穿衣服。一旦有鞋子小、鞋带开了、鞋垫起皱等情况,孩子会因走路不便而要求母亲抱。因此,散步前母亲一定要检查好孩子的鞋子情况。

孩子有了走路的能力以后,随着时间的增长,一点点把走路的距离加长就是锻炼。母亲还要常常领孩子去有台阶、有坡的地方让孩子上。为了进行散步的锻炼,不能养成孩子央求说抱抱,母亲就得马上抱起来的毛病。还不要忘记一边散步一边与孩子自然地进行对话练习。

干布擦身是对皮肤的一种很好的锻炼。但是,刚过 2 岁的孩子,不能抓过来就擦。如果实在想做干布摩擦,就早晨和孩子父亲一起起来,和父亲并排一起喊着用力才做得到。

快到了 3 岁的孩子,在家里人一起做广播体操时,孩子尽管还不能做得很正确,但可做到一定程度。为了让孩子坚持下去,父亲没有相当积极的态度是不行的。

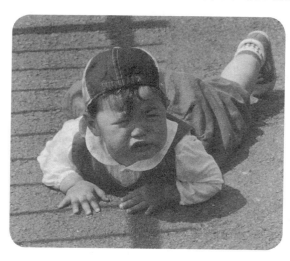

夏日里领孩子去海水浴当然好,但是,只一二天,让孩子在海水中玩上五六分钟,这种做法的效果就令人生疑。比这更重要的,应给孩子留下一个愉快旅游的印象。

在家附近如果有一年四季都可以游泳的游泳池,务必让容易积痰的孩子每天都去那里游泳。

对哮喘来说,游泳最好不过了。我们不赞成为让孩子能成为奥林匹克选手而去体操班或游泳学校的做法。要避免把父母的理想强加给孩子。

387. 什么是"反抗期"

都说孩子到了 3 岁左右就进入了"反抗期"。但这是相当大的误解,其实正是那些整日将孩子关在家中、不给孩子创造玩的机会的父母,反抗着孩子的自立。做过集体保育工作的人都知道,孩子到了 3 岁就能够和小朋友们互相搭伴玩了,这正是我们想要说的协作期。

看看那些被称为淘气的孩子,进行的多是尝试自己力量的创造性活动。母亲洗衣服,孩子在旁边把肥皂拿起来扔进水盆,母亲就把肥皂盒拿走收起来,可是孩子就哭着要把肥皂盒拿回来。把肥皂盒拿走的母亲,是出于玩肥皂浪费的心理,她认为不能养成孩子把肥皂当玩具的习惯,因此禁止孩子玩肥皂,而把不能顺从她的孩子看成是反抗者。但从孩子的角度看,一扔进水中就出漂亮泡沫的肥皂,是多么有意思的玩具呀,母亲迄今为止还不曾给我买过一件这样好玩的玩具呢。这个玩具就在身边发现了,对孩子来说,真是无法形容的喜悦。可就是这个喜悦让母亲剥夺了。父亲在周日做木匠活,确实很愉快的样子。在旁边看着的孩子,在父亲刨木头的时候,他把锯拿到了旁边的柱子处,学着父亲样子试着锯。对着几次磕了头的那硬硬的柱子嘎吱嘎吱地锯下去,这种开心地用手的感觉是有生以来第一次体验到的。父亲发现孩子在嘎吱嘎吱锯柱子后会大声喝令他把锯拿过来!对此,孩子只是讨厌。父亲凭着父亲的威严夺走了锯,孩子就坐在地上,表示反抗。

从大人的角度看,引导孩子弃恶从善,孩子却反抗。但是,3 岁的孩子又能做什么恶呢?

带孩子去高尔夫球场的草坪上让孩子自由地骑三轮车,孩子能做什么坏事吗? 在洗浴场中给孩子玩爱起泡的香皂和能洗头发的娃娃,孩子能做什么坏事吗? 让孩子们排成一列,让他们拿起锯来进行锯枯木枝比赛,孩子又能做什么坏事呢? 这就如同把 3 岁的孩子和 5 岁的孩子同时放在一个狭窄的幼儿园里,孩子们互相争夺玩具的情景是一样的。在现代的家庭中,大人们的生活和孩子的玩耍混在一起了,家庭也是混合管理了。孩子的反抗恰恰也就是对这一点而发的。

孩子和父母撒娇,是因为没有给孩子一个适合的、可独立活动的场所。只抓住孩子反抗的最终阶段来调节,这是错误的。有人问可以给孩子以体罚吗? 我看这就如同对那些没能给孩子们创造一个游玩的场所的大人们体罚一样,对反抗刚刚发现了玩的场所就被大人们剥夺了的孩子以体罚,显然是解决不了问题的。

现在,在家庭保育里出现的孩子们的反抗,反映了家庭要养育一个近3岁的孩子是太过狭窄的问题。必须进行能满足孩子创造力的集体管理(幼儿园或托儿所)。

母亲们说,孩子在能说话的同时也开始了顶嘴。孩子用"邻居的某某孩子也是这样做的"来回答母亲。这种孩子对母亲的顶嘴,显示了他有独立的人格了。孩子的回答,从道德上讲是好还是坏暂且不谈,重要的是母亲应该经常反思对孩子提出要求的当时,孩子所处的环境如何。母亲的命令违反孩子的生理要求时,这个命令就无法施行下去。

冬天里,带孩子外出的母亲自己穿上了大衣,也想让孩子穿上大衣。但是,有的孩子无论如何都不想穿,因为如果穿上大衣,孩子的行动就受限制,行走起来不方便,而且出汗也不舒服;对于2岁半的孩子,让他跟上母亲,是操之过急的事。不穿大衣就能较愉快地跟上母亲,这一点孩子因为曾经有过经历已经知道了,所以,只好反抗穿大衣。

另外,这个年龄的孩子即使天气变得相当寒冷也不愿把短裤换成长裤。长裤子不便于行走,又不能自己小便,正玩得在兴头上却因为要小便不得不找母亲,因此不愿穿长裤子。

遇到孩子的反抗时,母亲要为孩子考虑一下,现在孩子想要做的事情在什么场合下能够让他平和地做好呢? 还有,孩子的这一主张是否符合孩子的生理要求呢?

机动车把家门前的马路变成了危险的地方。以前,孩子只要从家门

跨出一步就可以自由地
玩耍,还可以采路边的蒲
公英,也能捕蝴蝶、蜻蜓,
下雨天可以用树叶做成
船放到水中漂游。因为
马路就是玩的场所,所
以,任何时候都能找到差
不多年龄的小朋友。我
给它起名为自由空间。
不仅仅能够自由玩耍,而
且还可以从父母的管理
方面有自由,就是被母亲

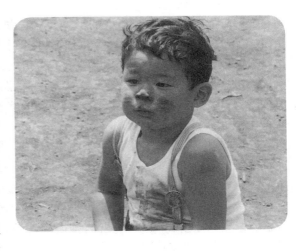

申斥,只要跑到马路上,就可以不听母亲的那些说教,傍晚回到家里时,父
母已忘记了生气的事,也就恢复了和平的母子关系。过去能够施行严格
的教育就是因为有这种叫作自由空间的弹性。

388.龋齿及其预防

　　龋齿是细菌把粘在牙齿表面的糖分发酵,制成酸,酸又溶解了牙齿的
釉质而产生的。在糖类中,细菌最喜欢白糖,而孩子最喜欢吃的也是白
糖。口香糖、牛奶糖、糖果、果汁、碳酸饮料等都是富含白糖的食品。现在
的孩子比以前龋齿增多的原因,是零食的摄入量增多了。关在室内的孩
子,整日守着电视看,每看到一种电视广告食品,孩子总是要求母亲给买。
　　除了细菌和白糖,龋齿与遗传性牙质的关系也十分密切。在有很多
孩子的家庭里,给孩子吃同样的食品,使用牙刷刷牙的孩子长了很多的龋
齿,而有的孩子根本不曾用过牙刷刷牙,却完全不长龋齿。还有的人到
了80岁,他家族活着的兄弟姐妹也都牙齿健全。但是,在牙质好与坏还
不能事先查明的今天,对于龋齿的预防,只能是清洁口腔及用牙刷清除留
在牙齿上的白糖及细菌巢穴形成的齿垢。所以早点让孩子学会漱口及刷

牙,使之成为习惯,是最好不过的了。其次是勤于牙齿的检查。成人每6
个月检查1次也许就可以了,而幼儿每3~4个月不检查1次就要误事。
早些发现龋齿,早些堵上洞穴,是龋齿不得扩展的最好方法。

有的医生会认为给成人镶牙好像是正业,而给孩子治牙时,就要耗费
时间,治疗时既要不让孩子感到疼痛,又要把孩子哄好,他才能接受治疗。
真希望能有只看孩子牙的小儿牙科治孩子的龋齿。

刚刚长出牙齿的表面釉质,与氟结合可生成耐酸性很强的物质。据
此,人们进行了把氟素粘在孩子牙上的工作。如在自来水中放入1ppm
(1ppm = 1×10^{-6})的氟化物,或把氟化物直接涂在新长出的牙上。

对能够漱口的儿童,有的学校采取给孩子含氟素的水让孩子漱口的
方法(见389.牙齿与氟)。龋齿的预防与零食(小食品)的关系在"381.
孩子的零食"中也有论述。

389.牙齿与氟

氟这种元素在地壳含有的元素中,含量在第17位。最早注意到氟与
牙齿关系的,是在地下水中含氟特别多的地方,斑状齿特别多发事件弄清
楚以后。斑状牙齿多发之处,相反的龋齿却很少见,于是开始了既不发生
氟斑牙,又可减少龋齿的氟浓度的研究。结果证明1ppm左右最合适。

据美国的统计,连续15年向自来水里投放氟的结果,虽然龋齿率减
少了半数以上,但是过分地摄取氟素,则引起骨骼及甲状腺方面的问题发
生,或有停止成长的危险。这些危险是不能完全避免的,因此在日本,已
停止了向自来水里投放氟。

现在,为了预防龋齿,牙科医生推荐在长出的牙面上涂氟素的方法。
一旦涂上氟素,氟素就渗入牙表面的釉质中,形成对酸有抵抗作用的荧
光磷灰这种物质。这样即使细菌的酶把粘在牙上的糖转变成酸,也不一
定就能将牙质表面的釉质膜溶解了。2~3岁的孩子,乳牙长齐,而一旦
长齐就涂上氟素的话,必须每隔3个月去看1次牙科医生。其后,长出
恒牙的顺序是:5~6岁长出第1磨牙、下中切牙,6~7岁长出上中切牙,

8 ~ 10 岁长出侧切牙、下尖牙,11 ~ 12 岁长出第 2 磨牙、上尖牙。

最近在各地实行孩子一旦能漱口了,就用氟化钠液清洗口腔的方法。幼儿每日 1 次,小学生每周 1 次。应该到几岁还没有定论,在美国是到 16 岁。每日 1 次时用稀溶液,浓度是 0.02% ~ 0.05%,每周 1 次时用稍浓的溶液,浓度是 0.1% ~ 0.2%。含在口中的时间为 1 分钟,幼儿为 30 秒。

为了让孩子在自己家里预防龋齿,牙膏厂商在很多牙膏里加入了氟。但在地下水中含量多的地方,反而是不含氟的牙膏安全。

也有把氟化物制成片剂口服的方法,但是在未清楚当地自来水中氟含量以前,是不安全的。自来水中氟含量在 0.7ppm 以上,就不能再口服含氟的片剂。

自己住着的地方,其自来水中或地下水中氟的含量,只要去询问做水质检查的保健所就会弄清楚。自来水局也应该知道。

环　境

390.防止事故

在教育孩子自己的事情自己做的同时,也会使孩子产生冒险的想法。孩子想独自跑到自由的世界里去,就自己打开家门冲到街上。出了门就是车辆来往的马路的家庭,临街的门就是通往地狱之门。骑三轮车是孩子的乐趣,也可以锻炼孩子体魄,但如果三轮车只能在车流拥挤的马路上骑,而没有其他场所的话,那就不该买三轮车。

郊外及农村,曾发生孩子掉到蓄水池溺水而死的事故。如果在家附近有蓄水池而没有栏杆,就必须请主人加上栏杆。

离电车轨道近的家庭,必须教育孩子不要接近轨道。如果线路旁有栅栏,也要经常查看栅栏是否有破损。

在小河、小溪附近住着的家庭,更是要格外注意。和小朋友们一起去玩,溺水而死的情况很多。如果父母不跟着一起去的话,一定要严令孩子不要去河溪附近。

在这个年龄,很多孩子迷路。迷路的孩子,是喜欢冒险的孩子。母亲必须想到,迷过 1 次路的孩子,可能还会多次迷路,而喜欢冒险的孩子却不在乎,1 个人照样出去。对这样的孩子,始终要给孩子身上带上个迷路时用的标记。

虽然孩子在家时能说出父亲的名字和住址,但迷了路,被众多的大人围观,平时能说出来的事也说不出来了。因此有必要给孩子挂上标记,写上家庭住址、父母姓名,以便一旦迷了路能及时跟家里人联系上。

将硬币卡到嗓子里这种事,也是这个年龄的孩子多发的事故。还常常发生把手指伸进瓶口或玩具枪的枪口里拔不出来的事儿。

从超市的购物推车上掉下来把头撞伤的情况,在美国每年都有 2 万件以上。孩子手指灵巧起来了,或打打火机或拧开取暖炉的开关,都有可能发生危险。因此,平时就要严厉告诫孩子禁止触摸。是否能够预防事故的发生,在于孩子是否能听父母的命令。尊重孩子的创意和禁止参与生活中危险的事,在某些情况下是相矛盾的。平时如果禁止的命令下得太多了,孩子就会不以为意,而不执行。每次看到孩子就批评他,孩子为了发挥创意,也只有反抗母亲。最好是不去批评他,把孩子放在一个能够做喜欢事情的地方。

391.给孩子一块玩耍的场地

这个年龄的孩子喜欢靠发条(弹簧)运动或靠电池驱动的玩具。但是母亲很快就发现,这些玩具只能给孩子带来一时的兴趣,对只能 1 个人玩的玩具,孩子马上就腻了。母亲在玩具店中买回来的玩具,大都是在房间里玩的,但这个年龄的孩子对关在房间里玩玩具,最多只能玩上15 ~ 20 分钟。

孩子喜欢在户外玩。想骑三轮车玩也是这个年龄。三轮车也是刚一开始只能让母亲帮忙骑或是自己推着车子走。到了 3 岁,才可以坐在上边自己蹬着踏板骑。

　　玩沙子和水也是这个年龄孩子的高兴事。但就是有多少铁铲和铁桶、筛子,孩子也不能在沙地独自玩的时间太长。玩水也一样。可是,如果偶尔有同龄的孩子来到沙地一起玩的话,孩子们一起可以玩上 1 个小时左右。如果周围大点的孩子带着一起玩水的话,甚至可以玩得忘掉回家午睡。

　　对这个年龄的孩子来讲,小伙伴比玩具更重要,这一点,母亲应该非常清楚。给孩子创造一个玩耍的场所这件事,是说给他一个与小伙伴在一起玩的机会。正是因为有了小伙伴,玩才会更加快乐。只要有伙伴,就是石板地也能变成玩具。

　　以前,到了 3 岁的孩子能自己找到小伙伴。因为街上就是玩的场所,只要走出家门,外边总会有孩子在玩。如果拿着玩具出来的话,肯定能加入到其中的某个小组里。然而,现在街上被机动车独占了,2~3 岁的孩子能自己行走的地方没有了,走出家门已找不到合适于自己的小朋友。

　　玩具已不是加入伙伴玩的队伍的入场券,而只是孩子在家里玩的私有财产。虽然母亲费尽苦心把邻居家孩子找来家里,孩子也不会把自己的玩具借给他,两手紧抱着玩具盒。就这样不给小朋友拿点什么玩儿的话,小朋友就会觉得没意思而走掉。

　　如果去儿童公园,刚开始时孩子会特别爱玩打秋千、滑滑梯,但母亲坐在旁边看,孩子自己打的秋千、滑梯一旦成了每天的日程,对孩子来说就如同是强制劳动一样,再说去公园,孩子也不愿去了。也可以在家里听广播里放童谣,让孩子跟着母亲一起合唱,但如果仅仅是跟母亲两个人唱的话,也持续不了几天。倒不如电视广告里的歌曲能记得住。

　　一般来说,孩子在家里玩积木、火车、拼图、绘画等都是不得已的。喜欢画画的孩子,会用蜡笔、多功能笔使劲地乱画。但这时还不能画人头像。

　　这个时期母亲的问题,不是给孩子买什么样的玩具,而是怎么做才能给孩子找到玩的小伙伴。

392.什么样的画册好?

这个年龄的孩子,如果给他买画册,尽量要那些画着孩子在现实中见到过的东西、知道的事情为好。喜欢车的孩子就给他买车的画册;喜欢动物的孩子,就给他买动物的画册。孩子通过画册想起自己心中的汽车及动物。通过在心中描绘出现在并不在眼前的物体这种训练,孩子可以学会想象。

孩子已经知道的汽车、动物等,抽象一些也不要紧,倒是那些太照片化了的画,不利于孩子的想象。

我们不赞成通过画册让孩子掌握不知道的东西的这种做法。这是因为想给孩子留有自己的眼睛第1次见到实物时的那种感动。电视让孩子了解了小东西、小事物,但相反也养育了对现实没有了感动的人。如果是孩子很亲近的东西的画,一个一个独立地脱离背景画不出来也不要紧。孩子不是孤立地看到汽车及猴子的,桥下跑着的汽车,岩石上坐着的猴子,对孩子才是现实的。

只要是为了看画册,最好尽量让孩子自己选。喜欢汽车的孩子尽选些汽车的画册,母亲说汽车的画册已有那么多了,不买也行了吧,可那是大人们的想法。孩子真正喜欢的东西,已有多少也还是想要。就是同样的汽车,哪怕是稍有不同之处,孩子都会感到是一部不同的车子。

母亲说孩子不好好保护画册,就买些纸张结实的书,而忽视书的内容和孩子的好恶,这是没有意义的。孩子没有珍视书的理由之一,是没有给孩子买来孩子真正喜欢的书。

给这个年龄孩子看的书,没有故事也不要紧。但是如果是画着孩子真正喜欢的东西,孩子会随着简单的情景顺下去。并不是没有故事就不行。所说的有故事,是说有文字写在上边。但文字呢,母亲事先要好好读读,如果认为不是很漂亮的语言,最好不要给孩子买。如果是语言非常生动,为了让孩子了解大声朗读故事是多么有趣,母亲应该念给孩子听。有画没有文字的书,母亲可以即兴地用准确动听的语言朗读给孩子听。

393.兄弟姐妹

只有 1 个孩子的家庭,下面又生了 1 个孩子的话,上边的孩子就会变得动辄生气,有点小事就哭闹。应该理解有这样表现方法的孩子。

母亲想把要生小宝宝的事儿告诉孩子,当说"又有一个小宝宝到咱们家来了","母亲要是不在家,也不能老是问母亲哪儿去了"的时候,立刻,已经能说"要小便"的孩子(男孩多于女孩)就变得不再能说"要小便"了。这是因为紧张,孩子没有闲暇感觉膀胱的充盈,尿的次数增多了。

等小宝宝终于出生了,看到母亲抱宝宝喂奶,在宝宝的车里哄宝宝睡觉,有的孩子就会把身子贴在母亲身上或打小宝宝;小便的次数也增多,没等带他去卫生间,就已经尿了裤子。晚上已经不尿床的孩子又尿起了床,孩子自己也要求再垫上尿布。不少孩子跑到宝宝的床上睡觉,像宝宝那样"啊啊"地说:"要喝奶。"

特别敏感的孩子,这种现象会持续相当长的一段时间。对小宝宝动粗一般过 4～5 个月就会好转,而尿频有的要持续半年以上。

对下边生的宝宝,有的孩子从刚一开始就没有一点嫉妒心,也有的孩子在最初 1 个月不让母亲给宝宝喂母乳,后渐渐地就习惯了,而变得宽容起来了。但还有相当一部分孩子过了半年,嫉妒心也一点不减。这不是教育方法得当与否的问题,而在于孩子天生的性格。

对总是不能宽容宝宝或又尿起裤子的孩子,母亲不能着急。新出现的"行动异常"肯定会自然地好起来。母亲也跟着一起

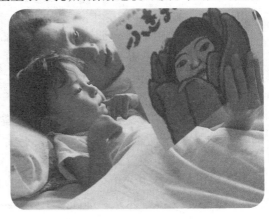

着急,斥责孩子,会拖延孩子自愈的时间。应该像生小宝宝之前一样爱抚孩子,表达母爱。

对平素就尿多、脾气大的孩子,母亲在喂小宝宝奶时要尽量避开孩子,等到孩子懂得了小宝宝也是家族中的一员时,再在孩子面前给小宝宝喂奶;再新买1台三轮车给孩子,或在院子里支个滑梯,尽量让孩子在户外玩,和邻家的孩子在一起玩。

对遗尿的孩子,要在孩子喊小便的时候给予表扬,没告诉母亲就尿裤子的时候也不要批评,这才是指导小便的一般规则。

从下边小宝宝出生那天起开始自慰的孩子很多(见442.自慰)。这是因为母亲把精力都投入到下边的孩子身上,而没有注意到这竟使上边的孩子陷入了失宠状态。母亲必须要腾出点时间与上边的孩子一起玩。也有不少孩子口吃(见402.口吃)。

治疗上边孩子嫉妒心理,需要父亲的合作。与以前相比,父亲给上面的孩子创造更多的机会与他一起玩,以减少孩子对母亲的依赖。

394.春夏秋冬

在新年期间必须注意的事情是吃煮的年糕。不能将大人吃的大块年糕不切就放在孩子碗里。孩子用筷子夹不下来小块儿,就都放到了嘴里,这很危险,会堵住孩子的嗓子。要切成小手指肚大小的块,再给孩子吃。

因冬季而延迟的排便训练,到了4月份可以开始了。春、夏季衣服少时,应该让孩子自己动手脱衣服。饭前洗手,如果不在10月份前开始的话,就难以实施。夏天溺水事故比较多,住在河川、水池、海边的家庭要特别注意。

夏天开自己的车去海水浴、冬天去滑雪已成为时尚。但那是成年人的时尚,不是孩子所选择的。父母热衷于玩,把孩子一人放在一边是不行的。孩子总是得要跟着父亲或是母亲。

冬天里的暖气也要十分注意,可能会发生烫伤、一氧化碳中毒、火灾等始料不及的事故。只要多加注意是可以防止的。不要让孩子摆弄取暖炉的开关。

　　天一变冷,一直都
能做到夜里不小便的
孩子,往往又都失败。
对不能告知母亲要小
便的孩子,在夜里可以
再给他垫上尿布。

　　与季节相关的疾
病,有初夏的"口腔炎"

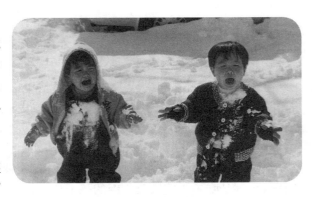

(见 250. 初夏发热的疾病),秋天的哮喘(见 370. "小儿哮喘"),深秋的
"秋季腹泻"(见 280. 秋季腹泻)。还有很多孩子,也不是什么疾病,就是
在夏季里不能吃饭。

　　有的夏、秋季节经常在户外玩耍的孩子,到了冬季被关在家里,开始
吮吸手指。另外,还有自慰(见 442. 自慰)。一旦发现孩子自慰,就必须
给孩子准备好在户外玩的场所或能让孩子做他热衷玩的游戏。

异常情况

395. 不吃饭的孩子

　　2～3 岁的孩子,大多数在 1 年时间里好不容易才增加了 2 千克的体
重。在任何母亲的眼里,孩子都像是"食欲不振"似的。自己能拿勺子吃
饭的孩子,吃一半就剩下了。于是母亲喂饭给孩子吃,可孩子途中玩起来
不吃了。

　　一到了夏季,几乎所有的孩子都不爱吃饭。在 6～9 月期间,孩子的
体重就停止了增加,也有在这期间体重减轻的。越是从前饭量小的孩子
对热越敏感,越变得不吃饭。孩子一不吃饭,母亲立刻就想是不是得了什
么病。母亲是最了解孩子情绪的人。她必须自信在这个世界上,自己最

能懂得孩子的情绪是否与往日不同。孩子虽然不吃饭,但孩子的情绪和往日没有不同的话,就没有必要担心。在这个年龄里,没有仅仅食欲不好的疾病。

维生素 B_1 不足引起食欲不振,这种事情也很少发生在小饭量的孩子中,维生素 B_1 不足引起的脚气病,多在只吃很多精白米饭的人群发生。虽然孩子不吃饭,但副食及水果都吃的孩子中,没有人得脚气病。

对不吃饭而喝牛奶的孩子,可以让他喝奶。夏季里凉着喝比较好喝。这个年龄的孩子,就靠这点东西来维持身体的需要,这是这个年龄的孩子的特点。倒是吃了 1 碗又要 1 碗的孩子让人担心他会发胖。给食量小的孩子注射提高食欲的药物,我们认为是违反生理的做法。就是听到别的母亲说他家孩子食欲很好,也不要动摇。告诉别人自己家孩子食量的人,是没有意识到自己的孩子是生来就饭量大的母亲。

396.孩子的偏食

关于孩子对食物的好恶,当母亲的称它为偏食,而在营养学上所说的偏食往往是另一回事。营养学上的偏食,是说孩子摄取不到维生素 C 、维生素 B_1 、维生素 A 及含有必需氨基酸的动物性蛋白,而母亲所说的偏食仅仅是不吃某些副食而已。营养学上的偏食对身体不好,而孩子的饮食偏嗜是个性,损害健康的那种偏食,不是这个年龄发生的。母亲所说的"我们家孩子偏食,真是没办法",是不吃葱、西红柿、黄瓜、茄子、萝卜、胡萝卜或是不吃鸡肉这类事儿。总之母亲所说的偏食,就是孩子不能别无选择地什么都吃。一般人对食物都是有好恶的,不能只看孩子的吃法,应该首先看看孩子父亲的吃法。盛着煮南瓜、地瓜的盘子和盛着青椒、紫菜、海胆的盘子一起摆在桌子上时,不管什么都吃得一干二净的父亲恐怕不会有吧。能够允许父亲有好恶而孩子就不能有好恶,这是无视孩子的人权。孩子虽然厌恶葱、黄瓜、茄子,但只要吃橘子、苹果等就能摄取到身体的维生素 C 、维生素 B_1 的需要量;虽然不吃鸡肉,只要吃鱼,动物性蛋白就不会缺乏。

把对食物的好恶看成道德有问题,是战前的军队所采取的教育方式,因为在军营中,只计算人体所需的能量,而无视口味如何就让士兵吃,士兵全体都不吃就不好办,不喜欢吃而剩下,热量就摄取不足。女孩子挑食,出嫁后也会难办。因此,当时无论教科书、还是妇女杂志上,说起孩子的营养,就会举出"偏食的纠正"。为此就是现在,还留有主张"纠正偏食"的偏见。如果是身边有把纠正偏食看成是义务的人,那孩子可就麻烦了。讨厌胡萝卜或不吃青椒,是与那个孩子生理相关联的"爱好"。只要不给别人添麻烦,保留自己的"爱好"是个人的权利。讨厌胡萝卜的孩子,如果不吃掉它,就不让站起来离开饭桌,这种教育是对个人人权的侵犯。偏食极其不好的这种思想,必须从老一代人的头脑中清除出去。认为不吃胡萝卜、茄子就妨碍孩子的成长,是不了解营养学的缘故。

孩子的偏食,从老师方面命令或监督的话,某种程度可以改掉。但是,那不是厌恶的东西变喜欢了,而只是没办法,强忍着吃自己讨厌的东西。从幼儿时期不爱吃蔬菜的孩子,到了小学,即使是午餐忍着吃了,也未必就是喜欢了,结婚后吃爱人做的饭菜时还是会把自己不喜欢的蔬菜剩下来。

只将自己喜爱的事情带到自己的生活中,愉快地活着,就是人生最好的生存方式。下各种工夫把胡萝卜变着样做让孩子吃也是可以的。但是,如果孩子很不情愿地吃,就可以给孩子吃他喜欢的橘子,把饮食搞得津津有味,这样还可以减少母子间不必要的摩擦。违背孩子生理、无效地强制孩子吃不爱吃的东西,为什么还会常常被称为"教育"呢?

397.出现高热时

2~3岁的孩子突然高热,最多见的是感冒或"睡觉着凉"了。无论是感冒,还是"着凉",不过是医生根据症状想象是由病毒引起的,然后所起的病名而已。说是想象可能有些奇怪,但对那些突然发热领到医院就诊的孩子,并没有逐一做嗓子检查,证明是病毒感染。医生看了很多此类病人,因此,明白感冒或"着凉"一旦流行起来,症状是有一定规律的。如果和这些规律相一致,就可以估计出是现在流行的感冒。

患了感冒也诊断不出是感冒、什么发热都得注射抗生素的人,一旦发了高热的话,比较危险。万幸的是现在急性肺炎、猩红热都大大减少了。战前这种病非常多,养育六七个孩子的母亲,只靠症状来区分疾病,看到呼吸这么急促、又有鼻翼扇动的情况就判断为肺炎,或是看看全身胸部及背部有细碎的红疹,就准确判定是猩红热。

初夏时出现高热的话,要让孩子张大嘴仔细检查嗓子。上颚最深处有水肿并见周围发红,就可诊断为"口腔炎"(见 250. 初夏发热的疾病)。

如果是中耳炎,到了 3 岁左右,孩子就会告诉母亲耳朵痛。肺炎的话,呼吸特别急促,每次呼吸,胸部肋间肌肉就随之凹陷。

有的孩子,发热的同时发生抽搐,大都是"热性抽搐",脑膜炎在这个时候已不常见了。

如果孩子注射了预防疫苗,就是高热,也用不着害怕。注射了 BCG,就不用担心患了结核;服了脊髓灰质炎活疫苗,就不用担心小儿麻痹症;进行了麻疹、白喉的预防注射,就不用担心麻疹、白喉了。但是让孩子张嘴,看到扁桃体上方出现白膜,上颚后部有出血斑的话,最好是早些治疗。如是溶血性链球菌引起的,抗生素特别有效。

高热的处置,详见"343. 突然出现高热时"。到了这个年龄,可以说没有幼儿急疹。

麻疹的初起,有时有高热。麻疹不是刚一开始就发痒。最初看病时,就是医生也难以与感冒区别。孩子的兄弟姐妹得了麻疹,或幼儿园里麻疹流行,或左邻右舍有谁家孩子患了麻疹,就可以考虑是麻疹。麻疹感染后第 12 ~ 13 日开始发热。

腮腺炎也发热,一般发热的同时耳朵下方会肿胀起来。水痘也同样,比发热更引人注意的是出现伴有水疱的疹子。孩子最初只发热,之后才知道是水痘。如果在刚一开始就看看幼儿的全身,应该发现在躯干上有一两个疹子。水痘的潜伏期是 2 周左右。

腮腺炎的潜伏期是 2 ~ 3 周左右。附近有腮腺炎流行的话,可以把日期倒着算一下,孩子在那个时期是否有过和这些人的接触,可以帮助回忆起来。如果那个时期和谁都不曾接触过的话,就不是腮腺炎。

398.孩子的呕吐

这个年龄的孩子如果呕吐,首先要查明是否有发热。

直到傍晚都非常精神的孩子,入睡后一会儿将晚饭吃的东西呕吐出来时,如果体温超过了 38℃ 了,可以考虑是高热(见 397. 出现高热时)。

没发热而把吃的东西呕吐出来了,就要看孩子的精神怎么样,如果呕吐后又若无其事地玩,就不用担心。这或许是食物随着咳嗽一起呕吐出来,或许是呕吐出了多吃的那部分食物,这样孩子就舒服了。

把吃的东西呕吐出来却没有发热,只是浑身乏力,呵欠连连,要考虑可能是"自体中毒症"(见 369. 自体中毒症)。如果在这之前拼命玩了 1 天的话,一般就可以诊断。

从深秋到冬季,如果突然把吃下去的东西呕吐出来,而在呕吐后稍有腹痛,就有可能是患了"秋季腹泻"(见 280. 秋季腹泻)。超过 2 岁的孩子,腹泻不太多见,大多只有呕吐持续 1 天到 1 天半。

没发热而突然腹痛得很严重,过一会儿又不痛了,再一会儿又叫腹痛,这种情况可以考虑是肠套叠(见 181. 肠套叠)。但是,这个病 2~3 岁的孩子较少见。

399.腹泻

以前一说起 2~3 岁的孩子腹泻,一般是指痢疾杆菌或病原性大肠杆菌所致的疾病,而近年来,这种由细菌引起的腹泻大大减少了。近年来幼儿腹泻多由病毒引起。所说的"消化不良"或"着凉"引起的腹泻,如果认真做一下检查,肯定能查出病毒。病毒引起的腹泻,除"秋季腹泻"外(见 280. 秋季腹泻),都不出现严重症状。最多 1~2 天里大便稀软,也不发热就好了。

让孩子禁止吃米饭 1 天,只吃一些粥、咸菜,把暖炉放在孩子腹部,一般很快就好起来。这种在家庭能治好的腹泻,大部分都由病毒引起。健康的孩子只是持续血便而无其他症状的话,可以考虑直肠息肉(见 597.直肠息肉)。

孩子陪家人吃火锅吃多了,第 2 天发生腹泻的话,原因非常清楚,且便里留有残渣,因此母亲并不担心。对幼儿的腹泻,不必给家庭常备药。但是,夏季里当母亲腹泻,接着孩子也腹泻多次,而附近也正流行着痢疾时,必须去医院请医生看。特别是便里有脓血时更应迅速去医院诊治,不能采用家庭疗法。

400.夜里流鼻血

早晨起床时,发现床单上有血,才知道是孩子夜里流了鼻血。好像并没有什么痛苦,孩子自己也不知道鼻子出血了,出血一侧的鼻孔里还粘着血痂(一侧或两侧均可出现)。这种夜里流鼻血的孩子多是男孩子。鼻子入口处的鼻中隔,有着发达的血管网,因某种原因破了就会出血。一旦鼻子出血就会反复发生,去耳鼻喉科请医生给孩子洗也没有效(通常孩子使劲抵抗,继续不下去),但不知什么时候,鼻血自愈了,因此用不着太在意。

打开家庭用的医学书翻到鼻血一项,记载有鼻白喉和白血病等,但当是白喉时,孩子早晨起来不能那样若无其事的;近年来,因为白喉疫苗的预防注射,白喉几乎已经见不到了。白血病不仅仅出现鼻血,还会伴有贫血、皮下出血、牙龈出血等症状。

偶尔孩子在夜里感到鼻子流血而叫醒母亲时,不必惊慌失措地让孩子感到不安。用孩子小手指粗细的药棉棒塞住孩子鼻孔的深处,把孩子头放在高于心脏位置的枕头上睡下就不容易再出了。

无论白天、晚上孩子总是一侧鼻子出淡淡的血丝,可以考虑是有异物堵在鼻子里,要请耳鼻喉科医生检查。孩子吃了巧克力或油炸花生米这些零食后,有时也流鼻血。对流鼻血的孩子,要给他新鲜的水果吃。

早晨起来发现鼻血的话,要脱去睡衣查看一下孩子的全身,皮下如有紫色似被殴打后留下的斑痕(皮下出血),就不要忽视,必须去医院诊查。可能是一种叫紫癜的病,不能掉以轻心(见 570. 紫癜)。

流鼻血的原因并非只有一种,因此,其发作会到什么时间,很难预测。由病毒感染所致鼻血时,一两次就好了,空气干燥引起的鼻血可能会持续 1 个月左右。

401.认生

8~9 个月的时候就开始认生的孩子,母亲以为长大了就可以好起来,可过了 2 岁之后,认生却越来越严重,这样的孩子还真不少见,除了父母,谁都不让抱;去儿童公园就是到了有同龄小朋友玩的地方,也不想参与进去;只要是不认识的人到家里来,就害怕得要哭。这样的孩子越来越多了。在家里每天只跟母亲在一起生活是一个原因,而且本来他就是一个敏感的孩子,稍有什么事就哭。母亲不必认为是自己的指导方法不好。就是这样的孩子也会不久就能加入到其他孩子中间去玩。因为这是孩子的性格,不是急着批评、锻炼就能好转的事。

敏感的孩子,在幼儿期往往不容易抚养,但长大了,却会具有别的孩子所不具备的长处。责备孩子认生是不可取的,因为害怕是为了要保护自己,因此要尽量让孩子跟小朋友在一起玩,让孩子感觉到小朋友并不可怕。因为这种孩子很多,所以母亲不要认为只有自己才有这么认生的孩子。

402.口吃

这个年龄出现口吃的孩子是很多的,特别是男孩居多。刚开始孩子并没在意,而母亲则吃惊不小,慌忙给孩子纠正或批评孩子。这样一来孩子也开始紧张起来。如果是已经掌握了很多话的孩子,试着避开难说的音符,还可以用其他语言来表达。母亲矫正得太严厉,孩子会完全张不开嘴。另外,孩子想说的话说不出来,所以一着急就扔东西、跺脚。

口吃的原因,有的也很清楚。如本来是左撇子,硬想让孩子改成右撇子,让孩子左手拿勺子换为右手,或把孩子左手拿着的粉笔抢过来;严厉批评了孩子尿床以后;恩爱的夫妻突然不和打起架来;在朋友或姐妹里有个非常能说的人,本人想说点什么时,被他们抢先说了;下边又多了个宝宝,等等;这些情况都可以导致口吃的发生。但大多数都是不管怎么也寻找不出引起孩子"情绪障碍"的原因。

这个年龄孩子出现的口吃,即使不做矫正,有的快点有的慢点,早晚是能完全治好的。最重要的是父母的乐观态度。孩子口吃那可了不得,母亲紧张得不得了,这种心情传染给孩子就难治了。所以父母对孩子的口吃,必须像是没事儿一样对待。孩子说话时,不管是口吃不口吃,最忌讳的是战战兢兢地看孩子说话的嘴巴。孩子不论是口吃还是流利,都要以孩子没口吃之前的态度对待孩子。要让孩子感到母子的交流还保持着,让孩子感到安心。让孩子重新说一遍,孩子会因此感到犹豫而口吃。

领孩子去医生那儿或儿童咨询所,在众多人中让孩子实际表演口吃,对孩子来说真是莫大的耻辱;这样,孩子还没等发音就已经忐忑不安了,当然要口吃了。本来 3 个月就能治好,这样用半年的时间也治不好了。

不要让孩子吃特殊的药物,领 3 岁的孩子到"口吃矫正学校"去,只会使孩子强烈地意识到自己是口吃。

403."肩脱位"(桡骨头半脱位)

常有这种事情发生,即在拉着孩子的手散步时,突然从旁边开来了汽车,母亲被吓得慌忙把孩子拉向自己,孩子会"痛、痛、痛"地一个劲地叫,被母亲拽过的胳膊耷拉着;在床上翻来滚去的孩子不愿起来,母亲拉起一只胳膊叫孩子"快起来"时,也会发生这种情况。孩子的胳膊完全不能动,稍一碰就痛。这叫桡骨头半脱位,是桡骨头从肘关节韧带处脱离而发生的。

带孩子到外科就诊,很容易被医生当场复位。易发这种病的孩子,以后也会多次发生,到了 5 岁时就会好了。

因为这种事情经常发生，又总是能轻易治好，最后母亲也就记住了它的复位方法。手法关键是伸肘旋臂。一手托住患儿肘部，拇指压在桡骨头部位（与肘关节尖部平齐的另一个突起处），将肘关节屈曲90°，另一只手握住患儿腕部，慢慢伸肘，同时前臂做旋后旋前活动即可复位。让孩子换衬衣就能治好的说法，是因为在换衣服的过程中恰巧进行了这些操作。

桡骨头半脱位是接骨师最常见到的病，它维系着接骨师的声誉。去医院外科就诊，恐怕每次都得让拍片子，不如直接去接骨师那儿给孩子治疗更方便、安全。

404.自己用头撞地板

有这种孩子，母亲如果不答应他的要求，就趴在地板上哐哐地撞头。母亲以为是孩子撒娇打算置之不理，但他一撞头却不能不管了。母亲过去抱起孩子，孩子于是会哇哇地大哭，直到母亲满足了他的要求。母亲想孩子的要求也太过分了，就把孩子放回地上，于是孩子又把头往地上撞。母亲想撞痛了就会停下来的，可不但不停，还撞得越来越重。母亲担心这样撞下去，不是会把脑子撞坏了吗？没办法只得屈服于孩子的要求。

发明这种手段的是一些倔强的孩子，早一点的1岁半时就开始了。其中，仰卧躺倒地上用后脑勺撞地的也有。与癫痫不同，他不像棒子似直直地躺下去，而是先屁股着地，横过来倒下后再转为仰脸朝天。

作为纠正这种毛病的方法来说，刚一开始的处置很重要。如果是知道这是孩子常用的招法，就要在第1次这样做时，迅速抱起孩子，将他带到户外或是到其他场所玩点别的，或是给孩子不是刚才要求的喜悦，将孩子的注意力从刚才的要求引开，让孩子忘记哐哐撞头这件事。

不能充分在户外玩，结果就让孩子想出这种“反抗”的招数，因此要尽量让孩子到户外去运动，让孩子的能量得以发散。

如果孩子用这种方法常常获得成功而成为他惯用手段的话，就不好办了。要在房间的地板上铺上东西，使孩子的撞头不起作用。还可以给孩子戴上毛织的睡帽。撞头虽不会把大脑撞坏，但也不该让孩子持续时间太长。

与此非常相似,已经能够告诉母亲说要小便的孩子,当他的某种要求没被母亲采纳时,孩子就一边哭一边原地不动把尿尿在地板上。这件事的处理也是一样,第1次发生后,最重要的是不打不骂默默地领孩子去卫生间,或迅速把内裤给孩子脱掉,不要理睬他。

烫伤 参阅"266. 婴儿的烫伤"。

吞食了异物 参阅"284. 吞食了异物时"。

发热抽搐 参阅"348. 抽搐"。

孩子的痛哭 参阅"349. 屏气哭死过去"。

从高处坠落 参阅"366. 防止事故"。

集体保育

405. 培养生机勃勃的孩子

保育工作的目标是建立快乐集体,在这里孩子们兴高采烈地玩耍,对任何事情都有积极参与、自己动手的愿望。

孩子满2周岁,就变得越来越有主意了。"这事不用别人帮助,自己能做"这种自立倾向已经出现,这时一定要让孩子感受到自立的乐趣。让孩子明白,自己爬上秋千荡秋千,比保育员把他抱上秋千再玩更有意思。

能够随心所欲地做力所能及的事,这种快乐会给孩子增添活力。但是集体生活归根结底是不允许个人自由主义泛滥的。集体生活要有秩序,个人则要遵守纪律。2岁的孩子在享受自由的快乐时,会存在与纪律协调的问题。为了达到孩子的自由活动与集体纪律相互协调,就应该侧重调动孩子的主动性。不要把纪律当作束缚手脚的网,硬罩在孩子身上。既要引导孩子服从集体纪律,又要防止孩子产生抵触心理,最好利用这个年龄的显著特点——模仿,让孩子有意识去想"这事自己也能做吧"。

模仿是最简单的自我能力测验。为此应准备孩子能够独自活动的环境，2~3岁孩子保育工作的出发点是创建良好的保育环境。如果没有良好的保育设施，根本就不能培养孩子的自理能力。

2岁的孩子正玩玩具时，比他大点的孩子如果拿走他的玩具，那么这孩子就只好中断了独立活动。这个年龄的孩子总是想要别人的东西，例如一位2岁的儿童，当妈妈又生了1个弟弟时，他会要求母亲像对待弟弟一样，给自己奶瓶，并由妈妈来给自己换尿布。这种对平等的追求是人的本性，是不能完全克服的。因此，保育园应当有足够多的玩具，年龄相同的孩子组成一组，每个孩子人手一件玩具。在数量不足的情况下（如推三轮车、荡秋千、洗手时），保育员可以让孩子们排队，说"按顺序来，按顺序来"，让孩子遵守纪律等待轮到自己。同时应该考虑一下，在排队等待过程中，把孩子的活跃气氛控制在什么程度为好。如果保育的时间一大部分都消耗在排队等待的话，会出现厌烦排队的孩子，而且抑制孩子的创造性。

如果1名保育员要照看数量较多的异龄儿童，那么就很难单独把2~3岁的儿童组成1个小组；儿童也就难以进行自立活动。他们只好跟在大哥哥、大姐姐的后面进行模仿学习。应该准备发挥儿童创造性的冒险环境。所以，混合保育，应安排2名保育员，随时把2~3岁的孩子5人或6人组成"创造小组"。

混合保育时，小孩子容易疲劳，为了消除疲劳，可让他们在午睡室安静睡眠。另外，2~3岁的孩子多数可坐在桌前画画、捏橡皮泥、看画册等，桌子和椅子的高度如果不适合孩子的身高，他会感到疲劳。

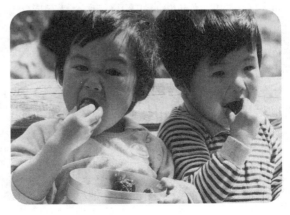

孩子不应只局限在保育园内,相同年龄的孩子手拉手,一起在园外散步,孩子也会体验到一种解放感。

为了培养生机勃勃的孩子,必须给孩子提供一个能按自己意愿同小朋友玩耍的自由天地。所以集体保育今后应着重考虑的问题是如何为孩子创造一个不受大人束缚、管理的安全空间。

406. 让孩子学会自理

满 2 岁以后,孩子自己动手的欲望更加强烈。可是如果他产生厌倦情绪,就不愿继续去做了。愚蠢的方法是命令孩子做他不喜欢的事。孩子养成良好的吃饭、排便、脱衣等基本生活习惯,对保育员来说是求之不得的。但切莫忘记培养孩子的主动性是保育工作的着眼点。

集体生活,在某种意义上是指一种和大家保持一致的从众行为,就像向右看齐一样,尽管内心讨厌还是做了。这种在园内基本生活全都自理的“好孩子”,一回到家,反而有一种解放的感觉,自己什么都不干了,全让母亲代劳。自己的事情自己做,是人格独立的标志,为让孩子达到这一目标,园内的训练必须让孩子感到自由,唯有自愿去做才能实现自理。

为了使孩子养成自己用勺和碗吃饭的习惯,就要给他们喜欢吃的食物。如果是他主动想吃的东西,孩子就愿意自己拿勺。如果是他迫切期待的食物,吃饭是件愉快的事,就容易养成饭前洗手的习惯。

吃饭因人而异,快慢不同,不要追求速度。进餐时间,一般要占 30 分钟。饭前要说“我开始吃了”,希望那是一种欢快的声音。对于那些进餐太快的孩子可以给他讲有趣的故事,使他适当放慢速度。进餐较慢的孩子,落在后面,在大家注视之下也很难受。对于这样的孩子,即使费时间也得尽量让他练习用筷子吃,撒了饭菜也是不得已的,唠唠叨叨地责怪,吃饭就没乐趣了。餐厅和游戏室分别设立时,孩子进餐完毕要说“我吃好了”,并把筷子放回指定地点,然后再让他去游戏室。

孩子接近 3 岁,进餐时可以安排孩子轮流值班,值班的孩子发餐具。保育员根据每个孩子的饭量给他盛上相当的食物。同时还要记住孩子的喜好,不要给他太多他讨厌的食物。

　　衣服的穿脱,也尽量引导孩子自己去做。2岁的孩子,可帮他解一部分扣子,不管怎么样能脱下来就行。3岁时,除了最上面的扣子,都应该让他自己解开。衣服穿与脱的训练,如果设定一个愉快的目标,也能很快学会。例如夏天为了洗澡,或者为了去园外锻炼,要换衣服了,孩子们就愿意自己动手。再如不喜欢午睡的孩子,是不肯轻易动手脱衣服的。混合保育时,如果把大孩子作为看齐的目标,小孩子因为自己穿脱衣服速度跟不上,他就会放弃自己动手。另外不要让大孩子帮助小孩子穿脱成为惯例,那会造成大孩子的心理负担。

　　一般的保育园,2~3岁之间的孩子会独自去卫生间。排便次数有着差异,次数多的孩子,学会独立上卫生间相对较晚。

　　到了2岁还不会明确说出"尿尿"的孩子很多。他们经常尿湿裤子,那么首先要教他学习说"尿尿"。在家里母亲抚育孩子时怎样教孩子尿尿呢,请阅读"363. 排便训练"。

　　孩子学会说尿尿至少需要几天时间的训练。母亲不仅要在外面工作,还要在家里训练孩子学习说"尿尿",实在勉为其难,因此,最好能在保育园进行。然而,如果保育园1个班只配1名保育员,此项训练也难以开展。总而言之,至少要有1名保育员专门陪同孩子进行。

　　以前就已经会说"尿尿",并且在家里会坐便盆的孩子,2~3岁这段期间,就应该让他学会去卫生间。如果是混合保育,这就比较容易做到。一般的保育园都有定点排便时间,一般是上午10点自由活动结束,集体活动开始之前;11点半吃饭之前;下午1点午睡之前;下午3点午睡结束之后。这样的排便时间安排,一是时间容易区分,二是可以让孩子放松一下。

　　男孩子可在房间内脱掉短裤,然后去卫生间排队,按顺序尿完洗手回到房间,自己再把短裤穿上。保育员要告诉男孩子站着尿尿,以前一直坐便盆的孩子,保育员可扶着他的腰,以缓解他的不安。

　　对于女孩子排便的训练,保育员应重点训练她们在排便后取手纸擦拭会阴部。最初自己不会擦时,保育员可帮她擦,同时告诉她要从前向后擦。如厕后,保育员还要教给孩子按水龙头冲水;2 岁的孩子,力量不够,按不动,所以保育员要和他(她)一起按。最初自己洗手,可能洗得不太干净,但尽量不要帮他(她),让孩子自己慢慢学会。

排尿时间间隔较短的孩子,往往还没有学会对保育员说"尿尿",所以常尿湿裤子。注意不要在其他孩子面前训斥这样的孩子,更不能进行体罚。如果排便好的孩子给画 O,排尿不好画 ×,这样给画 × 的孩子带来的屈辱感和体罚是一样的,甚至可能因此使孩子的小便次数更多。

大便的排泄,或者在园内进行,或者在家进行,因人而异,不能强求一致。要求每个孩子在保育园内每天都大便 1 次,无视排便的个体差异,也会给孩子带来痛苦。

为了如厕训练顺利进行,卫生间最好明亮清洁,不要使孩子感到恐怖。瓷砖地面上要铺上木板。如果不铺,穿着拖鞋,性急的孩子就会跌倒。进出卫生间的通道最好不修台阶,要修成和缓斜坡。孩子到了 2 岁半,要让他练习把自己的东西放入固定的柜子里。3 岁之前,多数孩子还不会擦鼻涕,经常流鼻涕的孩子有必要帮他擦。

407. 发挥孩子的创造性

这个年龄段的孩子自立的愿望非常强烈。鼓励孩子自立最好的办法是让他体验创造的喜悦,所以这个年龄段的保育应以自由游戏为主。但是单纯自由的游戏,会让孩子的游戏永远停留在低水平阶段。为了进一步开发孩子的智力,使孩子的手指更加灵巧,让他们在游戏时既能精力集中,又能持续一段时间,就有必要给予指导,这多少要采取点"上课"的形式。但是 20 人以上的 2~3 岁孩子由 1 名保育员照管,既要进行自由游戏与设定保育,又要协调创造与指导的关系,这是非常困难的。

指导孩子游戏方法的"课"上,不能以 20 人为对象,因为每个孩子都需要与保育员直接交流,一般人数限定为 7~8 人,可从正在进行自由游戏的几个小组中,选 7~8 人组成"上课组"。可见 20 个孩子至少要配置

2 名保育员,才能保证给予指导。

"上课"每天 1 次或两次,时间为 7~8 分钟到 15 分钟左右,每 7~8 人一组进行。"上课"最好在专门的小房间进行,这样能够集中精力。其他孩子由另 1 名保育员看管。上课的形式,可以是孩子回答保育员的提问或把自己的想法告诉保育员或小朋友,听童话、看画册、理解书上写的内容、听音乐、唱歌、观察动植物、橡皮泥手工制作、剪纸(日本式的手剪刀很安全)等。这种"上课"也要从"指导目的"和"指导要点"入手,先给孩子提供教材。

自从掌握了工具,人类文化才得以形成和发展。与之相同,玩具使孩子们的游戏水平有了提高,孩子的创造性得到成人的指导才不至于被埋没,保育员创造性的工作是发现孩子的潜力并进行指导。

在日本保育园的混合保育之中,有的保育员成功地将 2~3 岁的孩子分成小组上课;充分适应集体生活的孩子,即使没有保育员在场也能独立地、自由自在地玩耍一定的时间。

2~3 岁孩子的自由游戏,多是用玩具再现日常生活。推着小汽车,孩子眼前模仿出现奔驰着的汽车;让布娃娃睡觉是表现被母亲哄睡觉的自己,把积木摆成斜形是孩子制作滑梯。

为了让自由游戏充满乐趣,必须备有足够的玩具(娃娃、绒毛动物、手推车、小垫子、背带、买东西的小筐、积木等)。玩具时常也要更新一下,玩具的新鲜感,能刺激孩子的创造性更上一层楼。

为了让适量人数的孩子们同时玩耍,可以适当地利用一下保育室的空间,如设置"妈妈家""结构游戏角"等。

不仅要有个人独立玩耍的小玩具,还要备有需要大家彼此合作玩耍的大纸箱、大积木等。为了便于进行"模仿游戏",还要准备些小型的家庭用品和家具。

自由游戏最受欢迎的是玩沙和玩水。玩沙需要备有能容纳小组全体成员的沙场,足够多的沙子、铁铲、筛子、小桶以及翻斗车等。在水池中玩水是最有趣的,一般夏季午前进行,对于 2~3 岁孩子来说,水深 20~30

厘米比较安全。3 个孩子需要 1 名保育员看管。水温 25℃时可在里面玩 5 分钟,28℃以上时可玩 10 分钟。开始时,在水里玩 1 次就让他们上来,适应后可玩 2~3 次,每次中间休息 5 分钟。如厕后,让孩子们穿上泳装做准备体操。进水池前后,都要淋浴把身体冲洗干净。玩水后,午后的睡眠很香,可以消除疲劳。只要玩水能起保育的作用就算达到了预期的目的。

408.让孩子学会说话

语言是交流的工具。为了让孩子听懂、会说,保育员和孩子在情感上必须是心心相印、紧密相联的。孩子侧耳倾听,唯恐听漏保育员的任何一句话。这是孩子被保育员人格魅力吸引的表现,孩子按捺不住表达的欲望,他想把自己的感受告诉保育员,希望得到保育员的承认和共鸣。孩子不仅同保育员说话,也想向小伙伴倾诉,每次孩子获得新的更加强烈的感受,他总是表达出来,希望大家一起分享自己的快乐。

另外,还要营造对话场面。那种保育员和孩子保持距离的保育园,那种每日重复呆板生活的保育园,孩子们说话相对也较晚。

2~3 岁的孩子,面对熟悉的大人总是反复地问"这是什么","为什么会是这样",他们有强烈的求知欲。保育员应该以这种好奇心为契机,让孩子掌握语言。2~3 岁的孩子的好奇心面向现实世界的一切。所以要尽可能地把孩子带到园外,身临其境地教给他们语言。遗憾的是由于现在的交通问题,城市保育园的孩子在外面散步很危险,所以很难出去。用幻灯片或电视也是个办法,但要考虑到这种办法或多或少缺乏置身于现实世界的那种新鲜感。

童话、动画片、画册等也可给孩子以感动、并能够教给孩子语言。在教授语言时保育员不仅要让孩子听,还要不断地给孩子创造说话机会,与他交流和对话。因此如果 20 人一班"集体教学",对话就很难进行。最多 5 人或 6 人组成小组,这样每个孩子都能看清保育员说话的口型和表情,保育员也面对面地听他们讲话,并且不时地纠正他们的发音。

　　语言是表达感情的工具,所以不仅要教孩子们说话,而且还要教他们如何表达自己的感受。孩子接近3岁了就可以开始模仿游戏。为了玩好"模仿游戏",孩子会努力表达自己的想法,游戏开始后,又可刺激孩子说话。保育员应参加到"模仿游戏"中来,这样可使孩子的会话内容更加丰富多彩。所以快到3岁时,孩子的会话能力显著提高。

409.组成快乐的集体

　　这个年龄段的孩子,已经具有明显的交友意识了。孩子接近3岁时,已经能够互相帮助,并且为了达到某种目标可以团结一致,共同努力。吃饭时也有了可以值班的孩子。这时为了维持保育园的秩序,可以提出几条注意事项作为纪律让孩子们遵守,如"不能在走廊乱跑""不能往架子上爬""不能进配乳室"等。但这样的禁止规定多是从保育园的经营者工作方便的角度出发而制定的,是无视孩子天性(想去跑,想登高,什么都想看)的规定。只要园内的设备良好,就应破除各种清规戒律,积极鼓励孩子自己协商制定活动的规则。

　　为此,首先要培养孩子的交友意识,交友意识增强,每日的园内生活都很快乐。孩子们从快乐的角度出发,也乐于与伙伴们携起手来,再稍微大一点,在这种密切的友好关系基础上就会产生出由伙伴们自己约定的规则。2~3岁的孩子,还不能自觉地进行集体活动。

　　两名保育员如果照管20名2~3岁的孩子,让他们意识到大家是一个友爱的集体并不困难。让20名孩子集中起来做集体游戏,需要一个过程。开始玩时,可以根据每个孩子所具有的创造能力编成若干灵活机动的小组,通过不断地变换小组成员,孩子们很快相互熟悉起来。这样反复几次,集中起来开展集体游戏,短时间内就能成为现实。

　　20个孩子配置两名保育员是比较妥当的,1名保育员带领五六名孩子组成的小组,组织他们精力集中地做手工或玩游戏。这期间,另1名保育员就领着其他孩子自由游戏。而且冬天时2~3岁的孩子还不能独自去卫生间,也需要保育员照管。此外,为了让孩子们意识到自己是集体的一员,应该尽可能地把园外散步纳入日程安排之中。离开了保育园,置身外部世界,这时孩子的伙伴意识会更加强烈。

由于交通安全问题,有很多保育园不能进行园外散步。虽然就保育工作来说,园外散步是必要的,但满足不了这种要求的"愧疚意识",也要消除。

一过 2 岁,以前一到保育园就高高兴兴地对母亲说"拜拜"的孩子有时不愿意同妈妈告别。看到这种情况,保育员要拿出超过以往的热情态度去欢迎他,也可以让先到的小朋友组成一个欢迎小组。孩子总是与母亲哭着告别,就会拒绝上保育园,也会影响其他孩子的情绪。

410.培育健壮的孩子

2 ～ 3 岁的孩子每日应该进行步行锻炼。最初可走 150 ~ 200 米,到 3 岁的时候,就可以步行 250 ~ 300 米了。可以提醒母亲,早上送孩子入园,早点出门,领着孩子步行到保育园,途中避免让孩子过多出汗,衣服可随气温进行增减。如果能在园外散步,到达目的地以后,让孩子在干燥的地方坐下来充分休息,然后再领回来。

衣服穿薄穿厚,什么程度合适,要仔细询问一下母亲。这要根据个人的情况决定,而不是规定冬天几岁的孩子穿几件。园内的暖气热度、活动的方法不同,穿的多少也应不一样。保育员应根据每个孩子的出汗程度进行增减。穿薄衣服,大小便方便,但也不要图保育园省事,来强制孩子一律穿薄衣服或者赤身裸体。

气温不太低时,尽量让孩子到屋外玩耍。每天最好要有 5 个小时在室外度过。可以充分利用沙场、秋千、攀登架、三轮车等来进行户外游戏(见 357. 防止事故)。

此外每周至少上 3 次体操课,每次 15 ~ 18 分钟。2 ～ 3 岁的孩子已经能够完成集体的共同活动了,这时可以组成 10 ~ 12 人的小组,让他们集体游戏。

步行和攀登运动 让孩子在宽 20 厘米,长 2 ~ 2.5 米,一侧高 30 ~ 35

厘米的斜面上行走。快到 3 岁时,宽可缩为 15 厘米。

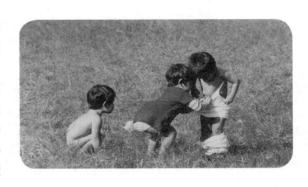

在地板或地面上用粉笔画一条宽 30 厘米的笔直的小道,让孩子两手伸平行走。快到 3 岁时,可画成弯曲盘旋的小路让他们行走。

让孩子上下 20 厘米的台阶,以后逐渐加高为 25 厘米。

让孩子跨越高于地板或地面 20 ~ 30 厘米的横杆或绳子(以后逐步提高到 30 ~ 35 厘米)。

可在庭院里堆出一个小土堆,让孩子跑上跑下。

可让孩子在梯子或肋木上爬上爬下,熟练后,再玩攀登架。

孩子到了 2 岁半,可让他练习用脚尖和用脚后跟行走,为使姿势好看,还可将两手交叉放在背后挺着胸走路 ;到了 3 岁,学会站着上秋千。

投球运动 在距离孩子 80 ~ 120 厘米,与孩子眼睛等高处,放一个直径 40 厘米的小筐,让孩子往里投放小球。

在距离孩子 80 ~ 120 厘米,与孩子眼睛等高处,挂一个网,让孩子向网里投球。

快到 3 岁的孩子,可让他们在地板上滚排球,让球在距离孩子 2 ~ 3 米远处、间隔为 40 厘米的椅子中间滚过。

全身运动 让孩子排坐在椅子上传球,或让孩子并排骑在平衡木上,从头顶上将球传给后面的孩子。

让两个孩子抬着 1 个体操圈,时而站立,时而坐下。

让孩子做俯卧撑运动。

让孩子仰卧,做脚蹬自行车踏板运动。

让孩子像虫子打滚一样,在房间内翻跟头。

让孩子在地上沿着粉笔画的线用四肢爬行。

411. 迎来新入园的孩子

接收 2~3 岁新入园的孩子,比接收 1 岁半的孩子更困难。这些 2~3 岁之前在家里抚育的孩子有其自立的一方面,但其依赖性也是严重的。因此比起接收 1 岁半的孩子,需要花费更多的时间让他慢慢地适应保育园的生活。开始的 2~3 天,他可以上午留在保育园,让母亲陪同待在同一间屋里,重要的是让他看到母亲和保育员的关系非常亲密。组织集体活动时先入园的孩子轻而易举完成的事,也不要强求初来乍到的孩子做到,等以后保育员尽量帮他跟上。最好有 1 个先入园的孩子主动与他交朋友。不管哪个保育园都会有这样的孩子。发现他们关系较好,吃饭午睡时就可以让他们挨着。2~3 天后他适应保育园生活了,他就可以和大家一起进餐。到了第 5 天或第 6 天可让母亲回去,午饭后再接他。再适应一段时间到第 7 天或第 10 天,让他和大家一样午睡,午睡结束后,再让母亲来接他。

这样过十天半个月,新入园的孩子就同其他孩子一样适应园内生活了。当然孩子不同,完全适应园内生活所需的时间也不一样。如果母亲趁孩子不注意就回去了,好不容易适应园内生活的新入园的孩子,有一种被保育员欺骗的感觉。说好两点来接的母亲,一定要准时来,否则孩子同样会认为保育员欺骗了他,就又不愿意上保育园了。

让新入园的孩子尽快适应园内生活,这不仅对他本人,而且对所有孩子都有好处。新入园的孩子总是哭闹,既不参加集体游戏,也不吃饭,保育员就必须经常同他在一起,这样一来,就没法进行其他孩子的保育。如果保育员同其他孩子快乐地玩耍,那么新入园的孩子又会有一种被抛弃的感觉。

要想真正顺利地接收新入园的孩子,那么接收他的最好是与之年龄相仿的孩子组成的集体。如果宽大的房间内,混合保育着 20 名以上的孩子,那么初来乍到的孩子就会晕头转向,不知所措。在 1 个相对小些的房

间里,保育员和孩子们团结友爱地生活在一起。新入园的孩子看到这样
的场面,就会感到是在亲戚家玩耍,很快就能融入这个集体。

　　对于新入园的孩子,不仅负责他的保育员要对他亲切关照,其他保育
员也应对他热情有加,保育园应该让新入园的孩子感觉这里所有的人,都
非常和蔼可亲。但是,开始时最好有 1 名保育员与新入园的孩子建立友
爱关系,如果两名保育员负责 20 名孩子,那么至少要有 1 人接近新入园
的孩子。可以抱抱他,或拉着他的手同他说话,以便尽快同他建立友好
关系。

3岁到4岁

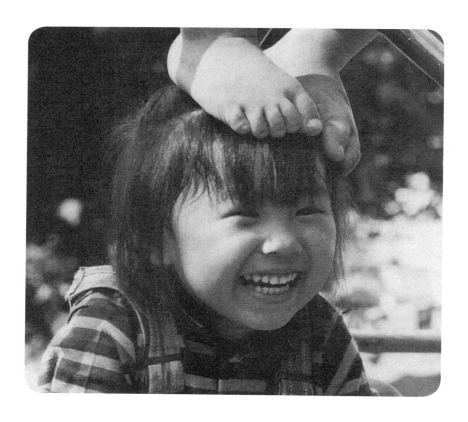

这个年龄的孩子

412. 从3岁到4岁

这个年龄的孩子最棘手的是,孩子的自立是通过任性表现出来的。任性也无异于是一种自立,但却是一种不完善的自立。孩子有一种如果是自己主张的,母亲肯定会让步的依赖思想。把不完善的自立转变为进一步完善的自立,是教育的第一步。要把孩子的自立与协作结合起来。为了使孩子积极地遵守协作生活所需的"原则",协作生活对孩子来说必须是愉快的。

对于孩子的原始愿望,母亲的道理是很难说通的。3～4岁孩子的母亲,必须有"苦战恶斗"的思想准备。为不让孩子觉得"母亲是个好说话的人",母亲必须在某些时候把要来依靠母亲的孩子推开。因为担心推开孩子会使母子的协作不顺利,因此很多母亲不能使孩子完全地自立起来。

在母子之间相当难以遵守的协作生活的"原则",孩子如果在家庭以外有愉快的协作生活的话,他会意外地变得能够遵守起来。

在家庭以外常常能有安全的玩耍处,或是邻居家宽敞的院子,3～4个小朋友能在一起玩的话,在那里能够实现快乐的协作生活。在那儿体验到自己如果说了任性的话,就不能和大家一起愉快地玩下去,于是以前不能借娃娃给别人的孩子,会因此也能借给他人玩了。但是,这样自然形成的孩子们的协作生活,还不能完全让孩子们自立。许多孩子被小朋友稍稍说重了一些,就回到家里哭,于是好长一段时间,不再跟小朋友玩。

很多母亲之所以把3岁的孩子送到托儿所,就是想通过让孩子与母亲分离一定的时间,使孩子脱离对母亲的依赖,提高孩子的自立能力。

之所以去了托儿所之后孩子都变得"聪明"了,是因为对母亲的依赖减少了,自立能力增强了,体验到了协作生活的乐趣,孩子自己也就积极地珍视这种快乐了。要求入托儿所的人增多的原因,就是众多的母亲承

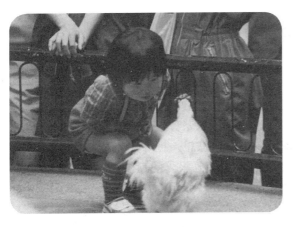

认了孩子的"教育"只在家庭里进行是不够的。

满 3 岁孩子的一大特征,就是这个时期想象力迅速提高。但是孩子的想象世界和现实世界是交织在一起的。在现实世界里,每天有新的事物发生,因此日常生活也像探险似的有趣。绘画与语言进一步将这个现实的乐趣涂上了色彩。从这种意义上讲,孩子的想象力就像现实的"扩大器"。大人们为了"扩大"孩子的人生乐趣,必须刺激孩子的想象力。刺激方法就是给孩子买画册,跟孩子聊天,让孩子听音乐,让孩子画画,让孩子做黏土工艺加工,让孩子摆积木,让孩子在沙地上玩。如果只靠母亲不能给予孩子这么多的话,就把孩子送到幼儿园,让老师教给他。

扼杀孩子想象力的是电视。画面及声音的洪水,不能给孩子以想象的空间。让孩子整日守着电视看,就会培养出什么都不思考的人。

孩子的想象力,将现实涂上色彩,但并不是任何时候都能涂上快乐的色彩的。超过了 3 岁的孩子,害怕黑暗,夜里不能一个人上卫生间,就是想象有什么可怕的东西藏在黑暗之中的原因。害怕狗,是因为想象会被狗咬着。为了向害怕的孩子证实现实并不可怕,硬是把孩子领到黑暗处,或是让狗咬住孩子的手,这种做法不好。要让孩子不经意地远离黑暗和狗,在不可怕的世界里去冒险来增加胆量。星期天去公园,由父亲在旁边守着,孩子可以大幅度地荡秋千。保持身体平衡的能力提高以后,有的孩子就可以单脚站立 5 秒钟,甚至用单脚跳跃了。

在 3~4 岁的孩子中,很多孩子已经完全不睡午觉了。也有的孩子 1 周只睡 1 次,还有的孩子午后只睡 1 个小时。不管是哪一种类型,都采取了与孩子性格相适应的睡眠法。上幼儿园的孩子,每天午睡 1 个小时左右,白天就会过得愉快,特别是夏季,应该让孩子午睡。晚上睡觉也一样,大部分上幼儿园的孩子都从晚上 8~9 点开始入睡,早上 7 点左右起床。当然,就是上幼儿园,也有晚上 10 点睡觉,早上 8 点勉勉强强起来的孩子。想再让孩子早点睡、早点起床的话,就晚上 9 点入睡,早晨可以吃过早饭再去幼儿园。不去幼儿园的孩子,早晨多睡一会儿也无妨,但每天必须在规定的时间内规律地起居,说 9 点起床就要 9 点起床。

让孩子生活有规律,不是说对道德有好处,而是一旦孩子出现什么异常,母亲立刻就能知道。

饮食与以往一样能表现孩子的个性。能吃的孩子一天吃三顿,每顿吃 1~2 碗,而饭量小的孩子好不容易才一顿吃下半碗。

3~4 岁的孩子的体重,1 年中也只能增加 1.5~2.0 千克,因此孩子不那么能吃饭也是正常的。对副食的好恶也越来越明显了,显示出"偏食"的倾向。对鱼、蛋、肉都不喜欢的孩子,要让他喝牛奶来补充营养。

晚上 8 点就睡下的孩子,加餐每天两次就行了。但如果是早晨 8 点起床、晚上 10 点才睡的"小活动家",每天只吃两次加餐就不够了。

排便问题,无论是大便、小便一般孩子都能告诉母亲了。但是,贪玩的孩子有时尿了裤子也不知道。寒冷季节里,下身穿得多,孩子还是不能自己小便。到了 4 岁孩子就能自己大便,但便后母亲的"检查"还是有必要的。大部分孩子在睡前小便 1 次,等到母亲睡前再让孩子尿 1 次的话,都能坚持到第 2 天早晨醒来。但在男孩子里,即使深夜母亲再叫醒孩子小便 1 次,还是尿了床的现象较多。在这个年龄,斥责孩子尿床,反而会导致他尿床次数的增加。

生活习惯方面,在 4 岁之前,多数孩子早晨起来都能 1 个人穿衣服了,能一边看着扣子一边系,但最上边的扣子还系不上,系带子也还比较困难。早晨洗脸当然要他自己做。也可以使用牙刷。女孩子能对付着使用梳子(见 418. 自己的事情自己做)。吃饭时,可以端起碗,拿筷子,但用筷子夹东西还是很笨拙的。也能饭前自己洗手了。

　　喝果汁或汽水之后,为了冲刷掉粘在牙上的糖,要给孩子喝些茶水或凉开水,养成孩子吃零食后自己刷牙的习惯。洗澡也要渐渐引导孩子自己洗。但此时孩子还不能擤鼻子。

　　孩子的锻炼,在这个时期育儿中非常重要。用按育儿食谱做饭的时间,领孩子去外边锻炼为好。

　　家庭中能进行的锻炼,随着孩子需要玩大型玩具而变得困难起来,这事如果上幼儿园的话就能解决了。如果没把孩子送到幼儿园,母亲可以领孩子到儿童公园之类的地方,让孩子荡秋千、滑滑梯。每天里如果不能保证走 1 个小时,孩子到了晚上就不能早睡。节假日和父亲去郊游也很有必要,现在的父亲,不管到哪去都是坐车或骑自行车,所以把走路都忘得一干二净了,这使孩子也养成了嫌走路麻烦的习惯。

　　3 ~ 4 岁孩子所患疾病最多的是传染病。因为是从小伙伴那儿传染过来的,所以上幼儿园的母亲要想到可能会被染上水痘、风疹、腮腺炎。还没有接种麻疹疫苗的孩子,要在上幼儿园前接种。

　　孩子突然高热,大部分可能是病毒(见 435. 突然高热)引起的。有时孩子抽搐最多的原因是感冒(见 348. 抽搐)。

　　常有孩子夜里睡觉鼻子出血,到了早晨才发现的情况。幼儿的鼻血,往往难以查明原因,而原因不明的鼻血反而不必担心(见 400. 夜里流鼻血)。

　　在这个年龄中,孩子常常被狗咬伤。烫伤也常发生(见 266. 婴儿的烫伤),自体中毒(见 444. 自体中毒症)或 "喘息性支气管炎" (见 445. "哮喘")也是发病率很高的疾病。

　　但是最使母亲烦恼的是腹痛。早晨起来吃饭时孩子说 "腹痛",而按摩几下或去趟卫生间,20 ~ 30 分钟之内就好了。一旦好了,孩子就满不在乎地又跑又跳地玩起来。上幼儿园的孩子,正好在要出门的时候喊腹痛,母亲说那就不去了吧,可 1 小时后却跑到外边玩去了。简直就像是装病似的,其实痛是真的痛了,什么原因也搞不清楚。如果常在心情不好的时候发生腹痛,可以考虑其原因是精神性的(见 437. 孩子的腹痛)。

上幼儿园的孩子也许会被园里的健康保健所诊断为结核。但这多是把 BCG 结核菌素反应阳性错认为是自然感染了。

孩子皮肤上常出现湿疹（见 524. 湿疹）和疣（见 446. 疣）。在幼儿园中传染的病还有蛲虫病。蛔虫已经减少了，但在检查大便时偶尔也能发现。

喂养方法

413.孩子的饮食

这个年龄的孩子,全年体重也只不过增长 1.5 ~ 2.0 千克。与此相反,身高却增长 6 厘米之多。在母亲看来,孩子简直一点都没胖。一般的母亲都非常在意孩子不能吃的问题,其实,如果孩子按母亲要求的那样吃饭,孩子就会吃过量。下面是这个年龄孩子的标准饮食。

7：30　　起床

8：00　　面包 1 块、牛奶 200 毫升、奶油 20 克左右

10：00　　饼干、水果

12：00　　米饭 1 碗、鱼（大体与成人同量）

14：30　　小面包 1 个、牛奶 200 毫升

18：00　　米饭 1 碗、鸡蛋 1 个或肉、蔬菜（成人的 2/3）、水果

以上是从秋季到冬季的饮食,如果是在夏季,白天的饭量可以减成半碗。口渴时,可以再喝 200 毫升凉牛奶。

吃奶油的孩子在这个年龄组中比较多。作为能量,吃饭、吃奶油都是一样的,小活动家类型的孩子因多吃饭会增加胃的负担而喜欢吃奶油,因为奶油能量高而重量小。孩子只要不腹泻就可以吃。

这时的幼儿,一般牛奶减到 400 毫升。除吃饭以外还喝 800 毫升左右牛奶的孩子,就会变得过胖了,牛奶量和其他饮食量要比较一下,最好根据季节来增减。

超过 3 岁,多数孩子能自己用筷子、自己端饭碗。如果是急性子的母亲,等不及孩子慢慢吃完饭就中途喂起孩子来,结果导致孩子总是不会用筷子。话虽是这样说,但如果吃饭时间太长,带孩子出去玩的时间就会减少。因为母亲想让孩子吃光碗里的所有米饭,如果 30 分钟还吃不完饭的话,最好把饭量减少,多增加副食。对不吃蔬菜的孩子,只要给水果吃,就不会缺乏维生素。

尽量让孩子养成饭前洗手的习惯,同时母亲也必须和孩子一起洗手。在寒冷的冬季,如不给孩子温水,孩子就会因水太凉而不洗手。

孩子到了 4 岁,就会漱口了,在饭后让孩子漱口无疑是好习惯。不过,这也必须父母以身作则,否则只让孩子做是做不到的。

414.盒饭

孩子上了幼儿园,每周都要带几次盒饭。孩子是在幼儿园老师的指导下,学习盒饭的吃法的。

据说,如果规定孩子一定要让老师检查能否把盒饭全部吃干净,孩子带盒饭时就不爱带那些不喜欢吃的菜,而且带的饭量也减少;不挑食,但吃饭慢的孩子,讨厌总是最后 1 个吃完,因此就要求母亲给自己少带些。

母亲和老师事先商量好,不要要求孩子快吃,剩下了也没关系,否则孩子的饭量就会减少,容易养成孩子从幼儿园回来,因为没吃饱还要吃饭、面包的习惯。确实如果老师指导得好,孩子以前不吃的蔬菜也可以吃些了,但并不是不喜欢的东西变喜欢吃了,只是孩子强忍着吃了他不喜欢吃的东西而已。

在这个年龄段,最好是能让孩子高高兴兴地上幼儿园,把盒饭也要当成一种乐趣对待。孩子不喜欢吃的蔬菜带一点也无妨,但不赞成投入太多的精力去纠正偏食。

为不能灵活使用筷子的孩子,把米饭做成饭团,把副食切成小块,这样就便于他食用。对无论如何也不吃蔬菜的孩子,可以给他把苹果、橘子去皮后放进饭盒中。

教孩子饭前说"我用餐了",饭后说"我吃好了"。吃饭所用的时间因孩子而异,所以,让孩子们同时结束吃饭是难以做到的。

415.孩子的零食

母亲说孩子虽然不太吃饭,但却很能吃零食。然而,这是因为不吃饭,用零食的糖分来补充不足的热量。这样的话,那再多吃点米饭不就行了吗? 这是大人的想法。这个年龄的孩子,不能吃那么多的饭。

有时午后把正在外边玩的孩子领回家,可当上到 3 楼时,孩子却上不动了。这是中午从饭里得到的能量都消耗掉了的原因。这时孩子想要甜食,就是因为糖最容易变成能量补充体力的缘故。孩子要果汁、糖果等零食也是符合生理规律的。

既然给孩子零食吃,就要作为乐趣给他。总是在给孩子零食前令孩子再多吃点饭、做一番说教,孩子恐怕也会感到很无聊的。

每顿饭都吃一碗多饭,零食也喜欢吃夹馅面包、烤饼、拉面之类的孩子是大饭量的孩子。对这样的孩子,给他的零食如果都是他喜欢吃的东西,孩子就会胖起来。对能吃的孩子要限制零食,水果也因含糖分多要节制。

很多孩子和母亲去超市购物,发现了电视中看到的小食品袋子就拿起来不放。一旦食品袋子让孩子拿到手,孩子就认定它是自己的东西了,有多少都把它吃掉。不要养成这种习惯。为了预防龋齿,糖果之类的东西要尽量敬而远之。要与孩子约好吃零食后要刷牙。

吃了花生米或内含花生米的食品后 1~2 分钟,有的孩子嘴唇发麻,不一会儿就发生腹痛,这是过敏。1 次吃得过多,有时还能引起休克。只有不吃花生才是最好的解决办法。对第 1 次吃的小甜饼、外边饭店吃的涮肉佐料也要注意。

416.晚间哄孩子睡觉

"我困了,给我铺被睡觉",孩子说话后母亲铺被,然后孩子钻进被子里入睡了。这种情况不是没有,可大部分孩子是不肯那么简单地睡下的,因为现实世界这么快乐,不愿让睡魔带入梦乡,因此孩子会抵抗的。

有的孩子喜欢吮吸手指的快感。还有的孩子使劲抱着长年使用的脱了毛的毛毯,依恋着那种触觉。另外也有的孩子吸奶瓶。从前的孩子,只要下边没有弟弟妹妹出生,一直都是喝着母乳的。

从对神祈祷,每天结束后感谢神,然后和父母道别,到另外的房间进入梦的天国的西洋式睡眠方式来看,现在这种颇具爱恋的日本式睡眠方式,孩子有些依恋过度了。如果也像那些国家那样,把孩子放在和父母不同的房间里睡,孩子不能痛痛快快地离开父母,那就相当棘手了。但是,孩子即使是深夜醒来,也总是因为有母亲在身边,精神上有安全感,因此,没有必要因依恋的睡眠方式而苦恼。吮吸手指、毛毯、奶瓶都是母亲的替代品。孩子是把依偎着母亲的这种感觉,作为他们唯一的、最后的办法同睡魔进行斗争的。

作为母亲,孩子把对自己身体上的依托转变成精神上的依托,是非常好的事情。为此,在孩子睡前在他身边给他唱歌、与他说话。孩子通过母亲的声音,在想象的世界里游玩,渐渐地进入梦乡。这大概是人生最幸福的时刻之一,作为母亲也会有同样的感觉。

最近,一边看电视一边困得实在不行了才入睡的孩子增多了。这是孩子过分依恋电视的结果。整日开着电视的做法,使孩子与母亲疏远了。

417.排便训练

过了 3 岁,孩子白天不管是大便小便都能告诉母亲了。孩子能否自己小便,要看季节。在暖和的季节,孩子穿的衣服少,自己能脱下裤子去卫生间。如果是男孩子,可以站着小便。天气寒冷的话,因衣服穿得多,孩子自己就脱不下来。为了尽量让孩子自己能脱下裤子,把孩子的裤子最好做成松紧带的,而不用系腰带式的。

大便后擦屁股,大多数孩子都做不好。一般是孩子请母亲帮助脱裤子,去卫生间,母亲等在外边,然后请母亲帮助擦屁股。到了4岁,母亲应该鼓励孩子,让孩子自己做这些事情。如果是女孩子,要教孩子擦屁股时从前向后的顺序。母亲的检查工作是需要做一段时间的。

如果幼儿园的卫生间不干净,喜欢干净的孩子在幼儿园就不愿意去厕所,而在从幼儿园回家的路上憋不住尿,尿在裤子里也是不得已的事情。也有一些孩子在外边贪玩,在回家途中小便来不及了就尿湿了裤子。对这样的事,应该尊重孩子想要回家小便的意愿。如果因为孩子尿湿了裤子就批评他,会使孩子丧失急着回家的意识,他会觉得反正也是挨批,着急也没有办法。

孩子夜里还是尿床也是没有办法的事。尿不尿床,不是本人注意不注意的问题,这是由先天的身体构造所决定的。排尿间隔长的孩子不尿床,而排尿间隔短的孩子就尿床。到了冬天,大多孩子变得小便间隔短、尿的次数增多。另外,一进入熟睡阶段,完全没有排便感觉的孩子也常尿床。

排尿间隔长的孩子,有的晚上8点半睡觉之前让他小便1次,直到次日早晨7点起床就不再小便,当然,这种孩子极少。一般都是睡前尿1次,等母亲睡觉前再叫醒孩子尿1次,这样就可以坚持到第2天早晨,女孩子这一类型的较多。男孩子尿多、尿频,一般夜里哭醒起来尿1次,或是母亲叫醒孩子让他小便,这样就可以坚持到次日早晨起床。

尿的间隔时间短、次数多的孩子,膀胱还没等胀满就尿了出来,所以孩子自己根本就没有感到有尿意,8点半睡前尿了1次,可到9点刚过就尿了床,夜里也2～3次地把床尿湿。严谨的母亲为了不让孩子尿床,夜里起床3～4次,在孩子还没尿床之前就叫醒孩子小便,但还是要有1次没等母亲叫起来就先尿了床。尿频的孩子夜里尿床与否,简直就是尿意与母亲的竞争。夜里 3 次起床叫醒孩子小便的母亲,当被附近的邻居问道:"你家孩子不尿床吗?"她回答说:"我家孩子不尿床"。这样一来,只是在就寝前忘记叫孩子小便的母亲,就错误地认为自己的孩子是夜尿症。

在这个年龄,尿间隔短的孩子夜里尿床还属于生理现象。不该认为它是病态。作为母亲,可以在自己的健康能允许的范围内进行防御。即便不讨厌晾晒被子的劳动,但也讨厌残留的尿味的人,在孩子入睡之后给孩子垫上尿布。为了不损伤孩子的自尊心,也可以使用在内裤上缝上尿布的"尿布内裤"。与其在深夜里奋斗,不如在晚上 6 点之后,不让孩子摄取更多的水分,晚饭时也尽量减少汤食。不要给孩子吃安眠药,那样会让孩子意识到尿床是疾病,反而不好。

418. 自己的事情自己做

孩子终究是要离开母亲自立的。妨碍孩子自立的原因,与其说是孩子爱撒娇的心理,莫不如说在于孩子与母亲的一体感。母亲必须要具有母子是不同的两个人的这一观念。

对从孩子时起就以给洋娃娃穿衣服、脱衣服为乐事的女性来说,成为母亲后给孩子穿脱衣服无疑是件快乐的事。大多数母亲不感到给孩子穿、脱衣服是一种劳动,而是母爱的一种表现。她们认为让孩子自己穿、脱衣服,不如母亲帮助做既省时间又能打扮孩子,这样一来,就无意中推迟了让孩子自己的事情自己做的时间。但是,为了让孩子感觉到自己是拥有独立人格的人,母亲最好让 3 岁以上的孩子自己做他自己身边的事情。应该培养 3 ~ 4 岁的孩子早晨起来后自己脱睡衣,只要给他解开最上方的扣子,他自己就能把上衣脱下来。夏季,可让孩子自己穿衣服。如果让孩子穿扣子在后边的衣服,孩子自己扣不上,那孩子就会认为扣子是应该让别人帮着扣的。所以,尽量要让孩子穿扣子在前面的衣服。

洗脸也要让孩子自己洗。孩子虽然还不能很好地自己刷牙,为了养成好的习惯,也要尽量让他自己做。龋齿的预防要每三四个月请牙科医生检查 1 次(见 388. 龋齿及其预防)。吃饭时,孩子可以对付着使筷子,饭

前洗手和饭后漱口,如果
是大人们也有这种习惯
的家庭,孩子也能做得到。

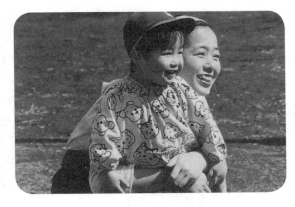

　　让孩子去卫生间排
便,在冬天里有些勉强,
但夏季没问题,可以自己
脱下裤子后大小便。洗
澡时,把身体擦上香皂,
凡小手能够得到的地方
都可以自己洗了,剩下没
有洗到的部位母亲或是父亲帮着洗一下就行了,还不能自己洗头发。

　　外出时,要让孩子自己穿鞋,穿拖鞋外出很危险,因此不要让孩子穿
拖鞋出门。要养成孩子把书和玩具都放在固定地方的好习惯。如果有 1
个仅差 1 岁的弟弟或妹妹,要让他帮着弟弟妹妹穿脱衣服。

419. 锻炼身体

　　超过 3 岁孩子的锻炼,是越来越困难。用干布摩擦及深呼吸法已不
能锻炼孩子。为了达到锻炼的目的,要让孩子在室外来回跑、跳。为此,
不能在汽车、翻斗车行驶的危险地带锻炼,而是要选择安全有保障的地
方。只与母亲两人赛跑是不可能的事。如果没有能在一起玩的小伙伴,
在外边也只能跑跑跳跳,玩上 1～2 小时。

　　近年来,在家的周围没有了安全的场地,所以孩子只得被关在家里。
被关在家里的幼儿,因为没有让过多的能量发散的地方,只好在家里从饭
桌下跳下来,把椅子放倒当车开。那是自己想要锻炼的自然的欲望,可在
母亲的眼里认为他是个不听话的孩子。

　　如果整天让孩子守着电视看,爱吃的孩子被电视里广告所诱惑,就要
果汁、汽水、巧克力、油炸土豆片、拉面等,母亲如果是迁就孩子,一个劲地
满足孩子,孩子就会成了胖子。应该让孩子在户外玩,这是母亲的义务。

领孩子到户外时,要尽量让孩子的皮肤裸露在外。就是风稍凉些,只要不是隆冬,最好不要给孩子穿长裤或紧身衣裤。孩子喜欢穿得少些。因为穿得多孩子会热出汗,那样孩子情绪就会坏起来。

一般的家庭大多没有院子,家庭对于孩子的锻炼过于狭窄。过了 3 岁的孩子,要尽量送他去幼儿园。这不仅仅是为了和母亲有一定时间的分离,更重要的是让孩子在集体中学会自立和协作精神,同时也为了孩子的身体锻炼。在幼儿园里有能安全玩耍的院子和玩具,有快乐的小伙伴。关于在幼儿园里怎样锻炼幼儿的问题请参阅 "457. 培育健壮的孩子"。

做父亲的也应该多关心孩子的运动问题,夏季要多领孩子去海边游泳,冬季要多带孩子去滑雪。

420.在家里教孩子些什么好?

热心教育的母亲多了起来。为了让 3 ~ 4 岁的孩子认字、数数,母亲买来很多幼儿书。还有的母亲,让孩子去参加风琴班或绘画班的学习。

在考虑教孩子些什么之前,必须首先要考虑好为什么要教孩子。认为教会孩子识字、数数,孩子上学时就会学习更好,因此才进行教育,这种想法是错误的。孩子的天赋是已经定型的了,不会因为提早开始进行了教育,就能增添孩子所不具备的天赋。语文及算数的天分的发掘,最好请教专家。挖掘孩子潜在的天赋,是一生中无止境的事业,直到成年期前,必须给孩子创造各种机会,让孩子与各种教师及师父接触。以后孩子还要靠自己力量不断继续挖掘。现在的日本教育,是考试第一主义,教师与学生间的交流也极少,所以教师就不能真正地、全力以赴地去挖掘孩子们的才能,造成学生一出校门,就缺乏自己挖掘自己才能的自觉性。大部分人都没有体验到自己开发自己才能的喜悦。认为教育是由外部灌输,这样会使孩子过于依赖教师。如果说母亲能够教给孩子的东西,那就是让孩子开发自己的能力,让他感受到创造的喜悦。

以小学 1 年级学生为目标,教孩子识字、数数的话,某种程度上孩子早一些掌握了 1 年级学生的 "学习能力"。可是,这减少了多少孩子一生中所应该学习的东西呢？只是 1 年级时的优等生，对孩子的一生有什么意义呢？

母亲必须教给孩子的是快乐家庭的创造方法，让孩子懂得支撑家庭快乐的是家庭成员的每一个人，要生机勃勃，要懂得互相理解。

人能够生机勃勃，是在充满创造的喜悦之时。为了给孩子以创造的喜悦，就必须让孩子做适合于孩子天分的创造性活动。喜欢在外边跑来跑去的孩子，要给他一定的活动场所。喜欢画画的孩子要让他画画。这个年龄的孩子，带着兴趣开始画画的话，6 个月之间就能迅速进步。刚开始只能画头和躯体的孩子，不久就能画手、再加上裙子和腿，然后会在主人公的旁边，加上怒放的花朵和鲜艳热烈的太阳。这时颜色也不只是单一的了。为了促进孩子的进步，让孩子集中精力，不要画完一张就说完事，要多给他几张绘画用纸。喜欢看书的孩子，要给他书看。喜欢手工的孩子要让他摆积木、塑料玩具。喜欢音乐的孩子要给他听歌。孩子的能力在创造的欢乐之中。就是超过了其合适的年龄界限也不必担心，要把孩子的能力培养得持久和专心。

3 岁半的孩子如果喜欢识字，就应该教他认字。但是，当孩子没有感受到创造的喜悦，而从外面强加给他就会是有害无益的。

懂事与"学习能力"没有关系。但不懂事，过集体生活就不能快乐，这是心与心的交流，而不能习惯人与人的交往，就不会懂得这点。因此，作为独立的人就必须和别人交往。必须有朋友，必须让孩子与朋友交往。为了不让孩子成为为一点小事就互相严加斥责、没完没了的人，父母必须不断地给孩子做出通情达理的表率。

通情达理与心态相关，因此不能总是使孩子焦虑不安。孩子整日被关在房间里，能量哪儿都发散不出去的话，就会烦躁不安。母亲与孩子一对一地在家里待的时间一长，连母亲恐怕也要陷入同样的状态，焦躁不安，对孩子就只是斥责。为了能让孩子 1 天内与母亲分开几个小时，希望能送孩子到托儿所或幼儿园。整天让孩子守着电视看，会把孩子搞得被动，剥夺孩子的创造性。

421. 关于体罚

　　所说的惩罚,是对做了坏事的人追究责任而言。从这个意义上讲,3岁的孩子能做什么坏事呢? 当这样被反问时,我们不得不承认,追究责任是不可能的。为了不让孩子第2次做危险的事情,打骂孩子让孩子记住,是体罚的理由。可是给3岁孩子创造环境,是父母的责任。应该负责任的父母不负责任,而把体罚加在孩子身上,那么体罚对孩子就是一种灾难。

　　现在我们居住的环境,对孩子来说,还没有完备到消灭了一切危险的程度。孩子登上了禁止上去的窗子,撕破了父亲的重要书籍,这类事情不断发生。父母也是凡夫俗子,他们重要的东西被搞坏了,就会大发雷霆并常常对孩子加以体罚。大发雷霆进行体罚,就是再深思熟虑也不如原谅孩子为好。为了让孩子知道所做的事对父母是多么大的麻烦,当场体罚对3岁孩子是有效警告。如果仔细想一想,父母就应该明白孩子做“坏事”的原因是因父母的防备不足而致的。把自己的过错用体罚孩子来禁止,这未免太残酷了。

　　大发雷霆而打了孩子的父母,过后一想,不至于那样对待孩子吧,又对孩子好了起来。因此,孩子就忘了父母在体罚时的可怕面孔,过后向父亲道歉说“父亲你生气了吧”,而在孩子已经忘记这些不愉快的时候,父亲又为刚才的事情狠狠地批评了孩子,这种做法实在是太不可取了。

　　父母的大发雷霆虽然也是不得已而为之,但对孩子出于生理需要所做的事进行体罚,是绝对不可以的。比如说夜里尿了床的时候;白天在外边玩,来不及小便尿了裤子的时候;吃饭时对不吃饭的孩子强迫让他吃,而孩子打翻了饭碗的时候;傍晚怕尿床不让孩子喝水,而孩子偷着喝了水的时候,等等。

422.让孩子帮忙

　　让孩子帮忙做些事是有益的。比如母亲洗完衣服晾晒时,让孩子从篮子中把衣服递过来,周日父亲做木匠活,让孩子帮忙拿钉子等。通过劳动,孩子会认识到自己也是这个家庭中的一员,向自立迈进了一步。但是,父母必须让孩子了解"劳动"的目的,使"劳动"对孩子来说是乐趣,而不能把劳动作为惩罚让孩子做。因为孩子尿了床让孩子洗衣服等,这事绝对要禁止。应该在孩子幼小心灵中,打下劳动是快乐的事的印记。

　　让孩子帮忙做事时,最好让孩子和母亲做一样的"劳动"。和母亲在一起做事时,孩子的心情很重要。母亲什么都不做,只在一旁命令,这很不好。对孩子的"劳动"必须给予表扬。下边又有小弟弟或小妹妹出生时,上边的孩子能很好地帮母亲做事,是因为母亲夸奖他已是一个独立的人了。在家不帮忙做事,而在幼儿园里却积极地值日,这是因为孩子得到了老师的"你已是独立的人了"的夸奖。

　　孩子做了事,作为报酬给孩子钱,这种做法我不赞成。这样做就会养成孩子为了报酬才帮忙做事。还有,家庭不是资本家与薪水工人同住的地方。

423.同小朋友玩不来

　　在家里养育的孩子,3 岁时还是不能很好地与邻居家的孩子在一起玩,孩子们一到一起就抢玩具。如果是没有出过家门的孩子,对初次来访的小朋友不知道借玩具给他玩,人家一旦拿了他的玩具,不管是哪个,马上就往回要。特意来家玩的小朋友,因为感到没趣,就要回家。而小朋友一走了,他又会哭闹而不愿意让走。

　　对没出过门的 3 岁的孩子,即使对方是上幼儿园的孩子,也不能很好地在一起玩。开始时母亲要参与进来,掌握好尺度。在做了几次这样的工作后,孩子到了 4 岁左右,就能和朋友们玩在一起了。母亲不但要请小朋友到自己家来玩,最好也要让孩子去小朋友家玩。如果两个孩子都是不出家门的孩子,就肯定会吵架。吵起架来,或是打或是扯,总有1个人要吃亏。吃亏一方的母亲就会说别人家孩子太粗暴,再不让孩子与其在一起玩了。这样一来,孩子就会在不知道与朋友玩要的生活中长大。长期孤独的日子,孩子多余的能量无处发泄,就顶撞母亲。

如果母亲从一开始就知道孩子们在一起玩可能会吵架,应该跟邻居的母亲商量好,互相都抱着宽容的态度,就可以度过孩子们的吵架时期。因3岁孩子间的吵架,两家父母之间的关系也随之恶化,这就有失人格。

让孩子加入到附近的小学校上学的女孩子们中玩,这事也要谨慎考虑。因为孩子如果被作为她们"过家家"用的"宠物",就学不到平等地交往,因此也不能自立。

当孩子与邻居的同年龄孩子不能玩到一起时,首先,孩子的父母间要搞好关系,要知道星期天两个家庭一起郊游后,孩子们就会玩到一起了。

424.送孩子进3年制的幼儿园好吗?

幼儿园实行3年制保育的地方日益增多。孩子是否应该去3年制保育的幼儿园也是1个重要问题。

以前,在马路上都能玩的时代,虽然孩子才三四岁,也可以到相当远的空地去,从聚在那里的孩子中选择适当的朋友一起玩。而现在,这些孩子不能去远处玩了,只能和对面楼的孩子或是邻居的孩子玩。有时会因年龄不同而不能玩到一起。独生子女如果没有朋友,只能跟母亲在一起玩。跟母亲在一起玩,孩子肯定不会觉得像跟朋友在一起玩那么有趣。具有相同力量,站在平等位置上,孩子们或者成为好朋友,或者在竞争中学会人与人的交往。

孩子是需要朋友的。幼儿园里有很多小朋友可以一起玩,也不用担心像在马路上那样有汽车。因为走出家门,自立能力也会有所增强。独生子女,家的附近又没有小伙伴一起玩,这样的孩子为了能让他快乐地玩要,也为了让他成为独立的人,要送他到3年制保育的幼儿园去。

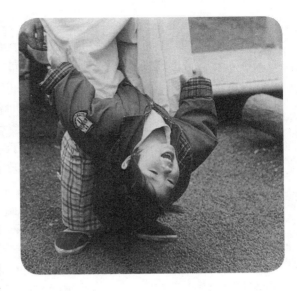

也有人反对把孩子送到 3 年制的幼儿园。他们认为把孩子送到幼儿园 3 年之久，在孩子还没到上学的时候就会腻烦了。反对进 3 年制幼儿园的人，多数是不了解现在幼儿园的人。如果认为幼儿园只是折折纸，唱唱"找啊找啊找朋友"，那么长达 3 年之久的幼儿园生活，孩子过腻烦了也不无道理。但是，现在幼儿园的 3 年制保育，做着恰好适合 3 ~ 4 岁孩子的保育工作。而且到了下一年，又有不同的保育内容。并不是 3 年里重复一样的保育内容。集体保育究竟有多大程度与家庭教育在教育上有所不同，这最好是看看集体保育的实际情况。

那么，是不是付出多大的代价，也一定要送孩子到 3 年制保育的幼儿园去呢？也不完全是。在家附近有安全玩耍的场所，又能和朋友在一起开心地玩，这样就不必要母亲每天过危险的马路去幼儿园接送孩子。

下边有个相差 1 岁左右的孩子，两人能和睦相处玩得很好时，如果把其中的 1 个孩子送去幼儿园，另 1 个就会感到孤独的，应该在下一年里一起送他们去幼儿园。

425.什么样的画册好？

第 1 次给孩子的画册，会给孩子的人生有什么样的影响，有关这个问题没有调查统计过。3 ~ 4 岁的孩子，虽然没有给过他什么很好的画册，或者根本就没给过他什么画册，但长大后却成了优秀的人，这样的事实并非传闻。为了成为优秀的人,在幼儿园时期应给他什么样的书好,这个"处方"我们还没有。恐怕没有可以适合每个孩子的"处方"吧。什么样的人将来能有出息,这也要根据判断的人不同而异。作为父母,必须用自己的尺度来衡量。

对满3岁的孩子是否应该给他一些画册看,我认为要给他们看。因为有些孩子把看画册、识字当成一种乐趣。至于给孩子什么样的画册看,这要根据父母的感觉来选择。有的画册只有画而没有文字,但是孩子喜欢听讲故事,一边听故事一边看画,可以丰富孩子的想象世界。

给孩子读画册中的故事,是父母的工作。从读画册人的角度看,附有感人的画面、生动的文字的画册特别有趣。如果父母能以追逐自己幼年时代的梦的这种心情给孩子读,那么,读的声音、语调就都会接近孩子的世界。这对孩子来说是最有魅力的读法。

如果母亲给孩子读画册时,感到发行这本书的是个不好的公司,发行一些低级趣味的周刊以赚钱,那么读的时候,尽管内容是关于孩子的,但也会有一种成了伪善者的帮凶的感觉,当然,声音语调也就不逼真了。父母为了能以一种至真至纯的感觉给孩子读故事,那就要选择那些制作好的书。为此,选择那些不是只考虑赚钱,而是确实为孩子着想的人创作的书。一般在街上的书店门前,都被那些只顾赚钱的出版社发行的刊物占领着,因此往往纯洁的孩子读物没被摆出来。而多数的父母不知道出版纯洁读物的消息。万幸的是,这种好的读物可以反复再版发行,在出版社什么时候都可以买到。

在孩子中,有的对书表现出特别的兴趣,而有的却根本不感兴趣。特别喜欢听讲故事的孩子,到了3岁的话,就能自己认字。这样的孩子来问字的时候,当然一定要教给他。但是,硬是教孩子认字,让孩子喜欢看书这是错误的。能记住字和爱听讲故事是两回事。不能说因为让孩子早些认识了字,孩子就能一生都在这方面保持优势。

也有的孩子讨厌画册上虚构的故事。有的孩子只看汽车照片集或动物图鉴。不能认为这样的孩子将来一定会成为自然科学家。只看图鉴的孩子，有的到了青年时代就表现出了他对文学的灵感。

　　孩子的天分不去挖掘是不知道的。就算是最开始给他画册，孩子不表现出兴趣来，也应该给他看各种画册。

　　有一种生活画册，是从成年人的角度写的，但孩子无论多小，都不喜欢在艺术作品中掺杂有说教的内容。只给孩子看这样的书，孩子就会对书厌烦起来。对孩子来说，书必须是有趣的。

426."为什么？" "因为什么呢？"

　　这个年龄的孩子从早到晚不断地问母亲"为什么？" "怎么回事？" "为什么要下雨？" "为什么糖是甜的？"等问题。

　　对幼儿来说，这个现实的世界，所有事情都新鲜和令人惊奇。他们想通过语言表达这个发现，但不知怎样表达好，因此就求助于母亲。母亲必须鼓励孩子的这种探索的心理。这时对孩子绝对不能撒谎。这是因为母亲必须在孩子心里有"母亲不是撒谎的人"的这种可信赖感。

　　孩子未必什么都是出于求知欲而提出各种问题的。孩子遇到问题，就问母亲，在反复询问母亲的过程中，如果母亲任何问题都给予回答，那么自己就不用考虑了，孩子有的时候是以这种图轻松的心理提问题的。因此，母亲对孩子的所有提问，不应该都像百科全书一样机械地答复孩子，而最好是用一种让孩子自己也要考虑的回答方式来回答孩子。

　　母亲当被孩子问到自己也不懂的问题时怎么办？孩子未必一定要求完全是自然科学式的解答，母亲不妨像诗人一样回答孩子的提问。当连续二三个问题都回答不上来时，也最好不要随便说"不知道" "忘了"。这样对待孩子的话，当孩子被问到什么问题的时候，也会不假思考地就说"不知道" "忘了"。当孩子明白这样回答就不被再追究下去了，那孩子就会不断地用这种方式回答。

　　当答不上来孩子提出的问题时，要和孩子说："咱们查查字典好吗？"然后一起查百科辞典以寻求解决的办法。当然，如果应该是孩子自己考虑的问题却来问母亲，最好能反问孩子："你是怎么想的呢？"不管是什么问题,都禁止对孩子的提问回答 :"现在忙着呢,别问那么多问题。"

不能因孩子记忆力强,就想让孩子成为什么都知道的人。知识是生活必要的消耗品,只有那些不能生机勃勃生活的人,才积攒知识。

必须教给孩子的是如何生活,每天只是看电视的孩子,不太问"为什么""怎么回事"。就是有了疑问,也能立即在电视上找到答案。电视的作者总是创作那些对孩子不留有任何疑问的作品。孩子已经习惯了这些,知道答案一定会给的。

应该给孩子能发出"为什么?""怎么回事?"等有疑问的、生机勃勃的每一天。

龋齿及其预防　参阅"388.龋齿及其预防"。

环　境

427.玩具

这个年龄的孩子没有很多的玩具。男孩子一般是玩汽车、机器人、积木,女孩子则是"过家家"使用的娃娃之类的。就是给他们买了贵重的玩具也马上就弄坏了。因此,经济状况不太好而不买也是可以的。

孩子把玩具弄坏了,不能只归结到孩子的好奇心上。本来玩具就是为了和小伙伴一起玩的道具,就像没有练棒球的孩子,却给他买了球也毫无用处一样,与朋友一起玩可以玩很长时间的道具,如果只是 1 个人玩,马上就会玩腻了。玩具上的弹簧拧了几次和几十次感觉都是同样的,想做不同的事,只有把它拿下来,拆成零件。孩子把玩具弄坏,就是因为没有给孩子 1 个能和他一起玩的伙伴。因为弄坏了玩具,就不给孩子再买了,孩子又没有玩的伙伴,这样孩子怎么玩呀?虽说让孩子画画,让他玩黏土加工,但这如果也只是一个人做的话,也不会持续太长时间。孩子的创造力,没有同龄孩子的激励,就得不到开发。

在汽车的海洋中,家庭就像一座孤岛一样漂浮着,而被"软禁"在里面的幼儿,是多么可怜。只要看一下在托儿所或幼儿园与朋友快乐地玩耍的情景,谁都会明白,家庭已经是不能让孩子很好玩耍的地方。不管给孩子买什么有趣的玩具,它都不能代替快乐的小朋友。

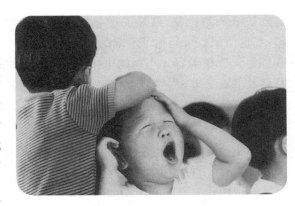

　　为了让孩子高兴,买来一些高级漂亮的玩具,这对孩子来说不是件好事。家里有特意来玩的小朋友,却不能把那么贵重的玩具借给他玩。就是孩子想借,父母方面也会认为如果弄坏了怎么办? 所以禁止说"别用这个玩了"。因此,来玩的小伙伴,会感到没趣就回家了。本来应该是和小伙伴玩的玩具,现在却成了赶走他们的东西。

　　一个人玩的话,就是多么稀奇的玩具也很快就厌烦了。正是看准了这一点,电视广告商才能够不断地、一个接一个卖出新的贵重玩具。

　　在能自由地跑来跑去的广场上与喜欢的朋友玩的时候,就是一根棒子、一块石头、一根铁棍,都能成为孩子们的好玩具。玩具越是简单,友情越是能在玩的过程中显示出其巨大的作用。

428.可以让孩子看电视吗?

　　这个年龄的孩子,电视已成为其生活的一部分。以前,在可以打开门跑出去到马路上玩的时代,孩子可以通过自己的眼睛、耳朵,实实在在地与现实接触,能够开阔眼界。现在的孩子,因为外面马路上车来人往很危险,不能得到父母的允许到外边去玩,只能被"软禁"在家里。

　　对这样的孩子来说,电视就成了通往现实的窗口。把这个窗口关掉,由父母把这些相关的东西给孩子,这件事是需要下很大决心的。首先父母要决心不看电视,就是说把电视从家里赶出去,父母们如果有这种力量,那这个家庭可是很了不起的。

每天让孩子看 4 小时的电视,简直就是对家庭教育的放弃。电视尽是播放些孩子容易接受的成型的内容,孩子没有必要用脑子去想。长时间看电视,就会成为没有创造力、没有积极性的人。电视商人让强卖看上去并不像是强卖,用演员们的夸大、奉承、逗笑、卖名等方式,把人们变得不知道正常人应该具备节制力和羞耻心。

除了看电视不知道其他乐趣的父母培养出来的孩子,会成为不知道家庭的快乐是要在家庭中创造的人。

好多的父母,都不是那么富有创造性的人。他们的快乐都依赖电视放送局给予。这样一来,就不能不让孩子跟着看电视,孩子应掌握着电视频道的支配权。不取消电视,就不能不给孩子电视频道的支配权。孩子想改变电视频道,正是想要改变无趣的现状的积极表现。但是,如果想用 1 个遥控器改变眼前的一切,孩子就成了不知忍耐的人。

电视是如何改变了文化的,我们应该更加认真地想一想。现在学校的教育主要不是放在心与心的交流方面,而是放在给孩子以信息、知识上。作为信息、知识的来源,可以说电视比学校强得多。现在的社会,从孩子到老人都被电视教育着,这种完全委托给广告的赞助厂家的做法是否好呢?

如果父母不能把家中的电视丢掉也没办法。父母们只能通过电视扩充孩子的见闻,用给孩子与朋友以共同话题的这种想法来安慰自己,孩子就在父母面前变得世俗起来,母亲也只好眼睁睁地看着。应该说这是人类对自由世界付出的最高代价。

在制作商品贩卖的社会里,电视商不能为了孩子而限制放映时间。父母们与其要求改良儿童节目,不如为了"自卫"不让孩子看电视更好。电视这种虚像可以给孩子知识,但不能给孩子智慧。智慧是孩子在现实生活中才能学到的东西。

429.防止事故

这个年龄的孩子最可怕的事故是交通事故。孩子在道路上追逐球类,被车撞了的情况较多。在有车来往的道路旁,要严禁玩球。

有的孩子玩腻了三轮车想要能快速跑的两轮车,这在机动车通过的道路上骑是危险的。要禁止孩子自己组成三轮车小组远离家门去玩。无论是三轮车还是两轮车,只能在没有汽车通过的空地或儿童公园骑。

在农村,父母带着孩子去捞鱼,孩子掉进水里或摔到蓄水池里的情况常常发生。因此,不能在没有父母监督的情况下,把孩子放出去捞鱼或玩水。

给婴儿洗澡的儿童浴池(水深20厘米),3岁的孩子向里探头而掉进去溺水而死的例子也是有的,它发生在母亲在另外一间房子里给小一点的婴儿喂奶的极短暂的空隙里。这么说并不是儿童浴池没有必要,而是说把它放在3岁孩子的面前是危险的。

说到这里,那岂不是要给3~4岁的孩子套上脖圈拴在家里才安全吗?现在的孩子就是这样,他们安全的娱乐场所被成人们夺走了。

就是在家里事故也不少,最令人头痛的是烫伤,烫伤原因有一半是因为开水。对热水壶、电水壶要特别注意。仅次于开水的,是电饭锅、电熨斗、烤面包炉、取暖炉等。

孩子到了能自由出入洗澡间时,在浴盆里烫伤的情况也增多。常常是孩子爬到了罩着塑料盖子的浴盆上方,由于过热,塑料盖子变软,支撑不住孩子的重量而掉到浴盆中烫伤。

有不少孩子在狭窄的房间里跑来跑去,或是从台阶上掉下来,或是碰到了家具而发生了外伤。

父亲晚上刚刚买回了热狗,就让孩子拿着吃,有的孩子会噎着嗓子而导致窒息。

母亲拉着孩子的手,在路上行走时发生的事故是肘关节的故障。突然遇上车,母亲吃了一惊,赶紧拉紧孩子的手躲车,就是这个力造成了孩子"肩脱位"(见 403."肩脱位")。一旦脱位 1 次,一般会反复发生。因此,在外出拉着孩子手行走时,注意不要拉得太紧。

在这个年龄也易发生孩子将异物塞进了鼻孔(见 450.鼻孔中进入了异物);嘴里含着东西哭,呛进嗓子里等这类事故。

在农村,有孩子因淘气捅了马蜂窝被蜇伤的事。在城市里因动物发生的事故有被别人家的狗咬伤的。被狗咬伤后,不能就那么把狗放掉,必须弄清楚是谁家的狗。这倒不是为索要赔偿,而是为了弄清这家的狗是否注射了狂犬病疫苗。

到了这个年龄,孩子自己能做的事情多了起来,因此也就经常发生意想不到的事故。孩子自己打开盖儿喝酸奶时,瓶口的塑料盖儿一不小心吸了进去,卡在气管里窒息的例子也是有的。对塑料膜及气球必须要予以特别注意,否则是会有危险的。

430. 百白破三联疫苗的追加免疫

百日咳、白喉、破伤风的预防疫苗,多数是在孩子出生后 2 岁期间就都注射完了。所以到了 3～4 岁之间,必须要进行(1 次就可以)追加免疫。偶尔有的孩子恰好在规定注射的日子里感冒了,或者腹泻,可推迟注射日期。在注射后一旦孩子发热,首先,要认真观察注射部位,如果注射部位红肿,那就是不良反应导致的。一般在注射后几个小时内出现,可冷敷头部、给孩子充分地补充水分,到了第 2 天,注射部位的红肿就会消失,热也会随之消退。

431. 双胞胎与幼儿园

一卵双生的双胞胎相处比较和睦,总是能开开心心地两个人一起玩。别人家的孩子如果是没有朋友玩就会很为难,但双胞胎的母亲总是得意地说:"我们家总像春天一样温暖。"但双胞胎孩子的母亲,要比其他母亲付出双倍的劳动。所以双胞胎的母亲炫耀一下两个孩子的优势,也未尝不可。

但是，母亲也不能放手不管。因为两个孩子心灵相通，彼此间不需要语言，或在两个孩子之间产生了只有两个人用的简单语言，这会妨碍孩子普通话的进步。其他孩子就是加入他们中间来玩，也会因语言不通而吵架。这样就形成了双胞胎两个人的封闭的世界。这种封闭的程度也是相当强的，即使是双胞胎上面有哥哥姐姐，他们也不能接受而会吵架。

孩子满 3 岁的时候，是语言能力发展最迅速的时期。在这个时期，让他俩生活在他们封闭的世界里是错误的。双胞胎子女的母亲认为他们总是和睦相处，不用送幼儿园，其实最好还是送去。就是在幼儿园，如果 3 岁孩子分成两个组以上的话，最好要把他们两人分开。一卵双生的孩子，常常会引起人们的好奇，因此，或是被溺爱，或是被注意，给这些孩子带来很多麻烦。

把两个孩子放在 1 个组里时，不要让他们穿一样的衣服，要让周围的人和孩子本人都有他们是分别不同的两个人的意识。如果总是被别人把自己与另一个自己的兄弟（姐妹）混同在一起，孩子就会有自己没被认可的心情。这两个孩子的老师，要常常分别看待孩子，关心他们各自的成长。如果连老师都不能区别对待的话，那孩子们本人的努力就没有意义了。

另外，老师批评双胞胎两人中的 1 个人时，不要牵涉到另 1 个。他们兄弟（姐妹）间，谁好、谁坏，谁做的坏事，要由谁来承担责任。被批评的孩子也会想，组里的其他孩子不牵涉到自己的兄弟（姐妹），为什么只有我与他们不同呢？不要让孩子意识到因为自己是双胞胎就特殊。

432. 双职工家庭

父母都工作，就会发生与母亲在家时不同的问题。母亲对于不管她在家还是不在家都同样会发生的孩子的"异常行动"，常常自我判定是因为自己不在家的原因造成的，并因此而苦恼。

例如 3～4 岁的孩子，晚上睡觉的时候不是钻进被子里就能静静入睡

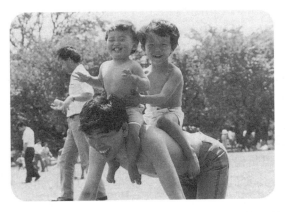

的。他如果不干点什么就睡不着(见 416. 晚间哄孩子睡觉)。吮吸手指的孩子特别多,这对这个年龄的孩子,可以说是生理现象。说它是生理性的,是因为不管哪个孩子,随着年龄的增长,不知什么时候就可以自然好起来的。就是母亲终日都和孩子在一起生活的家庭,吮吸手指现象也是很多见的。可是,母亲因为在外面工作,就错误地认为孩子的吮吸手指是因为自己不在家造成的。如果孩子一旦出现自慰,母亲甚至要辞掉工作。

几乎没有人会劝说母亲不必这样过分在意孩子的"异常行动",当有医生和心理学家说"这可是疾病,必须治疗""这是因为缺少母爱,欲望得不到满足的表现"时,母亲就会怕得要命,简直认为自己是犯了罪。但是,并不是所有在外面工作的母亲都认为对不起孩子,而一边在心里向孩子道歉,一边把工作挣来的钱全部用作治疗费。认为在外面工作很自豪的母亲,即使孩子不停止吮吸手指、自慰,孩子还继续尿床,也并不太在意。

作为社会人而独立的母亲,要相信她可以给孩子的是只在家里的母亲所不能给予的东西。当然只是现在孩子还小,还不能理解,但不久就会迎来被理解的一天。

双职工对孩子并没有害处。对自己去工作没有自信,而用自己是不是最好在家里带孩子的这种疑惑的态度来抚养孩子,这很不好。即便是双职工的家庭,只要父母双方齐心协力,加之保育工作者的合作,孩子也会培养得很出色。

在父母白天出去工作的家庭里,最应该注意的是,父母和孩子一起创造 1 个享受家庭团聚的时间。团聚不仅是家庭全体成员一时的快乐,还向孩子教授家庭应该是什么样的？将来孩子与爱人共同生活时,怎样做好？只有家庭才能教给他这些。温柔、宽容对人生是多么重要,也只有现在的这个家庭才能教授给他们。

父母把工作带回到家里做,为了不让孩子打扰,就想尽快让孩子早点睡。这样做不好。哪怕是很短的时间,只要全家能一起来享受团聚的快乐,孩子也不会与父母疏远。要让孩子感觉到自己拥有来自父母发自心底的爱这种自信,这样才会使每天上幼儿园的孩子并不感到寂寞,也会激励孩子走向自立。

只是推开孩子,并不是培养坚强孩子的方法。把俩孩子都送到托儿所时,上边 3 岁的孩子看到母亲和小弟弟(或小妹妹)睡在一起,自己就想要跟父亲在一起睡,那就可以让孩子跟父亲睡。通过孩子和父亲安心地睡觉,培养孩子对父亲的信赖感。不该只是维护形式上的自立,来拒绝孩子的"求爱"。

有自己寝室的孩子,因为想跟父母在一起睡,就是感冒好了之后,也有时会装着咳嗽,这种咳嗽就是服了止咳药也治不好。这时就应该考虑一下让孩子在父母的房间睡。

433.兄弟姐妹

孩子最少要有两个。小儿科医生之所以说最好不是只要 1 个孩子,是因为每天都能见到有 1 个孩子的母亲和有两个以上孩子的母亲的不同。

1 个孩子的母亲,一天到晚总是被"这种喂养方法行不行呢？"这种不安所困扰,断奶时也战战兢兢,把孩子送幼儿园也哆哆嗦嗦。总是什么事都是第 1 次经历的这种心情。然而,一旦成为两个孩子的母亲,母亲就会对育儿具有相当的自信。她了解育儿方法有各种各样,因此敢于大胆选择。母亲的情绪一旦稳定,也会反映给孩子,孩子就不会焦虑不安。

不仅从母亲的角度看,从孩子本身的角度看,比起 1 个孩子,也还是两个以上的孩子好。人与亲人在一起生活是生存的意义之一。对孩子来说,父母的爱,让一个人独占太可惜,希望有分享母爱的对象。不管是成长过程中,还是长大后,独生子女到什么时候都不可能拥有那些没有任何顾虑的询问、教授、非难、帮助、争斗的对手。

现在独生子女多了起来,可能是因为女性结婚年龄增大了,不能生育两个孩子或是没有养育两个孩子的体力。只要考虑一下将来,1 个孩子也有很多不便的地方。因为父母和孩子之间关系过于密切,如果是男孩子,结婚后母亲和儿媳妇的关系不好处;如果是女孩子,父亲对女儿的配偶也不能充分信任。

孩子最少要有两个。只养育 1 个孩子的生活,表面上看好像挺富裕,但其实是贫穷的。两个孩子的年龄差几岁好呢? 要根据孩子的性格决定,但不要相差太大。年龄相差小的可以成为玩伴、说话的对象。现在生完 1 个孩子就不再想生第 2 个孩子的母亲在此要好好考虑一下。

从孩子们的性别上来看,一男一女是最好的。孩子们可以互相了解与自己不同性别的兄弟姐妹的不同的思考方法、生存方式,有利于在今后选择配偶时更加现实,放弃异想天开的幻想。

不管怎么说两个孩子好,可从生理条件上讲不能生两个孩子的母亲是有的。在这种家庭,母亲变得自卑起来。但还不能只考虑母亲的情况,从上边孩子的角度看,下边的弟弟妹妹是母爱的竞争对手。他变得稍有点事就哭闹、发脾气,如果还像从前那样给他爱抚、抱他,1 年之中可以对下边的孩子宽容起来。

434.春夏秋冬

天气转暖了,要指导孩子自己的事情自己来做。以前自己没洗过脸、刷过牙的孩子,从 4 月份起让他自己做。因为要上幼儿园,孩子自己也紧张起来,这样就比较容易做得到。

冬天里因穿的衣服多,孩子自己不能很好地将衣服脱下来,所以喊"妈妈,小便",让母亲领着去卫生间,这样的孩子在春天来临时,可以让他自己去了。饭前洗手也是一样,在夏季到来之前要让孩子自己洗。

夏季尽量让孩子裸着身体去玩水。如果有条件,希望父母能领孩子去游泳或是去海水浴。这个年龄的孩子,海水浴也能很好地玩了。只是下水前的准备工作一定要做。要在饭后 1 小时以后去玩水。水温是 25℃的话,第 1 次不要在水中停留 5 分钟以上,习惯了水温以后,可以泡 10 分钟左右。有湿疹的孩子要避开晚夏的游泳池。因为有"水疱"传染、化脓的可能(见 524. 湿疹)。

秋天是锻炼身体最好的季节。上幼儿园的孩子,可以参加郊游、运动会等锻炼身体。没去幼儿园的孩子,也应该尽量带他去郊外。就是有"哮喘"咳嗽,只要孩子精神状态好,就不要把他总关在屋子里。

一到了冬天,男孩子中夜里已经不尿床的孩子,这时也多会失败。这不是疾病,所以不必吃药打针。

孩子已经能 1 个人去卫生间小便了,但冬天的夜里多数孩子也不去卫生间,而是把便器拿到屋子里。母亲早晨去倒便器时,发现尿已经呈白色混浊状,会担心孩子是不是得了肾脏的疾病。但是冬天里将尿便到凉便器里,尿酸沉淀形成白色混浊,这并不是疾病,只要给予与体温一样的热度,就还会变成透明尿液。

过年吃的煮年糕,如切成与成年人吃的一样大小的话,还是有危险。应该切成 1.5 厘米左右大小的块后,再给孩子吃。

异常情况

435. 突然发热

这个年龄的孩子有时突然发热。一般来说一开始孩子都说"腹痛"。其中有的孩子打寒战,额头及鼻子都出汗,握着的手也湿漉漉的。有的随后还抽搐。多半是夜里发热。去看医生时,医生说是"着凉了""感冒""扁桃体炎"。给孩子打针后第 2 天热就退了,孩子也精神了。母亲往往认为这是因为打针治疗了烧才退的。其实多半是疾病的自然发展过程,并不是不打针热就不能退。

1 年中有三四次这样的发热,在这个年龄段可以说是自然的。在某个季节里,有的人每个月都发热 1 次。每次都让母亲担心是不是自己的孩子身体什么地方出了毛病。然而,这些孩子长大成人后,随着年龄的增长,发热现象会越来越少,小学二三年级以后,几乎不再因为发热而请假,到了成年也都非常健康。这是因为以前只是在家里玩,没和小伙伴们接触过,而一旦上了幼儿园,交往的范围广了,被传染病毒的机会也增多了。很多母亲都说自从上了幼儿园,孩子的发热次数增多了,这是自然的。

引起感冒的病毒有几十种,虽说是一种病毒导致了发热,形成了免疫,但也得依次把其他几种病毒都感染过,形成更多的免疫才行。因此,不是 1 次感冒就对所有病毒全部都获得了免疫功能,就是多次患感冒也不足为奇。但是孩子的体质不同,还是有易感冒和不易感冒之分的。摘除扁桃体就不易感冒了的说法并不正确。也没有必要服用什么常备药来预防。平时要经常大量接触室外空气,不要穿太厚的衣服以锻炼皮肤的抵抗力。当然,就是锻炼也会感冒,但抵抗力却增强了。

易发抽搐的孩子最好要做头部冷敷。不会有因感冒发生抽搐而导致死亡的事。如果脑电波显示癫痫特征的孩子,最好能避免发生抽搐。要买一些退热药,一有要发热的迹象就让孩子吃退热药。

病毒引起感冒的症状,大同小异。母亲必须记住感冒的症状,不要被高热吓得不知所措。母亲要能仔细观察这次症状与前 1 次感冒症状是否相同。感冒会多次发作的,因此母亲应该非常清楚感冒的症状。如果感到这次与以往的感冒症状不同的话,就应该向医生说明情况。

436.感冒的处置

感冒这种病几乎大部分都是由病毒引起的,过去感冒迁延恶化转成肺炎,是因为营养不良(维生素 A 不足)、气管黏膜较弱和没有杀伤细菌的药物。在感冒的病毒中，虽然没有可以致死的，但与细菌混合感染时，就会发生肺炎，营养不良的孩子甚至会因此而死亡。一旦发生肺炎，孩子呼吸异常急促，每次呼吸，胸部肋间肌会凹陷，母亲看到这些不寻常症状，会立即明白这不是一般的疾病。

现在，孩子的营养状态好起来了，也有了杀伤细菌的有效药物，因此病毒引起的感冒转成肺炎而致死的病例也相当少见了。因为感冒没有特效药，所以如果平时是特别健康的孩子，即使是发热 39℃，只要让孩子枕冰枕，冬天给孩子脚上加上电脚炉，也就可以了。

有的孩子发热 38℃ 也不躺下来。没有躺下来休息，说明这种热仅仅是病毒引起的，这时也不能强迫孩子非躺下不可。对于好动的孩子来说，让他一动不动地躺着，是非常痛苦的事情。

孩子本来不想躺下，父母却强迫要让他躺在床上休息，孩子就会发脾气哭闹，这样所消耗的体力要比让他坐着玩多得多，所以不要强迫他睡觉。如果孩子哭闹着要看院子、马路，天气暖和时自不必说，就是寒冷的季节，只要把孩子包好，为转换一下孩子的情绪，可以带他到室外去。只是不要靠近其他孩子，以免传染别人。

如果是冬季里伴有呕吐、腹泻的病毒性疾病的话，要在这一天里给孩子流食，但如果是普通的感冒，流鼻涕、咳嗽症状都出现时，吃什么都可以。虽说是发热，也没有必要完全喝粥、吃咸菜。只要没有腹泻，仅仅发热，孩子爱吃的东西就都可以吃。一旦发热，就没有食欲，就是给孩子吃饭，他也不会吃，更不愿意吃油腻食物。因此，饭菜做得清淡一些为好。平时就喜欢吃鱼的孩子，可以给他吃鱼；喜欢吃烤饼的孩子，就做烤饼给他吃。感冒时的饮食，寒冷季节尽量给热的，如面条、菜粥等比较适宜；炎热的夏季，可给孩子吃他喜欢吃的冰激凌。

发热时大量水分流失，因此要多给孩子吃些水果，喝茶及果汁。

感冒时不要让孩子洗澡。因为一旦洗澡血液循环加快，不利于休息。痰多的孩子，确实会因为洗澡增加痰的分泌。但是患感冒已经 1 周以上时间了，就是多少有些鼻涕，早晨起来有些咳嗽，只要食欲旺盛，能精力十足地玩又没发热时,可以在睡前洗 1 次澡。如果洗澡以后睡眠特别好,那么以后每隔 1 天就可以洗 1 次。

孩子在发热前二三天,如果家里有谁患感冒了、或在感冒流行的时候领孩子去了百货商店,然后次日发热等这些情况,那发热无疑就是感冒引起的。这种情况,开始发热如果是在寒冷的冬天,是否应该带孩子去医院呢? 实际上,因为是病毒引起的感冒,所以就是从医生那儿开来药吃也未必能很快治好。与其在候诊室里等上两个小时,不如在家里暖暖和和地睡上一觉对感冒的好转更有益处。并且在医院的候诊室里还有患传染病的患者。

对一发热就抽搐的孩子,退热药是必要的;但如果只是发热,没有其他症状的感冒,使用了退热药反而看不到疾病的转归。

作为母亲,必须要清楚地记住不吃药也可以自然治愈的病情经过。下次发热的时候,想到这种情形与上次感冒一样,就可以冷静处置。每次发热都领着孩子去看医生,母亲就不知道自然治愈的过程,因此,每次孩子发热总是不知所措。

437.孩子的腹痛

从幼儿园到上小学,最让母亲烦恼的事情常常是孩子的腹痛,多半从孩子近 4 岁起就开始。早晨吃饭时或刚刚吃完饭,孩子说“肚子痛”,问他是哪儿痛,孩子会指指肚脐的周围,但既没有发热,也没有腹泻。虽说是腹痛,好像也并不是那么严重,经过 10 ~ 20 分钟就好了,孩子像什么也没发生过似的精精神神地玩起来,母亲也就把这事忘了。可是到了第 2 天早晨,在相同的时间孩子又说“肚子痛”。带孩子去看了医生,却没发现任何异常。为了慎重起见进行了大便检查,也没有虫卵。于是医生就说恐怕是神经性腹痛。在这个年龄的孩子还没有“阑尾炎”。这种幼儿的腹痛确实很多。看看从婴儿到小学毕业的孩子,在幼儿期主诉有腹痛的大约 1/3 以上。而不管是哪个孩子,到了成年都没有任何异常。

腹痛多发生在晨起,但也有的是在晚饭时。幼儿时还不那么严重,小学时有的孩子痛得流出眼泪。

平时饭量小的孩子,稍吃多了点就说肚子痛躺下来,原因不太清楚。也许是内脏的感觉敏感,把肠子正常的蠕动当成疼痛的感觉了。如果孩子说肚子痛就让他去大便,有的孩子平时 3 天便 1 次,在排便前有一会儿会感到脐周围作痛。近年来,有一喝牛奶就开始腹痛的孩子,一旦不喝牛奶了也就不痛了。除了像这种原因明确的情况以外,没有特别的治疗方法。为了防止孩子便秘,尽量给孩子多吃水果和酸奶。

如果是刚刚上幼儿园的孩子,恰好在刚要出家门的时候腹痛起来,因此看上去就像是装病一样。但是不能说孩子就是装病而斥责孩子,最好告诉孩子如果好了,就去幼儿园,而母亲不要太当一回事。也可给孩子吃些奇应丸、梅肉颗粒等现成的药物,并安慰孩子说:"吃了这药就好了。"

最好不要把孩子当病人那样对待。每天去医院看病、吃药,腹痛还不好的话,医生为了自己的名誉,就会开些止痛药。止痛药会加重便秘,结果使腹痛更严重。其实,作为普通健康的孩子,要让他像以往一样运动和吃东西。

以上是常见多发的腹痛。但也有的腹痛与此不同。以往很健康的孩子,突然腹痛得满地滚,这时母亲要摸摸孩子的全身,如果像是发热,就测体温。如果超过 38℃了,最好将腹痛与发热联系起来考虑。因为孩子往往不会说自己发热了,只会说肚子痛(见 435. 突然发热)。

平时总腹痛的孩子,母亲有时会忽视,认为这一次也与以前经常发生的腹痛一样。不过如果痛后又腹泻的话,也许是细菌性肠炎(痢疾、肠炎),这时要早点领孩子去看医生。

孩子的腹痛,大部分是没什么大不了的病。如果母亲感到孩子这次疼痛程度前所未有,最好请医生看看,这时应去外科而不是儿科,肠套叠在这个年龄也不是绝对没有。

438.盗汗

夜里孩子入睡后不久,头部、额部、胸部、背部等都出很多汗,有时把枕巾、睡衣都弄湿了。本来,孩子入睡以后体温升高,这时如果是平时就爱出汗的孩子,盗汗就更加明显。这也是生理现象。平时不太出汗的孩子,到了 3~4 月份或是 11 月份左右出现盗汗,这时母亲十分担心,领孩子来看医生。医生仔细问一下情况后,发现大多都是一些人为原因造成的。比如说到 3~4 月份还铺着冬天里铺的厚褥子,刚一到 11 月份天气冷一些就用上了电脚炉等。

母亲害怕孩子盗汗,是因为听说结核病初期症状就有盗汗。但是结核病并非是从盗汗开始的,只要是给孩子按时接种 BCG,就没有必要担心是结核。实际上,以盗汗为主来看病的孩子中,还没有见到过结核病人。虽说如此,也常有被误诊为结核的危险。接种过 BCG 的孩子,结核菌素试验反应阳性,是理所当然的(见 555. 结核)。

盗汗如果因过热引起,就把电褥子、电脚炉撤掉或减少被子,晚饭后不要过分摄取水分。睡衣被汗液浸得太湿就要换洗。睡前在孩子胸部、背部放上毛巾,盗汗弄湿了以后换掉,这种做法比较简便可行,母亲们也都在这么做。

439.小便间隔时间变短了

有时不清楚是什么原因,孩子的小便次数突然多了起来。刚领孩子小便完,还不到 10 分钟孩子又说要小便,而只尿了一点点,有时还来不及去卫生间就尿湿了裤子。孩子既不发热,小便时也不疼痛,既精神头十足又食欲旺盛,只是小便次数增多。就是医生给孩子检查了尿也没发现什么异常,晚上入睡后不尿床,因此医生说可能是神经性的。买药吃了,可是二三天过去了还是不见好转。因此又去了另一家医院看。孩子被诊为"神经性尿频",于是母亲就努力回想什么事使孩子神经兴奋了。下边生了小宝宝时和孩子开始上幼儿园时,常常会发生这种尿频。一旦孩子发生尿频,担心孩子以后尿频的母亲的态度,反而会加重了孩子的紧张感。认为若控制不住尿频可不行的母亲,就一定会对孩子说"还不想小便吗""要早点说呀""再坚持憋一会"等,这样一来,孩子把注意力都放到排便上,结果孩子尿频就更加严重起来。

孩子夜里入睡了,没有意识排便,也就不小便,只是白天尿意频繁,这是此病的特点。

自己能去小便了,这事对孩子来说是极大的自豪。因为尿湿了裤子被母亲斥责,或被母亲脱掉裤子,或屁股上被打了两下,孩子会感到是很大的耻辱。孩子决心不再尿裤子,于是稍有尿意就马上去卫生间。孩子的精神都被集中到小便上,严重的时候,每 10 分钟就去 1 次。所以对此病的治疗,就是将孩子的注意力引到其他事情上去。教孩子懂得,比起不尿裤子,人生有很多更重要的、更有趣的事儿要做。也可以给孩子买来新玩具,使孩子热衷于玩玩具。喜欢童话故事的孩子,母亲要买来童话书,倾注自己的全部热情给孩子读故事。还可以把小伙伴找来,让孩子们在新建的沙地上一起玩。

孩子热衷于玩耍及童话,就是稍有遗尿,也不要责怪孩子,慢慢地孩子就会从这种尿裤子的痛苦中摆脱出来,顺利的话,1 周左右就可治愈。

一般的母亲却反其道而行之,每天带孩子去医院,注射"精神安定剂",这只能使孩子更把精力集中到小便上去。有的母亲给孩子垫上尿布,这让孩子感到屈辱,让孩子垫上尿布的不快感,孩子是十分清楚的。孩子不想尿湿它,越这样想就越想上卫生间。就是限制水分的摄入也没用。因为孩子不是喝水多而致的尿频。

"神经性尿频",只要周围的人不大吵小嚷,一般半个月左右就自愈。如果接受了医生的治疗,一般 1 个月才能治愈。因为孩子的精神会因之而紧张起来。上幼儿园时,幼儿园老师也不要谈及尿裤子的事情,当孩子尿了裤子,就装成没看见的样子。就是换内裤,也是在大家都不在的地方换。母亲要多准备几条内裤给孩子带着。这种病不管男孩女孩都会发生,只要治愈了,以后没有任何妨碍。

与"神经性尿频"非常相似的尿频病,有"特发性膀胱炎"。这种病在尿中带血,在排尿的最终阶段有疼痛,男孩子多见(见 440. 排尿时疼痛)。

440.排尿时疼痛

男孩子在小便时说"痛、痛",首先必须要检查一下阴茎,如果阴茎头红肿,是龟头炎。多数是由不干净的手接触引起的炎症,有的孩子内裤染上了黄色的污渍,去看医生,开些药回来吃,一般两三天就会痊愈,因此不必担心。

还有阴茎虽无异常,而排尿疼痛的疾病,排尿次数也增加。刚尿完了马上就又要尿。尿里掺杂有血而呈红色,在排尿后从阴茎头嘀嘀嗒嗒地滴出血水,这时疼得非常厉害,内裤上沾有血迹。这种症状在第 2 天时达到高峰,第 3 天开始逐渐减轻,第 5 天左右就痊愈了,像是下尿路的损伤,但原因不明。还有称其为"特异性膀胱出血"。因为在孩子开始骑三轮车的时候发生的较多,因此有人认为是外伤引起的,但其实是由腺病毒引起的。一生只发生 1 次,这是因为形成了免疫的缘故。此病不留什么后遗症。对此病的处置,一般严重时尽量让孩子安静休息,可以让孩子卧床休息,也可给他讲一些童话,不要给他饮过多的水,因为尿的次数一多,反而会痛。咸的东西会导致口渴,口渴就要喝水,喝水就会导致尿多,小便则会疼痛。因此不要给孩子吃咸的,但肉和鱼可以吃。这种病不是说 3 岁的孩子最多,而是从 3 岁起到上小学的孩子中比较多。

肾炎时也可见血尿,不过不伴有疼痛,而如果是"神经性尿频"(见439. 小便间隔时间变短了),则不出血。

441.吮吸手指(啃指甲)

在晚上睡觉前吮吸手指的孩子中,有的孩子白天也吮吸手指,较多的是一边看电视一边吮吸手指。吮吸手指是因为孩子的欲望没有得到满足,这种说法越来越来盛行,所以母亲想孩子被人家说成是欲望没得到满足很丢面子,于是就拼命想要制止孩子吮吸手指。吮吸的手指一般是左手或右手的拇指,也有既吮吸食指又吮吸中指的孩子,在牙齿常咬的地方都起了茧子。

吮吸手指多发生在孩子无事可做时,而和小伙伴玩耍时、骑三轮车时,没有吮吸手指的时间。要想制止孩子的吮吸手指,就要给孩子发挥他创造力的场所,不要让他总是独自一人。

住在 4 楼以上的孩子中,吮吸手指的比较多。原因就是孩子被关在房间里,不能做他们喜欢的事、不能玩。在家里养育和在幼儿园里长大的孩子相比,家里的孩子吮吸手指的多。但是即使是在幼儿园,有能力的老师给孩子组成了活泼的小组玩,有的孩子还是有吮吸手指的毛病。这样,我们不得不认为在某些孩子看来,吮吸手指是一种乐趣,这样的孩子确实也饶有兴致地吸着他的手指头。这与成年人嚼口香糖、叼烟嘴是一个道理。就像禁烟对成年人是难事一样,不让孩子吮手指也是很难的。给孩子手指上涂上药水、贴上胶布,是禁止不了的,体罚孩子是最不好的方法。

在家里养育的孩子一旦上了幼儿园后,一般都能改掉这个毛病。也有在幼儿园里向老师发誓“上大学之前决不停止吮吸手指”的孩子一上了小学,一下子就改掉了的例子。因为是早晚都能治好的,因此,最好不要严厉斥责孩子。我们不曾见过吮吸手指的孩子恒牙的排列不整齐,也不曾见过乳牙的排列发生了变化的例子。吮吸手指不是用牙,而是用舌头去舔手指的。性格上好静、内向的孩子较多发生。但是如果孩子每天很健康、快乐地生活着,父母就不要太在意吮吸手指的事。父母对孩子吮吸手指总是说三道四,本来能够改掉的孩子,反而变得改不掉了。最好不要追着孩子一定要用酒精在手指上消毒等。

啃手指甲,也可以完全像吮吸手指一样对待,因为是没有给孩子一处适当玩的场所造成的,只靠给孩子剪掉指甲,孩子是改不掉的。

有吮吸手指、啃指甲毛病的孩子,最好检查一下是否有蛲虫。与有蛲虫的孩子拉手等,也可能被传染上蛲虫（见 551. 蛲虫）。

442.自慰

这个年龄孩子的自慰,可以完全像吮吸手指一样对待。如果说对吮吸手指的孩子不要太在意的话,作为父母可以接受。但是,对于自慰,无论怎么说不要太在意,母亲也不容易接受。特别是一关系到性,大人们就不能平静。可是,这个年龄的孩子的自慰,和大人们所说的性欲完全没有任何关系。大人们之所以不能很好理解孩子的自慰,就是因为当知道孩子正在做的是自慰这件事时,所受的刺激太大了。

女孩子自慰的相当多。刚一开始在被子里盘起两腿用力而脸涨得通红,这时母亲还不知道孩子在做什么,但孩子进一步晃动起腰来,走近跟前的母亲才明白了。另外,在没人的屋子里,发现孩子用椅子的角部顶在前边,屏气,小脸通红,看到这些就明白了孩子是在自慰。孩子在自慰,而且才这么小的年龄,当母亲知道这事时受到的打击很大。这不是对孩子的身体有害了吗?对孩子的脑子有不好的影响吗?这不成了变态者了吗?各种想法蜂拥而至,于是就严厉地批评孩子。

自慰对于幼儿来说与吮吸手指一样,如果说自慰是带有性色彩的话,那么吮吸手指也一样是某种程度的性活动(弗洛伊德派的观点认为口唇是性敏感带)。不管是哪一种,都是没给孩子适当的发散能量的场所造成的,只要孩子能和小伙伴在户外多玩耍的话,就会不知不觉地自然治愈,对孩子的将来不遗留任何害处。

吮吸手指的孩子有某种羞耻感,而自慰多少也有一种羞耻的意识,因而孩子在有人的地方不做。看到孩子自慰,出来禁止也没有用。首先应该改变造成孩子自慰的环境。

如果住在 4 楼,孩子没有和小伙伴在一起玩的机会,母亲就要把孩子带到楼下,让孩子能与小朋友们在一起玩,这很重要。如果在家的附近有幼儿园,就把孩子送去幼儿园。为了能在院子里玩,也可以饲养狗,还可以吊个秋千。通过给孩子一种新的、能热衷地玩的东西来改变环境。知道孩子总是用椅子自慰,就要把椅子暂时收起来。

在孩子手上施灸、打孩子屁股,效果都不好,也不能吓唬孩子,说那儿会腐烂的、会变成白痴的,等等。

要让孩子常洗手,可以预防性器官的感染。也有因有蛲虫使肛门、性器官发痒而成为孩子自慰的动机,因此要驱除蛲虫。

从 4 岁起自慰的孩子,有的持续到上小学。但一旦上了小学就完全忘了,以后就成了个正常的孩子。

443. 口吃

关于口吃,请阅读 2～3 岁时所涉及的有关口吃内容(见 402. 口吃)。

从 3 岁到 4 岁,是孩子说话能力显著提高的阶段。如果因为什么原因妨碍了孩子想说话的意愿,孩子说话时就会有一种犹犹豫豫的感觉。这种犹豫,通过口吃而表现出来。困倦、疲劳时更加严重。比如说有个上小学一年级的姐姐,姐姐如果是个非常优秀的雄辩家,弟弟想要说点什么的时候,总是被姐姐抢先说了出来。这种情况反复发生,弟弟就想这次能不能又让姐姐抢先说了呢,于是在说话前就着急、犹豫,这就使他变得口吃起来。另外,对想要知道各种事情,总是没完没了地问"为什么"的孩子,母亲感到吵,就说"行了,行了,不要说了"或"男孩子不能总那么贫嘴",这样就把孩子要说话的欲望打消了。母亲装作对孩子的口吃漠不关心,对孩子是有好处的,但是在与祖父母同居的家庭里恐怕是困难的。

超过 3 岁的孩子就可以说相当长的话了,一旦变口吃了,说什么话都吞吞吐吐,直到说完,需要相当的努力。如果父母用非常着急的目光看着孩子说话,孩子就更是没有了说到最后的自信,中途就不说了。如果给孩子矫正治疗,孩子更是烦得很,最后连说都不想说了。

最重要的是,孩子口吃、说话吃力时父母的态度。必须不慌不忙不强迫、不给孩子以紧张感,也不看孩子的脸。但虽是这么说,母亲在和孩子说话的时候也不能看着天空吧。以宽容的态度听孩子说话,并及时回答。孩子无论如何也说不下去的话,要以漫不经心的态度给孩子以帮助,用这种方式引导孩子把话说完。该轮到母亲说话的时候,要自然地慢慢地说,要让孩子感到说话不能着急。

孩子很在意自己口吃,一段时间什么也不说,这时母亲可以选择一些孩子喜欢的歌与孩子一起唱。如果是喜欢音乐的孩子,这样做就会成功,孩子就又可以主动说话了。

孩子之所以紧张,原因几乎都是母亲太心急,对孩子的口吃没有一个平常的心态。如果母亲静下心来和医生谈谈,把自己的想法说一说,通过医生的说服,母亲不着急的话,有很多孩子的口吃也就治好了。

对孩子的口吃,装作不关心的样子就是治疗。因此,不赞成领这么小的孩子去大人们或大一些孩子们去的"口吃矫正学校",那样会让孩子意识到自己口吃的。

444. 自体中毒症

关于这个"疾病"的发生及治疗方法,请阅读"369. 自体中毒症"。不过,到了这个年龄的孩子,听到周围人嚷着说是"自体中毒",就会开始把自己陷入疲劳中的某种状态叫作"自体中毒"。孩子每次一开始呕吐,母亲总是叫来医生请求给孩子点滴,孩子听到这些,自己也认为要治好这种病就只有这么办,以后每当一呕吐,孩子自己就会要求"给我点滴"。这一点我们不赞成。因为让孩子意识到自己是患有"自体中毒症"的人,孩子就会缺少积极的生活态度。要孩子禁食 1 天,只靠点滴来摄取水分,因此把孩子搞得很虚弱。从衰弱恢复正常,要需要 3～4 天,结果这种非常不经济的治疗方法变得常规化了。

为了防止发生这种情况,孩子在呕吐时只要没有发热、腹泻,而且前 1 天里有过度兴奋的经历,做父母的就不必过分夸张地小题大做。在人多的家庭里,也不必爷爷奶奶都出来一起看护。"自体中毒"和"哮喘"常常同时发作,是因为周围的人过于在意,使孩子产生依赖心理,丧失了自立的意志。造成这种环境,是一般家庭的通病。

"自体中毒"只要不脱水就不可怕。为了防止脱水,必须要防止水分不足。如果孩子口渴,可给他一点一点地喝茶水、果汁、汽水。水分还是喝进去比点滴有效。

445."哮喘"

"哮喘"的发生,就像在"370.'小儿哮喘'"中记载的那样,但对 3～4 岁的孩子,父母要特别注意的是,防止把孩子加入到"哮喘"这种"疾病"的队伍中。在晚上"哮喘""发作"的情形是孩子长到 4 岁之后,家里的成员都起来,坐在那里围着发生"哮喘"的孩子不知所措。

大人们围在年幼的受难者周围惊慌失措,孩子则大汗淋漓,张口抬肩,一边呻吟一边气喘,必须把涌到嗓子的痰及唾液不断地咳吐出来,孩子厌烦要受这种罪而哭泣。而把这种苦难基因遗传给孩子的父母们,就像是要赎罪似地给孩子捶背、擦痰。但是,这在旁观者看来,孩子就像是统治大人们的皇帝一样,孩子说擦痰的方法不对就和奶奶生气,责备母亲没捶好后背,自己已经没有能力了,想依靠你们,可你为什么救不了我。只是责难无能的臣子,而自己是一个不想自立的王者。这都是父母娇惯孩子、把孩子推向王侯之位的结果。必须让孩子懂得,自己的痰只有靠自己才能咳吐出来。

"哮喘"的孩子都很聪明,理解事物快,他看周围人都对自己这么重视,就想自己一定是得了重病。因为是重病,就产生自己已经不行了的放弃想法。对聪明的孩子,大人们不要一有痰声时就惊慌失措,要用"这么点痰没什么了不起的,使劲咳一咳痰就会吐出来了"这种态度,来面对孩子的哮喘。

在 3～4 岁时孩子不养成自主的、独立的习惯,等长到 5～6 岁了,"哮喘"就越来越严重。是否将会把孩子娇惯成"哮喘",要看孩子 3～4 岁时父母们对待他的方式。必须让孩子懂得,就是有点积痰也没什么了不起。在咳嗽严重的时候,给孩子口服从医生那里开来的药,在稍得到控制后鼓励孩子睡觉。作为顿服药,医生可能会给孩子开肾上腺皮质激素之类的药物,母亲在判定为发作前兆时立刻给孩子服下,要做到只要一服下去就可以预防发作的熟练程度。

冬天,如果觉得在温暖的房间里舒服,可以把房间弄暖和些。也有的医生给孩子开了喷雾式的气管扩张剂,但这种药物在发作时使用有效。这个时期的孩子会注意药物的效果,发作时他会要求给他喷雾剂。可是这种药物只能在发作开始至次日早晨去看医生之前的这段时间里使用。

一般哮喘发作多少次也不至于死亡,但也有例外的死亡。如果出现了迄今为止不曾有的症状(面色如土,不能言语),衰弱情况也很重的话,要赶紧叫急救车上医院。

"哮喘"平息后,要尽量带孩子去户外锻炼身体。在温水池中锻炼是最好的,让孩子和小伙伴一起玩,让他意识到他是个正常人。

446. 疣(水疱)

有时在幼儿腋下附近、胸、腹等处出现米粒至小豆粒大小的粉红色或珍珠色的软疙瘩,正中间有脐形凹陷,我们称之为水疱,但与大一点的孩子长的硬疣(见 538. 疣)不同,是叫作"传染性软疣"的一种疾病。它是由一种病毒引起,有时也传染别人,而一旦形成免疫,就自然痊愈了。

有的医生硬是摁住因疼痛而哭喊的孩子,用镊子一个一个将水疱挑破。但是不超过 2~3 周,就又出现了新水疱,还有的一部分水疱化了脓。这样还不如就那么放着不管,肯定能自然地好转。而且,就算是两年才治愈,水疱处也不会留下瘢痕,倒是那些挑破后化脓的地方却留有瘢痕。幼儿的水疱最好是放着不去挑它,指甲也要经常剪短,防止细菌侵入。

447. 粪便中有小虫子

孩子因为某种原因腹泻时,有时从便器中倒出的粪便中,可见到长约 1 厘米的白色线状的虫子在动。这是蛲虫,不是蛔虫。蛲虫一般寄生在盲肠附近,不出现在便中。偶尔因腹泻、肠蠕动加剧,就被冲了下来。

蛲虫在肠的出口,也就是肛门处产卵,因此孩子就感到肛门周围痒。但是除痒以外,一般没有其他症状。孩子用手抓痒的地方,这样一来就把虫卵沾到了手指及指甲间,然后又去抓东西吃,这样既能传染给自己,也能传染给别人。如果把指甲剪短,饭前认真洗手就没问题了。驱虫很简单,只要吃驱虫药把虫子打下来就可以了。通常在显微镜下检查大便是找不到虫卵的。

448.夜里肛门痒(蛲虫)

晚上钻进被子里稍暖和起来的时候,孩子感觉屁股痒。这是白天寄生在盲肠处的蛲虫到了夜晚爬到肛门处,在那里产卵的缘故。为了查明情况,在肛门处贴上玻璃纸带,把虫卵粘上去在显微镜下观察,就可以清楚是否有蛲虫虫卵。一般因抓痒而被污染了的手指甲间,也可发现蛲虫虫卵。这只手如果早晨起来后不很好地洗干净就抓面包吃,虫卵还会粘在面包上再次进入体内,变成蛲虫。

粘在孩子手上的蛲虫卵,在孩子和其他孩子手拉手玩时传染给别的孩子,而且拿衣服时粘到衣服上的虫卵干燥后成为灰尘又落到便器及床上,在大气中虫卵可以生存 2～3 周左右。这些虫卵随灰尘从口中进入体内经过 2～4 周就变成成虫,成虫的生命是 3～6 周。

驱虫剂是特别有效的,很容易就可以把虫子驱除掉。但是孩子和小朋友们拉手、在幼儿园的便器排便或从灰尘中都可以又被传染上蛲虫卵。

细心的母亲两个月后又将孩子肛门贴过的玻璃纸带拿去医院检查,结果又出现了阳性。医生命令家庭全体成员都做虫卵检查。一旦家里其他人也发现了虫卵,也被命令喝驱虫剂,进行居室大清扫。这些事 1 年里反复做几次,家庭所有的人都变成蛲虫神经质了。

孩子有了蛲虫,却对身体无害。还有许多孩子除了蛲虫外,还有其他寄生虫寄生在体内,而虫卵的检查非常麻烦,就是体内寄生着这些虫子也不知道。如果不是连续感染虫卵,虫子寿命就渐渐减短以至于中断。因此,只要孩子夜里没有因肛门痒而影响睡眠,就是便中有虫卵,也可以让他与蛲虫和平共处。

449.夜里起来哭叫(做噩梦)

3 ~ 4 岁左右的孩子,晚上入睡后 1 个小时左右,突然大声哭叫,母亲走到孩子身边一看,孩子非常害怕的样子,有时还喊"母亲救救我"。这是孩子做了噩梦。如果是语言表达能力好的孩子,还能告诉母亲说做了可怕的梦。这与再大一些的 5 ~ 10 岁孩子发生的"夜惊症"是不同的。因为"夜惊症"是在睡眠深的阶段发生,因此入睡后突然大声叫喊这点非常相似,但之后就完全都记不住了。恐惧的样子也非常厉害,声音之大令人吃惊,呼吸也急促,心率加速,目不转睛,浑身出冷汗,其中有的还起来到处走(见 525. 梦游)。

因做噩梦而惊醒的情况 2 ~ 3 个月就好了,孩子惊恐而醒时,母亲要抱紧他说"妈妈在这儿呢,别害怕",以安慰孩子。

有的孩子不睡午觉的当天晚上肯定就做噩梦,因此好像是与疲劳有关。一般来说,孩子白天过于疲劳,晚上反而要做梦。因此为了不让孩子做噩梦,母亲必须给孩子做适当的调整。母亲应该想一想做噩梦那天,孩子白天都做了什么,午睡的情况如何等,要让孩子午睡和运动量适度。恐惧是因为做了可怕的梦,因此为了不诱发孩子做噩梦,白天不要让孩子看恐怖的电视节目。

去看医生的话,会开来与抗癫痫同样的药物,但这不是癫痫病,是能够自然治愈的病,不要用药物治疗。

450.鼻孔中进入了异物

这个年龄的孩子玩豆子、栗子、巧克力糖豆等东西时,会不小心塞到鼻孔里。塞进鼻孔时,孩子会用自己的手去取它,却反而把它推到了深处。当孩子来到母亲跟前说"进去了"的时候,从入口处可以见到异物,但从外边已经不能简单地把异物取出来。看起来用镊子好像能取出来似的,但在家里绝对不能自己动手取它,像豆子、栗子、巧克力糖豆这样光滑的东西,用镊子是夹不住的,只有耳鼻喉科才有能夹住这些东西的器具。如果不给受刺激而肿起来的周围鼻黏膜涂上药,使鼻孔通畅的话,异物不会很容易地被取出来,所以在家里取不出来的话,异物会越进越深,最后会进到鼻子里边去。

另外,取几次都没取出来,孩子会疼痛不安,最后哭起来。这样一来,就是到了耳鼻喉科,也必须做全身麻醉才能取出来。如果不是平时因打针而惧怕医生,是能够老老实实地让医生取的。

孩子一走到身边味就特别大,这时要好好检查一下孩子的鼻孔。如果是一侧鼻孔有异味,一般是鼻腔里进了布、纸或塑料类的东西。如果是3 岁的孩子,即便有异物进了鼻孔里对母亲也讲不清楚。

451. 荨麻疹

幼儿也有荨麻疹,发疹情况和成人一样。孩子身上痒,所以脱掉衣服会发现在胸、腹、背等处有红色地图状的凸起疹子。上眼睑有疹子的话,眼睛会肿起来看不到东西。疹子长在口唇上,嘴就像歪了似的。荨麻疹只是痒,不发热。吃了螃蟹、青花鱼、虾、香肠、贝类、荞麦面、花生米等食物后几个小时内发疹的话,原因可能就是这些食物,不过大多数原因不明。

也有因接触了某种物质后而发生荨麻疹的。在草丛中玩,摸到某种草,或上山碰着漆树,拿了新涂了漆的汤碗等,也可能出现荨麻疹。也可能被虫子蜇了后出荨麻疹。也有在冬天里遇上寒冷的风而发作荨麻疹的,这叫寒冷性荨麻疹。

在喝药后不长时间内出现荨麻疹时,暂且考虑是药物的原因,就不要再喝此药了。

确认是食物引起的荨麻疹时要灌肠,把肠中残留的物质排出去。原因不明时,也可暂且先灌肠,然后在皮肤瘙痒处涂上止痒药。

如果涂抹含薄荷的外涂药(如薄荷樟脑软膏),就会暂时止痒。除寒冷性荨麻疹外,使用冰枕来冷却也很舒服。相反,如洗澡遇热会使病情加重。为了不让孩子抓破疹子,要把他的指甲剪短。

荨麻疹既有出疹后几个小时就消退的,也有时出时退的,可持续1~2 周。像成人那样持续很长时间的极少见。

有这样一种方法,就是找到孩子对什么东西过敏,把它作为过敏源少量长期地注射来消除孩子过敏的方法——"脱敏疗法",这种方法在荨麻疹、哮喘病时经常使用。是将导致荨麻疹原因的物质提取液,微量多次地注射到人体治疗过敏的"疗法"。

但是为了寻找原因,必须制作鸡蛋、鱼、蔬菜、昆虫等各种各样的提取物进行皮肤注射,观察其反应。但应该记住,虽说出过一两次的荨麻疹,但是否给孩子做这样的检查,其决定权不在医生而在孩子母亲的手里。

这种不确定疗法(不能确定过敏源的量及治疗时间),在英国终于不能再对门诊患者实施了。因为虽然极少,但有因休克致死的例子,因此被判定为除了在具备集中治疗室的医院以外禁止使用。

一吃鸡蛋就发作荨麻疹,这种原因清楚的孩子,在使用蛋类制成的疫苗时(如流感、麻疹),这些情况必须向医生讲清楚。即便是鸡蛋过敏的孩子,也不是永远不能吃鸡蛋,经过半年后,可以从极少量开始,还是能渐渐变得能吃鸡蛋的。

通常荨麻疹 1~2 周左右就消退了,有时也迁延成慢性,会反复发作1 年半左右。

慢性荨麻疹痒起来时确实很令人头痛,但母亲必须认识到这是无害的疾病,否则,会因此而神经衰弱的。荨麻疹是不会持续一生的。因为是一定能治好的疾病,所以必须持乐观态度。有的母亲比孩子还急躁,领孩子从这家医院转到那家医院。

因寒冷引起的荨麻疹,只要避免寒冷就行了;如果化纤物质是其发病原因的话,就换掉这些使用着的化纤物质;由寄生虫引起的必须驱虫。实际上多数是搞不清楚原因的荨麻疹。不要使用肾上腺皮质激素,没有特别清楚的原因,就随便禁食某种食品的做法也不可取。"脱敏疗法"孩子特别不喜欢,因此最好不做。

烫伤 参阅 "266. 婴儿的烫伤"。

吞食异物 参阅 "284. 吞食了异物时"。

发热抽搐 参阅 "348. 抽搐"。

从高处坠落 参阅 "366. 防止事故"。

呕吐 参阅 "398. 孩子的呕吐"。

腹泻 参阅 "399. 腹泻"。

鼻血 参阅 "400. 夜里流鼻血"。

集体保育

452. 让孩子心情愉快

3～4 岁的孩子,独自做事的愿望越发强烈,但在保育条件不尽如人意的情况下,自立的孩子常常被培养成园内的小帮手。

为了让 3～4 岁的孩子释放他们的旺盛精力,最好把他们带到宽阔的场所进行快乐而安全的活动。这个年龄段的孩子,还不能坚持学校式的听课,所以尽量让他们在户外自由地玩耍。一定要打破那种认为"把 30 名孩子关在狭小的房间内一起上课就是保育"的陈旧观念。日本的幼儿园、保育园(译者注:日本的幼儿园归文部省管辖,主要招收 3～6 岁的幼儿,实行半日制保育,一般为上午 8 点至下午 1 点;日本的保育园归厚生省管辖,一般招收 0～6 岁的幼儿,实行日托式保育,一般为上午 8 点至下午 5 点)的用地及房间的面积都很狭小,有时少数教师必须照看众多的孩子,在这种情况下,最简便的做法就是采取"整齐划一的教学方式"。

为了让 3～4 岁的孩子心情愉快、充满活力,就应该尽量让他们到户外活动。例如可以选择园外禁止汽车通行的地方进行园外保育。还有,夏天不要因为害怕发生事故就不让孩子在水池戏水。

有的保育园的庭院狭小,孩子只能被关在拥挤的室内,不许在走廊奔跑、不许爬上窗台、不许从椅子上往下跳,这种完全生活在禁令中的孩子们,简直就像被拘禁在强制收容所,这完全是大人们利己主义的表现,压抑了孩子们对自由游戏的渴求,可是居然还有人美其名曰培养"自制力"。其实,在各种活动中,孩子们为了团结同伴,愉快地游戏,就会努力控制自己的情绪,不再任性而为,这种"自制力"是自然而然地形成的,不会给孩子带来任何心理上的压力。

孩子疲劳时,情绪也会不佳。为了让孩子精神饱满,一定要设置午睡室,让他们午后小睡 1 小时或 1 个半小时。

453. 让孩子学会自理

教师不应强迫孩子养成某些习惯,而应该创造条件,让孩子在为实现某个快乐的目标的努力过程中自然而然地学会生活自理。饭前轮流洗手,然后自己主动地对号入座,带上围嘴,自己用羹匙或筷子吃饭,饭后轮流漱口。为了培养孩子养成上述习惯,好吃的配餐就成为快乐的目标。老师要牢记每个孩子对每种食品所需的数量,做到"按需分配",以使所有的孩子能在相同时间内进餐完毕。如果平均分发,饭量小的孩子总是落在后面,逐渐就会厌食。从教育角度上看,与其矫正偏食不如顺其自然让孩子吃他喜欢的食物。

穿脱衣服要考虑到每个孩子的能力,要让母亲换掉扣子太小或系带

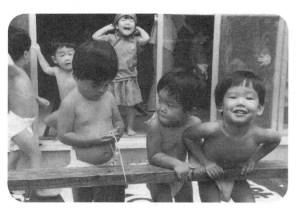

的衣裤。如果穿衣脱裤速度很慢,跟不上大家,孩子就会产生自卑感。多数孩子能解开下面的扣子,但解不开最上面的扣子,这时教师可以帮忙,快到 4 岁的孩子也可以让同伴帮助系上最上面的扣子。

到 3~4 岁,孩子就

会把自己的东西顺利地放入自己的柜子里了,这时要让他区分放玩具和教科书的地方,养成用完之后放回原处的习惯。夏天在泳池里玩耍后,要鼓励孩子们自己擦干身体。午睡时无论如何睡不着的孩子,只要不影响其他孩子,可以让他安静地做点什么,或者带他去其他房间听故事。

　　排便方面,每个孩子都要学会明确表达去卫生间的意愿,多数保育园规定了大小便时间(9 点半、11 点、13 点、15 点)。夏季,让孩子自己解开裤子去卫生间,有必要在便池的构造、卫生间的门、去往卫生间的通路的修建上花些工夫,力求安全方便,让孩子们 1 个人安心地排便。对于在家里用惯了洋式坐便,没有蹲便经验的孩子,开始时保育员要陪着他,让他消除恐惧心理,逐渐习惯保育园的卫生间。孩子大便后,未必能很好地使用手纸,所以还要检查一下。

454. 发挥孩子的创造性

　　孩子需要释放体内产生的旺盛精力,发泄方式因人而异。3 岁孩子与 60 岁巨匠在创作中都会获得同样的喜悦,这是因为他们的创作既释放了体内的能量,又充分地展示了自我的个性。教师没有必要期待 3 岁的孩子完成某种像样的作品,应该善于捕捉孩子的个性特点,为他们提供能持续地进行游戏的场所,让他们把积蓄的能量充分地释放出来。

　　认为 3 岁的孩子只能玩“模仿游戏”,这纯属偏见。3 岁孩子的各种各样创造活动,有的模仿平时生活,有的模仿电视广告,这些是大人了解的,但是他们同时拥有成人知之甚少的幼儿世界。比起被生活拖累、对任何事情都司空见惯的成人,3 岁的孩子更能以新鲜感觉来看待世界。大人虽然还不能完全了解幼儿世界,但是却可以创造条件让幼儿想象的世界长期保持下去。

　　童话是成人为孩子们的想象世界提供的有限的帮助,有些孩子会被童话吸引。也有不太喜欢童话但是喜欢唱歌的孩子,他们通过旋律宣泄过盛的精力,创造他的想象世界。哼着曲调,拿着蜡笔或油笔涂鸦的孩子,通过音乐、色彩和线条释放他的“能量”,在他想象的世界中遨游。通

3 岁到 4 岁 | 集体保育

过身体活动来发散精力的孩子多喜欢跳舞,在手舞足蹈中体验想象世界。

为避免 3 岁孩子之间发生争抢现象,应该准备相当数量的玩具。例如,小汽车、小电车、小喷气式飞机、踏板车、布娃娃、绒毛动物以及过家家玩的道具等,都是任何孩子的玩具箱所不可缺少的东西。还要准备足够数量的画册,如果数量太少孩子就会看腻。

为了全面拓展 3 岁孩子的创造力,仅开展室内游戏活动无疑是远远不够的。还应大力开展户外游戏活动,户外活动能够最大限度地发挥幼儿的创造力,才能使他们的旺盛精力通过与其个性相适应的方式持续不断地充分地释放。不过日本的保育园和幼儿园在孩子们的户外活动方面投入不够,往往是由于庭园过于狭小。

即使在室外做"模仿游戏",其内容也比室内丰富得多。把碗里装满沙子,做"吃饭"的游戏,要比手拿空碗假装吃饭更生动有趣。在户外,孩子们乘坐木制小汽车也比室内的纸箱子有趣多了。除了冬季外,3 岁的孩子能集中精力地玩 30 分钟沙子。夏季还可戏水,3～4 岁的孩子用的泳池,水深可至膝部。庭院里只有滑梯、圆形攀登架还不够,还要准备小山、肋木、原木、婴儿车、球、云梯、平衡木、秋千,等等。户外活动,场所宽阔,备有大型娱乐设施,在这种条件下孩子们为了尽兴地玩耍,就得大家携起手来互相帮助。

如果对 3～4 岁的幼儿统一要求,在同一时间内进行相同的教学活动,那么 3 岁的孩子往往就会跟不上。但在户外活动中,3 岁的孩子就能够和 4 岁孩子一起玩沙戏水。他们根据各自的能力、兴趣进行"不同分工",协同游戏。所以,如果必须混合保育的话,就尽量以户外活动为主,但需备有娱乐设备。缺乏娱乐设备的保育园,即使给那些不能掌握孩子个性的教师提供"课程计划表",对拓展孩子的创造性也无济于事,当然,保育工作一定要有计划。教师应当了解 3～4 岁幼儿能达到的水平,并以此为目标来制定计划。为了制定出适合儿童年龄特征的计划,教师们应该开会研究,以去年的成绩为基础,也要参考一下其他的保育园、幼儿园的"课程计划表",根据本园情况进行取舍,更要重新研究园内的每个娱

乐设施。充分考虑使用
哪些材料和设备才能实
现既定目标。那种将保
育园杂志所刊载的"本
月课程计划"抄写下来,
贴在墙上的做法根本没
有意义。那些已经制定
好的保育计划,多数用于
应付上级领导检查,为了
不让领导感觉幼儿保育

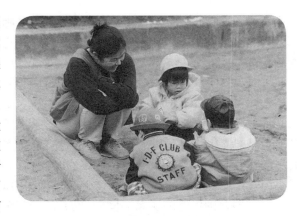

是玩游戏,所以只好把 1 年、1 月、1 周及 1 日的计划写得满满的,这种表
面文章用于向政府做报告或许还可以,但对孩子的成长却很不利。较好
的计划表应该可以随时更改内容。填写内容可以包括当地的产业、风俗
习惯、天气情况,还应该列有班级孩子的年龄、各自的疲劳度,等等。另
外,还要考虑教师的爱好,发挥教师的特长。因为教师也是在发挥其创造
性才能的时候,才有朝气和魅力。那种无视现实保育条件,力求保育计划
系统化的做法,将会扼杀孩子和教师的创造性。教师施教的同时也在提
高自我能力,如果没有意识到这一点,就不会创造出个性化的、切合实际
的、优秀的教育方法。

庭院飞来一只从未见过的鸟,孩子们的注意力瞬时全都转移过去了,
这时,不要批评孩子,要针对这只罕见的鸟即兴地上课。不然,怎么能教
给孩子创造的方法呢?

455. 建立友爱的人际关系

3~4 岁的孩子,生活自理能力进一步增强,这是孩子人格独立的基
础。为了实现进一步独立,应该让他们学会向他人表达自己的意愿。这
并不是多记单词的问题,而是要把他培养成敢于发表自己主张的人。如
果"这也不行,那也不对",用形形色色的禁令束缚孩子,他就不愿主动发

表意见；如果班级有个孩子王，看管孩子比老师还厉害，那么孩子也会不敢发言。要想让孩子自由地发表意见，必须让孩子对老师持有百分之百的信赖。对孩子体罚的老师只会让人恐惧，不会让人信赖。和老师相处非常快乐，孩子就会喜欢去幼儿园。为了使孩子与教师相互信赖，教师应该注意倾听每位幼儿的心声。要做到这点，老师应该把 20 多人的班级分成 6～7 人的小组，以创造让他们听、说的机会。例如，读书给他们听，然后让他们提问题；围着看连环画，然后让他们叙述。"上课"最好在小房间进行。6～7 人的小组，在特定的时间，容易产生信赖和亲近的气氛。小组"上课"期间，安排另外 1 名老师带领班级其他孩子自由活动。

在加强师生之间关系的同时，幼儿的同伴关系也会得到增强，这是在生活中互相帮助的结果。孩子之间说话会产生幼儿语。如果听到"幼儿语"教师就去纠正，这种做法会让孩子失去说话的积极性。教师可以参与他们的会话，用正确的语言同他们讲话，孩子就会模仿教师自然而然地放弃使用"幼儿语"了。

孩子一过 3 岁，同伴之间就会相互交流想法。有时幼儿情绪激动，只顾自己说，却不注意听别人谈。这时教师就应介入，说"请好好听一听小明是怎么想的""小红，请把你刚才说的再讲一遍"，从而培养孩子听别人讲话的习惯。如果教师不及时引导，爱插嘴的孩子常常打断别人的讲话，不能养成"听完别人讲话"的良好习惯。

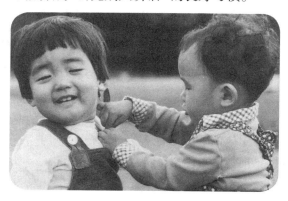

最初，有的孩子无论怎样也不肯面对教师讲话。对于这样的孩子，如果发现他十分擅长画画，那么就让他说说绘画的内容，这时教师往往会发现他说得很好。由此可见，孩子们的创作是否具备艺术上的完整性并不重要,只要能释放孩子旺盛的精力,表现了孩子内心的情感世界,就是有意义的创作。所以教师与孩子的交流不单单是凭借语言。

456.建立良好的同伴关系

3 ~ 4 岁的孩子已经懂得互相帮助。在自由活动中,他们能自然组成 2 ~ 3 人的小组。这个小组能否壮大,与孩子的自理能力、孩子的自我表现能力有很大关系。孩子们只有在愉快的创造性活动中,才能结为快乐的伙伴。例如,大家一起玩沙、戏水时,不知不觉就开始互相帮助了。随着语言的发展,孩子之间的联系日益密切起来。手工制作和绘画作品只能在某种程度上沟通彼此的感情,但是由于表现力不够强,所以这个年龄的孩子很难通过作品做到相互理解。如果不让他们真正感受到团结友爱,而仅仅教授语言,那不过是背诵台词,甚至容易使他们流于虚伪。有好朋友以后,孩子心中逐渐会产生"为了达到某个共同目标和朋友一起努力"的意识。可见密切的伙伴关系有助于激发孩子参与集体活动的主动性和积极性。例如,因为得到老师当众表扬,孩子更主动地做集体的值日工作。逐渐地能够遵守游戏规则,开始维护轮流交替的秩序,这些都是集体意识发展的结果。但是认为孩子们天生就具备民主主义思想,这未免有点夸张,因为通过强制的办法,在某种程度上也能做到这些。孩子能够快乐地、积极主动地参与活动了,老师的作用仍然很重要,那种简单地相信孩子有民主主义思想的教师,虽然富有献身精神,但却没有充分考虑自己的人格魅力所起的作用。当然也不能一切都依靠老师的人格魅力。如果 1 个老师照管 20 多个 3 ~ 4 岁的孩子,教师的魅力也不会影响到每个孩子,最好是 20 人的班级配有 2 名教师。不过一开始就把孩子们组成 1 个有序的大集体,是很困难的。可以按绘画、玩黏土、讲故事、唱歌、音乐游戏等组成小组,以小组上课的形式进行。这样不断地组合,自然而然就形成班级集体了。

3 ~ 4 岁孩子的集体教学活动,每天最多进行 15 分钟,剩下的时间应让他们自由活动。孩子在自由活动中最能发挥创造性才能。

457.培育健壮的孩子

　　日本的保育园作为母亲上班期间暂时寄放孩子的场所,只是以保证孩子身体健康为目的的,根本没有考虑孩子的身体锻炼问题。所谓"健康"就是不让孩子生病,就是不让孩子受伤等,这种消极的传统观念至今还在影响着日本的幼儿保育。今后,要积极采取措施,让孩子进行家里得不到的身体锻炼,以培养出更结实健壮的孩子。

　　幼儿园的 3 年教育,常常致力于团结互助的室内游戏,几乎没有考虑户外锻炼。3 ~ 4 岁的孩子,户外散步是最基本的锻炼方式。苏联的《学前教育纲要》规定:满 3 个月的孩子每天散步 3 ~ 4 个小时(雨天和严寒季节停止)。日本也想把园外散步纳入到白天课程之中,但执行起来颇为困难。即便在农村,马路好像也成了汽车、卡车的专用道路,孩子们的集体散步根本不可能进行;在城市,幼儿园又有班车接送,孩子也没有步行机会。因此,只能加强孩子们在园内庭院的运动。这个年龄段孩子的保育应尽量在户外进行。初夏、初秋时节应该把孩子的全部游戏都转移到

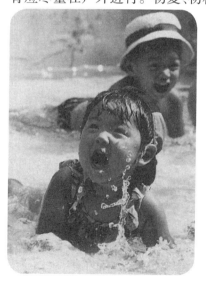

室外进行。夏季,在保证安全的条件下,让孩子在游泳池中戏水。对于 3 岁的孩子,水深最好不超过 30 厘米,水温在 25℃以上。进入泳池的注意事项请参阅"407.发挥孩子的创造性"。没有游泳池的幼儿园,气温高于 20℃以上时可以淋浴,气温越高,水温越要降低,但不能低到让孩子起鸡皮疙瘩。外面天气转冷,自由活动可以转到室内进行,但室内温度不宜过高,不要超过 20℃。

　　为了提高孩子的运动能力,可以进行行走、跑步、跳跃、投球、攀登、平

衡运动等训练。最好每 4 ~ 5 人分成一组,同伴做动作时,大家在旁边观看。如果人数太多,还得排队轮流进行,孩子就会等得不太耐烦,没有耐心观看同伴的动作了。同样,如果老师要观看 30 多个孩子的动作,当然也很难辨别每个人的特点。

要让孩子练习在一条直线上行走。为此,刚开始时,可以在地面上画两条间隔 25 厘米的直线,让孩子在线内行走。不久再训练孩子在线内跑步。跑得比较熟练了,就可以把宽 25 厘米的木板放在地面上,让孩子在木板上行走。木板上行走熟练后,就可以在高 10 ~ 15 厘米、宽 25 厘米的平衡木上练习行走了。4 岁时,多数孩子都会走平衡木了。每个孩子都走得很好了,就可以排队进行。

3 岁的孩子还不会往上蹦,但可以往下跳。开始训练时,可让孩子从 10 厘米高处往下跳,不久再练习从 15 厘米高处往下跳。熟练后就可从 30 厘米高处往下跳。

让 3 ~ 4 岁的孩子跑 25 米,男孩、女孩的速度都在 9 秒左右。原地跳远,男孩、女孩都可达到 50 ~ 70 厘米。垒球,男孩、女孩都可投 2 ~ 3 米。

可以利用滑梯进行爬高训练,沿着台阶登上,顺着滑坡滑下,再沿着滑坡往上爬,到上面之后再次滑下。这项运动要 1 个人、1 个人分别进行。有肋木的地方,也可训练攀登肋木。

上述的运动功能训练,尽可能每日都进行。如果 1 周 1 次,就谈不上是训练。训练时要培养孩子的耐力,教师要引导孩子以积极的态度对待功能训练,不要让孩子认为功能训练与吃苦、受罪没有区别,所以教师要不断鼓励孩子愉快地、生机勃勃地进行训练。

458.预防事故发生

3 岁以上的孩子在幼儿园或保育园里最容易发生的事故是"擅自离园"。一个保育员照看将近 30 名 3 ~ 4 岁幼儿,很难马上发现有孩子"擅自离园"。如果"离园"的孩子被汽车撞了,可就成了大事故。所以一旦发生"擅自离园",保育工作就得暂时中止,园内上下总动员派人出去寻找。

"擅自离园"并不是每个孩子都能发生的行为。产生"离园"行为的幼儿,一般在入园前就有走失的"前科"。3 岁以上的孩子入园时,要向家长询问一下孩子是否走失过。孩子只要走失过 1 次,就要把他记录在案。这样的孩子一般都很积极主动,所以只要分配给他一些工作,他就会融入快乐的园内生活。

孩子一满 3 岁就会登高爬下,因秋千荡得过高而摔伤的事故时有发生。如果 1 个孩子正在荡秋千,就不要让其他孩子玩球,因为拾球的孩子常常会碰到秋千上。现在 1 名老师必须看管许多孩子,预防这样的事故发生实在让教师耗费心血。教师与其说是"保育员",不如说是"看守员"。

许多事故发生在离园之前,保育园的孩子分别回家时更要注意。那些下午 4 点以后来帮忙的钟点工保育员,首要任务是记住每个孩子的名字和面孔。临近离园时,要把孩子集中到 1 个房间内,给他们读书或讲故事。如果让他们在幼儿园庭院里自由活动,最容易出事。曾经发生过这样的事,1 个孩子把书包挂在脖子上做好了回家准备,又去玩滑梯,结果脖子上的书包带被扶手挂住,勒住脖子窒息而死亡。还有的孩子离开庭院掉进防火用的水池中。

到了 4 岁,就可以安排孩子值班了,但吃饭前,不能让孩子去端或拿盛有热食的大容器。还要和保健所取得联系,对配餐人员进行定期便检,预防肠道传染病。

459. 关于幼儿园与保育园"一体化"问题

作为幼儿教育的场所,幼儿园和保育园孰优孰劣,这个问题很难回答。能够在两者之间做出选择的母亲也逐渐减少,因为每天工作 8 个小时的母亲是不可能把孩子送进只工作 5 小时的幼儿园的。

从历史上看,幼儿园是为富裕家庭子女设立的游戏场所,而保育园则是为贫困家庭的孩子而建立的。从目前的现状来看,幼儿园和保育园在设施方面的差别正在缩小。不过,保育园照管孩子的时间长,保育环境往往不如幼儿园。外出工作的母亲们曾经要求地方机构或经营者改善保育园的条件,使它成为更符合幼儿保育的环境,然而情况并不十分乐观。

个别保育室有点类似强制收容所,一个大房间既是活动室、又是餐厅,同时又兼午睡室。只有餐厅与活动室不同,孩子们才能体会到用餐的快乐。玩累了,孩子回到午睡室,立即会有睡意袭来。如果同一房间,用餐和睡眠前后,必须像舞台的布景一样,来回变化,怎么能让孩子放松呢?

尽管保育园力图为孩子营造家庭式的氛围,让孩子感受到家庭般的亲情;然而,班级人数过多,阿姨必须不停地喊话,很难与孩子建立亲密的关系,更谈不到如同 "相亲相爱的一家人" 了。

目前,幼儿园、保育园庭院狭小,安全的马路和宽阔的空地由于现代的城市化几乎消失殆尽了,于是人们只好利用室外运动场,试图在某种程度上代替可以自由奔跑的空地。坚强勇敢的性格教育是必要的,同时我们也要提醒孩子不要采纳年龄大些的孩子王传授的比较危险的冒险方法。令人高兴的是,近年来,已有学习保育学的男性在幼儿园、保育园工作了,他们不仅能够提供以往女性保育工作者难以做到的坚强勇敢的性格教育,同时一改社会上 "抚养孩子只是女人的工作" 这一偏见。另外,男性们在残疾儿保育方面的优势也告诉人们:残疾儿保育给女性保育工作者带来了多么沉重的体力负担。

关于保育园和幼儿园 "一体化" 问题的提出主要源于以下原因:首先,行政人员认为保育园归厚生省管理,幼儿园归文部省管理产生诸多不便,故而要求行政管理 "一体化"。其次,保育工作人员要求 "一体化"。因为同样做着保育工作,保育园的保育员和幼儿园的教师待遇却不一样,他们对此表示

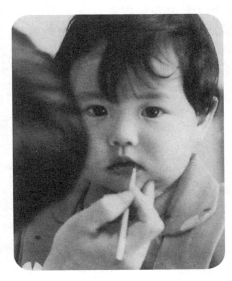

不满。从早上 8 点到下午 5 点,保育员们在不停地工作,而幼儿园的保育工作则在吃过午饭后基本上就结束了。到下午 4 点之前,教师或者进行第 2 天的工作准备,或者开一下研究会,时间很充裕。而且冬季、夏季还有休假。与幼儿园相比,保育园的工作既繁忙又紧张,但是繁重的工作却换来微薄的工资。当然,单纯增加工资还不足以解决这个问题。还要给予保育员继续学习的时间和机会,要创造条件让他们出席学术会或研讨会,并发表研究成果,进行学术交流。保育工作不是看管孩子,而是实施教育,从教人员如果不坚持学习,接受继续教育,就不能胜任工作。幼儿园由教育委员会负责,保育园则由社会福利事业的管理部门负责,假若这名负责人曾经是水暖科的科长,没有教育经验,他就不能理解保育员是教育工作者。因此,希望负责保育园工作的官员至少像教育委员考虑幼儿园工作那样,对保育园的教育问题给予足够的重视。可以说这也是目前亟待解决的问题。

还有一种"一体化"的观点,就是纠正幼儿园、保育园的不足之处,设法使两者达到同一水平。这种观点虽然有一定道理,但切莫忘记保育园作为福利设施有其特殊的一面。双职工家庭或单亲家庭照顾不了孩子时,福利事务所会将孩子作为"措施儿"委托给保育园,保育费用由政府支付。因此,保育园和幼儿园孩子的年龄、保育时间及设备(午睡室和浴室)不能简单地实行"一体化"。

4岁到5岁

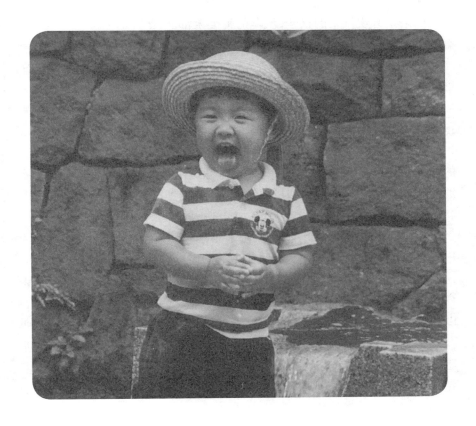

这个年龄的孩子

460. 从4岁到5岁

　　4岁的孩子,已具备了创造者的运动能力和智力。4岁的孩子已经不满足于三轮车了,有的孩子已经能骑两轮车了。球也能扔得很远了。不仅能玩滑梯,还可以从1米高的地方跳下来(见491.培育健壮的孩子)。也能一只脚跳跃,还能在地板上翻筋斗。只要指导有方,孩子甚至可以学会游泳。

　　如果是喜欢汽车的孩子,汽车的种类全都能记下来;喜欢书的孩子,有的都可以读书中的字,能看报纸中广告的商标,可以说出商店的名字;昨天、今天、明天这些时间概念也能分清楚了;红、绿、黄、白等颜色的名称也能说清楚了。

　　在总看电视的家庭,孩子恐怕也将成为电视孩子了吧。所说的电视孩子就是被电视束缚住了的孩子。

　　孩子有能自由活动的手脚,因此应该让4~5岁的孩子发挥他们各自的智慧,在地球上把他们梦想中的天堂创造出来。父母与老师,必须帮助孩子创造。在好的幼儿园里,孩子的创造受到重视,可以得到提高(见488.发挥孩子的创造性)。

　　孩子们创造他们想象中的世界,多半是在幼儿园的"自由保育时间"里自然完成的。但是非常了解幼儿生活的老师,能有意识地将孩子带到这个世界。比如发给孩子橡皮泥,让大家捏点什么,通过这种"集体保育"的方法,把在这里捏成的"橘子""鱼""喷气式飞机"作为素材,就可以让孩子进入想象的世界。这与孩子独自在自己家里玩"过家家"这种"密室"游戏相比,是多么壮观的世界啊! 在这个世界里,孩子们可以创造一个市场、一座城市。很多大人没见过只有孩子们才有的想象中的世界,因此他们不知道重视孩子的创造力是多么的重要,所以当电视商把成人世界的简陋的模仿品带给孩子们,使孩子们的创造力受到限制时,也毫无羞愧之意。

有的母亲说,把孩子送到幼儿园几年直到上小学,孩子岂不是要腻烦吗? 持这种想法的人在家里是怎样进行"育儿"的呢?

孩子想制造喷气式飞机,需要椅子当机体,可是刚把椅子放倒,母亲就过来斥责孩子,"又用椅子当飞机了,那样椅子不就坏了吗,椅子是坐的不是当飞机的"。

作为创造者的孩子,不能让其发挥创造力的不只是母亲。如果幼儿园也很狭窄的话,孩子的创造力就得不到提高。幼儿园的运动场,对已被汽车吓得战战兢兢的孩子们来说,是个不管怎样跑,怎么沉迷于挖土玩,都不会被车撞着的场所。对早晨来得早的孩子来说,那里就像是个大平原,而过了 9 点,孩子们都来了,运动场就像繁华的街道一样拥挤起来,来回跑时不可能不互相碰撞。

保育室也一样狭窄,一个班 40 个孩子,玩具不足,老师不可能照顾到每一个角落,因此孩子们一旦自由地玩起来,就开始抢玩具,老实的孩子总是玩不上。孩子们自由地玩起来时,总是吵吵嚷嚷乱成一团,这样影响了正在"会话"的其他班的孩子,因此老师就不得不把班合起来"一起保育"。于是,老师演奏乐器,孩子们跟着一起唱;老师念绘本,孩子老老实实地把手放在膝盖上听;发给孩子绘画纸,他们就画画,但画的题目总是由老师提出,因为这样老师比较容易管理。

老师总是认为能够遵守纪律,不擅自行动的孩子是"好孩子"。但是,仅仅是在集体中做到了"好孩子"的孩子,要成为好的人还远远不够。好的人必须

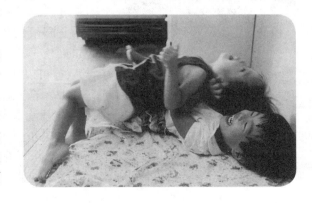

是有道德的,道德不仅仅是遵守老师教给的规则,必须是能够通过自由的
个人意志选择行为。一个班有太多孩子,孩子就不是自由的,孩子就像是
制造"好孩子"工厂的规格产品。这种幼儿园里,没有老师与父母相互交
谈的机会,从幼儿园带回来给母亲看的联络本,就成了什么保育费、赞助
费等的账本了。这样的幼儿园,孩子虽然只在幼儿园里从 9 点到 12 点待
3 个小时,回来时也会感到非常疲劳。即便是疲劳恢复了,在家附近也没
有能活动的场所。

　　现在的 4 ~ 5 岁的孩子确实非常可怜,为了让孩子能够充分发挥创造
力,无论如何也必须创造一个好的集体保育场所,但并不等于把孩子放到
幼儿园就行了。确实有必要建立能够进行集体保育的幼儿园。

　　这个年龄的孩子的睡眠,因生活习惯不同有很大的差别。上幼儿园
的孩子,因早晨必须按规定的时间走出家门,自然晚上也早些睡觉。尽管
如此,很多孩子还是晚上 9 点睡,早晨 8 点起床,按老师要求的 8 点睡觉
的孩子很少。但是,晚上 10 点睡觉,早晨 7 点起床这种类型的孩子也不

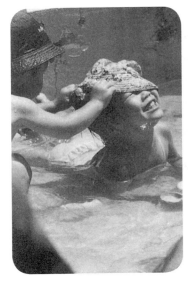

少。通过睡眠来解除疲劳,因人不同也有
相当大的差异。

　　午睡的孩子,确实晚上能熬夜。如果
孩子午睡了就精神十足,又很愿意晚上晚
睡的话,就让孩子晚点睡,不必拘泥幼儿园
老师晚 8 点睡觉的说法。教育孩子,不仅
仅是幼儿园里的事,家庭里的教育也很重
要。如果孩子晚上 10 点睡觉前能玩得很
好的话,就可以让孩子午睡。特别是夏季,
更应该让孩子午睡。因为孩子每天 8 点睡
觉的话,就没有和父亲在一起过家庭生活、
一起玩的时间了,所以要考虑孩子的心情。

　　不上幼儿园的孩子,只在家里生活,就
容易睡眠不规律。如果是在冬季,易形成

晚上 11 点睡,早晨 9 点以后起床的习惯。但是,只要生活有规律,孩子既有锻炼身体的时间,又能按每日所需饮食,也就不必一定要拘泥于早起早睡。

饮食方面,小饭量和大饭量的孩子有着明显的差异。饭量小的孩子,尤其不喜欢吃米饭,一般一小碗饭也好不容易才能吃半碗,即便是这样,只要能喝两瓶牛奶,尽量吃一些鱼、鸡蛋、香肠、肉类的话,也不会营养不良。不吃蔬菜的孩子很多,但只要吃一些水果,在营养方面也没有什么问题。有很多孩子在家里既不爱吃饭,也不吃蔬菜,而上了幼儿园以后给孩子带盒饭时,饭也能吃了,西红柿、菠菜也能吃了。

我们知道,不吃饭或者讨厌吃菜,心理上的原因也起一定的作用。如果孩子每天只是在家里和母亲在一起,想要依靠母亲的心情和想要从母亲那里独立出来的想法,就会混杂在一起,对母亲建议的事情,首先表现出反对的态度。这些表现在吃饭时,或是讨厌吃饭,或是不吃蔬菜。因为饭吃得少,等不到下顿吃饭的时候就饿了,于是孩子撒娇地对母亲说:"我要吃点心。"

零食,大多数家庭都给些饼干、炸薯片之类的。这些东西和饭一样都属于糖类。有的孩子只吃 1/3 碗的饭,剩下就吃饼干。其实,只要吃上一大块饼干,就会有与一碗饭相同的能量。吃饭时随便吃一点,过后大量吃零食,虽然从营养学上讲,没有什么害处,但在教育方面我们并不赞成这样。即使是不上幼儿园的孩子,也要按时吃饭,零食也规定每天最多吃两次。零食的量,与孩子的食欲有关,孩子间也有着相当大的差异。一日三餐都能很好地按时吃的孩子,要尽量给一些季节性水果。不太喜欢鱼、肉类的孩子要让他多喝牛奶和酸奶,甜东西会损坏牙齿,要酌量给孩子吃(见 462. 孩子的零食)。

排便方面,孩子到了这个年龄,夏季衣服少,小便、大便都能自己一个人去了。但喜欢干净的母亲,害怕孩子把衣服或卫生间弄脏了,总是不让孩子一个人去卫生间。这样的话,就妨碍了孩子自己处理大、小便能力的形成。这个年龄的孩子,最好引导他去卫生间,不要总是依赖便器。

晚上父母临睡前,如果把入睡了的孩子叫醒让他小便 1 次,多数的孩子就能坚持到次日早晨。当然,亲戚的孩子来了,一整天都和他玩耍,或者是去了游乐场,那么当天夜里就常常会尿床。如果是男孩,夜里就是母亲起来两次叫孩子小便,还是尿床。这也是常有的事,对孩子来说,这是生理性的。在这个年龄的孩子,可以说没有夜尿症。

在生活习惯方面,与 3 ~ 4 岁的孩子相比,孩子自立能力增强了,自己能做的事情也多了,穿、脱衣服都能做得相当好。当然了,珍惜时间、任何事情都讲究合理化的母亲,总想自己动手做得更快,因此,不让孩子自己穿、脱衣服。这样一来,孩子过了 5 岁也不会自己穿、脱衣服。

在父母能以身作则饭前洗手的家庭里,孩子吃饭前、吃零食前都能洗手了。

这个年龄的孩子,一般的家庭都能让他们晨起后洗脸、刷牙。现在,在刷牙可以预防龋齿这一问题上,医生们的意见是一致的。因此,要尽量让孩子自己刷牙。为了让孩子积极主动地自己刷牙,最好是家里的人都一起起床,一起刷牙。其实,最好是早饭后正式地刷牙,饭前只是形式。睡前刷牙是最合理的,自己刷牙已成为习惯的孩子,让他睡前刷牙也是件容易的事。大量流鼻涕的孩子,要养成擦鼻涕的习惯,不要用袖子抹。这个年龄的孩子还不能自己剪指甲。

洗澡时,能自己洗的就让孩子自己洗。洗澡间对孩子来说,也是个玩儿的场所。这个年龄的孩子,不必让他洗完澡马上就出来,特别是和父亲一起洗澡时,一边玩一边和父亲说话,在极少和父亲接触的家庭里,这是非常重要的事情。

早晨起床后,晚上睡觉前,要教育孩子说"早上好""晚安",父亲上班前要说"您走好",回来后说"您回来了"。这不是虚礼客套,而是让孩子记住人与人之间的交往有必要高雅一些。

交通事故的发生也一日多似一日,因此必须常常要让孩子告诉母亲现在在哪儿,孩子外出时,一定让孩子要告诉母亲去哪儿,回来后也让孩子说"我回来了"。

身体的锻炼,可以在户外安全的地方,与小朋友一起跑、跳、玩。根据情况,也可以使用一些道具,还可以伴随着音乐跳舞。这些事情都很重要,但现在的家庭恐怕都办不到。锻炼身体,对孩子来说是生理需要。

进了幼儿园的这个年龄的孩子,为了进行身体锻炼,可以做的事很多(见 491. 培育健壮的孩子)。在家里能做得到的,是让孩子散步,天气好的时候,一定要带孩子去户外。如果附近有儿童公园,要让孩子在那里玩。

在家里养育的孩子,与身体锻炼同等重要的是,必须要给他符合其智力发育水平的精神营养。喜欢绘画的孩子,要让他画画,他能对付着画出小人来。喜欢做手工的孩子,给他一些塑料模型和积木等,有时给他一些橡皮泥。对喜欢音乐的孩子,放一些好听的乐曲让孩子听。喜欢故事的孩子,给他买些故事书,母亲念给他听(见 471. 喜欢书的孩子)。热衷于独立做事的孩子,尽量不要干涉他,多给他一些自己的时间。

如果上了幼儿园,孩子会在幼儿园带回来很多疾病,如麻疹、风疹、水痘、腮腺炎等,这些疾病说不定哪一种就在孩子上幼儿园的那年里得上,这一点要有充分的思想准备。百日咳、白喉、脊髓灰质炎(小儿麻痹症)等,接种疫苗非常有效,因此近年来已经几乎看不到这些病了。百日咳、白喉、破伤风疫苗第 1 期疫苗注射完的孩子,不要忘记 1 年以后还要注射第 2 期疫苗。如果忘了,不管已经间隔了多长时间,都要去保健所询问一下集体接种的日期,在规定的日期里再次接受疫苗注射。

运动量太大,往往会造成孩子疲劳,因此有相当多的孩子发生自体中毒症(见 444. 自体中毒症)。在疲劳之后,要让孩子吃饭后再睡觉。

在胸中总有"呼噜呼噜"的痰鸣声的孩子(481. "哮喘"),有很多被称为"小儿哮喘",如果想进幼儿园,可以考虑把送幼儿园当作转折点,进一步锻炼一下孩子。

"流行性结膜炎"俗称"红眼病",也是在幼儿园带回来的比较多见的疾病之一。在园里的游泳池里游泳,有时就会染上"红眼病"。从婴儿时期发现而拖延到现在没有手术的疝气,要在上幼儿园前做手术治愈它。

这个年龄的孩子经常流鼻血,但并不可怕,每个孩子都会发生(见 482. 孩子的鼻血)。寄生虫方面,蛲虫最多见,蛲虫是很容易驱除的。

每个孩子都常发生的、最多见的是早晨的腹痛,请再读一下"437. 孩子的腹痛"。

喂养方法

461. 孩子的饮食

4 ~ 5 岁这一期间,体重的增长和婴儿时期相比稍慢,1 年里只能增长 1.5 ~ 2.0 千克。按月份算的话,每个月只增加 1 瓶牛奶的重量,如果不考虑是在饭前饭后称体重的话,有很多时候就会不清楚孩子在 1 个月里体重是否有所增加。而且夏季里孩子也有苦夏现象。体重如果不增加,母亲就会担心,是不是孩子的饭量不够呢。

另外,孩子的饮食情况也会让母亲担心,孩子在大家都围着桌子吃饭时,表现出"食欲不振"。做母亲的,她多么希望特意做的菜肴孩子能吃干净,饭也能多吃一碗。可是,副食总是剩一半,米饭也很难吃上一碗。

阅读育儿杂志,寻找孩子"食欲不振"的原因,则会看到写着"因断奶晚"或"饭做得单调"。这样一来,作为母亲就总是后悔自己孩子都 6 个月了,晚上还给他喝母乳,太不应该了,自己高中时没能好好上家政课等。那是想得过多了,1 个月里体重只增加 1 瓶牛奶重的孩子,没有必要吃那么多的饭。现将这个年龄的孩子最常用的食谱,介绍如下 :

7∶00　　 起床

7∶30　　 牛奶 200 毫升、面包 1 块、奶酪或香肠少许

12∶00　　 盒饭,将 1 碗饭做成 5 个饭团、鸡蛋 1 个、菠菜或香肠、蔬菜沙拉

15∶30　　 苹果、牛奶 200 毫升

18∶30　　 米饭 1 碗、鱼(大体与成人相同)、水果

20：00　苹果 1 个或酸奶 100 毫升

以上这个食谱是正上幼儿园孩子的食谱,要 1 周带 4 次盒饭。把蔬菜放到饭盒里,他也吃,但是晚饭就不吃蔬菜了,于是就用水果来补充。夏季里孩子饭量会减少一半,因此口渴时,让孩子喝两次牛奶,每次 200 毫升。这样夏天就成了牛奶喝 4 次,米饭每日 1 次。牛奶如果不凉或不做成冰激凌,饭量小的孩子也不容易接受。零食或餐后点心中的苹果随着季节的变换,可以换成草莓、橘子等。按这种食量,孩子在 4～5 岁之间可以一年里增长 1.5～2.0 千克体重。当然,就是这样的孩子,母亲一年里也要几次来看医生,说她家的孩子不吃饭真没办法,是不是哪儿有什么疾病等(一年里体重只增加 1.5 千克的孩子饭量少一半)。

这个时期的孩子,主动地洗手后吃饭,是少见的。当母亲的每天斥责他不是好办法,应让孩子高高兴兴、开开心心地吃饭。吃饭前总是批评孩子,孩子的食欲就要下降。要规定在从幼儿园回来后进行洗手。

一有电视,晚饭时孩子就会惦记着看电视,而不去注意母亲给做的饭,这是电视妨碍母亲将母爱传达给孩子的一个实例。

462.孩子的零食

这个年龄的孩子,饭虽然吃得很多,但直到吃下一顿饭时一点零食也不吃的孩子太少了。一般的孩子都吃零食,而且比吃饭更高兴。

孩子对零食的欲求,与生活的方式有关。从前因为与附近的孩子一起在马路上玩的时间多,所以孩子们就都一起到点心店去买零食。小朋友都能从父母那儿要来钱,因此如果只有自己没有钱就很没面子,就不能跟大家玩了,于是哭着回家央求母亲给点钱。母亲也清楚不给孩子点儿零钱,孩子就不能和小伙伴一起玩,所以母亲就想当是给露天幼儿园交费了,给了孩子买点心钱。虽然心里很害怕小店里的卫生状况不好,也只好听凭孩子了。但是现在,幼儿的小集体已不可能在马路上玩,而是被软禁在自己的家里。孩子们都没有和朋友在一起玩过,因此养成了什么事都按自己的想法做的毛病。不听母亲的话,看到电视广告里出现了巧克力、糖果,就缠着母亲买,只能在 10 点和午后 3 点才能吃零食的规矩已经很难养成了。

让孩子午前去幼儿园的母亲,在孩子不在家的时候,把孩子的零食买回来比较好,这样,母亲就可以在规定的午后 3 点给孩子零食吃。

只要孩子在家,每当去超市买东西时,母亲就只能带孩子一起去。在超市里,小食品摆放在孩子能够着的地方。看到在电视广告中出现的小食品袋,孩子拿起来就不再放下了。母亲只好给孩子买下来。孩子一旦认为这是自己的"私有物"了,就再也不还给母亲,拿回来就吃得饱饱的。一个人吃零食时,有多少想吃多少,如果是和朋友在一起,就必须忍受分给自己的量的不足。因此,从增进和朋友一起玩的乐趣这种意义上讲,孩子的母亲们应该让孩子和小朋友们一起吃零食。和要好的小伙伴的母亲也要商议好,孩子在一起玩时,给孩子吃什么零食好,要经常变换品种。

吃零食后要让孩子刷牙。但这也需要孩子的母亲们在一起商量,自己带好自己孩子的牙具,到时候一起刷牙。如果这个实施不了的话,可以在孩子吃完零食、喝完果汁后,喝些茶水或凉开水。

晚上睡觉晚的孩子增多了,从晚饭后到睡觉前吃东西的孩子也多了起来。要尽量只给孩子点酸奶或水果。不能一边吃着零食一边睡觉。养成晚饭后刷牙的习惯后,当孩子吃完晚饭,还撒娇要零食吃时,可以用"不是已经刷过牙了吗?"来拒绝孩子的要求。

463.晚上哄孩子睡觉

孩子晚上钻进被子里后的入睡方式,不是靠母亲训练的方法,而是孩子的生理要求决定的。钻进被子里马上就能入睡这一类型的孩子,说一声"晚安",5 分内就能入睡。孩子知道母亲就在旁边的屋子,有一种安全感,就是把灯光拧得暗些也不感到害怕。以前都是母亲陪在身边一会儿就入睡了,快到 5 岁时,隔着门一边与母亲说话一边入睡的孩子增多了。但是,对入睡很需要时间的孩子这种做法则行不通。特别是一困就情绪不好这种类型的孩子,每天晚上入睡前要先哭一阵儿。对这样的孩子,不能认为他有什么缺陷,只是入睡需要时间而已,没有其他问题。

　　入睡前需要时间的孩子,直到入睡要做各种事情来消磨时间。吮吸手指、抚摸床头的小娃娃、咬毛毯等,还有不少孩子吮吸奶瓶。有的孩子让母亲坐在身旁啃着手入睡。不管是哪一种类型的孩子,都是母亲在身边才有安全感。

　　比起说"都 5 岁了,一个人睡吧",让孩子吮吸着手指入睡,不如说"母亲给你讲故事听"拿来本书给孩子讲哄睡的方法更好些。通过母亲的声音,让孩子在快乐的童话世界里游玩中入睡,孩子做梦也会高兴的。

　　常有这样的事情,孩子每晚睡觉前都要求母亲念同一本书,听着入睡,是否是条件反射不得而知。有时母亲不小心念错了什么地方,内容都记住了的孩子会订正母亲说念错了。这种情况如果连续发生几次,一旦母亲不念错点什么,孩子倒不满意了,孩子会要求母亲念错。

　　无论如何都睡不着,入睡需要花 1 个小时以上的孩子,是白天的运动不足或是早早就进了被窝的原因。

464. 排便训练

　　在 4 ~ 5 岁这一时期,一般孩子都能独自去大、小便,并自己擦屁股,寒冷季节穿很多衣服和内衣裤时,不给孩子一定的帮助孩子还是脱不下裤子来。有不少男孩子在外边贪玩,结果跑回家时已经尿湿了裤子。还有的孩子也不回家,尿湿裤子就那么让其蒸发。

　　平时在家里,如果是能独自去卫生间的孩子,就是有上述事情发生也不必介意,再稍大点自然就好了。寒冷季节不去卫生间而使用便器的孩子,随着气候转暖,也就可以指导他在卫生间排便了。如果给孩子预备一双很漂亮的拖鞋放在卫生间里,孩子就会更高兴去卫生间里排便了。

　　在这个年龄的男孩子,有很多夜里还尿床,虽然身体长高了,但是夜里小便情况与 3 ~ 4 岁的孩子还是一样(见 417. 排便训练)。

　　孩子什么时候夜里不再尿床,每个人的情况都不一样。有到了 6 岁才停止尿床的孩子,还有一直持续到小学 4 年级的孩子,母亲发牢骚也只能延长尿床的时间。

如果母亲早晨起来看到被尿的床单,就对孩子不满地唠叨"都 5 岁了,还尿床,那可不行啊",那孩子就会成为"夜尿症"。所谓"夜尿症"是因孩子觉得夜里尿床不好,这种自卑感使孩子紧张而造成的(见 511. 夜尿症)。

经常便秘的孩子,会在不知不觉间弄脏短裤(见 593. 大便失禁)。

465.孩子偏食

不能把偏食的孩子说成是任性的坏孩子。还有,母亲也不必责备自己对孩子的教育失误。大多数人对食物都有好恶,厌恶某种特定的食物,对成年人来说不是什么问题。讨厌洋葱的丈夫,妻子就是煮了洋葱,丈夫也会剩下来不吃,而讨厌洋葱的妻子,恐怕就根本不会煮洋葱吃了。人只要不给其他人添麻烦,选择自己喜欢的东西生活,没有什么不可以的。

只有孩子对食物的好恶被说成是偏食,而遭到责备,这是为什么呢?这是由母亲的"营养学"和其道德信念而产生的。有的母亲认为只要是别的孩子吃的东西,自己的孩子不吃就会营养不良。这样的母亲,我们问一下她是否到各家进行过访问,调查了幼儿的嗜好呢? 其实没有。只是相信了附近的母亲说的"我们家的孩子什么都吃"这些话而已。确实有这样的孩子,不管是土豆、胡萝卜,还是鱼,凡是盘子里盛着的东西什么都吃。这个孩子的母亲认为这是件好事,于是得意地对其他孩子的母亲说了(确实从做饭人的角度看是件好事)。听了人家得意的谈论,母亲就想偏食可不是件好事,于是对自己的孩子的偏食特别在意。可是孩子什么都吃,真是件好事吗? 实际上,这不是一个好与坏的问题,而是孩子的生理问题,不爱吃洋葱,不爱吃胡萝卜,不爱吃土豆,这是那个孩子的天性。

在音乐、文学、绘画方面的爱好,人们都予以承认,可为什么对于食物方面的好恶就不能允许呢? 给不喜欢吃胡萝卜的孩子,把胡萝卜切成花一样漂亮的形状强迫孩子吃,就如同强迫不喜欢音乐的人去听音乐的道理是一样的。

　　当然,有些人的偏嗜随着年龄的变化会发生变化的。有的孩子 3 岁时不爱喝奶,到了 5 岁时变得喜欢喝奶了,但也有的人无论如何都不能改变,一生都讨厌吃蘑菇的人很多,这些也取决于孩子的性格。母亲强迫孩子吃,有的孩子即使是强忍着也能吃下去,可有的孩子对某种味道无论如何也不能忍受,强忍着也吃不下去。

　　所谓"纠正偏食"成功了的"美谈",是因为孩子的偏食程度不那么严重,或是随着成长嗜好有所改变了,或是孩子忍受了难以忍受的东西。大多数纠正偏食,只是让孩子能吃过去不吃的东西就视为成功了。但是 20 ~ 30 年后的调查发现,曾因偏食被矫正过的人,一旦可以以自己的意志选择食品,他就会恢复到原来的状态。

　　人应该学会忍耐。但是,用饮食这样的基本的生理来训练忍耐力,我认为不是好办法。饮食作为生存的乐趣,最好是高高兴兴、津津有味地吃,这样做也有助于消化。

　　孩子一旦到了 14 ~ 15 岁,正是身体生长旺盛的时期,就是不喜欢吃的东西,只要能填饱肚子的就吃。这个时代,吃饱就是食欲得到了满足。但 4 ~ 5 岁的时候,成长速度慢,没有那么强的食欲,不那么能吃。因此,希望能从质量上来满足孩子的食欲。只要从营养学上来说没有不足之处,对于孩子的好恶,不要过多地干涉。

　　对不喜欢吃蔬菜的孩子,母亲应该将蔬菜切碎放在米饭里,或是把蔬菜焖烂,换一种菜式,也可以把蔬菜本身的味道想办法掩盖起来后给孩子吃。如果这样还是不行,可以用水果代替蔬菜,这从营养学方面来讲也无妨。孩子如果不吃炖的和烤的鱼,就把鱼用油炸了给孩子吃,这些做法也可以长期持续下去。这样还不吃,可以用其他动物性蛋白来补充。既不喜欢吃鱼,也不喜欢吃肉、蛋的孩子,可以让他多喝牛奶。

　　孩子如果进了幼儿园,把菜装进饭盒里,一般即使是不喜欢吃的菜也吃。有的孩子被老师一表扬,不喜欢吃的鱼也吃了。然而,这是孩子强忍着吃的,并不是变得喜欢吃了。如果"矫正偏食",把坐在饭桌前孩子的情绪破坏了,孩子的食欲受到了影响,那么为了家庭的和睦,纠正偏食也

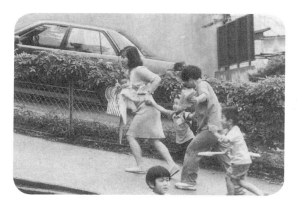

要适可而止。另外,想用幼儿园的盒饭来纠正偏食,而使孩子讨厌去幼儿园,这更是得不偿失。当孩子一旦遇上自认为纠正偏食很有办法的老师而感到不知如何是好的事情,母亲应该在"家长会"上,当众阐述一下自己有关偏食的意见。

　　每当吃饭时,母亲总为纠正偏食而严厉地斥责孩子的话,孩子会感到母亲最关心的是他在饭桌上的事情。这样一来,孩子就会想,反抗母亲最好的时间是在饭桌上。孩子有时并不是因为不喜欢某种食物而偏食,而是为了顶撞母亲而不吃。对于偏食,最好不要太认真,不要把饭桌当成母子两人战争的舞台。

　　给孩子愿意吃的东西,母子经常一边说有趣的事一边围着饭桌吃饭的话,其他方面即便母子俩有不愉快的事情,也会在吃饭的快乐气氛中忘掉了。家庭有时也是人与人赤膊相斗的地方,因此,应该多多准备那些能够打开心灵隔阂的钥匙。

　　"矫正偏食"的目的,如果是增加体重的话就错了。因为食品的质和量的"提高",在文明社会里糖尿病、心脏病及结石患者增多了。现在的平均体重,正在倾向于肥胖。

466.自己的事情自己做

　　如果孩子能够做到自己身边的事自己做的话,就帮了母亲的忙了。但是,最好不要只考虑母亲的方便。自己能做自己身边事情的这种自信,给了孩子作为人的独立感觉。对孩子来说,养成做人的独立意识,比养成动作快的习惯更重要。因此,即使孩子系上衣扣子时慢慢腾腾地需要很长时间,母亲也不要急着伸手帮忙。如果平时做事手脚麻利的母亲,总是伸手帮忙的话,孩子就会到什么时候也不会做自己的事。如果周围人不去帮他,4 ~ 5 岁的孩子,很多自己的事情都能自己做。

孩子去卫生间已不再用母亲的帮助,当然,开始时的一段时间里不得不需要母亲的"检查"。早晨洗脸、刷牙,虽然不能做得那么好,但都可以对付着自己做。有的男孩子洗澡时可以自己洗头了,可以洗手能够到的身体的部位。当然,一起洗澡的父母,孩子自己洗过的地方还要帮忙再洗一洗。

孩子穿衣服,夏季比较容易,但到了冬季小扣子就系不好,不过稍加帮忙就可以了。脱衣服比穿衣服容易些。能脱下裤子,系鞋带则有的孩子能系,有的孩子不会系。

饭前洗手,只要家里的大人有这个习惯,孩子也能做到。吃饭也完全能自己吃了。关于饭前的一些礼仪做法也应该教给孩子。擤鼻涕、漱口,到 4 ~ 5 岁这个时期都能自己做。

上幼儿园之后,就必须脱外衣、解饭盒带、把饭盒装进饭盒袋里。这些物品,母亲要精心设计成能让孩子自己就能做得好,外衣的拉链要做得能简单地就拉开、拉上,不给孩子穿拉链在背部的衣服,装饭盒袋子的开口也要用拉链。

玩具玩完了、书读完了都要放回到原处。为此,必须给孩子固定放玩具的箱子和放书的书架。当然是否会收拾房间、整理东西,很大程度上取决于孩子的性格。过于吵吵嚷嚷地对孩子唠叨,可能孩子会有种逆反的心理,更不收拾了。

一般来说,孩子自己的事情自己能做多少,取决于母亲对孩子的放手程度和忍耐力。孩子到了进幼儿园的时候,即使不情愿,但一离开父母就会迅速成长。

467.锻炼身体

现在的家庭,不把孩子送去幼儿园或保育园,身体的锻炼就相当不容易。如果想让 4 ~ 5 岁的孩子锻炼身体,必须具备一定程度的宽敞空间和大型的游戏玩具。在城市里住宅密集的地方,根本没有宽敞的孩子用地,就是给孩子买了大型玩具,也没有地方摆放。

不使用游戏玩具,让孩子走路也能达到锻炼身体的目的。但是每天让孩子走 2 ~ 3 千米的路,母亲也必须跟着一起走,那样有时间和体力的母亲实在是不多。而且只是行走的锻炼,对 4 ~ 5 岁孩子来说会腻烦的,很难每天都坚持。

母亲能够进行的锻炼,只是给孩子少穿些衣服,带孩子一起去买东西。对这个年龄的孩子来说,锻炼需要父亲的帮助,如果喜欢循规蹈矩的父亲(这一点总的来说多半是母子的精神负担),每天早晨做广播体操、擦冷水澡,所以孩子也模仿着做。一般父亲能做的就是假日里玩球、带着孩子到附近的山上玩玩。但这也不是每个假日都能去的。

过去的幼儿,不需要父母的帮助。在家附近的空地,和小伙伴们整天追逐着捕蝴蝶、抓知了、放风筝,只有吃饭的时间才回到家里。每天和朋友们能愉快地在一起玩,就等于对身体进行了锻炼。就是被母亲严厉批评了,只要跑到街上,因为有小朋友,和他们一起玩上 2 ~ 3 小时后再回来时,母亲和孩子对发生过的事也全部忘掉了。过去那些安全的马路不仅是锻炼身体的场所,也具有调节母子俩关系的作用。现在马路危险,只有幼儿自己是再不能玩了,蝴蝶、知了等也都消失了,马路已不再是自由的空间(不被大人们管理的世界),因此一旦被父母严厉批评了,母子两人就会在家里一直冷战。从这个意义上讲,每天与母亲分开几个小时去幼儿园或保育园,从精神卫生方面来讲也是很必要的。

468.感情脆弱的孩子

有的孩子不管对什么都敏感,稍有点事就哭,因此母亲认为他是个懦弱的孩子。有的孩子就是听童话故事,也能被里面的内容感动得掉下泪来,在外边就是和大家在一起玩,也是稍被人家说了点不爱听的话,就哭着跑回家。上了幼儿园,也被幼儿园老师认为他是个没有朝气的孩子。

用橡皮泥做泥娃娃,其他孩子都做完了,而他不尽快做完,就不能与大家一齐去坐幼儿园的校车,因此老师着急地提醒他:"你为什么那么慢呢?"如果是其他孩子只是稍感不好意思,抓抓头也就过去了,可这个孩子就会低着头掉眼泪。

不仅是感情脆弱敏感,感觉上也过敏,有的孩子对东西发出的气味特别在意。一打开煤油取暖炉就喊有味儿;不喜欢葱这类刺激气味较强的食物;也讨厌公共汽车里人多时的气味,汽车如果是坐的时间稍长一点就要吐,去郊游的汽车里偶尔有人呕吐,马上也会跟着呕吐起来;对声音也敏感,如果在幼儿园午睡则睡不着;夜里也很不容易入睡,而如果是太晚了还睡不着,就哭着起来对母亲说:"睡不着,明天要迟到了。"对待这种敏感的孩子,要特别注意。如果母亲也是这种敏感类型的人的话,想起自己小的时候就是这个样子,就会很同情孩子。但是如果孩子像父亲,而母亲是一个性格非常粗犷类型的人,就不能体会孩子的心情。不能认为这样的孩子是劣等生,不要说孩子懦弱、小心眼等,最好不要下结论。

最要不得的就是,父亲把孩子生来就具有的敏感性格说成是母亲的"教育方法不好"而责备母亲。这样的父亲是斯巴达式教育的信徒,他相信只要锻炼就能坚强起来,常常给孩子加以体罚。这样一来,孩子渐渐气馁而不能进步。在人类中就有这种生性敏感脆弱的人,使世界美好起来的也正是这样的人。父母要珍惜这类孩子所具有的善感的心灵,即使孩子长大后也要继续加以保护。

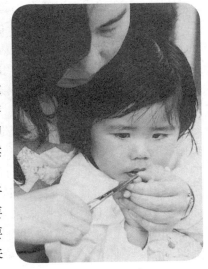

当然也要加以锻炼。晕车的孩子可以让他坐公共汽车,乘车的距离也要一点一点地延长。在幼儿园午睡时,要让他睡在离老师最近的床上,这样一来会使孩子安心。对不能入睡的孩子不要批评,要让孩子考虑一下童话故事的下一个情节应该是什么样的。孩子从外边哭着回来时,母亲不要老是询问孩子怎么回事,要给孩子讲童话,让孩子感到人生不仅仅有悲伤的事,还有很多快乐的事。

幼儿园、保育园的人数如果是超过了定员,就难以把这类敏感的孩子放到一个合适的地方充分地做好保育工作。孩子在拥挤教室中,被淘气的孩子推来搡去感到很难过。回到家里又被母亲严厉斥责,孩子就更悲伤了。不能过分庇护孩子,但在敏感这一点上,不该对孩子进行非难。人生并不是进行团体旅行,能与认可自己性格的人组成家庭,快乐地度过一生就可以了。不管是开朗的人,还是爱动感情的人,只要能发挥各自的天性,创造每个人都能快乐的生存空间就可以了。

469.说谎话的孩子

只用"说谎话是不好的"这种道德观来责备孩子的撒谎是不应该的。孩子将有趣的事情说给母亲听时,常常掺杂着谎话,这是因为在孩子快乐的记忆中,现实和幻想混杂在一起。大人们由于想象力低下,将现实只能作为现实去接受。我们看看孩子的画就会明白,从大人们的角度来看,孩子使用的颜色都不符合实际,可是在孩子们的心中,那是真实的。在孩子记忆中的美丽世界,只能靠这种绘画的虚构才能表现出来。如果责备孩子"可不能那么胡说",就会挫伤了孩子刚刚开始的表现力,逐渐地孩子的幻想力就会丧失。

但是,孩子有时是为了推卸责任而说谎话,这一般都是在母亲厉声地责问"这是谁干的?"的时候。如果以前在这个事情上受到过母亲体罚的话,孩子为了逃避体罚,会把自己做的事情坚持说自己没做。这时,孩子的恐惧心超出了他的责任心,这也是没有办法的。

孩子逃避责任说谎时,如果是第一次,母亲要告诉孩子:"你骗不了人。"如果不这样做,孩子会再说谎的。因为大人说谎,孩子就会学习说谎的方法。因此,家庭成员必须要做到不说谎。

470.必须教孩子认字吗？

现在的孩子上学之前，就有很多能认字和数字的了，这不是因为母亲对教育热心的结果，而是孩子的生活需要认字。现在的孩子不像过去那样一整天都在户外玩，因为外边太危险，只能被关在家里看看电视、翻翻画册。如果电视及画册有趣，就不用找母亲而自己变换着频道，或是想知道画册中写了什么。孩子因为觉得电视和画册有意思，所以才主动向母亲和哥哥姐姐们询问并记住生字。父母即便是不教孩子，孩子也会用这种方法学会识字。当然，能看电视，从很小就开始认识字的孩子，从长远的观点看，并没有好处，孩子会成为只看漫画、不读书的人。

孩子已经 4 岁了，必须教给他识字了，这种想法是错误的。如果给他适合 4 岁孩子的画册，喜欢画册的孩子自己就会去记数字和拼音、字。大人不给孩子画册，而用"字的写法"这类书来教孩子识字是也是错误的，孩子也不会去学。

在上小学之前，几乎所有的孩子都认识字，但小学的老师却说，"在上小学之前不要教孩子识字"，幼儿园的老师则说"只教了孩子自己的名字"。但是如果孩子来问字也不教给他，那就有些不合情理。幼儿园及保育园不能只教孩子识字，如果通过画册能使孩子充分享受快乐，孩子就会感觉需要认字了。应该给予孩子愉快生活所必需的东西。

但是，最好不要把重点放在写字上，这时的孩子只要能认识字就可以了。最好不要以为只要认得的字就该会写而让孩子写信、写文章什么的。孩子还不能把自己的思想在文章中表达出来。孩子心目中的世界，远远比孩子能够掌握的文章更多姿多彩，强制孩子用文章表达出来的话，孩子会讨厌认字的。只要孩子能够把想说的事说出来就足够了。

471.喜欢书的孩子

喜欢书的孩子要给他喜欢的书，不喜欢书的孩子就没有必要给他书。孩子是否喜欢书，到了 4 岁的时候就明显地看出来了。只要是书，不管是什么书都翻开,看自己能看懂的地方,这样的孩子是喜欢书的孩子,去书店时,也会热心地看看这本、翻翻那本的。要给这样的孩子他喜欢的书看,母亲应该抽空给孩子读书中的内容。这样的孩子一定是想象力丰富的孩子,就是孩子自己也会编点什么故事跟母亲讲,不久就来找母亲问这样那样的生字。如果上边有哥哥姐姐,他会请他们教给自己认字,记住字以后就开始默读了。对这样的孩子就是不想教给他认字也是不可能的。

有必要建立更多拥有幼儿藏书的儿童图书馆。但是,在幼儿园里建立图书室,不管什么样的孩子都强制他在图书室里看书,这对不喜欢书的孩子是有害的。然而,因为不让所有的孩子去图书室,又会在母亲中发生争执:我家的孩子也想认字,也想让他在图书室读书等。关于给喜欢书的孩子看的书,请看"425. 什么样的画册好?"让孩子读书的时候,要调好灯光的亮度,注意看书姿势,不要让孩子眼睛离书太近。

在喜欢书的孩子中,有的认为想象的世界太有趣了,这使他不能和现实中的小朋友一起很好地玩。特别是在被称为"哮喘"不能出门、每天只去医院的孩子中更多见,出现这种情况的孩子,就是不正常的孩子了。读书时,可以让孩子用心地读是好的,但是也必须规定出他经常和朋友们一起玩的时间。喜欢书的孩子,不管在什么样的环境,都是要看书。还有一种看法,即既然知道喜欢读书的孩子会在任何情况下都会手不释卷,就干脆不给孩子书,而想法让孩子把精力放在和小孩子玩上。因为不懂得和朋友在一起玩是多么快乐的孩子,比不识字生活着的孩子更不幸。特别是给孩子书以后,孩子变得不能和朋友在一起玩了,那与其给孩子买书,倒不如给孩子买玩具,让他和朋友在一起玩好。

邻居的孩子 4 岁就能认字了,而自己的孩子 5 岁了还不想读书,这种情况也是有的。这时候,母亲没有必要急着教孩子识字。虽然不看书,孩子每天能愉快地和朋友在一起玩就行了。强迫不喜欢书的孩子识字,就不会有什么收获。孩子不是没有记住字的能力,对这样的孩子来说,书中所给予他的想象世界,不如与小朋友一起探求的现实的世界更新鲜有趣。

在这种类型的孩子中,也有的是因为给孩子书的方法不对,所以孩子就不喜欢书。还有不少孩子,对童话世界没有兴趣,可对汽车,对动物园中的动物、鱼类、昆虫等特别感兴趣。这样的孩子如果给画着他所喜欢的东西的书,他就会贪婪地看起来,不久他就会提出"教给我认字"的要求。不过,遗憾的是,能给这样孩子买的图鉴中,好的太少了。那就给孩子买一本成人用图鉴也行。喜欢这些东西的孩子,有的可以把图鉴中的爬虫类全部都记下来了。虽说如此,也不要期待让他将来搞生物学,因为到他成为大人之前就都忘了。

472. 智力测试

在某些私立幼儿园,进行所谓的"智力测试"来选择孩子。因为是摆着一本正经的面孔进行的,所以造成一种特别值得信赖的错觉,但实际上是靠不住的。最开始进行智力测试的是法国的小学,是为了分出智力特别差的孩子而发出的提案,因此它不能决定人是否聪明。虽说是智力测试,但是连人的智力究竟是什么都不十分清楚,因而不能证明智力是能测试的。人与生俱来的天分是无限的,只是在孩子的身上还在沉睡而已,只用 3~4 个问题就想测试、判断出人的智力,显然是不可能的。

因为智力测试的结果是用数字表示的,这样一来就好像相当清楚了人的头脑价值。然而,任何人都有宝贵的价值,因此,谁有价值、谁没有价值的这种想法是错误的。

幼儿的智力测试是不真实的,这一点母亲是清楚的。平时能够回答出来的问题,被陌生的人一问就回答不上来了,而主考人则认为,这个孩子根本不知道这个问题就打了分。其实,孩子知道,只是回答不出来而已。这样的测试之所以能进行下去,是因为他们认为,既然是知道的事就应该能表达出来、表现出来。但是幼儿们在陌生人面前,就是知道的问题也回答不出来。另外,幼儿的智力试题也都大同小异,事先买一本测试题集好好练习的话,肯定能回答得不错;反复大量练习,甚至可以创造出测试名人来。可是,就算是成了测试名人,也不能认为人的价值就提高了。

智力测试就是回答不出来,也不必悲观。测试的问题,不是随意创造的,是在某个城市,对几百个孩子提出同样的问题,将其答案收集整理,标准化了的东西。制作这个试题集,需要花 2 ~ 3 年的时间,所以试题对现在的孩子们来说,已经有些不适用。现在在家庭中以新的生活方式生活的孩子,不拥有过去某个城市中孩子们的常识,也不必悲观。不知道现在不常使用的一些东西的名字,也不能说 4 岁的孩子智力低下。

龋齿及其预防　参阅"388. 龋齿及其预防"。

环　境

473. 不和邻居的小朋友玩

并不是所有的孩子一到了 3 ~ 4 岁,就都能和小伙伴们玩了,这个年龄的孩子为了和小朋友们在一起玩必须学会协作。有的孩子性格比较豁达,即使对方说得过分些,也会给予谅解,继续在一起玩。这样的孩子其实是少见的。多数的孩子最初多次吵架,哭着分开,结果懂得了为了能愉快地和小朋友一起玩就必须协作,于是也就同小朋友玩了。因此,作为父母如果很计较孩子同小伙伴吵架了,被别的孩子气哭了或把别人弄哭了等,那孩子就永远也不能学会与小朋友一起玩。

不管哪个孩子,最初都不会到小朋友家玩,当朋友到自己家里来时才开始一起玩。如果来的孩子,有与小伙伴一起玩过的经验,就会拿出玩具和小伙伴一起和睦地玩。可是,只想着玩具是自己的私有财产的孩子,不能忍受自己的玩具拿在别人的手中,来玩的孩子一拿玩具就立刻把它夺下来。来玩的孩子手中没有玩具可玩就玩不成了,所以也会不放手,于是发生争抢。

如果两个孩子都是上幼儿园的孩子,就知道了玩具是联系朋友之间友谊的道具,玩具是谁的并不重要,在玩的过程中,玩具不共有就不能玩好。因此来玩的孩子即使拿了自己的玩具也不会生气。

有时来玩的孩子宽容的话,他可以当一会儿旁观者。不懂事的孩子

因有朋友在身边也非常
高兴，渐渐地情绪好转，
也就拿出自己的玩具玩
了，玩到中途，来玩的孩
子也就参与进来和他一
起玩。但是这样宽容的
孩子不一定都住在自己
家附近。很多情况都是
两个孩子都不宽容又是

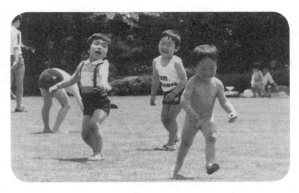

邻居，他们虽然超过 4 岁，还不能很好地在一起玩。过去，幼儿们都聚集
在家附近的空地上，因此可以从中挑选与自己性情相投的孩子。但是，现
在的孩子因有汽车跑来跑去很危险，不能到很远的地方去玩。近邻里如
果没有适当的朋友，就只能过着没有朋友的生活。

孩子与小伙伴在一起玩是最快乐的事。为了体会这种快乐，就必须
教会孩子有合作的精神。这不是大人们所能教会的东西。在幼儿们能自
然聚集的空地完全消失了的现在，无论如何要送孩子去集体保育的地方，
那里能教给孩子学会合作。

在附近没有幼儿园的地方，就是邻居里有相同年龄的孩子也玩不到
一起的时候，两家的父母必须努力协调。如果总是因玩具而吵架，就从不
玩玩具开始，母亲也加入进来。另外，去玩时让孩子带上两个玩具，借给
小朋友一个，问题就能很好地解决了。

让孩子反复体验到在一起玩时的快乐感觉，孩子们就会很好地玩到
一起了。一起吃零食也可以增加玩时的乐趣，也可以让孩子们时常在一
起吃饭。说哪家孩子不好，不让自己的孩子与他玩，这是大人们心里潜藏
着的敌意。

父母们如果都明白这些问题时，两个家庭可以组成小组一起去郊
游，一起去没到过的远处玩。对孩子们来说，可以让他们觉得大家都是好
朋友。

474.不喜欢去幼儿园的孩子

在去幼儿园最初的半个月,园里的老师要颇费精力,才能完成最初这一段时间的保育。特别是对母亲依赖思想严重的孩子,有的园里要暂时让母亲陪伴一段时间。这样孩子渐渐地适应后就可以很愉快地去幼儿园了。可是有的孩子过了一二个月(或者是 1 年以后)便会说 :"今天不去了。"这时候,如果是患病了也没有办法,但孩子是否是病了,母亲是最了解的。看他早晨起床时的样子,吃饭时的状况,如果觉得真的和平时不一样,就要测一下体温,如果发热,要想一想这个年龄容易引起发热的原因(见 479. 经常发热、435. 突然发热)。

确实也有不发热的疾病,但总觉得不像是病了,而问孩子为什么不去时,孩子会举出很多"理由"。理由的根本就是总觉得不能适应幼儿园气氛的借口,其中多少含有些真实性。香子对母亲说 :"博君他欺负人。"其实,觉得女孩稀奇的博君,摸摸香子的头发,拽拽发带什么的,香子没有感觉到亲切,而感到是被迫害。

"老师在吃饭时发火",直纪君对母亲说。其实,老师根据"本月的指导"这种课程,指导孩子吃饭时不要剩饭,说吃完饭后要让大家看看饭盒里的饭是否吃光了,直纪君吃得慢,没有能让大家看到饭盒底。

就这一类的讨厌去幼儿园的理由较多。可是,孩子说了"博君欺侮人""老师发火"后,4 岁孩子的母亲往往会动摇,会想自己的孩子还小,因此,恐怕不该太勉强他去幼儿园吧,今年就算了吧,明年再去吧。

特别是与孩子的爷爷奶奶同住时,他们从一开始就反对孩子去幼儿园,这时就会更觉得,果然是母亲送孩子去幼儿园太早了。但是,这种情况下把孩子继续送幼儿园,让孩子加入到小伙伴的队伍中去,如果后来什么事也不发生,能快乐地与大家在一起玩起来的话,母亲就要下决心一定让孩子继续去幼儿园。

以后孩子又说"今天不想去了"的时候,母亲应该果断地说"我送你,一起去幼儿园",或是送孩子到幼儿园,或是对来找他的小朋友说"一起去幼儿园吧",最好是拿出完全不明白孩子想法的表情将孩子送到幼儿园。不要央求孩子或跟孩子提交换条件,爷爷奶奶也不要说可怜孩子的话。

孩子上幼儿园是脱离对母亲的依赖又迈出的一步。正是为了这一点,才把孩子托付给了集体保育的。集体保育能教给孩子在家庭中学不到的东西,这些对孩子特别重要。这种想法,不将孩子送去幼儿园是不能很好实现的。最好的办法是,请要好的小朋友早晨来找孩子,一起搭伴上幼儿园。这也是在教孩子在小伙伴遇到困难时,要伸出友谊之手。

但是,上了幼儿园以后,也并不是没有完全过不了集体生活的孩子。幼儿园收的孩子太多,1 个班里甚至超过 40 人,老师常常照顾不到某些孩子。性格内向的孩子,不会把其他孩子推向一边,自己跑到老师的跟前,老师根本就意识不到他的存在。一学期过去了,孩子还是没能交上朋友,什么时候看见他,都是 1 个人站在墙角处无精打采。每天早晨去幼儿园前都要哭一阵。这样孩子的性格,不适合去以营利为目的幼儿园。肯定在其他地方也有相同的受害者。这类孩子的母亲应该集体要求园里改变保育方法。如果提出后园里不实行的话,要考虑到这些会影响孩子的成长,可以放弃 2 年制保育。2 年制保育没有能够很好地坚持下来,1 年制保育却能够很好适应的例子也是有很多的。养育孩子的途径也有很多,不要只局限在一种方法。

475. 在幼儿园没有好朋友

有的孩子进幼儿园后两三个月还没有交上朋友,这样的孩子一般来说都是老实、怕羞的孩子。家长在参观日去幼儿园时,可以看到大家都在吵吵闹闹地玩,只有他 1 个人孤单地站在一旁。其中有不喜欢上幼儿园的孩子,也有虽然爱 1 个人待着却喜欢上幼儿园的孩子。幼儿园的老师,如果是有 20～30 年保育工作经验的人,对这些不会感到奇怪,这还好;可如果是没有经验的老师,就会在联络本上写上您家的孩子不合群等,孩子的母亲看后就会惊慌失措起来。其实这样的孩子,如果也能高高兴兴地去幼儿园,在家里也能和父母什么都说,到目前为止没有任何异常,就不必担心。

出现这种情况,不是家庭的问题,而是幼儿园的问题。人的性格有各种各样,有的人喜欢在很多人面前讲话,也有的人不喜欢这样,有的人喜欢让别人意识到自己的存在,也有的人尽量隐蔽自己的存在。没受物欲驱使的孩子,他会把他真实的性格表现出来。在幼儿园中,1 个班里有近40 人之多,总是按学校方式一齐进行保育的话,孩子想要说点什么时,就必须用 40 个人都能听到的声音讲话。人前不好意思说话的孩子,就会不说话,不说话老师就意识不到他的存在。就是这样的孩子,只要将同样性格的孩子组成 1 个小组,让他们自由地玩耍,就能和在家里一样,无所畏惧地表达自己的意志,也可以联络和朋友的感情。

所谓不合群,在正常的孩子里是没有的。给孩子创造 1 个适合孩子性格的社会环境是幼儿园的义务。因此,必须取消拥挤不堪的保育。

在幼儿园的老师中,也有抱着“现实”想法的人。他们说“总是考虑这样的孩子,那幼儿园不就不能正常地运作了吗?”“社会是残酷的,因此必须学会适应它,为适应幼儿园这个小社会,家庭要能给予协助”等。我不这样认为。创造让善良敏感的孩子可以生存的社会,将会纠正现在社会苛刻、麻木不仁的现象。如果善良敏感的孩子走向社会的第一步是幼儿园的话,那幼儿园就应该给孩子创造能让他勇敢迈入社会的环境。

476.暑假

对从这一年春天开始上幼儿园的孩子来说,这是第 1 个暑假。在 1个月的假期里,我们不要让孩子把在集体保育中养成的习惯忘掉。

上了幼儿园后,养成了自己的事情自己做的习惯的孩子,就是在家里也要尽量让他自己做自己的事情。去幼儿园时,因时间来不及而必须由母亲帮助穿衣服等这样的事,在暑假里要让他自己做。如果在幼儿园里养成饭前洗手的习惯了,在家里也要让他饭前洗手。对此,当母亲的也要做到饭前洗手。

在幼儿园养成的习惯中,最重要的就是能和朋友一起玩。以前为争抢玩具与小伙伴不能很好地在一起玩的孩子们,这时也应该能玩到一起了。在暑假里,应该努力争取让孩子去别的孩子家里玩,或请别的孩子到自己家来玩。

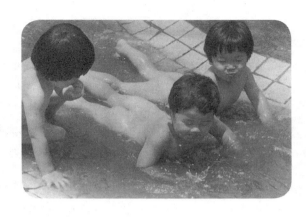

也可以与父母一起到游泳池去游泳。

暑假时常有由街道老年人发起的"早起会"组织做广播体操。从前的孩子都早睡,因此早起根本不成问题,而现在的孩子,晚上熬夜睡得晚,早晨 6 点起不来。城市里夏天热,不超过晚 10 点不能睡觉,而很多孩子都是直到晚 10 点也不睡。这样的孩子如果晚上喜欢与白天见不到的父亲聚在一起玩一会,就不必强迫孩子晚 8 点睡觉、早晨 6 点叫他起来做广播体操。父亲如果也一起参加孩子的早起会,那孩子也要早睡,第 2 天早起以便能来得及参加。可是作为职员的父亲,总是这样早起晚睡会影响身体健康。现在市民的生活,父母、孩子都是夜猫子,只让孩子早睡早起比较困难。其实,只要能有规律地生活,夜猫子型晚睡晚起也未尝不可。可以午后让孩子睡 1 个小时,或 1 个半小时,晚上 10 点睡,早晨 7 点起床。

在暑假里,最好家庭成员能一起去旅行或去海水浴,让孩子把在家庭中的愉快生活深深印在心里。

怎样度过假日,这在今后孩子们的生活中是个非常重要的问题。要让孩子们体会到,快乐并不是用金钱能买到的东西,而是在家庭中创造出来的。

477.防止事故

　　4 岁左右的孩子,最可怕的事故就是交通事故,1 个人出门玩,或在马路上和朋友玩,被车撞伤的事故较多。必须禁止孩子和朋友们在马路上玩,特别是玩球,是很危险的,孩子去追滚远的球,而跑到马路中间可能被车撞上。孩子在公园里和小朋友一起玩,要回家时,发现了出来买东西走在马路上的母亲,跑着过去时被车撞上的例子也是有的。母亲看到孩子后,应该先走到孩子那里。

　　三轮车也是危险的,在下坡时就是不蹬车,车也会自动下滑,因此,孩子喜欢在坡地玩。但三轮车上没手闸,想要躲闪前边的车辆而躲不开时就会撞上。

　　马路上如果有空的大纸盒箱子,母亲看见后应把它拆坏扔掉。因为孩子钻进空箱里被车撞了的事故过去也时有发生。

　　不要让孩子靠近扔旧冰箱的地方。因曾发生过孩子打开冰箱门,钻了进去而导致窒息死亡的事故。也有孩子在建筑工地的沙堆上玩被埋在里边的事故。

　　在家附近有蓄水池,或有水深比孩子腰还高的河塘、没有栅栏的石崖、有铁路道口的地方,都不要让孩子 1 个人去玩。但实际在农村禁止孩子出去是不可能的,而把上述这些地方都加上栅栏也是不可能的,当有小

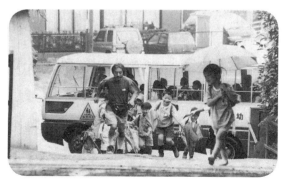

朋友来找孩子作伴儿一起去捞鱼时,不让去也不容易。对于室外的事故来说,现在的幼儿简直是无法防备。为了防止事故,把孩子软禁在家里,这是现在大部分家庭的现状。于是那些不危险能自由玩耍的场所,像儿

童公园、幼儿园、保育园,就显得更加重要。

就是每天上幼儿园也不能说是百分之百的安全。孩子们的班车,为了接住在远处的孩子,要在狭窄的街道里转来转去,因此必须要装备良好,司机的驾驶技术也要熟练。在班车站等车时,翻斗车冲到孩子们中间的事也发生过。去远处的幼儿园,交通方面不安全。有的孩子去的是离家较近的幼儿园,但道路的交通也非常拥挤。为了上幼儿园的孩子,最好要指定几条通园道路,限制车辆的通行时间。

在家庭里的事故中,烫伤较多。有孩子被水壶绊倒烫伤的,有母亲把烤箱或电熨斗放到了孩子身边,忘记了提醒孩子而烫伤的。也有被关在房子里的孩子,脚下踩着空箱子,从窗户向外探头而跌下楼去的事故发生。

过了4岁的孩子们在一起玩时,发生外伤的事故也增加了。玩机器人游戏,从高处向下跳把脚扭伤;玩打击怪兽游戏,拿积木当手榴弹砸伤眼睛,等等。应该规定,玩具的制造商要以不制作那些危险的玩具为原则。

孩子在自己家里没发生过事故,可领孩子去朋友、亲属家,这些孩子不熟悉的地方有可能发生事故。

478.春夏秋冬

在3月底到4月初,孩子常有夜间出汗,这时只要把被子减薄些就可以了。如果家里有宽敞的院子,兄弟姐妹能在一起高高兴兴地玩,或者能与邻居的孩子整天平安无事地玩球、骑三轮车等当然好。如果做不到这些,把孩子关在家里,小朋友也因道路危险不能到家里来玩的话,最好从春天的新学期开始,就把孩子送到幼儿园。

刚一去幼儿园,孩子的精神一般都有些紧张,有不少孩子上幼儿园前就已不尿床了,可一上了幼儿园却又"尿床"了。小便间隔的时间也变得非常短(见439.小便间隔时间变短了),被称为"神经性尿频"。不管是哪一种情况都不要紧,一定会自然痊愈的。

有的幼儿园每月测量1次体重。6~7月份孩子体重停止增长或是减轻,这是苦夏的原因。如果不是特别能吃饭的孩子,这个年龄里,苦夏也是生理现象。不想吃才不吃,不吃才不能胖,这也是理所当然的。不想吃饭的孩子强迫他吃也无济于事。要尽量给孩子喝牛奶以补充营养,也可以给孩子冰激凌吃。

夏天幼儿园里有暑假,能不能很好地利用暑假的时间,是生活方式的问题。父母必须在怎样才能过好假期方面给孩子做出榜样。同时也为了锻炼孩子,最好一家人能去1个健康、安全的海水浴场。家附近如果有河、海,母亲一定要严厉警告孩子,不要和小朋友们一起到那里去游泳。与去游泳所出事故相比,为抓虫子和小朋友们一起出去,掉进河里、水池里而溺死的情况更多。要禁止孩子们独自去抓虫子或去抓蟹子。

目前还有痢疾这种疾病,夏季饭前要让孩子洗手(当然,母亲自己在做饭前洗手也是非常重要的)。

夏季,乙型脑炎除了一部分地区外,可以说已经销声匿迹了。即使这样,也还是尽量不要让孩子被蚊子叮咬。

到了秋天,新学期开始了,在第1学期里能快乐地去幼儿园的孩子中,有的却说不愿去幼儿园了,这是因为孩子暑假里习惯了家庭里的轻松的生活。其实,没有必要考虑得太多,让他渐渐习惯就可以了。秋天是锻炼的季节,从夏末开始,可以在早晨起来后,给孩子进行干布摩擦或冷水摩擦(但不能淋冷水)。在假日里,可以一家人去郊游。

秋天里,容易积痰的孩子往往“哮喘”起来。这是一种特殊的体质,不必把它当作病而过于在意(见481.“哮喘”)。深秋,尿间隔时间短的孩子可能发生“夜尿”现象,不要让孩子太介意。

冬天,很多母亲认为因为大人都感到外边冷,于是不让孩子去室外。其实就是冷,也要尽量让孩子与大气接触。领孩子散步时,孩子会讨厌穿外套,这是因为一走起路来孩子感觉太沉,又出汗,特别不舒服。要考虑好走路的距离,如果可能会出汗的话,就不要强迫孩子穿外套。如果是下雪多的地方,冬天可以滑雪的话,要让孩子去滑雪,但要避开特别拥挤的滑雪场。在滑冰场学滑冰时也是一样,拥挤的地方太危险,比起成年人,被小学生撞伤的机会较多。

对冻伤，要早些进行预防，让孩子学会手的摩擦按摩。从外边回来后，让孩子把手放到温水中。手湿了要及时擦干净。

异常情况

479.经常发热

不顾奶奶的反对让孩子进了幼儿园，可是，有的孩子却 1 个月高热 1 次，而不得不在家休息。这虽然有点伤母亲的面子，可孩子如果能在幼儿园愉快地玩，交上新朋友，母亲也就不必太在意。其实，这是因为孩子直到上幼儿园为止，一直都在自己家里生活，因此没有患传染病的机会。一进了很多孩子聚集的幼儿园，疾病只不过是作为和小朋友一起玩的附属品，被传染上了而已。这些疾病中，有些是可以获得免疫力的，虽然孩子发热了，但却变得结实了。因为害怕发热就不让孩子继续上幼儿园，等来年再去时还是同样要发热的。必须把发热认为是孩子的"成长税"。

虽说是发热，但像水痘、腮腺炎这样的病，反正早晚要得 1 次，因此只要不是特殊的疾病（白血病、肾炎、心脏瓣膜病等），不管是 4 岁得还是 5 岁得，都没有什么大的不同。

孩子发热最多见的是"扁桃体炎"或"感冒"或"着凉"等这些病毒性疾病，这些病毒种类非常多，又没有预防疫苗。但这些病往往高热 1 个晚上，令人非常恐慌，但第 2 天一般就能好起来，而且不留任何后遗症。孩子可能会多次发热，但只要不留后遗症，就没必要担心（见 436. 感冒的处置）。

根据孩子不同，确实是有的经常发热，有的就不常发热。但是经常发热的孩子长大后是否就身体弱呢？并非如此。只是这样的孩子免疫机制形成得慢了一些，不久就会赶上来。孩子上幼儿园，在身体锻炼方面，是有益处的。因为发热，就把孩子关在家里，身体就得不到锻炼。有的孩子,每次感冒就发热到 40℃。这是对病毒反应强烈的体质,并不是发热的度数高,身体就弱,也不是热的度数高身体就将衰弱下去。

对容易感冒的孩子,有人会说是因为"扁桃体肥大",而建议手术。可是扁桃体并不是人体不需要的器官,所以不能随便切掉(见 518."扁桃体肥大"和增殖体)。在春夏秋季做干布摩擦是一种好办法。

多次发热的孩子,总是相同的症状,因此,如果母亲已经掌握了孩子发热时的治疗方法,在深夜发热就不必叫急救车去医院。

480.腹泻

一般人都认为吃多了就会腹泻,而幼儿在腹泻前多数是先呕吐。另外,一般认为吃了不好消化的食物也腹泻,而吃的不消化的食物多半是未消化就便了出来。因此,孩子腹泻,不要简单地认为是吃多了,或者是吃了硬的食物。

幼儿腹泻的原因,如果是在 6～9 月份,首先要考虑是细菌。一般是痢疾杆菌或病原性大肠杆菌等和食物混杂在一起而导致的。当发现腹泻的孩子多少有些发热,或者排便前喊腹痛,没有平时精神,或排出的便中带脓等异常情况时,就要考虑是由细菌造成的腹泻,必须尽早去医院治疗。特别是附近有痢疾流行,或母亲在 2～3 天前曾患了痢疾,这时细菌性痢疾的可能性更大。夏天的腹泻不能随便在家里治疗,只要去看医生,就可以简单地用抗生素治好。

冬天由病毒引起的腹泻也增多了,一般开始多少会有恶心、呕吐的症状。

观察粪便,来鉴别诊断疾病,必须是由医生来进行。便中带有脓血时可考虑是痢疾,如果便中不带脓血,则医生也不好判定,这时就只有到医院检验科查大便,才能确诊。

腹泻时,孩子有时来不及到卫生间就把内裤弄脏了。在处理这些内裤时,要当成传染物品对待,脏衣服和手都要用消毒液消毒。

患细菌性腹泻时,要遵医嘱处置(痢疾或怀疑有痢疾时要去传染病院住院）。

在孩子腹泻的处置方面,最重要的是要给孩子充足的水分。恶心控制不了时没有办法,只要能喝水,与注射相比,还是由口摄入的效果比较好。孩子不恶心,又很能喝,却用点滴来"补充水分",这在医学上不符合常规。由病毒引起的腹泻,第 1 天有时也不能摄入水分,可是超过 4 岁的孩子,恶心也不会持续很长时间。最开始可给 1 酒杯左右的水,如果喝下去了,就可以逐渐增加量。水可以是茶水、果汁、碎冰水,哪一种都可以。只要水分摄取了,其他营养即使一二天暂不能摄入,也没有关系。

只要能充分地摄入水,孩子的食欲就会好起来。最开始可以给孩子喝点热奶,吃咸菜和粥。第 2 天开始可以给面条、面包等,在粥里可加些半熟鸡蛋或鸡蛋糕。

即便医生说不是痢疾,夏天里也必须要消毒。去了卫生间后,孩子和母亲都要把手充分消毒,特别是在厨房做饭之前,母亲要用肥皂将手认认真真地洗一遍。

点心方面,第 1 天可以给孩子吃糖果和奶糖;第 2 天就可以吃饼干、蛋糕。不让孩子长时间禁食,病会好得快些。

如果是和祖母同住的家庭,奶奶肯定要说给拉肚子的孩子放怀炉。一般 4～5 岁的孩子都不愿意接受。如果放,最好是摩擦式的怀炉,隔着内裤,固定于下腹部。

根据体质不同,有的孩子突然出现软便,这时可以认为是生理现象。他既没发热、精神又好、食欲也不错的话,就是便 2～3 次软便,也不用打针、禁食和强迫孩子睡觉,只要稍稍限制饮食,不给孩子吃油腻的东西就可以了。

481."哮喘"

到了这个年龄才开始发生"哮喘"的孩子是少有的。一般都是以前就有胸中积痰,老是有"呼噜呼噜"的痰鸣声,到了 4 岁以后,孩子夜里特别痛苦,被急救医院的医生诊断为"哮喘"。如果孩子"哮喘"发作了两三次,请仔细阅读"370. 小儿哮喘"中所写的内容。

"哮喘"的治疗越早越好,越来越多的医生也逐渐明白了这个医学常识。他们给经常发作哮喘、总来看病连面孔都已熟悉了的母子,开出只要是夜里发作(4 岁以上),马上就能用的吸入型支气管扩张剂。因为这一类药物可以防止甚至有死亡危险的大发作,因此,就是母亲知道它的不良反应很多,也必须使用。把它放在吸入器里,用起来很简单,不管谁都会使用。但就是哮喘减轻了,第 2 天也必须领孩子去看医生,1 天里不能使用 3 次以上这种药。

哮喘,精神作用也有很大的关系。在与祖父母同住的孩子中哮喘比较多,就说明了不能过分地娇惯孩子。

孩子如果还没进幼儿园,请务必要送孩子去幼儿园。通过去幼儿园,可以培养孩子的自立性。不考虑孩子的自立性,只听别人的传言,从这个医院跑到那个医院,领着孩子四处看病,其实很不可取。孩子会因为自己的哮喘换了医生也还是治不好,而认为自己是个"重病人",也就不能主动地和朋友去玩了,总是待在家里看看书、电视等,结果逐渐成了老成的孩子,对母亲非常依赖,性格也越来越变得乖僻起来。于是母子关系扭曲了,孩子把母亲当傻子待。这样,因为"哮喘",家庭教育不能很好地进行了。父母应该培养孩子,但不能培养"哮喘"。

482. 孩子的鼻血

有时早晨孩子起床时,母亲因看到床单上沾上了血迹,而感到惊慌。仔细一看,在孩子一侧的鼻孔处也沾着血渍,这是鼻血。从孩子夜里没有叫醒母亲的情况来看,也可以推测出鼻血不是十分痛苦。鼻血是自然流出来的,偶尔夜里孩子也叫"妈妈,出血了",但是孩子没说痛。这种孩子的鼻血是经常发生的,极少是由各种出血性疾病(白血病、紫癜病、血友病)和白喉所引起。这种鼻血不会给孩子带来什么痛苦,也不发生其他什么障碍。反复发生的这种鼻血的原因还不十分明确。

在鼻中隔前部的黏膜下,分布有很多细小的毛细血管网,稍有点伤或干裂就会引起出血。有人说是在睡眠过程中不知不觉抠了鼻子,但这种说法难以令人信服,恐怕更多的原因是空气干燥,黏膜干裂而出血。因为伤口极小,还没等走到耳鼻喉科血就止住了,因此也看不清楚是怎么一回事儿。也有因吃了花生米和巧克力而发生鼻血的。

有从 3 岁起就流鼻血的,但 4 ~ 5 岁的孩子最多。有的直到上小学一二年级还常常出血,也有连续出血的时候。刚开始时,母亲总是担心是患了什么可怕的疾病,可反复发作了几次后,母亲就知道了"还是那种鼻血",也就不惊慌了。

孩子刚开始出鼻血的时候,最好请儿科的医生看看。医生会让孩子脱掉衣服,检查孩子全身,看是否有皮下出血。因为如果是紫癜病和白血病,容易全身出血。医生也会很好地检查鼻子,因为异物进入鼻孔也往往引起出血。如果是进了纸和棉花,会发出恶臭味。

如果家附近正流行麻疹,而孩子又发热、咳嗽的话,鼻血可能就是麻疹前兆。

完全没有其他症状时,医生会说鼻血不是什么病。即使医生这样说了,母亲也应该有足够的思想准备,它可能会多次发生。而且要记住孩子发生鼻血时的情形,下次再发生鼻血时,如果与这次完全相同的话,就不必慌张。第 2 次出血时,母亲起来了,要让孩子坐起来,捏住鼻翼,让孩子安心,经过 2 ~ 3 分钟,就可以止住血了。如果止不住,可用脱脂棉做成栓样物塞在鼻孔处。这个脱脂棉栓要做成鼻孔直径的 1 倍那么大,将鼻子塞结实。早晨起来时要脱掉衣服检查一下孩子是否有皮下出血。

为了防止鼻黏膜干燥,在室内异常干燥的晚上,要在脸盆里放一些水,把毛巾浸在里边,或者把凡士林(护手霜)擦在孩子鼻中隔上,只要保持黏膜不干燥就可以了。

如果知道一吃花生米或巧克力孩子就发生鼻血,就要限制吃这些食物,对不喜欢吃蔬菜的孩子,要尽量让他多吃水果。

鼻血一旦发生,有的孩子会持续 1 个月左右每天都出血,有的孩子还会断断续续地持续 1 ~ 2 年。但是,这都不必担心。为了预防贫血,可以让孩子吃些动物肝脏、紫菜、小干鱼之类的食物。

483. 抽搐（热性惊厥）

有不少孩子因感冒,突然高热而发生抽搐。一般是 1 岁左右开始,持续到 5 岁左右。第 1 次抽搐,母亲会惊慌不已,发作几次以后,也就不害怕了。

动物实验发现,长期痉挛可致脑损伤。孩子就是短暂抽搐发作 5～10 分钟左右,不会因此造成脑损伤、发生癫痫的。

发热引起的抽搐,到了上小学时就自然地痊愈了,因此可以不必担心。服用药店买的退热药时,要注意不要超过说明书上标明的用量。

1 年中由高热引发 2～3 次抽搐的话,可不必在意;而 1 个月就发生 2～3 次的抽搐,最好是去做一下脑电图检查。

到了 4～5 岁这个年龄才开始发生"热性惊厥",是很少见的,由高热引起抽搐的孩子,都是从小的时候起就发生过抽搐。尽管这样,也会有医生说一旦发热引起抽搐,就需做脑电图检查。特别是从事神经科专业的医生,更有这种倾向。

抽搐以后 10 日内有异常脑电波是不奇怪的,但即使出现了癫痫波型时,是否马上开始治疗,这一点医生不同,其想法也各不相同。

没发热而发生抽搐时,不能不考虑是癫痫。可是,在孩子中有的只发作 1 次抽搐以后就不发作了,这种情况占了 50% 左右。了解了这些之后,只发作了 1 次的抽搐,也就不用治疗了。癫痫的药物要持续服用 2 年以上,因此要考虑它的不良反应(见 601. 癫痫)。

两三天前从高处摔下来伤了头部,孩子当时没有什么异常,可是摔伤两天以后突然发生了抽搐,这时要像对待交通事故一样处理,赶快叫急救车去医院。

因为在脑子里长了肿瘤,而发生抽搐的情况也不是没有,但是只有抽搐而没有其他症状的肿瘤极少见,往往同时伴有头痛、呕吐、行走困难等症状。不管怎么说,不发热而抽搐时,一定要去看医生。

484. 孩子的呕吐

孩子突然呕吐的时候，首先要先摸摸孩子的额头，看一看孩子是否发热。头热、身体发烫时，那呕吐就是由发热的疾病引起的。最常见的是"感冒""扁桃体炎"等所谓的由病毒引起的疾病（阑尾炎在这个年龄里还不会发生）。对发热的处理，请参阅"436. 感冒的处置"。

深夜里高热、呕吐时，是否要叫急救车呢？呕吐后，还不清楚热度这么高时会发生什么样的情况，就应该不做任何处置，先观察一段时间看看疾病的经过也无妨。如果口渴，可以让孩子含冰箱里的冰块。头部要用冰枕冷敷。但是如果继续呕吐，在呕吐后昏昏沉沉，或是发生了抽搐，与平时高热时的情况不一样，最好是叫急救车去医院。

突然呕吐的孩子完全没发热时，要仔细观察呕吐后孩子的状况，如果呕吐后精神十足地玩了起来，要考虑是吃多了，因积食造成的，晚饭时吃火锅吃得过多就常常发生这样的事。但是，孩子呕吐后没有精神、昏昏沉沉、呵欠连连的话，要考虑是不是自体中毒。自体中毒是孩子的疲劳现象，因此，很少有 4 岁后才开始发生的，常常是从 2～3 岁时开始，常常有在兴奋玩耍次日发生过"自体中毒"的病史（见 444. 自体中毒症）。

不伴有发热的呕吐，如果孩子在此前有过头部严重外伤，要考虑与此事有关。如果持续呕吐、头痛，要尽快去医院外科急救。

不发热而呕吐，孩子好像身体的什么地方剧痛时，也有可能是肠梗阻。如果是患有疝气的孩子，看是不是有嵌顿了，要查看一下孩子大腿的根部（见 139. 腹股沟疝）。

腹痛程度严重时，就不能不考虑是肠套叠。肠套叠是婴儿多发的疾病，幼儿不多见，但腹痛严重时，应该尽早请医生看，同时必须要提醒医生"是不是肠套叠"（见 181. 肠套叠）。

与呕吐相似，有时因为咳嗽而把吃的饭都吐出来，这多发在平时有积痰，总是"呼噜呼噜"有痰鸣声的孩子。如果孩子也不发热，呕吐后精神也不错，就没有必要担心。

485.趴着睡觉

在幼儿中可以说没有脸朝着正上方睡觉的。大多是侧卧或是俯卧睡觉。侧卧睡觉时,母亲不那么担心,而看到孩子脸朝下趴着睡时就特别在意。特别是夏天,孩子夜里易出汗,把床单都弄湿了,孩子就趴在这湿床单上睡,母亲就会想是不是孩子哪儿有病呢?

有的育儿杂志上写着,孩子趴着睡是"扁桃体肥大",或体内有寄生虫等原因造成的。但是,即使"扁桃体"不大,也没有寄生虫的孩子也趴着睡觉,是因为这样睡很舒服。母亲夜里醒来发现了,虽然把孩子翻了过来让他脸朝上睡,可过了二三分钟,孩子还是会翻过去继续趴着睡。趴着睡觉的孩子,并不是因为身体弱,不管他也没有关系。到了小学三四年级时,就自然会变得脸朝上睡了。

突然高热 参阅"435. 突然发热"。

腹痛 参阅"437. 孩子的腹痛"。

盗汗 参阅"438. 盗汗"。

小便的间隔时间变短 参阅"439. 小便间隔时间变短了"。

排尿时疼痛 参阅"440. 排尿时疼痛"。

自慰 参阅"442. 自慰"。

口吃 参阅"443. 口吃"。

自体中毒 参阅"444. 自体中毒症"。

夜里肛门痒 参阅"448. 夜里肛门痒"。

荨麻疹 参阅"451. 荨麻疹"。

孩子的低热 参阅"513. 孩子的低热"。

流行性结膜炎 参阅"557. 结膜炎"。

集体保育

486.培养天真活泼的孩子

　　4～5 岁的孩子,自理能力明显增强,而且开始自行其是。一般说来,人越是自立就越讨厌别人指手画脚。这时,保育园有时会有孩子王出现。凡是有号召力的人,尽管是孩子,也会成为领导者。孩子王的周围,有被他欺负的受害者,也有听命于他的忠实信徒。孩子王的产生,对集体保育而言,是教育工作的祸害。孩子们只是表面上服从教师,实际上却是孩子王支配着他们的一切。

　　如果 1 个班超过 40 人,教师对班级状况的掌握不够全面、充分,就容易产生孩子王。孩子王不仅在班里,而且出了保育园大门,在街道,甚至追到受害者家里大耍威风。出身富裕家庭的孩子王,他对受害者进行精神上的折磨;出身贫困家庭的孩子王,他对受害者常常进行物质上的勒索,受害者不得不献上各种各样的贡品。保育园多数是从远处来的孩子,在园内的时间比较长,这种现象不那么严重;但在社区里的幼儿园,孩子王则成了离园后的统治者,如果 1 个班超过 30 人,教师就必须对每个孩子了如指掌,自由娱乐时,孩子们分成若干小组,此时,教师一定协调好组员,千万不要让侵犯其他孩子自由的孩子王出现。令人为难的是,有时孩子创造的游戏,与教师指导的相比更为有趣。所以在发挥孩子的创造性的同时,教师的创意必须更胜一筹。

　　保育园的"饮食规

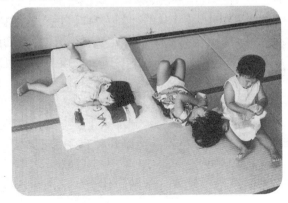

矩"有时打击孩子们的积极性,有的保育园硬性规定,大家尚未全部吃完之前,任何孩子不许离开饭桌。这样一来,吃得较慢的孩子,在众目睽睽之下,会更加食不下咽。久而久之,他会看见饭盒就发愁。关于保育园内的就餐,详见"453. 让孩子学会自理"。

孩子们过于疲劳或是精力过剩,情绪都会不佳。希望保育园安排孩子午睡,防止过劳情况发生。日本保育园,一般没有雨天用的室内运动场(小学、中学有)。在狭窄的园内,既不能在走廊奔跑,也不能靠近花坛,总是受到各种约束。孩子们只是把手放在膝盖上,静静地听教师讲话,长此以往,活力就会丧失殆尽。

487.让孩子学会自理

这个年龄段的孩子,其自理能力进一步提高。他们多数会依照自己的意志去行动。应当鼓励这种自觉性,同时也要引导孩子们相互帮助共同度过园内生活。为了鼓励孩子的自觉性,就必须为他们营造一种快乐的氛围。孩子本来讨厌像大家那样做,但被教师批评了,只好做;或者因为害怕老师,只好和大家一起做,等等,这都属于强制效果,应该铲除。像喊"向右看齐"口号那样,让孩子生活自理也不可行。孩子已经会扣纽扣了;孩子吃饭时不掉饭粒了;孩子自己会擦鼻涕了;自己独自会上厕所,而且不弄脏周围环境,等等。这些都应该作为教师满意的事告知孩子们。看到平时自己最喜欢的教师为自己自豪,这对孩子来说也是莫大的快乐。生活自理,也会给孩子带来自信,促使他去帮助同伴。例如会扣纽扣的孩子会主动帮助不会扣纽扣的孩子。孩子生活自理也使园内的共同生活变得更加意趣盎然,从而更进一步激发孩子们的自觉性,使他们更趋向于齐心协力、团结一致。为了培养孩子团结互助,可给满 4 岁的孩子,建立值日生制度,让他洗手后,分发碟子、匙;还可建立课间值日生制度,让他分发纸张、铅笔等材料。但是在让孩子帮忙时,无论多么沉稳的孩子,也不能让他端热的餐具。

必须给孩子留下帮助同伴会使园内生活变得更加快乐的深刻印象。

对于助人为乐的孩子,教师应该给予充分的肯定和赞美,让孩子充分体会到教师因他而高兴满意的情绪。

488.发挥孩子的创造性

只有自由游戏,才能充分发挥4～5岁的孩子的创造性才能。自由活动可以以多种多样的形式进行,可以利用园内庭院中的游戏设施;也可以用各种"废弃物"(旧轮胎、纸箱子、原木及其他废物)做游戏;还可以进行"模仿游戏",如"积木游戏"、动手游戏(绘画、捏泥巴、玩沙)、水上游戏、园外游戏,等等。

为了让自由活动的内容丰富,形式多种多样,有必要进行授课"教育"。但是把幼儿教育简单地割裂为大自然的"认知"教育;绘画、摆积木、捏黏土的"造形"教育;音乐跳舞的"情操"教育,是危险的。所谓"认知"并非仅仅是让孩子记住物品的名称。"认知""造形""情操"等教育必须有利于表现每个孩子具有的个性特征,必须通过教育使每个孩子具有独创精神。

幼儿过早地掌握读、写、算知识没有太大意义。幼儿期所需做的是培养他成为懂得创作快乐的人。所谓"认知",不是把成人的认识灌输给孩子,而是通过孩子的感性所能接受的形式,让孩子认识这个世界。不应照搬小学的教学方式,而应通过绘画、童话、歌曲,指导孩子认识自然和社会,以培养孩子们的感悟性,并使他们的游戏内容更加丰富。感悟性好的孩子,能超越"前人的框框",创造出"游戏"的新境界。

通过背诵和考试,测知教育成果,只能了解孩子的记忆程度。孩子的游戏是否具有创新性,才是评价教育成功与否的标准。

保育园决定教育的内容和方向,因发育阶段不同的孩子在1个班混合保育,由于生活步调不一致,所以,也难以规定统一的教育内容和方向。

如果孩子的园内生活是以游戏为主,那么上课包括早操,每天最多进行20～30分钟。

身边的环境及大自然可以成为孩子"模仿游戏"的背景。让孩子亲自接触这些事物就是学习,很有必要让这些知识通过童话让孩子进一步加深印象。

游戏时需要正确地表达以沟通伙伴们彼此的想法,这样游戏就会更加愉快。一定要用非常纯正的语言,充满感情的语气去讲述童话故事。连环画作为童话的另一种叙述方式也可以利用。在游戏过程中要孩子学会数数。为了能区分物品、记住玩具的使用次数,4～5岁的孩子应会数5以内的数字。也必须能够分清左右方向。

4～5岁的孩子多数还是乱画一气。通过乱画,孩子们也能愉快地释放自己的精力。没有必要阻止,而且还要供给孩子不会折断的蜡笔、油笔和大张画纸,让他涂得更容易些。最好不要指导孩子使用何种颜色等。孩子们从涂鸦期转入嘴里一边说话,手里一边画着自己内心所想事物的象征期。这说明绘画已不再是单纯地宣泄精力而是变为表现内心世界了,这时孩子们会用不同的颜色,来表现不同的对象。教师不应该教授孩子具体画法,而应该和正绘画的孩子交谈,把其内在想法启发出来。总是画同样的画,往往说明孩子或者存在心理"疙瘩",或者表现欲受到了压抑。此时比指导绘画更为重要的是仔细观察孩子与小伙伴的关系,或者鼓励孩子在游戏中冒险,以拓展孩子的内心世界。做泥塑活动,也不要强制他们按照模型去做,关键是让他们充分体验"捏泥巴"的乐趣。作品应该作为孩子向教师表述内心世界的一种方式来评价。通过给孩子的生活注入活力,可以突破孩子作品的固定模式。

按照时间的顺序,把多个绘画、泥塑等作品,排列起来观察,就会了解孩子内心世界的成长过程。作品是教育的立足点,所以在评价工作结束之前,教师应该保留孩子的全部作品。

上音乐课也一样,不是追求唱得多么动听,而是考虑通过唱歌释放他们的能量。同时,有必要让他们听"优秀音乐",以训练他们的感悟能力。所谓"优秀音乐"并非指古典音乐,而是指能够充分地发挥教师的爱好的音乐。因为教育就是教育工作者个性的展示。但是,电视里程序化的少儿节目,又是如何令人遗憾地将那些富于个性的教育形式抹杀掉的呢?

令人深思。

489.建立友爱的人际关系

伴随着智力的发展,4 ~ 5 岁孩子们的内心世界更加丰富。孩子内心产生一种想对自己亲近的人倾诉的欲望。孩子和老师及小伙伴的关系越密切,他发表意见的欲望也就越强。为了让孩子提高表达能力,就必须和他们建立友好关系。

作为叙述而不是讲演,让孩子把内心深处的想法表达出来。孩子通过讲话,可以仔细审视自己的内心世界。可以分成若干个小组,组员间互相交谈。教师则可提供话题,作为 4 岁孩子的"语言指导",可以选取"能讲出老师的名字""能讲出朋友的名字""能清楚地回答问题"等话题,但不要认为可以脱离生活来教授语言。教师与孩子之间,孩子与孩子之间,作为彼此信赖的伙伴,在有组织的集体生活中,"能够叫出对方的名字""能够清楚地回答问题"是非常必要的。

超过 30 人的大集体,很难组成让孩子畅所欲言的对话小组。要想让每个孩子都能发表意见,必须组成小组(见 455. 建立友爱的人际关系)。在 30 人以上的大集体中,如果只让举手的孩子发言,这仅仅是在培养出色的演说家。而在众人面前羞于说话的孩子,则越来越封闭自己。不仅在语言教育活动中教授语言,在娱乐、运动时,都可训练孩子说话的能力;而且建立起无话不谈的朋友关系,往往更有利于孩子语言表达能力的提高。

教师必须了解每个孩子的内心世界,为此在一个集体中,教师要清楚地识别出每个孩子。一定要了解每个孩子绘画的内容,泥塑的种类,最近思想倾向的变化等。绘画、泥塑,比起语言,更能有力地表现孩子的内心世界。

490.结成快乐的伙伴

到了4岁,有的孩子就可以区别善恶了。道德观念似乎应该像牙齿那样自然而然地生出,但事实上并非那么简单。一满4岁,记忆力就会增强,这时,如果教师对孩子说"不许这样做,这是纪律"。有些孩子会记住并遵守,但是仅仅依靠记忆是不能维护道德的。因为暴力也要求人遵守戒律。人们应该自觉自愿而不是出于恐惧心理去维护公共道德,而且人们应为自己选择的道德尽相应的责任和义务。

为了让4~5岁的孩子萌生道德观念,首先应当让孩子感到自己是自觉自愿去做。自觉遵守纪律的初衷应该出自善念。可以让他们体验遵守规则给生活带来的快乐,从而引导他们主动去遵守规则。

应该让孩子们意识到运动、创作、模仿游戏、唱歌、有节奏地跳蹦,所有这些活动,大家齐心协力比单独去做要快乐。那么他们就会逐渐明白,为了大家共同娱乐、创作,就需要规则。而且为了愉快地玩耍,为了有趣地创作,孩子们就会产生一种意愿要去遵守规则。所以道德教育的第一步是园内要准备好愉快的创作场所。

小组成员的多少与创作活动的种类和孩子们能力发展阶段相关。4~5岁的孩子往往在相应的小集体中,能与老师和同伴友好相处,教师则要设法让他们组成更大的集体。可利用假日,孩子高兴时,把班级作为整体组织起来活动。运动会、节日、郊游等活动为孩子的日常生活带来亮点。孩子们会为此紧张兴奋,发挥出平日所没发挥出的能力。这些活动使全体成员情绪高涨,而集体生活的快乐又给孩子留下深刻的印象。

4~5岁的孩子,在幼儿园或保育园都会经常出现打架现象。当然,有的孩子属于攻击性的性格,他们常常是吵架的中心人物。但是多数打架,就如同大人"衣食不足,不知礼节"一样,是由于园内设备太少,引起纷争造成的。因为玩具不够,引起争抢;因为混合保育,大孩子抢夺小孩子的东西;因为水龙头太少,都想快点洗手就会打架,这样的打架只要条件改善,就不会发生。还有的打架,是因为班级过大,小朋友之间彼此不认识造成的。另外，由于不断地划分小组，造成小组成员不够团结，也容易发生打架现象。

　　1 名保育员照管 30 人的班级，孩子打架是不可避免的。对于 4 岁的孩子，也应该采取 2 名保育员负责 25 名孩子，划分自由活动组和教育指导组，两组同时进行活动的做法。如果这种做法因故不能实施，教师就只能具体情况具体分析，想方设法去解决各种问题。孩子应把值日工作当作一件快乐的事情，积极主动地去做。如果教师的人格魅力吸引孩子，孩子就会乐于帮助教师做好值日工作。教师决不能把值日作为惩罚的手段。

491. 培育健壮的孩子

　　过去马路曾经是孩子们安全的娱乐场所，4 ~ 5 岁的孩子每天可在户外玩耍 3 ~ 4 小时；现在生活在幼儿园和保育园的孩子，每天还能接触新鲜空气长达 3 ~ 4 小时吗？由于保育园庭院狭窄，多数孩子能在庭院游戏的时间只有一两个小时。运动能力不如以前，就是因为没有锻炼身体的场所。扩大幼儿园或保育园的运动场，是使孩子身体健壮的第一步。除此之外，也要备有供刮风下雨天使用的室内运动场。

　　在狭窄的空间，要让大家运动，就得纳入体操项目。如果每天早上做 10 分钟左右的体操，4 岁以上的孩子还是力所能及的。这个年龄的孩子，不用提醒也能记住自己的锻炼场所。在院子里可以自由活动的地方，可以进行"模仿游戏""结构游戏"等。

　　气温在 18℃ ~ 20℃以上时要经常开窗。夏天玩水、冬天玩雪、春秋玩沙都要进行。还有跳

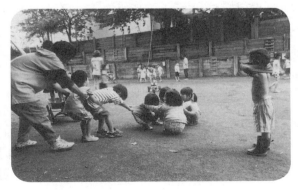

绳、滚大球、秋千、滑梯、平衡木、肋木等游戏也是不可或缺的。除了这些趣味游戏以外，这个年龄段还要分小组进行达到某种标准的体能训练。下面列举 4～5 岁孩子的体能训练标准：

25 米跑：男孩、女孩均为 7～8 秒。

原地跳远：男孩 70～90 厘米、女孩 60～80 厘米。

投垒球：男孩 3～5 米、女孩 2～4 米。

户外运动时，最好让孩子脱掉外衣，尽量让肌肤接触外界空气，但不要穿着过少，以免孩子起鸡皮疙瘩。

492.预防事故发生

满 4 岁的孩子乐于相互帮助。教师为了培养和奖励这种合作精神，应该允许他们自由组合进行游戏。但是如果 1 名教师要负责 30 名以上孩子，在自由活动时，孩子们任意结伴游戏，就有发生事故的危险。曾有从秋千上坠落的，也有孩子捡球时，额头碰到秋千上受伤的，因此最好不要让孩子单独荡秋千。当孩子们在滑梯上自由玩耍时，也要注意。滑梯两侧扶手如果较低，孩子往往会从旁边坠落下来。

混合保育容易引起某些事故，这往往与运动场游戏器械设置的数量不足有关。如果都是小孩子滑滑梯，运动能力差不多，按顺序排队，就会比较顺利，但大孩子往往无视顺序抢先而引起冲突；小孩子们在跷跷板上玩得很好时，大孩子过来使劲一摇，有时就把小孩子晃下来。所以保育员一定要留神，不能疏忽。

在运动场上，一定要有 2 名以上的保育员。发生了事故，除被告外没有其他证人，就会蒙受不白之冤。

为了加强集体意识，有必要进行园外保育活动。最近由于交通方面的原因，1 名教师带领 30 人的班级一起出园非常困难，因为穿过汽车马路时，保育员要分别指挥已经过了马路的孩子、正在过马路的孩子和还没过马路的孩子。在教育孩子从保育园回家时，也要注意同样的问题。

在进行集体园外保育活动之前，应在园内庭院反复进行预演练习。

可能的话,制作 1 个交通信号灯模型放在那里,让每个孩子随着信号灯的变化,或者前行或者停止,练习掌握交通规则。

平时孩子们在运动场上练习跳跃、走平衡木,可以训练应急能力。保育园离园前的多发事故预防请参阅"458. 预防事故发生"。

把寺院改成保育园时,要特别注意庭院内的池塘。或者填埋,或者用高高的栅栏圈住。

进入泳池时可以两人一组,不管是在泳池内外,只要有 1 个人不见了,就一定要让他们大声报告老师"×× 小朋友不见了"。

无论是在幼儿园,还是在保育园,教师都要经常地到室内外转转看看,是否有突出的钉子、带刺的椅子,庭院浇水的水管龙头是否露在外面……

城镇的保育园、幼儿园,多数位于建筑拥挤的住宅区,所以要训练幼儿掌握发生地震、火灾时的避难方法。在 2 楼进行保育时,室外还应该备有滑降梯。

493.园内有孩子患传染病时

保育园出现传染病,一定注意控制住传染源。因此,园内的消毒很关键,另外还必须考虑目前看起来很健康的孩子是否是带菌者。

痢疾患儿出现时,园内的厕所要彻底消毒。患儿起居的保育室也要消毒。接着全体人员进行大便检查,看看有否带菌者。如果不能进行全体人员的检验,就对患儿所在班组的其他孩子、教师及全体配餐人员进行检验。如果没有发现带菌者,患儿就是园外感染。如果出现麻疹患儿,应当在 2 日内劝说周围的还没接种过预防疫苗的孩子马上接种疫苗。入园时,最好把接种过麻疹疫苗作为入园条件。流行性腮腺炎的疫苗效果很好,入园之前就要接种。水痘的病毒是通过患儿皮肤的疹子进行传播的。园内出现水痘患儿,潜伏期 14 天过后,每天早上都要认真检查全体孩子,看头皮、背部、腹部出现小疹子没有。即使只有 1 ~ 2 个,触摸了也会感染,所以要予以隔离。已经有了水痘疫苗,应给保育园孩子优先接种。

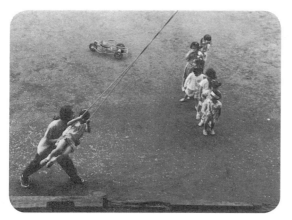

水痘最初的症状多是在胸、腹部出现二三个小水疱,不裸身很难发现。颜面和头发中的水疱多在第2天或第3天出现。通过望诊,发现了症状马上让孩子休息。

风疹是一种较轻的疹,症状与麻疹相似,但2~3日就可痊愈。对孩子来说"无关紧要",但是对胎儿来说却是可怕的疾病,妊娠18周胎儿被风疹病毒侵犯,就会出现各种各样的畸形。所以,幼儿园或保育园如果出现风疹患儿,妊娠18周以内没有进行过免疫的母亲最好不要接近幼儿园。偶尔会有孩子患了风疹以后,母亲方才发觉自己已经妊娠的情况。这时母亲应每隔2周进行1次血液风疹抗体检查,连查2次。如抗体数值上升三四倍以上,说明被风疹病毒感染,应该听从医生的劝告,终止妊娠。

近年来百日咳明显减少(见635.百日咳)。这是预防疫苗的作用。因故没接种疫苗的孩子常常会患百日咳。百日咳只是咳嗽时十分痛苦,但不咳时,和健康的孩子没有区别,不发烧、精神也好。但是一旦患上百日咳,即使马上治疗,咳嗽也会持续半个月或1个月。母亲在孩子百日咳期间不会长期请假休息,所以百日咳的患儿尚未完全康复也得继续上保育园,而保育园一方,明知这种情况,也不好坚决拒绝。好在如果其他孩子全都注射过疫苗,即使被传染了,症状也很轻微,很快就会好转,所以问题不大。因此,最好做出规定,孩子入园之前一定要注射百日咳疫苗。

494.传染病痊愈后何时可以上幼儿园

法律规定,需要隔离的传染病人,要住传染病医院,直到没有传染他人的危险为止。因此,从传染病医院出院的孩子已经没有传染的危险了。

　　因痢疾、猩红热等病休息的孩子,只要体力已经完全恢复,可以马上上保育园。

　　麻疹患儿如果退热、也不咳嗽,就不会再传播给他人。通常发病后不到1周,麻疹的疹子消退后,褐色的斑点还得持续半个月左右。麻疹痊愈的孩子面部、胸部可以看到这种褐色的斑点,但是以此为理由让孩子继续休息,是没有必要的。

　　水痘也是这样,出疹然后开始结痂。干痂脱落后,留有白色痕迹,痕迹持续时间比麻疹长得多,往往过了3周左右还能看出是刚刚出过水痘。孩子如果水痘疹子出得很多,痊愈之后脸上也会满是干痂。但一般水痘疹子出现1周以后就不再传染他人了。只有疹子还处于水疱状态时,才具有传染性。流行性腮腺炎,如果耳下、颌下的肿块消失了,也不用限制上保育园。风疹,疹子出现1周以后也不传染了。

　　最棘手的是百日咳,百日咳的传播途径是痰或唾液的飞沫,其他孩子吸进后会感染。一旦患了百日咳,百日咳病菌会在气管里存留1个月左右。让百日咳患儿休息1个月,幼儿园是可以做到的,但保育园却做不到。白天咳嗽减轻以后,母亲就把孩子送到保育园,说声"拜托"就上班了。百日咳患儿通过一定的治疗,只是晚上或天亮咳嗽,所以白天在保育园较少咳嗽排菌,但并不能因此断言患儿不具传染性,必须认识到,1个月内只要咳嗽就会传播细菌。承担婴儿保育工作的保育园,绝对不可让百日咳患儿进入婴儿室。因为有的婴儿还没注射预防疫苗。没有进行预防接种的孩子,作为预防也可服用2周红霉素,这样或者不发病,或者发病症状也很轻微,很快就可痊愈。

495.园内有结核患儿时

　　常常有母亲拿着诊断书说,这孩子得结核了,别让他做剧烈运动。这时教师往往担心结核的传染问题,作为负责许多孩子的教师,这种担心是正常的。但是,万幸的是,幼儿多见的肺门淋巴结核,并不排菌。即使稍有排出,也不至于传染他人。所以没必要过多考虑幼儿结核的传染问题。需要考虑的则是其他问题。首先,孩子究竟患没患结核,因为儿童结核的误诊率很高,虽然这对医生来说,可能很不礼貌。一般儿童结核是由密切接触的成年人传染的。现在,成人结核已经非常少见,公共汽车、商店等地的街头感染几乎绝迹。如果孩子确实患了结核,重要的是找出传染源是家人、教师还是医院候诊室的结核患者? 如果孩子家里没有结核患者,就应考虑园内的教师或其他职员。如果保育园内的教职工两三个月之内做过 X 线检查,结果全部正常最好;如果 X 线检查是 6 个月以前做的,最好再做 1 次,至少负责患儿的教师一定要接受检查。这样做的目的是,万一保育园有人患了结核,就可以防止他继续传染他人。

近年来,给孩子服用的结核药物很有效,所以很多孩子一边上保育园、一边进行治疗。为了让孩子按时吃药,教师也要予以配合和协助。

去年结核菌素试验阴性,所以注射了卡介苗。那么孩子今年不会得结核。因此,去年注射了卡介苗,今年结核菌素试验阳性的孩子,也不要作为阳性转化对待而禁止他参加运动。

5岁到6岁

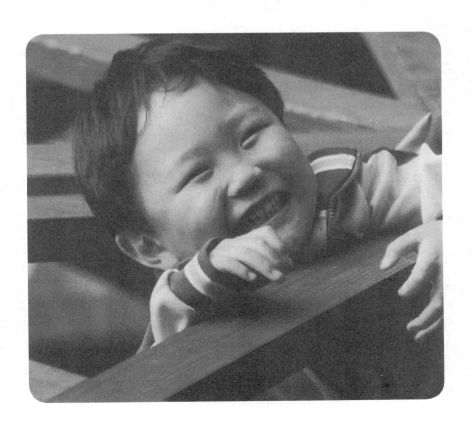

这个年龄的孩子

496. 从5岁到6岁

这个年龄段的孩子们大部分正在上幼儿园或保育园,母亲们都有一种紧迫感,即来年孩子就上学了。的确,幼儿园、保育园的最后1年一定要做好上学的准备,但是教写字、学会数数等并不是上学的准备。认为保育院不教孩子写字,所以在孩子过了5岁就转到教写字的幼儿园去,这种想法是不正确的。为上学所做的事情,并不仅是教写字和数数,还有更重要的事情。

首先,必须锻炼身体(见532.培育健壮的孩子)。其次,虽然学校的学习有时是乏味的,但是是以学习某些东西为目的,所以必须精力集中。与伙伴儿一起创造想象中的世界,对孩子创造意识的发展是很有必要的。但仅仅如此是不够的,一定要培养孩子确定某种目的,完成某些题目的实际能力。因此,必须培养他们清楚地认识现实世界,而不是幻想世界。再次,在学校里孩子们是要组成班级一起进行学习、锻炼的,因此必须学会集体行动。所谓集体行动,并不是跟在大多数人的后面,和大家做同样的事情,而是必须学会与小朋友合作。面对伙伴,必须能清楚地表达自己的意见。

在集体行动中,超过5岁的孩子,必须培养他们对集体的责任感。即便是用玩具活动时,超过5岁的孩子也应该喜欢相互合作的游戏。有的幼儿园让他们玩投球游戏、踢足球和进行接力赛。在进行竞赛的过程中,孩子们开始意识到自己的责任。责任是在集体活动中,通过了解自己的作用和集体行动的目的而培养出来的。能使孩子们意识到集体责任感的不仅仅是游戏,到了5岁,就应该让他们做各种各样的值日活动,如搬运玩具到运动场、分配做手工游戏的黏土及吃饭前摆放椅子等,这些事都可以让他们做。在这些活动中,孩子们就能体验到集体行动的目的和为实

现这一目的自己所起到
的作用。

另外为了安排值日、
评定值日的好坏，就必须
有大家一起活动的时间。
在陈述自己的想法时，应
使孩子们意识到自己和
集体之间的关系，使孩子
们考虑到自己的利益可
牺牲到什么程度；牺牲

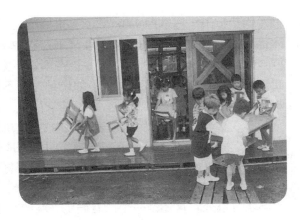

了自己的利益，是否可以获得集体的更大的利益等问题。因此，要养成在
集体活动中大家互相商量决策的习惯。在商量过程中，自己的意见被通
过，就会意识到自己有责任为完成这个任务而努力。孩子们对完成自己
所协商的事，要比完成由老师单纯命令的事会更尽心。

在幼儿园和保育园的最后1年里，由大家确定的集体活动逐渐多起
来。因为不存在某些必须完成的课程，因此，幼儿园和保育园可以自由地
进行集体活动。同现在的小学和中学的教育比较，幼儿园和保育园教育
的优越性，在于人际关系交往教育这一点上。

并不能说现在所有的幼儿园的孩子都可以一边进行创造性的活动，
一边创建快乐的集体。有的幼儿园让孩子坐在课桌前，分别去教授"社
会""自然""语言""音乐""绘画"等课程。对于想让孩子通过有名的
小学考试的母亲，这样的幼儿园，无疑被认为是好的幼儿园。但是5岁到
6岁这样重要的时期，只进行这种教育，孩子最终会成长为不懂得与伙伴
合作，面对伙伴，不能清楚地表述自己的意见，与伙伴在合作时，感觉不到
责任的人。这样的孩子，在家里离不开母亲，到了幼儿园，受其他孩子的
左右，是没有独立性的孩子。这样的孩子上了小学后，稍有一些不如意的
事情（如遇到不喜欢吃的食物、爱捉弄人的小朋友、不熟悉的老师、记不住
的课程）时，就只好从集体中抽身，而没有其他的方法。

比让孩子早些掌握文字、数学更重要的是让孩子学会独立,能适应集体生活。但孩子自己喜欢读书,在读书过程中不断求教时,也不要拒绝教授他们。喜欢书的孩子,过了5岁会在不知不觉中认识字,开始更广泛地阅读。因此,与其说是好事,还不如说是一种不可避免的现象(见471.喜欢书的孩子)。

喜欢数学的孩子,从掌握表盘上的数字、电视机频道的数字开始,到抄写汽车牌照上的数字、公共汽车运转系统的数字,不久便会央求大人出加法、减法的题。如果孩子喜欢,让他做是有好处的。但是,不要抱有创造"天才"的奢望。早期教育是否真的有意义?怎样的教育方法,对成为数学家有益处?这还是一个没有确定答案的问题。提前读完小学教科书的做法,笔者并不赞同。因为孩子对在教室内上课没有新鲜感了。众所周知,现在的日本数学家们,并不是因为较早地接受了教育才成为数学家的。父母想让孩子成为学者,过早教识字,让孩子学习计算,只不过是父母的意图,这样做反而妨碍了孩子的正常发育。

音乐教育也是如此。具有音乐才能的孩子和不具备音乐才能的孩子,在这个年龄确实存在差别。上风琴辅导班、参加歌唱练习等,如果孩子感兴趣当然可以,但是想让孩子成为歌唱家,强迫孩子学习,会给孩子背上沉重的包袱。

对于能熟练使用剪子的孩子,可以让他(她)携带剪子。但锋利的剪子是危险的,要选择孩子用的、尖儿是圆的、刃儿不是很快的那种。不要让他们用母亲裁剪用的剪子。

虽然涂色画被认为是丧失创造性,只是在固定的轮廓内机械地涂色的反复作业,但是,如果能够使精力集中起来,对颜色的选择、色彩的韵律感等感兴趣的话,也可以让孩子做。

在生活习惯方面,这一年龄要培养孩子能够基本自立。但是,日常生活中父母不做的事情,不应只要求孩子去做。早晨洗脸、刷牙、饭前洗手、从幼儿园回来后洗手、漱口、脱换衣服、剪指甲、擤鼻涕、洗澡等,都必须教孩子学会自己做。

日常生活中，要培养孩子尊重别人、不做有损别人尊严的事的好习惯。早晚要向父母问好、注意恳求大人时的语气、大人给做了事后表示感谢的方法等。接待客人等礼节，在这一年龄也可以教给孩子。从这个年龄开始，让孩子养成做错事道歉的习惯。父母做错事，伤害了孩子时，也有必要道歉以给孩子做榜样。

从幼儿园回来，一般是一点或一点半。在到吃晚饭前的时间，要尽可能让孩子和附近的小朋友在安全的地方玩。

睡眠方面，因为几乎所有的孩子都在上幼儿园或保育园，所以早晨都不能睡过 8 点了。多数孩子是晚上 9 点或 10 点睡，早晨 7 点或 7 点半起床。除了夏季，几乎所有孩子都不睡午觉。晚上孩子的入睡方式也是各种各样（见 499. 晚上入睡），母亲要了解自己孩子的入睡方式。

饮食方面，这个年龄的孩子也不像母亲期待的那样好好吃饭。早晨必须在固定的时间出门，因匆匆忙忙的，无法稳稳当当地吃好早饭，有的孩子甚至一点儿也不吃就上学了。当然，这样中午的盒饭会吃得很干净。因为早晨不吃饭，所以晚餐要想法吃好。对副食的好恶依然存在，但对装在饭盒里的饭却不是那样明显地挑剔，因此一般不会发生，导致营养障碍的偏食。因为孩子即使讨厌蔬菜也可以吃水果，不吃肉、鱼也可以吃香肠（见 465. 孩子偏食）。

现在，每天喝 200～400 毫升牛奶的孩子有很多。喝多少牛奶，要根据孩子的身体的胖瘦而定。笔者不赞成给胖孩子每天喝 600～800 毫升的牛奶。

喜欢咖啡味道的孩子会愿意喝咖啡，如果每天给 1 杯左右的话也无妨，但要尽可能以牛奶咖啡的形式给他。

水和茶，能喝的孩子和不太喝的孩子比较，有很大差别。能喝水的孩子，在吃饭时旁边也放上水杯，吃饭期间要喝好几次水。这样的孩子爱出汗、小便量也多，因此能喝水也是正常的。

零食，一般孩子从幼儿园回到家时吃 1 次，能熬夜的孩子在晚饭后到睡前再吃 1 次。如果是下午总和附近的小朋友玩的孩子，母亲就要和小朋友的母亲商量好,轮流给孩子零食吃。零食的价格当然重要,但必须要考虑质量。夏天要远离那些容易带有细菌的东西(如果冻、点心等)。不过,有的家庭没有时间考虑孩子的零食问题,而是给孩子钱让孩子自己买,这样一来,其周围的孩子,也会学着向母亲要钱。

孩子自己能买东西,也显示出了孩子的独立性,因此,并不是什么坏事。但让他们花钱买东西时,必须讲好条件,即不能买食品,如果买食品必须让父母看一看。但是,如果说不能买纸牌、不能买玻璃球,那么孩子就会失去和小伙伴一起愉快玩耍的手段,因此,难免会瞒着父母买东西。

近来简易点心店没有了,孩子选择可以买的游戏道具也没有了。孩子被点心制造商随点心馈赠的小物品所吸引,不想吃的也买。因其含糖高,一盒糕点数量又很多,所以易损伤牙齿。

排便方面,这个年龄的孩子完全可以自理。但男孩子还有许多尿床的,但不能认为这是病(见 511. 夜尿症)。

来年就要上学了,母亲都有过于紧张的倾向,他们会担心各种各样的问题,到目前为止,一直这样娇惯着的孩子上学能行吗?在幼儿园和小朋友不能很好地玩,在学校能和小朋友处得好吗?但是,必须考虑到孩子在上学前就成长得很快,到学校后其成长速度会更快。最好不要批评孩子说"那样怎么能当 1 年级学生呢?"等。孩子对上学这件事并没有母亲考虑得深刻。尽管如此,母亲却每件事都拿出学校作引证来批评孩子,这样做会使孩子认为学校是非常麻烦的地方。敏感的孩子甚至 3 月份后(译者注:日本 4 月份开学)会出现尿床现象,或者小便的次数增多。

这个年龄最常见的疾病,是夜里突发高热的感冒和扁桃体炎。一般一两天体温可降下来。每隔两三个月就发 1 次病的孩子很多。

在这个年龄进幼儿园的孩子,父母应有思想准备,即孩子可能会患上水痘、风疹或腮腺炎中的一种病。

孩子到 5～6 岁开始患的病有阑尾炎。这种病从上小学开始逐渐增多,但在这个年龄还并不多见。孩子出现没精神、恶心欲吐,有些发热的症状时,就要考虑是否患了阑尾炎。孩子绝对不会说是右下腹痛,问一问才知是腹痛。幼儿园约有三分之一的孩子出现早晨腹痛,因为有患阑尾炎的可能,所以不能认为全都是神经性的。幼儿园孩子腹痛一般有千分之一左右是阑尾炎。但是早晨腹痛,多是经常腹痛的人,而阑尾炎多是在很少有腹痛发生的孩子。

另外,这个年龄上幼儿园的孩子,为了习惯幼儿园的生活而过于紧张的话,会在入园1个月左右引起尿频,有的1个小时内要去五六次卫生间(见439. 小便间隔时间变短了)。

自体中毒(见444. 自体中毒症),在这个年龄中也经常发生。可以认为这个年龄是一个关键的年龄,出远门后,因为累了,孩子不吃饭就睡,会引起本病。

从婴儿期开始,就经常积痰、肺内呼噜呼噜响的孩子,到了这个年龄可以引起"哮喘"的"发作"。父母们对哮喘的发作感到惊愕,在孩子面前表现不安的神色,更会加重孩子的哮喘。父母不要忘记一定要持有这病肯定能治好的态度(见514. "哮喘")。

眨巴眼睛、歪嘴,这些滑稽的毛病在男孩中常见(见516. 做怪相)。这个年龄段,自慰并不少见,而尤以女孩多见(见442. 自慰)。

有的男孩子会突然出现血尿,排尿次数增多,排尿后生殖器痛。这种情况约1周左右可自然痊愈,没有反复发作现象(见440. 排尿时疼痛)。同样以血尿开始的病还有肾炎,这种病也在这个年龄段开始见到。颜面浮肿,尿量减少的肾病也是常见病。

俗话说尿尿浇蚯蚓阴茎会肿,这个年龄的男孩有时可见到外生殖器前端肿得像灯笼一样。这是因为用脏手触摸后引起的轻度炎症,几天后就可痊愈(见440. 排尿时疼痛)。

女孩子常见有"白带"样的东西,母亲发现孩子内裤上有乳酪色的污物,马上吃惊地联想到性病。其实这是无害的东西,每天淋浴冲洗局部3~4次,换穿干净内裤,最多几天就可痊愈。

有经常到了夜里说腿痛的孩子,或是膝盖痛,或是全腿痛。很多母亲担心是否得了风湿性关节炎,但检查一下,一般不会是风湿。多数是因为疲劳,或者不注意时挫伤等引起的(见515.腿酸软),极少数是有佩特兹病。

在幼儿园的定期健康检查中,有时会出现各种各样的情况,但经过仔细检查,一般就会清楚,不必担心孩子的健康。即使被提醒孩子的"扁桃体肥大",也多属生理现象(见518."扁桃体肥大"和增殖体)。被告之是滤泡性结膜炎,也是生理性的结膜滤泡(见519."滤泡性结膜炎")。

定期健康检查时,经常被告知"孩子的尿中出现了蛋白,要请医生看一下"。这种仅用尿液浸湿试纸就可以清楚地简单检查,即使呈阳性,有时隔一段时间重新测1次也多会变成了阴性。另外,早晨起床后排的尿常是"直立性蛋白尿"(见553.直立性蛋白尿、646.无症状蛋白尿)。

去年接种了卡介苗的孩子,今年结核菌素试验反应阳性,被诊断为小儿结核时,可与为预防结核而给孩子接种卡介苗的单位沟通一下,一般多是误诊(见152.卡介苗)。

一直骑三轮车的孩子,到这个年龄能骑两轮车了。因为与三轮车不同,且可以骑得很远,因此事故也多起来了。父母要反复告诫孩子,要在人行道骑,不要到汽车行驶的路上骑。孩子骑车时,必须戴上儿童用的头盔,虽然有些夸张,但却能防止头部外伤。

5～6岁的孩子夜里突然发烧、嗓子痛时,父母要仔细检查一下孩子的身体。如果从头部开始,胸、腹全是细小的、红色的皮疹,应怀疑是猩红热。

喂养方法

497.孩子的饮食

5～6岁这一阶段,孩子不像母亲期待的那样能吃饭。因为早晨睡到该去上幼儿园的时间才起床,因此没有充裕的吃饭时间。中午吃盒饭,只吃饭盒里装好的食物。到了晚上就吃得很饱。所有的母亲都有同样的想

法,就是想让孩子多吃点儿。但是,这个年龄的孩子如果像母亲期待的那样吃饭,会变得过胖。让我们看一下已经发胖的孩子的饮食:

早餐　烤面包 2～3 片、牛奶 200 毫升、煮鸡蛋 1 个

午餐　盒饭(鸡蛋、鱼、菠菜、米饭 2 碗、水果)

零食　巧克力、包子、面包、方便面

晚餐　米饭 2 碗、肉、鱼(与成人量相同)、蔬菜、果汁

这个孩子虽然上幼儿园,身高没那么高,但体重已相当于小学 2 年级学生,谁见了都认为肥胖。再介绍 1 例与上面的孩子对照的食量小的孩子的饮食:

早餐　蛋糕 1 块或不吃东西

午餐　盒饭是饭团 5 个(米饭 140 克)、奶油夹肉面包 20 克、煮鸡蛋黄 1 个,还有香肠 2 个、橘子和草莓

零食　快餐 45 克、奶油点心

晚餐　茶泡饭 1 碗(90 克)、草莓或橘子(70 克)

这个孩子 5 岁零 5 个月,体重 15 千克,没患过病。

一般孩子的食量介于以上这两个孩子之间。早晨吃烤面包片 1 片和牛奶 200 毫升,或只喝牛奶的孩子多见。食量小的孩子中,有不少早晨什么也不吃就去幼儿园的。白天的盒饭,一般吃 1 碗或 1 碗半米饭。最近,与主食相比副食的量有所增加,几乎与成人吃等量的鱼、肉、鸡蛋等副食。晚饭一般也是吃 1 碗米饭,也吃些副食。这样的饮食,1 年内体重也足可以增长 1.5 到 2 千克。即使 1 天吃的米饭合计起来只有 1 碗半左右,但鱼、肉等副食的量与成人相同也能够生长发育得很好。不喜欢吃鱼,也不喜欢吃肉的孩子,可以给喝 400～600 毫升的牛奶。每天喝 400 毫升牛奶的孩子很多。现在孩子的平均身高增高与这种饮食结构有关系。

受电视广告的影响,经常给孩子使用复合维生素的母亲增多了。但一般的孩子是不会出现必须要补给复合维生素那种程度的维生素缺乏的。对不喜欢吃蔬菜的孩子,多给他水果吃就可以了。

在父母做到饭前洗手、饭后漱口的家庭中,孩子也不难养成这种习

惯,所以,父母必须要有良好的习惯。

孩子即使不能熟练地使用筷子,也不要给他换用勺。与其每次看到都要提醒孩子,不如就给他不用筷子就不能吃到的食物。

吃饭是孩子生活的乐趣之一。因此要常想着让他能高兴地吃,在饭桌前,父亲总是进行"道德教育",母亲总说"不再多吃点不行啊"等,这样一来,孩子一坐到饭桌前,就没有食欲了。

不要让孩子养成一边看电视,一边吃饭的毛病。否则孩子就会不再关心今天母亲为自己做什么好吃的了,母亲也会失去谈论过去有关吃饭的美好回忆的机会。

498.孩子的零食

吃零食对孩子来说,是一种乐趣。上幼儿园的孩子回到家后,吃着母亲给准备好的零食,就会有回家了的感觉。因此,任何孩子都应该给他零食吃。但是,因为零食含有一定的热量,所以要与孩子的饮食搭配着给,以防止摄取过多的热量,使孩子变成肥胖儿。对于能很好地吃饭、有发胖倾向的孩子,要尽量给含热量少的零食吃。可以给水果、乳酸饮料等。对于不大吃饭的孩子,为补充糖分,可以给饼干、年糕片、蛋糕、面包等。不要给含盐多的食品。孩提时代记住的味道会伴随他的一生。

不喜吃鱼、肉的孩子,可以给他们牛奶。也可以把奶酪、香肠夹在一起,制成三明治。

不让孩子接触室外空气,而只热衷于做代乳食品的母亲,可以说是不明智的。但为从幼儿园回家的孩子,做好控制糖、盐分的自制点心,而等着孩子吃的母亲却是很聪明的。因为这可以使孩子感觉到只有在家里才是最快乐的。

在双职工家庭,为了弥补孩子独处时的寂寞,常在橱柜里塞满零食,但要注意不要让有发胖倾向的孩子摄取过多的热量。

没养成吃完零食后漱口、刷牙习惯的孩子,从现在开始要养成良好的习惯还为时不晚。孩子开始刷牙有不好的感觉时,就不愿意再刷牙了。

因此母亲要让他看自己刷牙,然后让他模仿,这是一种很好的方法。母亲强行让孩子刷牙是不可取的。

499.晚上入睡

孩子入睡有各种各样的方式。有的上床后几分钟便睡着,也有需要 30 分钟或 1 个小时睡前准备期的。很容易睡着的孩子是没问题的,但有准备期的孩子却存在各种问题。上床后总是拿着小人书在哗哗地翻看的孩子,还是容易对付的。但是,有很多孩子在准备期情绪变得更糟,一会儿起来、一会儿哭闹,最后哭着就睡着了。这时如果父、母亲很豁达,就不会有问题。因为可以把他当作意识蒙眬的或醉了似的人来对待。如果父母不理解哭着入睡型的孩子,认为孩子会识字、又会算术,而任性地每晚哭闹着入睡,就会很生气。这样,准备期就成了激烈的斗争期。因为这本来是从身体内部发出来的,不能用理性解释。如果硬要有个说法,那么冲突就会越来越激烈,30 分钟解决的事情,就要变成 1 个小时了。

上床后到睡着前需要用 1 个小时的孩子中,有的会说是因睡不着而哭闹。开始时说是睡不着而哭,随着时间的推移,又会说是为第 2 天早晨起不来去幼儿园迟到而开始哭了。许多母亲担心孩子患了失眠症。但这不是失眠症,只不过是准备期里不哭闹就不能入睡的一种睡眠类型而已。认为这样的孩子如果早点上床就能早点入睡是错误的。睡眠时间即使超过 10 点也没关系。孩子累到一定程度之前,醒着也是有好处的。最好是母亲给他读几本书。吃睡眠药不好,因为这样会使孩子认为自己患了什么病。本来正常的情况却被认为是疾病了,而且有效的安眠药也有不良反应,或者造成没有药便睡不着,或现在的药量不起作用等。还有长期用药后,如果不是逐渐减量,而突然停药,也会引起不安的症状。

与晚上入睡方式相同,早上也有起床方式。从睁开眼睛到完全清醒,要用 20 分钟左右,磨磨蹭蹭起床的孩子很多。这是每天早晨都有的事情。宽容地对待孩子慢慢地完全醒来,比每天早晨吵着让他醒来更有利于家庭和睦。

500.自己的事情自己做

要上幼儿园的孩子,一般应该会自己做自己身边的事情。如果不是很小的纽扣,孩子能自己扣上、解开。洗澡时,自己也能将就着洗身体。吃饭和排便,已不用母亲操劳了。虽说掌握这些基本生活技能是培养孩子作为独立人的必要条件,但仅有这些是不够的。没有感觉到自己是社会中独立的一员,就不能作为独立的人行事。

在幼儿园里自己能穿(脱)衣服、收拾玩具的孩子,回到家里,却让母亲给自己脱衣服,也不自己收拾玩具。对于这样的事,母亲不必过于神经质,不要因为在幼儿园会做的事情,到家就不做而批评他。要使孩子认识到,在幼儿园是作为社会独立的一员,但回到家后,不仅是作为一个独立的人,更是家庭共同体中的一员。

人们在家里感觉到的轻松,是属于家庭这个共同体的依赖感。即使回到家,作为独立的人,也要像在幼儿园一样留意周围的事情,这对孩子来说是很苦恼的。一旦回到了家里,在家庭这个共同体中,就想在自己的空间里放松一下。

年龄再大些,自然能学会一些基本生活技能,即使想让他们在家里同在幼儿园一样学习,也不要过于严厉。让孩子感到家庭的温暖是非常重要的。但是,完全不允许孩子独立活动的家庭环境也不好。和爷爷奶奶共同居住,什么也不让孩子做,这样家庭生长起来的孩子,即使在幼儿园也有不会自己独立活动的。

在家庭这个共同体中的庇护超过一定限度时,孩子就会成为不能自立的人。但是根据情况的不同,在一定程度上对家庭有依赖是允许的。大多数父亲虽然在社会上是很优秀的独立的人,但回到家,身边的事情一点儿也不会做。这一点母亲最了解。在家里放松、养精蓄锐,在社会上才能独立地生活。

人类巧妙的生活方式,可以说是作为社会人和家庭人均衡取向来分别使用的。如果孩子作为某种程度上独立的人,能够在外面进行活动,在家里可以允许孩子适当放松。在不同的家庭，放松程度是不同的。读了"我家的孩子是这样做的"的文章后，便直接引用是没有益处的。把有专职家庭主妇家庭的做法搬到双职工的家庭中，那么母亲就要在一整年中，都不能有休息的时候了。

501.不安静的孩子

有一种不安静的孩子，以男孩为多，他们不能安静地玩，见异思迁，玩着玩着又马上开始别的游戏，且不能耐心地等待。但是如果是喜欢的东西，却不管等到什么时候也不罢休。到新的场所或来客人时，又开始做平时不做的事情。一乘新干线就大声歌唱，歌声回荡在整个通道中。

在幼儿园的参观日，母亲发现自己的孩子与其他的孩子有很大不同（实际上是参观日的教室改变了场所）。其他的孩子一动不动地听老师讲课，而自己的孩子一会儿往旁边看，一会儿从座位站起，一会儿摇晃脚，一会儿眨眼睛，一会儿搔耳朵，一点也不安稳。事后和老师谈话时，听老师说"你家的孩子注意力不集中"或"不能进行集体活动"时，父母会感到愕然。

也许是哪儿出了毛病了吧？父母带着疑问领孩子去看医生。有的医生说可能是"轻微脑损伤"，而在儿童咨询所又认为是"多动性行为异常"。超低体重儿（出生时体重 1.5 千克以下）、因脑出血而受伤的情况，可见到多动性行为异常。但是正常产的小孩，每天高高兴兴地上幼儿园和小朋友玩耍，家庭也很和睦，仅因不安静就给其下"幼儿多动症"的诊断，笔者不能赞成。

从幼儿园到小学低年级，有的孩子被认为散漫、注意力不集中，这可以认为是好动孩子的别名。如果在幼儿园自由游戏时间里暗中观察一下，一定会有另外的一种感觉。那个孩子变得最活泼、最有创造性，没有片刻停顿。小朋友也想和他玩，那个孩子所在的小组最有生气。这样的活动家让他静静地坐着，实行与其他孩子完全一样的教育，他是不可能安静的。体内旺盛的能量，因共同的保育而不能完全发挥效力，故此不得不通过摇腿、往旁边看等来散发出来。认为只有把两只手放在膝盖上听老师讲课才是好孩子的观点是一种偏见。

遇到把能进行集体活动作为孩子进步的指标，而只让孩子在教室统一活动的老师，就会把精力充沛的孩子当作异常儿。特别是因孩子笨拙、不能很好地脱衣服，不会使剪子，就更成为老师注意的对象。

在这个年龄段，自由保育是教育的根本。因为没有足够的设施和人员，只好进行一刀切的保育。不安静的孩子，其智力一般，在教室以外的生活中，许多事情都做得很好，这样的孩子绝不是病人。如果给他们符合他们能力的课题，他们能集中注意力。即使是大人，也有很多这样的人。在学者云集的集会上，听众席上，很多博学多才的人或是摇腿，或是摆弄烟斗。这好像是有精力的人的宿命似的。

让不安静的孩子静静地坐着是很可怜的，何况让他们吃精神安定剂，更是抹杀天性。

502. 不听话的孩子

有时虽然父母亲抑制住焦躁的心情，用温和的声音劝说，可有的孩子却怎么也不听。孩子有孩子的道理。到 11 月份天气变冷了，母亲让他们穿长裤，孩子却哭闹着要穿短裤，这时的孩子就会被看成是没有理由的反抗。但是，穿短裤小便方便，如果是长裤就要费事，拉锁不好解开，拉上也需要时间，在紧张的幼儿园生活是很麻烦的，这就是孩子的理由。

另外，孩子的生理要求，也不能按父母说的那样做。认为睡前喝水多，夜里就要起夜，所以母亲在晚饭时就不让孩子喝茶，可孩子却怎么也不听。对母亲来说，这一定是不听话的孩子，但这是孩子的自由意志，也是无可奈何的事。有的孩子就要比其他的孩子多喝水，这是他的代谢类型所决定的，因此而有争议，也是没有办法的事情。等孩子再长大些，能控制排尿，夜尿也会消失了。

这样孩子的不满，有时也是有理由的。但在不听话的孩子中，确实有本性属于任性的孩子。孩子说想买和邻居家孩子一样的机器人。可因二三天前才刚买了汽车，大人就说等到过年时用压岁钱买，可是孩子却无论如何也不同意，在地上滚来滚去地哭闹。当然也有的母亲过于娇惯孩子，孩子认为一闹就一定会给他买，所以以此向大人示威。即便是不娇惯孩子的母

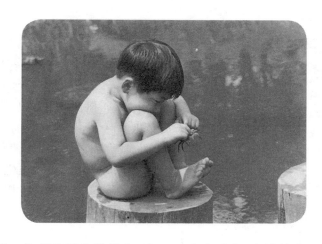

亲，也会有这样的孩子。养育孩子多的母亲，在四五个孩子中，大约就会有 1 个这样的孩子。这样的母亲，因为自己知道对哪个孩子都用的是同样的养育方法，因此不懂道理是孩子的性格，会不予理睬。但是，对只养育 1 个孩子的母亲来说，遇到这种情况就会认为是自己的教育方法不好而感到苦恼。

对本性任性的孩子最好是不予理睬。任性的孩子到上中学时，也会变得相当懂事。到高中毕业时就会与普通人一样。任性的孩子并不是他的智力发育迟缓，只能说是他自我意志太强。这样的人因为他有个性，所以随着年龄的增长，其他方面的能力增强，只要能抑制自己比较强的情绪反应，还能成为一个非常有趣的人物。

家里有任性的孩子，就会为一点儿小事而争吵，这对家庭的和睦有影响。因此，只要孩子的要求并不很过分、经济上也能承受得了时，一般可以满足他的要求，不必引起激烈的家庭纷争。

孩子的要求满足到什么程度？什么样的要求要拒绝？这要根据具体的情况，由母亲酌情来决定。最了解孩子的是母亲，母亲的作用在于用母亲的能力，像即兴表演的艺术家那样去决定。决不要采取向孩子哀求的方法。

503."体弱儿" 和 "学习障碍儿"

大约半个世纪前流行 "体弱儿" 这个名词。看起来虚弱的孩子、瘦孩子、脸色不好的孩子、经常感冒的孩子、扁桃体肥大的儿童、脖子上长瘰病的孩子,都被称为 "体弱儿"。之所以称他们为 "体弱儿",是因为人们认为,这样的孩子长大后易患结核病,如果儿童时期锻炼,长大后就不会患结核病。强壮剂的制造商、教育委员会和报纸带头宣传说,带着 "体弱儿" 到海滨学校或去山上露营可以预防结核,医生也表示赞同。这只不过是种认识而已,作为学术问题还没有被证明。以日本结核病作为课题开始研究的青年医务人员发现,日本的结核病人,大部分是到了青年时期才发生感染的。

预防结核,防止感染是最重要的。因此,便建造隔离结核患者的疗养所,接种即使感染结核菌也不会发病的具有人工免疫作用的卡介苗。这时,把 "体弱儿" 作为重点的想法,就成了预防的障碍。

当时,为了证实 "体弱儿" 与结核没有关系,我进行了调查,结果得出了这样的结论,即 "体弱儿" 感染结核的概率与健康儿相同,他们虽瘦一些,但没有任何疾病,虽然脸色不好,但血液检查并不贫血。

作为科学还没证实的事情,被企业和学校老师们想到便进行了宣传,并对每年的 "健康优良儿" 进行表彰。给身高和体重都特别突出的孩子颁发了 "表彰奖牌"。牛奶制造商最先站出来宣传,接着大学老师和报社也参加进来。这对牛奶制造商来说也许是件好事,但却让那些天生就食量小的孩子的父母们叹气,而且 "优良儿" 上学时,会因肥胖而变得十分辛苦。

一般为了向孩子和父母推荐什么新的东西时,必须对使用了的孩子和未使用的孩子进行追踪调查,直到他们成人为止。

近来,人们对在幼儿园老师中间广泛传播的 "学习障碍儿" 也感到畏惧。虽然小儿科医生不认为存在那种特别的精神异常,但在美国精神医学会编的《精神障碍的诊断和统计手册》(DSM)中出现了学习障碍这一说法。把不能很好地接受学校教育的孩子分成一般、阅读障碍、算术障碍、作文障碍等几类。并且解释说这个分类,是对那些不能很好接受学校教育的孩子,只是为了方便才进行的。

我的担心是从一封孩子母亲的来信开始的。信中写道:"我有1个5岁的男孩,半年前因搬家而换了幼儿园,这个幼儿园提前开始了学校教育,在运动能力方面分为5个级别。我家的孩子因不善于运动而被定为最低一级,孩子做事不够灵巧而常落后于其他的孩子,因此,经常被能力强的孩子骂傻瓜、迟钝、笨蛋等,有时孩子会大声地哭,像发生了什么突发事件似的。老师说这孩子与一般的孩子有许多不同的地方,是不是学习障碍儿呢?现在幼儿园里设置了学习障碍儿研究会,劝我们去参加。"

由幼儿园的早期学校教育引发的虐待,如果这样放任下去,真担心孩子被定为障碍儿会流行。

504."像男孩样、像女孩样"

过去日本的教育,是孩子一满6岁后,男孩和女孩就严格区分开了。因为男孩子将来注定要成为一家之主,而女孩子只能做伺候丈夫的顺从妻子。当然,那种生活方式现在已不适用了。现在的生活方式是男女具有平等的生活权利。古人所说的"男女7岁不同席",是因为孩子到了6岁就必须教他们将来的生活方式。现在的孩子到了6岁,我们也必须教他们将来男女要作为平等的人生活。因此,男女平等的观念,必须从这个年龄就开始灌输。必须让他们了解女孩同男孩一样,能画画、能唱歌,也会投球、会跳绳等。现在的保育园和幼儿园的集体教育,不把男孩和女孩分开,正是为了这个目的。

现在的日本社会,宪法虽然规定男女权力平等,但实际上,还是男性霸气。为了给予女性符合其能力的地位,希望下一代能够真正地执行宪法。因此,现在的男女平等教育,不只在幼儿期进行,还要贯彻到更大年龄的人。在日本人的家庭生活中,男、女的地位与以前相比有了变化,但还没达到废弃男、女分工的程度。因为生理作用的不同,这种分工暂时还会持续一段时间吧。

在母亲是专职家庭主妇的家庭中,父亲如果一点也不关心家里事的话,就会让孩子产生这样的想法,即男性比女性了不起。如果父亲有自己工作养活妻子的想法,就会变得不尊重母亲的人格。父母是具有平等的人格的,所以要共同理家。在看着像从前的军队中长官命令士兵的态度的环境中长大的孩子,即使在学校学习男女平等,他也会认为那只是一种主张而已。

在家庭中,男性和女性采取怎样不同的生活方式,才能使家庭成为轻松的场所,这是现在的父母们每天正在解决的问题。为了让家庭愉快,父亲要对男孩子进行男性应该什么样的教育,母亲则要教女孩子应该怎样。脱离自己家庭实际生活而教授孩子何为"像男孩样""像女孩样"是不行的。

只有在言行、起居、服饰等方面进行"像男孩样""像女孩样"的教育,才是真正意义上的性教育。父母不能逃避这个责任。性教育的场所是家庭。

505.技艺教育

现在很流行对幼儿进行技艺教育。上日本舞蹈班、芭蕾舞班、音乐班、绘画班、英语会话班等的孩子很多。附近的孩子都上技艺班了,你家的孩子不去吗?这种邀请的机会多了起来。怎么办好呢?对这样的问题最好不要考虑得太多。孩子喜欢舞蹈,就让他学芭蕾,并不是想让他成为日本一流的芭蕾演员。对孩子来说,技艺学习是玩的一种。即使英语会话,也是在表演会的剧中,背熟台词叙述一下,与平时的说话没有什么不同,只是把演出当成一种快乐而已。如果让孩子学好英语,希望她能成为外交官的夫人,而让她去英语会话班学习,那一定会失望。孩子方面也一定会中途感到厌倦而要放弃。如果有随时可以让孩子放弃的思想准备,可以让他上各种学习班。是向画家方面发展,还是向音乐家方面发展,这样的事 5 岁的孩子是不懂的。但是,哪种艺术都可以。孩子是否具有天分,试着上各种学习班是好事。

大人不了解孩子的能力在哪方面,如果孩子自己也说学什么都可以的话,就可以让他学父母擅长的方面。如果母亲曾弹过五六年钢琴,就可以让孩子学钢琴。因为这样可以容易识破不正规的教授方法。但是,如果以行家自居,孩子一回到家,就让他进行严格的练习也是要谨慎考虑的。因为老师与学生之间的严格的关系,在父(母)子之间保持着的话,就会破坏了本来亲密的父(母)子关系。

从开始就应该让孩子知道,技艺学习是一种游戏,游戏就会伴随着浪费。想在自己的流派中坐上高位的老师,会自作主张地让孩子在其流派举行的表演会上演出,而在与乐器商有关系的音乐班里,就会让孩子买他们的钢琴。请不要把孩子卷入这种大人们的经营算计中。

孩子要上技艺班学习时,最好是先从知情人那里获取一些情况后,再决定是否让孩子去。

506.小学的选择方法

有被称为"名牌"的小学。从这样的小学毕业后,进入"名牌"初中的人很多,从"名牌"初中再进入"名牌"高中,从"名牌"高中出来后就容易通过有名大学的入学考试。让孩子跨学区或通过激烈的选拔考试,让孩子进入"名牌"小学的父母,被认为是热衷于教育的父母。但是,这种勉强把孩子送入名牌小学的做法,我认为并不那么高明。因为设备完善、学费低廉的大学数量有限,所以存在竞争,应试学习也是十分必要而不得不做的。但应试学习是以入学考试为中心的,与以培养人才为目的的教育是完全不同的。虽然应试学习为了进入上一级的学校是必要的,但它存在着一定的缺陷,我们希望把他的这种缺陷缩小在最低限度内。

现在日本的教育因为是应试教育,所以它歪曲了教育是培养人才的本意。学校的好坏差别是由考试的合格率来决定的。学校的老师也为使学校成为"好"学校,而把力量放在应试学习上来。教育委员会也对此视而不见。人的价值由他出身的学校决定,这种观点是错误的。

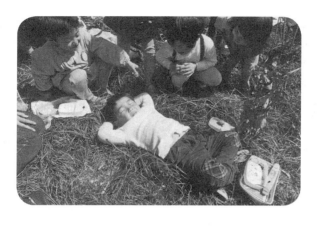

学校是培养人才的地方,比教授知识更重要的是培育出优秀的人才。不管你知识多么广博,但不懂得应该如何和父母、兄弟、朋友愉快相处的话,是很难在一起生活的。如果社会上都是只顾自己出人头地而不管他人怎样的人,那么世间就没有快乐。

把孩子送进只注重应试学习的所谓名校,孩子就会成为只考虑排挤别人的人。从小学到大学,如果一直在这样的学校生活,孩子恐怕就会成为对别人的痛苦、悲哀毫无感觉的人。

跨学区上学,从幼儿园开始就上课外班、上名校这样的事情是不正确的。孩子在所住学区上学是理所当然的,也是最好的事。在学校高兴地交朋友,能和朋友在放学后或暑假一起玩耍,这是上了本地学校的缘故。被从很远的地方搜罗到名校的孩子,放学后和暑假就不能和自己附近的孩子一起玩耍。实际上是被排除在地域之外的人,而自己却具有一种特权意识,这多少会把孩子宠坏。

如果在区域内的学校上学,学校有做得不好的地方居民随时提出,学校可以根据本地居民的意见向好的方面改进。要把学校办好,必须把本地区治理好;把自己居住的地区,通过自身力量建设好,这是一种地方自治精神。假如靠本地人的力量把学校建设好,那么孩子也会加深对本地区的热爱。这与很多有志于上名牌大学,离开自己居住的地方,想在他乡出人头地的人有相当大的不同。热爱自己居住的地区,打算继续在这里居住的人,应该把孩子送进当地小学。

507.入学准备

作为家长最重要的事情是调节紧张情绪。瞄准孩子入学机会的各种商人,会把推销商品作为目标,利用电视、广播、报纸、杂志等提出"在人生的转折点"时的精神准备做得好不好等问题,从而制造紧张气氛。

但是,母亲不会忘记孩子从出生那天开始,6 年来是自己悉心培养,才取得了今天的出色成果,现在,不能让不熟悉孩子的人说三道四。

在上学前的健康检查时,可能被初次见面的医生提醒注意一些问题。即使说孩子体重不足,但天生饭量就小的孩子达不到标准也是很自然的事情,从断乳以来,千方百计让他多吃些,已经十分尽力了,可孩子就是胖不起来,初次见面的人是不会理解的,因此总是说"必须考虑再多补给些营养"。即使被告之"请先治好鼻炎",可是熟知在幼儿园时,去耳鼻喉科治了半年多,但鼻子仍未治好的母亲,认为到 4 月份也是治不好的,那也就算了。孩子能健康地到处跑,虽然鼻子有些不太通气,也不会影响孩子在学校的生活。

入学前母亲东奔西跑想治好孩子的湿疹、夜尿症,有时就又开始去以前没有去治疗过的远处医院。

即使提防各种事故,但从幼儿园开始还是时有发生,如果不妨碍每天的快乐生活,就不必担心。对健康的孩子来说,许多毛病会随着成长自然痊愈的。孩子正是带着这种渴望成长的心情入学的。

即使被告之孩子"扁桃体肥大",如果至今一直都很健康的话,也不要切除。不过疝气最好还是在孩子上学前治愈它。

为了使孩子以一种新奇的心情上学,即使上面哥哥姐姐的学习用品仍可使用,也要给他准备新的。

选择书包时为了让孩子能使用到 6 年,就挑选结实的,但这对个子矮小的孩子则过于重了。应该以中途要替换的打算挑选。为取得孩子的欢心,书包上带有电视节目中主人公或人物的很多,但早晚会过时的,还是不要买这样的好。书桌的角也不要锐的。

有身体残疾的孩子,可能会被建议到与普通学校不同的特殊学校。在这种特殊学校,每个年级的学生人数在 20 人左右,老师能很好地照顾到每个孩子,且根据不同的残疾有相应的指导教师,每周进行几个小时的特殊教育(盲文、手语、说话指导)。并不是进入普通学校就好,需要仔细考虑孩子的残疾程度、学校接收的态度等,并调查在普通年级教育的残疾儿的状况后,父母再决定是否进入。在西欧也有送残疾的儿童上普通学校的。

508. 左撇子和写字

左手灵巧还是右手灵巧,是孩子天生的。人类如果能发挥自己的长处、弥补自己的不足,那么人生就会是十分快乐的。

人群中右手灵巧的多,因此就形成了以右手为标准的习惯。右手拿筷子,左手端碗,是正确的吃饭方法。但是左撇子也具有基本的人权,当然强制他们使用右手的做法,也并没有什么不可以的。确实,如果练习的话,左撇子的人也可以习惯于用右手拿筷子吃饭、拿笔写字。但是,为此左撇子的人从婴儿开始到上学阶段,要受到多少指责呢?所有左撇子的人,在听到应使用右手的话便改正过来了。但是,也有无论如何用右手不会写字的左撇子。这些人虽然十分难为情,但仍用左手写字。西方人并不矫正左撇子,包括总统、女电影演员也有用左手拿笔写字的。

在日本特别强调用右手写字,是因为写字时用左手写,字的笔画和落笔的方法要改变而不符合规则。但是在现在的日常生活中,用毛笔写字的人几乎没有了。用圆珠笔写的字,笔法的不同则相差不大。这样左撇子就可以用其灵巧的左手来写字了。但十分遗憾的是,字的写法一直是右手写字的人定的,针对左撇子的写字方法尚未进行开发。十分通情达理的学校老师,虽然想让左撇子的孩子用左手写字,但却只知道用右手写字的笔法。左撇子写字与用右手写字的笔法不同,在汉字笔画多时,左撇子使用的笔法也是必要的。

如果左撇子用的笔法发明出来,那么就可以用左手写字了,左撇子孩子的学龄时期也就会愉快地度过,而绝不会因不断地要求他们必须用右手写字使他们烦恼了。主张幼儿左撇子可以不矫正的心理学家和教育学家,认为写字矫正论者是很奇怪的。这是日本教育学的懈怠,必须尽早开发左撇子用的笔法。

因为在幼儿园里还未教写字,故幼儿园的老师便从左撇子孩子写字的问题中解脱出来。但在家庭中的母亲,在孩子开始认字、用左手写自己的名字时,就面临左撇子的孩子写字的问题。这取决于孩子哪只手写的字好,写得快。如果是左手写的字好,就应该让他用左手。

上学后,当老师说"我们学校不允许学生用左手写字"时,家长应该告诉老师"在家里是允许孩子用左手写字的"来维护左撇子孩子的基本人权。如果没有这种信心,孩子是十分可怜的(的确十分可怜)。他们不得不开始进行用右手写字的练习。但随着打字设备的普及,人们就不再要求写字了。

龋齿及其预防　参阅"388.龋齿及其预防"。

孩子的偏食　参阅"465.孩子的偏食"。

智力测试　参阅"472.智力测试"。

环　境

509.孩子发生事故时

与4岁的孩子比较,因为其体力增强了,所以在同样的事故中,这个年龄的孩子受伤的程度就重。就是在床上蹦跳着玩,5岁的孩子也能蹦得很高,从床上向下跳,如果头撞到桌子角上,也可造成重伤。

在幼儿园时常发生从秋千上掉下来摔伤的事故,这是因为孩子们会了一边荡着秋千,一边向前跳下的动作。从秋千上掉下的孩子,多数会发生骨折。腿骨骨折、腕骨骨折时,孩子会因为感觉到痛,而不敢动腿和腕部,这样可知道哪里受伤了。必须尽快拍 X 线片,检查损伤的程度。是单纯的挫伤,还是骨骼受伤,多数从表面上是无法知晓的。因为接骨医生说是脱臼,复了位就不管它也不行。骨折的骨骼不加处理,长期放置的话,骨骼就会异常接合,不得不做手术来矫正。如果不是伴随外伤的复杂骨折,尽早处理,不用手术也可治愈。落地时手掌接触地面,手不能活动时,也可能是腕骨骨折。总之,从秋千上掉下来时,因为相当大的力量合在了一起,所以有必要到外科拍 X 线片,这样做要安全一些。

　　孩子从秋千上掉落或从屋顶、树上掉下来头先着地时,即使是有很短时间的意识丧失,也应送到有脑外科的急救医院。到医院时已恢复正常的,也要细心观察 24 小时。如果意识丧失持续 10 分钟以上时,恐怕就要在医院做头部 CT 检查了。

　　孩子落地时摔了头部,但意识没有丧失,只是哭了五六分钟,一般来说没有什么问题。不仅在幼儿园里受伤,在马路上被汽车、自行车撞倒时,在不知是否撞到头部的情况下,也应按撞到头部考虑,请医生看一下。如果从耳道中渗出透明液体时,必须用急救车送到脑外科医院。因为可能是颅底部骨折,脑脊液外漏而致。

　　有因汽车、自行车撞到孩子腹部,引起内脏(肝、脾、肾)损伤而出血的。内脏出血从外表是无法知晓的。受伤后,孩子即使像平时一样走路、

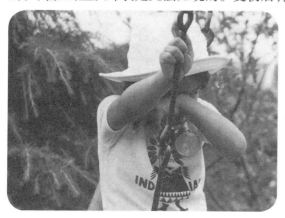

说话,然而有腹痛时,必须要特别注意。第 1 次给孩子看病的医生,不知道孩子的脸色与平时有何种程度的不同,熟悉孩子平时脸色的母亲,发现孩子脸色改变时,必须告诉医生孩子脸色比平时变苍白了。这是因内脏出

血引起贫血。另外,如果与平时相比,出现腹部膨胀了,母亲也必须告诉医生。因为内脏破裂后腹腔内积血,腹部便会出现膨隆。

事故之后,从医院回来,即使没有什么问题,当晚也不要洗澡,必须冷敷头部后使孩子安静地睡觉。排出的尿液,也要盛入透明的瓶中进行观察,肾脏受伤时,尿的颜色会因有血而变红,看到这种情况时,必须马上与医院联系。

与内脏损伤相比,外伤虽然必须要缝上三四针,以后会留下疤痕,但却没有严重的问题。不过汽车、摩托车撞伤时,由于伤口会进土,就有破伤风的可能,因此,平时必须接种破伤风疫苗。

孩子用锤子敲打石头,石头粉末进入眼睛里时,必须到眼科请医生看一下。划伤眼睛,铁片比石片在临床更常见。铁片通过拍 X 线片就可知晓,用磁性大的磁石可将铁片吸出来。

510.春夏秋冬

有的孩子对自然界有很大的兴趣。在城市里长大的孩子,对花草、树木一点也不了解。因此,到了春天花将开的时候,要尽可能地给孩子创造接触自然的机会。在公寓里居住的家庭,也可以让孩子在花盆或阳台上种花。

在夏天要尽可能让他们游泳。在靠近河流、海边的地方,父亲可以教孩子游泳。在游泳池中游泳时,上岸后要用自来水仔细冲洗身体,用干净水清洗眼睛,这是为了预防腺病毒引起的水池结膜炎。学习游泳时,必须让孩子的头部浸入水中。孩子想排出外耳道的水时,经常把手指插进耳孔,如果指甲剪得不好,指甲会弄破耳朵,引起外耳炎。若一拽耳朵就引起疼痛,便可知道外耳发炎了。

暑假里要带孩子去旅行,给孩子留下愉快的回忆。

到了秋天,容易积痰的孩子,会经常咳嗽,喉咙里发出呼噜呼噜声,但如果孩子精神状态很好的话,不必把他当病人对待。来年就要上学了,因此与其过于庇护,不如让他锻炼锻炼为好。运动会也要尽可能地让他参

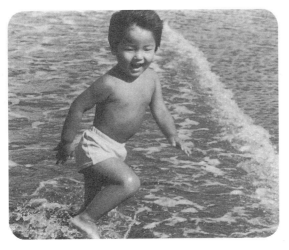

加。每年没参加过的孩子，今年参加了，他就会具有更强的自信。

到目前为止不识字的孩子也会在新年的假期里，通过玩从幼儿园带回来的纸牌，认识一些字了，父母也要同孩子一起高兴地玩。如果有滑雪场，又不是很混乱的话，也可以带他们去玩。

入学前1年的秋天，要进行为上学做准备的健康检查（见507.入学准备）。此时，第一次给孩子看病的医生和在孩子身边陪伴五六年的母亲之间会有不同的见解。虽然医生发现异常之所在，是其本职工作，但在母亲看来，即使孩子有一点异常的地方（如鼻涕多），也知道这并不影响日常生活，而且治疗也无效。

不愿去幼儿园的孩子　参阅"474.不喜欢去幼儿园的孩子"。

在幼儿园没有小朋友的孩子　参阅"475.在幼儿园没有好朋友"。

暑假　参阅"476.暑假"。

异常情况

511.夜尿症

虽说马上就上学了，可孩子晚上还是尿床，母亲对此会十分焦急。但是对于孩子的夜尿症，母亲是一定不能焦急的。如果母亲能平心静气地耐心等待，可以说夜尿症有半数以上可以痊愈。

把夜尿症当作病来对待，可以说是母亲过于神经质了。确实，母亲是最大的受害者,夜里必须要几次叫醒孩子,特别是寒冷的晚上也要让孩子起来多次。每天都必须洗睡衣和床单。每天晾干被褥也是十分辛苦的事。不但比别的母亲工作量大,而且只有自己的孩子尿床,会被这种自卑感所折磨。这样的母亲的心情必然会反映在对孩子的态度上,只要不是非常大度的人,就会对早晨尿床的孩子唠叨说"又尿床啦""都要上学了,还尿床可不行啊""都快有妈妈高了,还……"。现在打孩子的母亲确实减少了,但也并不是没有。如果从孩子的角度来看,也确实有些委屈。孩子并不愿意尿床,只是一睁开眼睛就成了这样。第 2 天还是照样,孩子担心大人会说他没有记性而遭到斥责,这样他的尿频就会更加严重。

夜里尿床的孩子以男孩为多。男性睡觉较沉,女性为了育儿,在听到婴儿哭声或感觉有动作时就能马上醒来。哺乳类动物一到成熟期,基于自卫,夜里都能很快醒来。

夜尿的孩子绝不是智力发育迟缓的孩子,而是那些敏感、精神总是处于紧张状态的孩子。这样的孩子从婴儿时期起白天尿的次数就多,需要的尿布也比别的孩子多,夜里如果母亲起来几次带着上卫生间的话,也可以避免尿床。但是在夜里的 11 点、2 点、5 点,每天晚上都能起来 3 次的母亲很少。即使能醒来,也可能错过时机,孩子已经尿床了,因此母亲也无可奈何,只好听之任之了。另外,屡次叫醒孩子,会使他睡眠不足,而间隔时间的睡眠会更沉,反而更尿床了。

排尿次数多并不是疾病。人群中,有尿次数多的,也有次数很少的,但两者都是生理现象。尿间隔时间长的孩子,到三四岁夜里就不再尿床了。或是母亲起床叫他一两次,他也就不会尿床。尿间隔时间短的孩子,不尿床的年龄会推后一些。有小学低年级就不尿床的孩子,也有到了 5 年级才不尿床的,但这两种情况都属生理状态。推迟不尿床时间的原因是母亲的焦虑。孩子 5 岁了还尿床会感到难为情,因为这种屈辱感而不告诉母亲,于是就会把睡衣揉成团放起来。

要治好孩子的夜尿症,必须将孩子从不安和屈辱感中解放出来,不要把夜尿症当作特殊的疾病对待。即使尿湿睡衣和床单,也要把他当成汗湿一样对待,像不责备出汗一样,也不要责怪孩子尿床。早晨即使尿湿睡衣、床单,母亲也应坦然处之。日常生活中不要把尿床当成话题,人生比这更重要的事情很多,不要把汗还是尿当成问题。傍晚以后限制孩子水分的摄取,会使夜尿减少,但不要对孩子说"喝那么多茶,又该尿床了"这样的话。不必说明理由,悄悄地限制水分摄入即可。晚上的副食也尽量避免吃含水分多的东西。如果夜里叫醒他1次就不尿床的话,就可以继续这种做法。

"在上学前一定要治好孩子的夜尿症",母亲最好不要下这样的决心。我也不赞成总去看医生。听说前面的医生没有治好,后面的医生就会让孩子服用更峻烈的药,制定出更加严格的禁忌。孩子的一生为夜尿症所苦,那是十分可悲的,而实际上只不过是因为孩子紧张而已。

也有孩子信赖的医生说能治好,给孩子增强了信心,随后便真治好了,但这也可能是夜尿到了该结束的时候,受到不安情绪的干扰,而医生排除了这种不安的缘故。有人说在脐下用碘酒画圈能治好夜尿症,经历了用这种方法治愈的人,会这样认为。

所说吃精神安定剂治好了夜尿;用中药控制了尿床;用针灸治好了夜尿;或是用一种床单一要湿蜂鸣器就响起,睡在一旁的父母就能叫醒孩子让他去卫生间的所谓"蜂鸣器设置疗法",使夜尿治愈了等,这些都是临近"结束期"的孩子。女孩子这种情况更多些。"结束期"未到,无论是用药或是其他的方法都不会有长久的疗效。如果用各种方法治疗1个月以上仍无效,最好还是中止治疗为好。因为孩子再长大些,夜尿自然就会好的,因此,即使上学前未治愈,也不必在意。母亲虽然在体力上非常辛劳,但还要继续洗睡衣、床单,父母在临睡前可以叫孩子去1次卫生间。

因为冬天寒冷,会出现已停止尿床的孩子又反复的现象,因此,必须把孩子的被褥弄得暖和些。

引发不幸的是在婆媳不和的情况下孩子出现尿床。当婆婆说晚上尿床是因为母亲没能按时叫醒孩子的缘故时,儿媳为表示自己的真实心情,抛开到目前为止的等待态度,开始领孩子去夜尿症门诊。3点开诊,1点就开始到门诊等，当领到药时已经 5 点了。这样辛苦的就医仍无效时，婆婆最终也就心平气和了，可孩子在这期间却是十分辛苦。

夜尿症，在同一家族中多数在前一代就有，这一点对孩子很有利用价值。"父亲到 4 年级还尿床，叔叔也是同样"，这些话可以给孩子一些安慰。"父亲和叔叔现在都成了优秀的男子汉"，没有比这些事例对孩子效果更好的了。以前不尿床的孩子，突然每晚都尿床的话，必须要检查尿，看尿中是否出现了尿糖。儿童糖尿病可突然发病，出现与以前不同的现象，非常能喝水、女孩子阴部湿疹发痒等症状。这个年龄开始的糖尿病是重症糖尿病，必须及早开始治疗（见 605. 糖尿病）。

尿崩症（见 615. 尿崩症）是脑的一部分发生障碍而引起的疾病，表现嗓子发干，尿量增多，以前不曾有的夜尿现在出现了等。因为是很少见的疾病，所以也可以不考虑。

512. 晕车(船)

幼儿园郊游时要乘车或船，有的孩子则一坐车或船，就会有一种难受的感觉，即晕车（船）。有的孩子不仅晕出租车，连电车也晕。这样的孩子多半是感觉敏锐的孩子，他们对有腥味的东西或葱的气味也非常敏感。

晕车多是由于车一晃动，车内的涂料和汽油的气味混在一起而导致的。但精神方面的作用也有很大关系，看见别的孩子晕车了，自己也马上像被传染了一样也晕车了。

晕车一般认为是内耳中的前庭神经对振动过于敏感造成的。如果在乘车前 30 分钟，服用一些防止晕车的药，就多少会好一些，也在心理方面起到一点暗示性的作用。另外，空腹乘车不行，因此，在乘车前 1 小时应让孩子吃一点东西。

平时就对孩子进行对振动的适应能力训练是必要的，也是有效的。可以让孩子荡秋千摇晃身体，来进行训练。

有的孩子虽晕出租车，但对汽车有一定的适应能力；或者坐汽车晕，但坐火车时就好些，这时候就要反复训练他乘坐晕得不严重的交通工具。

已经不晕车了吧？这种不安感常常会引起晕车。因此，家庭集体旅行时，大家应在车里高兴地谈话，使他忘记晕车的不安。不晕车的时候要表扬孩子，使他增添自信。在幼儿期怎么也治不好的晕车，多数在小学五六年级时治好了。即使各种治疗都无效，也必须乐观地对待。

晕车的孩子必须乘车时，可以让其在汽车的重心部位，头朝着车前进的方向躺着。

513.孩子的低热

上幼儿园的孩子大约有 1/3 左右在午后测腋下体温时，会出现体温超过 37℃的低热。如果每天测全班学生的体温，然后 1 个月左右统计一下，就会出现上述结果，但这与结核没有关系。因为结核菌素反应试验阴性和阳性的孩子同样发热。即使做 X 线检查，低热的孩子也没有结核。这可能是病毒感染后或龋齿等引起的。不过，完全健康的孩子发热也确有实情。低热的孩子像平时一样上幼儿园，也不会发生什么事情。但母亲不了解，健康的孩子也会有低热，因此孩子偶尔发低热就会很害怕。

平时，母亲是不给很有精神上幼儿园的孩子测体温的。孩子因感冒发高烧而休园时，想到今天体温可能降下来了吧，如果降下来了就应该上幼儿园了，这才开始测体温。于是发现了孩子低热，到医生那里说："医生，这孩子低热。"其实，这样的低热可能在孩子感冒前就存在了。如果医生认为低热与结核无关还好，但如果医生认为低热像是由结核引起的话，那么恐怕因此就会自认为是结核了。

医生给孩子下肺门淋巴结结核的诊断，多以低热为出发点。特别是前 1 年接种了 BCG、结核菌素反应试验阳性的孩子最易被误诊。

如果认为低热与结核无关的医生，会对母亲的担心感到好笑，同时还会告诉母亲，去年接种了 BCG，可以不必担心得结核病。即使这样，母亲还是担心的话，可以拍 X 线片，来确诊没患任何病。为慎重起见，也可以检测血沉，如果血沉也正常，母亲就应该相信医生的话，送孩子上幼儿园，也就不必测孩子的体温了。

　　如果认为孩子既然低热就一定是有病,而从 1 个医生转到另 1 个医生四处求医,那就会遇到告诉说孩子是"自主神经功能紊乱"或"链球菌感染"等的医生。有患微热恐惧症的爷爷、奶奶的话,多半会得到这样的结果。

514."哮喘"

　　过了 5 岁才开始患哮喘病的情况,请仔细阅读"370.'小儿哮喘'"。想只通过药物治好哮喘,是很难达到目的的。从婴儿期开始,肺部容易积痰,发出呼噜呼噜响声的孩子,到三四岁逐渐夜里发作越来越严重,这种情况的孩子,如果他的生活没有一个大的改变,便不能很好地去上学。从三四岁开始的哮喘,治不好的孩子大多是很懂事、智商高的孩子。他们认为自己被"哮喘"这种大病困扰,对父母要威风,但在外人面前却很怯懦。这种情况最要不得的是,以孩子为中心,任凭孩子的摆布而过一种无规律的生活。孩子稍微咳嗽就不去幼儿园,今天懒了就可以睡到任何时候,这样做是不行的。要养成所有的家庭成员都要遵守家庭生活规律习惯,孩子也不能例外。5 岁还没让他养成有规律的生活习惯,上学后,他便会讨厌学校。即便有一点儿咳嗽,只要孩子能走路,就不要让他请假。另外,对这样的孩子,即使迟到了,幼儿园的老师也要表扬他。如果能一点一点地坚持下来,对幼儿园产生兴趣,那么即使有点咳嗽也不会请假了。

　　哮喘,虽说是由体质决定的疾病,但因精神因素而导致的例子也不少。进行斯巴达式严格教育的母亲,当孩子得病时也会变得十分温和地领着去看病。有母亲白天对孩子进行严厉的体罚,晚上孩子便哮喘发作的例子。这是由孩子希望母亲能温和对待自己的愿望而引起的哮喘。

　　看了孩子的脸后,便说"可以了,吃这个药,打针"的医生,孩子已经不信任他了。为了治疗成功,病人和医生之间必须建立感情上的联系,这一点没有比在治疗哮喘这种情况更明显的了。从某种意义上可以说,把积痰的孩子逼到了哮喘,是那些并不是想救孩子,而只是想"治疗"咳嗽的忙碌的医生。用扩张支气管的交感神经兴奋剂,作为预防吸入时,伴随着一定的危险,而只在发作时使用是安全的。

容易积痰的孩子跑步后,气管马上就会发出呼噜呼噜的响声。由于害怕这一点,而不让孩子运动,体力就不会增强,因此会出现只稍微运动便呼吸困难的现象。因此,必须制止这种恶性循环。凉而干燥的空气对气管是一种刺激,因而最好在温水池里游泳,通过温水池治好哮喘的例子很多。希望经营者把水池建成除热心培养运动选手的场所之外,更要注意建成1个不要传染疾病的场所(禁止有结膜炎、皮肤病的孩子游泳,安装洗漱、淋浴的设备)。

515.腿痛

有的孩子到傍晚就说腿酸软或腿痛,也有的晚上上床后说腿痛。有说不清是哪儿痛的,也有说是一边或两侧膝关节痛的。测一下体温也正常,到了第2天早晨,又若无其事地上幼儿园了。当孩子说关节痛的时候,母亲会担心孩子是否患了风湿性关节炎,便领着孩子去看医生,可血液检查结果没有异常。于是又怀疑孩子是不是有骨折,在整形外科拍了髋关节、膝关节的 X 线片,也未发现哪儿有异常。尽管如此,孩子夜里依然说腿痛,母亲只好每晚都给孩子按摩腿。这种"疾病"虽有"成长痛"等称呼,但其原因不明。特别是郊游等活动后,会更加疼痛,因此这大概与疲劳有关。有人认为腿酸痛易患脚气病,但现在一般的家庭饮食都不会引起维生素 B_1 缺乏。如果注射了1周左右的维生素 B_1 还不见效,就应该想到不是脚气病。

扁平足也被认为是腿痛原因之一,从外表看脚心的地方,如果只是扁平,不能说是病。让他勾起脚趾,如果脚心显出下凹的话就不要紧。战争年代,扁平足的人在部队持枪行军时,经常落后,因此限制扁平足的人参军,但在和平时代要求并不十分严格。

经过各种治疗,腿部酸软却怎么也治不好,一般过一段时间,会不知不觉地忘了。女孩子虽然也有,但以男孩子多见。为了促进血液循环,可从脚到膝部进行按摩,或按压脚底部,来缓解酸痛。如果 X 线片证实骨

骼没有变化,自然就会痊愈的。·

516.做怪相

做怪相与其说是疾病,不如说毛病更确切。眨眼睛、故意咳嗽、咂嘴、歪嘴、歪脖子、缩肩、晃动上半身、吸吮手指、咬指甲、咬头发以及毫无意义的重复等,不管哪一种,很多孩子都有其中一种毛病,也有有几种毛病的。他们多见于 4 ~ 10 岁的男孩。

孩子做怪象,最初是因为眼睑长了东西或嘴角糜烂而引起,会持续很长时间。也有的孩子看见其他孩子做才开始做怪相的,自己并没有意识到。母亲虽说了这样做样子很难看,赶快停止,可孩子却做得更严重了。

作为母亲来说,看到孩子这样当然会很在意,但也还是要装作不知道为好,这样孩子便会很快纠正过来。孩子一热衷于做什么新的游戏和玩塑料模型,就会忘记做怪相了。给孩子买他意外的礼物也是使他改掉毛病的好办法。有半个月到 1 个月痊愈的,也有持续半年时间的。不了解有这种毛病的父亲,会批评孩子“不要任性,不要故意地咳嗽”,但这样反而会妨碍自然好转。

有人认为是由于不能满足孩子的要求,或因为母亲过于唠叨,才使孩子做怪相的。这种观点是不对的。因为即使在父母和子女关系和睦的家庭中,出现的比例也不少。孩子做怪相会随着成长而痊愈,因此,母亲也不必认为是因为自己不好,才使孩子这样的而自责。

如果孩子意识到自己的怪相,并立志一定要改掉毛病的话,最好就不吃药。因为能立即止住出怪相的药的不良反应也是很可怕的。如果孩子除做怪相外,其他方面生活都很正常,而且又很有生气的话,就不必担心。生活的欢乐,早晚会消除怪相这一毛病。不要因为孩子做怪相,就使孩子快乐生活发生改变,不能削减孩子的活动能力。

517.心音异常

到目前为止一直很健康的孩子,在幼儿园健康检查或入学前健康检查中,有的被告之"心音不正常"或"收缩期可听到杂音"。在幼儿园一有这样的事情,就会成为重点照顾的对象,不让这样的孩子进水池游泳,运动会上也不让参加赛跑。在幼儿期,很多孩子即使没有心脏病,在心脏听诊区也可听到杂音。医生应该称之为生理性心脏杂音,或功能性心脏杂音。这种杂音无害的证据是孩子以前无论进行多剧烈的运动,也没有显示出心脏有毛病的事实,这一点是很重要的。即使拍 X 线片,心脏的形态也无异常。做心电图,也找不到异常。

听诊好的医生很容易发现 15 岁以下的孩子中,半数有生理性心脏杂音。7 岁后逐渐听不到杂音了,待成人后又有很多人可听见杂音。以前完全健康的孩子如果告知有心脏杂音时,要带他(她)做 X 线检查和心电图。如果没有任何异常,可以让医生出具"功能性心脏杂音"的诊断书,让孩子准备上幼儿园或学校。如果不是这样,健康的孩子被当成病人,就会失去锻炼身体的机会,精神上也会有很大的影响。

幼儿园和小学老师也必须具备这方面的常识,对医生说有"异常"的孩子不进行调查,便以"君子不近险"的态度,不让他进水池游泳、参加运动会,这是教育工作者的失职。

518."扁桃体肥大"和增殖体

所谓的扁桃体肥大,完全是一种习惯性的说法。让孩子张开嘴检查时,可以看到在咽喉的深处两侧的扁桃体突出、增大。以只是因看着大为理由就切除正常的器官,只能说是一种草率的行为。人的其他器官没有因为大就切除的。扁桃体不是人体不需要的器官,在那里,淋巴细胞可以产生抗体。

扁桃体增大,有的人不称其为"扁桃体肥大",而给它命名为"扁桃体炎"。但实际检测一下切除的扁桃体,便可了解到扁桃体越大,其细菌越少。

　　某一器官是正常还是异常,不应该凭形状的大小来确定。只要在日常生活中不带来任何妨碍,就应该认为其功能正常。即使从外表上看体积偏大,孩子到了小学高年级时也会自然变小的。由扁桃体增大所引起的物理性症状(发音时带鼻音、打鼾、经常张着口、饮水困难)也会自然消失。孩子本身能健康地、愉快地生活,就不应该因母亲的担心而做手术。

　　孩子健康检查后被告知"扁桃体肥大",这时,如果孩子一直都很健康,就不必在意。正常的器官,不应该损坏,所谓扁桃体增大就容易感冒的说法,只不过是单纯的想象而已。扁桃体被称为二次淋巴样器官,它是排除侵入异物,并产生相应免疫作用的淋巴细胞的重要器官。即使有暂时性的增大,以后慢慢会变小,能自然治愈的东西,顺其自然是明智的。

　　日本是世界上切除扁桃体最多的国家,别的国家即使以前做过扁桃体切除,但近年来也不做了。为什么只有日本的孩子切除扁桃体呢? 是因为医疗机构约束了医学进步。在学校、幼儿园的健康检查中,孩子很多,以 1 小时 50 人的速度依次检查,如果扁桃体肥大不算病的话,就看不到真正的病了。

　　只要有认为扁桃体肥大是病的错误思想,就会实行有害无益的手术。只要医疗作为营业性机构,手术就必须付钱。学校的定期健康检查发现扁桃体肥大,并且学校又从医生那里获取了扁桃体肥大的诊断证明。

　　学校和幼儿园究竟有没有因扁桃体肥大就要求孩子做切除手术这个权力呢? 那是对个人决定权的侵犯。我并没见到那些被要求切除扁桃体而未照办的孩子,到成人时发生过什么障碍。但是,虽被劝告说最好不要切除,可还是有做了手术的孩子,且有在切除扁桃体时因出血而死亡的。

　　正常的扁桃体不应切除。手术也不是 100% 的安全,因为有麻醉事故、出血等危险,事故多在手术后 24 小时内发生。因此,万一手术,要住有急救设备的大医院,而决不能在门诊做。

　　不要因为收到了"扁桃体肥大"的诊断,就认定一定得手术。即使被告知一定要切除,也最好与熟知孩子以前情况的医生仔细商量后再决定。只是单纯的扁桃体肥大,没化脓,也不影响呼吸、吞咽,医生也许会建议不切除。与第1次给自己孩子看病的专科医生相比,还是从小时就给孩子看病的医生更了解孩子的情况。学校的老师也不宜提出要照搬专科医生的治疗方案。教育工作者,不要成为医生的行医中介,而应该考虑对孩子是否有利。

从咽喉的深部到鼻腔,淋巴器官发达的腺体称为腺样体(即咽扁桃体)。因为它也是二级淋巴器官之一,所以原则上最好不要切除。因咽扁桃体过度肥大,有时会堵塞联络耳朵与咽喉的咽鼓管,引起一过性的耳聋,但一般多数在2~3个月内会自然痊愈。

519.“滤泡性结膜炎”

没什么异常的孩子,在幼儿园健康检查后,母亲接到了“您的孩子患了滤泡性结膜炎,请到眼科去治疗”的诊断通知时,母亲着实被吓了一跳。带着孩子来到了眼科,翻开眼睑,在下眼睑内侧,可见到像青鱼籽状的小颗粒,医生会说:“这是滤泡。”不过,在眼科医生会说:“这是谁都会有的生理性淋巴组织,因为你家孩子比较突出,并不是什么特殊的病,就当治疗完了,给你开个证明。”于是给孩子滴了眼药水,就算完事了。但并不是所有的医生都这样。有的医生会说“每天来医院治疗一段时间吧”,然后把滤泡一个个挑破。因为幼儿园要治疗结果的证明,因此开始时孩子也主动去治疗,但治了很长时间,医生也不说“治好了,不用来了”。其他孩子在高兴地玩时,自己却不得不在医生的候诊室等待,因此对去医院产生了厌烦,不一定什么时候就放弃去医院了。这便是“滤泡性结膜炎”治疗的一般经过。

被说是“滤泡性结膜炎”的,并不完全是结膜炎。既然是结膜炎就必须有炎症的症状。可是孩子的眼睛完全看出有炎症,既没有眼眵,也不发红,只是可以看到一个个突出的滤泡。滤泡是淋巴组织的集合,谁都必须有的东西。即使弄碎也必然要再生。医生之所以说不容易治愈,就是因为不断地再生,只要治疗,不管治好治不好,医生都要收费。只要现在的医疗制度存在,"滤泡性结膜炎"就要被"治疗"。

仔细观察来小儿科的小孩的眼睛,就会发现在 4～5 人中,就有 1 个孩子的滤泡可以被清楚地看到。随着年龄的增长,会越来越不明显,到中学时就会看不到了。

与第 1 次给自己孩子看病的眼科医生相比,从婴儿期开始就给自己孩子看病的医生更了解情况。如果清楚很早以前就有滤泡了,而对孩子的生活又没有任何妨碍的话,希望医生能劝告孩子的父母,不要处理它,要顺其自然。

520. 近视和眼镜

在健康检查中,偶然发现孩子近视时,大多数父母都会有孩子还小,不戴眼镜也没关系的想法。实际上,在幼儿园生活中,孩子不必抄写老师在黑板上写的字,所以不戴眼镜也可以。但这不能说这个年龄所有近视的孩子都可以不戴眼镜。

如果孩子近视很严重,看远处的东西时很困难,那么孩子在户外的活动必然会减少,就只好在屋里看书了。母亲却高兴地认为自己的孩子喜欢学习。但是,这样的做法与这个年龄的孩子是不相称的。这个年龄的孩子应该是每天大部分时间在户外玩才正常,因为近视不能在外面玩,没有办法只好在屋里看书,这样的孩子就有必要让他戴眼镜。

近视的孩子戴上眼镜一下子能看清很多的东西,这会唤起他们对户外游玩的兴趣,而结束闭门在屋里看书的生活。如果不戴眼镜又看书、又看电视,会加重近视,这样户外活动会更少了。

近视到什么程度才需要让孩子戴眼镜呢? 这要根据实际生活的情况来决定。能否看清人行横道对面的红绿灯,是十分重要的。如果能很好地识别信号灯,也能经常到户外玩的孩子,多少有点近视也可不戴眼镜。

一旦戴上眼镜,在户外就不必说了,即使在屋内也要戴着(这样,孩子可以看得很清楚,因此,他会继续戴下去)。看书时也可以摘掉眼镜,但房间的光线要充足,不过寝室的光线要调得暗些。

不管戴不戴眼镜,到 22～23 岁时,近视度数都会稍有增加,应每年至少到眼科检查 1 次。人们经常提到假性近视,其实发病的人数并不多。一般的近视是眼的屈光装置正常,但眼轴变长,成像在视网膜前方。假性近视是睫状肌痉挛,透镜的屈光度增强。虹膜炎和外伤可导致短期内出现上述情况。如果是假性近视,只要给予解除睫状肌痉挛的药,视力便能恢复正常。也有的人认为,发现的所有近视都可能是假性近视,因而采取治疗措施。但我认为如果进行 1 个月的视远训练,视力还不能恢复正常,则应排除假性近视,而考虑是一般近视。

521. 慢性鼻炎

在幼儿园的健康检查后,流鼻涕的孩子会给父母带回这样一份家园联络单:"您的孩子患有慢性鼻炎,请带他到专科医生处治疗。"母亲十分担心地领孩子到耳鼻喉科就诊,医生说:"请每天到医院来洗鼻。"于是母亲每天都要带着孩子去耳鼻喉科。孩子洗鼻后 1 小时或 2 小时之内鼻下是干净的,但之后又开始流鼻涕。母亲满怀希望地带着孩子往医院跑了 1 个月,孩子的病情却一点儿也没有好转,这时孩子已经厌倦,也就不再去医院了。虽说不去医院,可流鼻涕的情况也没有加重。孩子和治疗前一样,每日很有精神地生活,母亲看到治疗和不治疗效果一样,也就不再带孩子去医院了。

虽然并不能说所有慢性鼻炎均如此,但大部分是这样。有的孩子流鼻涕较多,这也许是由于副鼻窦炎所致。但这个年龄通常不做鼻窦手术。不过,要使经常流鼻涕的孩子不流鼻涕也不是件容易的事。孩子本人不介意,对生活也无妨碍,洗鼻又不能治好流鼻涕,如果是这种情况,还是不要认为是疾病。孩子长到 5 岁,就训练他自己擦鼻涕。

天天去看医生,还是不能治好,会使孩子产生一种自己的鼻子有毛病治不好了的感觉。这会给孩子的生活蒙上一层阴影。治疗 1 个月还没改善的话,最好中止治疗。如果 2～3 年前就知道孩子流鼻涕多,为不使他产生自卑感,还是不治疗为好。认为慢性鼻炎能使人脑子变笨,纯属无稽之谈。鼻涕稍多些,对以后生活没有什么影响,可以同出汗多一样看待。

522.包茎

医生所说的包茎,是指阴茎的包皮不能上翻使龟头露出的一种状态。喜欢清洁的母亲,在浴室想给孩子洗龟头而上翻包皮,却翻不过来,这才发现孩子包茎。但在哺乳期包皮完全不能上翻是生理性的。2 岁左右可以上翻一点,5 岁时,由于龟头和包皮还粘连着,所以还不能像成人那样露出龟头。直到青春期才能自然上翻露出龟头。如果过了青春期,还存在着粘连而翻不过来,就应按包茎进行治疗。手术也十分简单。

幼儿期包皮边缘很紧,出口又狭窄,排尿时,尿液进入并贮留在包皮和龟头之间,有时会使阴茎肿胀得像个灯笼。即使 2~3 岁还有这种情况,也不用急于手术。到 4~5 岁时包皮会逐渐变松弛,孩子就可以像普通儿童一样排尿了。因此只要没有排尿困难,就不必管他。

可是当排尿不畅,小便不能形成线状,而是滴滴答答地排出,孩子本人也很费力时,就应该到泌尿科去检查一下。过于用力排尿,会引发潜在的腹股沟疝气。

包茎在幼儿期是一种生理现象,所以不要上翻包皮去洗龟头。即使有些脏物积存也不要紧。曾做过包茎手术的父亲注意到这个问题,去上翻孩子的包皮,这是不可取的。强行使包皮上翻,会使包皮边缘勒紧龟头,再加上阴茎勃起,就更不能恢复原状,这样会使龟头肿胀成紫色。这种状态被称为"嵌顿"包茎,应马上去泌尿科,越早越易治愈。

523.疝气

经常有从婴儿期就有腹股沟疝气,但没有痊愈,而带到了幼儿园的孩子。多数情况是医生劝他们做手术,可是母亲担心孩子疼痛而不做,一直拖延到现在。其中有的孩子到了 3~4 岁后,又发生了新的疝气。

女孩子不明显,但在男孩子,有的会发生肠管从腹股沟或再下方脱出到阴囊,使其肿胀得很大。

由于过了婴儿期,很少发生嵌顿的情况,所以孩子的父母认为即使有疝气也无妨,而轻视医生的手术建议。疝气对孩子来说是件麻烦事,跑步也受干扰。患阴囊疝气的孩子当众裸体时,会被别人取笑、嘲弄。害羞的孩子,容易产生自卑感。

在这个年龄有疝气的孩子,最好尽早手术治疗。手术没有危险。疝气不可能自行消失,即使一时消失了,用力时又会脱出。用橡胶做的疝气带也不安全,并且这个年龄孩子的疝气用疝气带已不能治愈了。

524. 湿疹

幼儿时期就有湿疹,上幼儿园时仍未完全治好的孩子并不少见。这个年龄段的湿疹不在头面部出现,而是在肘部和膝部等屈曲处出现,这些部位的皮肤变得粗糙、坚硬、肥厚。上学前的健康检查时,被告知要治好湿疹,母亲便开始着急了。但从幼儿期开始出现的湿疹,如果在日常生活中没有什么特殊障碍的话,就不必急于进行新的治疗。之所以这么说,是因为以前进行了多方治疗,才稳定在现在这种状态。

含肾上腺皮质激素的外涂药也好,含焦油的涂擦剂也好,含抗组织胺的涂擦剂也罢,这些药都被用遍了。至于哪种与哪种组合使用好? 哪个时期使用无效? 这些母亲是最了解的。如果患儿湿疹持续 2～3 年,那么,母亲也应很清楚湿疹在什么季节出现或消退。

湿疹也和食品有关。生鸡蛋便是主要原因之一。但与吃了什么或没有吃什么无关的、不明原因的湿疹也很多。想通过蔬菜疗法来治愈湿疹,这对正处于成长期的儿童来说是十分有害的。

一般在湿疹要变严重时,最好不要洗澡。冬天用被炉取暖或屋子过于暖和会让孩子感到瘙痒。

切忌搔抓。原本马上要好的湿疹又严重起来了,多数是孩子感到瘙痒而搔抓的结果。如果忘记了好好剪指甲,用指甲抓过的地方就会侵入细菌,引起化脓。虽说不搔抓是防止湿疹恶化的秘诀,但也不必将睡眠中的孩子的手绑住。残雪样的湿疹残留在肘关节内侧、膝关节后面,缠上绷带能防止搔抓,但腋下的湿疹却没有办法,这些情况母亲都十分清楚。母亲比初次给自己孩子看病的医生更了解患儿的情况。因此,即使现在重新让别的医生诊治,也不能指望很快治愈。

如果服用肾上腺皮质激素,湿疹的确可以暂时性好转,但效果不能持久,湿疹还会复发。如果为了抑制复发而增大药量,那么服用 1 个月后,会因不良反应而出现满月脸。这种情况也是屡见不鲜的。

除患有湿疹外,还有肺内积痰,被称作“喘息性支气管炎”的孩子,湿疹治好了,却引起了“哮喘”。所以残留某种程度的湿疹好像成了防止“哮喘”的安全阀。因此,即使肘、膝内侧残留一点湿疹,只要孩子不太在意,稍擦些含焦油的涂剂即可,不要奢望彻底根治。在与湿疹“和平共处”的过程中,湿疹会逐渐减轻。到小学高年级时,多数孩子可以好转。

不要认为孩子明年就上学了,在此之前一定要治好湿疹。和湿疹的“交往”是长期的事情。母亲为使感到瘙痒的孩子不搔抓费尽心机,满怀希望尝试用药,却又大失所望。1 小时处理 30 名患儿的医生,与患儿父母初次相见时,怎能理解父母的种种艰辛呢? 倒不如相信时间老人。

患有湿疹的孩子并不都患有哮喘。湿疹和哮喘是各自独立的,只是两者共存的情况多见而已。夏末时,湿疹突然变红,有浆液流出,并在皮肤外表形成痂皮。这多是游泳后发生的。这是在湿疹基础上添加了水疱疮,因此,要治疗水疱疮。

525.梦游

有的孩子睡后 1 小时左右,突然坐起,是因为做了噩梦。当被询问是怎么回事时,孩子会叙述梦的一部分,不是被怪兽追赶,就是被刀砍,多半是电视中看过的场面。即使长期持续这种状态,也不要让孩子吃药,不看电视就会好的。

与上述情况不同的是,孩子在熟睡中突然起床,在屋子里来回走,大声喊叫,也有的凝视空中。问他怎么了,也不回话。如果把他摇醒,平静几分钟后又睡了,第2天早晨再问起昨晚发生的事,孩子已经不记得了。因为是在睡眠最沉的时候发生的事。这种情况被称为睡眠行走(俗称梦游),是一种睡眠障碍,不是癫痫,也不是精神病。英国的精神科医生让孩子父母持续4~5天观察孩子发生梦游的时间。如果大致确定了,就在那个时间前10分钟或15分钟叫醒孩子,过5分钟后再让他睡觉。这样持续1周可以治好梦游。在吃药治疗前,请试试这个方法。

可能是有什么令人不安的事情引发的不平静。这个年龄的孩子对不安印象不是那么深刻,生活的欢乐必然会除去不安。

如果是由于最近让孩子独自在别的房间睡觉而发生那种情况,那么很可能是孩子想和父母一起睡觉而致。孩子夜游时无意识地打开门是很危险的,所以还是和原来一样,让孩子同父母睡在同一房间为好。到了第2天早晨也不要说昨晚你睡迷糊了。如果是由不安引起的,这样一说会更增加孩子的不安。夜里要把门锁严,让孩子打不开,孩子周围的刀具和锐器也要收藏好,以防万一。笔者不赞成为了不出现夜游而让孩子吃药的做法,这样会使孩子认为自己得了病。最好是白天让孩子在户外充分运动,身体疲倦了孩子便可安然睡觉。睡觉前不要让他看成人的恐怖剧。

扁桃体肥大或蛲虫并不是引起梦游的原因。笔者并不反对驱除蛲虫,但不赞成做扁桃体肥大手术。

526.咬合不正

牙齿不能很好地相互咬合,有各种原因。牙齿的位置改变,牙齿排列的弓形狭窄、过尖、或上下牙齿排列前后不合等,还有的是因为颌骨的形状改变,不只是牙齿排列的问题。

上下牙齿排列总是完全整齐对应地咬合是极个别的,多数人是上列牙齿的内侧与下列牙齿相接。只要不是从外表看像嘴唇闭不上一样,上列牙齿突出,或兜齿,或刷牙都很困难的齿列不齐,就不必十分在意。即使一家人都有某种"咬合不正",但如果都作为一个正常的社会人而出色地工作、学习、生活着,那么"咬合不正"也并不影响人生。

轻度咬合不正从外表看不出来,但矫正齿列的工具会使嘴看上去合不拢,而且安装矫正器以后,难以彻底地清洁口腔,因此容易产生龋齿。如果是能够摘下的矫正器,因孩子厌烦而不戴,会成为母子不和的原因。通常面骨未长成的小孩,不必矫正,到中学时可能长正。如果被建议做齿列矫正,也要好好考虑一下咬合不正的程度,以及治疗的负担(包括经济方面的)。厚生省不把齿列矫正作为健康保险的项目,大概是怀疑其必要性和效果吧。未见矫正 40 ~ 50 年后效果的调查结果,也是小儿科医生持怀疑态度的一个原因。请做齿列矫正的医生也仔细考虑一下孩子的年龄及其生活,重新判断使用矫正器是否合适。

突然高热　参阅"435. 突然高热"。

腹痛　参阅"437. 孩子的腹痛"。

盗汗　参阅"438. 盗汗"。

尿频　参阅"439. 小便间隔时间变短了"。

排尿痛　参阅"440. 排尿时疼痛"。

自慰　参阅"442. 自慰"。

口吃　参阅"443. 口吃"。

自体中毒　参阅"444. 自体中毒症"。

蛲虫　参阅"448. 夜里肛门痒"。

荨麻疹　参阅"451. 荨麻疹"。

经常发热　参阅"479. 经常发热"。

腹泻　参阅"480. 腹泻"。

儿童鼻衄　参阅"482. 孩子的鼻血"。

发热抽搐　参阅"483. 抽搐"。

趴着睡觉　参阅"485. 趴着睡觉"。

集体保育

527.培养生机勃勃的孩子

进了幼儿园的孩子总是生机勃勃,老师随叫随应,高高兴兴地参加同伴的游戏活动,这就是集体保育的出发点。关于集体保育的条件,请再阅读一下前面的相关内容。

孩子一过 5 岁,他的自立性就更强了,作为社会一员,他会进一步融入到包括成人在内的人际关系中。他们虽然在智力上还不能理解成人的内心世界,却能够通过表情语气来了解成人的情绪。早晨由于过于匆忙,老师没能修饰面部,孩子就会说 :"老师,今天您没化妆吧。"如有心事放不下,孩子还会问 :"老师,您今天身体不舒服?"孩子们很会"察言观色"。所以,为让孩子生机勃勃,老师自己也要精神抖擞;为了让孩子觉得园内生活快乐,老师自己也要觉得上班很愉快。就像孩子需要宽阔的运动场和休息室一样,幼儿园或保育园的老师们也需要彼此关系的和睦、融洽。老师应该感觉自己是自由的。就像孩子王的支配使孩子痛苦一样,老师中的"头儿"的支配也会使他们心情不快,失去活力。

老师在面对孩子时,应该感觉自己生命力非常旺盛。为此老师不应过度疲劳。现在的保育园,由于母亲工作的原因,保育时间很长。从早上8 点到下午 5 点,要求老师一直精神饱满地不停地工作,他们身体上是难以承受的。很多保育员病倒,就是这样超负荷工作的结果。为了维持现行的长时间保育,应该设法缩短保育员的工作时间,实行倒班制,以保证保育员有充分的休息时间。

要求保育员长时间照看孩子的母亲,也应该想一想,孩子的老师累倒了,孩子的教育怎么办?幼儿园或保育园,可有可无的事务过多。为了让老师专心教育孩子,应该另找他人负责事务性工作。如果不能马上做到这一点,也应该进行一下总体检查,看一看那些各种各样的记录,是否对孩子的保育的确有必要。把全体保育工作者召集起来,希望他们改正不必要的工作习惯时,双方的协商一定要在平等的气氛中进行。

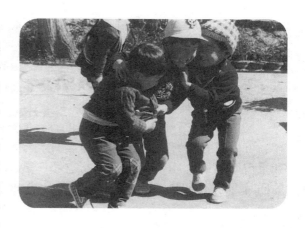

为了维护教育工作者的尊严,老师的打扮不应比同龄的女性差。现在日本幼儿教育工作者的报酬过低,老师们受到的劣等待遇,多多少少地扼杀着他们的积极性。因此,幼儿教育界,不应该只想着"少花钱多办事"。

教育工作者彼此自由平等,老师在孩子面前才会活泼开朗。同样,如果老师不是一视同仁地爱所有的孩子,那么他们就会表现出失望情绪。如果老师偏爱某个孩子,在老师自己察觉之前,孩子们就已经感觉到了。所以,老师不要"偏爱"而要"博爱"。

528.自己的事情自己做

在自理能力方面,刚入园一年的孩子与两年前入园的同龄孩子相比有着相当明显的差距。早入园的孩子,自己穿脱衣服;手脚脏了自己洗;自己的东西自己收拾到柜子里;身边的琐事一般不用教师帮忙。刚入园的孩子,有的还不能独自去卫生间,还有的不提醒就不知道洗手。那些经常由别人给穿脱衣服的大家庭中的孩子,有的还不会系扣子。但是,这样的孩子经过 1 年的保育,也会跟上较早入园的孩子,逐步能生活自理。

对于 5～6 岁的孩子,重要的不是让他们会做力所能及的小事,而是要培养他们自己的事情自己做的独立意识。让每一个孩子都认识到"自己是集体中的一员,互相帮助会使集体更加快乐"的道理。

　　如果孩子从 4 岁开始值日,现在就可以胜任更为复杂的事了。但是不要给孩子留下值日是苦役的印象。应该通过值日来培养孩子的自尊心,没有自尊心,孩子就不会有责任感。为此可以在值日的标志上下点功夫,如装饰鲜花、系上蝴蝶结等(关于责任请参照"496. 从 5 岁到 6 岁")。

　　根据每个孩子的天分,采取各司其职的方法,也能培养孩子的合作精神。可以在庭院的空地种花、养兔、喂养金鱼。农村的幼儿园或保育园,如果占面积很大,还可以让孩子帮着做鸟巢、建兔窝,在体验劳动的欢乐的同时,孩子们可以亲眼看到大家合作的成果。

529. 发挥孩子的创造性

　　一过 5 岁,孩子们的智力水平有很大的提高,也就能更积极地协助老师工作。老师认真上课,孩子能够记住,并且能把学习内容复述出来。老师因为迷恋这种教育成果,就更在"小学化"的课堂讲课上下功夫。而且幼儿园、保育园,只有教室有像样的设备,所以上课好像是理所当然的事。许多幼儿园、保育园在狭小的房间里看护众多的孩子,所以,为了使室内保持安静,常常以"集中保育"之名组织上课。

　　由于上述外部因素,现在幼儿园或保育园内 5～6 岁孩子的保育,多

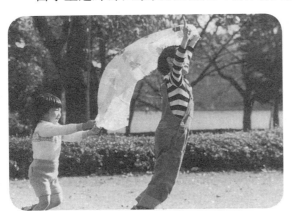

是模仿小学的课堂教育进行,并称之为"课程系统化"。其实这是无视孩子们的个性发展特点,而把成人的教学计划单方面强加给孩子。

　　5～6 岁这一年龄阶段,是自由游戏的高峰期。由于孩子们生

活内容更加丰富,表现手法日趋多样,互助关系日益加深,所以游戏生活也就更加充实。人的一生之中,恐怕再也没有哪个阶段比这时对游戏更专注、更倾心的了。

有人认为应把入学年龄提前1年,但笔者认为应该把这1年属于孩子自己的生活奉还他们,使他们永远不会忘记"创造"所带来的欢喜和快乐。何况在游戏中,还可以让孩子掌握在课堂上学不到的做人的美德。只是由于幼儿园或保育园狭小,不便于进行开发创造性的游戏,所以就以上课为主,其结果导致了上学年龄提前的说法的产生。为了保证孩子们有快乐童年、能自由自在地游戏,就要扩建幼儿园和保育园,还要备齐各种游戏器具。可惜孩子们再也不能像过去那样在马路和空地玩耍了,从孩子们那里夺走游戏空间的成人们,应该意识到这是"犯罪"。

说是为入学准备,而教孩子读、写、算,这样浪费1年时间实在可惜。入小学前1年,不要把知识作为任务来灌输,它应该作为游戏的副产品,被孩子自然而然地掌握。指导孩子创造游戏式的生活,让孩子在游戏生活中自然而然掌握知识和技能,像写即兴诗一样,有感而发,这是老师的指导艺术的体现。既然孩子的游戏是创造,那么老师对游戏的指导也是创造,往往越是没有创造才能的老师,越是喜好系统化的课堂教学。

游戏因孩子内心世界的丰富而变得更加快乐,因孩子表达能力的提高而变得更加多彩。为了使游戏活动更加多姿多彩,就必须让孩子走进大自然,亲身观察和体验。为了对讲故事、绘画、泥塑等活动进行技术性的指导,课堂讲授也是必要的。但是5~6岁的孩子,上课最好每天只进行1次,每次30分钟左右。如果孩子不感到疲劳,每天两次亦可。

如果1个班配置2名教师,班级人数为25名左右,上课可以划分小组进行上课,也可以在自由活动中进行。随机由上课自然地转入游戏或游戏自然地转入上课,这样往往能更好地发挥孩子们的创造性。

把在观察自然时捕捉的昆虫送进在沙堆上建好的动物园;连续听几天童话后再扮演童话中的主人公;在采集石子、跳绳中学会数数,等等,这些活动效果都很好。

为了充分发挥孩子的创造性,不要给孩子套上"5 岁孩子应该达到什么程度"的框框。教师对"表现很好"的孩子(即有能力的孩子),不要限定他的发展空间,要力争让他得到更大发展。

有的孩子不善于爬高却喜欢童话,不知不觉就会认字了。那么,可以让他在园内的图书馆读书。同样,让有绘画能力的孩子独自去画画。但是,不应该把这样的孩子看作"天才",或者同其他孩子进行比较,或者向其他班级的老师炫耀。如果对其他孩子的家长讲了,就会引起家长进行"天才竞争",就会扰乱教育工作。

不仅绘画、识字是天分,在园内庭院奔跑、跳绳、帮小朋友赢球等都是天分。只要孩子的创造力得以发挥,孩子享受到创造的快乐,什么样的天分都可以。不应该在天分上给予不平等待遇。不能因为孩子某一方面不尽如人意,就挖苦孩子。有的孩子跳绳不行,但却喜欢音乐,能分辨曲调,喜欢弹琴,对这样的孩子,可以根据他的爱好培养自信。

无视孩子的天分,花好几个月的时间训练孩子做团体操之类的统一动作,然后表演给领导看,这种做法背离了教育的宗旨。本来保育就是教育,官僚式的由上而下的命令,只能让教育工作者的创造性"萎缩"。

530.正确地使用语言

如果仅仅做到发音准确,语法没有错误,还算不上正确的语言。语言是人们沟通心灵的工具,只有能正确地表达对对方的态度,才是正确的语言。使用粗野的语言是对对方人格的侮辱。尊重对方的人格、信赖对方,就要选用相应的语言。

满 5 岁的孩子,会更加乐于助人,也越发意识到大家都是朋友。这时必须在生活中教育孩子要尊重对方,信赖对方。既不能因为自己力气大就施行暴力,也不能因为对方老实就任意欺负,更不能因为对方某方面能力差就鄙视人家。

孩子们是在交往中学习语言的。同样,如果能够较自如地进行语言活动又可以调解人际交往。有的孩子到了 5 岁,就能在一定程度上随意地使用语言了。老师应教孩子使用和平友好而非粗暴的语言,要在孩子中间建立一种互相尊重的平等关系。为此,老师自身也要尊重孩子的人格,并用语言表达出来。接到东西时说"谢谢",不小心踩了孩子的脚要说"对不起",这些话不是例行公事,而是表达一种真正的信赖关系。

认为打开收音机,收听播音员的"标准语"的播音就能掌握正确语言,这是非常错误的。挂在墙壁上的音箱传出的话,对孩子来说,仅仅是声音,而不是沟通关系的语言。让孩子说标准的敬语,也不是语言教育。标准的敬语,不是表达朋友间的依赖关系的语言。有时敬语甚至是伪善的。最重要的是,要让孩子记住当地亲密朋友彼此交流时使用的语言。当然,如果方言能最准确地表达思想,那就应该用方言讲话。把方言当成特别卑贱的东西来对待,就会产生在东京出现的对外来者的歧视。

531. 建立良好的同伴关系

幼儿园多属 2 年制保育,所以满 5 岁才开始集体生活的孩子越来越少。但是由于地区不同,以 1 年保育为目的,5 岁后进幼儿园的孩子也很多。

集体生活 1 年以上的孩子与刚入园的孩子的区别,主要体现在有无生活自理性和主动性。当班里出现违反纪律的孩子时,具有自主性的孩子会发动全体成员制止他,然而刚入园的孩子却会报告老师。1 个班级是否是自觉的集体,可以用向老师询问或告状的孩子的多少来判断。好的班级,纪律并不是按照老师的命令来制订的,而是大家一起协商制订的。但是也不能过高地评价孩子的自觉性。孩子们的协商会议老师一定要参加,在履行教育工作责任的基础上,要毫不客气地阐述孩子的意见。特别重要的是决不允许孩子们以多数通过形式来惩罚违反纪律的孩子,这种做法实质上是无视少数人的权利。如果以劳动作为惩罚,还会使孩子轻视劳动。

选拔班里积极的孩子,作为小领导,帮助老师的工作时,要提高警惕。班级人数超过 30 人,老师不能全都照顾到,所以孩子王常常成了小领导。

的确,孩子王具有某种实权,在人手不足的保育园里,可以帮助老师做一些工作。但是这种做法方便了老师,却加大了孩子王的权力,使那些孩子王的受害者更加痛苦。这就违反了创建和睦集体的初衷。所以选择"小领导"做老师的助手时,要规定"任期",让所有的孩子都能有担任的机会。

为了建立快乐的同伴关系,既要发挥孩子的创造性,又不能忽视组织原则,更不能硬性地组织孩子。建立快乐的同伴关系能使孩子增进友谊,同时也能培养他们的集体观念和责任感,这样才会形成集体成员道德观念。此外,还要以孩子诵读幼儿道德语录的方式进行道德教育。关于道德教育的内容,参阅"490.结成快乐的伙伴"。

532.培育健壮的孩子

尽量让孩子在户外活动,详见前面的有关章节(410、457、491.培育健壮的孩子)。满5岁的孩子的运动功能大体能达到以下标准。

25米跑,男孩、女孩均可在6~7秒内完成;立定跳远,男孩90~110厘米,女孩可达80~100厘米;挺身投垒球,男孩可达6~7米,女孩可达4~5米。孩子5岁后同小伙伴合作会比较顺利,所以孩子们可以一起参加劳动。农村的幼儿园有足够的空地,可以种花、制作鸟巢等,劳动的同时还可锻炼身体。

有游泳池的保育园应让5岁的孩子学会游泳。但游泳时,一定要安排2名孩子组成1组,并提出要求,孩子互相喊对方的名字,然后入水,出水后,两人牵手并排站在一起。如果发现对方不见了,立即大声呼喊老师。游泳池周围应用高高的金属网拦着。只有老师领着孩子进入,才能开栅栏门。另外在冬天有雪的地方,老师还可以教孩子滑雪。

关于日光浴、水浴、空气浴的时间长短,保育员先询问一下母亲,孩子有无日照性皮炎,然后再做决定。

533.预防事故发生

有的孩子已经满 5 岁,才进入幼儿园的 1 年级保育。这样的孩子对集体生活还不习惯。保育员要重新阅读一下"492.预防事故发生"的内容。希望能预防孩子受伤。集体生活 1 年以上的 5 岁的孩子们彼此合作相当好,也能自发地活动。希望在事故的预防方面也发挥孩子的协作精神和自主性。

到园外进行保育活动时,也要训练孩子能够某种程度上自觉地参与集体行动,不能事事依赖老师。5 岁大的孩子,应该教他游泳,即使不能快游,只要能把身体浮在水面上,落水了就不会马上淹死。在日本,儿童溺水死亡的有很多,并非单纯是河多、临海的地理条件造成的。也有的是由于未能及早进行游泳训练。对于不会游泳的孩子,不仅要告诫他不要接近水边,还要告诉他朋友落水时的应急方法:首先是去叫大人,如果大人及时赶来帮助,进行人工呼吸,溺水儿就得能救,不能盲目地跳入水中。

为了让孩子了解过马路的交通规则,可以在运动场上放一个信号灯模型,画上线做人行横道,进行模拟训练,效果很好。

最可怕的是幼儿园班车的交通事故。这种事情不是训练孩子所能解决的,而是大人的失误使孩子成为牺牲品。所以要高度重视班车的"体检"。还要选择技术熟练、具有多年经验的人来担任司机。中年以上的司机,还要定期体检,避免开车途中心脏病急性发作。

有的幼儿园或保育园饲养动物。虽然可以进行动物生态教育,但也存在某种危险,海龟带有酸性细菌,鸟类动物含有鹦鹉病原菌。老师应教育幼儿不能与动物贴脸,抚摸动物后要认真洗手。动物死后要送到保健所查明死因。

当园内孩子出现传染病时,参阅"493.园内孩子患传染病时";传染病痊愈后,何时可以上保育园,参阅"494.传染病痊愈后何时可以上幼儿园";园内孩子患结核时,参阅"495.园内有结核患儿时"。

上学的孩子

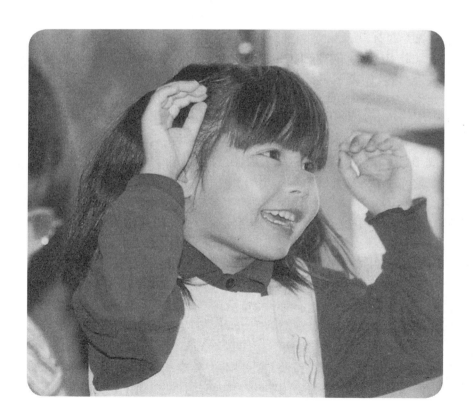

534.上学的孩子

入学啦!

上幼儿园时乘公共汽车接送孩子往返的母亲,这时也许会担心孩子独自去上学,可也不能把孩子送到半道上或去接孩子。多数学校是让新生和高年级学生一起去学校。问题是为了回家不绕道,必须让孩子仔细记好路线。没有栅栏的贮水池、经常不守法规停放在人行道上的轿车、没有警报器的路口等,这些情况,仅靠个人的力量是怎么也管理不了的。小学生的家长应齐心协力共同呼吁解决这些问题。

孩子在上学途中发现忘带东西了,跑着回去取时,经常发生事故。因此,有必要把每天必须带的各种物品,如手帕、手纸、文具盒、饭盒等,都写到一张纸上,贴在大门内侧,出门时父母和孩子一起确认一下。

校内午餐也经常出现问题。饮食是具有个性化的事情,让食量小的孩子和挑食的孩子把同样的、同量的食物都吃掉,是无视生理性正常状态而强迫他们形成异常状态。偏食也好、吃得少也好,在民主主义社会不是坏事。强制他们接受生理上不习惯的东西,会使孩子对校内午餐,甚至对学校产生厌烦的心理。即使有少食和偏食的习惯,作为民主主义社会的市民,也能和平地生活。相反,统一化却是危险的。

孩子上学后一定要有朋友。没有朋友的孩子,往往不久就会对学校产生厌烦感。只想让孩子和好朋友玩,这是朋友的理想形象在作怪。只要孩子能愉快地一起玩耍,就是好朋友。孩子的父母之间也能互相来往,商量一下包括午后3点给孩子们吃点什么零食等问题,以孩子为中介,父母之间也能成为好朋友的话就更好了。父母一定要掌握孩子现在在哪里,和哪个朋友玩。当孩子去朋友家时,父母们要商定好让孩子4点钟回家,一起玩的孩子在4点钟解散后,不能再到其他的孩子家去。如果去了别的小朋友家,要回家向父母报告一声。一家连一家地串门,不好之处在于,高年级的带钥匙的大孩子会带小孩子到危险的地方,或让小孩子花钱给他们买东西。

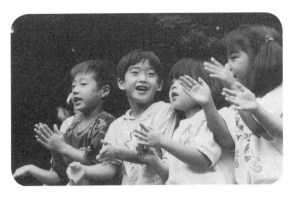

父母要让孩子养成从学校回来后马上洗手的习惯,也要形成在同朋友玩之前把作业完成的习惯。从学校回来后,督促孩子洗手、写作业、吃点心、和小朋友在安全的地方玩耍等,这些事,在双职工家庭该

怎么办呢? 在大城市建立的学童保育所,作为一种制度一定要在全国普及起来。没接受学童保育的孩子会成为"流浪儿"。

很多父母把孩子交给祖父母或拜托给附近的好心人家照看。学校在放学后也可以照看孩子,但没有相当出色的能让孩子玩起来的专家,孩子就没有放学后的解放感。

教育和福利专业的大学生,如果能作为义务活动,或是作为必修的学分来进行学童保育是最好的。没有这样的任何事情都可以商谈的大哥哥、大姐姐来引导,而是让孩子自己拿钥匙,给他钱随便自己买东西,这种做法不可取。

低学年时

不管什么时候,家庭是教育孩子的基地。人们一直在提倡按孩子的本性,根据具体情况制订育儿策略。然而,如果家庭不和睦,没有家庭独具的特色,那么也就不可能形成育儿个性。不可忽视的是,电视作为巨大的情报源,在给观众洗脑,使他们趋同。总是让孩子看电视,就无法进行家庭教育。不管母亲如何教导孩子要善良,如果孩子看到机器人和怪兽毁坏东西、以杀人取乐的节目等,是不会培养出高雅情趣的。要做到仅我一家不购置电视,是十分困难的。某些国家,出于对儿童身心健康发展的考虑,要求父母限制开电视的时间。

破坏家长育儿方针的一个罪魁祸首就是激烈的市场应试竞争。上课外班、接受函授教育、成为百科全书式的人才等诱惑,在孩子刚上学时就席卷而来。许多母亲给孩子买了全套百科全书,寻求英语会话的素材,却没有得到推销员所说的效果。

做钟点工的母亲逐渐多起来。以课外教育来替代家庭教育的家庭也增加了。课外班领会到这一点,不单单让孩子做家庭作业,也让他们做游戏。但没有游戏的空间,低、高年级的孩子就只好在一起玩,十分受限制。

请学校开放校园,让大学生以勤工俭学的方式和孩子们一起游戏。不要只考虑学校的管理,为放学后家里没人照顾的孩子出份力不也是教育者的责任吗?学校应为在职工作的母亲着想,为作业很少的低年级学生设置专门的组织或机构,对他们进行课后教育指导。学校和家庭都要更加热心于让孩子交朋友。使孩子在不知不觉中摆脱对母亲的依赖性,与同伴建立起来的"小社会"会使孩子逐渐学会自立。

书法、绘画、钢琴、剑术、柔道、空手道、芭蕾等训练也同课外班一样,能把孩子从"流浪"的状态中拯救出来。但1周的课余时间都用于各种训练的话,经济上的负担也很大,而且不知孩子的兴趣是否能够长久。老师多是说孩子有才能,却不能简单地决定孩子以此为职业(见505.技艺教育)。

母亲是专职家庭主妇的话,孩子在低年级时不会出现什么问题。家庭作业母亲就能辅导。母亲也可以掌握孩子放学后在哪里和谁玩。即使孩子做什么别的事情,也会从其举止、表情上有所察觉。当孩子拿着不是家里买的玩具,或总是比平时回来得晚时,就要立即问清楚,并进一步加强对孩子的观察、管教。

母亲不能因为怕把家里弄乱,而不让孩子的小朋友到家里来玩,否则就无法知道孩子都和什么样的孩子玩。观察来家里玩的孩子,如果他言谈举止比较粗野、不文明,就应该提醒他、教育他,使其掌握社会的行为规范。孩子知道的社会,只是电视中出现的社会,而电视中的社会不是太粗野了吗?

扰乱家长育儿方针的另一个罪魁祸首就是学校的定期检查。再没有像日本这样毫无反省地实行学校的定期检查的国度了。以 1 小时检查 1 个年级的速度进行内科检查，几乎什么也发现不了，最多不过是发现扁桃体肥大，鼻黏膜分泌物多或听到心脏杂音等(见 517. 心音异常、518."扁桃体肥大"和增殖体、519."滤泡性结膜炎")。

在日本没有持续几十年进行的在健康检查中发现异常的孩子长大后怎样了和由于进行健康检查而收到什么样的成效的追踪调查。所以对孩子没有什么益处的健康检查，仅仅是作为学校的例行公事而继续着。更甚者，一些商家出售的检测尿中蛋白质和红细胞的检测方式，被学校的定期健康检查所采用。尿中出现微量的蛋白质，多为直立性蛋白尿，是无害的，只有极少数的情况为肾炎。即使含有少量血液，只要同时无蛋白质排出，就不必担心。

在校园玩时，孩子跌倒或从高处摔下来脸碰到地面，有的会把门牙摔掉，如果是乳牙也可以不管它。但如果是恒牙，要马上把掉牙放到原位，然后到牙科医生那儿去就诊。如果牙根细胞还活着，牙可以固定上。如果牙根细胞死亡了，就接不上了。如果因出血了害怕，而不能自己把牙放上，可以先把掉牙放在牛奶中保存，然后去牙科就诊。一般说来在 24 小时以内掉的牙均能固定。

在学校进行的健康检查中，真正对学生有好处的是视力、听力和龋齿检查，这应该到眼科和牙科去接受检查。

学校健康检查查不出而母亲却熟知且为之烦恼的是孩子的夜尿症。这在低年级的孩子中很普遍。但到青春期一般会自然好转，所以父母不必着急。

（1）PTA（家长老师会）

孩子一上学，大多数母亲就有机会成为 PTA 的成员。PTA 是日本战败后，根据联合军的指示成立的。战前有保护者协会，其宗旨是："为了加强家长和学校之间的联系，为了更好地培养少年儿童，老师和家长要齐心协力，步调一致，共同朝着一个目标努力奋斗。"战后，PTA 的宗旨在此基础上增添了新的内容，即"加深对民主主义教育的理解"。但战后很长一段时间 PTA 似乎失去了它建立之初所确立的宗旨。

从民主主义角度讲,父母的发言应和老师的发言一样平等地被采纳。如果只是校长在上面把要说的事传达给父母,就没有集会的意义了。很长一段时间在社区里常常是校长和社区权力者控制社团组织,进而操纵社区民众。

由于校长和权力者都是男性,而会员多为母亲,加上社会上的男性支配女性的陈旧习俗在作祟,从而形成了母亲想说的话也不能说出来的氛围。因此,多数母亲对 PTA 都敬而远之。PTA 应遵循其初衷,更新这种不良风潮。日本宪法明确规定,母亲是孩子接受教育的权利的代言人。如果母亲的多数意见和校长的意见不相符,那么,就是孩子的权利和行政在某个环节上发生了矛盾。

教育必须把孩子的权利放在首位。这同治疗上把患者的权利放在首位一样。老师的立场有时非常微妙,最了解教育现状的老师,应该最先指出行政不符合实际情况之处。教育不是行政事务,而是一种把孩子培养成人的艺术。创造艺术的人是自由的人,父母应成为作为自由人的老师的坚强后盾。

为了使 PTA 真正发挥民主主义的作用,母亲必须成为会员为孩子代言。因此,为了使繁忙的母亲也能成为会员,组织者必须掌握会议进行的要领,严格安排开会时间、会议的议题、发言时间、结束时间等。如果每次开会时间不超过 1 小时,开会时间定在晚上或根据情况定在休息日,不仅母亲,父亲也可以成为会员。"PTA 是独立自主的,不受其他任何机关、团体的支配、统治、干涉",从这一点出发,它不受公务员的工作时间的束缚。

在 PTA 中,只让家庭主妇担任职务,而不让在职工作的母亲担任职务,是不正确的。母亲在外工作的孩子,对学校有更多必须依托的事。如果学校只考虑专职家庭主妇的孩子,那么就会忽视双职工家庭子女的受教育权。随着时代的变迁,母亲外出工作的情况越来越多,PTA 会员中双职工家庭的会员也必须相应增加。

在 PTA 中,个别男性(社区中有地位的人)之所以能发号施令,是因为一般的男性不能参加到 PTA 中来。在许多拥有权力的男性的头脑中,明治以来沿袭着的"男尊女卑"的陈腐观念根深蒂固,所以在 PTA 中家庭主妇不能起很大作用。这样,就使 PTA 中保存着在孩子教育方面不必要的成规。如果父亲想从市民的立场出发,维护孩子的受教育权,就必须要参加 PTA。

很多人认为 PTA 是教育行政部门的下属机构,当然有些在行政方面必须做的事可以委托 PTA 成员来做,但 PTA 不是为弥补教育预算不足而贡献劳力的集团。在学校的工作中,有时要涉及家庭的隐私,比如由于家庭收入的不同,孩子交纳的学费也不同,所以,关于学生交纳学费的档案材料管理方面的工作,就不适合由 PTA 成员来做。

(2)脊柱侧弯

6 年级的女同学被出示了这样的诊断书:"根据学校的健康检查结果,您的女儿被诊断为脊柱侧弯,请到整形外科去做仔细检查。"看过诊断后,很多母亲感到吃惊。脊柱过度弯曲,不是不能笔直站立了吗?必须做手术吗?结婚后能很好地妊娠吗?天天穿着紧身衣,会不会有害于身体其他部分的生长呢?于是,母亲们产生了各种担心。

这一年龄段,在学校的放射线检查中发现的是特发性脊柱侧弯,并没有受过伤、患过骨病或心脏不好等特殊原因。

人的身体发育不一定完全对称,弯曲程度不超过 10° 是正常的。不过弯曲 50° 以上则需要做手术。成长过程中,存在弯曲增加的可能性,但青春期结束时,如果骨骼生长停止就不继续了。在整形外科,对弯曲在 20° 以上的人,要安装防止进一步发展的装置,但装置的种类、安装的时间等,则根据医生的判断各不相同。

整形器械并不是使弯曲的脊柱变得笔直,而是为了使其不继续弯曲。因此,需要经常做放射线检查,根据骨骼生长情况来决定"矫正器"是整日穿,还是在家时或睡眠时穿。

骨骼生长停止,即使拿掉整形器械,弯曲依然存在。只要能进行正常的生活,即使有点弯曲也无妨。

从后面看,脊柱弯曲的人双肩高度稍有不同,或肩胛骨的高度不同,但这些对人的正常生活没有什么影响,妊娠、分娩也能正常进行。

在活泼好动的青春期,整日穿着"矫正器",对孩子来说无疑是精神上的负担。但医生和父母都要鼓励其本人必须穿着度过试用期。由于除定期做放射线检查外,没有其他检测骨骼生长的方法,所以请按时做 X 线检查。

高学年时

(1)课外班

上课外班的孩子越来越多。其原因之一是家庭作业变难了,母亲教不了。还有另一种情况是由于周围的孩子都去了,所以受从众心理驱使,也把孩子送去了。

孩子数学较差,为改变这一状况就必须选择上课外班。但不应该选择统一刻板地进行教学的班,而应选因材施教的班。在这一点上,家庭教师是较为理想的,但孩子与家庭教师处不好关系就不好办。

课外班也好,家庭教师也好,希望父母仔细了解他们的情况后再决定。很多孩子在学校和老师不很融洽,但和课外班的老师或家庭教师很相投,并因此而喜欢上某一学科。父母有教授能力,孩子又习惯在家学习,就不要强制他上课外班,父母教也行,也可以进行函授教育。

在决定去课外班或接受函授教育之前,父母要决定更重要的事情。课外班也罢,函授教育也罢,都是想使孩子进入好的上级学校的应试体制形式之一。应试体制是给予学历社会中考试成绩好的孩子好的地位的选拔体制。要想被政府、知名企业录用,就必须乘坐应试体制这一传送带。入学考试是为乘上传送带的竞争,虽说考试成绩好,但不一定人品就优秀。诚实、宽容、敦厚、体谅、谦虚、正义感、果断、牺牲精神等是通过考试测验不到的。

但政府机关和大企业认为,以前的测试成绩优秀与录用后的工作情况有一定的相关性。不管人品如何,只要智商高就能快速成长。优良的品格不仅使家庭,而且使社会人际关系更为和谐,如果相信这样的时代一定会到来,就不要把孩子载到应试体制上。为使数学成绩总是很差的孩子在综合模拟测试中取得好成绩,必然要忽视孩子的性格而强制其学习,因此不能维持家庭的和睦,也有导致孩子离家出走的情况。

如果不认为只有成为领导者才是幸福的,而是认为普通人也有幸福的权力,就不要把孩子推进应试体制中。如果父母不想强行让孩子成为优秀人物的话,父母自身应该对自己的生活充满自信,作为一名正派的市民生活。如果总是不能让孩子看到正派的市民幸福,孩子会认为自己出身不好而饱受应试体制所折磨。如果父母不重视应试体制,把课外班作为家庭作业的帮手,就不必过于督促孩子。

（2）拒绝上学

拒绝上学是一种文明病。母亲的家务劳动,由于天然气、洗浴器、吸尘器、洗衣机、电饭锅、半成品食品的出现而变得轻松起来。其余的时间母亲便可集中用于教育孩子,把孩子照顾得非常周到,孩子什么也不用做。过去母亲家务很繁重,所以也让孩子分担些力所能及的家务。与过去相比,现在的孩子成了懒汉。电视的出现,增加了家里的乐趣,制作节目的人也不辞辛苦地取悦于孩子。销售商们成为电视的资助者,竭力让更多的孩子看电视,结果出现了电视节目大战。外面没有游玩的场所,孩子只好待在家里看电视。在家里,孩子接触电视的时间比与母亲交往的时间要多得多。

孩子在母亲旁边有种安全感,因此看电视也更快乐了。上学以后,如果没有什么高兴的事,就会想和母亲在一起,而不能忍受离开母亲的不安。拒绝上学也叫"分离焦虑神经症",父母均在外工作的孩子拒绝上学的很少。这样情况的孩子如果请假,多半是和朋友在校外场所玩。拒绝上学的孩子的家庭,多是因为父亲热心工作,不考虑家庭团圆,而母亲就不得不耐心于培育子女的家庭。

孩子不想上学是因为即使去了,也没有一起玩耍的朋友。放学后去邀请小朋友,小朋友不是回复说今天我想独自活动,就是说要上课外班不在家。过去，因为老师讲课很风趣，所以孩子觉得上学是件快乐的事情。而班级课堂气氛活跃，也是因为小伙伴之间关系融洽、和谐。另外，由于家附近有自由玩耍的空地，放学后可以和同学一起打棒球、跳绳，不知不觉中，大家自然结为亲密的伙伴。

拒绝上学，不仅是因为找不到要好的朋友，还因为受到同伴的欺负。以具有当头头性格的孩子为中心结成的团体，总是捉弄、欺负老实的孩子。他们捉弄同伴，向富裕家庭的孩子要钱，并把这些当成自己的乐趣。从被这种团体捉弄的孩子的立场出发，不上学是保护自身的权力。有的学生经常被老师训斥，与老师有隔阂，这类学生也以不上学的方式表示对老师的抗议。父母应该为了孩子的人权向学校抗议，不要把不上学当成坏事。

拒绝上学，最初是早晨不起床，说头痛或是肚子痛。到学校后，病容满面，被允许请假，然而睡一小觉后就完全好了，又与平时一样，独自看电视取乐。休假 2～3 天上了 1 天学，又开始说头痛、肚子痛了。母亲察觉到这并不是病。为了让孩子上学，软硬兼施，可孩子早上就是不起床。由于孩子成绩并不差，所以也并不是跟不上课程。即使老师询问也不说明理由。到小儿科被诊断为"自主神经功能紊乱"而开了药，但那样的药是没有效的。在儿童问题商谈所母亲被告知，不能过于娇惯孩子，孩子自己的事情应让孩子自己去做，不要让孩子看电视。

面对拒绝上学的现象，一般以为没有特殊的办法，只能等着孩子愿意上学，这使母亲很失望。有的父母缺乏耐心，硬性地将不愿意去学校的孩子推到学校去。我 30 年的朋友富永祐一先生写的《拒绝去学校》一书可使这样的父母冷静下来，理智地对待孩子。

学校的老师应关注和反思一下自己每一天给每位学生以何种快乐的感受。不要把不上学的孩子当成懒汉或没有自尊心，这样的孩子感觉都很敏锐。他们能感到日本的学历社会波及学校人际关系的压力，感觉到同学和老师的焦虑。老师在斥责孩子或特意和孩子亲昵前，最好反省一下应试竞争是否迷失了自我呢？

（3）性教育

学校进行的性教育易陷入的误区是忽视孩子在性成熟上存在个体差异，而想以任何孩子都适合的标准进行教育。有的女孩子月经有初潮后就很规律，每隔 28 天 1 次；但初潮后 4～5 年仍不规律的也很多。高中女生有近半数因月经不规律而烦恼的，这是性教育所造成的。即使是男孩子父母或老师也要告诉他，约有 1/3 的初、高中学生会有乳房分泌物，但它会自然消失。父母在这方面是最合适的老师。

性是人类永恒的话题。只能简单地告诉孩子这是大人的想法，只用生殖器教育暂时敷衍性教育，就过于简单了。男女的区别不只是器官，而是人。男性怎样对待女性，或女性应该如何对待男性，应作为人与人的关系领会，不应作为性器官的关系领会。有关性器官知识的教育应和结婚结合在一起。

只有把男性和女性的关系看作人与人的关系来理解和领会，才能把性的问题从动物性中解救出来。也就是说，不把性的问题归结为动物本性，而归于社会人的问题。男、女应如何互相对待，与生存方式密切相关。家里父母之间的生活方式，学校老师对待异性学生的方式都是对孩子的性教育。

父亲对母亲像暴君一样，母亲仿佛是父亲的奴仆，男老师对女老师或女学生粗暴等现象，使孩子们认为性是讨厌的事情。在这种气氛中，"性器官教育"和"性教育"是一回事。并不是女孩子到了 6 年级，才开始进行性教育，其实性教育从孩子开始认人以来便天天在家里进行，在学校其实从 1 年级就开始了。

艾滋病传入日本之后，性教育变成了性器官教育。对小学生进行所谓预防艾滋病的教育，只不过是传授一些诸如婚前应避免性行为、婚后要检点性行为之类的空洞原则。把艾滋病的预防教育，仅仅视为安全套的使用方法，是不正常性行为的泛滥、性道德沦丧的国度所采取的教育方式（见 541. 艾滋病）。

如果想通过书本进行性教育，那么选择那些把性当成人生的一部分的文学作品比性教育的专业书更好。作为深刻揭示人生的文学,必然触及性的问题。性是人生重要的一部分,因此,为使孩子了解性,让懂文学的孩子看文学作品也不失为一种方法。但不能说什么文学书都可以。司汤达的《红与黑》、莫泊桑的《女性的一生》,对孩子来说是不合适的。但夏目漱石的《三四郎》和托尔斯泰的《少年时代》,则是孩子所能理解和接受的。

有些年仅 10 岁的瘦弱女孩子,刚来月经没几年就停经了,其原因主要是患有"神经性厌食症"。她因为认为自己太胖了,而感到不安,于是或减少饮食,或一吃饭就吐,或吃泻药。看惯了电视里出现的身段苗条的女演员、歌唱家,她为了能穿得上流行款式的时装,产生了无论如何一定要减肥的强迫感。对母亲啰嗦教育的反感,成为厌恶中年女性体型的原因之一。

对孩子团结合作意识的培养

父母和老师都要注意到是文明使孩子成为孤独的人。放学后孩子们没有打棒球、捉迷藏的地方,大家聚在一起玩,唯一的空间只有学校的操场,而学校到 4 点就锁门了。在外面玩不了,孩子们只好到朋友家去。即便是去朋友家,也往往是各玩各的游戏项目。大多数孩子从学校回来后不是去课外班,就是跟家庭教师学习,根本没有玩的时间。虽说一起去课外班学习,但考试时却成了竞争的对手,彼此都希望对方出现失误,哪怕是一点点失误也好。在这种社会上生存,孩子之间是不会产生合作精神的。孩子们都很孤独,然而人原本又忍受不了孤独。在这种情形下,孩子们谋求合作就只有"欺负伙伴"。在嘲笑、戏弄某一做错了事或没做好事情的同学的过程中,孩子们成为朋友。被捉弄的孩子并不孤独,而和大家一起捉弄人的孩子各自却很孤独。"戏弄伙伴"的不良行为是道德教育所不能纠正的,因为正是教育创造了孤独的孩子,因此必须改变教育本身。

为培养孩子具有团结合作的精神,应在校园里营造轻松愉快的氛围,以使孩子能在这样的氛围中自由探索和实践,并强身健体。学校应扭转本本主义和应试教育的倾向。

为了能及早发现有孤独感的孩子,班级人数要控制在 20 人左右。建立以团结合作为主旨的班级,是学校教育的一项重要工作。

学校实行应试教育,成绩不好的学生就会被淘汰。他们摆脱孤独的唯一机会是那些不良少年朋友给予的。逃过大人的监视,带他们去游戏中心的大孩子使他们第一次感受到朋友间的“休戚与共”,孩子怀着冒险和欣喜的心情尝试不良行为。

不能很好地进行学童保育的单亲家庭的孩子,更需要被关注。在父亲或母亲回来之前,有些孩子无所事事,很少与同年级伙伴在一起玩的孩子,起初招来一些低年级学生在一起玩,不知什么时候,又和无所事事的中学生混在一起。而这些中学生又常常与社会上的无业游民有关联。于是,孩子就这样一步一步走上不良少年之路。学校对区域内的单亲家庭应予以教育指导,把孩子不良行为的苗头及时遏制住。单亲家庭自不必说,所有家庭的孩子都有受不良行为影响的可能。因此,所有父母都应该出席 PTA 进行讨论。

学校不应只把目光盯在培养学生的“学习能力”上,应更多地关注学生合作精神的培养。家长也不应忘记,在学校的“成绩”中,也应包括孩子与小朋友之间的合作问题。父母与孩子之间成“川”字形(即父母在两边,孩子在中间)睡位的日本式育儿方法很好,它有助于儿童团结合作意识的培养;因此,过去的日本,通过孩子的团结合作精神,使孩子融入社会。儿童如果失去了团结合作精神,会总是依恋父母,如果是男孩,那么会因为过分依恋母亲,而不能很好地进行婚育生活。PTA 经常探讨的话题主要是关于儿童伙伴自由活动空间的丧失、电视、课外班等。

对现存的“戏弄伙伴”“不良品行”等现象,父母和老师虽然有些束手无策,但只要集思广益,社会各方面都献计献策,我相信总会找到一条合适的培养儿童团结合作意识的途径。如果不能做到这一点,那么我们也许会被自身创造出来的文明所毁灭。

小儿疾病

535.就医时的注意事项

父母领孩子看病就医,要选择那些能为孩子着想的医生。只想着支付银行利息的医生,只想着在学会上发表研究成果的医生,是不能理解孩子的。这样的医生,本来服用内服药就可以治愈的病,却让孩子打针,而且常常让家长带孩子去做一些不必要的检查。

为孩子考虑的医生,不要求打针。一打针,孩子就感到害怕,下次则不能老老实实地让检查了。孩子一哭,父母就无法知晓是因病得严重,还是因害怕。孩子哭时,腹部用力,医生就无法触及其胃、肠、肝,也就无法诊断肠套叠和腹膜炎。

进行肌内注射,如果位置选择不当,在注射后孩子会发生各种障碍,如肌肉萎缩、手腕和脚不能自由活动,等等。

孩子如果没有丧失意识,则不必打针,吃药就可以。领取药品时应问一下药品的名称,以防万一。

为孩子着想的医生,会亲自向母亲询问各种情况。因为母亲最了解孩子的发病情况,所以直接问母亲更有把握些。让护士问诊的医生不考虑母亲的担心,只对症采取惯用疗法。遇到这种情况,负责的医生会仔细向母亲讲清情况,而不是随便乱用药。

有的母亲,孩子没病也常带着去看医生。有的医生,不向母亲仔细说明情况,就急于给孩子注射。所以,为安全起见,母亲要形成询问"刚才注射的是什么药"的习惯。产科医生给孕妇做 X 线检查,内科医生给孩子打针,身为孕妇或母亲要拒绝这些事情则需要相当大的勇气。但这是对孩子的爱。

如果能设身处地为孩子着想,医院就应留有充裕的时间让医生与患儿母亲进行充分的交流。为此,不需要治疗的就不治疗,尽量让患者少跑几次医院,尽可能地减少患者的数量。在小儿科实行这种方法,就现在的医疗体制而言,则医院难以维持。有必要更新医疗体制,但同时母亲也要努力做到给医生充分的时间。没有就医的必要时,家长不要去麻烦医生,耽误自己的时间。

孩子有什么异常时，母亲要分析判断是暂时在家观察，还是去看医生。孩子稍有不适即去看医生，必定会造成医院人满为患的局面，其直接后果是人们要排2～3个小时的队候诊。

与以前不同，危及生命的突发疾病减少了。比较可怕的是肠套叠这样的病。肺炎和白喉等急性发热需及早治疗的疾病，现在也比较少了。

晚上突然发热，几乎都是病毒性疾病（扁桃体炎或感冒）。肺炎发作时，呼吸急促，表情很可怕，婴儿一般不吃奶，幼儿则不吃饭。

如果孩子和平日相比并没有大的变化（意识清楚、问话能应答、情绪稳定），只是发热的话，与其深夜风风火火地把孩子送进急诊医院让不熟练的青年医生打针，还不如等到第2天早晨再到经常就诊的医生那儿去就医。

与此相反，虽然医生说不要紧，但孩子却与平日不同，表现出从没见过的衰弱时，父母应向医生强调孩子样子有异常。即使如此，医生仍不重视时，父母就应要求转到上级医院治疗。如果医生拒绝要求，父母就要越级到上级医院说明情况，不要在候诊室消极等待了。

如果以前曾发生过类似的病症，但却不治而愈，那么不去看医生也可以。医生的候诊室因为有患传染病的孩子，带孩子去也有被传染的可能。

因感冒而发热，不用吃药就好转，遇到这种情况，母亲要仔细记住孩子的状态（食欲、情绪、早晨起床时的姿态、哄他时的样子、玩的方式）。一发热就看医生，吃退热药，那么就不能了解发热自然下降时的样子。感冒本来能自然好转，对引起感冒的腺病毒没有特效药。只要发热不引起痉挛、不是高热，就不必使用退热剂。因为退热剂可使体温曲线紊乱，而无法看清疾病发展的过程。孩子的耐热能力比大人强。

孩子因呕吐、腹泻去看医生时，要把呕吐物或泻下的粪便原封不动带去（不要只带一部分）。好不容易带去了，医生却不看，这个医生作为小儿科医生是失职的。

久治不愈的病，不只孩子受苦，父母的压力也很大。若小儿有癌症、慢性肾炎、肾硬化、哮喘、血友病、先天性代谢异常等,因为有公费医疗(或医疗保险)制度,父母最好和医院生活顾问或城、村卫生所商谈治疗办法。

536. RS病毒感染症

　　因为研制出了发现呼吸道合胞(RS)病毒抗原的诊断液,被命名为RS病毒感染的人越来越多。婴儿因支气管炎或肺炎入院的数量,因季节不同而不同,RS病毒发现率为8%~62%。如果不是发育不全儿或心脏异常儿,这就不是什么可怕的疾病。感冒作为天气寒冷时流行的疾病,大孩子和大人的鼻子及嗓子都会出现症状。很多人是入院后被医生和护士传染的,潜伏期为4~6天,病毒的排出在3~8天,而在儿童也有持续3~4周的。

　　接收发育不全儿和心脏异常儿的医院,一旦RS病毒流行,必须立即把孩子隔离,对重症者要给予吸氧、雾化吸入、静脉注射免疫球蛋白等治疗。疫苗被认为是无效的,但最近发现了有效的疫苗。RS病毒感染时,不仅是小儿,就是大人(特别是高龄者)也有引起支气管炎和肺炎的。孩子感染了RS病毒后,要注意隔离,以免再传染给一起居住的老年人。

537. 过敏

　　区别自己和异己,并把身体中的异己驱逐出去,这叫免疫。感染可以说是免疫失败。另外,区别异己的作用异常增高导致身体患病叫过敏。引起或不引起异常反应是由遗传决定的。错把自己当成异己而发挥免疫作用引起的疾病称自身免疫病。

　　过敏(过敏体质)的人,生来便比别人制造免疫球蛋白E的量多。免疫球蛋白E附着在含有许多碱性颗粒的细胞(肥大细胞、嗜碱性粒细胞)的表面,抗原进入人体与免疫球蛋白E结合,引起细胞膜变化,结果细胞释放出碱性颗粒。其中有组胺和其他的物质,很容易透过血管壁,使平滑肌收缩,因此引发哮喘和湿疹。

　　所谓脱敏疗法,是找出相对过敏的人的抗原,然后把抗原稀释,每次少量注射,逐渐达到不发生过敏的效果。这种方法经常应用于哮喘患者。正确地发现抗原和决定其适当的用量是很困难的,而且治疗期间无法预见效果,因此,许多人对这种方法持怀疑态度。我本人也未听到有用脱敏疗法治好哮喘的。采用脱敏疗法时,决定抗原用量是主观性的,无法避免其过量引起休克的危险。

1986 年,英国药品安全委员会发出特别警告,脱敏疗法除在有特殊的心脏复苏设备的地方使用外,其他情况决定不再使用。

538. 疣

幼儿身上看到的疣详见 "446. 疣",小学生中常见的疣与幼儿的不同,它表面粗糙且硬,经常在手指、指甲、膝部等地方出现,被命名为寻常疣,是由病毒引起,有传染的可能性,在活动受伤和鞋弄破皮肤时易于感染上。虽然孩子自己并不觉得怎样,可母亲却很在意,并领着他去看医生。医生用的方法多是液氮和电切除,也有向疣内注射抑癌剂的。

我赞成英国皮肤科医生的意见,即对儿童的疣不予治疗。疣有一定生命期,到了一定时期自然会痊愈,而且还可获得免疫。无论用什么样的方法治疗,都会留下疤痕,但自然痊愈的就不留痕迹,因此即使等 2 ~ 3 年的时间也是自然痊愈好。

疣长在脚底称鸡眼。只要不妨碍走路,还是顺其自然为好。因为如果想去掉它,必须要深切。

539. 铜贮积症(肝豆状核变性)

这种病不多见,如果治疗及时孩子就会得救,置之不理会导致死亡。它常因医生的疏忽而错失治疗的时机。如果患者能提醒说 :"是不是肝豆状核变性呢？" 会有助于早期诊断,故将此病介绍一下。

这种病是常染色体隐性遗传性疾病,在近亲结婚者中可见到。它是因铜代谢异常,除了沉着于脑、肝脏、眼睛外,还会与肠道所吸收的铜结合,于是使血液中的血清铜蓝蛋白变少。诊断时可以检测血液中的血清铜蓝蛋白,或者发现眼角膜环状沉着的铜色素环,或者尿中排出过多的铜,据此便可以做出诊断。本病症状多样,易和其他疾病混淆,这也是导致医生诊断延误的原因。常有 12~30 岁之间发病者,因病变发生在脑部而被带到精神科。

患本病的人会突然出现异常。行为怪异、抑郁、烦躁不安,因此经常和精神分裂症相混淆。如果诊断明确,及早治疗,完全可以治愈。也有以神经症状为主的。手因颤抖而不能写字,不能弹钢琴,经常把杯子里的水弄洒,嘻嘻地一边吸气一边笑,还会出现流涎、言语不清等。

幼儿期也有以肝脏症状为主的慢性肝炎症状(食欲不振、全身疲倦、肝脾肿大),诊断时可进行肝脏生化检查,检测铜的含量。

治疗时,让患者服用重金属排泄剂青霉胺。有的人服药后,症状暂时恶化,但几个月后疗效会明显起来。

饮食方面,要避免进食含铜多的食物,螃蟹、虾、贝类、巧克力、栗子、蘑菇等对本病的治疗没有益处。如果药物不能治愈,医生会建议进行肝移植。

540. 肾母细胞瘤

作为恶性肿瘤,肾母细胞瘤似乎是儿童出生时便附着于肾脏表面出现的。肿瘤逐渐长大,到 3 岁时,从外表就可发现。多是家长给孩子洗澡时,发现在其侧腹部有一坚硬的肿物。但孩子却很精神,哪儿也不感觉痛,很顺利地成长。因偶有血尿,去看医生时,才发现是此病。作为恶性肿瘤的一种,在幼儿期之前之所以不出现其他症状,是因为肿瘤外面包裹着被膜,不能向周围扩散。因此,在扩散之前取出来,孩子就会得救。如果包裹的膜破了,瘤细胞进入血液中,那么任何医院都无计可施。因此,肾穿刺是禁忌的。

发现肾母细胞瘤后,必须立即做手术。该病是恶性肿瘤中手术效果最好的,其原因之一是做手术前可以通过做 CT 检查,确定肿瘤的形状。

在肺部发现癌转移灶时，如果只是单侧肺，可做肺切除。手术后通常用抑癌剂和放射疗法，而女孩子为避免妊娠异常，要避免用放射疗法。如果双肺均有转移时，就不能做手术，只能采取放射疗法。

541.艾滋病(获得性免疫缺陷综合征)

人类正面临着重大的危机。因为由艾滋病病毒引起的免疫缺陷综合征正在流行。人对传染病有抵抗力，感染了 1 次传染病后，便产生对此种微生物的抗体，该微生物再次侵入时，抗体可以起到免疫作用。然而，如果患了艾滋病，就不能产生抗体。因为对传染病失去了防御功能，因此，传染性强的传染病自不必说，就连平时不能引起疾病的微生物也可以感染(称机会感染)。此外，还可引起肉瘤，或使结核迅速扩散等。

是否感染了艾滋病，通过检测艾滋病病毒抗体就可以诊断。现在世界上艾滋病抗体阳性的人有 2000 万人，且每年以 200 万人的速度增长。

抗体呈阳性后，要经历几年才会变成肉瘤或引起机会感染。对于艾滋病，既没有治愈的药物，也没有预防的疫苗。

病毒是通过患者的血液、体液(精液、唾液、眼泪)进入健康者体内的。使用艾滋病患者的血液或血液制剂可以感染。但最主要的传播途径是不戴安全套的性交，不仅异性间的性交，同性间的性交也可传染。而且热吻也是传播途径之一。

性交传染的话，就产生伦理问题。在日本，未成年者性交的增加、轻率的婚外性关系的发生等现象，并不被认为是严重的道德问题，这种道德观念的变化如何才能扭转，值得人们深思和重视。艾滋病令人望而生畏。艾滋病感染者也被人嫌弃。做艾滋病病毒检查时，触及受检查者的个人隐私，作为医生，想知道有多少人患有此病，但作为患者却不愿意接受检查。

医生具有抽取患者血液的机会，所以，可以在患者本人并未察觉的情况下做检查。如何解决这个问题，也是道德问题。

本病毒的传播途径不仅通过性交传播，也可以通过抗体阳性的母亲传染给刚出生的婴儿。婴儿即使在子宫内未被传染，但出生时接触母亲血液或通过母乳喂养也可感染。感染了艾滋病病毒的孩子,应尽早尝试多种有效的药物进行治疗。

542.横膈疝

胃肠从胸腹交界处横膈上的孔隙进入胸腔称为横膈疝。本病多见于横膈左后侧。侵入胸腔的胃肠压迫肺,可引起呼吸困难。严重的横膈疝婴儿在出生时便有呼吸困难,喂奶时吐奶等症状。肠管阻塞时婴儿会因疼痛而哭闹。也有在生后3~4天出现症状的。孩子常常是在抱起时舒服些,让他平卧时便变得很痛苦。有很多横膈疝最初被疑为肺炎,在做透视时才被发现。如果是这样,需要马上做手术。如不及时处理有导致突然死亡的危险,手术顺利的话孩子可得救。

戴上面罩吸氧时,氧气使肠管膨胀,反而使呼吸更困难了,因此,在手术之前不要吸氧。手术是开胸还是开腹,选择在什么部位做,要由医生决定。横膈上缺损的部位如在胸骨后或紧挨食管时,则症状轻微,或完全没有症状。是否进行手术,要根据症状的轻重程度来决定。

543.白带

女孩子有出生后不久就有白带的,但也有再大些才出现白带的,这都无关紧要。孩子自己没有什么感觉,但母亲在洗衣服时,却发现尿布或短裤上有淡黄色的污物,便担心起来。

母亲想会不会是性病呢?但如果是淋球菌感染所引起的,就不那么简单了,会出现流脓、局部红肿、疼痛等症状。

通常认为这是由大肠杆菌等杂菌感染所致的,但是否真正如此目前还不清楚。这种情况下,婴儿洗澡时要用专用的澡盆,用没有刺激性的香皂,换上干净的棉质内裤,多数在3~4天后可痊愈。这样做如果还不见好,去儿科检查比去妇科更合适。服用一些敏感的抗生素就可治愈。长时间不愈时,要取分泌物做细菌培养,然后再服用有效的药物。

白带中有血液混入时,可能有异物进入阴道,要到妇科取出。女孩子为了自慰而把不洁物塞入阴道,会使白带带血。因此,发现孩子有自慰行为时,要制止她。

蛲虫也是原因之一,白带反复出现时,有必要检查一下蛲虫。

月经开始之前 1~2 年,就可见白带,这不是病。月经来潮后自然就会好了,只要保持局部清洁就可以了。用激素疗法,会破坏自然的平衡,反而不好。

544. 蛔虫症

因为农作物施加化肥越来越普遍,蛔虫的寄生几乎看不到了。儿童因蛔虫引起腹痛或肠梗阻已经成为旧话了。

虽然在日本看不到蛔虫了,但在国外仍有把人的粪便当成肥料的地方,还存在蛔虫。在这些地方生活的人,要注意不生食蔬菜。孩子在田地里玩完后,要让他们把手洗干净。蛔虫可以引起贫血、腹痛,但多数时候没有症状。必须定期检查粪便中是否有蛔虫卵。驱除蛔虫最常使用的药物是甲苯咪唑。

545. 喉炎

喉头变窄、吸气困难、咳嗽、声音嘶哑是喉炎的表现。以前,在白喉还广泛发病时,喉炎曾作为白喉的别名使用过。因此,由白喉以外的疾病引起的喉炎,德国的医生就把它命名为假性喉炎。但由于有了预防接种,白喉已经几乎绝迹,所以,现在多数只称喉炎。在寒冷的夜里,孩子突然呼吸困难,痛苦不安,这样的疾病十有八九是由病毒感染引起的。

本病多发生于生后 6 个月到 3 岁的孩子,发病 2~3 天前患儿开始有感冒迹象,出现鼻塞、流涕,夜里突然喉头像堵塞了,吸气时胸骨上窝、锁骨上窝和肋间隙凹陷(三凹征),嗓子发出啾鸣音,哭闹不安、声音嘶哑、犬吠样咳嗽,但几乎都不发热。此时,最好能使其吸入热的水蒸气。在家里可产生蒸汽的地方是洗澡间,父母可关紧门窗,打开淋浴或把热水放入浴盆中,使屋内充满热气,然后抱着孩子在里面待 10 ~ 15 分钟,对不安的孩子说"不要怕,没事!"来使他安静下来,这样一般就可缓解。

如果孩子用 1 个小时才安静下来,而且呼吸困难仍持续着,嘴唇和指尖变成紫色,那么就要叫救护车。

虽然同样是喉炎的症状,但由 B 型嗜血性流感杆菌引起的喉头炎症却是极为严重的疾病。因为是喉咙深部堵塞,必须进行气管切开手术。不过,此种情况多见于 3 ~ 7 岁的大孩子。发病前很少有感冒症状,突然高烧 39 ℃左右,同时出现呼吸困难。孩子非常胆怯。如果不顾孩子的反对,强行将检查器具伸入喉咙深部进行检查,有时会因此而使疾病恶化,所以,在进行喉部检查时,要让孩子入院,并做好随时切开气管的准备。

发病时孩子脸色十分难看,有时会出现神志不清,这是重症,很危险,父母看到这种情况即使是深夜,也要叫救护车把孩子送往医院。尤其是没有进行过白喉预防接种的孩子,即使不发热,也还是住院更安全些。喉以上部分的炎症,咳嗽少见,但流涎。而假性喉炎不流涎,咳嗽多见。医生熟悉这些情况,但大多数母亲在夜里见孩子呼吸困难,即使不发热也会把孩子送医院急救。因此,当孩子发病时,母亲要记住孩子当时的情况,以免以后再慌张。

546.川崎病(MCLS)

这是日本的小儿科医生川崎富作在 1967 年首次发现的疾病,与日本的川崎市没有关系。

此病多发生于 4 岁以下的儿童。症状为突发高热 39 ℃左右,约持续 5 天后,全身出现各种大小不等、硬度不同的红色斑疹。也有的膝部和手、脚也变红。多数患者手脚油光发亮,肿得鼓鼓的。嘴唇干裂,口腔黏膜变红,舌头上可见许多小疙瘩。两眼结膜因充血而发红。

如果在高热的同时出疹,眼睛发红,一般首先要考虑是麻疹。但与麻疹不同的是此病不咳嗽,也不打喷嚏。如果附近没有麻疹流行,孩子又接种了麻疹疫苗,就可确定不是麻疹。

由于皮疹多在发热 2 天以后出现,所以,如果发热后立即去看医生,多被诊断为感冒或扁桃体炎。

出现了疹子,手脚又"肿得油光发亮"时,熟悉川崎病的医生会告诉病人"发热将持续一段时间",但不了解该病的医生就会诊断为麻疹、异型猩红热或风湿热等。

即使医生诊断错误,也不会对患者造成什么实际损害。这是因为如果持续高热,医生们都有使用抗生素的习惯,因此,用了 5 天抗生素后,如果高热仍未退,医生就会想到这是"用抗生素无效的 5 天以上的持续发热",所以一定会意识到是川崎病。

川崎病发热在 38℃~39℃度上下浮动时,一般持续 10 天左右,不过这是平均值,因此有的持续 2 周以上也不足为奇。也有体温下降后又反复的。热退后,手脚指趾端的皮肤像纸一样地剥脱。发热时常见颈部淋巴结肿大,从外观上就可明显看出,也有疼痛的,但不化脓。

有的医生不知是什么病,一检测尿液,可以发现尿中出现蛋白质。大约有 1/3 的川崎病患者会出现蛋白尿,所以应注意不要当作肾炎治疗。大约有 1/4 的川崎病患者伴有腹泻,这会自然好转的。

孩子虽然发热,却还很有精神。虽说食欲稍下降,也什么都吃。高热时要注意补给充足的水分。孩子会喜欢喝果汁。

治疗上常应用阿司匹林,但在日本,医生发现静脉大量注射丙种球蛋白更有效。最初的做法是持续 5 天注射,后来在美国试行了只用 1 天增量注射的疗法。

冠状动脉瘤是十分讨厌的并发症。但如果在 10 日以内能治好的话,95% 可不引起冠状动脉瘤。所幸的是如果不是巨大的动脉瘤(直径在 8 毫米以上)就可以治愈,也无后遗症。如果冠状动脉不发生什么变化,3 个月后就可以恢复正常的生活。也可以进行预防接种。即使有冠状动脉瘤,3 个月以内治好的,也可以进行普通生活,但慎重起见,要定期做超声波检查。小的动脉瘤存在超过 3 个月时,要持续服用阿司匹林,并在动脉瘤消退前要做定期检查。对不能消退的巨大的动脉瘤,患儿要持续服用阿司匹林,并要限制活动,持续检查,根据情况可以实施手术。

也有报道说,虽不并发冠状动脉瘤,但持续的动脉炎会使冠状动脉内膜肿胀而导致血流阻滞。

547.肝炎

肝炎是一种非常难对付的疾病。急性肝炎,无论是由哪一种病毒引起的,都会出现 5 ~ 6 天的食欲减退、乏力、体温达 38℃ ~ 39℃左右。此外还有恶心、呕吐、黄疸。当黄疸出现时就能做出诊断了,患者身体发黄,眼睛的巩膜最明显,尿色也加深,像浓茶似的。但发生这种情况的很少,几乎感染肝炎病毒后都没有明显症状。因此医生通过检查血液告知孩子患了肝炎时,父母都十分吃惊。

人们重视肝炎,是因为战后输血盛行,输血后出现了血清肝炎的缘故。随着病毒检查技术的进步,现已知引起肝炎的病毒有 5 种。各种病毒都有不同的发病过程、传染方式。之所以说它难对付,是因为还没有能完全治愈的药物,而且一部分会转变成慢性肝炎伴随人的一生。

甲型肝炎病毒引起的是**甲型肝炎**,它只是急性肝炎,不转变为慢性肝炎,也没有终生病毒的携带者(如果说带菌者比较容易懂,但因不是细菌而是病毒,故称带菌者不恰当),多是吃了被甲型肝炎病毒污染的生食品引起的。掺杂于排泄物中排出的病毒,经口传播,因此,它属于消化系统传染病之一。不是从 1 个人传染给另 1 个人。治愈后血中留有抗体,因此,是否感染过甲型肝炎,检查血液便可以知道。

乙型肝炎病毒引起的是**乙型肝炎**。感染的人有 5% ~ 10% 转变为慢性肝炎或病毒携带者。而且母亲携带者生的小孩,即使出生时不感染,也有 50% 在围产期感染,而成为携带者。

乙型肝炎病毒的传染性强,不仅经血液传染,还附着于家庭器具上(牙刷、奶瓶、剃须刀、餐具)传染。以前,在用于输血的血液未经充分消毒的时代,本病可通过输血、血液制品传播,也可通过配偶间的性生活传播,也有通过月经后残留的血液传播的。

因为研制出了乙肝疫苗,故可防止母子感染。母亲是携带者时,在分娩后 12 小时以内,给婴儿注射乙型肝炎免疫球蛋白,同时接种乙型肝炎疫苗,1 个月和 6 个月后再接种两次,共 3 次,就可有 90%~95% 的婴儿不患肝炎。疫苗无效的,是在胎儿时期就感染了。

不小心感染了乙型肝炎病毒时(带有患者血液的注射针刺破皮肤时),如果注射乙型肝炎免疫球蛋白,同时接种疫苗,1 个月、6 个月后再接种两次,就可不患肝炎。

乙型肝炎的可怕之处在于不仅慢性化,而且病毒过了 10~20 年之后,还可引起肝硬化或肝癌。

病毒侵入肝脏后,使血液中显示肝功能的 GOT 和 GPT 值升高,因此,检测此两种酶的值便可明确诊断。治愈此病很困难。一边做肝功能检查和肝活检(肝穿刺后取一部分组织,作为病理标本),一边试着使用肾上腺皮质激素和干扰素。如果血中的 HBe 抗原消失,出现 HBE 抗体,可以说是暂时治愈,但很难达到这种效果。

丙型肝炎病毒引起的**丙型肝炎**,多是由输血引起的。以前被称为非甲非乙型肝炎。这种病毒虽然通过输血、血液制品传播已经见不到了,但出现了通过文身、反复麻醉剂注射等传播途径。

丙型肝炎也可慢性化,形成携带者。和乙型肝炎一样,也是通过血液传播,但比乙型肝炎传染性弱,通过性交、密切接触传播的少见。从母亲携带者传播到婴儿身上的概率尚不清楚,但有报告说,其概率为 1/11。如果是病毒携带者,就要注意不要传染给别人。他们不能成为用于输血的供血者。牙刷、剃须刀、水杯都要个人专用。女性经期在更换卫生巾后,要仔细洗手。母亲也不要自己先咀嚼再喂孩子。

丁型肝炎病毒引起的是**丁型肝炎**,这种病毒寄生于乙型肝炎病毒上。乙型肝炎患者再感染丁型肝炎病毒时,症状会加重,或者使肝炎慢性化,或变成重症肝炎。所幸的是,在日本几乎没有丁型肝炎。

戊型肝炎病毒引起的是**戊型肝炎**,这种病毒与甲型肝炎病毒相同,可通过食物传染,而无慢性化。这种肝炎往往在发展中国家流行,日本没有。

548.面神经麻痹

初生的婴儿啼哭时,一侧的面部肌肉痉挛,因而被发现。仔细观察发现,没有发生痉挛的一侧额头没有皱纹,且有半边脸很光滑的感觉,眼睛也闭不严,看上去口角也下斜,即使哭的时候也不动,这说明这一侧是麻痹了。

婴儿在产道中支配面部运动的神经受压迫引起一时性麻痹的情况较多。以前认为这是由于使用产钳助产时夹持部位不当而产生的麻痹。但近来发现不使用产钳出生的孩子,发生面神经麻痹的更多,这样就不能责怪使用产钳的医生了。

面神经麻痹快则 2～3 周,慢则需 2～3 个月就能痊愈。稍大一点儿的孩子也有突然发生一侧面神经麻痹的,有人认为是坐车时开车窗受风导致的,但没有那种情况时也有发生麻痹的。因此,应该说此病目前原因尚不明了。

有的在孩子哭笑时,发现半边脸发僵才注意到是患了面神经麻痹。即使不做任何处理,2～3 个月也会痊愈。如果去医院就诊,医生就会使用按摩、电疗、肾上腺皮质激素等治疗。即使花费很大精力治疗,开始也没有任何效果。母亲又焦急地领着孩子去别的医院,每次又打针又拍头部 X 线片,对孩子来说,是一个接一个的恐怖事件的继续。

虽然极其少见,但也有儿童高血压引起面神经麻痹的。这种情况降低血压就会好转,因此有高血压家族史的,父母应提醒医生测血压。

家庭医学书上也许写有"面神经麻痹是脑肿瘤的症状之一",但脑肿瘤时,还会伴有行走困难、头痛、恶心等症状。如果只是单纯的面神经麻痹,其他均正常时,可以不考虑肿瘤。

在麻痹初期不能闭眼时,容易患结膜炎,因此,应注意不要让不洁物进入眼睛。为预防结膜炎,医生会嘱咐用含有抗生素的眼药点眼。

549.支气管扩张

　　支气管扩张现已很少见。这是因为引起支气管扩张的原因减少了。以前患肺炎、麻疹、百日咳等病时，痰液贮积于支气管中，再加上痰中所带的细菌侵犯支气管而引起支气管扩张的情况并不少，而且多发生于5岁以下儿童。现在也有误吞异物发生感染引起支气管扩张的情况。

　　痰贮积于扩张的支气管内，为了将痰排出去，患儿就经常咳嗽。痰因腐败菌的繁殖而有臭味，令人讨厌，这是支气管扩张的一个症状。支气管壁的血管脆弱，破裂时可出现血痰或吐血。

　　现在肺炎发病率降低了，百日咳、麻疹也因预防接种而减少了。此外，由于医生经常使用抗生素，使易引起感染的细菌得以控制。因此，旧时的支气管扩张不见了。以前杵状指是支气管扩张的特征，现在这种重症已经几乎见不到了，但在医院还可见到轻症的支气管扩张。

　　肺炎痊愈后，仍咳嗽不止，拍X线片发现模模糊糊的阴影时，或无诱因咳嗽持续半年以上，到医院做X线检查时，发现肺下叶不张，医生才怀疑是支气管扩张。

　　诊断支气管扩张，最准确的方法是向支气管中注入造影剂，进行支气管X线造影，但这种方法对于此病发病率较高的5~6岁的儿童来说，不全麻则很难进行。为了拍出支气管壁正确的影像，要尽可能减少支气管内的痰，因此，住院后必须要给患者服用几天抗生素。

　　儿科医生都清楚，即使通过支气管造影发现了扩张的部位，也不能马上手术。这是因为通过2~3个月的内科治疗（每日两次俯卧在倾斜床上，头呈低位，轻轻地叩击支气管扩张处相应的体表部位，促使患儿把痰排出来，培养痰中的细菌做药物敏感试验，然后使其吸入有效抗生素），扩张的地方恢复成原状的情况也不少见（可逆性支气管扩张）。

　　采用手术方法切除扩张的支气管，最好要等到孩子长到15岁。这是因为手术会引起胸廓变形。

　　除了反复严重咯血，或扩张是由异物引起的情况外，儿童时期不应做支气管扩张手术。

即使通过 X 线造影发现支气管扩张仍存在,孩子只要很有精神,就可以上学。父母每天抓住孩子双腿让其练习倒立,也可帮助其咳痰。此时把木板做成滑梯形,垫在孩子的胸部,可以减少孩子的疲劳感。

发热多是由支气管扩张并发感染造成的,这时需要服用抗生素,至于服哪种好,最好做痰的细菌培养,来寻找敏感抗生素。应用抗生素治疗的时间要尽可能短一些。

生来就是右位心的儿童,支气管扩张的发病率很高。因此,这类孩子患肺炎或麻疹时,要进行彻底治疗。

囊性纤维化和先天免疫球蛋白不足的孩子也经常发生支气管扩张。只要不引起肺脓肿,一般不用做手术。

550.胸腺肥大

儿童在出生后 6 个月内基本上不拍胸部 X 线片。而如果拍了胸片,就会有不少的婴儿被诊断为"胸腺肥大",也许还可能被诊断为心脏异常增大。这是因为医生没见过生后 6 个月内婴儿的胸片,也不知道婴儿胸腺会大到惊人的程度。

再也没有比人的胸腺在大小、形状及其位置上个体差异大的器官了。而且在营养不良、发热、疲劳时,胸腺可在数小时内变小。因此,解剖因病死亡的人的病理学家,看不到活人正常的胸腺,若偶然看了刚死的病人的胸腺,就会惊异于胸腺的肥大,于是便命名为"胸腺淋巴体质"。

最好不要认为有"胸腺肥大"这种病。即使被放射科医生告知胸腺肥大,也不必吃惊。如果吃惊的话,应该吃惊为什么不知道这个从半个世纪前就明了的事实的医生还能照常行医。实际上,通过 X 线片看到的出生数周的婴儿的,心脏增大,多是胸腺的影子覆盖到心脏,等孩子满 2 岁后就完全看不见了。

儿童出生后 2~3 个月时,如果营养好的话,胸腺也会突然增大。这种情况用 X 线检查,医生会认为是急性胸腺肥大,而使大人担惊受怕。

严禁只要认为是胸腺肥大,就采用 X 线照射疗法,或给予肾上腺皮质激素进行治疗。因为接受 X 线照射后,胸腺容易癌变。

人的胸腺,特别是婴儿的胸腺,其正常大小没有一个标准,这一点如果医生不了解的话,是很麻烦的。

虽然有孩子过了 3 岁,胸片上就看不到胸腺的阴影了这一说法,但医生有时在小学生身上还可见胸腺的影子,即使这样,也不要认为这是病。

551.蛲虫

母亲发现孩子有蛲虫多是在孩子腹泻的时候。大便中有 1 厘米左右白色线状的虫子在蠕动。蛲虫寄居于肠道内,夜里爬出肛门产卵。为了发现虫卵,医生可在孩子的肛门周围贴上胶条,然后将胶条贴到玻片上,用显微镜进行观察。

驱虫剂虽然十分有效,但即使家庭所有成员都进行驱虫,只要孩子还在污染的环境中仍可被再次感染。如果孩子在学校的大便检查中又被检出蛲虫卵,父母甚至会患上"蛲虫神经症"。其实,如果肛门不瘙痒,也可以不驱虫,而与它和平共处。因为即使有蛲虫,对身体也没有太大损害。

蛲虫是通过抓挠肛门的手上沾染的蛲虫卵而扩散的,所以只要防止虫卵进入口中就可以预防了。吃零食时,要把手擦上香皂,在自来水下仔细冲洗。吃面包时也同样要把手洗干净。

552.吉兰－巴雷综合征

此种疾病很少见,病因也不清楚。成人、儿童均可患病。但儿童几乎可完全治愈。

此病主要是侵犯脊神经,患儿会出现突然不能走路,在半个月或 1 个月内迅速加重,父母会十分担心,不知孩子是怎么了。但持续 2～4 周病情又有所恢复,孩子逐渐能走路了。不同孩子恢复的时间不同,但最迟 2

个月就可治愈。有的患儿伴有腿痛,不发热,左右对称,膝腱反射消失,但不影响感觉,触摸时感觉很清楚;有的会出现二便失禁。

确诊方法是进行腰穿,检测脊髓液可发现蛋白质和细胞增多。此病可引起呼吸麻痹,因此,从一发病孩子就要住院,而且要住有呼吸机的医院。用免疫球蛋白 G 静脉注射,可很快痊愈。肾上腺皮质激素无效。

553.直立性蛋白尿(体位性蛋白尿)

在学校,除了校医的健康检查外,还有保健老师进行的各种检查。学校过于关心学生的健康,往往会给学生增添许多麻烦。孩子有时多少有些 "异常",不管它们也没大的妨碍,但若在学校检查中发现了,就会被当作病人对待。其中,最有代表性的就是直立性蛋白尿。

一般在健康者的尿中,每天也可排出 100 毫克以下的蛋白质,而且主要在醒着的时候排,而睡卧时极少排。这种程度的尿蛋白,一般检查是发现不了的。但健康者发热时或激烈运动后,尿蛋白可增加到阳性的程度。有的孩子在某一时期,一般的检查也可查出尿中有蛋白质。而且睡卧时不多,在站立时,特别是腹部前倾体位时,尿中出现大量蛋白质。虽然如此,但肾脏并无异常。把尿放入离心机中分离,医生沉淀物中找不到细胞,而且患者血压也不高。爱刨根问底的医生于是就进行肾脏穿刺,取一部分组织检查,会发现肾小球有很微小的变化。

学校对所有的学生进行集体尿检时,必定会发现有蛋白尿的孩子。除个别为急性肾炎外,大部分是直立性蛋白尿,或剧烈运动后发生的特殊现象。

如果学校想进行集体尿检,必须让孩子把早晨刚起床时排出的尿盛入干净的容器里带到学校来。直立性蛋白尿的孩子,如果睡前排尿了,第 2 天早晨的尿,就是睡觉时产生的,因此,尿蛋白是阴性的。如果学校认为这样做麻烦,而让学生都在学校采尿,就会发现高年级学生 10% 有蛋白尿。学校就会让孩子把写着 "您的孩子发现有蛋白尿,请到医生处进行仔细检查" 的联络单带给父母,父母看到后会惊慌失措,于是都会马上带孩子去医院检查。医生说："要控制含蛋白质多和含盐分高的食物。"
而且与班主任老师联系，建议在学校要避免剧烈运动。

虽然检查晨尿时什么也没发现，但在学校的采尿检查中却发现了问
题，就会闹得人心惶惶。如果碰巧就诊于对肾病十分关注的医生，就更麻
烦了。他要做肾脏活检，把针插入肾脏内，取出一部分肾组织，在显微镜
下察看。

研究者对直立性蛋白尿的孩子进行了 10 年以上的追踪调查，结果发
现并无大妨碍，几乎全部都自然好转，只有一小部分始终存留直立性蛋
白尿。医生如果通过精密检查发现孩子患了肾炎，自然另当别论。但尿
中除蛋白质外，什么异常也没有，则孩子可照常饮食，而且也不用限制
运动。

与体位无关，总是有微量蛋白尿的孩子，在肾活检时，有的被确诊为
IgA 肾病。这种病在小儿期不恶化。

554.肌萎缩症

肌萎缩症（进行性肌营养不良）有许多类型，儿童常见的是进行性假
肥大性肌营养不良，这是由 X 连锁隐性遗传引起的。若母亲 X 染色体上
存在此基因，则男孩有 50% 发病，女孩子有 50% 是基因携带者。

患儿刚开始学走路时，经常摔跤，有的用足尖站立走路。但几乎都
不会跑。母亲发现孩子异常是在 5 岁左右。患儿走路时，身体东摇西摆；
起床时，双手撑着膝关节和大腿一点一点地站起。

让儿童坐在高椅上两脚悬空，拍击膝盖以下部分，一般的孩子脚向前
踢起（膝腱反射正常），而肌萎缩症的孩子则没有这种反应。

带孩子到医院抽血检测，如果血清中醛缩酶和磷酸肌酸激酶的活性
增高，就可以诊断肌萎缩症。这两个酶在症状出现前便增加了，如果早在
婴儿时期便检查这两个酶，就可早期诊断。但是即使诊断出此病，也没有
有效的治疗方法。

虽说是肌肉萎缩的疾病，但患儿的腓肠肌看起来却比正常的孩子要

肥大。这一点,父母非常不理解,带孩子到许多家医院进行治疗,但关于治疗方法医生却众说纷纭,致使家长无所适从。现在还没有确实疗效可靠的药物。治疗方法有肾上腺皮质激素疗法、肌母细胞移植疗法(即取自身肌母细胞,通过基因操作后再放回原处)等。

　　肌萎缩症有许多类型,发病部位也不同。10岁以后患此病的儿童,病情发展得较慢,社会生活能力多比一般的孩子低下。

　　如果肌肉总不运动,就会变得不能活动。因此,患儿即使还有其他的疾病,也不要长期卧床,应多按摩肌肉,防止肌力下降。

　　尽可能让孩子自己行走,但过度的训练,反而不好。年龄大的孩子要防止发胖。

　　在进行治疗时,患儿也应拥有属于他的童年乐趣,和小朋友一起学习、一起玩耍是孩子们高兴的事,因此,要让孩子上学。

　　是否要让本病患儿进入肌萎缩症专科医院治疗,目前还有争论。因为这样不仅疾病治不好,患儿还要亲眼目睹其他患者病情的恶化,这是很残酷的。

　　第2胎是否仍为肌萎缩症,只要取妊娠15~20周胎儿的血,做酶活性检查就可知道了。女方的亲戚有肌萎缩症时,要检测女方血中的醛缩酶和磷酸肌酸激酶,以确定是否为携带者。隐性携带者的血中酶值偏高。如果女方是致病基因携带者,所生男孩,有50%概率发病。

　　虽说此病患者的寿命不长,也不要悲观。因为这是目前的状况,研究正在不断取得进展,要坚信在孩子的有生之年会发现有效的治疗方法。

555. 结核

　　(1)对医生给孩子做出结核的诊断提出质疑

　　家长对医生给孩子做出结核的诊断提出质疑是很失礼的。理由是儿童结核已非常少了。以前结核多发时期,有和我一起做结核预防工作的朋友,现在仍在继续做学童和幼儿园孩子的集体检测工作。他们说,这几年在集体检查中发现结核患儿的情况逐渐减少了。

成人结核患者服用治疗结核的有效药物后,可防止向周围扩散。因此,孩子感染机会减少。几乎所有孩子都接种了 BCG,因此他们在感染时因已获得了免疫而不发病。

（2）当被确诊为肺门淋巴结结核时

如果家里没有患结核的大人,但孩子被确诊为肺门淋巴结结核,这是令人难以置信的,尤其是孩子接种了 BCG 的话,那么 99% 是弄错了。

哪儿错了呢？ 是 X 线片读片错误,把肺门聚积的粗血管重叠阴影当成淋巴结阴影了。

现在的医生,不再把肺门存在的淋巴结看成是因结核肿大的阴影了。现在美国记载小儿胸部疾病的专业书中没有肺门淋巴结的照片,都是从以前的书上借用的。近 30 年来,一些患者被确诊为肺门淋巴结结核,但带来的 X 线片上,却没有发现 1 例是真正的肺门淋巴结肿大,全部是血管阴影。

如果从 X 线片上看到肺门淋巴结肿得像瘤子一样,与其考虑是结核,不如考虑为类肉瘤病(见 568. 类肉瘤病)。特别是双侧都肿大时,结核的可能性很小。把血管影当成淋巴结结核的病例总是双侧都“肿大”。非常遗憾的是,经常积痰的孩子,两侧肺门影很乱,持续咳嗽,经常被认为是肺门淋巴结结核。肺门淋巴结因结核而肿大,原则上是或左或右一侧肿大,结核侵入肺内开始引起的病灶在一处,或左或右。连续发生的淋巴结肿大也在一侧,或左或右。

根据照片进行诊断,必须由在战前就十分熟悉儿童结核的医生来做,另外,医生也可根据症状表现推翻肺门淋巴结结核的诊断。

肺门淋巴结结核是感染结核分枝杆菌后 2～3 个月引起的疾病,因此即使不做任何治疗(虽然有运气不好的,会在半年内引起脑膜炎),1 年也可好转。一旦治愈,肺门淋巴结就不再肿大了。即使患病,一生也只患 1 次,而且一般在感染 6 个月内发生。接种了 BCG 的孩子肺门淋巴结不会肿大成瘤子样。因此要接种 BCG。

肺门淋巴结结核患儿,只限于以前未接种过 BCG,且最近 6 个月内接触过患结核的成人的孩子。父母均健康,学校老师也定期接受检查,患结核的老师也按规定进行休假,在这种情况下,孩子患结核则是例外中的例外。

三口之家中的婴幼儿,如果没上保育园,却患上肺门淋巴结结核,那么一定是父母之中有一方有结核。如果父母拍X线片证实没有结核,那么孩子一般是不可能患结核的。当然,也有患结核的亲戚偶尔来玩而传染给孩子的情况。

由于此病是感染后2~3个月发病,因此,6个月以前自然感染的,而结核菌素反应阳性的孩子,不是肺门淋巴结结核。上1年级时,结核菌素反应很强,被认为是自然感染的孩子,到2年级或更高年级时,被诊断为肺门淋巴结结核,可以认为是误诊。

(3)结核菌素试验的问题

结核分枝杆菌(结核菌)侵入人体后,快则2周,慢则10周,结核菌素试验就会呈阳性。因此,通过结核菌素试验可知是否感染了结核。这是儿科医生常用的检查手段。

医学界在战前未深入研究儿童结核病,医生只是通过面色不好,胸部听诊音稍有变化来诊断儿童结核。这时如果结核菌素试验阴性,就可以很容易地排除结核病了。为防止结核病的误诊,曾作为法宝的结核菌素试验,现在已全然不起作用了。因为孩子都接种了BCG,结核菌素试验出现阳性,不能确定是否有自然感染。同时,孩子都接种BCG,出现了被误诊结核的危险。结核菌素试验阳性,X线片上有肺门血管阴影的孩子,很容易被误认为是肺门淋巴结结核。

而且有很多第1次是阳性,第2次又变成阴性,过1年检查,又是阳性的情况出现。由于接种BCG试验持续出现阳性,故称阳性转变。因此,不让孩子郊游、游泳,而加以治疗是错误的。

更严重的是,1年级时试验为阴性而接种了BCG的孩子,第2年检查出现阳性,故而被警告为阳性转变。这是医生忘记了接种BCG会使结核菌素试验变成阳性试验这一规律。

确实，接种 BCG 是有效预防结核的手段。即使不能防治，也可减轻。在结核病发病率低的国家，接种 BCG 不仅没有必要，而且，还是导致误诊的祸根。在日本，结核的发病率在大幅度减少，也许很快就不必强制进行 BCG 接种了，但现在最好还是接种。

应注意防止因 BCG 引起的误诊，而且最好采用美国、英国规定的结核菌素试验阳性标准。皮下注射 48 小时或 72 小时后硬结的范围在 10 毫米以上是阳性。如果只发红，硬结在 5 毫米以下是阴性。这样的话可减少误诊。

（4）肺结核

只要不能肯定痰中有结核菌就不能轻易地诊断为肺结核。在肺门淋巴结结核减少的基础上，肺结核也逐渐少见了。成人肺结核几乎没有了。但肺结核的诊断却未减少。高热的孩子肺内发现阴影，就被诊断为肺炎，但不发热的孩子偶尔做 X 线检查，发现肺中阴影，却经常被确诊为肺结核。以前结核菌素试验阴性，可以说不是肺结核。但现在不能用这种方法了。

在肺结核几乎消失的现在，孩子肺中发现的阴影多数是非典型性肺炎（见 633. 非典型性肺炎），非典型性肺炎无论治疗与否，1 个月后，皆能不留一点后遗症而完全康复。但患肺结核时，无论怎样用心治疗，1 个月也治不好。因此，过了 1 个月做 X 线检查，如果阴影消失了，就可以说不是肺结核。

（5）结核性脑膜炎

以前称为结核性脑膜炎的疾病，现在很少见了。正因为少见了，医生的警惕性也消失了，故很容易误诊。此病多在感染结核菌后半年内发病，婴儿多见。未接种 BCG 的婴儿，持续发热、无食欲、情绪不好、呕吐、痉挛时，必须做结核菌素试验。如果是阳性，要住院检查脑脊液，即使不能证明有结核菌，但家里有结核患者时，也要及早治疗。如果治疗及时，采用化学疗法即可见效。孩子好转时，要尽快停用链霉素，因为链霉素造成的听力障碍是很可怕的。

（6）结核的治疗

儿童结核不像以前那样严重了,而且有异烟肼、利福平等特效药。只需服药即可治愈,一般不必住院治疗。如果不是相当严重的结核,也不必长期休养,化学疗法并不需要静养。

服药一定要严格遵守药量和时间的规定,不规范的治疗恐怕要产生耐药菌。耐药菌引起的结核,需联合用药(至少4种),且需住院治疗,一边检测血中药物浓度,一边确定用药量,而后治疗18~36个月。

治疗结核的药有两类,即杀菌药和抑菌药(抑制细菌产生耐药性)。异烟肼和利福平为杀菌药,吡嗪酰胺为抑菌药。现在美国儿童结核的治疗标准是异烟肼和利福平使用6个月,只在前2个月合用吡嗪酰胺。链霉素在患儿出现脑膜炎时可用2个月,不能长期使用,以免造成听力障碍。

（7）结核的预防

现在预防结核有两种方法,其一是日本实行的接种BCG,另一种是美国进行的化学预防方法。

BCG是把降低毒性的牛型结核菌接种到未患结核的人(结核菌素试验阴性者)身上,不引起疾病,只起免疫作用,是即使人型结核菌侵入,也不能增殖的一种免疫方法。BCG已在世界上广泛应用,接种1次后,具有几年的免疫效果。

日本修正了结核预防接种方法,减少了BCG的接种次数。4岁前接种1次,小学1年级、中学2年级时,结核菌素试验为阴性者再接种BCG,阳性者进行X线检查;高中生和大学生全体进行X线检查。虽然接种BCG减少了结核的发病,但接种BCG后,结核菌素试验变成阳性,由此失去了检测结核感染的有效方法。

化学预防是指发现结核感染后,连续半年或1年服用异烟肼的方法。侵入的结核菌被药局限于身体的一部分,不但丧失扩散的可能性,而且能起到免疫作用,结果和接种BCG一样。如果想彻底进行化学预防,必须要让现在结核菌素试验阴性的人都服用异烟肼,但这实施起来很难。因此美国把重点放在有发病可能的婴儿和步入青春期的青少年身上。

（8）阳性转变

以前未接种过 BCG 的孩子,结核菌素试验阳性时,首先要做 X 线检查,不管有无变化,都要服用异烟肼。以前服用 1 年,现在只需服用 6 个月。治疗结束时,要再做 1 次 X 线检查。

因阳性转变而服用异烟肼的孩子,不必接种 BCG,也不用再做结核菌素试验。在学校的健康检查中,这些孩子只检查胸片就可以了。

556.血尿

当孩子说尿发红时,家长要用干净的杯子接下次尿液进行观察。透明的尿液泛红色时,要想一想是否吃了什么药或含色素的食物。明显混有血液时,首先要问孩子是否撞了背部或腹部。如果面部浮肿,则有可能为急性肾炎。男孩小便结束时滴血并感觉到疼痛时是膀胱或后尿道出血。

孩子在学校健康检查中被发现血尿,家长会非常吃惊。使用试纸便可发现尿中含有微量红细胞。大多是良性家族性血尿,感冒后数日持续血尿(有时是肉眼血尿)属遗传体质,可以不治疗。也有部分是因免疫球蛋白 A 肾病而出现的微量血尿,但这种病在婴幼儿期不恶化,到成人时才变成肾炎,因此要半年查 1 次,看除血尿外是否还有蛋白质。

除微量血尿外没有任何异常的孩子,可作为"无症状血尿"对待,不必限制孩子上学和正常运动。

557.结膜炎(流行性结膜炎)

母亲发现孩子患结膜炎是在孩子出现眼眵的时候。总是干净的眼角上,出现了黄色的眼眵,或早晨眼眵附着于上下眼睑,使孩子睁不开眼睛。仅一只眼睛患结膜炎时,同时翻开双眼睑观察,就会看到患结膜炎的一侧发红。

儿童结膜炎多是由细菌引起的,在药店可买到加入磺胺制剂的眼药。

每天滴 5~6 次,每次 1 滴,2~3 天就可治愈。细菌引起的结膜炎容易治愈,即使去眼科也是用同样的方法治疗;因此,如果眼科医生离得很远,或候诊时间很长的话,就可以选择在家治疗。

我不太主张去眼科治疗,因为如果用手触摸候诊室或检查室的门,就有感染传染性强的病毒性流行性角结膜炎的可能。这种病多是由腺病毒第 8 型引起,孩子感染一般仅患结膜炎,而母亲感染时,病毒会侵犯角膜。这种流行性角结膜炎采用磺胺制剂和抗生素治疗是无效的。因此,如果是出眼眵的结膜炎,就试用磺胺滴眼液。如果不见效,再考虑是病毒性流行性角结膜炎,应去眼科检查。

这时要十分注意,让孩子戴上手套,母亲从眼科回来后也要用肥皂仔细地洗手。眼科医院也应设置自动门。

生后 2~3 天的婴儿经常出眼眵,这是生后马上滴预防淋球菌性结膜炎的眼药引起的反应会自然好转,不必治疗。因倒睫而持续流泪的孩子很多,也会自然好转。不满 1 岁的孩子要避免用针去通畅泪道,因为可致泪道瘢痕化。

3~4 个月的婴儿经常流泪,偶尔出眼眵,多是由倒睫引起,父母仔细观察会发现婴儿的睫毛摩擦眼睛。这是由于脸蛋发胖而引起的暂时症状,大致在 1~2 个月后,会随着脸蛋消瘦而自然好转。

去药店买治疗细菌性结膜炎的滴眼液时,店员有时会推荐买眼罩,我认为还是不买为好。眼睛被眼罩蒙上,更利于细菌繁殖,好得更慢。而且使用眼罩,被蒙的眼睛视力下降,有些婴儿一旦视力下降则不能恢复。

以前治疗结膜炎时在使用硝酸银滴眼液之前,必须用生理盐水清洗眼睛。现在使用抗生素治疗就不再洗眼。而且一旦洗眼成为习惯,孩子就会对洗眼产生排斥感。只要不出眼眵,就可以不去医院。

结膜炎传染性很强,为了不传染家里其他人,要严格区分洗脸盆和毛巾,病人用的枕套、床单在清洗之前要先用热水泡一下,门把手也要用酒精擦洗。

558.血友病

现在血友病的分类更加详细了。作为先天性凝血障碍性疾病,其发病分几个阶段。血液凝固过程中有几个重要的凝血因子,血友病是根据缺少哪个因子进行分类的。

最多的是因缺乏第Ⅷ因子引起的 A 型血友病,占全体血友病的 80%。其次是因第Ⅸ因子缺乏引起的 B 型血友病,也称圣诞病,占全体血友病的 15%。A、B 型血友病是相伴随的隐性遗传病,只在男性出现。携带血友病遗传基因的女性同患血友病的男性结婚,可生出有血友病症状的女儿。患血友病的孩子,脐带脱落时,出血很难止住。但满 1 岁前,也不知不觉地度过了,这是因为孩子在婴儿时期受外伤的机会少。

虽然不自发出血,但外来的击打、血管受伤,或小的切口(注射、采血),都很容易出血,且不易止住。碰撞后,膝部、肘部、踝关节内出血,引起肿胀、疼痛。如此反复,膝部会发生活动困难。患儿掉牙时也会流许多血。也有由于疏忽,在不知有血友病的情况下做扁桃体切除术而丧生的案例。血友病患儿发生急性阑尾炎必须手术时,医生是很头痛的。

现在能检测出血中缺乏哪种因子,因而用健康者血液补充缺乏的因子,就不像以前那样困难了。虽然如此,也不能说血友病可治愈了。因为 A 型血友病患者从健康者获得的第Ⅷ因子,只是在有限时间内起作用,即使每千克体重获得健康者 10 毫升血液,血中第Ⅷ因子维持 5% 以上水平的时间只有 3 ~ 4 小时。输入同量的除去血细胞的新鲜血浆,也只可维持 7 ~ 8 个小时。

血站保存的血液中,第Ⅷ因子 4 天就减少一半,因此,普通保存的血液不起作用。如今富含第Ⅷ因子的凝血因子制剂问世了,因此,手术时可以使用这种制剂。开始学走路的孩子经常会摔伤膝盖和臀部,因此,要给孩子穿膝盖和臀部安有衬垫的裤子。即使如此,幼儿碰了膝盖、关节肿胀时,也要持续输入第Ⅷ因子 3 ~ 4 天,这样可减少关节障碍的出现。

血小板减少容易出血,因此不能用阿司匹林等降低血小板的药,可以用对乙酰氨基酚等来解热镇痛。

第Ⅸ因子在普通保存的血液中很少丢失,因此 B 型血友病较 A 型易于治疗。

虽说对出血的对症治疗进步了,但血友病仍是难对付的疾病,这是因为让爱活动的孩子避免受外伤是件很不容易的事情。

为了保护孩子,许多家长不让孩子上学,但不上学,孩子将来就无法独立生活。因此,家长要取得老师的合作,避免让孩子上学时受伤。为了不使孩子有自己是特殊人的自卑感,家长和老师要寻找并挖掘孩子的天赋,使其获得自信也是治疗的一个部分。

559. 口角炎(烂嘴疮、锁口疮)

幼儿和学龄儿童,嘴角发白,出现裂口,在关东称"烂嘴疮",在关西则称为"锁口疮"。以前经常见到此病,现在几乎看不到了。

我在电视上看到发展中国家的孩子常有患口角炎的现象。一般认为是由维生素 B_2 缺乏引起的,但严格讲,这并不是唯一的原因。此病经常合并链球菌感染。

幼儿园或保育园的孩子集体出现这种情况时,不能简单地说是缺乏维生素 B_2,而应想到集体营养不足。应让孩子们多喝牛奶,多吃肉类、带叶的蔬菜。治疗上不能只满足于伤口的局部治疗,要想到这是营养不足的征兆。

560. 高血压

如果校医对血压特别关注,在学校的定期检查时测量血压,就能发现健康儿童的高血压。成人常见的原发性高血压是否是从儿童期开始的,现在尚未搞清楚。如果由遗传引起的高血压在儿童时期就发生,怎样处理才能使其到成年后不加重,也是一个有待研究的问题。

以前未得过病的孩子,患了血压高,必须首先检查尿液,看尿中是否有蛋白质。因为有的肾炎是在不知不觉中患上的，而高血压是它的后遗症，因此，这时要当作慢性肾炎处理。对于以前患过肾炎的孩子，或过于肥胖的孩子，以及父母有高血压的孩子，医生会要求父母防止孩子肥胖并控制其盐分的摄入。

总之，因为儿童高血压原因不清楚，所以不同的医生会提出不同的养生建议和注意事项。但随意让孩子服用降压药，我是不赞同的。因为一旦开始服用降压药，就要持续终身服药，这对孩子来说是一种负担，对青春期的孩子更是严重的精神负担。有的医生认为，使身体充分运动起来的体育活动（棒球、网球、游泳、骑车等）很有益，而相对静止的体育活动（举重等）却不很好，但这并没有统计数据的支持。不过，所有的医生均反对让高血压的女孩使用避孕药。大人的情况与孩子不同，将大人的养生方法原封不动地教给孩子，反而会影响孩子的成长。

不必过于在意，只要定期在相同身体条件下测一测血压就可以了。

561.甲状腺功能亢进症

甲状腺功能亢进症（简称甲亢）在孩子中是很少见的。如果有，也多是 10 ~ 15 岁的女孩。青春期女孩，甲状腺可生理性增大，颈前部肿大隆起。不能因看到肿大便认为是甲亢。

与生理性甲状腺肿大不同，甲亢的孩子常伴有以下症状：情绪上出现从前不曾有过的易于激动；两手平举时，指尖颤抖；食欲增加，吃得很多但体重却不增加，有时反而会下降；两眼发光，有时眼球突出；多汗心慌。

仔细检查可知，患儿基础代谢率增高，血中蛋白质结合的碘增加。甲亢通过血中甲状腺激素浓度的升高和存在刺激甲状腺分泌的促甲状腺激素受体抗体可以诊断。

对甲亢的治疗，医生一定要慎重。从短期疗效看，任何治疗都会有效。但追踪调查 30 ~ 40 年，就会发现问题。用放射性碘治疗的方法，不仅常引起甲状腺功能低下，而且引起甲状腺癌和白血病的情况也不少。

因此,还是不采用放射性碘治疗为好。

目前,临床仍然采用手术切除甲状腺肿大的部分,但如果切除太少容易复发,切除太多又会引起甲状腺功能低下,简称甲低。

现在常用的治疗方法是服用抑制激素生成的药物,持续服用 1～2 年,到什么时候停止,现在还不清楚。甲状腺功能正常了,但还有肿大、影响美观时,可以手术。

562.甲状腺功能低下症(黏液性水肿)

以前人们发现甲状腺功能低下(甲低)的患儿发育迟缓。让患儿服用了甲状腺激素后,虽说病情可以好转,但还是赶不上发育正常的儿童。现在这种病诊断很容易,就像诊断苯丙酮尿症一样,只要在新生儿的足跟部取一点血液滴在试纸上,就很容易检查出来。因此,这种病一般不会漏诊。

因为这种疾病是源于甲状腺激素(T4)不足,故血液中的甲状腺激素量也少,由垂体分泌的促甲状腺激素量多。

发现本病应及早治疗,补足甲状腺激素,治疗得越早,效果越好。将合成的 T4 制剂混在牛奶中,患儿每日服用 1 次。虽说可以根据体重决定服用剂量,但服用量是否适当,还要依据血液中的甲状腺激素及促甲状腺激素的水平而定。虽然可以将甲状腺激素水平控制在正常范围的上限,但很多情况下,促甲状腺激素却无法降到正常范围。

药物剂量适当与否通过化验血液来检测,最初是在第 2～4 周,其后在第 3、第 6、第 9 和第 12 个月,最后每 6 个月测量 1 次。不仅要进行血液检查,还要注意包括骨在内的全身发育情况,以及智商情况。

甲状腺完全缺如时,患者就必须终生服药。如果功能障碍不是永久性的话,可以在 3～4 岁的时候中止治疗 30 天。如果血中激素水平维持正常就可以停药,但如水平有所下降则应继续治疗。

在日本,新生儿甲低的发病率约为 1/8000。经过服药,智力仍未达到正常的病例,都是在治疗开始过晚、血液检查落后的时代发生的。而现在的治疗方法开展的时日尚短,所以从前的调查结果对现在并无指导意义。

如果在新生儿期就及时进行血液检查,情况就会大不一样,患者一旦确诊应立即进行治疗。对大多数病例,各国都有为期数年的追踪调查,结果显示血液中甲状腺激素保持正常的患儿,其生长发育同正常儿童无异。

父母不能抱着一定要让患儿正常发育的态度,一味地让孩子服药,而不带其去做定期的血液检查。

563.肛门周围脓肿

肛门周围脓肿是肛门(直肠)周围的组织被细菌(金黄色葡萄球菌等)侵入时发生的化脓感染,肛门周围出现红、肿、痛。2岁左右的男孩多发。虽然我们会察觉到患儿肛门疼痛,步态怪异,但在其突发高热的时候,不看肛门,则无法明确病因,发现后必须让患儿立即到外科切开排脓。如果只用抗生素治疗,往往会导致炎症扩散。

一般在手术后要服用抗生素。患白血病或中性粒细胞减少症的儿童易患此病。对于本病的患儿要注意保持肛门周围的清洁,避免受伤。

小儿虽然很少见外痔,但也有出现的,可见与肛门相连接的小的圆形硬块,排便时疼痛。

564.骨骺炎(青少年性骨软骨病)

这是一种在发育过程中,由于向骨输送营养的血管的异常,而导致骨骼的一部分遭到破坏的疾病。当进展到一定程度时,人体的自然修复功能就会发挥作用,使骨组织新生。不同部位的骨组织都可发生此病。

佩尔特斯病就是股骨头塌陷的疾病,有时在发病过程中,X线片也不能诊断。孩子走路跛行、疼痛,却被医生告知没什么问题。于是,家长多方求医,拍X线片后,发现骨骼变形。以前为了避免股骨头负重,制作了免负重的装置。而现在的治疗思路则主要是将股骨头完全包容于髋臼中,由于新的骨化中心的出现,股骨头在 2～4 年就可以复原。如果股骨头被很好地包容,承受体重就没什么问题。因为使股骨头良好地包容于髋臼中是治疗的基本方针,故应注意股骨头的形状,可采用石膏固定、手术等。总之,治疗方法很多。

奥－施二氏病(胫骨粗隆骨软骨病),发生于胫骨前面的上部,12～13 岁的少年多见。患者膝盖稍下方的部位肿胀、疼痛,跑动、上台阶时吃力。健康儿童也存在胫骨上部的成骨不均衡现象,这很容易同骨破坏相混淆。此种情况可自愈。

科勒骨病(足舟状骨病)发生于足部。足部虽然由很多块骨构成,但此病多发生于舟状骨,5～6 岁儿童多见。患儿常述疼痛,有跛行,拍 X 线片将双足对比可以发现。有的出现足背略肿。本病 2～3 年内可完全自愈。

565.细菌性脑膜炎(化脓性脑膜炎)

脑膜炎因年龄不同而症状大相径庭,甚至会被误诊为其他疾病。生后 2～3 天的脑膜炎常并发败血症。因为是在母体内或离开母体后立即被细菌感染而发病,所以我们在多数情况下知道患儿因何感染。早产儿羊水早破,再加上难产导致产后无呼吸,于是进行复苏或向脐血管内插入导管等都可成为病因。

新生儿败血症,由于无发热,白细胞不升高,故诊断比较困难,而且很多情况下我们想不到存在脑膜炎。如果不是很有经验的医生也不会想到对不吃奶、嗜睡的患儿进行腰穿,取脑脊液查细菌。即使找到病原菌,进行培养,找出了敏感的抗生素,也难以早期治疗,因此预后也就不好。

在产科医院感染,于生后 2～4 周在家发病的脑膜炎,家长最先注意到的是孩子不吃奶,怎么都觉得孩子奇怪。不能说不发热,就排除脑膜炎。头部囟门异常饱满紧张,不易被发现,如果患儿出现痉挛,家长就会想到是与脑有关的疾病。

新生儿脑膜炎的病原菌多为大肠杆菌或乙型溶血性链球菌。为了进行检查,患儿必须入院。这是一种少见的疾病。

大孩子得脑膜炎,会出现高热、头痛、呕吐、痉挛、意识障碍等症状体征,故能及早诊断,检查脑脊液发现病原菌,就能够确定病名。

乙型溶血性链球菌引发的脑膜炎多于冬季多发,起病急,有的皮肤出疹或有出血点,本病是法定的传染病。

由嗜血杆菌或肺炎链球菌引起的脑膜炎,在发病最初的 1~2 天有感冒的症状。

治疗上多采用有针对性的抗生素。对于颅内压异常增高的病例,必须在脑室内置入导管以调节压力。但置入后,易引起严重的后遗症(脑积水、癫痫、智力迟缓等)。

现在,由于使用了 BCG,可怕的结核性脑膜炎几乎看不到了。

566.巨细胞病毒感染

这是一种感染多(在日本仙台的调查显示,13 岁以下儿童的感染率为 65%),而相对发病少的病毒性疾病。最近发现了在免疫力低下时发病的病例。有报告说,合用抗病毒制剂和针对病毒的高滴度的免疫球蛋白可以治愈本病。

该病毒一旦由孕妇传染给胎儿,可侵犯胎儿的神经系统,或导致胎儿肝、眼、耳的功能障碍。但这只是说有这种可能性,实际上不必过于担心。与疱疹病毒一样,此病的病毒可以在人的细胞中存在一生,时常释放出来,但一般的医生很难做出确切的诊断。

被感染的母亲所生的孩子,有 30% 左右携带病毒。虽然在以后的数年间携带病毒的孩子的尿中可发现此病毒,但没有什么特别的症状。可能仅在妊娠的最初 3 个月感染病毒才是危险的。

虽然在婴儿尿中不易发现该病毒,但可通过聚合酶链式反应(PCR)查明。

567.肛门闭锁

肛门闭锁就是肠道没有出口。新生儿降生后,医生必须要确定其有无肛门。尿布上有胎便,并不能说明肛门就没问题。因为胎便也可以通过由膀胱或下尿道形成的异常通道排出。

完全没有肛门的容易被发现。也有那种虽然有肛门,但其上部不通的情况,因胎便排不出来医生觉得奇怪,才发现患儿没有肛门。如果完全没有肛门就需立即做手术。

如果是直肠的出口处仅是被一层薄膜覆盖,或仅是其下部有某个部位狭窄,这种情况手术既简单,效果又好。闭塞不通的直肠下端,位于控制肛门开闭的肛门括约肌之上时,应在出生后立即在腹壁给直肠做一开口,即做人工肛门。再在患儿1岁左右时再造肛门,将其与直肠相连。以前,这种手术是从肛门部位进行,但会损伤括约肌,影响以后肛门的关闭,导致粪便流出。现在是从腹部切口,从坐骨直肠韧带中通过,将直肠下拉。这样就避免了肛门失禁。一旦新做成的通道能很好地排便,就可将人工肛门关闭。肛门闭锁的孩子,常伴有泌尿系统、骨骼、心脏等的畸形,会妨碍手术的成功。

肛门闭锁的手术是一项复杂的手术。肛门关闭不良或产生严重便秘是个令人头痛的问题,如果以此作为手术失败的证据而责难医生,是有失公道的。

568.类肉瘤病

该病为少见病。虽然是一种成人疾病,但也有14~15岁的孩子发病的。疾病初起时,常被诊断为肺门淋巴结结核,而按结核治疗,无效后才开始怀疑为类肉瘤病。然而回想起来,被误认为结核的确有些不可思议。一般肺门淋巴结结核均发生在未接种BCG、与结核患者有接触史或是在阳转6个月以内的孩子。而在阳转2~3年后,就不会发生肺门淋巴结结核了。而类肉瘤病都是在阳转 2～3 年后发生,并且结核菌素试验由阳性转为阴性。另外,肺门淋巴结结核很少有两侧淋巴结同时肿大的,而类肉瘤病则为双侧淋巴结肿大。

初高中学生在学校体检时,如果发现双侧的肺门淋巴结肿大,而且结核菌素试验由阳转阴,这时与其考虑是结核,不如考虑是类肉瘤病。类肉瘤病病因还不清楚,与结核相似的结节可出现在淋巴结、肺、肝、脾、皮肤、眼、唾液腺、手足骨等部位,发热症状也时有时无。因为病因不明,所以没有特别的治疗方法。虽然有复发的,但几年后可以痊愈。以前,常用肾上腺皮质激素治疗,但因其不良反应较大,故已不再采用。只是在病情急剧加重时和侵犯到眼睛、皮肤、肺的时候例外地应用。在 1 年内肺 X 线片转为正常者,则是好转快的。一旦怀疑为此病,为进行细致检查,医生会劝患者入院,在淋巴结、皮肤、唇黏膜取组织制成病理标本,进行病理检查,或做克韦姆试验(Kveim test)(用类肉瘤病患者的组织制成液体进行实验,可见到像结核菌素试验似的皮内反应),测定是否为阳性。这种反应在类肉瘤病的患者中,有 85% 左右呈阳性。

患者使用肾上腺皮质激素后对疾病的抵抗力降低。患者如果在医院,就会因不断地有各种各样的病人入院,使被感染的机会增多。

569.色盲

色盲多发于男孩。其发病率在男孩中约为 5%,在女孩中仅为男孩的 1/10。其中不能区别红色或褐色和绿色者最多。所有颜色都不能区别的很少见。色盲是遗传的。复杂一点说是由于在 X 染色体上有劣性遗传基因。就是说,如果父亲是色盲,只要母亲的兄弟姐妹中无色盲,那么他的儿子就不会是色盲。但父亲是色盲,他的女儿尽管本人不是色盲,她将来所生的男孩即便不是全部色盲,也是部分色盲。

发现孩子色盲,多是在小学健康检查的时候。当然在幼儿园时色盲就存在,只不过大人常常误认为是孩子分不清各种不同的颜色而已。

发现孩子色盲,母亲如果知道是由她遗传给孩子的,就会觉得内疚。

并且会听信"色盲是可以治愈"的宣传。但目前还没有发现能治疗视网膜视锥细胞异常的方法。宣称治愈色盲的"治疗成绩",并不被眼科学会所承认。虽都被称为色盲,但也有程度的不同。所以如果进行读色盲检查表训练的话,也有的孩子会变得多少能读对一些。

实际上,很多色盲的人都是据仅仅一点的色调的不同来区别红色和绿色的,在实际生活中并没有什么特别的不方便,只要避免从事需要区别颜色的工作和会因色盲而危及他人生命的职业(如飞行员、司机等)就可以了。色盲的"害"处是因色盲而产生的自卑感,其实色盲对其成为学者、技术人员、一般的工作人员并无任何妨碍。

色盲治疗的关键在于减轻色盲患儿得知病情后在心灵上所受的打击。色盲因具有遗传性,所以在婚姻方面会有影响,属于个人隐私,故不宜在众目睽睽的场合下进行检查。学校体检时,色盲检查这一项也必须在单独的房间内逐一地进行检查。色盲患儿因读不出色盲检查表会显得犹豫不定,这时后面检查的学生就会围在其周围,使其成了展品似的,这对色盲的孩子来说,是一种羞辱。

此外,色盲患儿听到诸如色盲儿童不能升入上一级学校的话时,在精神上会受到很大的打击。让孩子在小学、中学、高中的历次体检中都怀着自己在遗传方面有缺陷的这种意识,是多么残酷的事情啊!学校应注意,不要让周围的人知道哪个学生是色盲,否则的话,不管母亲怎样解释色盲对孩子的将来不会有太大的影响,也没有说服力。

母系亲属中如果有人是色盲,他作为1名社会人并没有什么不方便且正常生活着,最好请他来现身说法,这是最有说服力的。

即使是技术性的学校,色盲孩子也可以选择无妨碍的专业;因此,在入学考试时,就不应因其是色盲而不录取。教育就是挖掘孩子们潜在的天分以弥补其"缺陷"。因为孩子有一种"缺陷",就拒绝发挥其在其他方面的天分,作为教育工作者是失职的。对于色盲患儿,在使其克服自卑感的同时,也要对其进行反复训练,使其能够识别人行横道的红绿灯。

570.紫癜

皮下发生出血的病统称为紫癜。儿童中最常见的紫癜是因血管系统障碍而产生的过敏性紫癜和因血小板减少而产生的血小板减少性紫癜。

所谓过敏性紫癜,是全身性的急性反应,在治疗白喉时,注射马的抗毒血清后引发的过敏反应与这种紫癜的症状相似,故命名为过敏性紫癜。在婴儿中没有这种病。本病症状为精神不振、轻度发热、腹部及关节(如膝、踝)疼痛,也可有浮肿;一二天后就在臀部、四肢等部位出现红色的从米粒到小豆大小的疙瘩,有痒感,也有的能扩散而像荨麻疹似的;不久出现皮下出血,像跌打损伤后出现的瘀斑样,或者有如小豆大小的斑点像飘雪似的密布于肢体。一般的母亲看到这种情况都会感到可怕,便急忙带孩子去看医生。

其中也有关节肿痛的孩子。医生最头痛的是主诉有严重腹痛的情况。反复出现剧烈腹痛,往往使人考虑到肠套叠,出现呕吐或血便时就更怀疑了。虽然这些症状的出现是肠壁内的出血所致,但有时也确有肠套叠发生,因而给诊断带来了麻烦。

本病一般 1 个月就可以痊愈。如果在 3 个月内不复发的话,就可以认为是完全治愈了。本病患者约有 1/4 发生肾炎。多种情况下均可以治愈,但有的大孩子会转为慢性肾炎。如在喉部发现链球菌时,可以应用青霉素,没有发现细菌时,则无特殊治疗方法。虽然临床常使用肾上腺皮质激素,但是否真的有效尚无定论。只要没发生肾炎,在饮食方面就不必有禁忌。

血小板减少性紫癜,多发于 6 岁以下儿童,女孩多于男孩。似乎与感染有关,常继发于感冒、麻疹、风疹、水痘、流行性腮腺炎,有时在上述疾病发病前 1~2 天有出血症状。皮下出血有自然发生的,也有轻轻触碰后发生的。出血斑从米粒大小到手掌大小不等,最初为鲜红色,以后逐渐变成紫色、褐色。本病常伴有鼻衄、牙龈出血、眼结膜出血、肠道出血、血尿等症状。也有患者有关节腔出血并出现肿痛。

诊断本病,只要检查血液中的血小板数即可。正常情况下血小板数为($150\sim400$)$\times10^9$/L,患本病时血小板数降至($40\sim50$)$\times10^9$/L,如降到20×10^9/L以下,就会开始出现自发性出血。如在50×10^9/L以上,一般则可以止血。骨髓穿刺检查可见巨核细胞增多,其中不成熟者居多。有90%的患者在半年内可自愈,不再复发。

即使对该病患者输血补充血小板也无效;患者的血液中有抗体附着于血小板表面。这种血小板被吞噬细胞吞噬,故血小板的数量在输血后也不增加。肾上腺皮质激素可抑制吞噬细胞的活性,所以常常被临床应用,但大多数患者在半年左右可以自然痊愈。

注射免疫球蛋白可提升血小板数量,但不能维持长久。如半年后血小板仍呈进行性减少,并反复出血,这时医生就会建议切除脾脏。但是,因为在肝脏及骨髓中血小板也可遭到破坏,故也有切除脾脏后血小板数仍不升高的情况。如果仅仅是血小板数目达不到正常指标,而无出血的情况,还是不手术为好。

治疗经过良好、出血停止、血小板也有回升倾向的患者,医生会允许其出院。为纠正贫血应多食富含铁的食物(如动物肝脏、鱼虾、紫菜、芝麻等),牛奶和鸡蛋也不可少。同时在应用肾上腺皮质激素的过程中应注意预防感染。

571. 白喉

自从给每个婴儿都接种百白破三联疫苗以来,白喉几乎见不到了。白喉消失后,对学医的人就无法提供可观察的病例,有的医生在医院工作几年了也没有见到过白喉病人。这样一来,就出现了完全不了解白喉的医生。从病人方面来讲,患上了白喉,就只好由仅在书上看过白喉的医生来为他们治病了。因此,就有误诊的可能。最容易搞错的是,把喉炎(见545. 喉炎)当作白喉。在紧急情况下,喉炎也有按白喉来治疗的,给患者注射抗白喉血清。这虽然是迫不得已的做法,但还应确认一下是否有白喉杆菌,因为这对孩子今后的生活有重大的影响。如果发现白喉杆菌,在治愈咽喉部的不适后,也必须让孩子老老实实地在家待上 1 个月。这是因为白喉治愈后,有时会因细菌毒素侵犯心肌而猝死。此种情况多数出现在发病后的第 2 周。

记得有这样 1 个病例,一白喉患儿住在儿科隔离病房,治疗了 2 周后,在出院的那天,从床上往下跳时,心脏停止了跳动。

如果在喉部未发现白喉杆菌,可以认为仅是喉炎,所以,孩子在精神状态好转后,可恢复原来的生活。

为了查明有无白喉杆菌,必须取喉部的黏液进行培养,而只染色在显微镜下观察就称发现了白喉杆菌,是不可靠的。这是因为白喉杆菌原本是无毒的细菌,存在的范围相当广泛,偶尔一种噬菌体(一种寄生于细菌的病毒)进入白喉杆菌内后,才产生有毒的白喉杆菌。仅从外形上,不能区别有毒菌与无毒菌。只有在培养基上培养,才能对两者进行区别。如果被诊断为白喉,一定要求医生做细菌培养,并告知是否有白喉杆菌。白喉为法定传染病,所以不许隐瞒不报而进行治疗。

572. 孤独症

孤独症这种病,病因目前尚不明确。一般到 2 岁半父母才发现孩子异常。在婴儿时期表现为不愿意吃奶,哭起来就不停。就像孤独症这个病名一样,患儿不愿与父母、朋友交往,总是一个人独自做一些什么,手中虽然也拿着东西,却往往没有什么目的,总是不厌其烦地重复同样的动作,如捻动铅笔,或在手中转动壶盖等,做些无意义的事情。如果让他停止做这些的话,他会大怒,这是他不喜欢别人进入他的世界的缘故。因为他生活在只有他自己的世界中,不愿意让父母注意他,也不想学说话。这种孩子多数是因过了 2 岁还不会说话,父母觉得奇怪才注意到的。

健康的儿童,也有到了 3 岁还不会说话的。这时父母就会担心孩子是否是孤独症? 这种孩子虽然不会说话,但他能听得懂大人的话,并能做出相应的反应,如果你对他说"去把报纸拿来",他就会给你拿来。如果他有很强的同成人交流的意愿,那么他就不是孤独症。

　　孤独症的孩子,大人叫他,他会表现得若无其事。不想记忆,不想学习,也不懂危险的事情。对并不可笑的事情也笑,不能安静下来。缺乏同龄孩子所具有的天真烂漫。从教育的动机出发,让这样的孩子模仿父母的动作时,这些孩子也能将就着做如抱娃娃、搭积木的动作,但是对举起双手喊口号,玩石头、剪子、布的猜拳动作,模仿起来就很困难了。不仅不学习语言,也不知道学习察言观色。当然自己也不会应用。

　　对诊断为孤独症的儿童怎么处理呢? 因为病因尚不清楚,所以也没有有效的治疗方法。孤独症并不是产生于心理方面的原因,这一点可以确定。也就是说,并不是诸如父母不和、对孩子的关心不够,产生的情绪障碍。孤独症的患儿有 1/3 可见脑电波异常,而且有继发痉挛的病例。有报告说在孤独症患儿的核磁共振影像上,可发现小脑形状上有异常。

　　对孤独症孩子的教育,不仅要教语言,还要教他与人交往,这同教会他语言一样重要。也许有人会认为,只要将孤独症孩子放到集体中生活就好了,其实并非如此。在集体生活中,刺激会更多,更容易弱化孩子们的兴趣。如果没有能同孩子实现真正沟通的保育员,孩子们在集体生活中就会比在家庭生活中更孤独。试图改变孤独症儿童语言状况的保育员,在与孩子建立语言联系之前,应背一背孩子或牵一牵他的手,在共同的生活中,建立心灵上的联系,这就是所谓的以心传心吧。但是,并不是所有的孤独症孩子都能进行独立的社会生活。因为孤独症的发现时间较短,所以其预后还不能断定。据英国的经验,约有半数以上的孩子将来不能自立,无法进行独立的社会生活。有 1/5 的患儿在 6 岁前可见好转。无智力障碍的患儿预后较好。

573. 猩红热

　　猩红热多发生于 5 ~ 10 岁的小儿,1 岁以内的孩子一般不发病,寒冷季节多发。

突然出现高热(约39℃),大一点的孩子会主诉头痛及咽喉痛(尤其在吞咽时),小一些的孩子会出现恶心、呕吐。由于高热是突然出现的,故有抽搐史的孩子,会因突发惊厥,才被注意到有高热。

如果在发热后立即去看病,医生常认为是扁桃体红肿或咽喉炎或感冒所致的发热而给予注射治疗。第2天,头、胸、腹、背以及大腿周围就会出现像喷雾器喷过一样的细密的红疹。从远处看,就像身体被用红色涂了一样,又好像海水浴后皮肤被晒红似的,有痒感。颜面部也变红,但口周却发白。看到出来的疹子,医生就会诊断是猩红热。

猩红热虽然是由可产生红毒素的A组乙型溶血性链球菌引发的疾病,但是如果虽为同类细菌感染,却不出疹的,则可作为单纯的"扁桃体炎"或"咽喉炎"来处理。另外,疹出得少的,被称为"异型猩红热"。A组乙型溶血性链球菌,在健康人中的带菌者也很多,约占人群的5%~10%。

猩红热虽是法定的传染病,但从理论上来讲,如果仅将出疹的猩红热病人收入院,在预防方面就没有太大的意义。也有的国家并不强制猩红热患者入院。认为强制猩红热患者入院有些残酷的医生,就不称其为猩红热,而称其为"异型猩红热"或"溶血性链球菌感染症"等,让患者在自己家中进行治疗。

猩红热用青霉素治疗,非常有效。如果在发病24小时以内应用青霉素,其并发症(风湿热和肾炎)99%能被控制。青霉素至少要连续应用10天。如果住院,可严格地连续应用2周,但如果是在家里治疗,就很难做到足量足疗程治疗。在门诊治疗的话,会在候诊期间传染给他人。应用青霉素后,体温在2~3天内就会下降。因为出疹、皮肤变红是缘于皮肤炎,所以在2~3周后,就会像进行过海水浴一样,剥落下像纸一样薄的皮屑。

天冷的时候如果不常给孩子洗澡,或者是那些可以自己穿衣服的儿童,身上出了疹子,父母也可能不知道。如果是健康的学龄儿童,得了较轻的猩红热,也可能漏诊。偶尔在校医处进行健康体检时,发现孩子指尖的皮肤发皱,或舌尖出现红色颗粒(草莓舌),或在颌下发现淋巴结肿大,就应怀疑是猩红热。再结合血象所见(嗜酸性粒细胞增加、抗链球菌溶血素增加),可做出临床诊断。即使不是在发病的当时而是在发病后才发现的猩红热,也必须使用青霉素。对青霉素过敏的人,可用红霉素。磺胺类药物和四环素对本病无效。

在自己家里治疗时,要注意不要接近其他孩子。父母应戴上面罩。患儿用过的餐具应进行沸水消毒。患儿的家人也应取咽拭子进行培养,如发现 A 组乙型溶血性链球菌,应立即应用青霉素。

如果在学校或幼儿园有因猩红热住院的患儿,那么其用过的桌子及橱柜等应用 2% 的石炭酸溶液仔细擦拭消毒(操作者需戴胶皮手套,否则会引起皮肤炎)。其他的孩子应请校医进行喉部的检查。

潜伏期为 3~5 天,但如果 10 天后没有新病人出现,就没问题了。对于那些即使没被称为猩红热,但在冬季持续高热的患儿、出疹的患儿,半个月后也要检查,看尿中是否有蛋白质。

574. 侏儒症

孩子去幼儿园或是学校上学,总是按大小个进行排队。这时排在前面的孩子的父母就会担心。进入社会后,矮个子的人就会感到某种鄙夷的目光。听说注射生长激素可以长个儿,父母就会领孩子去大学的附属医院,迫切希望为孩子注射生长激素。

最初生长激素是从尸体的垂体中提取出来的,由于数量十分有限,就只好根据患儿血液中生长激素的水平来决定先给谁注射。现在生长激素可通过基因工程进行生产,而且检查生长激素水平也不用抽血,只需采集尿就可以了。这样,不只是生长激素不足的人,个子不高的人也希望注射,所以希望注射生长激素的人多了起来。

父母所担心的这种身材矮小的孩子,多是基于遗传因素,也就是说父母之中有一方身材矮小。(父母)自己虽然也曾有过因身材矮小而受到不公正对待的经历,但一旦长大成人,也就没什么了,都能正常地投入社会生活。所以说,个子高就是好的想法是不对的。只要不想成为篮球运动员,个子矮些并不是坏事。个子矮也有好处,不占空间,但持有这种乐观想法的父母很少。而且对因遗传而身材矮小的孩子注射生长激素,只能使其个子一时性长高。成年后,与未注射生长激素的人相比并无差别。也就是说对遗传上个子矮小的孩子注射生长激素并无明显作用。

575.视力障碍

由于罹患与脑的先天异常相伴随的先天性眼病,有的孩子生下来就看不见。先天的视力障碍中最多的是由于孕妇感染风疹病毒而导致的新生儿白内障。引发新生儿白内障的第 2 位病因是半乳糖血症。视网膜色素变性、视网膜剥离、早产儿视网膜病等都会损害视力。

先天性白内障不如成人白内障的手术效果好。风疹所导致的白内障,其手术时间应推迟到孩子 2 岁以后。另外,如果其一只眼睛正常,只有另一只眼睛是白内障的话,手术时间应选择在孩子年龄尽量大一些的时候。幼儿发生视力障碍时,必须要考虑视网膜肿瘤、脑肿瘤等重大疾病。

最初以夜盲开始发病,然后逐渐出现视力障碍、视野变小,以致引起失明的视网膜色素变性,其病因和治疗方法目前尚不清楚,是一种十分罕见的疾病。

出生时体重不足 1.5 千克的婴儿,常发生未成熟儿视网膜病,但现在发现了对早产儿视网膜病有抑制作用的氧调节技术。近来失明最常见的病因是外伤,如烧伤、药品的损伤,交通事故以及燃放烟花所导致的双眼损伤。

父母都迫切希望能通过医生的力量使患儿恢复视力,但并不是所有的患者都能如愿。虽然医生要采用一切手段给病人进行治疗,效果却难以预测。但因此而失去了对生活的信心,是不明智的。

失去视力的人,并不是连生活的出路都失去了。生活的乐趣,并不仅限于能看得见东西,父母必须教给孩子即使失去了视力也要活下去的能力,必须给孩子除视力以外的生活乐趣。失明的孩子,必须通过其他方面的感觉来弥补视力的不足。如果给看得见的孩子拿去牛奶,他就会知道,这食物是他的。然而对失明的孩子应让他摸一摸奶瓶,并且告诉他这就是牛奶,或让他闻一闻牛奶的气味。对失明的孩子来说,手指尖就是眼睛。而手指尖之所以能成为眼睛,是因为有了听觉和嗅觉的帮助。

失明的孩子,睡眠时间容易不规律,所以应使其生活有规律。早晨,按照父母的生活习惯让其定时起床,定时抱着他出去散步。不能因孩子的眼睛看不见东西,就把孩子关在家里。母亲应该毅然地抱起失明的孩子,就像抱正常的孩子一样,让周围那些另眼看人的人觉得羞愧。洗澡也必须按时。

患儿长大了,能自己坐在桌边吃饭了,就必须训练他用勺。虽然面包可以让孩子用手拿着吃,但副食不能让孩子用手抓着吃。父母应手把手地教他一只手扶碗一只手拿勺吃饭。害怕弄洒,父母总是用勺来喂他是不行的。勺子要选塑料的,它比金属的轻,能容易知道所盛食物的重量。

如果想让孩子学会扶着东西走路,父母就要拉着孩子的一只手,让孩子的另一只手扶着墙壁或是扶着椅子,这样不久孩子就能慢慢地学会走路。不应该让他突然使用手杖,而应让他使用用两只手推着走的木制手推车。这样可以帮助他学会感知前方存在的障碍物。

应给盲儿能发出不同声音或是触摸起来手感不同的玩具,让他们识别。对乐感好的盲儿可以早些就教他唱歌,或让他听唱片。如果总是开着收音机和电视,那只会使他们的思维混乱。

训练其大小便,不能着急。快到 2 岁的时候,在温暖的季节里,可以训练其使用便器。如果育儿自己能走路的话,要使其熟悉去厕所的路,在厕所内放置芳香剂,以香味来辨别位置。

4 岁以后,要让孩子自己能穿衣服。但是,为达到这个目的,必须从他更小的时候开始就让他一件件按顺序穿衣服,然后再一件件脱下来,而且脱下来的每一件衣服,都要放在固定的位置。

抚养盲儿时,最重要的就是要防止事故的发生。父母安顿孩子睡觉后外出的时候,必须要保证孩子的安全。然而过分地害怕事故,把孩子当作一件十分易碎的物品也是不可取的。应该为孩子准备一间可以跑动、走动的安全的房间。另外,也要在室外安全的地方让孩子跑、跳,这些都是孩子高兴做的事。

因为对一个盲儿来说,他们的听力所承担的工作是正常儿的数倍。所以,我们一定要保证其不受损伤。不要盲目地接受医生的注射,注射时一定要问清楚是什么药。像链霉素、卡那霉素那样的有可能损害听力的药,应该拒绝使用。

盲儿教育,已经渐渐发展到能包括幼儿期盲儿的教育的水平了。家有盲儿的父母,最好能事先去当地的盲童学校,咨询一下该学校可以接收几岁盲儿。

全盲的儿童必须进盲童学校。现在的盲童学校,多数教育目的是让盲儿将来成为按摩师。现在正常人也有想成为按摩师的,所以盲儿的将来就会更加不容易。如果不能让盲儿根据其特长选择职业,就麻烦了。为此,盲童学校的教育必须下更大的气力,以发掘出盲儿们潜在的能力。老师如果不抛弃那种到盲童学校任教就是被降职了的想法也不行。

如果患儿并非全盲,而是多少还有一点视力,那么就应尽可能地让他进入普通学校学习,而且班级中的学生不能太多。虽然弱视儿的存在,会对班里的正常教学有一些影响,但如果因此就把这样的孩子转到盲童学校去,那是会抹杀他的能力的。

576.肾炎

近来,在幼儿园或学校,集体进行的尿常规检查多了起来。每当这个时候,总会有几位母亲因收到"在您孩子的尿中查到了蛋白质,需要做进一步的检查"的通知单而吃惊。然而,这种集体检查中所出现的蛋白尿,几乎全部是直立性蛋白尿(见 553.直立性蛋白尿),所以不必担心。

肾炎在集体检查时才发现,一般来说是一种例外。因为急性肾炎开始时症状就非常明显,在 4～12 岁之间的任何年龄都有,6～7 岁的孩子最多见。多数情况是母亲在晨起时发现孩子的面部浮肿,特别是眼睑浮肿严重。虽然没有发热,但孩子没精神。平时尿很多,现在量也不太多了。偶尔母亲会发现孩子排出的尿像可口可乐一样的颜色,而且很浓,但排尿时不痛。腹痛多见,大点儿的孩子有时会说"头痛",或说"尿可口可乐了"。这时带孩子去医院,医生在检查尿后,可做出诊断。排出像可口可乐样的尿,是尿中混有血液的缘故。如果出血量少,将尿液离心,取沉渣在显微镜下观察,可发现红细胞。最初,尿中会出现大量蛋白质,有的伴有血压升高。

急性肾炎是由 A 组乙型(特别是 12 型)溶血性链球菌感染所引起的。溶血性链球菌,从喉部侵入,首先引发"扁桃体炎"。这时因出现高热去就医,如果医生使用抗生素治疗的话,细菌被消灭,其后就不会继发肾炎。如果治疗不彻底,或完全不治疗,那么 10 天到半个月后就可能发生肾炎。

最初扁桃体发炎的时候,如果不发热,则容易被忽视,多数是到发生肾炎的时候才引起注意。肾炎由链球菌引起的证据是血液中"抗 O"水平升高。发生肾炎后,取咽拭子进行培养,可培养出链球菌。因为培养并不是百分之百都能成功,所以有的医生省去培养的步骤,直接让患者应用青霉素。

最近继发于大肠杆菌 O-157 引起的痢疾(血便)的肾炎增多了,治疗方法与急性肾炎相同。

急性肾炎的患儿是在家里治疗还是住院治疗? 这取决于肾炎的严重程度。如果每日尿量大于 400 毫升,且血压正常的话,就可以在家里治疗。但如果患儿水肿严重、血压高、头痛、呕吐、尿量减少、有心脏症状(呼吸困难、心悸)时,则建议住院治疗。院内治疗期间,要同病人及医护人员接触,这样感染细菌和病毒的机会就较多,在医院患儿也无法吃到他们喜欢吃的饭菜。

如果水肿消退,尿量增加,就说明病情好转,也就没必要做细致的检查。另外,急性肾炎 95% 能完全治愈,也没有后遗症,所以不必担心。

对本病的治疗,没有什么特效药物,所以一般的急性肾炎都能在家治疗。医生建议住院治疗的最大的理由就是"患儿在家不能保持安静",但不能保持安静也不是说会导致病情恶化。

另外,肾炎好转逐渐恢复健康的孩子,在哪儿也无法保持安静。在以前必须要等到数月,待尿中红细胞消失后患儿才可以活动。近来,只要水肿消退、血压正常、尿液在外观上变澄清后,就可以让孩子起床活动。持这种观点的医生渐渐多起来。就像解除了对肾炎病人身体活动的限制一样,对其饮食方面的限制也放宽了。这是因为人们清楚了,并不是不吃某种特定的饮食,肾炎就可以治愈。不过,在有水肿、血压高的时候,还是不要食用盐和酱油。只有在水肿消退后才允许每日食用 1~2 克盐。因为奶油中含有盐分,所以在疾病初期应食用不含食盐的奶油。尿量低于200 毫升的时候,应限制钾的摄入。新鲜水果、肉类、鱼、生蔬菜、土豆、卷心菜、茶、咖啡、橘子汁、西红柿汁、牛奶都含有大量的钾;水果罐头、煮的蔬菜、白糖、大米含钾较少。

虽然在饮食限制上,肾炎患儿同易发生肾功能衰竭的大人相比要宽一些,但从减少其正常肾小球负担的角度考虑,也不应无限制地食用蛋白质。如果病情有进展倾向时,则应注意控制蛋白质的摄入量。每天的蛋白质摄入量应控制在每千克体重 0.5 克以下。

水的摄入在其水肿期间也要限制。为了计算出每日应给的水量,首先应收集尿,计算出全天的尿量。给水量等于全天的尿量加上从肺及皮肤排出的水量(幼儿为每千克体重 20 毫升、学生为 15 毫升)。称一下体重就会知道水肿是否减轻。

通常儿童急性肾炎,尿中的蛋白质在 1 个月内会逐渐消失。只是红细胞消失得较慢,有时需要数月,有的可持续 1 年。这样的情况下,患儿就不能上学。如果坚持上学的话,医生会建议患儿家长,不能做体操、不能参加郊游、不能参加体育运动等。如果在发病 1 个月内患了感冒,有时会尿中带血,但可自然痊愈。

如果发病 2 周后仍不见好转,则应行肾穿刺活检。这样可以知道肾脏受损害的程度。有时我们认为是急性肾炎的病例,通过这项检查才发现原来是慢性肾炎的急性发作。

慢性肾炎并非由急性肾炎迁延而来。有以血尿、蛋白尿、水肿为表现突然发病的,也有在不知不觉中患病而在幼儿园或学校的尿检时才发现的。病因及经过各种各样。所说的慢性肾炎不过是指难治的肾炎。最初发现时血压不高,血中的尿素氮也不高。尿中蛋白质含量较高,镜下可见红细胞。肾穿刺活检证实组织结构有变化,根据其变化分成各种不同类型。但并不是对不同的分类就有相应的特殊的治疗方法。如出现高血压及水肿,则给予对症治疗。从其病程经过看,有时会出现类似肾病综合征的症状(有血尿者除外)。X线检查,可见患侧肾脏变小。

得了慢性肾炎,治疗并不在于药物,而是要无论如何尽量保证孩子的正常生活。因为正常运动并不能使病情恶化,故应让其上学。对饮食中的蛋白质应进行限制,以减轻肾脏负担。也应按程序进行预防接种。

要每月1次,有时也可每学期1次,到医院进行定期的体格检查。只有在出现异常症状时,才让其住院。肾脏功能急剧恶化时,可考虑肾移植。如果找到组织配型合适的供体,成活率几乎是100%。如果是死者提供肾源,则成活率就会降低。

移植成功后,孩子长个的速度会稍稍减慢,其原因可能是经常应用肾上腺激素。移植非常成功的病人,可以结婚生育。

如果得不到肾源,则必须进行透析治疗。血液透析如不在医院则很难进行,而腹膜透析在家里也可进行。因为这需要母亲具有一定程度的医学知识,一天只能做这一件事,所以在日本仍未普及。腹膜透析有更接近自然、不易引发贫血、可在家里进行等优点,但其有引发腹膜炎的危险。

577.神经母细胞瘤

神经母细胞瘤是发生于5岁以下小儿的恶性肿瘤。1岁以内更为多见。胎儿期常从肾上腺和交感神经节发病。孩子大一些后,腹部会出现巨大的包块。因为肿瘤细胞产生的分解产物会在尿中出现,故用试纸检测尿液是简单可行的办法。在婴儿 3 个月时的健康体检中就能够发现。父母一般是在孩子的一只眼睛突出时才发现。这是颈部的交感神经节被侵犯,进而转移到眼眶周围的骨质的缘故。

治疗方法 :可手术切除腹腔内的肿瘤,然后做放疗和化疗。最近有报道说,如果是不到 1 岁的病例,都会奏效。2 年以上如无复发,就可以说是痊愈了。有在手术时仅切除了肿瘤的一部分也获得痊愈的病例,所以最好不要放弃治疗。

578.新生儿肝炎和先天性胆道闭锁

从出生后第 1～3 周开始发生黄疸,且逐渐加重。去医院就诊,被医生诊断为新生儿肝炎,或新生儿胆道闭锁。以前认为这是两种不同的疾病,但现在清楚了这两种病是由相同病因引起的。一般认为病因是多种病毒(如风疹、疱疹、水痘、乙型肝炎病毒)和弓形虫的胎内感染。

黄疸发生的原因,肝内及肝外原因(胆道缺如或胆道阻塞)各占一半。肝内病因中肝炎占大多数,多半可自愈。而肝外病因中的大多数可通过手术治愈,手术必须在 2 个月以内进行。

可以通过超声检查来确定胆囊的有无,通过色素或放射性物质的排泄试验来确定胆道的有无。但确切的诊断有赖于肝脏活检。

虽说生后立即发生的黄疸,是肝炎的可能性大;而 2～3 周以后发生的黄疸,则以胆道闭锁居多。但也不尽然。因为有两者并发的可能性。多数情况下,都是进行剖腹探查以确定病因,但这对肝炎患儿来说,只能加重损害。尽管如此,却也不能不当机立断,因为拖延下去,到胆道闭塞时,就会失去手术时机。虽然医生在诊断上也无法下定论,但亦必须在 8 周内施行手术。在等待期间,如黄疸减轻,则自愈的可能性较大。通过手术治愈的也很多。也有即使开腹了,也无法手术的情况。这样的患儿在无法分泌胆汁的情况下,只能存活 2 年。因为脂肪吸收差,所以应补充维生素 A、D、E、K。对这种患儿来说,肝脏移植是唯一的治疗方法。

579. 新生儿痉挛

在出生后 10 天内,新生儿可由多种因素引发痉挛。因难产严重地压迫头部或是由于窒息而产生的痉挛多发生于生后 4 天。其病因可能为大脑缺血缺氧,也可能为脑出血。是缺血还是出血,可通过 CT 来判定。如需要手术,应立即进行。

体重较轻或母亲有糖尿病的婴儿,有时因低血糖而导致痉挛,这种情况多发生于出生 2 天以后。如果血糖低,注射葡萄糖就可痊愈。

婴儿吃奶后(大约 1 周以后)所发生的痉挛与血液中钙含量减少有关。因为功能还不成熟的肾脏无法充分排泄奶中的磷酸,由于中和磷酸而使血液中的含钙量下降。可通过口服或静脉补钙来治疗。

出生 1 周以后所发生的痉挛,有时是由脑膜炎引起的。虽然进行脑脊液检查可立即做出诊断,但患儿往往仅仅是不吃奶,而无发热,所以也很难想到是脑膜炎。选择对病原菌敏感的抗生素进行治疗,可痊愈。

如果做了各种检查仍无法做出诊断,可试验性地注射维生素 B_6,如痉挛缓解,则可断定患儿为先天性的维生素 B_6 缺乏,必须持续给予维生素 B_6。

对体温低的婴儿进行快速复温可导致痉挛,这一点也应记住。如果是足月婴儿,脑电波正常的话则预后良好。

580. 新生儿重症黄疸(血型不合)

听说过出生后立即进行血浆置换的新生儿的事吧。这是在父母血型不合时发生的。人类的血型,除了我们熟知的 A 型、B 型、O 型外,还有具有 Rh(D)抗原的 Rh 阳性型。Rh 阳性 Rh(+)在白种人中约占 15%,而在日本人中则不到 1%。

偶尔父亲是 Rh(+),母亲是 Rh(−),如果他们的胎儿同其父亲一样是 Rh(+)的话,在其红细胞表面就有 D 抗原。如果母亲产生了针对 D

抗原的抗体,而这种抗体又通过胎盘进入胎儿血液循环内,就破坏了胎儿的红细胞。

如果没有 D 抗原进入母体血液循环内,就不会产生 D 抗体,所以,即使父亲是 Rh（+）而母亲是 Rh（−）,只要无抗体,胎儿就会平安无事。

然而在很多情况下,都会有 D 抗原进入母体血循环。如以前输过血,由于当时未经细致检查,在不知道的情况下输入了 Rh（+）的血;在流产及死胎时,胎儿是 Rh（+）,其具有 D 抗原的血液进入母体血液循环时;进行羊水诊断时由于不小心,使胎儿的具有 D 抗原的血进入母体。最多见的是第 1 胎为 Rh（+）胎儿,但无任何异常的情况发生。

正常情况下,胎儿的血液由于胎盘的屏障作用,所以无法进入母体。然而在临近生产时,有时会有少量的血液进入母体。但因为在还未产生足量的抗体时孩子就生出来了,所以即使父母的血型不合,第 1 胎也是没有问题的。然而在母亲体内却留下了 D 抗体,这样当怀的第 2 个孩子是 Rh（+）时,就会出问题了。

如果出于某种原因,母体内的 D 抗体效价升高,就会通过胎盘破坏胎儿的红细胞。另外,出生后,如果婴儿的血液中仍残留 D 抗体的话,就会继续破坏红细胞而产生贫血及黄疸。

因此,Rh（−）的母亲怀第 2 胎时,必须检查血液中是否有 D 抗体。如果存在,则应继续检查其效价的变化情况。在其高于一定值的时候,就应在超声的引导下穿脐带血,以检查其贫血程度。如果胎儿的贫血十分严重,则应向胎儿的脐带血管内输入 Rh（−）的血液。

如果母体的抗体效价虽然很高,而胎儿状况良好,则应在 33～34 周时行剖宫产,使胎儿脱离母体。在母体 D 抗体效价很高时产下胎儿,应对胎儿进行血浆置换,以除去其从母体中带来的 D 抗体。

如果知道有这样的异常变化之后,丈夫是 Rh（+）妻子是 Rh（−）的准父母就不能不注意。虽然是这种情况,只要没输过血,也没有流产史,是第 1 胎一般就没事。正常地产下第 1 胎 Rh（+）胎儿后,第 2 胎 Rh（+）胎儿发生异常的概率为 6% 左右。

如果母亲是 O 型血,而父亲是 A 型或 B 型血,由于 O 型血的人天生具有溶解 A 型、B 型红细胞的抗体,所以即便有红细胞从胎儿进入母体内,也会被溶解,从而防止了 D 抗体的产生。因为这种情况的存在,所以即使父母的血型不合,也能防止发病。

通常新生儿发生黄疸,都是在生后数分钟或数小时之后。母体内的 D 抗体会在产前急剧升高,这些抗体进入胎儿体内,就会将红细胞团团围住,这样,红细胞就遭到了破坏。红细胞被破坏后,血红蛋白就释放出来,并在肝脏内转化为胆红素。如果肝脏完全成熟的话,可将胆红素转化为可溶于水的直接胆红素,然后从尿中排出。但是,在婴儿刚出生时,肝脏功能很弱,只能将胆红素转化为不溶于水的间接胆红素。由于其易溶于脂肪,所以能够进入脑神经核,而妨碍这些器官对氧的摄取,这样脑细胞的一部分就会死亡,从而导致功能障碍(核黄疸)。

因此,血型不合对新生儿的损害,在于其血液中间接胆红素水平的升高。以前认为,只要每 100 毫升血液中的间接胆红素低于 15 毫克,就不会发生核黄疸。但近来的研究表明,仅仅是血液中间接胆红素的浓度,并不能决定核黄疸是否发生。

血脑屏障能够防止血液中的各种物质进入脑内,但如果血脑屏障不能正常工作的话,即使是与蛋白质结合的直接胆红素也可进入脑内,而导致核黄疸。败血症、呼吸困难及早产都会导致血脑屏障开放。

因为从母体进入胎儿体内的 D 抗体,附着于胎儿红细胞上而导致溶血,所以进行血浆置换,将这种危险的红细胞从孩子体内排出,从根本上杜绝了间接胆红素的产生。进行血浆置换时,最好用与胎儿血型相同的 Rh(－)的血液。如果找不到的话,也可用 O 型的 Rh(－)的血液。

这就是对 Rh 型不合的婴儿,进行血浆置换的理由。并不是所有的 Rh(＋)丈夫与 Rh(－)妻子的婴儿均需进行血浆置换,只有在新生儿有发生核黄疸的危险时才进行。每隔 2～4 小时测 1 次脐带血,如间接胆红素呈上升趋势,则需行血浆置换。

也许有人会担心在胎内会不会发生异常?但一般只要母体内 Rh 抗

体的浓度不高,胎儿就没事,问题多发生在出生后。

如果丈夫为 Rh(+)妻子为 Rh(−),那么他们的第 2 胎(流产也计算在内)以后的生产就要在能够进行血浆置换的医院进行。并且,在孩子出生后,要及时对婴儿血液中的间接胆红素进行定量检查。

如果以婴儿 2 倍的血量进行血浆置换,那么大部分危险的红细胞都会被除去。

为了预防血型不合的发生,最近,对 Rh(−)的母亲,在妊娠 28 周左右时注射抗 D 人体免疫球蛋白。在正常情况下,胎盘阻止胎儿的红细胞进入母体,所以第 1 胎的孩子不发生血型不合。但也有很少的情况下,胎儿的红细胞漏入母体,使母体产生 Rh 抗体,注射免疫球蛋白就是对此进行预防的。在日本,在第 1 胎生后 72 小时内,给母亲注射抗 D 人体免疫球蛋白,以防止抗体产生,从而保护下一胎。

新生儿重症黄疸,不都是因 Rh 血型不合而产生,也有极少一部分是因 ABO 血型不合引起的。多发生于丈夫是 A 型妻子是 O 型,或丈夫是 B 型妻子是 O 型的情况。不过同 Rh 血型不合所致溶血相比要轻得多。

因为血浆置换可治愈血型不合所致黄疸,故用同样方法,也可预防早产儿(特别是小于 1.5 千克)的核黄疸。

不过,最近治疗方法进步了,不用血浆置换,而用光线疗法(用荧光灯照射全身)治疗。血浆置换操作复杂,有不良反应和导致感染的危险,光线疗法与之相比,操作简单也无不良反应。检查间接胆红素也由过去的抽血检查,变为经皮用间接胆红素计就可测得。据世界各地的报告,血浆置换的使用次数,在这 30 年间已下降到不足过去的 1/10。

581.水痘

在日本几乎没有没得过水痘的人。水痘是一种十分易传染的疾病。但在生后 3 个月内很少发生。水痘一般病情较轻,所以如果清楚患的是水痘,可以不用请医生治疗。不过,中学生以上年龄段的水痘患者,往往是体温较高,水痘也出得多,而且会留下瘢痕。

水痘是由病毒引起的。儿时患过水痘而具有免疫力的人,成年后再感染水痘病毒发病,就叫带状疱疹。它沿着身体一侧的神经分布,出现伴有神经痛的疱疹。

在被传染上水痘病毒后的 14 天左右,腹部或背部开始出现像被蚊子叮咬了似的红色疹子。开始时是 1~2 个,数小时内就会扩展至胳膊、腿等部位。一部分变为水疱(从小米到小豆大小)。

出疹 24 小时后,在患儿脸、背、四肢、腹部,就会看到红疹、水疱以及水疱破溃后所形成的结痂混在一起。轻轻地拨开头发仔细观察,就会在发际处发现水疱。有这个症状,再加上张开嘴时看到的上腭部位的红疹,就可确诊是水痘无疑。

10 岁以下的患儿,可见 1~2 天持续发热,一般在 37℃~38℃。重症患者水痘数量多,而且高热。水痘虽然很痒,但要注意尽量不要搔抓。也有的患儿因口腔内出疹而出现疼痛。偶尔可以见到眼睑及结膜出疹的,但一般可自然痊愈。

当没有新的红色皮疹出现,水疱渐渐成痂时就算痊愈了。并不是所有的红色疹子都会变为水疱。从成痂到脱落需要 20 多天,但痂中已不含病毒。

如果是大孩子,出疹前全身的皮肤会变红,因而容易误诊为猩红热。这叫"闪现",并不是什么不好的征兆。

应让发热的患儿卧床。重症病例应使用对水痘病毒敏感的药物。不能服用解热镇痛药阿司匹林,以免引发瑞氏综合征(呕吐、乏力、昏迷或者兴奋),此综合征死亡率较高。

如果去看医生的话,医生会建议用一些抗生素,以预防感染(化脓)。但如果在家治疗,不与带有化脓菌的人接触,就可不服抗生素。经常剪指甲、洗手,衬衣和短裤也要每天换 1 次。在饮食上不必限制,如果嘴里出疹有触痛时,可以喝牛奶或吃面条。

极少的情况下,也有由水痘引发的脑炎,这多在出疹 1 周以内发生。在出现头痛、高热、行走障碍等症状时,要考虑脑炎。这种病并不是入院就能治好,而不入院就治不好,有 80%~90% 的脑炎可以完全治愈,所以即使患了脑炎也不必悲观。

出疹 1 周后就没有传染性了,所以上幼儿园的孩子,休息 10 天就足够了。因为在出疹前 24 小时就具有传染性,所以让患儿长时间休息,并不能阻止水痘在园内的流行。有工作的母亲无法照顾孩子那么长的时间,因此有时孩子体温一降下来,就又送到幼儿园了。

对患有肾病和白血病,为抑制免疫而应用了肾上腺皮质激素的人群来说,容易发生重症水痘。为了防止在医院传染上水痘,入院后要立即接种水痘疫苗。

怀孕的母亲如在妊娠初期(20 周以内)感染水痘病毒,就有 0.4%~2% 的概率生出四肢畸形、大脑异常或皮肤有瘢痕的畸形儿。因为毕竟正常儿童占绝大多数,所以产科医生并不会仅因兄弟姐妹中有水痘患者,就给孕妇做流产手术。在这种情况下,西欧国家的医生主张给接触水痘的孕妇在 3 日之内注射抗水痘病毒的丙种免疫球蛋白。如果分娩前 4 天内孕妇患水痘的话,婴儿就会出现重症水痘。水痘疫苗比较安全,所以并不是试验性地应用,而是同麻疹活疫苗一样,进行常规接种。

582.脑积水

在人的大脑中有若干个腔隙,被称作脑脊液的透明液体所充盈。脑脊液不停地产生,并按一定的通道循环,最后被吸收。如果脑脊液产生过多,或循环通路出现障碍,而导致循环不畅,或是脑脊液的吸收减少,都会导致某个脑室空间的扩张,压迫位于脑室和颅骨之间的脑实质,使其变薄。若幼儿的颅内压升高,会导致头颅变大。

孩子在出生时就出现颅骨膨隆,病因多为弓形虫(见 606.弓形虫病)、巨细胞病毒(见 566.巨细胞病毒感染)在胎儿时期侵犯了大脑,可并发脊柱裂。

早产儿出生后如脑室周边有出血,其中的一部分继续发展则脑室可扩大形成脑积水。在很多情况下,也有本来就很大的脑室在 1 年以内变为正常。

以前都是通过测量头围来推测脑室扩大的程度,现在可以通过超声波直接测量脑室的大小,观察病程进展,以决定治疗方法。

治疗脑积水的方法是手术,但对于急速进展的病例、腰椎以下有麻痹的病例、脊柱有强直弯曲的病例,以及伴有其他严重畸形的病例都不主张手术治疗。

作为以减压为目的的对症疗法,可以进行类似"排水工程"样的手术,将有瓣膜的硅胶管置入脑室,使其沿着血管向下延伸,与右心房和腹腔连接,将过多的脑脊液引到身体的其他部分处理掉。

这个"排水工程"有很多难点。孩子长大后,导管就会不够长了,所以不得不在 5～6 年后再次手术,而且手术后不久可能会发生导管阻塞,或严重的细菌感染,或形成血栓等。

对于通过手术建立了排水通路的患儿来说,一旦通路急性阻塞,就会有生命危险。如果发生了头痛、过敏、呕吐、嗜睡等症状,需要在数小时内再次手术。

脑积水如不伴发其他畸形,并且有较多脑实质存留的话,手术效果较好。其中也有智力正常的。如果脑实质仅剩下正常的 60% 以下,且有明显智力障碍的患儿,即使进行手术也没什么效果。

如果能够做到早期诊断、早期手术,并不是所有的头大的孩子都会发展成脑积水。每个婴儿在出生后数周头部都是迅速增大的。还有的是家族因素,孩子的头明显偏大。想断定是正常还是异常,要反复进行颅脑CT 检查,看脑室是否扩大。

在日本,脑积水的手术不如美国开展得广泛,预计日本以后此类手术会慢慢开展起来。

因为是大手术,对患者家属来说,这个手术在经济上也是很大的负担。作为父母,也许想无论花多少钱也要将孩子治好,但是,不要忘记受损伤的脑实质,无论怎样手术也是无法恢复的。一定要注意观察孩子目前的智力情况。

每周进行 1 次腰椎穿刺(腰穿),排出一定量的脑脊液以降低颅内压,这种对症疗法,虽然广泛应用,但仅起一时的作用,我还没见过因此而治愈的病例。

脑积水的患儿有一半左右病情进展到一定程度后就不再变化。不论智力是否正常,只要脑积水仍在进展,就应继续治疗。

583.头痛

孩子能说自己头痛,一般是从 4 岁左右开始。这么小的孩子说头痛,多是在发热的时候。基本上都是因为病毒引起的感冒。虽然成人这时用冰枕会感到舒服,但幼儿却不喜欢。虽说感冒的头痛可以不用处理,但如果头痛得厉害,可以让孩子服用阿司匹林。

以前一说起头痛,马上就会考虑结核性脑膜炎,但现在已见不到了。如患者发热,并主诉头痛,将其头从枕头上向上抬起时,能感觉颈项部强硬,且他有痛感,这是脑膜炎的症状。但近年来,化脓性脑膜炎很少见了。无菌性脑膜炎,即由病毒引起的脑膜炎虽有时可见到,但这种病可自愈。

大一些的孩子,在腮腺炎病程中(腮腺肿大 3 ~ 10 日),可见伴随高热的头痛,但可自愈。

最让父母头疼的是 7 ~ 8 岁的孩子反复出现的头痛,但不伴有发热。

如果其母亲小时候也患过偏头痛,当他们看到自己的孩子也是一侧一跳一跳地痛,并伴有恶心,她们就会明白孩子也开始发病了。如果父母没有经历过,或不知道头痛,他们就不会在意。

反复发作的头痛,多为神经性头痛。是哪个神经发生了什么变化才导致的头痛,现在仍然不清楚。虽然发作时患者喊"痛呀,痛呀"的,但头痛消失后像没事一样,也不留任何后遗症,因而这种头痛被认为是神经性的。初起的时候,父母很担心,马上带孩子去看医生,医生从患儿的表现看认为是神经性的,但还是要排除一下可能引起头痛的疾病。

也有这种情况,患者患了肾炎,自己却不知道,因血压升高引起了头痛,所以这时应检查尿,并测血压。也有因阑尾炎而主诉头痛的,所以要认真检查腹部。

有眼科的医院,要让病人去眼科进行眼底检查,因为也有因此而发现脑肿瘤的。如有远视或散光,眼睛易疲劳,也可导致头痛,患者应检查视力。近年来可以通过 CT 检查确定是否有异常改变。如无阳性发现,就可以认为是神经性头痛。可以给予镇痛药进行治疗。但我不赞成依赖镇痛药。不喜欢上学的孩子(见 534. 上学的孩子)开始时也常在早上不得不去学校时喊头痛。这时,如果对他说:"那休息 1 天吧!"白天他的头痛就会好了。

反复出现的神经性头痛,往往是孩子对外界环境的一种反应。在孩子与他人发生不愉快时,父母应对其进行帮助。孩子每次说头痛时,就让他吃治头痛的药并不好。

584. 脊柱裂

脊髓这一神经主干,一般是靠脊柱很好地保护起来的。但有因脊柱骨一部分缺如,而使脊髓外露的情况。外露部分多在脊柱的下部,因出生后孩子的腰部有一隆起物而被发现。

如果突出的不是脊髓神经,而仅仅是其被膜的话,手术很简单。孩子出生 3 个月后可以进行手术,术后可以进行正常的生活。比较麻烦的是脊髓突出的情况。这时多数伴发脑积水。脊髓突出的病例即便施行手术,多数在身体和精神方面也不能自立。如果已经发生了脑积水、下肢麻痹、脊柱严重弯曲等情况,多数医生不主张手术治疗。

为了预防脊柱裂,可以从妊娠前开始,整个妊娠过程中坚持每天服用 0.4 毫克的叶酸。富含叶酸的食物有柑橘、绿色蔬菜、豆类,但单纯靠食物无法补充足够的叶酸,可每天服用含有叶酸的维生素合剂。

如在妊娠第 17 周,孕妇血液中的甲胎蛋白含量是正常时的 2 倍,就应怀疑胎儿是否有先天性脊柱裂。如果羊水中的甲胎蛋白也高,就应通过超声波检查进行确诊。

出生后手术时机的选择,只要脑积水发展得不快,就应选择在出生后的第 4~6 周。可用 CT 追踪观察脑室的大小,如脑室急速增大,则应进行以排出脑室中的液体为目的的置管手术(见 582. 脑积水)。在手术后很好地生活 2 年后会出现尿路问题,因此要避免尿路感染。因为双下肢麻痹不能行走,患者移动会很困难。重要的是要清楚,即便是做了手术,也不能恢复正常。

585.痢疾

因痢疾而入传染病医院的患儿现已大大减少了。与痢疾非常相似的、严重威胁孩子生命的中毒性痢疾,现在也几乎见不到了。虽然这两种疾病都是痢疾杆菌引发的,但并不是说痢疾杆菌不存在了。常有报道说在托儿所、医院以及保育园等地方发生了痢疾集体发病。因为痢疾患者大量出现,所以可从很多患者的便中培养出痢疾杆菌。之所以现在痢疾的发病减少了,是因为现在患者的症状轻了,也不进行粪便的细菌学检查了,因而也就无法发现痢疾杆菌。

从前孩子突然出现高热、腹痛、持续排绿色的大便,而且每日便 10 次,甚至 20 次,便中混有血液或脓液,父母、医生看到这些情况后,觉得像是痢疾,就会将其送入传染病医院,接受粪便的细菌学检查。但是,现在的痢疾,只有很轻的腹泻,一般也没有发热,且腹痛也不像从前那样严重。医生往往不进行粪便的细菌学检查,只把这叫作消化不良,让患儿服用磺胺类药、四环素或多黏菌素等药物,这些药对痢疾杆菌有效,这样孩子的痢疾就被治愈了。但耐药菌却留了下来,成为以后发病的原因。近来发现的耐药菌日渐增多,我想与此有关吧!

虽说痢疾的症状跟以前相比减轻了,但在幼儿园、保育园及养老院还经常发生流行。虽然小儿的痢疾,因现代的医疗技术的提高,一般很少见到死亡病例,但老年人的痢疾却还可以危及生命。

以前痢疾传播的原因被认为是粪便中的细菌被苍蝇携带而播散。但现在这并不是主要原因,现在主要是通过痢疾杆菌携带者的手传播。痢疾杆菌感染成年人后,只有半数出现症状。而感染者中的 2% ~ 3% 作为带菌者,在 2 ~ 3 个月的时间里便中均能排出痢疾杆菌。因此,为了减少痢疾杆菌的播散,成年人应在便后把手洗干净。如果手纸不是折成 6 层以上用的话,细菌就有附在手上的危险。

在幼儿园、医院、保育园的人员及从事与餐饮工作有关的人员,如发生腹泻,应十分注意。从事这些工作的人要定期进行粪便的细菌学检查,如查到痢疾杆菌应对其实施隔离,直到其不再排菌为止。因此,有腹泻的人、腹泻已治愈的人都应注意,要好好洗手。父母也应该这样做。

586.先天性食管闭锁

食管是将从口进入的食物运送到胃内的通路,但有的孩子生下来就食管不通。有的中间被阻断,上部发生阻塞,或者与呼吸道的气管相连。被阻断的下部食管也闭塞或与气管相连。这样的婴儿,生后立即会从口中及鼻孔排出大量的泡沫。并因此导致呼吸困难,脸色变紫,一喂奶就吐出来,非常痛苦。

如果怀疑有食管闭锁,应迅速转到外科。经常有在小儿科让孩子喝造影剂,然后拍 X 线片的,但还是不做为好。因为常有因造影剂进入肺部引起肺炎的病例。

手术方法 :首先应在胃部造一个可以摄取营养的胃瘘,接着要将食管的上方和下方连接起来。因此这是一个非常难做的手术。在医院设备齐全且患儿没有其他并发症的情况下,手术大多可以成功。但实际上,有半数病例都存在并发症,比如心脏的异常、泌尿系统的异常、肛门闭锁等。如果存在这些并发症,手术的成功率会大大降低。

587.先天性心脏病

认真阅读这一部分内容的父母,大概好多是在幼儿园和学校的健康检查中,收到过"你的孩子可闻及心脏杂音,需要进一步检查"通知的人。

只要孩子发育正常,能跑跳、游泳或带着外出旅游,即使听到心脏杂音也不必担心。

儿童本身有生理性心脏杂音。仔细听诊时有杂音,但X线检查后没有发现心脏形状的异常,心电图也很正常,这种情况就属于生理性心脏杂音。以前,儿童患风湿热后易出现心脏瓣膜病,这时可以听到心脏的杂音。可现在风湿热较以前已有所减少,而且当儿童出现持续发热时,医生为预防风湿热的发生必然要加大用药量,这样一来儿童发生心脏瓣膜病的概率更小了。正因为如此,母亲一听说孩子心脏有异常,就会马上想到先天性心脏病。

很多儿童都有生理性心脏杂音。医生在比较静的诊室里做听诊检查后发现,有30%的儿童有生理性心脏杂音。患感冒后心脏杂音增强,这时到医院看病,医生很容易听出来。

先天性心脏病发现越晚,病情越轻。出生后不久就发现的心脏病一般都很严重。患儿几乎都是出生时低体重的婴儿。发病早一些的,在产院时就会出现症状。这种病一看便知,患儿皮肤不像新生儿那样呈特有的粉红色,而是呈紫色,出现发绀。发绀并不是随时可见,有的患儿只在哭泣时出现。呼吸也十分急促,而且一般吃得很少,吸几口奶后便哭着放开奶头。有一些严重的心脏病患儿可能没有发绀,但会出现呼吸加快、多汗等症状。在出现这些症状时就诊,医生便可以听到平时听不到的杂音。拍胸部X线片,可以发现婴儿心脏形状有异常。

一般认为,先天性心脏病是先天性的,出生时就有症状,其实不然。在出生1周左右后出现症状的婴儿并不少见。一般在3个月内有症状出现。如果3个月后也不见任何症状,可以认为不是很严重的心脏病。所谓重症先天性心脏病,就是指作为血液循环泵的心脏,由于其组织结构出现异常而不能正常工作,如本该闭塞的房间隔(室间隔)上出现孔洞,或者血管瓣膜发生病变,或者心脏左右错位,等等。这样就导致新鲜的动脉血和含氧量少的静脉血相混合,血液淤积于肺内等情况的发生。动脉血和静脉血分离不充分,就不能向身体提供充足的氧。

医学发展到今天,有些先天性心脏病已经可以通过手术修补得以治愈。但医学还未达到对任何一种心脏病都能治愈的程度。

出生不久就出现症状,而且吸氧、吃药、打针都没有效果,这种情况就要考虑是重症。患儿如此下去非常危险。在手术技术和术后处理手段不断进步的今天,许多医生会建议做手术。一次手术恐怕不能解决问题。先是为挽救生命行急诊手术,隔一段时间后再做彻底的修补手术。不过,医生在劝其手术时只强调得救的可能性,由于疾病严重程度不同,有的手术会以不成功而告终。即使这样也不该责怪医生。

由于手术经费对患儿家长来讲是很大的负担,所以以前采取的是尽可能拖延的做法,等孩子长大一些再做。可是现在这种做法正在发生转变,尽可能早期做手术,如果能耐受手术,越早做预后效果就越好。

在产院或者社区儿科医院被诊断为严重心脏病的患儿,应该去看心脏病专科医生。一般要马上住院检查,但由于其他原因有时不能很快住院,这种情况,专科医生会将检查结果通知社区医生,委托他们代为管理。医院门诊是许多病人集中的地方,带心脏不好的孩子到那里看病很容易染上感冒,使病情恶化。

不管怎么说,最合适的护理者还是母亲。在做手术之前,为了维持孩子的生命,母亲必须像一个真正的护士一样照看孩子。1次喝太多奶,孩子会不舒服,可以分几次少量喂。当然,只有母亲能决定喝奶的次数和每次的奶量。此外,对患儿来讲最适当的洗澡时间、洗澡水的冷热以及洗澡次数等,也只有母亲最了解。

先天性心脏病的儿童患上感冒后,不但不易治好,而且有不少还会因发热而引发心功能衰竭,出现平时没有的一些症状体征,如拒绝吃奶、发绀、呼吸加快、多汗、肺部哮鸣音等。这时,最好马上同以前给孩子看过病的心脏病专科医生联系,要求住院治疗。

婴儿心功能衰竭的治疗并不是所有的急救医院都能进行,如果对救治方法不熟练,就很难进行。由于强心剂不能马上奏效,因此,对可能发生心功能衰竭的患儿,越来越多的专科医生采取平时就预先给予强心剂的方法。

此外,为能随时给病儿供氧,必须在家里预备家庭用吸氧机。感冒发热易引起心功能衰竭,因此还应准备一些退热药。

心脏有病的儿童容易发生贫血。贫血时,红细胞血红蛋白减少,即使大量吸氧,红细胞也不能向身体运输充足的氧。因此,应尽早给予预防贫血的药(铁剂)。

患儿1岁以内最好不进行预防接种,特别是一发热便引起心功能衰竭的儿童。如果1岁之前没出现什么异常,1岁后便可接种疫苗。当患儿有哥哥或姐姐时,这些大孩子必须进行包括麻疹在内的各种预防接种。从来访的客人那里感染感冒的机会很多,因此尽可能不要让外人来家里。

先天性心脏病中最多见的是室间隔缺损(占30%~50%)。当缺损较小时不会出现明显症状,而且大多数能自然闭合。应做定期的追踪调查,如果出现肺动脉高压征和动脉瓣膜病,则需手术治疗。以往的做法是,到了10岁室间隔缺损仍未闭合就施行手术,而现在手术年龄越来越小,6~7岁时尚未闭合就要手术。

动脉导管未闭这种先天性心脏病很少自愈,由于手术成功率高,一般不管多大的儿童,只要发现即行手术。这类患儿多数在1岁之前就有症状。无症状的动脉导管未闭,最好也施行手术治疗。

小的房间隔缺损可以自然闭合。但缺损大者即使在哺乳期也应手术。如果不手术,20岁以后就会发病。即使无症状,也应在入学前手术。

法洛四联症是心脏大血管异常和室间隔缺损同时发生,从而导致右心室肥大的一种疾病。病儿出生时正常,但1~2个月后开始有发绀症状,一般在哭得厉害时发生。过了1岁半后,这种症状会逐渐消失。至于是否手术,要根据儿童的发育状况和病情程度来决定。

存在室间隔缺损或房间隔缺损等病症,但心电图无异常,X线和超声检查也未见心脏增大,这种情况下即使听到心脏有严重的杂音,也应让孩子去幼儿园或上学。一般的运动可以参加,游泳也没关系,但一定注意要适度,不能参加像运动员或跑马拉松这样的运动。

对心脏不好的孩子过分照顾会使他产生自卑感,认为自己是很虚弱的人,从而丧失积极性,什么事情都依靠母亲,这样就很难办了。因此,要尽量避免让孩子产生自卑感,使他认识到自己的长处并充分发挥,以增强他的自信心。

上学以后的儿童非常容易因缺铁而贫血,应服用铁剂加以预防。

588.先天性肠闭锁

先天性肠闭锁是出生时肠道的一部分闭锁,喝进的奶在中途被阻塞的一种疾病。虽然这是很少见的畸形,但如果不及时处置,病儿的生命可能就超不过2周。因此要解救这样的患儿必须在48小时内手术。

因肠道阻塞位置不同,症状出现的时间也不同。肠道阻塞部位越是靠上,呕吐出现得越早。十二指肠近端阻塞时,患儿出生后3小时内还未开始进食便出现呕吐,吃奶后更是全部吐出。呕吐物因含有胆汁而呈黄绿色。多数婴儿会出现心口窝肿胀。

位于下方的回肠阻塞时,呕吐出现得比较迟,多在生后第1天结束时或从第2天起开始吐奶。呕吐物也是黄绿色。因婴儿出生后整个腹部很快肿胀,因此很容易察觉到异常。虽然有胎便排出,但其后就没有再排便。

最常见的先天性肠闭锁的病位是回肠,其次是十二指肠、空肠,结肠闭锁几乎见不到。

先天性肠闭锁的患儿并不是施行手术就能全部得救。患有本病的早产儿、唐氏综合征(愚型)患儿及伴有各种畸形的患儿,即使在有新生儿外科的医院也未必能全部得救。

有时会出现两处闭锁的情况,所以在用X线进行检查时,除了用口服造影剂外,还要采用从肛门注射造影剂的方法(灌肠造影)。

589.先天性肾上腺皮质增生

这是一种先天的、由于肾上腺皮质激素不能顺利生成而导致身体各种障碍的疾病。如果出生后服用激素，患儿还是可以正常发育的。肾上腺皮质激素生成障碍，是由于制造肾上腺皮质激素的 21- 羟化酶不足造成的。肾上腺皮质激素产生量过少，会刺激脑垂体分泌过量的促肾上腺皮质激素释放激素，使肾上腺皮质增大，引起雄激素过度分泌。在雄激素分泌过多的情况下，不同性别的患儿可出现完全不同的症状。

女性患儿的症状表现为出生时阴蒂大，阴道和尿道合为一个开口，外观上很像男性的阴茎，即呈现"半阴半阳"的状态。如果不进行治疗，会长出阴毛，阴蒂也会逐渐增大。男性患儿出现异常的时间则相对晚一些，2 岁左右时阴茎开始变大，出现体毛。这些儿童与正常的发育快的儿童有所区别，其病态很容易被察觉。

21- 羟化酶严重不足时，患儿因体内失去盐分，生后 3 周左右即开始出现不吃奶、呕吐、腹泻等症状，身体呈脱水状态。本病的特点是发病急，而且在没有检验出血清中钠、氯离子减少的情况下很难做出诊断。

治疗方法是补充体内不足的肾上腺皮质激素。用药量的多少，要根据尿中 17- 酮类固醇含量以及患儿生长发育情况而定。女患儿在 1 岁半之前要切除增大的阴蒂。

590.体质

"体质"这个词经常被使用。比如向医生请教"我家孩子为什么如此易患感冒"时，医生会回答"是体质决定的"。像湿疹、哮喘、荨麻疹这些比较棘手的疾病，一般都会被归结为体质问题。

"体质"一词虽然常用，却没有一个明确的定义。医学辞典上的解释：体质是个体的人所具有的由遗传决定的身体功能习惯的总和，它可根据环境因素而改变。有人认为"体质"虽然与生俱来，但可以通过治疗来改变它。实际上这是不可能的，因为遗传性的身体结构和功能是由染色体所决定的。若能进一步明确染色体的遗传基因是如何构成人体体质的这个问题，也许就可以理解与"体质"相关的疾病了。所谓能够改变体质的药目前还没有发现。

患哮喘的儿童,经过户外锻炼以后哮喘不再发作了,有人认为这是体质得到改变的缘故。这一点并不能得到充分的证实。

对其他儿童有效的药物,在某个儿童身上却不发挥作用,或出现了不良反应,这类情况,医生常常以体质有差异为借口来解释。

591.先天愚型

人体的细胞中有 46 个染色体。当未受精的卵细胞在减数分裂时,或受精卵在有丝分裂时由于某种原因(老化、病毒感染、放射线照射等),染色体分裂不好,就会使胎儿出现 47 条染色体。即一般有 2 个的 21 号染色体,现在变成了 3 个。这种染色体异常引起的全身性变化俗称为先天愚型,又称唐氏综合征或 21- 三体综合征,是在 1866 年首次被发现的。

患儿出生时身材矮小,其中早产婴儿大约占 20%。患儿的眼睛症状较明显,眼外侧上斜,内眦赘皮,硬腭窄小,舌常伸出口外,脸部皮肤发红,手指粗短,小指向内弯曲。不少患儿心脏及十二指肠也可发现异常。

先天愚型的患儿智力及身体发育迟缓,大多数到 1 岁左右才会坐起,3 岁才开始走步。尽管如此,这类儿童的性格却特别善良,不攻击别人,因此很受人喜爱。虽不擅长数数字,但有记忆力,善于模仿别人,只要耐心进行教育,他的才能会得到发展。我不赞成把他们同智力比较低下的儿童放在一起教育的做法,这是为了防止他们盲目效仿从而影响发育。

甲状腺功能低下的儿童必须补给激素。这类患儿牙齿变坏的很多,因此,要尽早使其习惯到牙科看病。

据粗略估计,在母亲年龄为 35 ~ 39 岁时先天愚型的出生率是 0.4%,40 ~ 44 岁时为 1.2%,45 岁以上时为 4%。

至于第 2 个孩子是否会发生同样的问题,母亲 35 岁时的危险率为 1/150,40 ~ 45 岁时为 1/40 左右。母亲在 35 岁以下时,检测上个孩子的染色体,如果具有 47 个染色体,就会出现与上述同样的情况。偶尔也会出现具有 46 个染色体的先天愚型儿童,这种情况是由于 D 群(13 号 ~ 15 号)染色体和 21 号染色体发生错位造成,出现下个婴儿先天愚型的可能性为 20%。先天愚型的病人平均寿命在逐渐延长，有的可能活到 50 岁。男性没有生育能力，女性有的可以妊娠，但约一半会生出有同样病症的儿童。

如果担心生出先天愚型儿，可检测孕妇血中甲胎蛋白、人绒毛膜促性腺激素和雌三醇，然后再通过羊水或绒毛诊断确定，若发现异常就要施行人工流产。

592.脱水

现在，有关脱水的知识不断发展和普及，可以说父母和医生都已经能够处理了。最常见的脱水发生在婴儿急性腹泻、吐乳时。婴儿呕吐时不要经口给予任何液体食物，这一原则是 100 年前德国的儿科医生首次提出的。对于"急性消化不良"，在呕吐及腹泻停止前要停止喂食，水分的补充要通过注射，以使肠道得到休息。可是，这个遵循了 100 多年的规则在发展中国家却行不通。这是因为，世界卫生组织中的青年医生们为消灭当地的儿童疫病尽职尽责，他们消灭了天花，用预防接种的办法减少了许多传染病。然而，对缺乏合适疫苗的急性腹泻，他们却感到非常为难。因为在这些国家里，让患儿住院治疗，通过注射补给水分的做法是不实际的，不但医院供不应求，而且静滴用品也不够。他们不得不改变以往的做法，即使患儿再呕吐、腹泻，也让母亲试着用勺子给患儿喂水，结果患儿很快好转过来。更值得高兴的是，经口给予营养的患儿，比住院打点滴的患儿恢复得更快。

发达国家的医生，看到的多是已处于脱水状态而被抬进医院的患儿，因此对脱水状态的类型、静脉补液的成分等研究较多，而对呕吐、腹泻等症状则始终不太关注。对在发展中国家治疗脱水的医生进行了调查，结果显示，经口补给的液体成分中，糖与钠的比例要适当，糖绝不可过多（超过 2 倍）。世界卫生组织针对脱水的治疗，对糖和电解质的比例做了明确的规定。现在市场上出售的运动饮品就是据此标准生产的。马拉松选手在比赛途中喝的便是这种饮料。

美国儿科学会也告诫其会员,对急性腹泻,应尽早经口补给营养。可是尽管这个提议已过了多年,1989 年为止美国的儿科医生仍有 70% 还是坚持给患儿断奶 1 天,通过输液补充营养。他们对这种脱水状态的输液治疗方法已形成固定的观念。

对脱水的预防比治疗更为重要。因此,当出现急性腹泻时,即使呕吐也不要停止补充营养,母亲可用勺子给孩子喂少量的饮料(上述的标准比例饮品)。如果孩子有食欲,腹泻没好也没关系,适当地喂一些母乳或牛奶也是可以的。

593.大便失禁

排便是指粪便在大肠贮积后,产生便意,起着关闭作用的肛门括约肌松弛,再增加腹压使粪便排出的过程。如果粪便滞留在大肠里不能排出去,大肠总是处于扩张状态,就会导致产生便意的神经变得迟钝。排便时,肛门周围的肌肉要进行非常巧妙的协调配合。可是大肠扩张以后,肛周肌就不能很好地协调动作,关闭肛门的肌肉任意松弛,从而导致大便无法控制,这就是大便失禁,即遗粪症。

形成粪便滞留的原因不同,有的是生来就有便秘,也有的是因为害怕上厕所而使粪便贮积。害怕上厕所的最主要原因是母亲为早些进行排便教育,强行带孩子上厕所,孩子不排便就进行严厉的体罚,使得孩子每次上厕所时都害怕得直哭。此外,很多便秘的孩子粪便干硬,不易排出,肛门裂口后,排便时感到疼痛,因此不愿意上厕所。这些讨厌上厕所的孩子多在夜里睡着后出现反射性排便。有时像尿床一样,一夜便 2 ~ 3 次。

治愈的方法,首先进行灌肠,持续 3 ~ 4 天以彻底清除滞留的粪便。坚硬的粪结可用手指伸入肛门,将其掏出。不要强制孩子排便,应让孩子养成自觉的排便习惯(每次饭后 30 分钟内,上厕所 5 分钟)。如果排便成功就予以鼓励,在墙上贴上“小星星”。此外,按照能排出便的药量,每天服用 1 ~ 2 次缓泻剂。在饮食上,可给予乳酸饮料或含纤维多的食物。

大便失禁的治愈一般需要 3 个月的时间。

594. 智力障碍

儿童智力发育迟缓有多种原因。遗传性的智力障碍有先天愚型、小头畸形等；代谢障碍导致大脑受到侵犯的疾病有苯丙酮尿症和半乳糖血症等。此外，在胎内时受到梅毒螺旋体、风疹病毒、弓形虫等的感染，以及父母酗酒等原因，都可造成儿童智力低下。

出生时出现重症黄疸、持续缺氧等情况，使大脑受到损害的患儿也不少见。医学发展到今天，虽然已经能够挽救以前无法挽救的早产儿的生命，但还不能降低早产儿日后出现各种障碍的可能性。这种情况下，不只会出现智力低下，还可能并发脑性瘫痪。因难产造成的脑内出血也会导致同样的结果。

正常出生的婴儿，如果后天大脑受到损伤，比如脑膜炎、脑炎（除日本脑炎外，还有麻疹后遗症）、铅或水银中毒、外伤等，也会出现智力发育迟缓。当然，也有发病原因不明的智力低下儿。

因为脑细胞一旦被破坏就无法复原，因此，不要企盼智力发育迟缓的儿童通过吃药或手术恢复正常的智力。尽管如此，智力发育迟缓的儿童仍然可以依靠周围人的力量，作为一个人生活在这个社会中。给予弱者帮助，本来就是人类社会的职责。可是如今，从幼儿园时期开始，就不断地进行各种考试，分出孩子的类别。为了将来能进入有权力的政府机关或有名的企业工作，大家都在拼命，这已成为人类生存在这个社会上的主要目的。因而也就忽略了那些需要关照的有身体障碍的人群。

由此人们陷于一种错觉中，认为只有智商高的人才具有在这个社会上生存的权力。必须知道，只要是人，都有生存的权力，这是基本的人权。现在国家及各级部门给予残疾儿童的援助，就是尊重他们基本人权的一种行为。然而，有智力障碍孩子的家长不能完全依赖国家及各级部门从法律上的保护，因为对这些残疾儿童的这种公共援助在各种社会福利中是最落后的。

靠他人的同情来补偿不足是不会成功的。由于常年陪伴在孩子身旁的父母,在对待孩子的情绪、照顾程度及耐心方面表现出不同,因此总是无法达到一致。拯救孩子只能靠父母的力量。父母应勇敢地站出来承担起这个任务,此外别无选择。周围的人从父母的顽强意志中感受到人类的力量、美德及纯洁,受到感动,认识到这不只是父母的责任,而是社会上所有人的问题。这种新产生的共同责任感不同于第三者的同情心。那些为智力障碍儿童筹备设施、积极参与救助的志愿者们,正是带着这种共同的责任感而活动的。

我们知道期待智力障碍孩子的父母做出巨大努力是非常残酷的。但正是这些父母的英雄行为使很多人受到了感染,现在社会上给予这些儿童的公共援助在不断增多。

也有的父母这样想,为什么与其他孩子的父母不同,自己偏偏要遭受这样的痛苦?甚至有的想带孩子一起去死。可是要知道,不管智力发育如何迟缓的孩子都有其优点,即使现在未体现出来,以后肯定会体现出来的。要相信人的能力,这一点任何时候也不要忘记。

如果社会上的人们没有共同的责任感,智力有缺陷的儿童就无法养育。可是非常遗憾,现在这类儿童只能进入尚未受应试教育制度影响的保育园和幼儿园,因为在这里他们可以不受歧视。在没有考试的幼儿园中,其他儿童很容易发现智力障碍儿童的优点。他们不歧视这些儿童,将他们当作朋友一起玩耍。在快乐的游戏中,智力障碍儿童能逐渐成长起来。由于在游戏中担任了适合自己的角色,使得他们增强了自信,觉得自己也是一个独立的人。因此,应该给他们多提供一些在集体中协同合作的机会。可是这些儿童一上小学,情况马上就不同了。智力发育程度太差的儿童入学时会遭到学校的拒绝,稍好一些的也会被编入低智儿班级。

把智力发育迟缓的儿童同普通儿童隔离开来,送到远离城市、人们看不到的偏远的保育所。幼儿园和保育园的孩子们知道自己伙伴中有智力发育迟缓的孩子,但高中生和大学生们却完全不知道世上还有智力障碍的人存在。这些学生将来要在政府或企业担任职务,那些智力低下的人就会被社会忽视。为使智力低下的人也能在社会上生活,就要停止这种隔离主义的行为。只要不是严重的智力障碍,就应让他们进入普通学校学习,让他们同普通儿童一起交往。

保育设施及职业培训所要尽可能建在城市中,使他们在不断地与普通人交往中得到成长,也可以让他们学会如何适应社会。

对待智力低下的儿童要有责任心,无论如何都不能歧视。现行的以成绩排名选拔人才的教育制度必须改革。

595.中耳炎

中耳炎是细菌侵入鼓膜内的中耳引起的疾病。症状为患儿身体发热,感觉疼痛。婴儿在发病时只是哭闹,无法判定是否是中耳炎,一般是发现鼓膜变红以后才开始注意到。因发热来医院的婴儿,如果医生不用耳镜观察鼓膜,是诊断不出中耳炎的。婴儿的中耳炎一般在不知不觉中痊愈,这是因为使用了抗生素。多数医生习惯了对发热的婴儿使用抗生素,因此,即使未诊断出中耳炎,患儿也会好转。

仔细检查耳部的五官科医生在诊断了中耳炎后,也不像以前那样马上切开鼓膜,而是首先使用 10 天左右的抗生素。大多数中耳炎患儿使用抗生素后会痊愈,但有的患儿 10 天后再检查时会发现中耳有积液。这种情况可能是由于通到中耳的咽鼓管(连接鼻咽部至中耳的管道)某处阻塞,使原本与外界气压相同的中耳压力变低了。

即使不导致中耳炎,很多咽鼓管阻塞的儿童也会因中耳负压而出现积液。中耳积液、鼓膜变得不透明时,称为分泌性中耳炎。以往由于这类患儿的发热、疼痛症状消退,一般不会被再带到五官科医生那里进行检查,所以这种病很少被发现。

分泌性中耳炎比以前有所增多,是因为发明了从鼓膜外可发现积液的耳道镜。父母发现小儿听力不好将其带到五官科检查时,医生用这种仪器便可对分泌性中耳炎做出诊断。随之而来的问题就是如何对其进行治疗。

因大约一半的患儿在检查中耳积液时发现了细菌,因此会采用抗生素疗法;另一种疗法是考虑到中耳负压这个原因,采用向咽鼓管吹入空气,或手术切除腺样体增生,或施行全身麻醉后向鼓膜置管等方法以打开堵塞的咽鼓管。

可是这些疗法是否真的有效无法确定。因为即使不做任何处置,半数的患儿也能在 3 个月左右自然痊愈。过了幼儿期,近 10 岁以后,就不会再发生分泌性中耳炎了。如果存在妨碍正常生活的听力障碍,可以施行置管方法。

596. 阑尾炎

阑尾长是盲肠末端像蚯蚓一样的突起。俗称的盲肠炎,就是指阑尾的炎症。阑尾位于右下腹部,但儿童患阑尾炎时一般不说右下腹痛。

虽然 2 岁以下的幼儿患阑尾炎的极少,但幼儿阑尾炎误诊率却很高。幼儿阑尾炎重症之所以非常多,是因为轻症时不能做出正确诊断,待穿孔后形成腹膜炎时才被发现。

为什么幼儿阑尾炎容易误诊呢?

阑尾炎通常发热不高(37.5℃左右),以呕吐、腹痛为症状开始发病。这些症状也可见于其他疾病。检查时,医生通常是让患者躺下,用暖手按压腹部,询问疼痛的部位和剧烈的程度,确定是否有阑尾部的压痛,以此诊断阑尾炎。这时,患者要配合医生的检查才行。可是,由于许多医生平时经常用打针来吓唬幼儿,所以幼儿一进诊室便哭喊不止,总想逃跑。这样就无法进行诊断。

开始出现发热、呕吐症状时,一般会被认为是消化不良,进行打针治疗。但病情逐渐恶化,腹痛加重,不久阑尾穿孔。当炎症蔓延至全腹腔时,就会出现体温升高,全身无力。这种状态再去看医生,就很容易诊断了,医院会马上进行手术。

平时不呕吐的孩子,如果出现呕吐并大叫肚子痛,体温达到 37.5℃时,必须马上去看医生,确诊是否为阑尾炎。

儿童阑尾炎未必都有腹痛的主诉。上小学以后很少来儿科看病的孩子更多见的是头痛、恶心等症状,而不是腹痛。同时有轻度的发热,从这一点可以看出与厌学的孩子是不同的。如果仔细检查腹部,可以发现阑尾部有压痛。

当病情不是很明确时,医生会检测白细胞。如果白细胞值有增高,尿无异常,腹痛加重时,医生就要将患儿送到外科。发病早期,也有白细胞不增多的情况。对此应进行跟踪检测,可以发现白细胞不断增多。

以前一般认为阑尾炎最适合在外科进行手术治疗,但后来外科医生们发现,轻症阑尾炎用抗生素就很容易治愈。不过,这是指大人发生阑尾炎的情况。

儿童阑尾炎,特别是幼儿阑尾炎,早期发现相当困难,知道是阑尾炎时往往已经比较严重了。最近有些人听说阑尾炎手术不好,要求医生用抗生素进行治疗,这种做法不太妥当。如果确实患上了阑尾炎,最好还是请技术熟练的外科医生来做决定。

597. 直肠息肉

息肉是良性肿瘤。最常见的是蕈状息肉,表面光滑,形状像蘑菇。这种息肉长在直肠上。多见于 3 ~ 4 岁儿童,婴儿不发病。

母亲最初发现该异常是在孩子排便后,新鲜的血贴在粪便表面,或从肛门滴下,而孩子一点儿也不感觉痛,也没有任何症状。这种情况每次排便时都发生。有时,长大的息肉在排便时露出体外,像紫色的虫子一样。

多数情况是孩子大便出血后父母慌忙将其带至医院看病,医生经内窥镜检查后发现孩子直肠有息肉。持续出血可引起贫血。息肉长大后有时还会引起肠套叠。

15 岁以后不发病。大概是小时候的息肉长大后自然脱落的缘故吧。因此,只要不大量出血,就没有必要一定切除。

不宜用内窥镜进行手术的深部息肉,是经腹切除还是等待自然痊愈,要由医生决定。

家族性多发息肉的特征是许多腺状息肉集中在直肠上,常在十几岁以后出现,以腹泻为主要症状。因极易发生癌变,故必须连同该处直肠一起切除。此病为显性遗传。

598.吸收不良综合征(脂肪泻)

这是日本很少见的疾病,是因小肠黏膜对小麦中的麦胶蛋白过敏而引起的腹泻。多在婴儿开始吃面包或面条等断奶食物以后发病。这样的婴儿天生就易产生麦胶蛋白抗体,在这种免疫作用下,小肠黏膜的淋巴细胞和巨噬细胞被活化,使黏膜受到破坏,从而失去消化吸收功能。症状为腹泻,排恶臭便,虽见消瘦但腹部却明显膨隆,身高不见长,有的还出现食欲下降、便秘等。多发于 1 岁左右的孩子。

最近由于有了可以检测麦胶蛋白和肌肉膜的抗体,诊断变得更容易了,甚至发现了无症状的吸收不良综合征。为预防此病发生,提倡控制饮食。但这种措施要长期坚持却是非常困难的。

治疗方法是不要给孩子吃含麸质的食物(如面包、饼干、蛋糕、通心粉、面条等)。可以吃白米、玉米、水果、牛奶、鸡蛋、肉、鱼、蔬菜、奶油、砂糖等。此病也有可能是因为小肠对脂肪的吸收不好而引起,因此可以补充些维生素 A 和 D。

599.低免疫球蛋白血症

免疫系统先天就异常的小儿是非常少见的。对反复发作的中耳炎、肺炎、支气管炎患儿,也许有的医生会怀疑是否有其他病。但发育正常、玩耍很好的婴幼儿,大多数免疫功能是正常的。

2 岁以内经常感冒、感染化脓的孩子,有的是因体内缺少免疫球蛋白G。由于体内辅助 T 淋巴细胞尚未成熟,产生免疫球蛋白 G 的 B 细胞不发挥作用(虽然血中有 B 细胞)。这种情况 2 岁以后会自然好转。

X 染色体性低(无)免疫球蛋白血症是在血液中找不到 B 细胞(骨髓中是存在的),免疫球蛋白很少或根本没有。婴儿出生 6 个月后,从母体获得的免疫球蛋白 G 消失,便开始出现异常(化脓、肺炎、副鼻窦炎、中耳炎、脑膜炎、败血症），发育也迟缓。治疗方法是每月注射 1 次免疫球蛋白。患有选择性免疫球蛋白 A 缺乏症的小儿虽然很多，但不少患儿没有任何症状，并能正常生活。少数患儿出现副鼻窦炎、肺炎，还有的出现腹泻。虽然免疫球蛋白 A 缺乏，但免疫球蛋白 G、M、E 都正常，具有产生抗体的能力，此时如果注射免疫球蛋白，会产生相对免疫球蛋白 A 的抗体，多次注射后反而会引起休克。可用抗生素治疗各种感染。

600. 隐睾

一侧或双侧睾丸不在阴囊内，而是停留在腹股沟区或腹腔中，这种病症称隐睾。睾丸虽未在阴囊内，但身体变暖（洗澡）后用手推按，很容易使其降入阴囊内，这种称移动性睾丸。一般认为到青春期以后这种睾丸能降入阴囊中，不需手术。但实际上有半数不能，需手术治疗。因此，越来越多的医生主张每年进行检查，根据情况尽早手术，以使睾丸固定于阴囊。医生仔细检查仍不能摸到腹股沟处有鼓起的睾丸，那就是睾丸进入腹腔了。

在腹股沟区的不能推按至阴囊内的睾丸，以及隐藏在腹腔内的睾丸，必须做手术使其下降并固定于阴囊中。

以前认为，青春期后在产生的大量性激素作用下，隐睾会自然下降到阴囊内。可是，给小儿注射雄激素却没有得到应有的效果。此后，也进行了各种性激素疗法的研究，但最终还是不能代替手术。

手术时间正在逐渐提前，这是担心过了 10 岁隐藏在腹腔内的睾丸会癌变。此外，可避免上学的孩子在学校被同学取笑而产生自卑感。

睾丸是位于体外，需要保持低温的器官。如果睾丸存留在腹股沟区，4~5 岁以后睾丸发育就会减慢。因此，专家建议隐睾手术最好在 2 岁前做。有报告说，2 岁前做手术的幼儿长大后 87% 具有生育能力，而 3~4 岁做手术的，比率则下降到 57%。

如果在手术之前进行一个阶段的激素治疗，离阴囊较近的隐睾会下降到阴囊，即使不下降，也有利于手术。阴囊变大，睾丸也容易植入。青春期后存留于阴囊以外的睾丸易癌变,因此主张切除加以预防。隐睾多伴有腹股沟疝,因此,做疝气手术时一并做隐睾手术的情况很多。

另外,存留于腹股沟的睾丸发生扭转时会引起剧痛。因此当隐睾的孩子突然剧烈哭闹时,要马上检查腹股沟部是否有异常。

601. 癫痫

一般认为,癫痫是一种平时看起来正常,发病时突然意识丧失并伴抽搐的疾病。实际上癫痫有许多类型,有的发病时意识清醒,有的不是全身而是身体局部抽搐,有的不发作抽搐,而是表现为身体发抖或感觉异常。此病的特点是反复发作,且发作结束后恢复与以前一样的正常状态。

脑电图检查虽然可以区分癫痫的种类,但也使误诊的发生不断增多。未看到癫痫发作,只凭脑电图异常就诊断为癫痫是不可靠的。亲自看到发作时的情况后做出诊断是最确切的,但医生往往不能直接看到。虽然可采取拍摄录像的方法对病人跟踪观察,但对于那些1年只发作1次的患者却无济于事。最终还是要依据陪伴在病人身边的父母的叙述来诊断病情,因此,父母必须仔细观察发作时的情况,例如,有没有失去意识,抽搐发作时先从身体的哪一部分开始,等等。

不要认为脑电图异常就可以诊断为癫痫,健康者中也有10%~15%脑电图是异常的。即使确实是癫痫,通过1次检查而发现异常的也只有50%左右。因此不要只凭1次脑电图异常就开始进行治疗,因为任何药物都有不良反应。

在不发热的情况下出现抽搐的儿童,不要马上进行治疗,因为有的孩子一生中只发作1次,因此最好从第2次发作后再开始治疗。

6个月左右的婴儿发作的点头痉挛综合征,其症状为突然尖叫,头部前屈,双臂向上伸直或回屈,像抱自己一样,膝部屈曲等。每次发作只有2~3秒钟,但也有5~6分钟内反复发作10~20次的。此时脑电波显示异常紊乱。这不是一种单纯性的疾病,而是脑部存在多种严重障碍而引起的异常。注射3~4周的促肾上腺皮质激素(ACTH)可以抑制发作,但长大以后会出现多种癫痫症状。其特征是药物无法控制、智能障碍、脑电波紊乱等。

到了2~5岁时，有的就会转变成伦诺克斯-加斯托（Lennox-Gastaut）综合征。这种综合征的特点是突然向前跌倒，面部受伤，有的失去意识。跌倒是因为躯体及下肢肌肉突然收缩。发作只有数秒。这种病症也像点头痉挛综合征一样，大多用药物无法控制，并出现智力障碍。超过10岁后，发作形式改变，多为全身抽搐。

4~10岁期间发作的一种癫痫通常为小发作。其症状为身体保持平衡的状态下，有数秒钟失去意识，像电影中途停止一样，患儿眼神发呆，眨眼，有时咂嘴并发出异样的声音。多在深呼吸后发生，脑电图有特殊图像（两侧同步，每秒3个棘慢复合波）。这种病药物有效，长大以后会转好。但并不排除变成真性癫痫的可能性。

3岁时少有发生，但从10岁开始逐渐增多的癫痫称为颞叶癫痫，这是精神运动癫痫的别名，症状为不抽搐，以行为异常为主。虽然症状轻，不易充分表现出来，但还是可以感觉到孩子有些异常。可能因恐怖，或其他不舒服的气味、味道以及腹痛、耳鸣等，患儿常用手掩住耳朵或按压胃部。发作可持续30秒至数分钟，出现上下动下颌、吹哨、眨眼等，也有突然不会说话、又笑又哭等异常的表现。这种突然发作的行为异常没有成人患者那样多。脑电图检查发现，此病的发作起点位于大脑的颞叶，原因是海马角发生病变，是分娩时缺氧或持续抽搐引起的后果。如果是神经胶质瘤引起的，做手术便可治愈。

只见于小学低年级儿童的癫痫为儿童良性部分性癫痫，属于容易治愈的癫痫。发病时，原本智力发育正常、没有脑性瘫痪症状的孩子突然嘴不好使，半边脸抽搐，流口水。患儿欲向父母表述，但用手指着嘴却不能说话。这种症状可以持续数秒到2分钟。也有的夜里睡觉时发生全身抽搐。脑电图显示一侧颞叶存在异常。此病到青春期以后就好了。

心脏病引发的癫痫虽然极其少见，但有癫痫发作史的儿童还是应有所准备，事先准备好心电图，一旦发病可以首先进行心脏病的治疗。

在成人中经常发作的以前熟知的真性癫痫在婴儿期看不到,却在幼儿中存在(发作前有异常感觉,突然意识丧失而摔倒,全身僵硬,不久开始抽搐,二便失禁,口吐泡沫,持续数分钟后开始缓解,随即进入沉睡)。临近青春期的少年出现的肌阵挛发作(刚起床或睡眠不足时发生,主要特点是上肢颤抖)是全身强直性发作的前兆。

癫痫药必须长期服用,因此首先要考虑它的不良反应。医生不能经常跟在身边观察,所以及时发现药物的不良反应只得靠父母了。

最近治疗方法有了进步,主张单一药物治疗。即始终使用某一种特定的药,在用药过程中经常测定血液中的药物浓度,并据此调节药物剂量以保持最适宜的血药浓度。而以前经常是在给药还未达到最适宜浓度的情况下就判断此药无效,然后改用其他药。采取单一药物治疗时不良反应表现较为明显。

以前认为癫痫4年不发作即可停药,但现在主张2年停药的逐渐多起来。还有的只用药2~3个月。但是,对于那些有智力障碍、脑电波异常、2岁以前发病、发作次数在30次以上的病人,最好不要急于停药。

癫痫病儿的照顾随着其年龄增长也越来越难。过分地保护会妨碍孩子形成独立的人格。如果不注意培养孩子的自信,就会使其孤独感增加。治愈癫痫不仅仅依靠药物,为使孩子经历与普通孩子一样的青春期,顺利过渡到成年,生活在周围的人必须做好各种准备。

1997年起,美国食品药物总局批准使用可埋入大脑内、起刺激脑迷走神经作用的发电机。当癫痫开始发作时,患者本人按下按钮便可阻止发作。据说对药物无效的癫痫很有效,但目前尚在试验中。

通过手术可以治愈的癫痫,是颞叶中存在肿瘤或血管异常,抽搐从特定的部位扩散到全身的类型。

为使患者从不幸的孤独感中解脱出来,便于父母及患者之间的相互交流,成立了有关的全国性协会。

602.传染性红斑

在幼儿园及学龄儿童中有时会流行传染性红斑。这是由病毒感染引起的一种皮肤病。因出疹时脸颊呈淡红色,故又称苹果病。此病症状非常轻,不发热或偶有微热,最高只有37.5℃。有时可引起关节炎(膝、踝、手腕等处)。

皮疹最初出现于脸部,而后依次向上肢、下肢、躯干、臀部蔓延,有轻度瘙痒感。隔半个月左右,晒太阳或洗热水澡后,消失的皮疹可再次出现。

从感染到出疹需20天左右。不必让孩子为此请假。成人患此病则很严重。怀孕时如被传染,可能会导致死胎。

603.传染性单核细胞增多症

本病虽然多发生于十几岁的少年儿童,但婴幼儿也可发病。

由于出现持续发热、嗓子红肿,故常被作为"扁桃体炎"进行治疗。但过了5～6天,体温仍不下降,而且又出现头痛、食欲不振、颈部淋巴结肿大等症状,通过血液检测确诊为传染性单核细胞增多症。特征为血液中淋巴细胞异常增多,形态也与正常不同。除了从外部可触到淋巴结肿大外,还可见脾肿大。有的还有类似麻疹的发疹。

为准确诊断,应进行血清嗜异性凝集试验。这是一种发现病人血清中有无使豚鼠红细胞凝集的抗体的一种试验方法。此病90%是由EB病毒引起。EB病毒原本是在伯基特淋巴瘤患者中发现的,但在传染性单核细胞增多症病人血清中也可检测到EB病毒的抗体。

近来,偶尔可发现感染了EB病毒后不易治愈,症状持续1年以上的病人。一般称慢性传染性单核细胞增多症样综合征,或慢性活动性EB病毒感染症,或慢性疲劳综合征。在儿童中也可见到。

因为在几乎所有成年人的血液中都发现有EB病毒抗体,因此可以认为该病毒无处不在。也许是由于口腔内的病毒通过唾液传播而造成的。年轻人之间大概多半是通过接吻互相传染的。

此病无特效的治疗方法,但儿童一般在 2 ~ 3 周内自然痊愈。肾和骨髓移植儿童有因感染 EB 病毒而发病的。成人感染 EB 病毒后可能会引起鼻咽癌。

604.糖原贮积症

这是一种很少见的疾病。作为营养从肠道吸收的葡萄糖在体内合成糖原,再根据身体需要分解成葡萄糖。这种合成与分解的过程分别需经过几个阶段,每个阶段都要有特定的酶发挥作用。可是,如果这些酶有先天异常,合成和分解就不能很好地进行,从而使糖原在肝脏、心脏、肌肉等处贮积。这种情况称糖原病或糖原贮积症。根据酶异常的不同,此病可分为十几种类型。

最常见的是糖原贮积于肝脏、肾脏、肠黏膜的吉尔克病(Gierke disease)。此病由于肝脏增大,不能形成葡萄糖,导致血糖下降。血糖降到一定程度引起抽搐,长时间的抽搐会侵犯脑组织。因血糖下降常在空腹时发生,故抽搐多在夜间发作。

患此病时,抵抗力下降,经常患感冒。因为是先天性的酶缺乏,很难治愈。但如果儿童时期能很好地克服此病,患儿可活到成年。主要疗法为食物疗法,但须入院检查,以决定摄取哪些食物更为合理。

每天给患儿含蛋白质高的食物 4 ~ 5 次,最后一次应安排在深夜,以避免夜里因血糖下降而发病。由于此病是终生疾病,因此必须慎重诊断。做肝组织活检,确定糖原是否有增加以及 6- 磷酸葡萄糖酶活性是否有下降。

吉尔克病多在出生 1 年后发现,但心脏糖原贮积型的患儿,在生后 3 ~ 4 周便出现食欲不振,呼吸困难,生命超不过 1 年。

605.糖尿病

　　成人糖尿病的特征是肥胖者慢性发病,而儿童糖尿病特征为瘦孩子急性发病。肥胖儿虽然也有像成人一样的糖尿病(Ⅱ型),但一般为幼年型糖尿病(Ⅰ型)。约有十万分之一的儿童患此病,因此是一种少见的疾病。正因如此,内科医生常常忽略此病,导致悲剧的发生。幼年型糖尿病发作突然,病情变化急剧,如不早期诊断、进行适当治疗,就会危及生命。

　　发病时,一直正常的孩子突然口渴难耐,大量饮水,而且夜里常常尿床。如果从不尿床的孩子突然尿床,一定要检测尿糖。大一点的孩子自己喝水,所以父母很难发觉。女孩子可能会因阴部出现溃疡去看医生。

　　若没有怀疑到糖尿病,即使2~3天中持续有深呼吸、呼气中含有酮味,也不会察觉出来。而后忽然出现意识丧失,即糖尿病性昏迷。一般患儿都是到这种状态时,才被送到医院急救。

　　当怀疑糖尿病时,通过检测血糖和尿糖便可马上做出诊断,但如果不了解上述发病时的状态,就很难做出正确诊断。

　　幼年型糖尿病与成人型糖尿病不同,必须注射胰岛素(单纯饮食疗法是不行的),而且要持续一生,因此又称为胰岛素依赖型糖尿病。

　　因为必须进行终身治疗,所以不仅患者与医生之间的关系要十分密切,患者本人也要有足够的信心。一旦确诊患有糖尿病,就必须住院治疗。根据疾病的程度决定每天注射胰岛素的用量。患儿年龄小的时候,由母亲来注射,5年级以后就应该教会他自己注射。在住院期间一定要好好掌握注射的方法。不仅注射器的消毒十分重要,注射的部位也要特别注意,不能总在同一部位注射,这样易使皮下脂肪形成硬结。

　　糖尿病的发病原因,是由于米饭、面包、面条、砂糖等物质中的糖分消化后,作为葡萄糖进入体内,这些葡萄糖不能很好地被利用,积存在血液中,使血糖升高。当血糖超过肾糖阈,尿中就会出现糖而引起尿糖。也有这种情况,虽然血糖高于正常,但未超过肾糖阈,尿中不出现尿糖。因此,不能仅凭尿中有无尿糖来诊断糖尿病。要根据空腹时的血糖值和服用一定量葡萄糖后的血糖值来做出诊断。

现在,在家里便可对血糖进行监测,因此糖尿病患者的饮食变得容易掌握了。那种认为单纯减少糖分摄入就可控制病情的想法是错误的。在儿童成长必需的能量中(1岁时1200千卡,每增长1岁,增加100千卡能量),糖必须占55%、脂肪必须占35%,这是英国糖尿病协会规定的标准。该协会还推荐,最好避免精制糖的摄入而吃含纤维多一些的糖。

必须坚持每天注射和注意饮食,因此,患儿自己也应有耐心和信心。为教育患有糖尿病的儿童增强勇气,摆脱孤独感,全国各地开展了面向糖尿病儿的夏令营活动。在离开父母5～10天的时间里,教这些儿童掌握战胜疾病的生活方式。特别是长期患病的孩子,免不了受父母的过分保护,自立能力很差,夏令营正好给这些孩子提供了增强自信的学习机会。

学龄儿童上学时也要注射胰岛素。为确定适宜的胰岛素用量,要检测早饭前和睡觉前的尿糖。有一种简单的检测尿糖的试纸,在家里便可进行。做1个表格,把每天的检测结果记录下来,同时在表中记入每餐的饮食量及零食量,定期拿给医生看。最近,比起尿糖试纸,医生们更极力推荐在家庭中使用血糖试纸。

终身不断注射胰岛素有两种危险:

其一,虽然胰岛素用量没有错误,但剧烈运动后由于血糖减少,胰岛素相对过剩,反而引起低血糖,出现休克症状。幼儿的休克症状表现为饥饿感、恶心、呕吐、不安等。大一些的孩子会出现脸色苍白、出汗、心悸、抽搐、昏迷而摔倒等症状。此时,补充一点糖便可立即恢复。虽然使用胰岛素使血糖接近正常,减少了视网膜病或肾病的发生,但低血糖发病却增加了。按医生指导注射胰岛素且血糖控制较好的儿童,偶尔中午饭比平时吃得少,碰巧又遇上公共汽车出现故障,自己走远路回家,在路上发生低血糖,昏迷后倒在路上。这时被送到急救医院,往往会被当作脑震荡或癫痫加以治疗,很容易延误低血糖的治疗,造成脑损害。为了防止这种情况发生,平时要在糖尿病儿童的前胸衣袋内放入写有患儿名和病名的卡片,再放入几个糖块。卡片上写明:"这个儿童患有糖尿病。发现他晕倒的人,让他含服衣袋内的糖块,或在附近商店买果汁给他喝,然后请与他的主治医生联系(医院电话和病案号)"。当然,也应告诉孩子,在运动过量时要马上含服糖块。

其二,终生不断注射胰岛素,有时会出现胰岛素不足引起的糖尿病昏迷。青春期常见,主要是在胰岛素的需要量突然增加时发生。此外,由于青春期的逆反情绪,易发生停止注射胰岛素、无理取闹等,从而引起昏迷。可见自身的自立比什么都更为重要。

出现呕吐、腹痛、便秘症状时,常误认为是阑尾炎。糖尿病患儿除了这些以外,还有口渴难耐、大量饮水,不久呼吸加深且变得急促,而后不知不觉昏迷过去等其他症状。当然,这时注射胰岛素就可恢复正常。

糖尿病患儿因为终身要与疾病相伴,很易产生自卑感。为防止这种情况的发生,尽可能让他同普通的孩子一样生活,但最好不要当运动员。

儿童糖尿病是一种自身免疫性疾病,其发病与病毒(腮腺炎、风疹等)感染以及牛乳喂养有关。第 1 个孩子是糖尿病时,医生常建议母亲第 2 个孩子用母乳喂养。

606.弓形虫病

弓形虫寄生于猫的体内,是一种长 4 ~ 7 微米的原虫。通过猫粪传染给人,有时也可通过食入未熟的猪肉、牛肉等传染。症状表现为发热、头痛、淋巴结肿大、肌肉痛、咽喉痛、颈项强直等。非常讨厌的是,母亲妊娠时一旦受到感染,这种原虫就会进入婴儿的脑内,引起脑积水(见 582. 脑积水)。

现在,医院妇产科普遍实行对孕妇进行血液检查,其中包括弓形虫抗体的检查。有的孕妇看到"感染弓形虫"的检查报告后感到十分惊慌。可是向医生请教怎样才不会生出脑积水的婴儿时,却得不到确切的答案。这是因为由弓形虫引起的脑积水极为少见,大多数妇产科医生都没经历过。

最近的研究结果表明,此病不必过于担心。弓形虫卵多是由 3 个月左右的猫仔通过粪便排出,而 1~2 年的大猫具有免疫力,不会排出带虫卵的粪便。同样,导致胎儿异常的感染也是在妊娠 12 周之内发生的。

1 次血液检查出现阳性,只能说明已经受到感染。不要因为是阳性,就立即进行手术。仅凭血液检查阳性便决定做人工流产,未免有些过于草率。

必须过 1 个月后再测 1 次。同第 1 次相比,第 2 次抗体突然增多,或第 1 次阴性、第 2 次阳性时,可以明确诊断是妊娠中感染了弓形虫。如果确认是在妊娠初期感染的,大概就要建议做人工流产了。因检查过程比较繁杂,出现假阳性的概率很高,因此在英国已不再建议做此项检查。

607.猝死

猝死并不少见,据美国的统计,每 1000 人中就有 1.5~2.9 个人死于此病,可日本的统计却不同。难道日本人死于猝死的很少吗? 不是的。这只是因为在日本不知道这种病的医生很多,死亡诊断书上一般不出现该病的名称而已。

出生 1 个月的婴儿刚才还很精神,可过一会儿发现已经死在床上了。检查死因时大多数人认为是窒息而死。原因可能是“俯卧”,或者是“被子蒙得太紧”,或者是“奶头堵嘴”,等等。在旁边照顾孩子、接触孩子最多的人(肯定是母亲或保姆)就被控告为过失杀人。从而导致精神恍惚的母亲与家庭断绝关系,“失职”的保姆因赎罪而自杀未遂等情况的发生。这种事是很可能出现的。

猝死的受害者是婴儿和妇女。猝死虽是一种非常常见的疾病,但至今仍无法预防,只要了解了这一点就不至于引发悲剧。

猝死在生后 1~4 个月的婴儿中最多见,寒冷季节多发。此外,牛奶喂养的婴儿发生较多(占 6/10),纯母乳喂养的比较少见。妊娠中的母亲吸烟对婴儿也有影响。猝死时间多发生在上午(占 7/10),上保育园的孩子就有在保育园里死去的例子。发病时间短暂,常在大人不留意的瞬间(2~3 分钟内)无声地死去。即使发现后马上进行人工呼吸,按压前胸,也仍无法复苏。

猝死的原因尚不清楚,但大多数猝死的儿童在事故发生时都处于俯卧状态,而且其母亲在妊娠或分娩时都有吸烟的经历。

被验尸医生诊断为窒息死亡以后,受到起诉的人就处于非常不利的境地。因此,当遇到猝死时,必须到大学病理教研室进行仔细检查,否则过后就会失去摆脱罪名的证据。

以前一般认为猝死的原因是病毒感染,但最近越来越普遍地认为,其原因可能是出生时支配呼吸的神经出现了障碍。这种学说是根据尸体体液检测结果而确立起来的。在猝死的婴儿体内,发现有因为氧不足而出现的次黄嘌呤增加;或者出现肺小动脉肌肉异常增厚;或者本应随生长而消失的褐色脂肪依然残存;或者在肝脏中出现红细胞等。这些都可以表明,婴儿从出生时起血液中的氧气就不足。

氧气不足一般被认为是反复出现呼吸暂停的结果。不正常的呼吸节律是因为脑干中调节呼吸的神经中枢及颈动脉小体发育不正常。因此,平时睡眠中时常出现呼吸暂停的婴儿,要十分注意。

最近在荷兰、英国、新西兰等地均有相同的报道,婴儿改变了美式的俯卧睡觉方式以后,猝死的数量都有减少。

608.传染性脓疱疹

这是 10 岁以下儿童易患的疾病。多在夏季末发病。最初是粉红色的小疹,很快成为水疱,里面充满黄色的脓汁,弄破后形成痂皮,周围的皮肤变成粉红色。多见于面部,手、腕及腿部也可见。数量从几个到几十个不等。

以前认为传染性脓疱疹的发病原因主要是链球菌感染,现在则认为葡萄球菌感染多于链球菌感染。此病不仅通过与患儿密切接触而传染,还可通过患儿用过的衣服、餐具、玩具、铅笔等传染。潜伏期为 2~5 天。

在幼儿园或保育园中,如果发现患传染性脓疱疹的儿童,必须加以隔离,并对其使用的物品进行消毒。用喷雾器在物品上喷洒 2% 浓度的煤酚皂溶液,然后放在阳光下晾晒。引起传染性脓疱疹的链球菌还会引发肾炎,因此必须彻底进行治疗。

儿童要勤剪指甲,以免抓伤皮肤。枕巾、床单也要每日换洗以防止二次感染。为了不传染给兄弟姐妹,要进行隔离。避免与其他家庭成员共用浴室。要洗淋浴而不要洗盆浴。

刚出生的婴儿感染后,出现大的水疱,严重者出现全身皮肤脱落。有的医生在治疗时使用链霉素或卡那霉素,但最好还是不用,因为这类药会引起听力障碍。注射前一定要问清药品的名称。

609. 慢性传染性结膜炎(沙眼)

这是由沙眼衣原体引起的一种眼科疾病,也称沙眼,从感染到发病需5～14天左右。

在日本,慢性传染性结膜炎已很少见。大概是生活环境变好,营养充足的缘故吧。也正因如此,未见过慢性传染性结膜炎病例的医生也增多了。在学校的健康检查中,即使不是慢性传染性结膜炎,很多时候也被怀疑成此病。最易弄错的情况是,正常存在的滤泡(扒开下眼皮时,在与巩膜相接的结膜壁上出现的许多透明小疙瘩)长得比较显眼时。(见519. 滤泡性结膜炎)

儿童患慢性传染性结膜炎时,很少一个人单独发病,多是由家里大人传染的。因此,一旦孩子诊断为此病,全家都要到眼科检查。如果真的是慢性传染性结膜炎,全家要一起进行治疗。治疗方法是外用四环素软膏,同时口服磺胺药。与从前不同,现在这种病很快便可治愈。

近年,衣原体代替淋球菌成为性病(尿道炎)的主要病因。感染淋球菌的孕妇,分娩时在产道将病原体传染给婴儿,使婴儿引发脓漏眼(淋球菌性结膜炎)。新生儿脓漏眼可使用四环素和红霉素软膏治疗。因为此种病原体还可引起肺炎,故患脓漏眼的新生儿同时要服用抗生素。

610.内翻足

本病是指新生儿两脚不能正常并拢,足底向内翻转。大约有 1/1000 的婴儿有这种先天的畸形。严重者,脚像高尔夫球棒的前端一样,弯成直角,站立时足背向下。原因多是由于足骨先天异常,或在胎内的位置异常所致。

如果发现婴儿的脚有异常,要马上带到整形外科做检查,并尽快开始治疗。症状较轻者,可以用手简单地将内翻的脚翻转至正常位置。症状较重者,按摩或使用橡皮黏胶可以使其恢复正常位置。治疗要持续到能正常行走为止。即便是骨骼有变化,通过按摩、扎石膏绷带等方法也可能治愈。无论怎样也不见效时需要手术。

有的儿童虽然已经治愈,但上幼儿园后又反复。多数情况通过按摩或晚上穿矫正靴可以治愈,但有些还需做手术,而且手术可能不止 1 次。

内翻足有 10% 由遗传引起,且有时伴有其他畸形。患内翻足的儿童中也有发现髋关节脱位的,因此,这方面的检查也很重要。

611.听力障碍

对听力障碍的儿童,父母最大的责任是早期发现。但实际上,一般的父母都不相信自己的孩子有听力障碍,因此,往往发现较晚。

2 岁之前,孩子与亲人之间的交流多是通过语言之外的表达方式。如只看孩子的表情,母亲便知道孩子的尿布湿了。有听力障碍的孩子耳朵听不清,会用眼睛来弥补缺陷。当看到母亲的表情或动作时,能够敏捷地做出反应,母亲还以为自己的孩子非常灵活。因为哭、笑与其他的孩子是一样的,所以看不出 2 岁左右的、有听力障碍的孩子与正常的孩子有什么不同。虽然听不见谈话声,但大声说话时却能听见,这种情况下母亲会认为孩子的耳朵很正常。

听力检查中,使用辨声器可以确定到底能听到什么程度的声音。声音强度单位为分贝。可以听到 0 ~ 20 分贝的声音属于听力正常。听不到 20 分贝以上的声音则属于听力障碍。其中又区分为,能听到 20 ~ 30 分贝之间的声音(小声谈话)为轻度聋;听到 40 ~ 50 分贝的声音(普通谈话)为中度聋,60 ~ 80 分贝的声音(大声谈话)勉强能听到,也属于中度聋;只能听见 80 分贝以上声音则为高度聋。中度聋患者通过使用助听器,是可以听到普通谈话声音的。必须充分发挥残余听力的作用。

现在有一种通过脑干反应检测听觉的器械(ABR),可以检测新生儿有无听力困难。只要稍有怀疑,就要尽早检查,接受专家的指导。

引起听力障碍的原因有 :由中耳畸形或中耳炎引起的传导系统障碍;内耳或听觉神经受到侵害引起的感觉系统障碍。

由于现代科技高度发展,传导系统障碍的耳聋患者使用的助听器性能越来越好。另外,令人惊喜的进步是耳聋的儿童已经能够说话,甚至越来越多的孩子通过努力可以进入大学学习,还可以工作,真正成为对社会有用的人。

助听器虽有改进,但不能就此认为所有有听力障碍的孩子,只要使用助听器就都可以实现这样的生活。

由于可以早期发现儿童的听力障碍,所以应尽早教他们学习语言。对耳聋儿童的教育不应单纯依赖学校,父母在家里也要进行。

语言教育方法有多种,但比较成功的是听觉活用法。人的感觉中,除听觉外还有视觉。发挥视觉作用的方法是教授孩子用手语传达信息。手语是很方便的传信方式,如今电视中也常用手语解说新闻和电视剧。但毕竟手语不是普通语言,不管怎样教,孩子还是不会说话。

要想使听力有障碍的儿童成为能说话的人,唯一的方法就是早期发现,然后用助听器训练听力的听觉活用法。此方法最好在 6 岁之前采用,否则效果不会太好。

耳聋儿在使用助听器后才知道这个世界上还有声音存在。对患儿来说,他发现了全新的世界,这对他无疑是很强烈的震撼。母亲要让孩子懂得,听到的声音中含有丰富的语言。

　　教孩子学说话时,要和孩子面对面,让他一边看母亲嘴动的方式,一边听母亲讲话。同时通过助听器让他练习说和练习听自己讲出来的语言,使他掌握听的能力和说话的能力。接着,要让孩子知道所有的东西都有自己的名称。开始能说话的孩子总会问这问那,要随时教给他。已经认字的孩子,可以在家里所有东西上都贴上写有名称的标签。

　　要掌握听觉活用法,了解其步骤、方法,可以到热心的五官科医生创办的语言辅导班中学习。许多3~4岁的儿童没有耐性,具有反抗心理,这类患儿的母亲要付出更多的辛苦。能够始终按照孩子的性格和能力一步一步耐心教授,并与孩子保持母子间良好关系的母亲并不多见。能够做到这些的少数母亲,她们的孩子都上了大学。许多母亲都是中途放弃了教孩子说话,而换成教手语。

　　现在已研制出了人工耳蜗。把电极放入耳蜗,通过电流刺激神经,感觉声音。但植入人工耳蜗并不等于就一定能说话和有听觉。不愿接受艰苦的语言训练的儿童,即使植入了人工耳蜗也没有用。更何况为了植入人工耳蜗,需要破坏原有的与生俱来的耳蜗。如果人工耳蜗不起作用,就再也无法换成助听器了。只有那些怀有其他目的的医生,才建议那些用助听器尚可听到声音的孩子做手术植入人工耳蜗。主张语言教育的医生共同的观点是,人工耳蜗一般只在听力为130分贝以上的重度聋儿中使用。

　　还有一点非常重要。将来孩子步入社会时,要作为一个普通人与周围人进行交往。为使孩子学会一般的待人接物的礼节,必须从儿童时期给孩子创造与普通儿童接触的环境,让他们进入普通小学、普通中学,使他们适应普通班级的学习生活,而不是限于专门为他们所建造的特殊环境。因为能说一般的语言比使用手语要好得多。

　　为了让孩子将来结婚后有正常的家庭生活,父母之间要和睦、相互宽容地生活,给孩子做榜样。社会上其他的人也要理解,耳聋患儿和他们的父母背负着多么沉重的生活负担。特别是在学校,老师和同学们对耳聋儿童要友好,决不可有任何的歧视,使耳聋的儿童具有自己被社会所接受的安全感。

听力障碍虽要遭受苦难,但只要患者之间互相帮助,就会开辟一条更宽阔的生活之路。建议患儿的父母加入"听力障碍儿父母协会"。

612.痤疮

男孩年龄稍大一些以后,不长痤疮的人很少。易形成痤疮的体质是由遗传决定的。严重者在脸上留有痕迹。这种残留的痕迹长大后虽不会影响社会生活,但对本人来讲却是一件很讨厌的事,因为不能和他人进行正常交往。不能因为这样的男孩子爱照镜子,就横加指责。应尽可能地帮助他们解决困难。

出现痤疮的原因是体内的雄激素使毛孔中皮脂腺分泌过多,但血中的激素水平并不高。这种情况即使是食用斋饭也不会有效果。

毛孔中的细菌使皮脂分解成脂肪酸,这种酸刺激导致了炎症的发生。因此保持皮肤清洁是最重要的。每天 2 次以上,用温水和香皂洗脸,然后用加入硫黄、间苯二酚(雷琐辛)、水杨酸、苯酚石炭酸等的制剂外搽。含有四环素或红霉素的软膏要在医生的指导下使用。医生根据病情确定用药方法,有的抗生素需要长期服用。过了 20 岁以后,痤疮就不怎么显眼了,在此之前痤疮很不易消失。

613.乙型脑炎(日本脑炎)

乙型脑炎病毒夏天存在于猪的血液中。蚊子吸入这种病毒后,又传染给其他的猪。母猪在妊娠初期感染此病毒会导致流产,而其他猪不引起特殊的疾病。病毒在猪群中扩散到一定程度后,带有乙型脑炎病毒的蚊子就会增多,病毒通过蚊子就传染到人体中。

因早稻生产增多,水田的水到 8 月中旬已经干涸,这样蚊子就减少许多。因此乙型脑炎的发病率大幅度下降。除日本的九州、四国,以及中国的一部分地区以外,世界其他地方的乙型脑炎可以说已经消失了。

不管怎么说，只要不被蚊子咬就不会感染此病毒，因此蚊子多的地方，要在窗户上安上纱窗，孩子睡觉时要遮上蚊帐。蚊子飞得很远，因此只在自家附近的水坑周围撒上防虫药是起不到防蚊效果的。

6个月以内的婴儿也许是体内仍具有从母体获得的免疫力，未见有乙型脑炎发生。

乙型脑炎在人群中流行以前，先在猪群中发病。因此，应尽早给猪注射疫苗以预防人群感染。另外，还可用捕捉到的蚊子检测乙型脑炎病毒。与以前不同，现在使用的乙型脑炎疫苗十分安全，不必担心有不良反应。

某些地区有流行的可能时，保健所可进行临时疫苗接种。接种对象是6个月到15岁的儿童。初起时接种2次，每次间隔1～2周，第2年再补种1次。这样便具有了基础免疫力，以后流行时只需接种1次即可。

未接种疫苗的人即使感染上病毒，200～300人当中也只有1人发病，而且不出现后遗症。

614. 尿道下裂

尿道下裂是一种阴茎畸形，是指尿道外口比正常位置靠后的疾病。根据位置不同可分为不同类型，有的尿道外口向后几毫米，有的位于阴茎中间或在阴囊内。尿道下裂的病人阴茎向下弯曲，有的还伴有隐睾症（见600. 隐睾）。尿道外口靠近前端，可以站立排尿者，不必手术。做手术反而不好。

对儿童时期做过尿道下裂手术的人进行调查，了解他们在成人性生活中的感受，结果显示，他们都有因阴茎形状异常而产生的自卑感。因此现在越来越倾向于在尚未具有自我意识之前（2岁前）做手术。手术的目的是能够站立排尿，能控制尿流，使阴茎变直。

性染色体异常引起尿道下裂的情况虽很少见，但最好还是检查一下性染色体。母亲妊娠8～16周期间有流产征兆时，使用了合成黄体激素造成孩子尿道下裂的情况也并不少见。

615. 尿崩症

尿崩症是指不能排出浓缩尿的疾病。由于尿很稀,为排出正常人应排出体外的盐分,必须大量饮水,大量排尿,有的每天甚至要排10升的尿,不得不经常上厕所,以前不尿床的现在也开始尿床了。由于孩子突然出现上述症状,母亲十分吃惊。最初以为是喝水过多引起的,所以不让孩子喝水,由此引起脱水症状(呕吐、腹痛、头痛、发热、烦躁),这时才急急忙忙去看医生。

引起尿崩症的原因是调节尿量的抗利尿激素分泌不足。这种激素在下丘脑产生,贮存于脑垂体后叶。这个部位周围出现病变以后引起尿崩症,可能的病因有脑肿瘤、外伤、外科手术、脑炎后遗症等。但实际上原因不明的尿崩症很多。

因脑肿瘤不能马上做出诊断,有患尿崩症3~4年的病例。因此,有必要注意脑肿瘤诊断,经常查眼底,做CT检查。

治疗上,如果是肿瘤引起的,需要手术。原因不明的则要补给抗利尿激素。使用较多的是喷雾式的从鼻吸入的抗利尿剂。

有一种尿崩症称肾性尿崩症。尽管抗利尿激素不缺乏,但由于肾脏肾小管先天异常,对抗利尿激素没有反应。正常情况下,在接受激素的命令后,要对肾小球输送来的尿进行水分的重吸收。可现在不能完成这个过程,因此排出的尿很稀。婴儿出生后马上有症状出现。母亲以为孩子饿了才哭,因此给孩子喂奶,可还不够,又加喂汤,孩子才停止哭。喝了很多水的孩子排尿量大大增加。患儿经常有发热、呕吐、便秘等症状,体重也不增加。

这种情况,要给予充足的水分,限制食物中的盐分和蛋白质。幼儿期的病儿要用药物减少尿量。夜里排尿是非常讨厌的事,但长大一点儿后,孩子便可自己上厕所了;因此,除多饮水外,其余生活均可保持正常。

616.尿路感染

以急性高热而广为人知的肾盂肾炎和膀胱炎,现已被"尿路感染"一词所概括。正常情况下,肾脏、肾盂、输尿管和膀胱是无菌的。尿道口虽有少量细菌,但不能进到更深的内部。由于某种原因,细菌进入肾脏与膀胱之间并大量繁殖,尿中便可发现细菌。但尿道内即使有繁殖的细菌也不立即引起症状。上学的健康女孩子中就有 1% 尿中可发现细菌。

与男性相比,女性尿道短,因此,细菌易于进入膀胱。女性常见的尿路感染中,发现最多的细菌是大肠杆菌,由此可认为细菌是从外部侵入的。膀胱黏膜本身具有杀菌作用,而且每次排尿后有新的尿液进入,即使细菌侵入,也没有繁殖的机会。可是,本不该发生反流的输尿管至膀胱的通路,由于某种原因发生反流,膀胱内的尿液由于排尿时的压力一部分返回输尿管,然后再次进入已排空的膀胱。存在这种尿液反流时,入侵的细菌便易于繁殖。5 岁以上的儿童在尿路感染时,很少能通过 X 线发现尿液反流。严重的反流是由尿路畸形引起,即使不感染,肾脏也严重受侵害(逆流性肾障碍),多发生在 4 岁以下儿童。5 岁以上的儿童即使存在反流,80% 也会自然好转,因此,轻度或中度反流不用手术。从膀胱打入造影剂检测反流的检查方法,要受造影剂种类、用量、注入方法、肾脏排尿量、体位等的影响,因此不能说是非常准确的诊断方法。

女性尽量不要做尿路 X 线检查,因为仅 2 ~ 3 次的 X 线照射就已超过身体允许范围。用彩超取代 X 线观察尿液反流的方法,对患者来讲是值得庆贺的事。通过此法,还可知道新生儿的尿道开口位置,预测尿液反流情况。

尿路感染是一种很难被发现的疾病。有的国家的医生主张对所有新生儿进行这种简单而无害的检查。

婴儿发病时出现高热、抽搐、呕吐、腹泻等症状,因此常被当作感冒进行治疗,不过最后也都好了。不检测尿液的医生是不能发现此病的。最细心的要数母亲了,当注意到孩子总是在排尿时哭闹,或排尿的味道与平时不同、有点腥臭,或排尿次数增多等症状后,用杯子取尿液观察,马上会发现孩子的尿混浊。

2~3岁的患儿除高热、呕吐外,也有胸痛的症状。可是,如果没注意到排尿次数增多、排尿时哭闹,也不会想到要检查尿液。

大一些的患儿出现以前未有的夜里尿床、食欲下降、脸色不好等症状,但如果无排尿痛的感觉,繁忙的医生会忘记查尿。

因磺胺制剂对引起尿路感染的大肠杆菌有效,因此常用此药进行治疗。但这种药究竟该用到何时为止,小儿科医生的意见却不一致。

没有尿液反流的情况,即使反复感染,也不会导致病情加重。在学校的尿液检查中,经常发现有尿路感染的女孩子,但治疗与不治疗结果是一样的。因为并无尿液反流。问题是通过各种检查发现有尿液反流的情况。最近的研究表明,肾脏在反流和感染并存时易受侵害。即使存在尿液反流,只要服药后能防止感染,可以不引起肾脏损害。

防止感染的办法是大量饮水,每2小时左右排1次尿。晚上睡觉前排1次尿,过5~6小时再排1次尿。这是为了尽可能减少膀胱中的残余尿。

尿液反流的儿童有的必须手术。这是指靠药物已不能防止感染、肾脏受侵害后开始出现症状的情况。以前输尿管扩张是要进行手术的,但现在要等到青春期。因为在防止感染的过程中,有不少能自然痊愈。

有的女孩子经常出现尿路感染,是糖尿病的表现。

617.中暑(日射病)

此病发生于炎热的夏季,在儿童以成人的速度长时间行走时,或参加马拉松比赛时容易发生。孩子出汗突然减少,脸色变得苍白,而后晕倒,身体热得像火一样(40℃以上),也有的出现说胡话或抽搐等。

抢救方法是立刻使身体冷却。在路旁发生中暑很不好办,但不管怎样最好先把孩子带到阴凉通风处,使其平卧,然后脱去衣服,往身上洒凉水,让肌肤冷却下来。发病最初1个小时非常关键,要尽早用车送到医院。

以前在发生中暑后，都是把病人放到加入冰的浴盆中。但这种方法不便测体温，而且排泄物也会将水弄脏。现在采取的方法是，给病人脱去衣服后使其平躺，往身上喷洒 16℃ 左右的水，摩擦皮肤，使身体散热，直到体温降到 39.5℃。

幼儿中暑一般不很严重，但夏天带着孩子一起在街上走时，发现很易出汗的孩子突然出汗变少，这时就要带着孩子到有空调的地方休息，喝些冷饮。如果又能像平时一样出汗，就说明没问题了。

618. 肾病

此病多见于 3 ~ 4 岁儿童，但 1 周岁多的幼儿也有发病的。早晨起床后，发现孩子的眼皮浮肿，但没有及时采取措施；2 ~ 3 天后，脸肿得更加厉害，都不像本人了。腹部也因积水而膨隆，男孩子的阴囊肿得像灯笼，双脚也出现浮肿。尿量极度减少，尿中出现气泡。患儿不发热，精神也没什么变化。医生检测病儿的尿液时发现有大量尿蛋白。通过离心器检查，没有发现红细胞，血压也不高，由此诊断为肾病。

儿童的肾病大部分是由肾小球轻度改变引起的，使用肾上腺皮质激素就会治好。但如果肾小球改变严重，就很难治愈。幸运的是这样的重症在 10 人中只有 1 人。

因为需要检测尿液和血液，而且需要采用食物疗法，患儿多被建议住院治疗。浮肿严重时要限制盐的摄入（每天总量在 2 克以下）。限制水分摄入没有什么意义，反而有害。

以前的做法是，尿中出现大量蛋白质后，为补充血中蛋白质，给吃一些高蛋白质的食物，但效果很值得怀疑。现在一般是给予可维持平衡的普通饮食（平均每千克体重给予 1 ~ 2 克蛋白质）。

服用肾上腺皮质激素 1 ~ 2 周后，浮肿消退，尿中蛋白质迅速减少，再继续服药 2 周左右，然后再按主治医生的方法治疗，不同医生服药的方法也有不同。现在一般的方法是继续服药 40 天左右。

持续服用肾上腺皮质激素,患儿会出现脸部、颈部和腹部的发胖,但不必担心,治疗结束后 2~3 个月内即可恢复原状。也有的在治疗期间骨质疏松,要补充钙质加以预防。可以每天喝 400~600 毫升牛奶。

患肾病的儿童对细菌及病毒的抵抗力很弱,因此要十分注意防止感染。特别是水痘十分可怕。尚未接受预防接种的儿童,当幼儿园开始流行水痘时,最好在家休假以保证安全。也不要去感染机会多的医院。有经验的小儿科医生大多不让这种病儿住院。

肾病患儿一般很精神,不愿躺下好好休息。这也无关紧要。这种病并不是安静休息就能好起来的。硬让很精神的孩子躺在床上,对孩子来讲是很残酷的。学龄期的患儿在最初 1 个月的强效治疗期在家休息,之后便可正常上学,只是不要做体操等体育活动。

近一半的肾病患儿经初次治疗可完全治愈。但要知道,还有另一半患儿会再次复发。是否再发病,不经过治疗是无法得知的。如果用肾上腺皮质激素不能治好,就要做肾活检。

不能只凭尿中出现蛋白质就断定肾病复发。没有出现浮肿的病人,有的 3 周左右就自愈了,因此,还是观察一段时间后再开始治疗。

肾病再次发作时,与第 1 次相同,用肾上腺皮质激素进行治疗。有的可以治好,但也有反复发作的。不管怎样,只要使用肾上腺皮质激素有效,就可以用下去。要注意,长期使用此药,病人会出现满月脸、白内障及易患传染病等不良反应。为预防这些不良反应的产生,住院的患儿要服用抗生素。特别要注意不要传染上麻疹和水痘。反复发作的病人,持续使用肾上腺皮质激素后会产生对药物的依赖性,还可能导致药物失效,这种情况下就不得不合并使用抗癌药。这种药有妨碍细胞分裂的作用,即使是青春期前期的孩子,生殖细胞也有可能受到侵犯,特别是男性儿童有一定危险。因此,不能连续使用 8 周以上。抗癌药的不良反应有脱发、白细胞减少、出血性膀胱炎等。用其他方法无法消退的浮肿及蛋白尿,有不少在使用抗癌药后被彻底消除了。

肾病的诊断比较容易,主要表现为浮肿、蛋白尿,无血尿和高血压。

为了不给患儿增加负担,一般不做肾活检(将针刺入肾中取组织物进行检查)。但如果存在血尿、高血压、肾功能障碍,就要立即住院做肾活检,以免延误诊断和治疗。

619.颅内出血

随着早产儿出生率增高,而且现在可用超声检测脑的状态,所以经常可以发现妊娠未满 35 周出生的新生儿患有颅内出血。如不能及时止住脑室内出血,就会波及脑实质,导致预后不良。脑室即使有出血,但也很少能从外表看到明显的症状(眼神异常、抽搐)。只有通过超声检查及腰椎穿刺,证明脑脊液中有血后才可确诊。

要每天测量颅骨前后径,并 1 周进行 1 次超声检查。如果脑室处于扩张状态,就要经常做腰穿,以降低颅内压,防止脑室扩张。

颅内出血是有可能自然恢复的,脑室扩张的人有相当一部分能够正常成长。因此,不能因得了颅内出血就产生绝望的情绪。当只凭腰椎穿刺不能阻止脑室扩张时,可以从大囟门插管,形成向外释放脑脊液的通道。即使如此,脑脊液仍不断增加形成脑积水时,可以从脑室架桥至腹腔,以预防脑实质受到压迫。

620.脑肿瘤

孩子不发热,但每天早晨起来都说头痛,母亲非常担心,想到自己的孩子会不会是脑内长了什么不好的东西。如果这样的现象持续 1 年,未出现其他的神经症状(行走障碍、抽搐、偏瘫、偏头痛、视力障碍、嗜睡),大概就不是肿瘤。因为 4 岁以上儿童患有脑瘤时,多位于小脑和脑底部,会出现上述的一些神经症状。

以前诊断脑肿瘤很困难,但现在通过 CT 和 MRI(磁共振成像术)很容易发现。这种检查对身体无伤害,也不感觉痛,因此比较方便儿童检查。

同诊断一样,以前在脑肿瘤的治疗上也是很困难的。通过手术切除肿瘤,往往不能切得很干净。也有通过放疗治愈的,但正值发育阶段的孩子,脑组织易受放射线的损伤,引起发育迟缓,智力下降。因此,现在又开始采用化学疗法。因为在实验中通过试用各种药物,发现了对动物肿瘤有效的药物。

化学疗法的难点在于杀伤癌细胞的同时,也破坏了正常组织(特别是制造血液的骨髓)。为攻克这个难点而使用的方法是骨髓移植。自体骨髓移植是把自己的骨髓取出一部分,通过各种方法清除癌细胞后进行冷冻保存。在此期间,对病人用近乎致死的量进行化学治疗和放射线治疗,以杀死体内的癌细胞。然后再把从自己身上抽取的经过处理的骨髓放回去。这样骨髓便可正常发挥作用,没有造血障碍了。如果白细胞型相符(组织适合性抗原),也可移植他人的骨髓(异体移植)。

脑肿瘤的治疗在一天天进步。因此,即使听人说此病只有百分之几的希望,也千万不要气馁。那些统计结果来自以手术为主要治疗手段的年代,并不适用于现在。患儿被确诊后应立即住院治疗。

髓母细胞瘤占儿童脑肿瘤首位,多在 3~5 岁时发病。病灶在小脑,主要表现有头痛、呕吐、视觉障碍、行走障碍等。症状发展很快,最终都会引起脑水肿。有效治疗方法为放射线治疗。

星状细胞瘤也常发生在小脑。症状同髓母细胞瘤一样,但发展较慢,多发生于 5~8 岁的儿童。袋状肿瘤可通过手术完全切除。术后有的病人出现行走困难,但绝大多数几周或几个月就治愈了。

脑室上皮瘤发生在第 4 脑室,多见于男性婴幼儿。由于脑脊液通路阻塞,脑室扩张,引起脑水肿。出现剧烈呕吐、行走障碍和眼颤等症状。因与关系生命的重要神经相连,通过手术完全切除是很困难的。

颅咽管瘤是出现在颅底马鞍部的肿瘤,处于视神经交叉部,因此可引起视力障碍(颞侧视野偏盲)、发育障碍、尿崩症(见 615. 尿崩症)等疾病。任何年龄都可发病。手术需要很高的技术。

6 岁以上儿童可见神经胶质瘤。当神经胶质瘤发生在脑干时,会出现各种脑神经障碍症状,如手脚运动障碍、眼颤及斜视。颅内压不高,所以无头痛、呕吐。因肿瘤长在脑的重要部位,手术很困难。

神经胶质瘤也有长在大脑半球的。临床表现主要为头痛、呕吐、手脚无力、行走困难,伴有抽搐的也不少见,也有性格发生改变的。手术效果不太好,但随着化学疗法的进步,治疗方法有所改进。

大脑半球也可能发生星状细胞瘤。星状细胞瘤出现在小脑时,以袋状居多,但位于大脑时则不同,由于侵入了大脑内部,手术难度很大。

621.脑性瘫痪

胎儿时期,或出生前、分娩过程中以及出生后不久都有可能发生脑性瘫痪(简称"脑瘫"),这是因脑部受损伤而引起的一种非进行性疾病。表现为手脚活动困难,全身乏力,动作失调,运动异常等。最新的研究表明,很轻的脑瘫可以自然治愈。如单侧上肢或单侧下肢的活动较另一侧少,肌肉松弛,活动笨拙等。这些较轻的症状大多会随着成长慢慢消失。

以前一般是在新生儿期检查脑性瘫痪,而现在已不同,越来越倾向于等待症状的出现。因为等待并没有什么害处。有报告说,在满 1 岁时诊断为脑性瘫痪的孩子,到 7 岁时再检查,有一半病症消失了。可偏瘫、双下肢或四肢瘫痪是无法治愈的,因此要尽早到整形外科检查。以前一般认为脑性瘫痪的原因是难产,但现在看法有所改变,认为分娩前胎儿的脑内已有障碍,才导致了难产。因为在脑性瘫痪儿出生以前,其母亲就有智力缺陷,或有过孕妇风疹、孕妇出血病史,出现过胎盘异常,胎儿有其他部位畸形,低体重等情况。

最常见的是痉挛性麻痹,占 7/10。发病主要是因早产和缺氧而导致大脑皮质运动中枢受到了侵犯。症状为肌肉过度紧张,关节突然反射性伸直,足跟微颤等。受损部位各有不同,有的是双侧上下肢均受侵犯,有的只有下肢或只有上肢受侵,有的则为单侧受侵。

6 周大的婴儿,当使其俯卧时,一般都会立即把头抬起来,但脑瘫的婴儿却不能抬头,而且手脚也不会动。双下肢瘫痪的婴儿,脱去衣服后用手扶住两腋下使其站立时,双脚交叉呈脚尖站立姿势。

较常见的是手足徐动型。此型是手和脚的指端出现异常,手无目的乱抓,缓慢弯曲、扭拧、伸展。不仅是手脚,脸、颈部和躯体有时也有同样异常。这是脑底核受损伤引起的,多是核黄疸的结果。

婴儿时期就有肌肉松弛的孩子,多在2岁左右开始出现手足徐动。父母这时才意识到自己的孩子以前就有些不正常。当伸手去抓给他的玩具时,手晃动得更厉害。还有的孩子想做什么事情时,肌肉变僵硬,无法活动。有的孩子因肌肉过于紧张,后背弯缩成弓形。

核黄疸可引发对高音的听力障碍,因此有的儿童被误认为是智力迟钝。仔细检测听力是非常必要的。

还有一种类型是运动失调型脑瘫。这在正常分娩的婴儿中常见,因此被认为是小脑畸形。小脑是调节身体运动的器官,此处受损伤,会引起运动感觉和平衡的失调。表现为不能正常行走,想抓东西却抓不到,抓东西时伸出的手颤抖。这种类型的脑性瘫痪发现较晚。

此外还有肌肉像铅管一样僵硬的强直型、总是不停颤抖的震颤型、全身松软的弛缓型,等等。

虽然存在各种不同类型,但总的来说,脑瘫患儿运动发育都很迟缓。不能抬头,不会翻身和吸吮手指,坐不起来,不能扶着行走。一般情况,母亲是从孩子的抬头情况和不想站起来走路这两方面猜测到孩子患有脑性瘫痪的。

很多社区医生将脑性瘫痪的诊断依赖于大学医院。这对患儿及其他们的父母而言,意味着将重大的决定权托付给了有能力做精确检查的大学医院。在大学医院可以通过CT检查确认脑内发生障碍的部位,根据情况,还可作脑电图检查。此外还需检测是否有视力和听力障碍。

当听到孩子被诊断为脑瘫时,患儿的父母吓得失魂落魄,他们当然会对诊断结果表示怀疑,并到别的医院再进行检查。只要打听到能治病的地方,不管哪里都要去求助。也有人建议用打针、按摩、针灸等方法治疗。但是经过了多次的寻医经历后,父母最后得出结论,能够解救孩子的只有我们自己,其他别无选择。如果能总结出这点也是很好的。医学本身也是在长期摸索后总结出来的。

以前曾认为脑瘫引起的运动障碍可通过整形外科进行治疗。建立了以外科医生为主的相应设施,收治脑瘫患儿,通过手术、理疗等方法对患儿进行治疗,使其恢复运动能力。但其结果,对脑瘫儿童来说,整形外科所做的无非是把固定的尖足畸形变得美观一点,只是一点儿贡献而已。

脑瘫治疗的目的不是改变身体畸形,而是使患儿将来作为社会的一员更好地生活。为此,必须教授这些儿童学会普通人的社会生存方法。如果说普通儿童3岁时生存的社会环境是家庭,那么3岁的脑瘫儿童也必须学会适应家庭中的生活。

现在的儿科教科书没有提及要尽早让脑瘫的孩子进入专门收治脑瘫患儿的医疗设施,而是主张,由于大部分理疗法母亲很容易学会,因此在家里完全可以自己做。这也许是志愿来设施工作的护士和保姆很少、忙不过来的缘故,但更重要的原因是人们有了新的认识,为了使脑性瘫痪的孩子学会日常生活,必须实行一对一的个性化照护和教育。

越来越多的人倾向于让能上学的脑瘫孩子进入普通学校学习。通过观察这些例子可以看出,在家里接受母亲热心训练的孩子,比起一直被托付给医疗设施照顾的孩子各方面都要优秀。当然并不是说医疗设施没有必要。当患儿成为父母严重的负担、家庭无法支撑而面临崩溃危险时,设施就要承担起责任。尤其是对有严重心身障碍的儿童,这样的设施是不可缺少的。可是对于那些需别人帮助才能上学的孩子,还是父母在医生指导下在家里抚养为好,这是十分有经验的儿科医生的意见,我也深表赞同。

诊断为脑性瘫痪后,想在专门的设施内进行彻底的治疗是错误的想法。孩子的父母才是世界上最好的治疗者。从这个角度看,脑性瘫痪孩子的母亲们建立的协会是非常有效的。在这里可以教新会员任何书上没写过、任何医生也没教过的治疗方法。新会员知道了不仅自己背负着养育患儿的重担,还有很多和自己一样的人,由此受到鼓励。

每个城区都有为脑性瘫痪的孩子设立的服务中心,母亲可以很方便地带孩子去那里(远离城区,每天只通 2～3 次车的地方不行)。在那里,医生定期为孩子做检查,做理疗的专业人员也教授母亲学会各种理疗方法。用理疗法给患儿活动手、脚,在设施内每天做 1 次,还不如母亲在家每天做 3 次更有效。从早期开始,母亲在家里耐心地给孩子做手腕、踝部伸屈运动(这个时期不做按摩),可以防止手足弯曲变硬。能够参与孩子的治疗,更增强了母亲的信心。如果认为治疗只能在设施内进行,那么当由于某种原因进不了设施时,就会产生一种被抛弃感,从而变得绝望。对孩子,母亲在家里必须做的事情和能做的事情很多,因此母亲一定要满怀希望。

在婴儿时期,虽说母亲的抚育方法和遇到的困难不同于正常孩子,比如孩子不会吃奶、不能吃稍硬的食物、夜晚哭闹厉害、轻微声响也容易受惊吓等,但这些并不是不能克服的。即使不会吃奶,也不会造成营养失调。一次不能吃多,可以分多次少量喂。断奶食品也不要急于给予,孩子体重看起来偏瘦一点为好,一肥胖,就很难进行运动练习。运动不足则易引发便秘。

不要过分担心母婴手册上的记录,如孩子已 5 个月了还不足 7 千克,或者孩子都满 1 岁了还不会站立,比别的孩子长得慢了,等等。只要孩子健康,可以看到笑脸,就说明孩子是十分快乐的。

孩子的头摇摇晃晃,就用手帮助支撑。孩子不会翻身,就让他取俯卧姿势。手不好使,可拿玩具让他去抓。做这些运动训练,最内行的就是患儿的母亲。应该循序渐进地帮助患儿发展运动能力。如果觉得洗澡时容易做,就让他在浴盆中做运动练习。做得很好时,父母从心里高兴并夸奖孩子,这对孩子是很大的激励。

1 岁半以前,孩子不会吃硬的食物要影响断奶的进度。这时千万不可操之过急。按照"214. 早产儿的断奶"一章中所写内容,补给预防贫血的食品。牛奶也要喝。患儿到了 2～3 岁,总算能独立坐起来了。能坐的孩子将来也能走路。

如果孩子能够坐起,可以给他做个椅子。与普通的椅子不同,前方要稍高,这样臀部就能稳定在椅子的后部。两侧要有肘架,防止从旁摔落。坐在这样的椅子上,也易于吃断奶食品。在这个时期,要尽可能和孩子多讲话,进行语言练习。与痉挛型脑瘫的孩子相比,手足徐动型的孩子说话更晚。此外,由于脑瘫儿童易患龋齿,因此要限制其吃糖果、巧克力和加糖的果汁。

患儿到4～5岁后,必须让他学会自己吃饭。由于瘫痪程度不同,有的患儿怎么也学不会拿勺,这种情况下,至少要让他学会用吸管吸食。在容器上面开1个小孔,把吸管放进去,吸食时就不会弄洒。

患儿用勺吃饭时,因动作不能自主,经常将饭碗打翻到地上。可用橡胶吸盘将饭碗固定在桌面上。孩子越紧张就越做不好,因此让孩子心情放松是非常必要的。

勉强会走路的孩子,可以在家里墙壁上安装横木,让孩子用手抓着它练习走路。脊柱强直的患儿,要与整形外科医生和做假肢的技术者合作,为孩子制作能够支撑行走的支架。

排便训练也是这一时期要做的。最好让孩子自己上厕所,自己脱裤子。不要给患儿穿带皮带的裤子,松紧带的裤子要方便一些。

衣服的穿、脱也应让孩子自己做。但成衣有很多不方便,孩子系不好衣服纽扣,所以最好是拉链衣服。

与普通人一样在社会上有独立的生存能力,是这些患儿的努力目标。因此只要没有太大的障碍,要让他们上幼儿园和保育园。虽然跛脚,但一只手可以拿玩具,这样的孩子,如果不是严重的智力障碍,还是希望幼儿园能接纳他们。在幼儿园里,要充分发挥孩子潜在的能力,使孩子认识到自己是和其他孩子一样的人,从而增强生活的信心。

上幼儿园之前,父母要经常邀请孩子的朋友到家里来玩,或常带孩子去朋友家玩,使孩子感受与朋友玩耍的快乐。

父母往往为自己的孩子比别的孩子发育迟缓而感到羞愧,不愿让别人看到自己的孩子。对孩子来讲没有比这更严重的伤害了。人活着就要生存下去,每个人都有生存的权力。父母一定要坚定信念,堂堂正正地让孩子步入社会。

有抽搐发作的孩子,必须服用长效药物,但没有这种情况的患儿,最好不用药物疗法,因为此法成功率很低。

622.肺炎

儿童肺炎的发病状况已经发生了变化。首先,患肺炎的人数已经大大减少,以前常见的幼儿"急性肺炎"(由肺炎链球菌导致的大叶性肺炎)几乎绝迹了。这是儿童营养好,生活水平提高了的结果。此外,由于发热的孩子去医院诊治时,医生多应用抗生素,这也是肺炎减少的原因之一。但早产儿、体弱儿的肺炎,并没有消失。由肺炎链球菌引起的肺炎减少了,而由葡萄球菌引起的肺炎增加了。

葡萄球菌中,有很多对抗生素有耐药性;而在医院内感染的葡萄球菌,具有耐药性的更多。所以,必须认识到带早产儿、体弱儿和患麻疹的孩子,到病人云集的医院去是很危险的。

由肺炎链球菌引起的肺炎,用青霉素就很有效,医生一般不让孩子住院,而是让其在家治疗。但是,在应用青霉素治疗2天后,发热仍不退,而且持续呼吸困难,则可能是肺炎链球菌以外的细菌感染,必须住院治疗。

葡萄球菌引起的肺炎,通过X线检查后,发现肺中出现空洞,且其中有积液,或肺泡破裂致肺萎陷,就可做出诊断。

葡萄球菌肺炎的症状很严重。出生后2周的婴儿发生急性呼吸困难时,多是葡萄球菌肺炎导致气胸。如果发高热会想到是肺炎,但当一点儿也不发热时,多会延误诊断。腹胀是其特征之一,咳嗽也很剧烈。

最好是做痰培养,然后给予敏感性的药物,但如果X线检查发现肺内有很大变化时,首先要给予有效的药物。在给药前,也应做细菌培养,以便能准确地用药。

治疗由葡萄球菌导致的肺炎,必须要吸氧、静脉滴注,因此不住院是不行的。到治愈至少需要1个月的时间。肺内的空洞可残留几个月,但最后可彻底消失。

与葡萄球菌肺炎同样严重的肺炎是流行性感冒杆菌和肺炎杆菌引起的肺炎。住院后,从咽喉或血中培养出细菌才能确诊。

患肺炎的数量虽然减少了,但病程延长了。据统计,日本儿童患肺炎从数量上并未减少。这是因为医生把不是肺炎的感冒、支气管炎写成"可能转成肺炎""正在转成肺炎"而注射抗生素,这也许是为了向保险机构申报是按照肺炎治疗的缘故吧。

损失最大的是那些平时便经常积痰的孩子。这样的孩子,一个冬天常患3~4次肺炎。实际上,只要孩子精神状态好,食欲好,情绪好,即使医生说正在转向肺炎也不必担心。平时很健康、营养状态良好的5岁以上的孩子,可以说基本上不患肺炎了。

学龄儿童患的肺炎是由支原体引起的(见633.非典型性肺炎)。最初发热时,被认为是感冒,但因持续咳嗽3~4天,做X线检查时才发现是肺炎。以前在学龄儿童中常见的非典型性肺炎,现在在婴儿中也可见到了,但没有死亡的病例。

623.败血症

在对细菌没有有效抗生素的时代,当身体某一部分产生病灶时,细菌会大量繁殖,不断地进入血液循环,并在血液中繁殖,从而引起全身中毒症状。由中耳炎、肺炎、化脓性脑脊髓膜炎等引起败血症的也不少见。

现在发现了抑制各种细菌的抗生素。因此,即使血中进入了细菌,如果细菌的种类明确,也可治愈。平时很健康的幼儿和小学生患败血症的基本上没有了。只是免疫力极其低下的白血病、低免疫球蛋白血症等儿童还可出现败血症。

早产儿虽然成活率提高了,但早产儿不明原因的败血症却增加了。这也许是由于没有给婴儿吃增强肠道抵抗力的初乳的缘故。

产院消毒不彻底,或来访者带来的细菌的种类主要有大肠杆菌、β

溶血性链球菌、葡萄球菌、铜绿假单胞菌(绿脓杆菌)、肺炎链球菌等。分娩时破水 6 小时以上出生的婴儿、难产儿、早产儿经常发生败血症。多是胎盘内的血管有炎症,男孩比女孩多见。

也有的从出生之日起就出现症状的。症状主要有发热、腹胀、黄疸,有时还出现呕吐、腹泻。如果皮肤上出现很多疖肿,或全身出现红色皮疹,可怀疑是败血症。

出现高热应立即引起注意,但不发热的情况也有;当孩子出现不想吃奶、呼吸困难、发绀现象后,才感觉到异常。这时多易延误诊断。肺炎和脑髓膜炎可引起相同的症状,因此必须做肺部 X 线检查,或腰穿检测脑脊液。

孩子生后第 1 天出现可疑败血症的症状时,对胎盘和脐带进行病理检查很有用。取血液、咽部分泌物、尿液、脑脊液进行培养,尽早发现细菌,以便尽快给予有效抗生素。

早产儿患的败血症必须当作重病对待。由溶血性链球菌和肺炎链球菌引起的败血症,多数患儿可获救。而由大肠杆菌、绿脓杆菌等革兰氏阴性杆菌引起的则死亡率高。

早产儿的败血症是由细菌引起的,因而有人控告产院消毒不好,但无论怎样消毒,在母亲体内存在的但未引起母体患病的寄生菌,在产道中进入婴儿体内都可引起本病,这是无法预防的。

如果对早产儿能更多地实施母乳喂养,那么败血症是会减少的。

624.梅毒

由于青霉素的应用,成人梅毒患者比以前大大减少了。因此,由妊娠的母亲传染给胎儿的梅毒也逐渐减少。另外,孕妇得到母子手册后,对梅毒血清反应阳性者,可免费治疗,所以,婴儿梅毒也几乎没有了。难以得到母子手册的婚外妊娠者,则发生梅毒的频率可能要高。但在来小儿科就诊的婴儿中,已看不到以前那种典型的先天性梅毒了(出生后 1~2 个月,孩子出现鼻塞,流带血的鼻涕,脸色不好,消瘦,嘴唇周围有裂纹,脸和躯干出现紫铜色小豆大的皮疹,手掌、足底的皮肤变厚,肘关节肿胀,一碰孩子就哭)。

偶尔有怀疑髋关节脱位者进行X线检查,才发现骨骼出现梅毒特有的病变,进而确诊为梅毒。当然,这种情况很容易治愈。

使母亲感到苦恼的是,尽管觉得不可能感染梅毒,但在领取母子手册时,却出现血清反应阳性。怀着不安的心理检查父亲的血液,却是阴性,这便会引起家庭纷争。

一般观察梅毒血清反应的玻片法和华氏法是以牛心脏的脂质为抗原,而不是以梅毒病原体的梅毒螺旋体为抗原,因此存在假阳性。

在保健所检查即使是阳性,也不能立即就确定是梅毒,要以梅毒螺旋体作为抗原,用TPHA法(梅毒螺旋体红细胞凝集法)或FTA–ABS(荧光抗体吸收法)法再检测1次,如为阴性,则不是梅毒。虽然这是十分麻烦的试验,但涉及到离婚的大纷争时,也应该做。

出现假阳性时,阳性也弱,或多是忽而阳性,忽而阴性。假阳性时,即使用多少青霉素治疗,也不能变成阴性。因此,从治疗效果方面也可区别。

如果母亲的血清反应是假阳性,那么婴儿的血清反应也是假阳性。但用梅毒螺旋体为抗原做试验却出现阴性。另外,如果是梅毒,血液中的免疫球蛋白M会增加。对梅毒螺旋体的抗体分别存在于免疫球蛋白G和M中。G可通过胎盘从母体获得,但M不能通过胎盘,因此,M增多,便知是婴儿本身产生的。

另外,母亲确实曾感染过梅毒,在妊娠初期血液检查中血清反应呈阳性,从而进行梅毒治疗,检查其所生的婴儿血液也有的出现阳性。如果婴儿阳性程度比母亲强,而且血中免疫球蛋白M增加了的话,则意味着婴儿体内存在梅毒病灶。但是,如果婴儿的阳性程度比母亲弱,而且2~3周后婴儿血清反应自然变成阴性,则可以认为是从母体只获得了抗体,而没被传染上疾病。

由于梅毒减少也有"悲剧"发生。如在做扁桃体摘除前的检查时,偶尔查孩子的血液,如果用一般的玻片法检查有时会出现阳性。这时需要做对梅毒螺旋体的进一步检查(TPHA、FTA)。如果是阴性,就可以认为前面的是假阳性,而否定先天梅毒。问题是在 TPHA 和 FTA 法也出现阳性时。在先天梅毒几乎绝迹的现在,这种对梅毒螺旋体的阳性反应也有很多是假阳性的。常见的假阳性,是由于婴儿在不知不觉中患了非典型性肺炎和猩红热、麻疹、水痘等病症在半年内的反应。父母血液不出现梅毒反应时,比起先天性梅毒,上述感染的可能性更大。如果孩子以前很健康,可以静观 6 个月后再进行 1 次血液检查,如果是阴性,那问题就解决了。

6 个月后又出现阳性时,要检查一下是否有慢性风湿病那样的自身免疫性疾病。

625.白内障

在上学的孩子中,有偶然在眼科发现先天性白内障的,但此病不进展,也不损伤视力,因此可以不去管它。

婴儿瞳孔很小,即使有白内障也不易发现。因此常常是相当严重的和位于前方的白内障,因黑睛内出现白色时才注意到。出生后马上就发现的双侧重度白内障,如果在 3 个月内手术后仍看不见,则会丧失视力。即使患有白内障,只要无眼球震颤,不影响日常生活,也不必急于手术。但在一侧眼睛的白内障进展时,就要双眼都做手术。而不能只做单只眼的手术。

先天性白内障只出现在一只眼睛时,如果在 3 个月内及时发现,手术后可保存视力。但实际上,3 个月内无法发现单侧白内障,一般是在 6 个月以后才发现。这时即使做手术,也不能保住视力,因此医生一般也就不建议做手术了。

妊娠早期母亲患风疹的话,孩子在出生时有可能患有白内障。此类手术的成功率很低。因为患儿眼球小,或虹膜有异常,所以手术是很困难的。有的患儿是因代谢异常引起白内障的。如半乳糖血症,也就是半乳糖代谢障碍,是由于先天性酶缺陷导致的疾病。血液中的半乳糖异常增加,因而引起白内障。如能早期发现尿中出现的半乳糖,给予患儿不含乳糖的饮食,就可防止病情的发展。

白内障发展到妨碍日常生活时,就要做手术。老年人常用的方法是用人工晶体代替混浊的晶状体,但此法对成长期的儿童以前不用,近年来也正在尝试。这种方法对恢复视力十分有效,但随着孩子的成长,需重新植入人工晶体。

有因眼外伤引起白内障的。6 岁以下的孩子,如果在外伤后 6 个月内不做手术,就有在此期间丧失视力的危险。

626.麦粒肿和霰粒肿

麦粒肿,俗称针眼,是睫毛根部的毛囊或皮脂腺感染葡萄球菌后的化脓性疾病。认为影响美观而挤破它,反而会更扩散,使整个眼睑红肿、疼痛,因此绝对不能挤压它。

1 周左右不管它,它也会自然好转。为使葡萄球菌不扩散,眼科医生会给点眼药水。如果想早些让脓排出来,可以用热毛巾每天热敷 3 ~ 4 次,每次 5 分钟左右,然后滴入含抗生素的眼药水就可以。不要给孩子戴眼罩,因为戴 4 天以上,就会影响视力。注意每天晚上换枕巾,脸盆、毛巾也不要和家里人共用。

所谓霰粒肿,是上眼睑内侧的睑板腺阻塞,引起的慢性炎症。一般无疼痛。感觉上眼睑的下方有小的隆起,医生会告诉你是患了霰粒肿。

小的霰粒肿,如果置之不理的话,多数数周内即可痊愈。如果去眼科,医生会让服抗生素。可以每天用热毛巾热敷 4 次左右,每次 5 ~ 10 分钟,霰粒肿逐渐变小,就不必切除了。如果服药不见效,过了 2 个月仍一样大时,需要手术切除。手术是切除眼睑内侧部分,外部不留痕迹。

627.麻疹

在日本,法律规定必须接种麻疹活疫苗,但还未达到全体儿童都接种的程度。麻疹流行的周期为 2～3 年。因此,可以说有关麻疹的知识还是有必要了解一下。

麻疹是在孩子之间互相传染的。麻疹患儿咳嗽、喷嚏、唾液的飞沫中都含有病毒,健康的孩子在与其接触时,这些病毒就会通过鼻子和眼睛而传染上。患麻疹孩子的母亲,抱别的孩子时,不会传染给这个孩子,因为麻疹病毒离开人体后,不久便死亡了。

与麻疹患儿接触后,孩子感染麻疹出现症状需 10～11 天。而且并不是最先出疹子。最初是类似于感冒的症状,咳嗽、打喷嚏、流鼻涕。但目光敏锐的母亲会注意到孩子咳嗽很急促、眼睛也湿润,与普通感冒不同。

患儿常常很有精神地玩耍,即使测体温,也多是 37.6℃左右,而且大多数母亲因为孩子很有精神,就不测体温,上幼儿园、保育园的孩子也不请假。

也有的患儿第 2 天晚上发高烧、剧烈咳嗽。出现眼眵,怕光,流鼻血。即便如此,孩子还是很有精神。多是上幼儿园后,老师怀疑患了麻疹,让孩子回家的。幼儿园的老师比小儿科医生更常见到麻疹的早期症状。

小儿科医生诊断根据麻疹黏膜斑,这是在出疹前 24～48 小时,在颊部内侧的黏膜上出现 3～4 个米糠状的白色小点,逐渐增多,有的到出疹时可蔓延至整个颊黏膜和唇内侧,像盖了一层粉似的。

出疹是在出现感冒症状后 4～5 天。出疹时体温最高超过 39℃的也不少见。一高热就抽搐的孩子,常会引发抽搐。这时可用冰枕给头部降温。

麻疹的疹子,不像水痘那样从皮肤上突起,而是像有不规则的、大小不等的岛屿的多岛海的地图一样。其特征是,相当于海岛的麻疹是红色的,但不管皮疹怎么多,疹子与疹子间的相当于海的部分的皮肤都留有健康的白皮肤(猩红热时,全身的皮肤都变红,而不留健康的白皮肤)。

出疹开始时是在耳后、额头、颈部,逐渐向下扩展。2 天后就可扩展到背、胸、腹部,但下肢仍呈散在性的疹子。疹子出到脚尖部位时,热会降下来,出疹后 3~4 天热退。麻疹是很痒的一种疹子。

出疹后,咳嗽、喷嚏、鼻涕、眼眵也相应地减少。在疹子出得很多时,患儿完全没有食欲。除果汁或冰激凌外,几乎什么也不吃。平时喜欢吃的东西也不想吃了。如果是幼儿患者也有腹泻的,疹子出到下肢时,脸和胸部的皮疹会由红色变为褐色。疹子的颜色越红,这种褐色的色素沉着的时间就越长,有的半个月还不消失。

麻疹处理中最重要的是防止肺炎链球菌、葡萄球菌等的感染。这是为预防中耳炎和肺炎。麻疹患儿要尽量睡在家里最里面的房间,不与外来者接触。但我不赞成入院治疗,因为医院就像是细菌聚积的巢穴。

以前由麻疹引起肺炎而死亡的儿童很多。还有因角膜软化症失明的。这是因为生活贫困,脂肪摄取不足,维生素 A 缺乏的缘故。现在,在美国也还有因患麻疹而死亡的儿童。据说世界卫生组织号召,患儿入院时,要给予 40 万单位的维生素 A。在日本对那些不吃肉、鱼、鸡蛋的患儿,最好也给予 10 万单位维生素 A。

有的人认为让孩子吹风不好,在夏天也紧闭门窗,这只能是让孩子长痱子而痛苦。要适当地给孩子透透风。

在皮疹发红的 2 天内,患儿没有食欲,什么不吃也可以。只要喝果汁、乳酸饮料、茶就没问题。一般孩子比较喜欢水果罐头。如果孩子能吃的话,不仅是粥,米饭也可以。

热退后,孩子立刻会变得很精神,不再躺着了。可以起来,但热退后 5~6 天内,慎重起见,不要让孩子到外面去。要控制患儿洗澡,不过如果孩子情绪很好时,即使有点发热,也可以用热毛巾给孩子擦一擦身体。

以前营养不足的孩子患麻疹可以引起角膜溃疡,导致失明;现在营养状态好了,这种情况看不到了。即便如此,讨厌脂肪类食物的儿童,也存在维生素 A 不足的情况。因此要给予复合维生素来预防。

麻疹是由病毒引起的,出现皮疹后,即使注射丙种球蛋白也不起作用

（如果是为减轻麻疹症状而注射丙种球蛋白，要在接触 6 天内注射，否则无效）。

如果不是那种一发热就抽搐的患儿，最好不用退热药。因为发热是显示麻疹患病经过的最好的仪表，因此，最好不要随意调整它。

麻疹带来的危害在逐年减轻。但并不是就不引起中耳炎了，如果患儿说耳朵痛，可以给孩子吃抗生素。

麻疹的并发症中最令人头痛的是脑炎，此种情况在 1000～3000 人中有 1 个人，多是 2 岁以下的孩子，在出疹后 2～7 天内发生。患儿沉睡的时间变长，大的患儿会说头痛，也有癫痫、意识丧失的。热退后又升高。意识丧失后需要静脉补给营养，因此必须住院。

麻疹导致的脑炎不是病毒引起，似乎是由于过敏导致的。因为是在产生抗体时期引起的，故用免疫球蛋白无效。尽管常使用肾上腺皮质激素，但疗效也不好。麻疹在逐渐减少，之所以接种活疫苗，是为了预防脑炎。没有因活疫苗引起脑炎的例子。

另外还有一种罕见的情况，即出疹后 4～14 天左右，由血小板减少而引起紫癜。这似乎也是由过敏引起的，此种情况，使用肾上腺皮质激素很有效。

麻疹可传染给其他孩子，是从出疹前 6～7 天到出疹后的 2～3 天，热退后就不传染了。在麻疹患者居住房间的空气中，病毒可存活 1 个小时左右，这时进入该房间的孩子就可以感染上麻疹。

未接种麻疹活疫苗的孩子，如果在接触麻疹患儿 72 小时内，注射麻疹活疫苗，就可使其不患麻疹，或即使患病了病情也会很轻。而且即使没患麻疹，也可获得免疫力。如果过了 72 小时，但在 6 日内注射免疫球蛋白，也会减轻症状。

未患过麻疹的母亲（这样的人也许没有吧），在妊娠初期患麻疹后，多数导致流产。因为也有报道说因此而生出畸形儿的，这样就要考虑同风疹一样，把患麻疹作为人工流产的适应证。母亲在妊娠期间禁止接种活疫苗。

在不知情的情况下,给麻疹潜伏期的儿童接种了活疫苗,也不会变为重症,如果是感染 3 天以内,反而会减轻症状。在日本,为了预防麻疹,给满 1 岁的婴儿接种减毒麻疹疫苗。为了使免疫作用持续更长时间,最好在出生 15 个月以后接种。

在美国,因不清楚是否能获得终身免疫,在中学生入学时再接种 1 次疫苗。在发展中国家,未满 1 岁就因麻疹死亡的婴儿很多,因此在生后 6 个月就接种疫苗。当然以后还要再接种 1 次。

628.破伤风

破伤风是一种很难对付的疾病。作为病原的破伤风杆菌,常存在于家畜的粪便、土壤里,在氧气不充足的地方,形成孢子后可存活数年。儿童踩在从土里挖出的钉子上受伤时,破伤风孢子就会进入人体的深层组织,进而繁殖。

在动物实验中,孢子进入体内 4 小时以内给予抗生素,可以抑制细菌繁殖。但实际上,达不到那样的效果。细菌早期便产生毒素,毒素沿着运动神经进入脊髓,从此进入脑内。抗生素对破伤风的毒素无效,起中和毒素作用的抗毒素,对与神经细胞结合后的毒素也不起作用。

如果确诊了是破伤风后,当然是尽早地注射抗毒素为好,但常常收效不大。战场上士兵受伤时,应马上注射抗毒素,但日常的伤口如果没有进土,就不注射抗毒素。

如果伤口很小,连本人都不太在意而发生破伤风时,往往治疗就有些晚了。多数受伤后到出现症状需 5 ~ 12 天。这种病潜伏期越短,病情越严重。一般出现发热,但也有不发热的。最初的症状是颈部和下颌部肌肉僵硬。因张口困难,不能很好地吃奶,不能吃东西。脸部肌肉痉挛,会出现像吃了什么酸东西似的表情。其后约 48 小时,可见全身肌肉强直,手足背屈,脊背弯成弓状。稍有一点儿声响或光线刺激,就引起全身痉挛。因为本病对患儿的神志方面没有影响,所以会感到剧痛。经常出汗。从张口困难到 48 小时以后,出现上述全身症状的,属于轻症破伤风。

　　了解破伤风的医生,一般首先是问清孩子是否受过伤,然后找伤口。并且对伤口进行处置,注射抗毒素,同时给予抗生素。抗毒素是来源于马的血清,首先要试敏,无过敏现象后再注射。如果因过敏而不能用马血清时,就要想办法用由人血清制作的抗毒素。

　　患儿痉挛时注射镇静剂。患儿不能张口,因此必须直接从血管给予营养。不管怎样,不住院是无法治疗的。破伤风治愈后,不留下遗症。

　　破伤风治疗虽很困难,但预防很容易,且有效。注射破伤风疫苗后,不再患破伤风,这被第 2 次世界大战时美军的经历所证实。

　　破伤风的预防接种,通常是和百日咳、白喉三者混合一起进行(见150. 预防接种)。最好是在小学毕业后,每 10 年追加接种 1 次。

629. 白血病

　　在检测白细胞一项的人中,也许有因孩子白细胞高而担心的。认为白细胞正常数值是每立方毫米 1 万个以下的医生,偶尔检测孩子的白细胞超过 1 万时,就会说孩子的白细胞增多。但在儿童,白细胞即使超过 1 万也并不是病态。白细胞的数值,在儿童身上有相当大的浮动幅度。 6 个月以上的婴儿,其白细胞数值为(6.0 ~ 17.0)× 10^9/L;幼儿为(5.0 ~ 15.0)× 10^9/L;学龄儿童为(4.5 ~ 13.0)× 10^9/L。因此,幼儿园里的孩子白细胞达到 13.0 × 10^9/L 时,不能只凭此就认为是疾病。细菌在体内的某处引起急性炎症时,白细胞就会增加,炎症消失后,白细胞又恢复原值。由链球菌引起咽喉炎时,白细胞增加。扁桃体炎时检测血液,如果白细胞有增加, 2 周后再测时,即可恢复原值。

　　白细胞异常增多时,要隔一段时间再测 1 次。如果两次均达到每立方毫米 5 万以上时,就会被怀疑是白血病,但只凭白细胞的数量也不能确诊。白血病也有白细胞不增多的。

　　所谓白血病,是骨髓中未成熟细胞异常增多,而不能产生正常骨髓中存在的骨髓母细胞和淋巴母细胞的一种疾病。骨髓母细胞是多核白细胞的前身,淋巴母细胞是淋巴细胞的前身。因此,在循环周身的血液中,多核白细胞和淋巴细胞减少,取而代之的是未成熟的白血病细胞。未成熟细胞与淋巴细胞相似的白血病称淋巴细胞性白血病,与骨髓细胞相似的称为骨髓性白血病(或称为粒细胞性白血病),儿童白血病多是淋巴细胞性白血病。

只要未发现骨髓中造血组织变化,就不能诊断白血病。检查骨髓多是从血液检查时,发现其中有平时所见不到的未成熟细胞而开始的。或者是在血小板异常减少及严重贫血时,怀疑骨髓的造血功能减弱的时候检查骨髓。但白血病的症状总是不很明显,而且白血病又很少见,如果不是发展到一定程度就无法发现。

一般最初的症状是脸色不好,没有食欲、精神差、腹痛、易疲倦、微热。儿童白血病发病最多的是 1～5 岁期间,但这期间孩子会经常出现上述症状,仅见到这些症状是考虑不到检查血象的。发现颈部淋巴结肿大、牙龈出血、流鼻血(健康的孩子也常出现该症状)、皮下出血、脾肿大等症状时,才开始怀疑白血病。

没有比白血病治疗进步更显著的了,不断发现针对癌细胞的有效药物。这种用药物治疗的方法称为化学疗法(化疗),儿童白血病的死亡率逐年减少,完全是化学疗法的功劳。以前常是化学疗法配合放射线疗法(放疗),但现在逐渐不使用放疗了。因为发现用放疗治愈本癌症后,有引起其他癌的情况。

化疗损伤癌细胞的同时,也伤害身体的其他细胞,因此必须在一定程度时中止使用。通过化学疗法,使不断产生血细胞的骨髓造血组织活动性下降。使用过量而很危险的化学疗法,损害骨髓,这样就需要植入健康人的骨髓。如果获得产生全部血细胞的干细胞或祖细胞,就可再生健康的白细胞和淋巴细胞。骨髓移植就是为了取得骨髓中的干细胞。但如果白细胞的类型不同(HLA),就不能进行骨髓移植。如果不是单卵双胞胎,HLA 相符的情况在同胞兄弟中约占 25%,在其他人中占 0.2% 以下。如果每个患儿都获得 HLA 相符的骨髓,需 5 万个义务捐献者。

此外,采骨髓组织时,需提前几天住院处置,采骨髓时需全身麻醉。即使白细胞类型相符,但获得能符合患者化学疗法的住院条件也不容易。而且,移植后造血功能复活和免疫作用恢复之前,患者必须在无菌室内待几周。即使 HLA 符合,移植骨髓中存在的淋巴细胞,也有引起骨髓移植者的移植物抗宿主病的可能。为减少骨髓移植的这种不便,采取自身骨髓后冷冻保存,用化学疗法治疗后,再移植回自身的自身骨髓移植逐渐盛行。这样,就不必担心 HLA 类型不符,也不会有移植物抗宿主病了。

对白血病的研究不断进步,不仅骨髓,从自身血管中的血液提取干细胞,进行自身末梢血干细胞移植,在日本也被保险业认可。这就不需要寻找捐献者,也不存在移植物抗宿主病了。

从血液中提取干细胞的装置在红十字中心有,但普通的医院多数没有这样的设备。因此,红十字中心必须帮助医院。在医院进行化学疗法后,转院到红十字中心,分离出干细胞后再返回医院,经几天超大剂量化学疗法后,将红十字中心冷冻保存的干细胞移植入患者体内。这些需要向患儿父母详细说明。

630.两性人

婴儿的性别,在出生后察看生殖器就可决定,但也有生殖器外观上与性腺的性别相反的,还有分不清是男是女的"两性人"。对这种"两性人"怎样区分呢? 当然,有经验的医生可以对某种程度上的"两性人"进行区分,但并不是全部都以外生殖器来区分的。这时,可以通过检测婴儿的性染色体,来确定性别。要尽量应用这种方法,在发出婴儿出生报告前,确定婴儿的性别。因为性别转换的报告留在户籍的记录中,孩子以后会在意。

最近了解到,在两性人中,有一种"女性假两性人"。这实际上是女性,只不过阴蒂很大,看起来像男孩子。但她没有阴囊,尿道位于看起来像男性的"阴茎"物的根部。这种情况从外形上看,很像男孩子的隐睾兼尿道下裂。不过因其卵巢、子宫、阴道都具备,故可以证明是女性。这是由于先天就没有产生肾上腺皮质激素的酶,而雄激素过剩,胎儿在宫内时外阴男性化的缘故。这样的孩子如果使用肾上腺皮质激素,行外阴手术,可以成为完整的女性。手术的时间,应选择在婴儿尚未意识到自己是男是女时,即 2 岁以前进行。

母亲在妊娠初期为预防流产而注射合成雌激素时,有的女婴的外阴可变得看起来像男孩子。这种情况通过手术即可解决。

婴儿出生时,仅凭生殖器外观而发出性别报告但日后发现性别错误时,是否立即变更性别要仔细考虑。最好从婴儿长大后能够结婚、生育的角度进行充分的考虑。

631. 维生素过剩

在奶粉中加入维生素后,人工喂养的婴儿不再患维生素缺乏症了。而且母乳喂养的孩子,由于母亲的营养状态好转了,以前常见的维生素 B_1 缺乏症(婴儿脚气病),现在也见不到了。

食量小的孩子,如果讨厌吃蔬菜和水果时,人们会担心引起维生素 C 不足,但没有见过引起坏血病(齿龈红肿、出血,下肢骨骼肿大,一触即痛)的。儿童每天摄取 40 毫克维生素 C 就足够了,因此只要吃一点橘子、草莓就可以补充了。

摄入维生素过多会引起疾病的是维生素 A 和 D。多是在喝含维生素的奶粉的同时,又给孩子服用复合维生素而导致,但并不多见。

维生素 A 摄入过量时,会引起食欲下降、嗜睡、呕吐。如果不再给予需要量以上的维生素 A,就自然会好转。维生素 D 摄入过量时,婴儿会变得急躁,不吃奶,而是喜欢喝水和果汁。不久出现呕吐、便秘、尿量增加;尿中出现蛋白质、白细胞,易被误认为是尿路感染;血中的钙离子增加。治疗方法,一般是停止给孩子服维生素 D,而给服用肾上腺皮质激素,喝低钙奶。

为防止维生素过剩,应尽可能让孩子吃天然食品,不买维生素强化食品。

632.维生素K缺乏

维生素 K 是参与凝血的,患此病时,身体受一点伤就容易出血,不过,一会儿就能停止。

维生素 K 是脂溶性的物质,在肝脏、菠菜、西红柿中含有,但主要的还是由肠内细菌合成。天然存在的称为维生素 K_1、K_2,人工合成的称为维生素 K。

新生儿肠道内细菌少,而且母乳中维生素 K 也少,因此,出生后不久易引起维生素 K 缺乏。为了预防这种情况的发生,可在出生当天肌注 1 次维生素 K,或在出生当天、生后 1 周、生后 4 周分别 3 次口服维生素 K。母子双方同时预防性地给予维生素 K 后,就不出现由胃、肠出血导致的新生儿黑粪症了。

未给予维生素 K 而引起婴儿维生素 K 缺乏时,就会出现婴儿注射后针眼长时间流血或皮肤、肠道出血。严重者,有在出生后 1 个月左右发生颅内出血,而引起抽搐的。这种出血,在给予维生素 K 后可迅速止住。上述情况早产儿容易发生。即使是大一点儿的儿童,也有因患肝病,或长期服用抗生素而使肠道细菌减少,引起维生素 K 缺乏的。维生素 K 的日需要量为 1 ~ 2 毫克。

633.非典型性肺炎(支原体肺炎)

被诊断为非典型性肺炎的,一般都有这样的病情经过:上学的孩子突然发热、咳嗽、咽喉痛。带着看医生时,会被诊断为"扁桃体炎"或"感冒",而开了些药。但用药后,热退了,咳嗽却未停止。过了 1 周,因持续咳嗽,就拍了 X 线片,发现肺内(主要是下部)存在阴影。这时才被医生认为可能是肺炎。其中,也有的医生会说可能是结核。这时也许很少有母亲会很冷静地认为自己的孩子已经接种了 BCG,不会感染结核。认为是不典型性肺炎的医生会取血检测白细胞(数量增加不太多是其特征),

进行冷凝集反应的检查。这种检查多是在 2 周后才能知道结果，因此知道冷凝集反应阳性后，才会诊断为支原体肺炎。

因为是不常听到的病名，所以母亲会感到十分不安。支原体是细菌中最小的种类，其中的肺炎支原体可引起肺炎。与肺炎链球菌引起的肺炎不同，症状轻，全部可治愈。症状轻的只出现咽喉炎的症状。也有不出现症状的。被诊断为支原体肺炎时，如果再做 1 次 X 线检查，就会发现阴影已极度减少，或已经看不见了。

这种病具有传染性。家庭内感染的潜伏期多在 3 周左右。日本每隔 4 年或 6 年，在秋季流行，5 ~ 9 岁的儿童最易患此病。婴儿也可发病。因为免疫力持续时间不长，故可再次发病。除咳嗽外，还可引起头痛、中耳炎，也可出现血痰。支原体侵入人体后，并不是所有人都发病，只有 10% ~ 30% 发病。血沉加快是其特征之一。在患者血中可发现使红细胞发生冷凝集的物质，但只有在发病后 2 周时有半数出现阳性。用棉签涂抹患者咽部后，可培养出支原体，但这需要特殊的设备，且需要 2 ~ 3 周才知道结果。从血中检测细菌的 DNA，可以早期发现。（编注：现在可以通过血液检查肺炎支原体抗体，一般在病程两周后查，有的医院当天即可出结果。）即使不治疗也会好转，但为尽早治愈，可使用抗生素。

634. 肥胖症

肥胖可以说是生活富裕带来的公害。人们每天都可以吃得很饱，这在过去是做不到的。由于经济高速发展，如果想吃的话，就可以吃得很饱。其结果就出现了许多肥胖儿。

什么样算正常？什么样算肥胖？这还没有一个十分清晰的界线。因肥胖儿逐渐增多，每年的平均体重也逐渐增加。这无疑是因为儿童的体重增加，而运动功能下降，而导致的儿童全体肥胖化。因此，肥胖与其说是医学问题，不如说是文化问题。把禁欲当作美德的时代已过去了。

如果不治疗，有 80% 的肥胖儿会发展成为肥胖的成人。成人肥胖者，大多到中年后会患糖尿病、高血压、心脏病等。因此，对肥胖儿必须治疗。定义肥胖儿很难,一般认为比同年龄平均体重多 30%以上的可称为中等肥胖,高出 20%以上的称轻度肥胖。

最近,关于肥胖症的一种悲观论调开始流行。即未满 1 岁便成为肥胖儿的孩子,到学生时代会是肥胖症,到了成人阶段也会是肥胖的人。这种说法认为,所谓肥胖是皮下的脂肪细胞增大,数量增多,未满 1 岁的婴儿营养过剩时,脂肪细胞的数量会增加,而且一生也不会改变。即使想通过限制营养来减肥,也是很不容易成功的。信奉这个悲观学说的人并不少。

不过,目前反对这种悲观学说的意见也非常多。虽然脂肪细胞很多,但脂肪细胞不含脂肪时,显微镜无法发现,因此,也不能说瘦孩子脂肪细胞少。还有,悲观论者从身体的一部分的皮下脂肪细胞来计算全身的细胞数,但由于身体部位的不同,脂肪细胞的数量也不同,因此也不能说肥胖者脂肪细胞就多。此外,无论是在动物实验还是在居民调查中,都没有证明未满 1 岁就肥胖的婴儿一生都会肥胖。实际上也有报告说,在 10 岁的肥胖儿中,有一半是从 5 岁以后开始胖的。

听到悲观学说的母亲,看到自己未满 1 岁就胖胖大大的孩子,也许会很担心他将来成为肥胖症患者,其实这完全没有必要。希望她们能改变这种想法。

致使婴儿肥胖主要有以下原因 :其一是多食动机;其二是吃得过多;其三是运动量少。

如果是有多食动机的,应立即纠正。自己带钥匙的孩子,母亲会告诉喜欢吃什么就吃而给他钱买,回家后又因没有人来陪伴他而感到十分孤独时,就吃各种各样的零食。因此,学龄儿童的保育工作,最重要的是使其生活规律。

因家周围的道路十分危险,而把孩子关在家里,用电视来哄孩子;母亲做家务时,孩子受到商业广告的刺激,始终处于一种不吃东西便安静不下来的状态。这时,就需要母亲改变生活方式,带孩子到外面去玩一玩。

所谓肥胖,是摄入量超过需要量,多余的能量就转化成脂肪贮存起来。因此,减肥无疑就是要努力减少营养的摄入。

　　许多肥胖儿的父母也肥胖,但并不能说全部是遗传引起的。因为孩子和父母的饮食是一样的,也有吃得过多的。孩子和父母都肥胖时,如果不改变家庭的饮食结构是不能变瘦的。

　　肥胖的人食欲旺盛。限制饮食后饥饿感十分强,无论如何也忍受不了。如果是婴儿,会哭叫着要食物,而学龄儿童就会自己到冰箱内取食物吃。对于这样的孩子不给食物是不行的。这时,母亲就只好记住热量高的和热量低的食物,多给孩子些热量低的食品,来应对孩子的饥饿感。

　　电视商业广告中出现的面向孩子的食品,都是使孩子发胖的食品。如果汁、巧克力、甜点、拉面、速食面类等。零食可给孩子水果吃(但不能给香蕉),尽可能减少米饭和面包。一般对每天需 1700 千卡左右热量的7~8 岁儿童,给 1200 千卡左右的热量就可以了。

　　副食也要尽量避免给喂脂肪和糖类的食品,以吃含蛋白质的食品为主。在吃饭前,给孩子吃些苹果、蔬菜等,以使其产生饱的感觉。

　　运动不足无疑会导致能量不能充分消耗,而多余的部分就会变成脂肪贮存起来。但因为肥胖,孩子不能和别的孩子一起运动,或竞走也总是输,有的会感到不好意思就不参加体育运动,这样便会产生恶性循环。

　　为减少脂肪而让肥胖儿多运动,也不会成功。因为剧烈运动后,孩子空腹感更强烈,反而吃得更多了。但是,尽管如此,虽不能减肥,但为了使孩子感受到运动的乐趣,也必须多给肥胖儿提供各种各样的运动机会。鼓励有自卑感的肥胖儿也是很重要的。

　　总之,肥胖的治疗,如果不是循序渐进地进行,是不会成功的。绝食或做从空肠到回肠减短手术等激进的做法,一定会失败。

　　让孩子入院用严格的饮食疗法治疗,确实可暂时减轻体重,但回家后就又会恢复到原来的状态。医生和护士禁止做的事情,母亲一个人控制不了,而且在家里不同于医院,孩子可以自由地吃东西。

　　肥胖儿多数个子也高,而且男孩子生殖器因被周围脂肪埋没而看起来很小。患儿常被疑为患脑垂体病,而被建议住院治疗。几乎所有的肥胖儿都笼统地称为单纯性肥胖,做各种检查,其结果也是没有意义的。

肥胖的男孩被诊断为肾上腺肿瘤而进行手术的,有未发现肿瘤,却因手术而死亡的。如果没有确切的证据,肥胖儿还是不要进行手术。

实际上,肥胖的小学生,减少饮食是很难的。有的人认为,经过一定的努力,却怎么也收不到效果,就不要拘泥于"治疗"了。特别是父母也肥胖时,让孩子看到肥胖者的人生也是快乐的,这比每天为饮食而与孩子争吵更明智。

孩子将上中学时,就会注意要摆脱肥胖的现状,这时父母要协助他们减少饮食。尤其是女孩子,更是如此。

635.百日咳

由于预防接种,百日咳已很少见了。因此未听过百日咳患儿咳嗽的医生的人数增加了。以前,当听到在候诊室的婴儿有异常咳嗽时,小儿科医生便会马上把他隔离开,如果不这样,万一他是百日咳患者,候诊室会变成流行中心。

百日咳逐渐减少了,但因害怕疫苗的不良反应而延迟接种的多了起来,因此,一旦流行百日咳,6 个月内的婴儿就成了受害者。百日咳如发在 3 个月以下的婴儿身上,症状会很严重。由于连续地咳嗽,持续地吐气,好像把肺内的空气吐尽了一样,这时突然发出鸡鸣样的声音,吸一口气,而 6 个月以下的孩子是做不到的。患儿持续咳嗽,呼吸受阻,脸色从红色变成紫色表现出窒息,经成人做人工呼吸才能使其缓解。

未接种疫苗而被传染上百日咳的婴儿,多是有兄弟姐妹的家庭,或原本不很重的病,却在病人集中的候诊室长时间地候诊时被传染上。总之,未接种疫苗的孩子,一定不要靠近咳嗽的孩子。

接种了疫苗的孩子也并不是绝对不患百日咳,但这时患的百日咳症状轻,也没有痉挛性咳嗽,却仍具有传染性。

由于接种百日咳疫苗的人减少,现在用的疫苗,是从以前的患儿身上分离出来的,免疫力弱,因此由国外传入的传染性较强的百日咳,是会引起流行的。

百日咳从感染到出现咳嗽，一般需要 7～10 天。开始咳嗽时，与感冒的咳嗽很难区别，但 1 周后逐渐加剧，接着出现痉挛性咳嗽。

痉挛性咳嗽时，婴儿的脸憋得通红，咳时会出现呕吐、流泪、流涎等。大一点儿的孩子，知道要呕吐时会向洗手间跑。有的经常流鼻血。这种发作，有的每天几次，甚者可达 20 次以上，多在夜里发生，患儿无法入睡。因为吃的东西都吐了出来，孩子会出现消瘦。女孩子要比男孩子症状严重。痉挛性咳嗽可持续 3～4 周。

百日咳在患病初期易传染，而尚未出现痉挛性咳嗽时、发病 4 周后，即使做细菌培养，也有半数左右查不到细菌。但检测血液时，淋巴细胞异常增多。

抗生素不仅对百日咳的治疗非常有效，在家里人发生百日咳时，对尚未接种百日咳疫苗的孩子使用，也可起到很好的预防作用。

为使孩子能呼吸到新鲜空气，不要使孩子的屋子过于密闭。为不传染给其他的孩子，要尽量让患儿在自己家的屋外玩。为补充营养，可让孩子少吃多餐。

如果未接种疫苗的 3 个月以内的婴儿患上百日咳，必须住院治疗。

636. 先天性巨结肠

人的肠管为了将其内容物运送到出口处，总是要不停地舒张、收缩蠕动。这种蠕动的指令是由大脑发出的，但其末端部分蠕动的控制部位，则存在于肠黏膜下的神经节。如果直肠的神经节先天性缺如的话，那么直肠部分就会像铅管一样，不能蠕动。这样，粪便就会停留在直肠以上的结肠，结果使结肠像气球一样扩张起来。以前因只见到结肠扩张的现象故而命名为先天性巨结肠。但是病变的部位却不在结肠而在直肠。为了做出诊断，可取部分直肠黏膜，做病理检查，以确定神经节的有无。由于神经节缺损部位的长短不同，症状的轻重也不同。严重时在出生后立即出现症状，胎便排不出来，不想喝奶，吐黄色的胆汁，腹胀，呼吸困难；表现为肠梗阻的症状。这时无法做出先天性巨结肠的诊断。只有在急诊手术的情况下开腹才能做出诊断。医生将结肠缝在腹壁上,制成人工肛门。

不是很严重的病例,常把其作为有严重便秘的患儿而进行持续灌肠。这样持续 2~3 周后,没有加重,但有腹胀、呕吐;医生觉得奇怪时,又出现了严重的腹泻,用 X 线进行检查,才发现是先天性巨结肠。

如果病变程度更轻的病例,会伴着便秘的痛苦进入幼儿期。腹胀,腹部皮肤表面可以看到曲张的静脉,肠管的蠕动从腹壁上可以看到。腹部触诊,可以摸到粪块。但排的粪便却像带子一样细。如果不灌肠的话,1 周也不会排便。这种病如果能通过灌肠获得缓解就应继续下去。施行手术的条件,是要保证术后能正常排便,不出现便失禁,如果是男孩则要保全其性功能。以前的手术,经常造成大小便失禁以及不能射精等后果。手术的时间应选在 8 个月之后。先天性巨结肠的病情轻重差别很大,重症病例即便做了手术,其后因患肠炎而死亡的也不少。

灌肠时应用大量的生理盐水(温水)。在 1 啤酒瓶的温开水中,放入 1 勺半的食盐,就会得到类似于生理盐水浓度的溶液(9 克食盐溶入 1000 毫升蒸馏水中)。用普通水灌肠则容易引发休克。

637.贫血

在小儿科常有母亲把脸色不好的孩子领来,问医生是否贫血。但这种情况,一般没有真正的贫血。脸色不好,与面部皮肤的毛细血管扩张有关,而不能说明血管中流动的血液的状况。父母和孩子应该都翻开下眼睑,一起照镜子,比较结膜的颜色。如果都是鲜活的红色,即使脸色不好也不用担心。

所谓的贫血,是指红细胞数量减少,或血红蛋白量减少。是否贫血,只有通过血液检查才能确定。如果低于参考值就可以考虑为贫血。

血液中每立方毫米的红细胞数,在幼儿为 380~550 万;学龄儿童男孩为 470~610 万,女孩为 420~540 万。血红蛋白的量是根据每 100 毫升血液中所含血红蛋白克数来显示的,3 个月为 9.5~14.5 克;6 个月至 6 岁为 10.5~14 克;7~12 岁为 11.0~16.0 克。

从 8 个月至 2 岁期间,食物中的铁含量不足容易引发贫血。早产儿因为没有从母体吸收足够的铁而更容易发生贫血。即便是正常产的孩子,在 8 个月后,如仅以母乳喂养为主,而不给加鱼、肉等辅食,也容易产生铁缺乏。

做血液检查如发现贫血,医生会让病人服用铁剂。在日常家庭饮食中,应给孩子吃牛肉、猪肉、鸡肉、鱼肉。果汁和维生素 C 有助于铁剂的吸收,可以吃蔬菜末以强化铁剂的供应。这时最好是不喝鲜牛奶而喝奶粉。因缺铁而导致的贫血容易治愈,不会留后遗症。

有时婴儿会在无意中接触了涂料中含有的铅而发生铅中毒引起贫血。木制或土制的玩具等的涂料中有时也含有铅。如果无论是口服铁剂还是注射铁剂,病情都不见好转的话,就应该想到是否有铅中毒。可把你想到的孩子身边可疑的东西,拿给医生看。

如果有钩虫(十二指肠钩虫)寄生,则会产生严重的贫血。在食用不用化学肥料的蔬菜的地区,一定要检查粪便以寻找虫卵。慢性肾炎也可引起贫血,所以如果贫血,不要忘了检查尿。

虽然叶酸不足也可引发贫血,但只有在蔬菜和水果都不吃的情况下才会发生,且伴发坏血病;因此,实际上这种情况几乎没有。长期服用抗癫痫药物会导致叶酸缺乏而引起贫血。严重的贫血可见于白血病(见 629. 白血病)和再生障碍性贫血。

所谓再生障碍性贫血,是指骨髓产生血细胞成分的功能被侵犯。有先天性和后天性两种。后天性中由药品导致的占多数,其中以氯霉素引起的占绝大多数,在美国已禁止使用氯霉素。

为了诊断再生障碍性贫血,可做骨髓穿刺抽吸少许骨髓涂片,制成病理标本来确诊。以前几乎无法治疗,现在可以通过干细胞移植获得治愈。如果知道贫血是因为服药所致的,应立即停药。

贫血在通过输血进行纠正的同时,应服用雄激素和肾上腺皮质激素。如果不维持 2～3 个月或更长时间的话,不容易产生效果。如果好转的话,白细胞会首先恢复,而血小板则恢复得较慢。

进行了各种治疗均无效的再生障碍性贫血患者,应检测其组织配型,找到适合的供体(如同卵双生的兄弟姐妹),以进行骨髓移植。

在学校的早会时倒下的脑贫血,因为与我们所说的贫血没有任何关系,所以服用铁剂或造血剂无效。这种病的病因可能是自主神经功能失调,但确切的病因还不知晓。但患儿长大后,多数可自愈,不用服药。

638.风疹

风疹是在幼儿期多发的一种并不严重的疾病。虽然同麻疹相似,但要比麻疹轻得多,所以又有"三日麻疹"之称。然而,如果引发这种病的病毒感染孕妇的话,就会侵犯胎儿,而导致先天缺陷,因此备受人们关注。

风疹病毒如果进入未感染过风疹病毒的人的体内,在侵入的第8天左右,会导致全身的淋巴结肿大。这时还没有出现发热。但从这时起,血液中会出现病毒(如为孕妇,则这时胎儿会被感染)。在咽喉、鼻以及直肠部位也会出现病毒。孩子感染上风疹病毒之后,再感染未感染过病毒的母亲,在这以后,在第13~15日全身就会出疹子。同麻疹相比,要稀疏一些,而且颜色浅。孩子出疹后,当明确是风疹时,母亲已经被感染了。皮疹会在2~3天内消退。

出疹的同时约有半数会发热(很少超过38℃),此时虽然血液中已查不到病毒,但咽喉部、鼻子、大便中,病毒阳性可持续3周。实际上,在出疹1周后已没有传染性了。如果附近的孩子有出风疹的,在治愈后上幼儿园时,那么在3周内,妊娠16周以前的孕妇最好不要接触他。

在儿时出过风疹的孕妇会获得免疫力,即便接触了风疹患儿也不会被感染。但是风疹是很轻的病,有时母亲们也有很多不知道自己的孩子是否患过风疹。而且,有时医生也会误把幼儿急疹当作"三日麻疹",所以情况变得越来越复杂了。最好的方法还是检测血液中有无风疹病毒抗体。

妊娠的前16周是最危险的时期。如病毒侵犯胎儿就会损伤胎儿的脑、耳、眼、心脏、骨髓、肝脏、脾脏、骨等器官和组织。这样生下来的胎儿会很小,可会有白内障、先天性心脏病(动脉导管未闭)、肝肿大、脾肿大等,也常有因血小板减少而导致紫癜的。患先天性风疹的婴儿会排出病毒,因而会传染那些未受过感染的人。在出生后 5 个月还有半数的人能检出风疹病毒,甚至有的孩子在生后 3 年还能排出病毒。

在妊娠的前 16 周内,从患儿那里感染上了风疹,孕妇出现了风疹的症状(淋巴结肿大、发疹、关节痛)时,如果认为孩子可能会畸形,就要终止妊娠。

最难办的是不知道以前得没得过风疹,而在妊娠 16 周以内与风疹患儿有过接触的孕妇。因为风疹并不一定就有症状,也有的会在不知不觉中患上风疹。对于妊娠前检测血液中风疹抗体为阴性的孕妇,在接触风疹 3 周后进行检查,如果抗体呈阳性就要终止妊娠。对于以前没有查过抗体的孕妇,要进行 2 次检查(间隔 2 周),如抗体效价升高 4 倍以上,则可认为有感染而应终止妊娠。

为了预防因风疹而致的先天性畸形,唯一的办法就是使有妊娠可能的女性避免患风疹,因此消灭风疹在孩子中的流行和使女性在孕前获得免疫力是非常必要的。给女中学生接种风疹活疫苗就是这个目的。

639.苯丙酮尿症

在收容智力发育迟缓儿童的机构内,如检查孩子们的尿就会发现,会有几个人的尿中出现正常人不出现的苯丙酮酸。如果检查他们的血液,会发现他们血中的苯丙氨酸含量偏高。现在人们逐渐清楚了,这样的患儿是肝脏生来就缺少将苯丙氨酸转化为酪氨酸的酶。脑受损害,是作为营养摄取的蛋白质被分解后形成的苯丙氨酸在血液中大量堆积的结果。

对这种病的研究进展很快,致病原因是种族特定的染色体上存在变异,停止治疗后大脑的什么部位会出现变化也已经清楚。

由于疾病的轻重程度不一,所以在治疗方面也不能一概而论。即便在生后立即进行血液检查发现了本病,也不能把母乳全部改为治疗乳,而是应继续给母乳,将一部分换为治疗乳,再根据血液检查的结果决定其比例。那么,治疗饮食(含苯丙氨酸少的饮食)要一直持续应用到什么时候好呢？这取决于血液中苯丙氨酸的浓度，要在血液中苯丙氨酸浓度降下来的时候才能停止治疗饮食。如果血液中苯丙氨酸的浓度高，就是到了成年期，治疗饮食也不能停止。如果停止了治疗饮食，一定要进行脑的MRI检查，以确定大脑未发生病变。

开始治疗的时间最好在出生后的2周内（最迟不要超过3周）。因此，医院要把出生后做的血液检查结果尽早地告知父母，使患儿在半个月内入院，这是医院的义务。

另外，进入青春期后就停止使用治疗饮食的女性，一旦决定结婚，就应立即恢复治疗饮食，以确保在正常的血液条件下妊娠（见14.患病时的妊娠）。

因本病的发病率只有万分之一到万分之二，对全国的婴儿都进行抽血检查是一件很麻烦的事，所以产院一定要明白自己所肩负的重大责任。检查的目的并不是要告知母亲，她们的孩子"甲状腺功能正常，尿中也没有苯丙酮酸"，而是发现患儿以便及早开始治疗。

虽说治疗迟了损害大脑，但如果治疗的话，早期患儿可以恢复正常。治疗期间每隔6个月要对患儿进行1次血液检查，密切观察患儿的情况。

640.舞蹈病

虽说是舞蹈病，但并不是真正的舞蹈，而是患儿无意识地挥动手臂，或突然弯下身子，或走路摇摇晃晃等。

由于父母和老师都想不到有这种病，所以就认为孩子举止不当而批评他。在家里刚发病时父母会发现孩子在吃饭时掉筷子，或是弄洒杯子里的水。在学校，这样的孩子往往字写得很乱，让他安静地听课他会做鬼脸、晃肩膀，老师会以为他不认真而生气。

如果这种不随意运动严重的话，孩子会坐不稳，甚至不能一个人走路；肌肉也会变得无力，就像麻痹了似的。大人焦急地带孩子去看医生，孩子就会被诊断为舞蹈病。

这种奇怪的病与风湿热（见648.风湿热）有很密切的关系。到后期也有引起风湿性心脏病的可能。如感染了 A 组乙型溶血性链球菌的话，日后就会发病（其中也有先发生风湿热的）。血液中的抗"O"及 C 反应蛋白不呈阳性改变的已越来越多，但其他检查（链球菌酶的检查）阳性率很高。

舞蹈病女孩多发。发病年龄以 5～12 岁为主。对不随意的运动进行强行控制并不是不能奏效，但只能是在很短的时间内有效。兴奋时病情会严重，夜里睡觉时症状停止。患这种病的孩子因精神不安定，会出现哭闹或发怒。在学校被人讥笑，也会加重病情。

是否入院治疗，取决于是否引起了心脏的炎症，心脏有炎症的就要住院。如果仅有舞蹈病症状的话，还是以在家治疗为宜，这样不仅使孩子精神安稳，也减少了链球菌感染的机会。虽然不进行特殊治疗 1～2 个月后也可痊愈，但现在一般采用与风湿热相同的方法进行治疗。治愈后，为防止风湿热复发，应长时间继续应用青霉素。

患者被称为强迫症，即认为手脏而每小时洗 15 次手，或是担心亲人会遭遇不幸，而以舞蹈病的形式出现时，要通过做风湿热的检查来进行鉴别诊断。

641. 疱疹性角膜结膜炎

本病俗称星眼，是在角膜与结膜的交界部出现小米粒大小的隆起，其周围血管呈放射状。这种病以前在学龄儿童多发。它虽然很容易治愈，但因为是在感染结核后不久就发生的，所以也有引起结核性脑膜炎的可能。因此，经验丰富的上了年纪的眼科医生，看到这种病就会把孩子转到小儿科，并会劝告病人："恐怕会有结核病，去拍个 X 线片吧。"

现在可以说由结核引发的疱疹性角膜结膜炎在临床几乎见不到了。因为每个幼儿都接种过 BCG。结核虽然没有了，但将肺门部位的阴影误诊为结核的医生增多了，所以必须要注意。如果不是结核性的疱疹性角膜结膜炎很容易治愈。

现在考虑此病的病因为对细菌的过敏反应。一旦这种病有向角膜扩散的趋势就要治疗。

642.分娩麻痹

分娩时,胎儿因强力通过产道而损伤了神经所导致的麻痹,称为分娩麻痹。最常见的是由于脖子向侧方过度弯曲,牵拉了活动手臂的神经,导致其损伤而出现的臂丛神经麻痹。患儿往往表现为左或右臂紧贴着身体,腕关节轻度前屈,因前臂内旋而使手背向前。在最初的2~3天内多不会引起注意,在发现一侧上肢不能活动时被注意。如果扶着孩子让其直立,把上肢扶至水平位,松开手,孩子的手臂会随即垂下来。由于手指可以运动,所以让他握东西时,可以握得很紧。但如果神经损伤严重的话,指尖也会麻痹。

一旦发现麻痹,应立即到整形外科就诊。医生会告诉你将患儿的上肢固定在适当的位置(将麻痹侧的上肢固定成军人敬礼的姿势,将袖子系在床头栏杆上,使手掌侧向前方)。这样,如果神经损伤轻的话,2~3个月可以彻底痊愈。如果损伤的不仅是手臂,指尖也不能运动的话,因为损伤较重,所以有时不能完全治愈。如果半年过后症状仍无改善,就很难治愈了。右侧上肢麻痹同时伴有呼吸困难时,要考虑有膈神经损伤,做X线透视会发现膈肌不运动,这时需要吸氧。

发病率仅次于上肢神经麻痹居于第2位的是面神经麻痹,是由于在产道中面神经被挤压而导致的。因为难产,产钳的使用越来越多,所以患儿的父母就会想是不是因为使用产钳的人操作不当导致的,从而引发纠纷;但是在没使用产钳的情况下发生麻痹的报道也很多,因此还是不打官司为好。

如果发生了面神经麻痹,婴儿哭泣时,脸会歪向一侧,据此可诊断,而对侧就为麻痹侧。细心观察就会发现,麻痹一侧的眼睛,即使在睡觉时也无法完全闭严。这种情况大部分在2~3周后可自愈。

643.扁平足

以前日本军队不收扁平足患者。因为扁平足的人,在扛着枪长途行军时,多数会掉队。受过军队教育的老爷爷看到孙子的脚就会谈论孩子"是不是扁平足"等。然而,小孩的足底由于脂肪较多,所以并不像成年人那样凹陷。虽然外观上看像扁平足,但拍 X 线片后就会清楚不是扁平足。没有必要对脚底与地板紧贴的孩子都进行 X 线检查。让其足尖着地,其足底有凹陷就不是扁平足。还有,让小儿足跟着地,脚尖抬起,如果能做到的话,就说明功能正常,不用处理。

在孩子脚底涂上颜料,让其站在纸上印足印,以检查其是否为扁平足,即便在 4 ~ 5 岁,也有半数印不清楚。

假使 X 线检查有异常,只要不妨碍日常生活,在运动后孩子不喊疼痛的话,也没有必要治疗。治疗用的矫正鞋,对不是真正的扁平足是有害的。

644.早产儿视网膜病变综合征(晶状体后部纤维增生症)

人类视网膜的血管,在胎儿 16 周左右开始初步形成,完成此过程是在 36 周以后,在 36 周以前早产的婴儿视网膜血管还未完全形成。

体重低于 1700 克的新生儿由于多种因素(氧的不足或过剩、酸中毒、碱中毒、无呼吸、二氧化碳不足或过剩、感染、脑室内出血、维生素 E 不足等)的作用,血管不能正常发育导致纤维增生。病情进展,眼球的后半部被牵拉向后,而出现视网膜剥离,剥离的视网膜会同纤维一起附在晶状体的后面,导致失明。并非所有的早产儿患本病后都失明,有不少病例可以自愈而不留后遗症。

视网膜病变急剧的恶化期是在 31 ~ 33 周左右,所以,必须在此之前发现和治疗。无论是否在 30 周以前出生,体重 1700 克以下的新生儿,如为 28 周前出生应每周做两次眼底检查;如为 28 周以后出生则应每周应做 1 次眼底检查。应在眼球后半部未发生器质性改变前及早发现、及早治疗。

以前认为病因是氧过剩,但无论如何调整吸入氧量也无法预防本病的发生。虽然曾有过使用抗氧化药的时期,但现在一般都不用了。

治疗上,为不使视网膜脱落,可采用冷凝或激光治疗。掌握好手术时机是重要的,但有些因素也是不好掌握的,如能否在保育器中进行手术、能否根据各种凝固法的优缺点进行选择,这些都与医生的技术水平有关。并不能简单地认为,所有的早产儿视网膜病变综合征经过治疗都能痊愈。

645.无菌性脑脊髓膜炎(浆液性脑脊髓膜炎)

虽然一般认为无菌性脑脊髓膜炎是在出生 6 个月以后才发病,但在极少数情况下新生儿也有发病的。与大孩子的无菌性脑膜炎不同,本病有继发脑积水的可能,原因大概是脑室出血。6 个月以后的无菌性脑膜炎可见发热,恶心,呕吐,情绪不好,经常哭闹,大孩子还会诉说头痛。

医生发现患儿有项强,就会怀疑有脑膜炎或脊髓膜炎而让其住院。住院后进行腰穿,进行脑脊液的检查就能做出诊断。

患本病时脑脊液是透明的,这与细菌(流行性脑膜炎奈瑟氏菌、肺炎链球菌、金黄色葡萄球菌)性脑膜炎不同,细菌引发的脑膜炎脑脊液会像脓汁一样混浊。细胞也以淋巴细胞为主,脑脊液中糖浓度也降低,每立方毫米的细胞数多在 30～300 之间。培养后细菌呈阴性就证明是无菌性脑膜炎。

病因以肠道病毒(脊髓灰质炎病毒、柯萨奇病毒、埃可病毒)及流行性腮腺炎病毒居多。因为有活疫苗,现在脊髓灰质炎已基本绝迹,可以不考虑。由流行性腮腺炎病毒引起者,开始有腮腺炎的症状,以后出现脑膜炎的症状,据此可做出诊断,但腮腺根本没有肿大时,就难以诊断了。即使在医院,如果不是做特别研究的地方,也不做病原病毒的培养。

虽说什么药都不用也可自愈,但因为是病毒性疾病,所以也有人用抗病毒药。确诊后,只要全身没有任何地方出现麻痹,就不必住院。3~5天后可自愈。

害怕打针的患儿,在抽取脑脊液的时候会拼命抵抗,但无论如何都要做检查的。另外,在患儿精神恢复后,脑脊液的变化还会持续半个月,所以要等到脑脊液恢复正常,就必须长时间住院。脑脊液的检查只是医生的爱好,没有必要多次进行。在流行期连续看过多个病人的医生,仅据症状就可做出诊断,这样就不必让其住院做检查再做出诊断了。不过在日本脑炎流行时,还是尽早住院治疗为好。

646.无症状蛋白尿

这是在学校的健康体检中,检查尿时发现的疾病。孩子上学精力充沛,也没有其他毛病,但在尿液检查时发现有蛋白质。对其中六成的孩子再进行1次晨尿检查,就会清楚是直立性蛋白尿(见553.直立性蛋白尿)。

对不是直立性蛋白尿,而又无症状的蛋白尿该怎样处理呢? 医生之间的意见也不一致。对于无症状蛋白尿患儿进行追踪调查发现,有为数不少的病例可自愈,说明肾脏的病变较轻。

对无症状蛋白尿的患儿进行肾活检,在显微镜下会发现支持自愈的证据,但其中也有人病情进行性恶化而转为肾炎。限制盐分的摄取和使病人安静,究竟对肾炎能治疗到什么程度,目前还不清楚。医生查找一种对其病程影响因素都不清楚的病究竟有何意义呢?

实际上,在学校的健康体检中发现蛋白尿,进行肾活检,被说是患了轻度肾炎的孩子会变得没有朝气,成绩也会下降。而他们的母亲则会过分地限制他们的饮食,而影响孩子们的发育。

因此,关于在学校是否做尿检的问题在医生中间就有两种不同的意见。一种意见主张在学校不做尿检,而另有一种意见主张对所有的无症状蛋白尿的患儿都进行肾活检,看其会发生何种变化,是能自愈,还是会恶化,要进行追踪调查,并将结果报告给相关的组织。

不过即使是主张做追踪调查的医生,对于那些肾功能尚好,而仅仅是肾小球系膜有轻度改变的儿童,也不对其进行饮食限制,在学校的运动也只是部分限制。

总之无症状蛋白尿并不是都会恶化,所以不必过于悲观。每隔 1 个月进行 1 次尿检,如果尿中蛋白质有所下降(哪怕是很少量的),继续观察其经过即可。如果患儿出现尿蛋白量增多,或出现浮肿、高血压、血尿时,医生就会建议其入院,进行肾脏的系统检查。

647.眩晕

儿童很少自述眩晕。常见于成年人的梅尼埃病在小儿中没有。出现高热时,神经质的孩子会说有眩晕。没有高热却出现眩晕,则多见于上学以后的儿童。而小一些的孩子即使有眩晕,也说不出来。因身体摇晃不能站立,常由父母扶着。持续数秒至数分钟,无呕吐也无意识障碍。对这种眩晕虽做过各种调查,但其病因仍不明,因为这种病会在不知不觉中自愈,所以被称为“良性特发性眩晕”。与此不同,也有在眩晕时出现意识障碍、脑电图异常的,这属于癫痫的一种,给抗癫痫药即可见效。

此外,虽然大孩子起立时发生的眩晕一般被认为是“直立性调节障碍”,但在做这个诊断之前,最好先到耳鼻喉科及脑神经科做一下检查,只有在排除了器质性病变之后,才能说是“直立性调节障碍”。

648.风湿热

风湿热发生于感染了 A 组乙型溶血性链球菌,并在咽部引起炎症的小儿,现在的发病率仅为 20 年前的 1/10。同一种 A 组链球菌还可以引起皮肤脓疱疹,但引起肾炎的链球菌不引起风湿热。

发病初期有发热、咽痛,一般以为是咽炎就未加治疗,2~3 天后可痊愈。但 2~4 周后,会再次出现 39℃左右的高热。

这种病麻烦处在于其可侵犯心脏,且易于复发。它与全身各处关节活动障碍的变形性关节炎不同,它们不是一种疾病。

在 A 组乙型溶血性链球菌感染的流行期,5%~30%的居民体内都可以查到它。一般来说,它只导致一般性的咽炎(扁桃体炎),但对极少数的孩子可引发风湿热。

在 3 岁以下的小儿中见不到这种病。它多发于 5~11 岁的儿童。可能是因为对于咽炎很好地应用了抗生素,或者卫生状况得到了改善,近来这种病的发病率锐减。

风湿热并非 A 组乙型溶血性链球菌直接侵犯机体组织而致,可能是由于细菌的毒素,或是由于细菌作用导致发生了变化的组织成为了抗原而引起的抗原抗体反应。

由于症状多种多样,因此诊断也不容易。虽然美国心脏协会制订了诊断标准,但未被广泛采用。这种标准将临床所见症状分为大症状和小症状两组,当具有两种以上的大症状,或者一种大症状和两种以上的小症状时,就可以诊断为风湿热。

大症状是风湿热特有的症状,而小症状则是在其他疾病也可出现的症状。所说的大症状包括心脏炎症(用听诊器可听到杂音)、多发性关节炎(手足的关节并不是同时发生异常,而是先后被侵犯)、舞蹈病(见 640.舞蹈病)、皮下结节(在关节表面可触及小的坚硬结节,如为多发时,则呈左右对称)、环形红斑 5 种。

小症状有发热、关节痛、血沉加快、C 反应蛋白阳性、心电图出现 P-R 间期延长,还有作为辅助证据的 A 组乙型溶血性链球菌感染,即咽喉细菌的培养阳性、快速链球菌抗原试验阳性、血液中可查到溶血性链球菌的抗体及其效价的进行性增高等。

如果是真正的风湿热,孩子的生活就会长期受到限制。在多数情况下,出现关节痛、血沉快及血清抗链球菌溶血素 O(ASO)阳性,就被认为是风湿热。如果风湿热出现了心脏症状则患儿必须住院治疗。如无心脏症状的风湿热,患儿在家静养 2~3 周也可以。

治疗风湿热的首选药物是青霉素。虽然使用阿司匹林和肾上腺皮质激素后症状会立即得到改善,但为了消灭细菌,必须使用青霉素。

对因心脏炎而住院的患者,医生大概会嘱咐必须绝对静养 6～10 周。即使被允许步行,也不要在医院内走动,以避免细菌感染。

一旦被 A 组链球菌感染,不但不能获得免疫力,而且更容易被感染。为了预防链球菌的反复感染,可每日口服青霉素,或每月注射 1 次长效的青霉素,这样一直应用至成年。有心脏炎的患者,要持续终身应用(没有心脏炎的患者应用 5 年)。如果进行这种预防复发的治疗,没有心脏炎的患者,5 个月后就可恢复正常生活;发生了心脏炎的患儿,则最好不要进行体育运动。

最近因血液学检查盛行起来,因而只要有一点儿发热,就进行 ASO 的检查。虽然一般 ASO 为正常值的 200 倍时就可以诊断为风湿热,但儿童在达不到正常值的 333 倍以上就不能算阳性。因为 20% 的学童的 ASO 都是正常值的 250 倍。

C 反应蛋白(CRP)

CRP 为血液中所含有的蛋白质的一种。以前被认为是炎症的副产物,但目前认为它可以提高巨噬细胞及补体的活性,对炎症的消退有一定的作用。它被血管内皮细胞活化后,对止血的调节也有重要作用。可以认为 CRP 的消长,同炎症的过程是平行的。正常人仅为微量,普通检查呈阴性。

ASO

A 型链球菌具有产生溶红细胞物质(链球菌溶血素"O")的性质。被 A 组链球菌感染的人的血液中,针对链球菌溶血素"O"的抗体,在感染后 2 周左右出现,其在体内存留半年至 1 年的时间。所说的 ASO 是指抗链球菌溶血素"O"。

有一种儿童风湿性关节炎,与风湿热并非同一种疾病。从 1～2 岁开始发病,且女孩多发,疾病初起时多出现高热(38℃以上),出现直径数毫米的粉红色皮疹。膝关节、足跟、肘部、手指以及腰椎关节出现对称性的肿胀,触摸及活动会引发疼痛。如发于颈椎则颈部活动受限,或下颌关节疼痛,或张口困难,或嚼硬东西时疼痛。这些关节晨起时会出现僵硬,不能活动。也会出现肝、脾肿大。

虽然也有一次性治愈的,但多数会反复发作。关节完全不能活动的情况一般还没有,无生命危险。

经常使用的阿司匹林因存在不良反应,所以现在已转向应用非甾体类抗炎药。最近也应用抗癌药物治疗。肾上腺皮质激素对疼痛很有效,但因其有不良反应,所以不宜长期使用。

本病虽然是一种慢性疾病,但因患者能正常生活,所以要鼓励孩子去上学,去从事一些不太剧烈的体育活动。笔者不赞成长期住院。关节炎停止发展后,应进行关节的运动,以预防关节僵硬。

虹膜炎及睫状体炎发病率约为 1/5,女孩多发。开始时没有症状,多在定期检查时发现。

649.流行性腮腺炎

婴儿患腮腺炎多数是由兄弟姐妹传染的,以为孩子 3 岁前很少发生腮腺炎,是因为症状轻而容易被漏诊。如每天观察,就会发现在潜伏期后,孩子的腮腺处有肿胀,但没有情绪不好。

年龄越大的孩子,症状会越重。幼儿一般不发热,多是耳下部分肿起来了,才被母亲发现。也有因患儿主诉耳痛,找到耳鼻喉科大夫看病,才发现是腮腺炎。小学高年级学生发生腮腺炎时,有的会有 40℃左右的高热。

最初多为一侧的腮腺肿大,有的到此为止,但也有的在 1~5 天后,对侧也出现肿大。如果两侧的腮腺肿大,则谁都能看出来是患了腮腺炎。但如果不是腮腺,而是颌下腺肿大就不容易与化脓性淋巴结炎相区别,当出现腮腺肿大了,才知道是得了腮腺炎。尽管腮腺肿大,但表面的皮肤并不发红。

幼儿患腮腺炎,一般发热最多 2~3 日,4~7 日后肿胀也会完全消退。从腮腺肿胀前 1 周到肿胀后 3~4 天,唾液中可发现病毒。

由于输送唾液的导管发炎、肿胀,唾液在腮腺内蓄积从而导致疼痛。看到好吃的东西想吃时,由于唾液分泌,疼痛也会加剧。如果疼痛严重,可服用解热镇痛剂,会在一定程度上得到缓解。

　　由于咀嚼可导致唾液分泌，所以在 1～2 天内，可以让患者吃一些不用咀嚼的食物(如牛奶、面条、粥、冰激凌等)。应尽量避免吃含脂肪的食物，这是为了不加重与唾液腺功能相似的胰腺的负担。

　　对腮腺炎患儿进行脑脊液检查，会有半数左右有细胞增多。严重的话可引起无菌性脑脊髓膜炎(见 645. 无菌性脑脊髓膜炎)的症状。这些症状可以出现在腮腺肿胀之前，也可同时出现，也有稍后出现。

　　一旦入院，在脑脊液恢复正常之前，要反复做几次腰椎穿刺，半个月后才能停止。对体温已不高、腮腺肿胀也消退了的患儿进行隔日的腰穿是很残忍的。因由腮腺炎引起的脑脊髓膜炎一定能治愈，所以也可以不入院。

　　大一点的孩子如果主诉头痛，可用冰枕降温。孩子患流行性腮腺炎，会给父亲带来恐慌。因为父亲不知从什么书上得知，如果小孩子时未患过腮腺炎，此时感染就有可能引起睾丸炎。在孩子面颊开始肿胀 2～6 天前，在唾液中就能查到病毒，所以当知道其得了流行性腮腺炎时，父亲可能已经感染了。但即使感染发病了，也只是极小的一部分，并且多数只是在一侧的睾丸发炎，而且即使患了睾丸炎，也不是彻底不能生育了。

　　哺乳的母亲，在知道孩子是流行性腮腺炎时，也已经在诊断前就感染了，所以没有停止哺乳的必要，可继续哺乳。

　　儿童的腮腺炎，在发病后的 7～9 日内具有传染性。从被传染到发病，潜伏期约为 17～21 天。如果与附近的腮腺炎患儿玩的小孩在 1 个月后仍无任何症状，那么他可能是没有被传染，或是因具有免疫力而未发病。对腮腺炎的预防接种，应在小儿 12 个月时进行，使用的是活疫苗(见 150. 预防接种)。

　　患本病的孩子从何时开始能进幼儿园呢？ 一般是在肿胀消退后，从表面上已经完全看不出来时就可进幼儿园。因为在肿胀之前已经传染上 1 个星期了，所以后来就是症状严重些也不用担心。在幼儿园时患本病，症状会很轻。

　　本病患过 1 次可获终身免疫。但有的孩子已患过本病又再次发生腮腺肿大,可能是由其他病毒感染引起的,它与真正的腮腺炎不同,只一侧肿大,病情也轻。

有报告说,在妊娠 15 周以前,如果母亲患了腮腺炎会对胎儿有影响,但这种看法并未得到公认。笔者就知道虽然母亲感染了腮腺炎病毒,但生出的是正常的婴儿的例子,它并不像风疹那样可怕。

650. 瘰疬（颈部淋巴结肿大）

父亲在给上幼儿园或上学的孩子洗澡时,会发现孩子颈部的淋巴结肿大。肿大后的淋巴结有黄豆般大小,如患儿侧头时可见到颈部侧面有轻微的隆起,用手可以摸到。常常不是 1 个,而是旁边还可以摸到小的另 1 个。压之不痛,而且多为双侧发病。

发现这种情况的父亲多是神经质的人,因此会对母亲说 :"明天领孩子去医院吧。"这也许是因为父亲以前知道,结核可引起颈部淋巴结肿大、瘰疬这种疾病吧。但是,现在也许是 BCG 的作用,颈部淋巴结结核几乎见不到了。

对于小儿颈部可触及的如列岛状肿大的淋巴结,德国人曾经把它称为"小型多发性腺炎",认为与结核无关。可在不知不觉中出现,也可在不知不觉中消失。此种情况从幼儿园到小学并不少见。发病大概是由从喉部进入的细菌导致。

头部出现疖肿时,有疖肿的一侧的淋巴结就会肿大。淋巴结并不化脓,但在原发灶治愈 1 个月后,有时仍可触及坚硬肿大的淋巴结。女孩被梳子弄伤头部后,有时也会出现同样的淋巴结肿大。如果没有被梳子弄破头的记忆,就会认为是淋巴结自行肿大的,但这种也可自愈。

颈部的淋巴结虽然无痛,但增大快速,用抗生素也无效,已长到樱桃或梅子大小时,就必须到外科切除一部分进行病理检查。恶性肿瘤（非霍奇金淋巴瘤、霍奇金病等）虽极少,但也存在。

有一种与瘰疬很相似的疾病,即颌下淋巴结肿大的"猫抓病"。病原体为巴尔通体属菌。在手或脸被猫抓伤半个月左右发病,虽持续数月可自愈,但如使用抗生素,可痊愈得快一些。

651.急救

本书中将出现突发事故时,医生到来之前在家中所采取的应急措施称为急救。在从前的家庭医书中,一定会附有这部分内容。但那是在医生少,去医生那里又需要一定时间的年代的事。现在有车的人增多了,所以在孩子发生紧急情况时,即使去医生那里,也不像以前那样需要太多时间了。

大的创伤、烧烫伤以及中毒等情况发生时,最好的办法是立即用救护车把孩子送到急救医院。因为在急救医院,各种治疗设备齐全,另外,处置事故的医生经验丰富。

与背诵应急措施相比,最好是在平时就想好,如孩子一旦出现问题,应往哪个医院打电话、乘什么车子等问题。

（1）一氧化碳中毒

在封闭的房间内,在焦炭、煤气及石油不完全燃烧时,孩子晕倒了,应首先打开门窗。观察孩子是否有呼吸。如呼吸存在,应使其保暖、静卧,然后与医生联系。万一孩子停止了呼吸,要大声喊人,请帮助联系医生,母亲则要在医生到来之前给孩子做人工呼吸。之所以说开始给孩子做人工呼吸比抱着停止呼吸的孩子去医院好,是因为即使是停止呼吸了,也是越早开始人工呼吸,就越容易使其恢复自主呼吸。

（2）口对口人工呼吸

这是对呼吸停止的孩子,为使其恢复呼吸而向其肺内吹入空气的方法。为使吹入的空气确实到达肺部,必须要保持呼吸道畅通。为此,应让患儿仰卧,头部尽量后仰。为不使空气从鼻子中漏出,大一些的孩子可捏住其鼻子,小一些的孩子大人要张大口,把口鼻一起盖住。

大人深吸一口气,吹入小儿口中。如果空气能充分地进入肺内的话,则可看到胸廓的膨起。开始时要连续吹 3～4 次休息 1 次。孩子膨起的胸部会自然地变平坦而空气被排出。接着每隔 3～4 秒吹 1 次,并要确认空气是否被排出来了。

如空气没进入肺部，而是从食管进入胃部了，则看不到胸廓的膨起，而出现腹部的膨隆。这是屈曲颈部的方法不对的缘故，只要纠正过来就可以了。也可以压腹部来排出空气。孩子呼出空气后，能自己吸入空气时，就说明自主呼吸恢复了。

由于大人的肺容量大，所以1次不要吹入太多的空气。否则的话，空气进入胃部，会妨碍孩子的自主呼吸，或是对肺造成损伤。

人工呼吸要一直进行到患儿恢复自主呼吸为止。

（3）异物进入眼耳鼻

进入耳、鼻的异物，在其中溶解而不造成危害的情况很少。但异物进入体内后，也不会因暂时没取出来就立即会发生危险。如果急于取出，应用奇怪的工具，孩子不配合而强行操作，反倒会出现危险。眼睛中的异物容易损伤角膜而导致化脓，所以应立即去眼科请医生帮助取出。

（4）吞食异物后

详见"284. 吞食了异物时"。

（5）割伤、扎伤

如果是按压1～2分钟可止血的伤口，可在其周围涂上酒精后用绷带包扎。严重的伤口要请医生处置。注意不要用具有杀伤细胞作用的药物对伤口进行消毒。如果是被从土中挖出来的罐头瓶或玻璃片弄伤，即便是小伤口也要去看医生，这是为了预防破伤风。

（6）从高处坠落

婴儿从高处坠落的应急措施详见"265. 婴儿的坠落"。如果是1岁半以上的孩子详见"366. 防止事故"。

（7）吃入香烟

请参照"197. 防止事故"。

（8）被动物咬伤

被狗咬伤时，应弄清楚咬伤孩子的狗是哪里的、谁家的，这并不是为了要求赔偿，而是因为知道了是谁家的狗，就能从主人那里得知这条狗是否注射过狂犬疫苗,如果注射过了,则只需对伤口进行处理即可。如果是被野狗咬伤的,伤后狗不知去向的话,在流行期,就必须要考虑给孩子进行狂犬病的预防注射。

由于现在使用了组织培养不活化疫苗,而不像从前那样使用兔脑制成的疫苗,所以不用担心发生过敏性脑膜炎了。也有的患儿在被野狗咬伤时,在注射狂犬疫苗的同时注射抗狂犬病血清。

被老鼠咬伤后,不仅要处理伤口,还要进行对鼠咬症的预防才是安全的,希望父母与儿科医生联系。

被猫、狗、鼠咬伤手指后,应立即用水冲洗,以除去手上沾的动物唾液,用肥皂仔细清洗干净,然后涂上双氧水,用绷带包扎后去医院。如果医生就在附近,被咬伤后就应立即跑去看医生。

（9）发热

这在与孩子月龄、年龄相当的"异常情况"一栏中有记载。

（10）牙痛

如果看牙科医生方便的话,应立即带孩子去看医生。如果在深夜不可能马上去医院,可让其用温水漱口,再用热毛巾敷患侧面颊。如果是3～4岁患儿,可让其服用1/3片的解热镇痛药。

如果是牙齿上出现较大龋齿洞而引发是疼痛,应在牙签的尖部缠上脱脂棉,制成细棉棒对牙洞进行清拭。然后再将小的棉球上浸上丁香油塞入牙洞中,并同时暗示孩子说,好了,这样就不痛了。牙痛是越兴奋痛得越严重,所以父母要注意抑制孩子兴奋的情绪。

（11）鼻衄

若孩子2岁以上,详见"400.夜里流鼻血"。若孩子4岁以上,详见"482.孩子的鼻血"。

（12）抽搐

若为婴儿,详见"248.抽搐";

若孩子1岁以上,详见"348.抽搐";

若孩子 4 岁以上,详见"483. 抽搐"。

（13）误服

如果孩子误饮了洗涤剂、漂白剂及成年人的常备药、染发剂等物品,应立即让其喝半杯水,然后把手指伸向孩子咽喉的深处,向下按压舌根以使其呕吐。然后要迅速地拿着装着误饮物的容器带孩子去医院。

误服烟、纽扣电池、防虫剂、成人用的药片及驱蚊用品的也很多。

记住误服每一种物品的急救措施是做不到的。总之,最好将误服者立即送医院。洗胃的办法适合误服洗涤剂、染发剂、挥发油、卷烟、纽扣电池、防虫剂等的情况。

如果误服了液体化妆品,最好向厂家咨询一下具体处理的办法,一般情况下是不会有大问题的。

如误服了消毒液、硫酸、盐酸、苛性钠、农药时,必须立即叫救护车。强酸强碱不能催吐,农药可以催吐,方法是让孩子喝 1 杯水,然后把手指尽量伸向咽喉深部,向下按压舌根。

电视和报纸有关于婴儿从阳台跌落的事件的报道,但较少听说过因误喝了毒物而致死的事情。

在孩子将医生开的药 1 次全部服下后,应打电话给开药的医生听取医嘱。因为在小儿常用的药品中即使将两日的药量全部服下后也是安全的药有很多,所以不一定要急急忙忙地去看其他的医生,而给孩子造成不必要的痛苦。

（14）溺水

对于呼吸停止者,应将耳朵贴在患者胸部,如能听到心音则应立即开始人工呼吸。听不到心音时应看瞳孔,双侧的瞳孔在心脏停搏 40 秒后就完全散大。如瞳孔散大、心脏停搏,则应立即进行胸外按压。胸外按压,是对位于胸中的心脏用外部力量,在胸骨与背骨之间予以按压、按摩。一般以每分钟 100 次的频率进行。

如果患者是婴儿,可用两手环抱患儿胸部,用四指放在背部,两拇指置于胸骨中央,其余四指支持背部,用拇指用力进行按压。如果是幼儿,可用左手掌托住背部,用右拳的下部按压胸骨。如果是大孩子,可在其背部放上厚板子,将大人的体重集中到手掌部,按压胸骨的中部(如按压胸骨的下部,则易引起骨折而伤及内脏)。

心脏停搏时,必须胸外按压和人工呼吸同时进行,每吹两次气后立即反复按压胸部 15 次,然后再从口向体内吹入空气。如心脏停搏在 1 分钟以内,则 10 人中会有 9 人可复苏。如不进行胸外按压,患者就会死亡。呼吸停止的孩子,如在人工呼吸过程中哭出来,则说明恢复了自主呼吸。

(15)被虫蜇咬

6 个月内的婴儿被蜂蜇伤时,应及早带孩子去医院请医生诊治。大一些的孩子被蜂蜇了,应仔细观察被蜇的部位,如蜂针还留在体内应立即拔掉,涂上含有肾上腺皮质激素的软膏。如被蜈蚣、臭虫、蚊子等叮咬后,也可涂抹同样的药物。

(16)烧、烫伤

如果烧、烫伤面积达到体表面积的 1/10 以上,就必须去急救医院。头、一侧的胳膊、一侧的脚、腹及背部的一半以上就可看作体表面积的 1/10。在救护车到来之前,要持续用自来水冲洗。也可以在穿着衬衣的条件下进行。如是被强酸或强碱灼伤时,应立即用剪刀剪掉衣物,然后用干净的床单盖上。在用救护车运送时,应用毛毯把孩子裹上。

对于因热水、火、热金属、强酸、强碱造成的烧、烫伤,即使未达到体表面积的 1/10,也不应在家里治疗。在看医生前应用自来水冲洗 30 分钟,不要用手碰受伤的部位。

触碰了点着的香烟、电熨斗、装着开水的容器,或者在炸食物时溅上了油而引起了烫伤,这时,如果仅是皮肤发红,可不去管它。以前人们认为,这种情况必须涂抹点什么的观点是错误的,因为能导致烫伤的热度,是不会附着细菌的。一旦发生烫伤,就应立即在水龙头下持续冲洗 30 分钟。

如出现水疱,绝对不要把它弄破,要用消毒敷料覆盖,再用橡皮膏包扎好。没形成水疱时,则不要用敷料覆盖。

后　记

　　本书力求站在孩子的立场上考虑育儿问题。孩子的成长是个自然的生理过程,有其自身的规律。与风俗有着密切关系的民族,在长期的生活中,经过实践不断修正错误,逐步适应了自然规律。适合于日本民族的育儿方法,就建立在日本民族的风俗习惯的基础上。

　　此外,文明时而缓慢时而急剧地改变着人们的生活,二战后的日本如同"第二次维新",改变了日本民族的生活方式,这大大加速了孩子们的成长。

　　另一方面,"第二次维新"也改变了日本家庭中人与人之间的关系。大家族消失了,取而代之的是以夫妻意志营造的核心家庭。与二战前相比,妻子自由多了。但这种自由必然也付出了它的代价,妻子失去了从婆婆那里学习传统的风俗式的育儿方法的机会。刚刚成为母亲的妻子,虽然没有任何育儿经验,也必须面对孩子,并承担起做母亲的责任,这是日本民族未曾有过的经历。

　　母亲们在日本的现代化进程中,虽然备感困惑,而育儿指导工作者,却很少给他们以帮助。这些育儿指导工作者们,在这种现代化的进程中也都自生自灭了。

　　任何国家都是一样,育儿的指导由医生掌握着主动权,而他们总是在育儿失败时才登场。写育儿书的是医生。然而,在对母亲们起着决定作用的医生的头脑中,还残留着明治维新时代的烙印。

　　在人们的观念中还残存着文明是从西方传入的、是天皇用以启蒙百姓的工具这种思想,这是因为培养医生的医科大学与明治的官僚政府息息相关,就像日本虽然已进入了"第二次维新",而政府还不能从德国式的官僚制度中摆脱出来一样,日本的医生们也还以其学阀的形式残留着官僚思想。

二战后,培养日本医师的大学,因为不能像以前那样从官僚政府那里获得财力支持,其研究经费不得不仰仗药品厂商及乳制品公司的赞助,这就大大降低了医生们的地位。为了卖商品而无视孩子自然成长的各种企图,压抑了以科学的态度进行的批评。如果说明治、大正的育儿指导是号召人们顺应天皇期待的那种秩序的话,现在的育儿指导则是号召人们与药品厂家、乳制品公司"共存共荣"。这一点突出地表现在保健所发给母亲们的、由厂家署名的宣传手册上。

把外国的也就是美国的文明从上到下地灌输给母亲,这种明治时期的做法在今天的育儿指导中也还继续存在着。这本书,我以为在内容方面维护了民族的个性,在做法上也从某些方面抵抗了外来的强势。如果把立场放在孩子一边,就必须靠向与孩子最贴近的母亲。为了尊重孩子的自然成长,必须尽可能地缩小对母亲指导的不自然情况。所谓不自然,就是强行推销不必要商品的广告,就是对孩子进行不必要的注射"治疗"。

如果从孩子的立场、母亲的立场来考虑育儿,作为日本的母亲们经历了几千年才创造出来的传统的日本式育儿方法,从科学的角度来看还必须重新认识。虽说是传统,但不必维护。作为日本人,只要被这种风俗所束缚,在现在的文化水平摆脱不了的风俗中,就不能无视并顺应这种扭曲了的日本式育儿。夫妇和孩子分别睡在不同房间里,这种适合于美国中产阶级的育儿方法与即便是在钢筋水泥建筑里母子也得睡在同一房间的日本式育儿方法,是有所不同的。

抱着不是从医生角度而是从病人角度考虑治疗的这种态度,30年前,我从大学走出来,到了结核预防健康顾问所,这对我的成长影响极深。当时给我的研究以方向性指导的平井毓太郎先生,曾一直主张不能用注射折磨孩子,这使我的信念更加坚定了。

二战后,我做了20年社区儿科医师,每天的生活把我和孩子的母亲们的距离拉得更近了。在那里,我了解到从上一代分居出来、孤立无援却又必须养育婴儿的母亲们将要面对些什么样的问题。我看到了很多敏锐的母亲,对生长极快的婴儿,试验迄今为止育儿书上从未记载的新营养法,并获得了成功。因为他们尊重了孩子的自然成长。但并不是所有的母亲都能这样。有些母亲无视孩子的个性,强加给孩子死板的育儿方法,使得孩子非常痛苦,为了减少孩子的这种痛苦,站在孩子的立场上批判这种育儿方式,我曾写了《我是婴儿》《我两岁》(都是岩波新书出版)两部书。

从1963年起,我对民族文化中风土人情的兴趣强烈起来,因为我要重新认识基于日本风俗的育儿方法,所以积极地在每日新闻上连载《日本式育儿法》(后作为讲谈社现代新书出版)。在准备过程中,我读了创造日本江户时代育儿学的香月牛山先生的《小儿必用记》。另外,我奔走于近畿各地,采访了作为民俗的育儿方法。在这本书中,之所以包含了"旧式"育儿之法,就是因为我看到了这种"旧式"的育儿方法培养了结实的孩子和情绪稳定的母亲。

因为在岩波新书出书和在报纸上连载,提高了我的"知名度",常常有从医院里"逃脱"出来的患者访问我,我听到了来自病人的对现代医学的批评。这些批评,从医生的角度看是对研究的热心,但从病人的角度讲则是对病人的痛苦的漠视。

现在的医疗体制是国家的援助少,而更多的是依赖病人来负担,尽管医生和护士们都很尽职,但还是使医院的经营很困难,使病人的住院生活不自由,把治疗搞得不科学。每个人所患的疾病是否都需要住院治疗呢?从病人方面看是个很大的问题。既然站在母亲的立场上,就不能回避这个问题。从医生来看,当然病人住院可以万事方便了,但那是医生的立场。患病的孩子也有他们的立场。病人、医生、护士必须携手并肩,重新改变这种不完善的医疗制度。我想,直到它实现为止,都应该站在孩子的立场上考虑问题。于是在"孩子的疾病"栏里写进了这些想法。

当然,这本书不能成为医生的替代品,生了病看医生是理所当然的。遗憾的是医生太忙了,不能向母亲们详细解说。我的愿望是支援来看病的母亲。大多数医生和母亲的立场是一致的。但是从经营角度出发无视孩子立场的人,也许感到与这本书的宗旨相抵触。有人说,批评医生降低了医生的信誉。但是,并不因为医生是医生就是可信的,相信哪个医生、不相信哪个医生是病人的选择。在自由世界里,只有医生可以免除自由竞争这件事,未免奇怪。我不想再看到使医师忘记了自由竞争、把病人当愚民对待的官僚式保险制度延续下去。就像公正的法官不怕人民的眼睛一样,公正的医生也不该怕忧虑孩子的母亲们唠唠叨叨。就像裁判不应惩罚无罪的人一样,治疗也不应以不必要的注射折磨孩子。

这本书有一个独特的地方,就是列举了集体保育问题。怎样才能把孩子养育得健康,这一研究课题不属于儿科,使我懂得这一点的是列宁格勒小儿研究所附属保育园和第7届全苏小儿科学会。

1957年我被邀请到了苏联,这对我来说是一个转机。苏联的医生告诉我,为了科学地认识孩子健康的成长,只靠累积给孩子看病的诊疗量是不够的,必须直接深入到孩子健康的成长中,做大量的观察比较。

从那以后,我加入了关西保育问题研究会这个民间研究团体,接触了在保育园和幼儿园工作的人。在5年左右的时间里,我学到了很多有关集体保育的知识。其中的一部分,在《我的幼儿教育论》(岩波新书)中公开出版了。那本书涉及做具体保育工作的保育人员所关心的问题。告诉我问题实质所在的当然是保育问题研究会的人们。

在这本书中的"集体保育"栏,写了保育应改变为如此这般等一些愿望,从现在的保育园条件来看,恐怕会认为那是理想论。但是我相信,与其适应现实的贫穷条件养育孩子,不如面对理想、改革现实对孩子来说更好。站在孩子的立场考虑育儿,只有这样。比起30个孩子由一个保育员管理,不如15个孩子分别由两个保育员管理更好。这难道是过高的奢望吗?这和发射人造卫星相比是多么朴素的理想啊。

为了实现这一朴素的理想,希望能够进一步改善保育工作者的劳动条件。日本的宪法,保障对劳动者进行团体交涉的权利。没有必须交涉的团体,就等于剥夺了她们的权利,而她们的劳动条件到任何时候都得不到充分的改善。她们的劳动条件也就是孩子们受保育的条件。受保育的孩子能够在良好的条件下成长,这和母亲的愿望是一致的。

奉行集体保育只适合外出工作的母亲这一理念的时代已经过去了。幼儿到目前为止,都是在集体中成长起来的。因为汽车的泛滥和住宅的密集,夺去了幼儿和小朋友们游玩的场地,他们被"软禁"在家里。给所有的孩子以游玩的场所,从"软禁"的孤独中解放出来,是所有母亲的愿望。对改善集体保育场所的劳动条件一事,希望所有母亲都能不遗余力地给予支持。

我希望在保健所工作的人也读一下这本书。虽然保健所是为创建优秀士兵而组建起来的,但已经不得不从绝对平均的育儿指导中脱离出来。为了发展孩子各自的天分,必须尊重孩子的个性。孩子的成长可以有各种各样不同的类型,不能根据是否符合"标准体重"来区分孩子是优良儿还是不良儿。我希望鼓励没有经验的母亲根据孩子的特性进行育儿。

这本书只将育儿对象限于上学前的孩子,对于已经上学的孩子,仅仅揭示了重新认识孩子一般性的成长。当然,上学的孩子易发生的疾病,也列举在"孩子的疾病"栏。上了小学以后的事情,希望能读一下我与胜田守一先生合写的《家庭教育》(岩波书店)和写了中学生事情的拙著《发挥你们的天性》（筑摩书房），以及以孩子与父亲的关系为重点的拙著《父亲对孩子》（岩波新书）。

另外，如果允许我涉及个人私事的话，我很高兴能在服部峻治郎老师七十大寿之年，出版发行这本书，是他将我从儿科学中解放出来，并把我培养成儿科医师的。

本书得以完成，承蒙装帧方面的福田繁雄先生，插图方面的岩崎先生，版面设计的多川精一先生，照片方面的片冈健夫妇、川岛浩先生，岩波电影的织田浩先生、刘部秀郎先生、荒平俊一先生、小山博孝先生等人的多方关照；另外，积极协助我们摄影的北田边保育园、樱花保育园各位的盛情也使我难忘。岩波书店的堀江铃子女士、寺岛三夫先生、田沼祥子女士、竹田久美子女士等人也始终帮助操劳。在此深表谢意。

松田道雄
1967年9月

听听读者怎么说

已经多次回购的书籍。自己看过觉得很实用,0~6岁每一个阶段都有,非常详细,所以也买来送朋友,很实用,书籍特别厚。

C***g 为此商品评分:★★★★★

这本书开始是自己买来看的,后来买过很多次送给新手妈妈,非常实用,只看(适合)孩子年龄的(部分)就可以,不用一下看完。

g***y 为此商品评分:★★★★★

这本育儿百科已经多次购买了,第一本大约十年之前买给亲戚小孩的,后来又买给同事小孩、亲戚朋友的小孩。家里人喜欢从这本书里寻找育儿知识。

Y***8 为此商品评分:★★★★★

自己娃小时候就看的这套书,现在买给自家妹子,非常实用。尤其里面针对孩子个体的不同,会有不同的建议,这一点很能缓解新手宝妈的焦虑。

A***3 为此商品评分:★★★★★

自己小孩就是参照这本书养的,养娃遇到的各种疾病、麻烦,书里基本都有。心里有数不再慌张,极好的一本书。这是帮别人买的第二本了。

j***8 为此商品评分:★★★★★

很有帮助,多次推荐或者送给新当父母的朋友。

j***0 为此商品评分：★★★★★

同事推荐买的,从怀孕到娃几岁,写得很详细。

l***e 为此商品评分：★★★★★

经典就是经典无需过多推荐了。

丞 *** 心 为此商品评分：★★★★★

这是一本很详细而全面的真正意义上的育儿百科,就像它的名字一样。

l*** 苣 为此商品评分：★★★★★

这是一本让我觉得相见恨晚的书,实话讲,刚收到的时候,撕开塑封,新书的那种印刷的味道真的让人觉得心旷神怡。里页是黑白印刷,但是这并不影响它内容的实用性。

这是一本很详细而全面的真正意义上的育儿百科,就像它的名字一样。里面涵盖了从孩子出生之前到六岁所能遇到的几乎所有问题。还有非常全面的有可能会遇到的各种小儿疾病的介绍。

同时它的排版也非常贴心。在文中页眉页脚都有相应的指引方便查阅,同时在阅读中遇到的书中其他相关联的问题在词后括号内也有相应的指引。

很后悔没有早一点遇见这本育儿百科,我们作为新手父母,其实在很多问题上都手忙脚乱没有经验,这本书确实帮助我们在育儿的道路上解决了很多很多的问题。

头胎照书养,这本书就是你照书养的最佳选择。

m***5 为此商品评分：★★★★★

源还没有出生,我就买这本《定本·育儿百科》回家了。可以说,源是照着这本书养大的。书的作者是松田道雄,是日本著名的儿科专家。他用了毕生的心血来写这本书,修修订订又改了30年,一直在完善育儿理念。书中从一个母亲怀孕开始,一直到孩子6岁上小学之后,在这长达7年的时间跨度之内,按照孩子的年龄(细分到月龄)来划分章节。系统地讲述每个时间段里(的问题),母亲的妊娠保健、新生儿的护理、母乳喂养、洗澡、吐奶、室外空气浴、晒太阳、哄孩子睡觉,以及幼儿的安全看护、常见疾病和一些不常见的疾病,事无巨细,一一详细讲述,并解答问题。全书80多万字,不必一次性看完。因为,看完,你也记不住。最好是,怀孕的时候看怀孕的部分,孩子1个月看1个月的部分。

源6个月的时候,第一次发高烧,39℃多,大半夜地,把全家惊动了。我妈立马叫我和老公送娃去医院急诊,由于看过《定本·育儿百科》,我跟老公说,不用担心,可能是幼儿急疹,出疹子后烧就会退了,我们物理降温就好。可是架不住老妈和老爹在一旁拼命催,于是半夜就带着娃去医院了。问急诊的医生这是不是幼儿急疹,医生说不确定,要出疹子以后才知道。医生问打吊针吗?我坚决地摇了摇头,拿了退烧药,还有抗生素,就回家了。两天后,给源洗澡的时候,我发现孩子屁股、后背、脖子出了一堆红色的小点点——是幼儿急疹!源应该不会发烧了!终于顺利度过(孩子)人生中第一次发烧。还有,源3个月以前,晚上睡觉经常哭闹不停,把全家闹腾得不行,我二姑帮忙带源,1个月,足足瘦了20斤。没有啥原因,就是大人都没有得睡。但松田道雄老人家说,有些孩子就是爱哭闹,有些孩子就是睡得多,有些孩子就是吃得少,有些孩子就是长得快,有些孩子就是瘦小。看完这本书,我那几乎快得产后抑郁的小心灵就被抚慰好了。于是,我很早就知道,每一个孩子自打出生以后,他就是一个独一无二的个体,不能说别人的孩子是怎么样的,他就应该是怎么样的。他有自己的生存方式,我们只要安全守护他就好。

一本有人情味的育儿工具书

无昵称用户 为此商品评分：★★★★★

这年头敢叫"育儿百科"的（书籍）也是形形色色、五花八门，（这本书的）豆瓣点评是"一本从'婴儿诞生前'一直写到'孩子上小学'为止的综合性普及读物"。你看，是普及读物，说到专业性这点其实是被豆瓣诟病的，里面有很多老旧的观点，比如六个月前就添加果汁啦、喂糖水啦、加辅食啦，那根本就是新手妈妈和婆婆大战的导火索啊；至于母乳不够了那就加点奶粉，分分钟又是母乳喂养的大忌。但依然止不住我对它的喜爱，因为比起冷冰冰的专业知识，这本书显得很有人情味。话说，"养"孩子和"育"孩子，那真是妈妈史上艰苦卓绝的两大工程啊！我们当妈的或者说做人，其实都差不多的，"道理我懂了"是一回事，可是"做不到就是做不到啊"的打脸（事情）时刻在发生，然后就开始怀疑自己，充满沮丧，自暴自弃。这老头儿（作者松田道雄先生）就一直跟你说"没关系的，母乳不够，那就加一顿奶粉，只是喂养方式不同，关键妈妈要放松心情啊""孩子精神好，就不必太在意米饭吃多少，让孩子出门多动动就好了""不用看儿童发育指标，那个就好比让100个孩子排队取当中排第50个的数字来的而已啦""不用老是看孩子大便绿不绿，妈妈的爱不是从大便里看出来的""爱哭感情脆弱的孩子，只要能高兴地活下去就可以了，人生并不是集体旅行啊"……不要紧啊，不要紧！你以为真的不要紧吗？我生我家大宝以后，实际上每天都紧张死了，担心这个，担心那个，母乳不够的时候翻遍了各大论坛，吃遍了发奶秘方，若是孩子有个伤风咳嗽那是连觉也要睡不着的。老头儿的书这个时候就翻出来看看，听他说说不要紧，只是为了让自己紧绷的神经松一松，该去的医院还是一次不落。可是等到生二宝以后，我就彻底抛开了所有的养育指南，自己化身松田老头，"这个不要紧""那个问题也不大"，人一旦不纠结了，育儿就变成一段非常享受的时光，哪怕什么也不做，只是跟着孩子在地毯上滚来滚去也好开心。所以到现在,即便我家大宝已经上小学了,小宝是彻底跟着感觉养了,这本书依然不舍得扔掉。现在自己写育儿公(众)号了,我打算把这位随和亲切的老头儿作为我的榜样,尽量不拿理论吓唬人,重要的是父母和孩子一起学习的过程,做不到也没关系。这世上,有的孩子长成了"松树",有的孩子长成了"柳树",有些孩子哪怕长成了"歪脖子树",也不要紧,妈妈还是会从盆景的角度欣赏。

随性自然是最好的育儿之道

q***8 为此商品评分:★★★★★

我家孩子出生差不多3个月了,带得挺累的,主要是家里人各有各的主见,特别是老人,把孩子当成宝一样,容不得半点哭声。后来朋友极力推荐了这本书,就上网看了下,评价挺高,销量也很大,就买下了。

说实话,刚刚收到这本书的时候,真的被吓了一跳,非常厚的一本书,翻了下,900多页。仔细翻阅了,觉得收获很大。在书中作者把1岁以内的婴儿按月龄循序渐进地写,读者按目录上的月龄对照来看就好了,很方便,虽然有些地方重复了,但这都是重要的经验,啰嗦一点也不影响。该书基本涵盖了婴儿成长各个过程中要注意的护理情况,可能的疾病,等等。一看就明白了,很详细。

到目前为止,收获最大的三点是:红屁股、拉肚子和空气浴。

我家孩子有点红屁股,虽然在作者那个年代,纸尿裤还不普及,当时日本人用的还是棉布,要冲洗重复用,但这都不影响解决纸尿裤的红屁股问题。作者提出的解决之道是勤换洗,以前我们比较懒,一块尿布用上几个小时都不换,现在白天2个小时左右就换一次,如果发现小孩拉屎的话,就马上换,不能让屁股长时间接触湿的尿片。晚上睡醒准备喂奶的时候也换一次。有机会的话,就让孩子晒晒屁股。没多久,红屁股就消失了,孩子也不哭闹了。

前段时间,孩子有点拉肚子,拉出来的便便有点稀,家里人就非常地担心,问其他人,回答说可能是消化不良,后来去看了几次医生也没啥效果。但作者在书中就表明了,小孩子在这个阶段不存在所谓消化不良的问题,拉出来的便便有点稀是很正常的,这是喂母乳的缘故,只有喂配方奶,拉出来的便便才是金黄色而且次数比较少,只要宝宝的体重还在增长,就没有理由担心消化不良的问题。如果真的是严重拉肚子的话,婴儿会表现为脱水等一系列的严重问题,这时候就真的要去看医生了,除此之外就没必要担心这个问题。看了作者的解释之后,家里人也就放心了,从此也不再担心这个问题。

家里的老人有个"迷信",小孩子出生后不到 100 天就不要外出。但书中作者则极力强调户外活动的重要性,提出孩子出生后半个月开始就可以空气浴,后面更是要求每天要有 3 个小时的户外活动,而且不要花太多时间给孩子弄吃的东西,而应该把这时间节省下来带孩子户外活动。我觉得说得挺有道理的,就说服家里人照办,现在孩子成长得非常健康、活泼,我想这可能也跟多到户外活动有一定的关系。

总的来说,该书强调站在孩子的立场上考虑问题,强调尊重孩子的选择权利,一切都以自然随性为原则,处处体现了东方人的自然哲学,这本书相比西方人的育儿方法……我个人觉得更适合中国人看,推荐各位即将或者已为人父母的朋友(把这本书)作为日常育儿工具书多看。

比较了市面上 80% 以上的育儿书籍,就喜欢这一本。

无昵称用户 为此商品评分:★★★★★

作者先生以一个长者的语气,让我们不骄不躁,心平气和地面对,并科学地看待和解决婴幼儿阶段的各种问题。

给我特别大帮助的育儿百科,物超所值。

丹 **** 曦 为此商品评分：★★★★★

家里已有好几本此类书籍,但冲着大家的评价购买,收到之后,老婆看着直说不错。分阶段看,不必一下子看完。(内容)都是对我们这样的新"爸爸妈妈"来说很好很实用的知识和指导!

和 *** 英 为此商品评分：★★★★★ 10 分

非常实用的一本好书　2008-09-01 22：47：24

l***n 为此商品评分：★★★★★

第一次做父亲,好多知识还没准备好。有了这样一本好书,可以当作字典来查,育儿真的能变得很简单。该书作者堪称此道专家,而且能把婴儿在各个阶段要出现的问题都详细地罗列出来,总有一个答案能回答新生儿父母的问题。我要做的很简单,有不明白的就去翻书,总会找到满意的答案。原来育儿并不是什么难事啊!

我已经把该书推荐给我的好多朋友,相信他们也会有和我一样的感受。

很好的一本书　2008-01-30 10：14：44

董 ** 为此商品评分：★★★★★

自己买过一本,很有指导性。幼儿急疹和肠套叠我的宝宝都发生了,幸好看了书有所准备,没有因为幼儿急疹高烧不退去医院,因为书上说 3 天后高烧自己会退;发生肠套叠也没有耽搁,及时到医院做了空气灌肠手术,宝宝少受了很多罪! 推荐准妈妈们购买! 后来又买了一本送给同事! 觉得是一本很好的书!

书评　2008-09-25　08：27：26

沐** 为此商品评分：★★★★★

书是太太刚刚怀孕的时候买的,现在我儿子都快9个月了! 呵呵～～

书中内容写得很好,方方面面都有涉及,我太太也是一直在看,有的章节还看了好几遍! 因为太太住在娘家,我一周只能去看她们一次,所以我对此书看的时间比较少,不过儿子刚刚出生那一段看得比较多! 也从中理解了好多关于婴儿的事情,很感谢这本书!

给准备生育或者已生小宝宝的朋友们推荐这本书!

绝对向新爸爸妈妈推荐　2008-06-27　09：45：48

l***n 为此商品评分：★★★★★

作者是日本人,育儿观念同中国人挺接近,参考性非常强,实用性非常大;该书内容的最大特点就是详细。基本上每个月新父母可能面临的问题都有描述;宝宝每个月的成长里程碑都有清晰的说明;对新父母绝对可以起到相当大的宽慰作用。

值得推荐的育儿书　2009-05-28　13：45：45

2***s 为此商品评分：★★★★★

这本书,最打动我的是作者在字里行间对孩子的爱。怎么带好孩子,之前我可以说一点头绪都没有,无知到什么程度呢? 就是连担心也没有,总觉得孩子来了,是自然而然的事情。其实,当真的有一个孩子,小小的,只会哭泣,出现在面前,而且每时每刻都需要你,这个时候才发现,育儿学问,是多少都不够的呀!

作者提倡尊重孩子的个性,有些看来可能是毛病的现象,其实只是孩子的个性而已,大可不必紧张,而且应该得到尊重。作者还大力提倡对孩子的锻炼,空气浴、室外锻炼,等等,一再在各个阶段强调,让我印象深刻。

最让我感动的是关于母乳喂养这部分的介绍。作者提倡母乳喂养,这个可能不用我多说了,现在资讯发达,而且都在大力提倡母乳喂养。但是遇到问题如何解决,以及大家在这些问题面前如何处理好自己的情绪,让家庭更和谐,书里都有涉及。那时由于家里人怕小孩吃不饱,我又坚持要母乳喂养,所以摩擦很大,不好意思说一句,哭都哭了好几场。看了书以后,心里总算释然了,否则还会继续钻在死胡同里出不来。

这本书我已经推荐给身边好几个好友,虽然有人嫌作者啰嗦,但是我更看重此书历时三十年,几经修订,不断进步。作者已经仙逝了,在此还是要感谢他,他对孩子的爱真的让我很感动。

非常喜欢的一本书 2010-01-07 14：57：12
s***a 为此商品评分：★★★★★
我相信大家都有遇到宝宝突然(出现)异常情况的时候,一般第一次经历的人都会心急如焚;请仔细阅读这本书的"异常情况",我相信你看到后会发现很多问题很容易解决!

每位家长都应拜读的育儿书 2007-02-27 10：20：47
m***9 为此商品评分：★★★★★
我强力推荐将为父母的家长购买此书。它像一本育儿词典一样实用而可靠。我就是每天查阅着这本书走过初为人母的几个月。现在也是一有问题就要查这本书。作者是一位绝对令人尊敬的老人。他已逝去,因此我经常觉得失去这样一位从内心为孩子着想,不断钻研业务,又有如此丰富的临床经验的老人是非常遗憾的事情。如果你还是一位待产的母亲,买这本书就足够了。我待产的时候买了好几本育儿书,只有这本是最贴心实用的,最适合我们亚洲宝宝。我在几个国家生活过,决不盲目崇拜哪个国家的育儿理论。但我彻底被这本书和它的作者松田老先生征服。我是一个母亲,我希望其他的母亲也能像我一样幸运,能拥有这本好书。

很实用 2009-12-15 20:49:15
b***s 为此商品评分:★★★★★

周围凡有朋友怀孕,我都送一本,当字典翻啊,尤其现在医院动不动都挂针,真要好好学习松田道雄的精神,有些病可以在家痊愈的,不要把孩子送到医院受罪。

经典实用 2009-10-09 08:36:58
s***0 为此商品评分:★★★★★

早年买过一本,成功养育了自己的宝宝,感觉特别实用。那本书后来传了7家,养育了8个宝宝。再后来有了网购,每当有亲友怀子,就送她一本,也算为国家的优生优育作点贡献,呵呵!

这本书对于刚成为妈妈的人有很大帮助 2009-10-09 13:42:54
Y***G 为此商品评分:★★★★★

初为人母,发生在孩子身上的一切都是值得我们关注的问题。这本书在我坐月子时对我的帮助非常大,简直到了不用求医、查书便知的地步。内容面面俱到,非常详细。希望我们中国人也能编写出类似于这本书的如此详细的内容。

经典之作 2009-10-12 17:00:54
m***5 为此商品评分:★★★★★

几年前朋友送给我了这本书,给了我莫大的帮助。虽然小女现在长大了,但这本书却一直是我手边常备的——送同事、送同学、送朋友,也寄给在国外生活的同学。每一本书都给手忙脚乱、初为父母的人带去帮助,这总让我十分欣慰!

育儿圣经! 2009-11-10 20:43:06

r***u 为此商品评分:★★★★★

这是一本育儿圣经,解除了初为人母的我太多的思想压力。每个孩子都是有个性的,都是不同的,很多看似不正常的情况,看过书就知道,只要孩子精神好,吃得香,其实都没有关系。作者的去世是全人类的重大损失!

相当不错的书 2009-11-24 16:29:54

s***y 为此商品评分:★★★★★

非常好的一本书,我是在宝宝两个多月的时候买的,唉,有点后悔买晚了。

太专业了! 2009-12-03 09:09:59

w***4 为此商品评分:★★★★★

真不愧是专家!评价来源于生活来源于积累和专业的解决方式~

儿子出生前我就买了此书!尽管市面上有N多的育儿书,我发现很多不同的说法,但是每次出现"状况"的时候,还是这本书帮了我!!

LG开玩笑地说:"儿子晚上大哭,她不去抱儿子,去书房翻书……"

~~~~哈哈已经买了无数本,给自己,然后给朋友。

挺管用 2009-09-10 19:30:35

q***9 为此商品评分:★★★★★

很好,质量不错。

作为新手妈妈这书给我吃了不少定心丸,很多不明白的、让人担心的情况,书上基本都有解释。

非常实用的一本育儿指导书　　2009-09-17　15：16：23

c***8 为此商品评分：★★★★★

我是在宝宝出生前一个月买的这本书,看过之后,对于将要出生的宝宝和面临的情况有了大致的了解,少了很多心理上的负担。育儿的各个阶段该书都有详尽的介绍,非常实用。感觉应该把该书先通读一遍,有个大致的印象,然后跟着孩子成长的脚步精读各个阶段的内容,比较好一点。或者保持一个适当的提前量也可以,因为孩子在实际中可能会遇到在书上是下一个阶段的问题。

负责任地推荐一下　　2009-07-07　16：00：58

x***u 为此商品评分：★★★★★

一直等到现在才来推荐,是因为宝宝现在9个月了,在这本书中受益良多,不来说几句,觉得很对不起这本书似的……呵呵。

宝宝刚生下来的时候,没怎么仔细读,遇到的问题也有限,多是由婆婆的经验来处理问题。宝宝慢慢大一点之后,才正儿八经地去读这本书,并且从中比较、借鉴,慢慢发现了它的好。

小区里的其他宝宝动不动就被妈妈带着往医院跑的时候,我就能想起日本的这位育儿大师的好来。他告诉我们要做一个相信自己、相信宝宝的妈妈,我庆幸我已经开始努力在做。

向新手妈妈推荐这本书,相信大家都能建立和宝宝之间的真诚信任,做一个有自信、有主张的好妈妈。

（摘自当当网、京东商城、卓越网）

译者后记

1999年深秋，我到重庆去参加一次全国学术会议，与华夏出版社医学科学部主任陈玉琢先生不期而遇。参加会议的还有一些日本学者，就一些学术问题大家进行了交流。回到单位后不久，接到了陈先生邀请翻译《育儿百科》这部80多万字巨著的信函。作为从事医学专业工作的女性，一位母亲，能在育儿方面作一些事情我感到很高兴，但同时我也感到了压力。

事情明摆着，一位刚刚辞世不久的饱经世纪沧桑的老人毕生心血的结晶，30多年来多次修订再版，在日本家喻户晓的一部名著，由我这样一个只养育过一个孩子，几乎没有经受过育儿方面的真正考验的人来主持承担翻译任务，其间的困难可想而知。

当真正地接触到这本书时，我切实感受到了震撼。

松田道雄先生的人格魅力强烈地吸引了我。他一遍又一遍地修改和充实《育儿百科》，把新的育儿经验和育儿理念不断地注入本书，尤其是他对东方民族的生理特点和风俗习惯的深入研究；对现代职业女性育儿方面遇到的问题所做的精辟分析；对传统育儿方法与现代育儿意识冲突的得当处理；对常见小儿疾病的处理方法通俗准确的讲述，使我一边读一边感叹：如果初为人母时，有这本书该多好啊！那会少遭受多少担惊受怕的折磨呀！孩子会少受多少不该受的委屈呀！……

松田老人的育儿理念中，有一点深深地打动了我。他强调尊重孩子的选择权利，从饮食嗜好到技艺学习，主张依顺孩子的兴趣爱好，充分发挥孩子的天赋,这种充满人性、培养个性的主张,对于我们这些动辄纠正限制孩子,甚至包办代替的为人母、为人父者,不是一剂良药吗?

松田道雄先生1908年生于日本茨城县,1932年毕业于日本京都大学医学部,专业是小儿科学,卒于1998年6月。一生主要著作有《我是婴儿》《我两岁》《老人和孩子》《发挥你们的天赋》《幸运的医生》《日本知识分子的思想》等。《育儿百科》于1967年11月初版,1980年9月全面修订后新版发行,1987年9月以《最新·育儿百科》之名发行,1999年3月以《定本·育儿百科》名称发行。这也是松田先生的最后一版"育儿百科"。

与我共同翻译这部《定本·育儿百科》的还有6位分别在白求恩医科大学、长春中医学院(长春中医药大学)、东北师范大学、北京中医药大学工作的同仁。7人中有5名博士,分别为儿科学博士、心理学博士、儿童学前教育学博士,另外2名是医学硕士。年龄都在35岁至40岁,有6位孩子母亲,1位孩子父亲。我们7人之中有5名是卫生部公派的笹川医学奖学金归国留学生,两名是其他项目奖学金归国留学生,都有一段在日本学习生活的经历,也算是一种同窗之谊吧!

我们7个人的儿科临床和育儿经验加在一起也不见得能赶上松田道雄先生。要把这部融进他毕生情感、体验、哲理的著作纤毫不爽地译成中文,传递给中国母亲们,实在不是一件轻松的事情。尤其是日本语有许多表达方式迥异于中文,可意会而不可言传之处,须仔细体察品味。这方面我们虽然都有较长时间的口译、笔译经历,但在遣词造句上还是费了许多工夫,反复推敲,不敢懈怠。

当然,我们虽作了多方的努力,但还是有些不尽如人意的地方,因此,还请母亲们和本书的读者能提出好的建议,以利于我们今后改进。

在本书的翻译过程中,得到了各方面专家的支持和帮助,在此深表感谢。

现在,厚厚的书稿即将付梓,感慨良多,唯愿中日两国人民世代友好,让受惠于这本《定本·育儿百科》的孩子们在和平的阳光下茁壮成长。

王少丽

2002年4月

医生解读

《定本·育儿百科》是 2002 年由华夏出版社出版的一本畅销育儿图书。该书作者是日本儿科医生松田道雄,他用毕生的心血写成这本书,并前后修订了 30 年,内容涵盖了各年龄段儿童可能会遇到的种种问题,可以说是描写得细致入微,全面而周到。

松田道雄医生将自己对孩子的爱和心血,全都凝结在了这本书里。他从一个母亲怀孕开始讲解,一直讨论到孩子 6 岁上小学之后。通过对孩子细致入微的观察,将这长达 7 年的时间跨度,按照孩子的年龄(细分到月龄)来细分章节,分为 651 个专题叙述,系统地讲述了每个时间段里的儿童保健、护理、发育情况、饮食喂养方法、生活看护、常见疾病,以及一些不常见的疾病的诊疗建议,等等,娓娓道来,事无巨细地给新手父母以全程的育儿指导。

该书有两大特色:

其一,侧重育儿方法和育儿技巧。

全书以孩子为本位,站在孩子角度指导父母科学育儿。强调尊重孩子个性,以培养有创造性的、健壮的、身心健康的孩子为目的,特别重视户外运动和喂养。另一方面,本书还从父母的立场出发,让爸爸妈妈在提前有所准备的状态下培养自己的孩子,避免了不良因素的产生,让每个宝宝都在自己的成长道路上,安全、快乐地生活。既正确地指导了爸爸妈妈的行为,又使宝宝得到了快乐,让没有育儿经验的父母能更了解孩子,对养育健康聪明的宝宝有更自信从容的心态! 这是松田老人育儿理念中最突出的部分。

其二,强调合理就医,反对过度医疗。

首先必须说明的是,孩子生病看医生是理所当然的事,任何育儿书籍都不可能成为医生的替代品。但是很多情况下,家长在带孩子就诊时往往表现得急迫而盲目,这无形中给自己、患儿和医生都增加了很大的压力。而本书的"小儿疾病篇"就"扮演"了向家长说明病情的角色,阅读这部分内容,可以使患儿父母在理解疾病的基础上就诊治疗,避免了以不了解病情为前提的盲目就诊,也避免了从医院角度出发的过度治疗。可以说是既站在了医生的角度,又站在了父母的角度,把家长可能出现的担忧、疑虑以及错误都写清楚了,非常契合"以人为本"的初心。

例如,孩子发烧(发热),松田道雄医生说纵使热度很高,只要婴儿还有笑脸、有精神玩的话,就不是什么大不了的病,可以先在家中对症处理,如物理降温、服用退烧药等。而如果深夜去儿科急诊,就可能为了预防肺炎使用抗生素,这些治疗多是不必要的,等等。另外,孩子发烧时,家长最担心的问题恐怕就是"烧坏脑子",松田道雄先生说,发热引起的惊厥(抽搐)同癫痫不同,癫痫的特征是不发热也抽搐,而热性惊厥一般不会有别的问题,即使孩子已经抽搐,也不会对大脑造成永久损伤,一般在 5 岁以后就很少发生了。这些理念其实也是现今国内儿科医生想给家长普及的知识。凡此种种,不一而足。

然而,随着社会生活的进步和生活环境的改变,特别是医学知识的进展,这本书对许多儿科疾病乃至婴儿养育的方法的认识,与现今的认知还是有了一定的不同。而且,由于国别的不同,使得中日在医学实践、生活习惯上也有着相当的差异,所以国内家长还应该辩证地去看待书中的部分内容,结合实际,与时俱进。例如,关于婴儿户外活动、婴儿喂养的食谱范例、部分疾病的治疗等,和我国的实际情况和医学常识还是有些区别的。

一、户外活动

新鲜的空气中氧含量高,可以促进新陈代谢,适当的冷热刺激,也可使皮肤和呼吸道黏膜得到锻炼,从而增强机体对外界环境冷热变化的适应能力和对疾病的抵抗能力;另外,适量地晒太阳还可帮助机体获得维生素 D 和吸收食物中的钙和磷,预防佝偻病。因此,要重视婴儿的户外活动。

首先,需要注意的是,户外活动要循序渐进,一般来说,过了新生儿期(出生后 28 天)就可以将婴儿抱到户外了。开始时要选择无风、气候较好、室内外温差相对较小的日子,每天 1 次,每次在户外几分钟即可,以后逐渐增加到每次十几分钟。3~4 个月时可以每天到户外 1~2 次,每次 0.5 小时。6~7 个月后,每天 2 次,每次活动 1 小时左右,持之以恒,才能达到锻炼的效果。

其次,要根据不同季节灵活掌握户外活动的时间,夏季可延长早、晚在户外活动的时间,中午 11:00 至下午 3:00 最好不要在户外活动,因为这段时间太阳射出的紫外线最强,易伤害婴儿稚嫩的皮肤。冬季则可适当缩短午睡时间,利用阳光充足,室外温度较高的中午在户外玩耍。总之,还是强调循序渐进,灵活掌握,而不必拘泥于时间的长度。

二、婴儿喂养

婴儿在不同阶段,对喂养有不同的需求。对于婴儿来说,最适宜的天然食物就是母乳。我们国家强调母乳喂养,这是因为母乳喂养有众多好处,不仅母乳中含有婴儿所需的丰富蛋白质和各种免疫活性物质,而且婴儿通过母乳可以体验不同食物的味道,这对婴儿免疫系统的建立以及接受各种天然食物的能力,都能起到非常重要的作用。因此,新手妈妈要尽量给孩子母乳喂养,从而促进婴儿心理和智力的全面发展。但是,始终只用母乳喂养也是不合理的,而且书中关于婴儿的食谱推荐也是按照日本的生活方式制订的,不太适合我国国情,因此,在这里推荐如下:1)在婴儿4~6个月阶段,就可以给孩子添加泥糊状食物进行喂养了,如水果泥、菜泥等,以补充婴儿成长所需要的营养。2)5~6个月的婴儿除了加大上一阶段的喂养量外,可以增加淀粉类食物的喂养,如米粥、含铁强化米粉、软面条等。3)7~8个月的婴儿,辅食的品种应尽量丰富些,可以在辅食中添加少许食盐,并且婴儿的牙齿开始萌出,可以在粥里添加碎菜叶、肉末等。4)9~10个月后的婴儿,基本就可以与成人一样,吃早、中、晚三餐辅食,辅食以粥、面条为主,蔬菜可以丰富些,保证婴儿能摄取足够的营养,再大点的孩子还可以吃些包子、馒头等,要注意营养均衡,不要让孩子养成偏食的习惯。

需要注意的是,婴儿阶段是一生中生长最为迅速的时期,所以要预防佝偻病和缺铁性贫血等营养性疾病。我国国家卫生健康委员会(卫健委)建议,从孩子出生2周开始,一直到2周岁,每天应补充预防剂量的维生素D。本书中说到维生素D中毒的问题,其实,临床中每天建议给孩子吃的预防剂量维生素D和引起中毒的剂量相差非常大,所以家长千万不要因为担心维生素D中毒而不敢给孩子补充,从而造成对儿童生长发育的不利影响。

另外,如果因为各种原因导致母乳不足,而不得不混合喂养或人工喂养的婴儿,可以用配方奶粉或者鲜牛奶喂养。1)配方奶粉:配方奶粉是较好的选择,特别是母乳化的配方奶粉。目前市场上配方乳种类繁多,应选择质量有保证的配方奶粉。有些配方奶粉中添加了钙、铁、维生素D,在调配时一定要仔细阅读冲调说明,切不可随意冲调,另外也不要迷信"洋奶粉"。2)鲜牛奶喂养:鲜牛奶含有比母乳高3倍的蛋白质和钙,虽然营养丰富,却不适宜婴儿的消化能力,尤其是新生儿。而且,鲜牛奶中所含的脂肪以饱和脂肪酸为多,脂肪球大,消化吸收困难,且含糖较少,矿物质成分较高,不仅可使胃酸下降,而且加重了肾脏负荷,不利于新生儿、早产儿、肾功能较差的婴儿。所以鲜牛奶需要经过稀释、煮沸、加糖3个步骤来调整其缺点,喂哺时应加5%~8%的糖。

出生后 1～2 周的新生儿可先喂 2∶1 牛奶,即鲜牛奶 2 份加 1 份水,以后逐渐增加浓度,吃 3∶1 至 4∶1 的鲜牛奶。满月后,如果孩子消化能力好,大便正常,可直接喂全奶。奶量的计算:婴儿每日需要的能量为 100～120kcal/kg,需水分 150ml/kg。100ml 牛奶加 8% 的糖可供给能量 100kcal。

三、部分疾病的治疗

就像松田道雄先生说的,任何育儿书籍都不可能成为医生的"替代品"。因此,书中对儿童疾病的讲解,只能作为家长的参考,而不能替代及时的就诊治疗。另外,由于医学的进步,使得书中对部分疾病的认识,也与当今有些不同,需要与时俱进。

1. 发热孩子的物理降温问题

首先,鼓励多给宝宝喝水,以补充体液,这对于控制、降低宝宝体温有一定帮助,基本适合于所有发热类型。其次,可以采用温水擦拭身体特殊部位的方法降温,擦拭水温要控制 34℃～40℃,每次擦拭时间在 10 分钟左右,擦拭重点部位在颈部、腋下、肘窝、腹股沟等处,热敷额头也不错。有的家长误以为水温越低越好,其实水温低了,宝宝皮肤收缩,毛孔关闭,反而加重发烧。因此,也不推荐用酒精擦拭和冰敷的方法,因为这样也会导致宝宝皮肤毛细血管收缩,妨碍散热,加重病情。而且宝宝皮肤娇嫩,而酒精渗透性很强,渗透到皮肤内层容易被吸收还可引发酒精中毒的症状。另外,需要强调的是,物理降温必须是在让孩子感觉舒服的条件下进行,如果物理降温的办法让孩子更加烦躁不安,就应该停止。

2. 流鼻血的处理

孩子流鼻血后并不能单纯依靠塞棉球或纸巾来止血,这样的效果不会很好,还有一定的危险。这里建议:1)立即坐下,并紧紧地捏住鼻孔之上的软骨部位 10 分钟,压迫止血。2)让孩子头稍向前倾,嘴巴张开,让血液可以从鼻腔滴出或从嘴巴吐出。切记不要仰起头，这样做会让血流到鼻腔后面，或进入气管、口腔，导致气管炎或者肺炎的发生。如果一旦堵住呼吸道，还会引发危险。3）如果孩子觉得眩晕的话，可选择侧卧，不建议平躺，因为平躺脑部的血压上升，可能会增加出血量，或导致再次流鼻血。4）找到原因及时处理。引起流鼻血的原因比较多，如血液病、鼻炎、外伤等。如果流鼻血量比较多且经常发生，应及时去医院检查，让医生找到原因并对症处理。

3. 过敏性疾病相关问题

过敏作为全球第六大疾病，已成为全球性的健康问题，困扰着20%的人群。过敏反应即变态反应，是机体对致敏原做出异常反应的全身综合征。比如，在进食某种食物后，出现全身皮肤瘙痒、水肿、剧烈腹痛、恶心、呕吐、腹泻等。而过敏性疾病则是因为过敏累及某特定器官及组织，从而导致某种疾病的发生，常见的过敏性疾病有湿疹、过敏性哮喘、慢性咳嗽、过敏性鼻炎、花粉症、某些皮炎、过敏性紫癜，等等。

儿童更容易出现过敏，而且伴随着儿童年龄的增长，过敏性疾病的表现也会发生阶段性的变化，这种现象被称为"过敏进程"。家长应该了解儿童过敏的过敏进程，看看自己的孩子属于哪个年龄段，是不是出现了这个年龄段多发的儿童过敏的症状，从而采取必要的预防措施来预防过敏性疾病的发生。

一般来说，儿童的过敏进程通常是从湿疹开始的。婴儿刚一出生，就可能会出现过敏引发的湿疹，直到2岁之前都是湿疹的高发时间，而引发此种过敏的原因大多是食物。另外，和湿疹几乎同一时期发作的还有婴幼儿过敏性腹泻，诱发原因也大多是食物。食物引发的胃肠道过敏发病率在1岁时到达到高峰，随后渐渐下降，但一直伴随着儿童的成长。

2岁后，儿童吸入物过敏越来越多，开始出现各种由过敏引发的呼吸系统的问题，最常见的有慢性咳嗽、鼻炎和哮喘等。所以，对于过敏体质的孩子，家长们一定要注意饮食和外界环境中过敏原的识别，尽量避免接触过敏原,从而预防这些疾病的发生。另外,如果孩子确实患上了哮喘、鼻炎、紫癜等疾病,应该及时就医,并给予规范的综合治疗。

四、关于实验室检查

孩子发热后,还是建议至少检查血常规等,以大体判断感染类型;出现尿血后,建议检查红细胞形态,以判断红细胞的来源;孩子出现不明原因的腹痛,建议查腹部 X 线片,以排除肠梗阻、肠套叠等。

上述颇多,但是不可否认《定本·育儿百科》仍是一本非常实用、科学,且独具匠心的佳作。书中内容丰富,又因为中日两国虽有不同,但同属东亚国家,所以本书内容科学反映了东方人的发育过程,和儒家色彩的育儿理念,真正从养育孩子的实际出发,时时考虑到母亲面临的困境和各方面压力,适合国人阅读,且编排合理,使用方便,故而广受好评,值得新手父母、祖父母、外祖父母等学习,让孩子拥有更健康的体魄、更快乐的童年,让育儿更轻松自然,让家庭更和睦幸福。

袭雷鸣

医学博士,儿科专业研究生导师

中华中医药学会儿科分会委员

2023 年 12 月

TEIHON, IKUJI NO HYAKKA, Iwanami Bunko Edition
By Matsuda Michio
© 1999 by Shuhei Yamanaka and Saho Aoki
Illustration copyright © 1999 by Kanako Nomura
First published 1999 by Iwanami Shoten, Publishers, Tokyo.
This simplified character Chinese edition published 2024
by Huaxia Publishing Co., Ltd., Beijing
by arrangement with the proprietor c/o Iwanami Shoten, Publishers, Tokyo.

北京市版权局著作权合同登记号：图字 01-2000-1616 号

图书在版编目（CIP）数据

定本·育儿百科：医生解读版 /（日）松田道雄著；王少丽译. -- 北京：华夏出版社有限公司，2024.1（2024.6 重印）
　　ISBN 978-7-5222-0532-8

　　Ⅰ.①定… 　Ⅱ.①松… ②王… 　Ⅲ.①围产期－妇幼保健②婴幼儿－保健 　Ⅳ.①R715.3②R174

中国国家版本馆 CIP 数据核字（2023）第 136696 号

定本·育儿百科：医生解读版

著　　者	〔日〕松田道雄		译　　者	王少丽
项目策划	曾令真		责任编辑	梁学超

出版发行　华夏出版社有限公司
经　　销　新华书店
印　　装　三河市万龙印装有限公司
版　　次　2024 年 1 月北京第 1 版
　　　　　2024 年 6 月北京第 2 次印刷
开　　本　880×1230　1/32 开
印　　张　31.25
字　　数　868 千字
定　　价　98.00 元

华夏出版社有限公司　　地址：北京市东直门外香河园北里 4 号
　　　　　　　　　　　　　邮编：100028 网址：www.hxph.com.cn
　　　　　　　　　　　　　电话：（010）64663331（转）
若发现本版图书有印装质量问题，请与我社营销中心联系调换。